Farmácia Clínica

Segurança na Prática Hospitalar

2ª Edição

Farmácia Clínica

Segurança na Prática Hospitalar

2ª Edição

Editores

Fábio Teixeira Ferracini
Wladmir Mendes Borges Filho

Atheneu
Rio de Janeiro • São Paulo
2025

EDITORA ATHENEU

São Paulo	—	Rua Maria Paula, 123 – 13° andar Conjuntos 133 e 134 Tel.: (11) 2858-8750 E-mail: atheneu@atheneu.com.br
Rio de Janeiro	—	Rua Bambina, 74 – lojas A e B Tel.: (21) 3094-1295 E-mail: atheneu@atheneu.com.br

CAPA: Paulo Verardo

PRODUÇÃO EDITORIAL: MWS Design

CIP-BRASIL. CATALOGAÇÃO NA PUBLICAÇÃO
SINDICATO NACIONAL DOS EDITORES DE LIVROS, RJ

F247
2. ed.

Farmácia clínica : segurança na prática hospitalar / editores Fábio Teixeira Ferracini, Wladmir Mendes Borges Filho. - 2. ed. - Rio de Janeiro : Atheneu, 2025.
il. ; 24 cm.

Inclui bibliografia e índice
ISBN 978-65-5586-930-9

1. Farmácia clínica. 2. Medidas de segurança. I. Ferracini, Fábio Teixeira. II. Borges Filho, Wladmir Mendes Borges.

25-97509.0 CDD: 615.1
CDU: 615

Gabriela Faray Ferreira Lopes - Bibliotecária - CRB-7/6643

11/04/2025 17/04/2025

Ferracini FT, Borges Filho WM.
Farmácia Clínica – Segurança na Prática Hospitalar – 2ª Edição.

Editores

Fábio Teixeira Ferracini

Farmacêutico pela Universidade Metodista de Piracicaba (UNIMEP). Especialista em Farmácia Clínica pelo Instituto Israelita de Ensino e Pesquisa Albert Einstein (IIEPAE). MBA em Logística Empresarial pela Fundação Getulio Vargas (FGV). Mestre em Ciências da Saúde pelo IIEPAE. Coordenador de Farmácia do Hospital Municipal Vila Santa Catarina – Albert Einstein (HMVSCAE).

Wladmir Mendes Borges Filho

Farmacêutico Bioquímico pela Universidade de São Paulo (USP). Especialista em Administração Hospitalar pela Faculdade de Saúde Pública da USP. MBA em Economia da Saúde pelo Centro Paulista de Economia da Saúde (CPES). Pós-Graduação em Inovação e Empreendedorismo pela Fundação Instituto de Administração (FIA). Consultor em Farmácia Hospitalar pela Match Med Consultoria em Saúde Ltda.

Colaboradores

Alessandra Pisciotta Kumasaka

Farmacêutica Clínica no Hospital Israelita Albert Einstein (HIAE). Graduação em Farmácia Industrial pelas Faculdades Oswaldo Cruz. Especialização em Farmácia Clínica pelo Instituto Israelita de Ensino e Pesquisa Albert Einstein (IIEPAE). Especialização em Administração Hospitalar pelo Instituto de Pesquisa e Educação em Saúde de São Paulo (IPESSP).

Camila Pontes da Silva

Farmacêutica Sênior da Unidade Avançada Perdizes. Especialista em Farmácia Clínica pela Faculdade Israelita de Ciências da Saúde Albert Einstein (FICSAE).

Carolina Pereira Rodrigues Vitor

Farmacêutica Clínica do Hospital Municipal Vila Santa Catarina – Albert Einstein (HMVSCAE). Especialista em Farmacologia Clínica pelas Faculdades Oswaldo Cruz.

Carolina Roberta Tachira

Farmacêutica Clínica do Transplante de Órgãos Sólidos do Hospital Israelita Albert Einstein (HIAE). Graduação em Farmácia Industrial pela Faculdade de Mogi das Cruzes (UMC). Pós-Graduação em Vigilância em Saúde pela UMC. Pós-Graduação em Nutrição Clínica.

Claudia Regina Laselva

Graduação em Enfermagem pela Universidade Federal de São Paulo (Unifesp). Mestre em Nefrologia, Ciências Básicas, pela Unifesp. MBA Executivo em Gestão de Saúde pelo Instituto de Ensino e Pesquisa Insper, com Extensão Internacional na TUFTS University, Boston – MA. Diretora de Serviços Hospitalares e de Práticas Assistenciais da Sociedade Beneficente Israelita Brasileira Albert Einstein (SBIBAE).

Cristina Midori Kunii Yanagisawa

Farmacêutica Clínica do Hospital Israelita Albert Einstein (HIAE). Especialista em Farmácia Clínica pelo Instituto Israelita de Ensino e Pesquisa Albert Einstein (IIEPAE).

Daniella Cristina de Oliveira

Farmacêutica Clínica Especialista em Oncologia e Terapia Celular. Especialista em Farmácia Clínica pela Faculdade Israelita de Ciências da Saúde Albert Einstein (FICSAE). Coordenadora da Comissão TCTH da Sociedade Brasileira de Farmacêuticos em Oncologia (SOBRAFO).

Dayane Bertollo Cozer Candiotto

Graduação em Farmácia Bioquímica pela Escola Superior de Ciências da Santa Casa de Misericórdia de Vitória (EMESCAM). Mestre em Ciências Farmacêuticas pela Universidade Vila Velha (UVV). Especialista em Farmácia Hospitalar e Atenção Farmacêutica pela Faculdade Brasileira UNIVIX, Vitória/ES.

Dayseanne Lucy Bugarim da Silva

Farmacêutica da Oncologia do Hospital Municipal Vila Santa Catarina - Albert Einstein (HMVSCAE). Especialista em Oncologia pelo Hospital de Câncer de Pernambuco (HCP). MBA em Pesquisa Clínica pelo Centro Universitário Internacional (UNINTER).

Ernane Jesus Pereira da Silva

Especialista Farmacêutico em Automação Hospitalar. Especialista em Farmácia Clínica, Especialista em Gestão da Saúde, Especialista em Data Science e Informática da Saúde pelo Instituto Israelita de Ensino e Pesquisa Albert Einstein (IIEPAE).

Fernanda de Oliveira Xavier

Farmacêutica Clínica do Hospital Israelita Albert Einstein (HIAE). Especialista em Farmácia Clínica pelo Instituto Israelita de Ensino e Pesquisa Albert Einstein (IIEPAE). Especialista em Terapia Intensiva Adulto pelo Programa de Residência Multiprofissional do HIAE.

Fernanda Lapa Campos

Farmacêutica Clínica do Hospital Municipal Vila Santa Catarina - Albert Einstein (HMVSCAE). Especialista em Farmácia Clínica pela Faculdade Israelita de Ciências da Saúde Albert Einstein (FICSAE). MBA em Gestão da Saúde com Ênfase em Administração Hospitalar pela Universidade Anhembi Morumbi. Mestre em Ciências Farmacêuticas pela Universidade Federal de Minas Gerais (UFMG).

Gabriela Guerini Martinez

Farmacêutica Clínica do Hospital Municipal Vila Santa Catarina – Albert Einstein (HMVSCAE). Especialista em Farmácia Clínica pelo Hospital Israelita Albert Einstein (HIAE).

Giovana Roberta Zelezoglo

Pós-Graduação em Farmácia Clínica pelo Instituto Israelita de Ensino e Pesquisa Albert Einstein (IIEPAE). Pós-Graduação em Gerontologia pelo IIEPAE. Pós-Graduação em Farmacologia Clínica pelo Instituto Brasileiro de Desenvolvimento e de Pesquisas Hospitalares Arquiteto Jarbas Karman (IPH).

Helena Cristina Kirchner

Farmacêutica pela Universidade Metodista de Piracicaba (UNIMEP). Ex-Proprietária de Farmácia de Manipulação. Especialista em Atenção Farmacêutica pelo Instituto Racine de Educação Superior. Farmacêutica Clínica do Hospital Israelita Albert Einstein (HIΛE).

Heloisa Fernandes Pereira

Farmacêutica Oncológica do Hospital Municipal Vila Santa Catarina – Albert Einstein (HMVSCAE). Especialista em Oncologia pelo Instituto de Pesquisa e Ensino em Saúde de São Paulo (IPESSP).

Ingrid Ambrósio Valverde Cremonezi

Especialista em Farmácia Hospitalar em Oncologia pelo Instituto Nacional de Câncer (INCA/MS). Especialista em Gestão em Saúde pela Faculdade Israelita de Ciências da Saúde Albert Einstein (FICSAE). Especialista em Gestão da Qualidade e Segurança do Paciente em Saúde pela FICSAE.

Joader Almeida Brasil

Farmacêutico Clínico em Ortopedia no Hospital Israelita Albert Einstein (HIAE). Especialista em Farmácia Clínica pela Faculdade Israelita de Ciências da Saúde Albert Einstein (FICSAE). Especialista em Liderança e Gestão de Pessoas na Área da Saúde pela FICSAE.

João Severino da Silva

Graduado em Farmácia Bioquímica pela Universidade Paulista (UNIP). Especialista em Farmácia Clínica pela Faculdade Israelita de Ciências da Saúde Albert Einstein (FICSAE). Especialista em Eletrocardiograma pelo Cardiopapers. Farmacêutico Clínico da Unidade Semi-Intensiva da Cardiologia e Neurologia no Hospital Israelita Albert Einstein (HIAE). Docente no Curso de Pós-Graduação em Farmácia Clínica em Cardiologia, Neurologia e Eletrocardiograma no HIAE. Farmacêutico Clínico da Unidade de Tratamento Intensivo Neurológica do Hospital Samaritano Higienópolis.

José Gilberto Melo

Farmacêutico Clínico em Geriatria e Especialista em Farmácia Clínica pela Faculdade Israelita de Ciências da Saúde Albert Einstein (FICSAE). Especialista em Farmacologia Clínica pelo Serviço Nacional de Aprendizagem Comercial (Senac). MBA em Gestão da Saúde pela Universidade Anhembi Morumbi.

Juliana dos Santos de Oliveira

Farmacêutica Oncológica do Hospital Municipal Vila Santa Catarina – Albert Einstein (HMVSCAE). Especialista em Gestão e Atenção Hospitalar da Universidade Federal de Santa Maria (UFSM). Especialista em Oncologia Clínica pela Universidade Estácio de Sá. Especialista em Gestão em Saúde pelo Instituto Israelita de Ensino e Pesquisa Albert Einstein (IIEPAE). Mestre em Ciências da Saúde pela UFSM.

Karine Rodrigues Damacena

Farmacêutica Bioquímica pela Universidade Nove de Julho (UNINOVE). Especialista em Farmácia Clínica e Hospitalar Oncológica pela Faculdade Unyleya. Especialista em Farmacologia Clínica pelo Instituto Racine de Educação Superior. Farmacêutica da Unidade Vila Mariana do Hospital Israelita Albert Einstein (HIAE).

Kelly Cristina Pereira da Costa Custódio

Farmacêutica Clínica do Hospital Israelita Albert Einstein (HIAE). Especialista em Farmácia Clínica pelo Instituto Israelita de Ensino e Pesquisa Albert Einstein (IIEPAE). Especialista em Oncologia e Hematologia pelo Centro Universitário Internacional (UNINTER). Especialista em Farmacologia e Interações Medicamentosas pela UNINTER. Graduada em Ciências Farmacêuticas pela Universidade Municipal de São Caetano do Sul (USCS).

Larissa Fiamengui de Pauli

Farmacêutica Clínica do Hospital Israelita Albert Einstein (HIAE). Especialista em Farmácia Clínica pelo Instituto Israelita de Ensino e Pesquisa Albert Einstein (IIEPAE).

Leandro Teixeira Ferracini

Consultor Farmacêutico Clínico Hospitalar pela Universidade do Oeste Paulista (Unoeste) do Curso de Ciências Farmacêuticas (Hospitalar, Pública e Homeopática). Especialização em Farmácia Clínica pelo Hospital Israelita Albert Einstein (HIAE). Pós-Graduação em Administração Hospitalar pela Universidade de Ribeirão Preto (Unaerp). Pós-Graduação em Assistência Farmacêutica pelo Conselho Regional de Farmácia (CRF).

Liou Hsing Ling

Especialista Farmacêutico em Automação Hospitalar do Hospital Israelita Albert Einstein (HIAE). Graduação em Farmácia e Bioquímica pela Universidade de São Paulo (USP). Especialização em Farmacologia Clínica pelo Instituto de Pesquisas Hospitalares (IPH). Especialização em Farmácia Clínica pelo Centro de Educação em Saúde Abram Szajman do HIAE.

Luciana Kaori Leite Agari Torraga

Farmacêutica Bioquímica pela Faculdade Osvaldo Cruz. Especialização em Farmácia Clínica pelo Instituto Israelita de Ensino e Pesquisa Albert Einstein (IIEPAE).

Márcia Aparecida Teano Archanjo

Farmacêutica Clínica do Hospital Israelita Albert Einstein (HIAE). Especialista em Farmácia Clínica pelo Instituto Israelita de Ensino e Pesquisa Albert Einstein (IIEPAE). Especialista em Vigilância Sanitária pelas Faculdades Oswaldo Cruz. Especialista em Farmácia Clínica Neonatal pelo IIEPAE. Docente em Pós-Graduação de Farmácia Clínica pelo IIEPAE.

Márcia da Silva Araújo

Farmacêutica Clínica com Foco na Atenção Primária. Especialista em Farmácia Clínica pela Universidade Nove de Julho (UNINOVE). Especialista em Administração Hospitalar pela UNINOVE. Especialista em Gestão Farmacêutica pelas Faculdades Metropolitanas Unidas (FMU).

Mariana Papalardi Cola

Farmacêutica Clínica do Hospital Israelita Albert Einstein (HIAE). Especialista em Farmácia Hospitalar pela Universidade do Oeste Paulista (Unoeste). Especialista em Farmácia Clínica pelo Instituto Israelita de Ensino e Pesquisa Albert Einstein (IIEPAE). Especialista em Gestão da Qualidade e Segurança do Paciente em Saúde pelo IIEPAE.

Mariza Tobias da Silva

Farmacêutica Bioquímica pela Faculdade de Ciências Farmacêuticas da Universidade de São Paulo (FCF/USP). Especialista de Farmácia do Hospital Israelita Albert Einstein (HIAE). Pós-Graduação em Qualidade e Produtividade pela Fundação Carlos Alberto Vanzolini (FCAV). Especialização em Farmacologia Clínica pelo Instituto de Pesquisas Hospitalares Arquiteto Jarbas Karman (IPH). Especialização em Farmácia Hospitalar pelo Instituto de Assistência Médica ao Servidor Público Estadual de São Paulo (IAMSPE).

Natalie Botelho Borges

Farmacêutica Clínica do Hospital Israelita Albert Einstein (HIAE). Mestre em Ciências da Saúde, Endocrinologia Clínica, pela Universidade Federal de São Paulo (Unifesp). Especialista em Oncologia Multiprofissional pela Faculdade Israelita de Ciências da Saúde Albert Einstein (FICSAE). Especialista em Pesquisa Clínica pela Invitare.

Nathalia Zardo

Especialista em Farmácia Hospitalar e Clínica pela Universidade de Caxias do Sul (UCS). Especialista em Oncologia pela Universidade Estácio de Sá.

Neila Maria Marques Negrini Pigatti

Coordenadora de Qualidade, Práticas e Segurança do Hospital Ortopédico da Bahia. Especialista em Farmácia Clínica pela Faculdade Israelita de Ciências da Saúde Albert Einstein (FICSAE). Ex-Farmacêutica da Pediatria do Hospital Israelita Albert Einstein (HIAE).

Nilson Gonçalves Malta

Gerente de Automação Hospitalar do Centro de Intervenção Guiada por Imagem do Hospital Israelita Albert Einstein (HIAE). Farmacêutico Bioquímico pela Faculdade de Ciências Farmacêuticas da Universidade de São Paulo (FCF/USP). Especialista em Administração Hospitalar e de Sistemas de Saúde pela Escola de Administração de Empresas de São Paulo da Fundação Getulio Vargas (FGV-EAESP). Diretor Setorial de Saúde da Associação Brasileira de Automação – GS1 Brasil. Docente do Curso de Especialização em Farmácia Clínica do HIAE.

Priscila Santana de Carvalho

Farmacêutica da Unidade Alphaville da Faculdade Israelita de Ciências da Saúde Albert Einstein (FICSAE).

Roberta Gonsalez dos Santos

Coordenadora de Farmácia Clínica e Serviço de Informações sobre Medicamentos (SIM) do Hospital Israelita Albert Einstein (HIAE). Especialista em Farmacologia Clínica pela Universidade Estácio de Sá. Especialista em Farmacovigilância pelo Instituto Racine de Educação Superior. Pós-Graduação em Gestão de Pessoas na Área da Saúde pelo Instituto Israelita de Ensino e Pesquisa Albert Einstein (IIEPAE). MBA em Liderança e Inovação pela Fundação Getulio Vargas (FGV).

Rozel de Campos Lopes Santos

Coordenadora de Farmácia no Hospital Israelita Albert Einstein (HIAE). Especialista em Farmácia Clínica pelo Instituto Israelita de Ensino e Pesquisa Albert Einstein (IIEPAE).

Sabrina Vasconcelos Nabate

Farmacêutica Clínica do Hospital Municipal Vila Santa Catarina – Albert Einstein (HMVSCAE).

Sandra Petriccione de Lima

Especialista Farmacêutica em Automação Hospitalar do Hospital Israelita Albert Einstein (HIAE). Graduação em Farmácia pelas Faculdades Oswaldo Cruz. Especialização em Farmácia Clínica pelo Instituto Israelita de Ensino e Pesquisa Albert Einstein (IIEPAE). Especialização em Farmacologia Clínica pelo Instituto de Pesquisas Hospitalares Arquiteto Jarbas Karman (IPH). Especialização em Farmácia Hospitalar e Introdução à Farmácia Clínica pelo Hospital das Clínicas da Faculdade de Medicina da Universidade de São Paulo (HCFMUSP).

Sheila Cristina dos Santos Lopes

Farmacêutica Clínica do Hospital Municipal Vila Santa Catarina – Albert Einstein (HMVSCAE). Especialização em Farmácia Clínica pelo Instituto Israelita de Ensino e Pesquisa Albert Einstein (IIEPAE). Pós-Graduação em Gestão em Saúde na Área de Conhecimento em Ciências da Saúde pela Faculdade Israelita de Ciências da Saúde Albert Einstein (FICSAE).

Silvana Maria de Almeida

Graduação em Farmácia e Bioquímica pela Universidade de São Paulo (USP). Mestrado em Ciências da Saúde pela Universidade Federal de São Paulo (Unifesp). Doutorado pela Faculdade Israelita de Ciências da Saúde Albert Einstein (FICSAE).

MBA em Gestão de Saúde pelo Instituto Israelita de Ensino e Pesquisa Albert Einstein (IIEPAE). Gerente de Farmácia do Hospital Israelita Albert Einstein (HIAE).

Talita Muniz Maloni Miranda

Graduação em Farmácia pela Universidade Camilo Castelo Branco (Unicastelo). Especialista em Farmácia Clínica pelo Instituto Israelita de Ensino e Pesquisa Albert Einstein (IIEPAE).

Tatiana Aporta Marins

Farmacêutica Clínica Sênior do Hospital Israelita Albert Einstein (HIAE). Mestre em Ciências da Saúde pela Faculdade Israelita de Ciências da Saúde Albert Einstein (FICSAE). Certificação em *Antimicrobial Stewardship* pela Sociedade Americana de Farmacêuticos de Doenças Infecciosas (SIDP). Especialista em Farmácia Clínica pelo Instituto Israelita de Ensino e Pesquisa Albert Einstein (IIEPAE). Especialista em Farmácia Hospitalar pela Universidade do Oeste Paulista (Unoeste).

Thayssa Carneiro Campista Tavares Martins

Farmacêutica do Hospital Israelita Albert Einstein (HIAE). Especialista em Farmácia Clínica pelo Instituto Israelita de Ensino e Pesquisa Albert Einstein (IIEPAE). Especialista em Farmácia Clínica e Atenção Farmacêutica pelo Hospital Universitário da Universidade de São Paulo (HU/USP). Pós-Graduação em Excelência Operacional na Área da Saúde – Lean Six Sigma pelo IIEPAE.

Thiago dos Santos Aureliano Ponce

Farmacêutico Clínico do Hospital Israelita Albert Einstein (HIAE). Especialista em Farmácia Hospitalar e Clínica pelas Faculdades Oswaldo Cruz. Mestrando pelo Instituto Israelita de Ensino e Pesquisa Albert Einstein (IIEPAE).

Vanessa Galuppo Bruno

Farmacêutica Bioquímica pela Universidade Paulista (UNIP). Especialista em Farmácia Clínica pelo Instituto Israelita de Ensino e Pesquisa Albert Einstein (IIEPAE). Especialista em Acesso em Saúde e Farmacoeconomia pelas Faculdades Oswaldo Cruz. Farmacêutica Responsável Técnica pela Unidade Vila Mariana do Hospital Israelita Albert Einstein (HIAE).

Dedicatória

Dedicamos a obra a todos
os farmacêuticos que lutam
diariamente para promover
o cuidado aos pacientes,
garantindo o uso racional
do medicamento.

Agradecimento

Deixamos aqui registrados
nossos sinceros agradecimentos
a todos os colegas da
equipe que, direta ou
indiretamente, contribuíram
para tornar a publicação
do livro uma realidade.

Prefácio

Tive o privilégio de acompanhar de perto a trajetória profissional dos editores da presente obra. Como líder direta, vi nascer e crescer não apenas excelentes profissionais, mas também visionários apaixonados pela Farmácia Clínica e pelo cuidado centrado no paciente.

Fábio Teixeira Ferracini e Wladmir Mendes Borges Filho são profissionais raros, que unem sensibilidade clínica, rigor técnico e uma inquietação constante por transformar a prática farmacêutica. Nunca se contentaram com o lugar-comum. Onde muitos viam limitações, enxergavam possibilidades. Onde havia processos engessados, buscavam inovação. E onde existia distância entre o conhecimento e o cuidado, colocavam-se como ponte.

Este livro é uma extensão natural dessa jornada. Mais do que um compêndio técnico, é um convite à reflexão, ao aprofundamento e, sobretudo, à ação. Escrito com generosidade intelectual e compromisso com a excelência, oferece aos farmacêuticos e estudantes uma base sólida e atualizada para o exercício de uma Farmácia Clínica transformadora.

Em um cenário em que o protagonismo do farmacêutico é cada vez mais necessário – dentro das equipes de saúde, nas decisões terapêuticas e na humanização do cuidado –, obras como esta são fundamentais. Elas não apenas formam profissionais mais preparados, mas inspiram lideranças que podem, de fato, mudar realidades.

Que cada página deste livro reforce em você, leitor, a certeza de que o conhecimento, quando guiado por propósito, tem o poder de impactar vidas.

Claudia Regina Laselva
Diretora da Unidade Hospitalar Morumbi e de Práticas Assistenciais da Sociedade Beneficente Israelita Brasileira Albert Einstein

Apresentação

Apesar dos inúmeros avanços na área da Saúde, os profissionais da assistência hospitalar ainda enfrentam muitas dificuldades na prestação de cuidado aos pacientes. Nesse contexto, uma ação necessária é a disseminação do conhecimento. Assim, esta obra tem a pretensão de ser referência e apoio técnico aos colegas farmacêuticos para atingir sua missão de garantir o uso racional de medicamentos.

Reunimos em 25 capítulos o conhecimento adquirido ao longo de quase 20 anos de atuação clínica do farmacêutico junto à equipe multidisciplinar do Hospital Israelita Albert Einstein. Tentamos fazê-lo de maneira objetiva, com exemplos reais e práticos observados na rotina diária da equipe e descritos didaticamente.

Esta edição foi revisada e atualizada com a inclusão de oito capítulos novos, que abordam a atuação em cardiologia, cuidados paliativos, atendimento no consultório farmacêutico e noções de acreditação, entre outros, e deve ser uma fonte de consulta para os profissionais que se interessam pelo assunto e base para os farmacêuticos implantarem serviços que promovam a segurança dos pacientes na terapia medicamentosa ou que desejam implementar melhorias em suas atividades diárias.

Sumário

1

Implantação da Farmácia Clínica

Fábio Teixeira Ferracini, Wladmir Mendes Borges Filho

Historicamente, a profissão farmacêutica passou por dramáticas mudanças, aceleradas por questões tecnológicas, econômicas e políticas.

Nos Estados Unidos, entre 1860 e 1990, a profissão passou pelas atividades de manipulação, fabricação, distribuição até as atividades clínicas e, finalmente, a atenção farmacêutica.

Em uma retrospectiva da profissão nos Estados Unidos, em uma primeira etapa, pôde ser verificado que o farmacêutico, a princípio, tinha seu papel social claramente definido. Ele era quem manipulava e elaborava as fórmulas e as comercializava em seu próprio dispensário ou farmácia.

Em uma etapa posterior, com o aparecimento da indústria farmacêutica, por volta da década de 1950, a farmácia começa a representar apenas um canal de distribuição de medicamentos industrializados, e o farmacêutico começa a perder seu valor e papel social e a migrar para as atividades industriais.

Em paralelo a esses acontecimentos, houve o desenvolvimento da Farmácia Hospitalar. As funções, que a princípio eram de dar suporte e prover medicamentos, passam a adquirir outras atribuições, além da distribuição e manutenção, como: prestar informações à equipe, participar de comissões e, posteriormente, exercer atividades clínicas, auxiliando o médico em relação à terapia medicamentosa. Desse modo, o farmacêutico retoma seu valor social.

No Brasil, a ordem dos acontecimentos também seguiu o mesmo caminho, porém ainda estamos iniciando essas mudanças em maior escala.

O trabalho do farmacêutico, em alguns locais, continua mais voltado a questões burocráticas e administrativas na maioria dos hospitais. Por outro lado, alguns serviços desenvolvem trabalhos clínicos comparáveis aos de referência internacional, como Estados Unidos, Canadá, Espanha, Chile e Argentina.

Os fatores pelos quais a Farmácia Clínica ainda não está difundida no Brasil envolvem questões de política de saúde e de formação do profissional farmacêutico.

Verificando as definições sobre Farmácia Hospitalar de diversos autores, e fazendo uma análise desses conceitos, podemos identificar diferentes visões ao longo do tempo:

- **Visão industrial:** o farmacêutico hospitalar era responsável pela produção artesanal ou semi-industrial de medicamentos.
- Visão assistencial: a Farmácia Hospitalar é a unidade tecnicamente aparelhada para prover a clínica e demais serviços dos medicamentos e produtos.
- **Visão gerencial:** a Farmácia Hospitalar não se restringe aos aspectos técnico-científicos ligados aos medicamentos, mas se responsabiliza, também, pelo gerenciamento das atividades, buscando redução de custos, racionalização do trabalho e garantia do uso adequado dos medicamentos.
- **Visão moderna:** a Farmácia Hospitalar é um órgão de abrangência assistencial técnico-científica e administrativa, onde se desenvolvem atividades ligadas à produção, ao armazenamento, ao controle, à dispensação e a distribuição de medicamentos e materiais médico-hospitalares, às unidades de internação, bem como a orientação de pacientes internos e ambulatoriais, visando sempre a eficácia da terapêutica, além da redução de custos, voltando-se também, para o ensino e a pesquisa, propiciando um vasto campo de aprimoramento profissional.
- **Visão clínico assistencial:** é exatamente essa fase que a Farmácia Hospitalar se encontra atualmente, segundo a definição da Sociedade Brasileira de Farmacêuticos Hospitalares (SBRAFH) a Farmácia Hospitalar é a unidade clínica, administrativa e econômica, dirigida por um profissional farmacêutico, ligada hierarquicamente à direção do hospital e integrada funcionalmente com as demais unidades de assistência ao paciente. A atuação da Farmácia Hospitalar se preocupa com os resultados da assistência prestada ao paciente e não apenas com a provisão de produtos e serviços. Como unidade clínica, o foco de sua atenção deve estar no paciente e nas suas necessidades e no medicamento como instrumento.

Funções da Farmácia Hospitalar

A Organização Pan-Americana de Saúde (OPAS) e o Ministério da Saúde do Brasil definem como funções básicas de um serviço de Farmácia Hospitalar:

1. Selecionar medicamentos e germicidas juntamente com a Comissão de Farmácia e Terapêutica (CFT) e materiais médico-hospitalares juntamente com a Comissão de Padronização de Materiais (CPM).
2. Adquirir, conservar e controlar os medicamentos e materiais médico-hospitalares.
3. Gerenciar apropriadamente os estoques.
4. Armazenar os medicamentos seguindo normas técnicas para preservar sua qualidade.

5. Produzir/manipular medicamentos e germicidas, seja pela indisponibilidade no mercado ou para atender as prescrições especiais ou ainda por motivos econômicos.
6. Estabelecer um sistema racional de distribuição de medicamentos, assegurando que esses cheguem ao paciente certo, na dose certa e no horário certo com segurança.
7. Implantar um centro de informações sobre medicamentos para obter dados objetivos que possibilitem à equipe de saúde otimizar a prescrição médica e a administração de medicamentos.

Segundo o Conselho Federal de Farmácia (CFF), por meio da Resolução nº 308, 1997, a Farmácia Hospitalar deve desenvolver as seguintes atividades:

1. Distribuir medicamentos por dose unitária e/ou individualizada para todas as unidades de internação.
2. Manter e controlar o estoque padrão de medicamentos e produtos farmacêuticos, utilizados nas unidades de internação, pronto atendimento e demais serviços do hospital.
3. Dispensar medicamentos para pacientes em alta hospitalar, prestando orientação farmacêutica adequada.
4. Manipular soluções desinfetantes e distribuir na diluição de uso para todas as unidades.
5. Preparar, aditivar e controlar a qualidade das soluções de nutrição parenteral.
6. Fracionar formas sólidas e líquidas para uso oral e/ou parenteral necessárias à pediatria, unidade neonatal e pacientes especiais.
7. Controlar a qualidade dos produtos manipulados adquiridos, da matéria-prima e do material de envase utilizados nas preparações manipuladas no hospital.
8. Manter a central de abastecimento farmacêutico e executar as atribuições e tarefas inerentes ao controle físico e contábil necessários à prestação de contas do hospital.
9. Elaborar pedidos de compras de medicamentos, emitir pareceres técnicos, inspecionar, receber, armazenar e distribuir medicamentos, produtos e insumos farmacêuticos.
10. Controlar, de acordo com a legislação vigente, medicamentos que podem levar à dependência física e/ou psíquica, ou que provoquem efeitos colaterais importantes.
11. Participar da Comissão de Farmácia e Terapêutica (CFT) ou similar, fornecendo subsídios técnicos para a tomada de decisões quanto à inclusão e à exclusão de medicamentos.
12. Participar da Comissão de Controle de Infecção Hospitalar (CCIH) subsidiando as decisões políticas e técnicas, relacionadas, em especial, à seleção, à aquisição, ao uso e controle de antimicrobianos e de germicidas hospitalares.

13. Participar da Equipe Multiprofissional de Terapia Nutricional (EMTN), prestando informações relacionadas à viabilidade técnica das aditivações desejadas, estabilidade e custo das preparações.
14. Participar das atividades de pesquisa que utilizam medicamentos, providenciar sua aquisição, controlar e definir normas para solicitação à farmácia, bem como fornecer orientação sobre o uso racional.
15. Participar de reuniões técnico-científicas desenvolvidas nos serviços assistenciais do hospital.
16. Participar das atividades de reciclagem dos funcionários do hospital, ministrando temas relacionados a medicamentos e ciências farmacêuticas.
17. Elaborar e prestar informações técnico-científicas sobre medicamentos e outros produtos farmacêuticos.
18. Realizar estudos farmacoepidemiológicos.
19. Elaborar avaliações farmacoeconômicas.
20. Implantar a monitorização plasmática de fármacos e de farmacocinética clínica.
21. Estruturar programas de farmacovigilância.
22. Elaborar protocolos farmacoterapêuticos.
23. Desenvolver atividades de Farmácia Clínica/atenção farmacêutica.
24. Desenvolver programas de terapia nutricional.
25. Implantar a central de misturas endovenosas.
26. Estruturar o centro de informações sobre medicamentos.
27. Desenvolver atividades educacionais e de pesquisa.
28. Desenvolver um sistema de apoio à decisão.

Conceitos segundo a Resolução nº 357, de 27 de abril de 2001, anexo I, artigo 6º

Assistência farmacêutica é um conjunto de ações que visam assegurar a assistência integral, a promoção, a proteção e a recuperação da saúde nos estabelecimentos públicos ou privados, desempenhados pelo farmacêutico ou sob sua supervisão.

Atenção farmacêutica é um conjunto de práticas profissionais no qual o paciente é o principal beneficiário das ações do farmacêutico. A atenção é o compêndio das atitudes, dos comportamentos, dos compromissos, das inquietudes, dos valores éticos, das funções, dos conhecimentos, das responsabilidades e das habilidades do farmacêutico na prestação da farmacoterapia, com o objetivo de alcançar resultados terapêuticos definidos na saúde e na qualidade de vida do paciente.

Farmácia Clínica, segundo o Comitê de Farmácia Clínica de Farmacêuticos Hospitalares dos Estados Unidos, pode ser definida como: "Ciência da saúde cuja responsabilidade é assegurar, mediante a aplicação de conhecimentos e funções relacionados ao cuidado dos pacientes, que o uso de medicamentos seja seguro e apropriado; necessita, portanto, de educação especializada e interpretação de dados, da motivação pelo paciente e de interações multiprofissionais".

A Farmácia Hospitalar no século XXI

A grande perspectiva para o serviço de Farmácia Hospitalar no Brasil, no século XXI, é a introdução e/ou a afirmação da Farmácia Clínica. Cada vez mais a diretoria dos hospitais está solicitando esse tipo de atenção farmacêutica, por julgar necessária para o aumento da qualidade dos serviços prestados pelo hospital, evitando-se erros de medicações, medicamentos prescritos desnecessariamente, diminuição de custos na terapia medicamentosa, e diminuição de tempo de internação de pacientes trazendo principalmente segurança para o paciente.

A tendência atual é que a prática farmacêutica se direcione para o paciente, tendo o medicamento como um instrumento e não mais como meio. Com a incorporação de avanços tecnológicos no serviço de Farmácia Hospitalar, é essencial que essa tecno logia contribua para a qualidade da assistência prestada ao paciente, contribuindo para que a Farmácia Hospitalar promova o uso seguro e racional de medicamentos.

No entanto, o farmacêutico hospitalar nunca deverá deixar de atentar-se com todas as fases da Farmácia Clínica, pois essa inicia-se no recebimento dos medicamentos, no seu correto armazenamento e controle e na dispensação correta, para o paciente certo, na dose prescrita no horário correto, pois se não observarmos essa premissa, de nada adiantará que o farmacêutico desenvolver a parte clínica, se não conseguir manter as atividades básicas e fundamentais de um serviço de Farmácia Hospitalar.

Já possuímos evidências das intervenções do farmacêutico e o impacto que essas causam na prescrição médica no Brasil. Alguns hospitais brasileiros já apresentam um serviço de Farmácia Clínica atuando, e que a cada dia que passa estamos ganhando mais espaços dentre os diversos hospitais brasileiros, sejam eles privados ou públicos.

Cada vez mais nos deparamos com novos medicamentos, cada vez mais eficazes, e alguns com muitas reações adversas. Isso reforça cada vez mais a importância de um serviço de Farmácia Clínica robusto, com qualidade, eficiência e eficácia. O farmacêutico deve estar sempre com uma formação adequada e estar atualizado sempre.

Cada vez mais a tecnologia faz parte do nosso cotidiano e temos que estar atentos a informações confiáveis.

O essencial é que essa agregação de tecnologia contribua para a qualidade da assistência prestada ao paciente, colaborando para que a Farmácia Hospitalar atinja seu objetivo principal, que é promover o uso seguro e racional de medicamentos.

A filosofia da Farmácia Clínica, surgida no início dos anos 1960, nos Estados Unidos, caracterizou-se por uma atividade farmacêutica desenvolvida em função do paciente, visando a maior eficácia do tratamento medicamentoso. Para tanto, o farmacêutico era obrigado a "deixar" a farmácia e estar ao lado do paciente (*klinicos* significa relativo ao leito).

Infelizmente, não existe uma receita ou mesmo um modelo a ser seguido para a implantação da Farmácia Clínica, pois isso depende dos recursos disponibilizados pela instituição e da realidade de cada uma.

Uma experiência bem-sucedida da implantação do serviço de Farmácia Clínica ocorreu no Hospital Israelita Albert Einstein, e é essa experiência que vamos descrever para fornecer ideias às instituições que querem implantar esse serviço.

Para atender aos padrões de qualidade pretendidos para o hospital, em 1999 foram identificadas ações específicas para a Farmácia Clínica e, nessa ocasião, o hospital incluiu um farmacêutico clínico na Unidade de Terapia Intensiva com exclusividade para as atividades clínicas.

Na execução do trabalho, o farmacêutico foi integrado à equipe em todas as questões envolvendo o paciente, desde a passagem de plantão, passando pela visita à beira do leito até sua alta. No início, o trabalho do farmacêutico estava relacionado à prescrição médica, visita horizontal junto à equipe médica e implantação de alguns protocolos como profilaxia antimicrobiana cirúrgica, acompanhamento de consumo de antimicrobianos e interação medicamentosa.

Com a evolução desse processo, novas atividades foram incluídas no escopo de atuação desse profissional e novas áreas do hospital demonstraram interesse pela participação do farmacêutico em suas atividades. Sendo assim, o programa foi ampliado para a Oncologia e Geriatria em 2003 e, em 2005, o programa foi expandido para todo o hospital.

Dentre as atividades desenvolvidas, estão:

1. Visita à clínica multiprofissional, ao leito e apoio à terapêutica nas questões pertinentes.
2. Visita específica do profissional farmacêutico ao paciente em casos predeterminados.
3. Análise da prescrição médica onde o farmacêutico verifica a descrição do medicamento, dose do medicamento e ajustes específicos (idosos, hepatopatas, nefropatas), via de administração (oral, sonda nasoenteral, intravenosa, intramuscular), frequência do medicamento, diluição, volume e tempo de infusão, a estabilidade (física, química e microbiológica) e a compatibilidade (entre medicamentos, diluentes e embalagens), interações medicamentosas (droga × droga e droga × nutriente e exames laboratoriais), alergias, medicamentos associados a risco de queda.
4. Substituição de medicamentos não padronizados.
5. Atendimento a dúvidas e questionamentos da equipe multiprofissional.
6. Farmacovigilância.
7. Participação em comissões internas: Farmácia e Terapêutica, Terapia Nutricional e Controle de Infecção Hospitalar.

8. Participação nos protocolos de ensaios de pesquisa clínica.

O farmacêutico gradual e efetivamente foi inserido e garantiu seu espaço junto à equipe multidisciplinar na instituição.

O farmacêutico clínico confere uso racional de medicamentos e aumento da segurança ao paciente e contribui para redução de custos associados à prescrição médica.

Dividimos a implantação da Farmácia Clínica em seis fases:

- **Fase 1:**
  1. Implantar o processo de seleção de medicamentos.
  2. Implantar o sistema de gerenciamento de estoque.
  3. Definir o sistema de distribuição de medicamentos mais viável ao hospital.
  4. Implantar o sistema de farmacotécnica.
- **Fase 2:**
  1. Implementar o sistema de distribuição de medicamentos.
  2. Estruturar o sistema de Informações sobre Medicamentos.
  3. Participar ativamente da CFT.
- **Fase 3:**
  1. Ampliar a participação nas ações de controle de infecção hospitalar.
  2. Realizar estudo farmacotécnico das formulações de uso no hospital.
  3. Estruturar a unidade de preparo de medicamentos citostáticos.
  4. Estruturar a unidade de manipulação parenteral e misturas endovenosas.
- **Fase 4:**
  1. Implantar controle de qualidade da matéria-prima.
  2. Desenvolver estudos de utilização de medicamentos.
  3. Realizar análises farmacoeconômicos.
  4. Estruturar sistema de farmacovigilância.
- **Fase 5:**
  1. Participar da monitorização plasmática de fármacos.
  2. Desenvolver estudos de farmacocinética clínica.
  3. Participar de ensaios clínicos de medicamentos.
  4. Implantar atenção farmacêutica.
- **Fase 6:**
  1. Implantar ferramentas de suporte à decisão.

O farmacêutico clínico realiza as seguintes atividades no seu dia a dia:

1. Análise diária de prescrições.
2. Solicitações de pesquisa.
3. Auditoria descarte de controlados.
4. Análise de medicamentos via sonda.

5. Dose.
6. Via.
7. Frequência.
8. Diluição.
9. Compatibilidade.
10. Tempo de infusão.
11. Hipoglicemiantes.
12. Função renal.
13. Opioides x constipação.
14. Diluições de antimicrobianos.
15. Suporte CFT, SCIH, EMTN.
16. Participação em comissões.
17. Aprazamento.
18. Auditoria da política de prescrição médica.
19. Solicitação de medicamentos e materiais não padronizados.
20. Pesquisa clínica.
21. Reconciliação medicamentosa.
22. Anticoagulantes (heparina e anticoagulantes orais).
23. Interações medicamentosas.
24. Termo medicamento próprio.
25. Farmacovigilância ("gatilhos").
26. Participação nas rotinas gerenciadas de albumina, monitorização terapêutica para drogas de baixo índice terapêutico, antibiótico profilático, antibiótico terapêutico e misoprostol que serão descritas nas próximas páginas.

Para uma correta dispensação de medicamentos o farmacêutico deve se ater na prescrição médica, abaixo colocamos algumas normas que o farmacêutico clínico deve ver na prescrição médica no intuito de garantir a segurança do paciente: médicos, enfermeiros, farmacêuticos e profissionais administrativos colaboram para desenvolver e monitorar o processo de prescrição médica e requisição de medicamentos.

A prescrição completa e aceitável deve seguir as normas

Legibilidade

Prescrever com letra legível. Nos casos de dúvida em relação à legibilidade, o enfermeiro ou farmacêutico deve entrar em contato com o médico para se assegurar do item prescrito.

As ações para reduzir ilegibilidade na prescrição médica devem ser desenvolvidas, através dos fóruns médicos e com o apoio da alta direção do hospital.

Identificação do paciente

Toda prescrição deve estar identificada com a etiqueta do paciente ou nome completo do paciente, prontuário e leito. Ter no mínimo dois identificadores: nome completo e número de prontuário do paciente.

Conteúdo da prescrição

- Os campos obrigatórios da prescrição médica são: Data, Horário, Medicamento, Dose, Via e Frequência.
- Numerar todos os itens da prescrição.
- Prescrever sem rasuras (p. ex.: escrever por cima, rabiscos ou uso de corretivo). Ao fazer qualquer alteração (via, frequência e dose), o item deverá ser suspenso e prescrito novamente no final da prescrição. Toda inclusão, alteração ou suspensão deverá constar data, horário e identificação legível do médico.
- Deve-se prescrever sempre por dose. Não se deve utilizar a unidade de apresentação comercial do medicamento (p. ex.: não prescrever 1 ampola, 1 comprimido, 1 frasco).
- Seguir a padronização de medicamentos do hospital.
- Para prescrições de medicamentos em gotas via oral, a prescrição deve ser feita em número de gotas.
- Em caso de alergia do paciente a algum medicamento, essa informação deve constar em todas as folhas da prescrição.
- A prescrição tem validade de 24 horas.

Uso de nomenclatura genérica e comercial

Preferencialmente, deve-se prescrever pelo nome genérico do medicamento.

Frequência de uso "se necessário"

A prescrição de medicamento "se necessário" deve ter descrita a indicação específica (p. ex.: se dor, se febre, se náusea, se vômito, se dor ou febre, se prurido, se tremores, se náusea ou vômito, se convulsão, se diarreia). Colocar a frequência e/ou dose máxima indicada para o medicamento prescrito.

Prescrição de fármacos com aparência, nome ou som parecidos

A instituição deve possuir uma lista de medicamentos com grafia e som parecidos e deve estar disponível em todos os postos de enfermagem. Nos casos de dúvida em relação à legibilidade, o enfermeiro ou farmacêutico deve entrar em contato com o médico para se assegurar do item prescrito.

A seguir, exemplos de medicamentos com sons e nomes parecidos comercializados no Brasil, já com a sugestão do Instituto para Práticas Seguras no Uso dos Medicamentos (ISMP Brasil), de se utilizar caixa alta para diferenciar os nomes:

Look Alike Sounds Alike	
artroDAR	artroLIVE
CardIZEM	CardURAN
comPAZ	comTAN
cymBALTA	cymeVIR
daKTARin	daLACin
daONIL	daCTIL
depakENE	depakOTE
DEPO-medrol	SOLU-meDROL
Diamox	CEFAmox
Diamox	diaBINESE
Diamox	Dimorf
Diamox	Diempax
DIAzepan	diGEsan
diGEsan	diOVAN
diGEsan	diPRIvan
digiTOxina	Digoxina
DILAcoron	Ancoron
Dipirona	diPRIvan
diPRIvan	diTROpan
doBUTAmina	Dopamina
Dobutrex	dorFLEX
Dobutrex	dosTINEX
DorMIRE	Dramin
DRENison	BERLison
DULCOlax	GUTTalax
DUROgesic	TEMgesic
DUROgesic	TORAgesic
ebix	ERANZ
Efedrina	EPINefrina
ENTOcort	PULMIcort
Epelin	EPHYnal
Eprex	ERItrex
Exelon	ESMEron
FauldCITA	FauldFLUOR
FauldLEUCO	FauldMETRO

FauldOXO	FauldVINCRI
FlogoRAL	Flogo-ROSA
FLORAtil	ForaDIL
FORane	SEVOrane
GenuRIN	geNUXal
HumaLOG	Humulin
hypOT	hypOSIL
IMOsec	LoSEC
IMOsec	ImURan
IMOsec	imoVANE
ImURan	ALKeran
kefLEX	kefLIN
LamiCTAL	LaMISIL
LaSIX	LoSEC
LaSIX	LoRAX
LAXol	NUJol
leucoVORIN	LEVAquim
LEUKeran	MYLeran
lexAPRO	LexOTAN
LIBeran	LIOram
LIBeran	LEUKeran
LIOram	lioRESal
LoRAX	SUMax
LoRAX	LoPROX
LoRAX	Losar
Losar	coZAAR
LoSEC	IMOsec
LoSEC	LaSIX
MeterGIN	Meticorten
MINILax	muVINLax
MIOsan	miTEXan
MIOsan	MYLeran
MYLeran	ALKeran
NaPROSyn	Naropin
Narcan	norCURon
NEOcaina	neoSALDina
NEOcaina	MARCAina

NEOcaina	XYLOcaina
NEUROntin	OXYcontin
neXIum	nimBIUM
nimBIUM	ALIVium
noVAMin	Novolin
noVAMin	novoNORM
noVAMin	Nubain
ocuFEN	ocuVITE
PENicilina	AMPicilina
plaVIX	PREVax
PrediSIM	PreMARin
PRIScoline	APRESolina
proZAC	prosCAR
PURan	pyrPAN
reMERon	reDOXon
remiNYL	AMAryl
reniTEC	reteMIC
reniTEC	TRIatec
reVATio	Revivan
RIVOtril	roCALTrol
roCALTrol	roHYPnol
sandosTATIN	sandiMUN
sandosTATIN	sandoGLOBULina
sandosTATIN	STILamin
seloKEN	seloZOK
sereTIDE	sereVENT
SILOmat	siNEMet
siNEMet	CRONOmet
solu-CORTEF	SOLU-meDROL
STILamin	staFICILin
stilNOX	SPORAnox
Stugeron	STYPtanon
TALOfilina	AMINOfilina
teNOREtic	TORAgesic
toBRADex	tobrex
TRENTal	traMAL
trYPTAnol	tyleNOL

tyleNOL	tyLEX
ULCImet	siNEMet
UNAsyn	uniSTIN
veRUTex	VALtrex
videx	tyLEX
Viracept	Cellcept
VOLTAren	voLUven
zeSTRIL	zentel
ZOCor	CoZAAR
zyBAN	diOVAN
zyBAN	zyVOX
zyBAN	zyMAR
zyBAN	zyPREXA

Prescrições calculadas por peso

Pacientes pediátricos (até 18 anos): na prescrição pediátrica é indispensável indicar a dose por mg/kg/dia para todos os pacientes até 18 anos, até que se atinja a dose de adulto, bem como a frequência. Quando o paciente estiver utilizando regime posológico para adultos não é necessária a indicação mg/kg/dia. É necessário constar o peso do paciente em todas as folhas da prescrição.

Deve-se prescrever sempre por dose. Não se deve utilizar a unidade de apresentação comercial do medicamento (p. ex.: não prescrever 1 ampola, 1 comprimido).

Exceções: medicamentos que não seguem esse modo de prescrição são os de uso tópico, oftálmicos, vitaminas e associações.

Pacientes neonatais: nas prescrições de pacientes neonatais, informar a dose por mg/kg/dose (para idade gestacional ao nascimento, dias de vida pós-natal e intervalo diferente de dia).

Ex.: vancomicina 10 mg/kg/dose cada 18 horas para IG < 29 semanas, de 0-14 dias de vida.

Exceções: medicamentos que não seguem esse modo de prescrição são os de uso tópico, oftálmicos, vitaminas e associações.

As rotinas gerenciadas são uma importante atuação do farmacêutico para a segurança do paciente e a atuação do farmacêutico nestas rotinas é:

Rotina Gerenciada da Albumina segundo a RDC nº 115

A albumina é uma proteína presente em grande concentração no plasma humano e cuja concentração plasmática é a mais elevada. Seu peso molecular é de 68 mil Daltons e é a principal responsável pela manutenção da pressão oncótica intravascular.

É sintetizada no fígado, pelos hepatócitos. A síntese diária média de albumina é de 120 a 200 mg/kg de peso e o tempo médio de síntese é de 20 minutos. Dois terços da albumina corporal estão no compartimento extravascular e apenas um terço no setor intravascular.

Definições

- **Reposição volêmica nas perdas agudas:** as evidências disponíveis na literatura sugerem que não há vantagens – podendo haver desvantagens – no uso da albumina em relação às soluções cristaloides, para a reposição volêmica nas perdas agudas de líquido. Por conseguinte, não está recomendado o uso de albumina na situação clínica.
  - **Hipoalbuminemia:** há muitas dúvidas sobre a eficácia da administração de albumina em pacientes com doenças crônicas, que cursem com hipoalbuminemia. A albumina não é uma boa fonte proteica, principalmente quando comparada às soluções parenterais de aminoácidos e aos lisados proteicos das soluções enterais. Não há elementos que justifiquem a utilização da albumina para correção de hipoalbuminemia.
  - **Ascite:** é recomendado o uso de albumina, associado às paracenteses, para o tratamento das ascites volumosas, sobretudo quando associadas à hipoalbuminemia. Trabalhos controlados e observacionais têm mostrado que a albumina pode ser indicada no tratamento das ascites refratárias ao uso de diuréticos, mesmo naqueles casos em que não se opta pela realização das paracenteses. Não estão incluídas nestas recomendações as ascites de origem neoplásica. Nesses casos, o uso de albumina pode estar indicado apenas após paracenteses evacuadoras.
  - **Grandes queimados:** desde os anos 1970, a albumina vem sendo rotineiramente utilizada no tratamento dos grandes queimados. O protocolo clássico recomenda a infusão da albumina 24 a 48 horas depois da queimadura; o efeito da albumina seria o de manter a pressão osmótica do plasma, compensando as abundantes perdas proteicas apresentadas pelos grandes queimados. Embora alguns artigos questionem o uso da albumina em grandes queimados, não existem evidências suficientes para contraindicar esse uso. Portanto, a utilização de albumina a 20% ou 25% em grandes queimados está recomendada.
  - **Síndrome nefrótica:** não há indicação para o uso de albumina no tratamento da hipoalbuminemia em pacientes com síndrome nefrótica. Entretanto, pode ser indicada nos casos de grandes edemas refratários aos diuréticos, que coloquem em risco a vida dos pacientes (derrame pleural, derrame pericárdico ou ascite volumosos). Nesses casos, a terapia com albumina seria de curto prazo e visaria à resolução da descompensação aguda do paciente.

- **Cirrose hepática:** não há indicação para o uso de albumina no tratamento da hipoalbuminemia em pacientes com cirrose. Entretanto, pode ser indicado nos casos de grandes edemas refratários aos diuréticos, que coloquem em risco a vida dos pacientes (derrame pleural, derrame pericárdico ou ascite volumosos).
- **Plasmaférese:** a albumina é indicada como líquido de reposição nos procedimentos de troca terapêutica do plasma (plasmaférese), em que o volume de plasma retirado seja igual ou superior a 20 mL/kg por sessão.
- **Hiperbilirrubinemia do recém-nascido:** a albumina pode ser utilizada como coadjuvante para controle da hiperbilirrubinemia severa, nos recém-nascidos com doença hemolítica perinatal (DPM), antes ou durante a exsanguineotransfusão, sob rigoroso controle médico devido aos riscos de hipervolemia.
- **Síndrome de hiperestimulação ovariana:** a albumina tem sido útil na prevenção da hipovolemia causada pela síndrome de hiperestimulação ovariana, quando administrada no dia em que o óvulo vai ser coletado.
- **Uso em terapia intensiva:** uma das situações mais frequentes de uso da albumina ocorre nos pacientes críticos, que apresentam hipovolemia, hipoalbuminemia e má distribuição hídrica, com perda de líquidos para o terceiro espaço. Entretanto, na análise da literatura médica, há elementos que sugerem que a albumina não deve ser usada nesse grupo de pacientes.
- **Uso em cirurgias:** o uso de albumina no período perioperatório – pré, per ou pós-operatório – não é suportado pelos trabalhos controlados publicados na literatura, que mostram que os coloides não têm vantagens sobre os cristaloides.
    - **Cirurgia cardíaca:** em cirurgia cardíaca, a albumina tem sido utilizada em duas situações: para o preenchimento (priming) da bomba de circulação extracorpórea (CEC) ou para compensação de perdas volêmicas durante a cirurgia. Os estudos disponíveis indicam que o uso da albumina para o preenchimento da bomba de CEC é aceitável, embora faltem evidências contundentes acerca da sua superioridade sobre os cristaloides, no que concerne ao impacto sobre a incidência de complicações perioperatórias. Não há evidências que sustentem o uso da albumina como líquido de reposição durante as cirurgias cardíacas.
    - **Cirurgia hepática:** a albumina pode ser indicada em cirurgias de ressecção hepática, em que mais de 40% do fígado é ressecado, e no transplante de fígado, sobretudo quando houver ascite e edema no pós-operatório, quando a albumina sérica for inferior a 2,5 g/dL e a pressão oncótica menor que 12 mmHg. Nas cirurgias de ressecção hepática, o uso de coloides não proteicos pode ser tão eficaz quanto a albumina.

- **Resumo das recomendações para o uso da albumina:** as recomendações aqui listadas representam situações nas quais o uso de albumina pode ser feito. São circunstâncias clínicas em que há evidências, na literatura médica, indicando que a utilização do medicamento pode ser benéfica para os pacientes. As recomendações não implicam em reconhecimento de que a albumina tem que ser usada naquela determinada situação clínica. As indicações formais são aquelas em que há trabalhos randomizados e controlados mostrando a eficácia da albumina no tratamento dos pacientes. O fato de uma indicação estar incluída na categoria formal não significa que não haja alternativas terapêuticas ao uso da albumina; antes, indica que, se a equipe médica que cuida do paciente optar pela sua utilização, o fará com respaldo na literatura especializada. As indicações discutíveis são aquelas em relação às quais não há consenso e os resultados dos trabalhos e das metanálises são conflitantes. O uso da albumina nessas situações pode ser eventualmente feito, até que haja evidências mais conclusivas na literatura. Finalmente, as indicações não fundamentadas são aquelas em que os trabalhos mostram que o uso da albumina não traz nenhum benefício para os pacientes.
  - **Indicações formais:** preenchimento (*priming*) da bomba de circulação extracorpórea nas cirurgias cardíacas:
    - Tratamento de pacientes com ascites volumosas, por paracenteses repetidas.
    - Após paracenteses evacuadoras nos pacientes com ascites volumosas.
    - Como líquido de reposição nas plasmaféreses terapêuticas de grande monta (retirada de mais de 20 mL/kg de plasma por sessão).
    - Prevenção da síndrome de hiperestimulação ovariana no dia da coleta do óvulo para fertilização *in vitro*.
    - Pacientes com cirrose hepática e síndrome nefrótica, quando houver edemas refratários aos diuréticos e que coloquem em risco iminente a vida dos pacientes.
    - Grandes queimados, após as primeiras 24 horas pós -queimadura.
    - Pós-operatório de transplante de fígado, quando a albumina sérica for inferior a 2,5 G/dL.
  - **Indicações discutíveis:** em pacientes críticos com hipovolemia, hipoalbuminemia, e má distribuição hídrica.
    - Hiperbilirrubinemia do recém-nato por DHPN.
    - Em pacientes com cirrose que apresentem peritonite bacteriana espontânea.
    - Indicações não fundamentadas.
    - Correção de hipoalbuminemia.
    - Correção de perdas volêmicas agudas, incluindo choque hemorrágico.
    - Tratamento de pacientes com cirrose hepática ou síndrome nefrótica.
    - Perioperatório, exceto nos casos mencionados anteriormente.

Na rotina gerenciada de albumina, o farmacêutico clínico entra em contato com o médico para suspender a prescrição quando da prescrição não fundamentada. Quando a prescrição tem indicação formal ou discutível, o farmacêutico libera a dispensação da albumina.

Rotina gerenciada de monitorização terapêutica aminoglicosídeo

- **Critério de exclusão:** quando não há necessidade de monitorar nível sérico.
  - Pacientes adultos com função renal e auditiva normal recebendo terapia por 72 horas ou menos.
  - Pacientes pediátricos > 3 meses de idade com função renal e auditiva normais, apropriada resposta clínica e terapia inferior a 5 dias.
- **Critérios de inclusão:** quando é necessário o monitoramento de nível sérico
  - Tratamento esperado superior a sete dias.
  - Insuficiência renal (ClCr < 20 mL/min).
  - Alteração da função renal devido a aumento da creatinina sérica em 0,5 mg/dL.
  - Uso concomitante de drogas nefrotóxica e/ou ototóxicas.
    - Vancomicina.
    - Anfotericina B.
    - Uso de Quimioterápicos: cisplatina, carboplatina e vimblastina.
    - Diuréticos de alça (hidroclorotiazida, clortalidona, furosemida).
    - Agentes vasopressores.
    - Contraste.
    - Anti-inflamatório não hormonal.
  - População especial com volume de distribuição ou *clearance* renal alterados:
    - Idosos > ou = 60 anos.
    - Queimados.
    - Obesos > 125% do peso corpóreo ideal.
    - Pediátricos < ou = 3 meses.
    - Diabéticos > 50 anos.
- **Frequência do monitoramento**
  - Pacientes com função renal normal: monitorar 1 vez por semana se a terapia for por longo período, acima de 7 dias.
  - A cada 2-3 dias, dependendo da resposta clínica do paciente ou da função renal: maior frequência para pacientes instáveis e menor para pacientes estáveis.
- **Orientações para coleta das amostras**
  - Os níveis séricos devem ser obtidos nos primeiros três dias de terapia, após atingir o *steady state*, geralmente após 3ª ou 4ª dose. Para regime de dose única não é necessário esperar a 3ª dose para coleta.

- As amostras para determinação da concentração sérica no Pico são coletadas 60-90 minutos após a administração IM e 30-60 min após administração IV.
- Para determinação das concentrações de Vale a coleta é feita < 30 min antes da próxima dose.

Valores de concentrações séricas

Valores de Pico e Vale para regime de dose convencional		
Droga	**Pico (mcg/mL)**	**Vale (mcg/mL)**
Amicacina	15-30	5-10
Gentamicina	4-10	< 2
Tobramicina	4-10	< 2

Valores de vale para regime de dose única	
Droga	**Vale (mcg/mL)**
Amicacina	< 5
Gentamicina	< 0,5-1,0
Tobramicina	< 0,5-1,0

Rotina gerenciada de monitorização terapêutica para drogas anticonvulsivantes (fenitoína, carbamazepina e ácido valproico)

- **Critérios de inclusão:** quando é necessário o monitoramento de nível sérico:
  - Início de terapia ou terapia reiniciada com drogas anticonvulsivantes (incluindo mudança para medicamento similar).
  - Resposta clínica insuficiente com dose adequada da medicação.
  - Alteração da função renal (ClCr < 50 mL/min).
  - Alteração da função hepática (aumento das transaminases, fosfatase alcalina ou bilirrubina conjugada duas vezes acima do valor de referência).
  - Idade > 80 anos e/ou baixo peso corporal (< 40 kg).
  - Hipoalbuminemia (< 2,5 g/L).
  - Suspeita de toxicidade ou reação adversa dose-dependente.
  - Utilização de drogas com risco de interações graves com os anticonvulsivantes.
  - Crise convulsiva (medir dentro de 6 horas após a crise).
  - Após ajuste de dose da fenitoína.

- **Critérios de exclusão:** quando não há necessidade de monitorar nível sérico:
  - Pacientes com efeito terapêutico satisfatório.
  - Suspeita de reação adversa não relacionada à dose.
  - Após alteração de dose em pacientes com uso crônico de carbamazepina (> 4 semanas de terapia) ou ácido valproico.
- **Quando colher a amostra:**
  - Quando alcançar o *steady state*, definido como:
    - Ácido valproico: 3 dias.
    - Carbamazepina: 28 dias para terapia recente e 3 dias para usuários crônicos.
    - Fenitoína: 10 dias.
  - Coletar a amostra no Vale (antes da próxima dose), exceto em casos de crise convulsiva, suspeita de intoxicação ou efeito adverso intoxicação dependente.
- **Valores de referência:**
  - Ácido valproico: 0,7-150 µg/mL.
  - Carbamazepina: 2-20 µg/mL.
  - Fenitoína: 10-20 µg/mL.

Rotina gerenciada de antibiótico profilático

Garantir o uso racional de antimicrobianos na instituição, para aumentar a qualidade na prática e garantir a segurança do paciente. O uso racional de antimicrobianos é um instrumento importante para redução de custos, de efeitos colaterais associados a medicamentos e para prevenir a emergência de bactérias multirresistentes.

Isso representa um esforço para a melhora na qualidade da prática médica, o que é anseio e meta da instituição. Um indicador de qualidade da instituição consiste na avaliação da adequação da duração da profilaxia antimicrobiana em cirurgia, sendo a meta proposta reduzir o uso de antibióticos por mais de 48 horas no pós-operatório.

O objetivo da rotina é promover a qualidade da assistência, seguindo os princípios preconizados pela Joint Commission on the Accreditation of Healthcare Organizations (JCAHO) por meio do Comprehensive Accreditation Manual for Hospitals no capítulo Surveillance, Prevention and Control of Infection.

O farmacêutico clínico deve verificar se a prescrição do antimicrobiano tem função profilática. Se sim, ele deve acompanhar a prescrição e solicitar ao médico prescritor a suspensão do antimicrobiano caso a prescrição ultrapasse 48 horas.

Profilaxia antimicrobiana em cirurgia

Tabela 1.1. Parâmetros para profilaxia cirúrgica

Parâmetro	Recomendação	Comentário
Objetivo da profilaxia	Prevenção da infecção de sítio cirúrgico.	Não previne outras infecções.
Início da profilaxia	O antimicrobiano deve ser administrado em até uma hora antes do início da cirurgia, se possível, na indução anestésica.	Para maior eficácia da profilaxia antimicrobiana é necessário manter níveis séricos inibitórios da droga durante o período de maior risco de instalação de bactérias no sítio cirúrgico. Para alcançar este objetivo o início da profilaxia deve ocorrer momentos antes do início do procedimento*, preferencialmente no período de indução anestésica, mantendo níveis séricos adequados até 4 horas após o fechamento da incisão.
Escolha do antimicrobiano	Deve apresentar baixa toxicidade. Não deve ser utilizado antimicrobianos de largo espectro, indicados para o tratamento de infecções hospitalares graves.	As cefalosporinas de 1ª ou 2ª geração são os antibióticos mais frequentemente utilizados.
Dose inicial do antimicrobiano	Deve ser a dose tradicional do antimicrobiano.	Para pacientes com peso ≥ 80 kg a primeira dose poderá ser o dobro da convencional.
Doses adicionais no intraoperatório	Devem ser administradas se houver perda maciça de sangue ou prolongamento da duração do procedimento (vide Tabela 1.2).	Diversas referências registram redução da taxa de eficácia da profilaxia antimicrobiana em procedimentos prolongados, indicando que doses suplementares devam ser administradas a intervalos de uma ou duas vezes a meia-vida da droga, de forma a obter níveis adequados durante toda a cirurgia.
Duração da profilaxia	Na maioria das situações não deve exceder o período intraoperatório.	Diversos trabalhos indicam que a profilaxia é eficaz com uma única dose administrada corretamente no período pré-operatório. É provável que não se obtenha nenhum benefício adicional com a administração de doses suplementares além das primeiras 24 horas de pós-operatório.
Duração da profilaxia em caso de manutenção de sondas, cateteres, cânulas e drenos	Não recomendada.	Profilaxia não eficaz nestas situações.

** Existem duas exceções ao princípio fundamental: 1) nas cesarianas, onde a dose deve ser postergada até o pinçamento do cordão umbilical, para evitar interferência do antimicrobiano na evolução de eventual processo infeccioso no recém-nascido, retardando seu diagnóstico e 2) nas cirurgias colorretais, quando a profilaxia pode ter início com a descontaminação seletiva do cólon.*

Tabela 1.2. Antimicrobianos de escolha para profilaxia cirúrgica

Antimicrobiano	Dose para adultos, antes da cirurgia	Intervalo para repetição intraoperatória (caso não haja sangramento intenso)	Intervalo para repetição no pós-operatório, caso necessário
Para certas cirurgias limpas – como cirurgias cardíacas, neurocirurgias ou cirurgias plásticas, ortopédicas e vasculares com inserção de próteses ou implantes, herniorrafias em pacientes com fatores de risco Para cirurgias limpas-contaminadas – trato genital feminino (histerectomia vaginal ou abdominal, ooforectomia, miomectomia, cesariana), genitourinárias (abertas, ex. nefrectomia, ou laparoscópicas), torácicas, trato biliar, esôfago e gástricas			
1ª opção			
Cefazolina	1-2 g	4 horas	8 horas
Cefuroxima	1.5 g	4 horas	8 horas
2ª opção			
Cefalotina	1-2 g	2 horas	4 horas
Alternativa para alérgicos aos betalactâmicos			
Clindamicina	600-900 mg	6 horas	6 horas
SMX-TMP	320 mg/160 mg	8 horas	8 horas
Vancomicina	1 g	8 horas	12 horas
Para cirurgias colorretais, apendicectomias (não perfuradas)			
1ª opção			
Cefoxitina	1-2 g	2 horas	8 horas
2ª opção			
Ampicilina/sulbactam	3 g	3 horas	6 horas
Clindamicina + Gentamicina	600 mg 80 mg	6 horas	6 horas 8 horas
Cefazolina + Metronidazol	1-2 g 500 mg	4 horas 8 horas	8 horas 8 horas
Ampicilina + Gentamicina + Metronidazol	2 g 80 mg 500 mg	3 horas 6 horas 8 horas	6 horas 8 horas 8 horas
Para cirurgias genitourinárias (cistoscopia com ou sem manipulação)			
1ª opção			
Ciprofloxacina	400 mg	6 horas	12 horas
2ª opção			
SMX-TMP	320 mg/160 mg	8 horas	8 horas
Para cirurgias de cabeça e pescoço			
Cefazolina	1-2 g	4 horas	8 horas
Cefazolina + Metronidazol	1-2 g 500 mg	4 horas 8 horas	8 horas 8 horas

Rotina gerenciada de antibiótico terapêutico

O uso racional de antimicrobianos é um instrumento importante para redução de custos, de efeitos colaterais associados a medicamentos e para prevenir a emergência de bactérias multirresistentes. Isso representa um esforço no sentido de melhora na qualidade da prática médica, o que é anseio e meta dessa instituição. Um indicador de qualidade da instituição, que consiste na avaliação da adequação da duração do tratamento de antibioticoterapia, sendo a meta proposta reduzir o uso de antibióticos por mais de 14 dias de acordo com critérios de inclusão.

O objetivo da rotina é promover a qualidade da assistência, seguindo os princípios preconizados pela Joint Commission on the Accreditation of Healthcare Organizations (JCAHO) através do Comprehensive Accreditation Manual for Hospitals no capítulo Surveillance, Prevention, and Control of Infection.

O farmacêutico clínico avalia a prescrição de antimicrobianos com finalidade terapêutica, solicitando a interrupção do tratamento nos pacientes elegíveis, após 14 dias de duração. São considerados elegíveis os pacientes internados com prescrição de antimicrobianos com finalidade terapêutica.

Critérios de exclusão: uso de antimicrobianos destinados à profilaxia cirúrgica, ou por infecções virais ou fúngicas em pacientes imunossuprimidos e pacientes com infecções cuja duração do tratamento seja superior a 14 dias (endocardite bacteriana, meningite ou ventriculite após neurocirurgias) infecções osteoarticulares, osteomielites, artrite séptica, infecções de próteses, ou infecções abdominais complicadas (abscessos, fistulas).

Nessa rotina, o farmacêutico clínico deve acompanhar a prescrição do antimicrobiano para fins terapêuticos e solicitar ao médico prescritor a suspensão do antimicrobiano no décimo quarto dia de tratamento.

Rotina gerenciada do misoprostol

Garantir a correta dispensação do medicamento misoprostol na gravidez, garantindo dessa forma a segurança do paciente.

Indução do parto em fetos vivos

Critérios de inclusão

- Gestação única
- Apresentação cefálica.
- Indicação médica para a antecipação do parto.
- Índice de Bishop < 7.
- Cardiotocografia normal prévia à indução.

Critérios de exclusão

- Estimativa ecográfica de peso fetal > 4500g.
- Uma ou mais cesáreas prévias, ou qualquer tipo de cirurgia uterina prévia.
- Sofrimento fetal agudo.
- Índice de Bishop > 7.
- Sangramento genital de origem indeterminada.
- Placenta prévia.
- Paciente com asma, glaucoma ou doença cardíaca com hipertensão pulmonar.
- Vício pélvico.

Método

25 µg de misoprostol no fundo de saco posterior a cada 6 horas, máximo de 3 doses (o fabricante indica doses adicionais a cada 6 horas). (Os horários preconizados para administração do medicamento são: 8h - 14h - 20h):

- Cardiotocografia, 2 horas após a aplicação ou após a obtenção de padrão contrátil regular.
- Assistência à fase ativa do trabalho de parto por meio do partograma.
- Se ocorrer a taquissistolia administrar terbutalina 0,25 mg SC ou EV.
- Restrição de dieta apenas quando paciente em franco trabalho de parto.

Uso de misoprostol em fetos mortos

- Aborto retido com idade gestacional menor que 20 semanas. 200 µg em fundo de saco vaginal posterior a cada 6 horas até expulsão fetal, máximo 6 doses.
- Feto morto com idade gestacional superior a 20 semanas. 100 µg em fundo de saco vaginal posterior a cada 12 horas até expulsão fetal no máximo 6 doses (administrar 4 comprimidos de 25 µg).

Observações

- Evitar o uso de lubrificante vaginal para o toque.
- Polissistolia sem alterações da FCF é o efeito colateral mais comum.
- Hipertermia também pode ocorrer.
- Evitar associação com ocitocina; se necessário, utilizar somente após 6 horas da última dose de misoprostol.

Uso de misoprostol para hemorragia primária pós-parto

Posologia: 600 a 1.000 mcg via retal.

Nessa rotina, o farmacêutico clínico somente libera a dispensação do misoprostol para fins abortivos após laudo comprovando morte fetal.

Reação pirogênica

Definições

- **Soluções parenterais:** são consideradas para uso desse protocolo, as soluções endovenosas (líquidos usados para reposição hídrica), misturas endovenosas (soluções mais medicamentos) e soluções de nutrições parenterais.[1]
- **Reação pirogênica ou infecção:** a "reação pirogênica ou infecção associadas a soluções parenterais" é caracterizada pela presença de um ou mais dos seguintes sinais e sintomas como: tremores, calafrios, palidez, erupção cutânea ou mucosa e febre (T > 38°C) após o início da infusão da solução parenteral e que não estavam presentes nas 24 horas anteriores à reação, sugerindo contaminação da solução parenteral.[7,8]

Observações: existem medicamentos que podem causar esses sintomas quando administrados. Para não ocorrer erro na classificação da reação, o farmacêutico deverá fazer uma análise da prescrição no momento da ocorrência.

Em unidades como TMO, oncologia e quimioterapia ambulatorial, devido às características dos pacientes, sugere-se uma avaliação da equipe médica quando ocorrer uma reação semelhante à reação pirogênica ou infecção a soluções parenterais.

Em setores como UTIs (adulto, pediátrica e neonatal), UPA, Centro Cirúrgico e Serviços de Diagnóstico, comunicar ao médico plantonista imediatamente ao serem observados os sinais e sintomas de reação pirogênica ou infecção e seguir o protocolo.

- Ocorrendo qualquer sinal ou sintoma sugestivo de reação pirogênica ou infecção em paciente em uso de solução parenteral, deve-se considerar como reação de alto risco e potencialmente fatal e as ações especificadas a seguir devem ser tomadas.

Responsabilidades

- **Enfermeiro**
  - Interromper imediatamente a infusão.
  - Desconectar o sistema de infusão com técnica asséptica.
  - Proteger as extremidades com agulha estéril encapada acondicionando-o em saco plástico novo.
  - Manter a permeabilidade do cateter.
  - Entrar em contato com o médico e avisar do protocolo institucional.
  - Acionar o farmacêutico.
  - Se o paciente estiver com cateter venoso central solicitar hemocultura quantitativa pareada e se acesso periférico hemocultura qualitativa.

- **Farmacêutico**
  - Receber a notificação a respeito da reação.
  - Avaliar a ocorrência com a enfermagem e o médico.
  - Preencher o formulário de reação pirogênica.
  - Notificar o SCIH por e-mail.
  - Solicitar cultura de aeróbicos, anaeróbicos e fungos para as soluções de infusão, do líquido do equipo e buretas.
  - Se a solução for de NPT encaminhar a amostra para análise.
  - Comunicar o fornecedor de NPT, caso a NPT não seja manipulada pela Farmácia Hospitalar, para encaminhar a contraprova para outro laboratório.
  - Identificar no prontuário os medicamentos prescritos (para análise de RAM), o motivo da internação e a evolução do paciente.

Emitir laudo conclusivo para a enfermagem, médico e familiares (se for o caso) em conjunto com o SCIH.

Resumindo

Parafraseando o Dr. Constantino José Fernandes Junior, um grande entusiasta da Farmácia Clínica: "A partir de então, fui descobrindo que o paciente não pode e não deve abrir mão da soma das expertises de diferentes profissionais que juntos visam reintegrá-lo à sociedade. Foi nesse contexto que descobri o valoroso papel do farmacêutico clínico. Esse pouco a pouco se tornou indispensável ao grupo com seu trabalho continuado de farmacovigilância minimizando interações entre drogas, efeitos adversos delas, disponibilizando medicamentos, agregando valores na prescrição médica, enfim colaborando imensamente para a segurança do paciente, sua rápida desospitalização e desejado desfecho".

Bibliografia

Brennan TA, Leape LL, Laird NM, Hebert L, Localio AR, Lawthers AG, et al. Incidence of adverse events and negligence in hospitalized patients. Results of the Harvard Medical Practice Study I. N Engl J Med. 1991;324:370-376.

Lazarou J, Pomeranz BH, Corey PN. Incidence of adverse drug reactions in hospitalized patients: a meta-analysis of prospective studies. JAMA. 1998;279: 1200-1205.

Leape LL, Brennan TA, Laird N, Lawthers AG, Localio AR, Barnes BA, et al. The nature of adverse events in hospitalized patients. Results of the Harvard Medical Practice Study II. N Engl J Med. 1991;324:377-384.

Bates DW, Teich JM, Lee J, Seger D, Kuperman GJ, Ma'Luf N, et al. The impact of computerized physician order entry on medication error prevention. J Am Med Inform Assoc. 1999;6:313-321.

Thomas EJ, Studdert DM, Burstin HR, Orav EJ, Zeena T, Williams EJ, et al. Incidence and types of adverse events and negligent care in Utah and Colorado. Med Care. 2000;38:261-271.

Committee on Quality of Health Care in America, Institute of Medicine. To Err Is Human: Building a Safer Health System. Washington, DC: National Academy Press; 2000. p.31.

Gouveia WA, Shane R, Clark T. Computerized prescriber order entry: power, not panacea. Am J Health Syst Pharm. 2003;60:1838.

Ballard DJ. Indicators to improve clinical quality across an integrated health care system. Int J Qual Health Care. 2003;15Suppl 1:i13-i23.

Kaushal R, Bates DW, Landrigan C, McKenna KJ, Clapp MD, Federico F, et al. Medication errors and adverse drug events in pediatric inpatients. JAMA. 2001;285:2114-2120.

Walsh T, Beaty PCW. Human factors error and patient monitoring. Physiol Meas. 2002;23:R111-R132.

Thomas EJ, Lipsitz SR, Studdert DM, Brennan TA. The reliability of medical record review for estimating adverse event rates. Ann Intern Med. 2002;136:812-816.

Alderman CP, Farmer C. A brief analysis of clinical pharmacy interventions undertaken in an Australian teaching hospital. J Qual Clin Pract. 2001;21:99-103.

Senholzi C, Gottlieb J. Pharmacist interventions after implementation of computerized prescriber order entry. Am J Health Syst Pharm. 2003;60:1880-1882.

Classen DC, Pestotnik SL, Evans RS, Lloyd JF, Burke JP. Adverse drug events in hospitalized patients. Excess length of stay, extra costs, and attributable mortality. JAMA. 1997;277:301-306.

Associação Médica Brasileira, Conselho Federal de Medicina. Projeto Diretrizes. Infecção Hospitalar [Internet]. [acesso em 10 set 2010]. Disponível em: http://www.projetodiretrizes.org.br/projeto_diretrizes/065.pdf

Bratzler DW, Houck PM, Richards C, Steele L, Dellinger EP, Fry DE, et al. Antimicrobial prophylaxis for surgery: an advisory statement from the National Surgical Infection Prevention Project. Clin Infect Dis. 2004;38:1706-15.

Talbot TR, Kaiser AB. Postoperative infections and antimicrobial prophylaxis. In: Mandell GL, editor. Principles and practice of infectious diseases. 6th ed. Philadelphia: Churchill-Livingstone; 2005. p.3533-46.

Treatment guidelines. Antimicrobial prophylaxis for surgery. Med Lett. 2009;7(82):48-9.

2

Utilização da Ferramenta FMEA (*Failure Mode and Effects Analysis*) para Erros de Medicação

Fábio Teixeira Ferracini, Wladmir Mendes Borges Filho, Claudia Regina Laselva

Introdução

A utilização de tecnologias diagnósticas e terapêuticas na assistência à saúde está promovendo melhoria na qualidade e o aumento da expectativa de vida das pessoas. Essas inovações vêm tornando o processo de assistência à saúde cada vez mais caro e complexo. Com isso, cresce também a importância dos eventos adversos que ocorrem durante a assistência prestada ao paciente. Esses acontecimentos podem ser chamados de erros médicos, eventos adversos relacionados à internação, agravos à saúde, erros de medicação e outros.

O número de erros que ocorre no sistema de saúde é cada vez mais evidente e inaceitável. Nos Estados Unidos, estudos indicam que diariamente ocorre pelo menos uma morte ocasionada por erros de medicação e aproximadamente 1,3 milhão de pessoas são afetadas anualmente. Pesquisas demonstram que a maioria dos eventos adversos pode ser evitada, demonstrando a possibilidade de vidas serem salvas, sofrimentos serem evitados e de proporcionar significativa economia de recursos.

Na verdade, os erros médicos e, em particular, os erros de medicação são objeto de artigos científicos há muitos anos. O aumento na quantidade de trabalhos publicados a partir da década de 1990, reflete o grande interesse despertado pelo assunto, motivado pelas questões referidas, permitindo que os conceitos sobre esses eventos fossem mais bem definidos, embora persistam imprecisões e divergências importantes. O mais inquietante é que, devido ao restrito conhecimento epidemiológico, os dados atuais são subestimados. Se houvesse sistemas seguros para medir a prevalência, as taxas seriam bem mais altas.

Os eventos adversos relacionados a medicamentos e os erros são ocorrências comuns, impõem custos importantes ao sistema e são clinicamente relevantes. Os primeiros têm sido motivo de atenção e estudo nos países desenvolvidos, por serem os tipos de eventos adversos mais comuns relacionados à internação, afetam um grande número de pessoas e aumentam de forma importante os custos do sistema de saúde. Quanto aos erros de medicação, revela-se uma importante peculiaridade conceitual, que é a possibilidade de sua prevenção.

A discussão desse assunto, no Brasil, ainda é incipiente. Escassos trabalhos foram publicados sobre alguns aspectos pontuais do problema, e não existe ainda instituição do governo ou privada que cuide especificamente do assunto. A Agência Nacional de Vigilância Sanitária (ANVISA) criou, em 2001, um projeto de hospitais-sentinelas que começa a tratar do problema, tentando construir uma rede de hospitais de referência, que irá fornecer dados sobre eventos adversos. Considerando as deficiências do sistema de saúde brasileiro, como insuficiência de verbas, baixa remuneração de seus profissionais, múltiplas jornadas de trabalho, preparo técnico inadequado dos trabalhadores, atraso tecnológico e outros, pode-se supor que, no Brasil, os eventos adversos tenham uma dimensão importante, com relevantes prejuízos materiais e humanos, principalmente.

Mapeando erros de medicação

Com o intuito de evitar erros de medicação adaptamos da indústria aeronáutica a ferramenta FMEA, do inglês, análise do erro e efeito da falha. Essa é uma metodologia que visa avaliar e minimizar riscos por meio das análises das falhas potenciais: determinação da causa, efeito e risco de cada tipo de falha, visando a implantação de ações para minimizar as possibilidades de erros de medicação.

A metodologia de análise do tipo e efeito de falha, conhecida como FMEA (*Failure Mode and Effects Analysis*), é uma ferramenta que busca, em princípio, evitar, por meio da análise das falhas potenciais e através dessa análise, propor ações de melhoria. Esse é o objetivo básico dessa técnica, ou seja, detectar as falhas antes que aconteçam. Pode-se dizer que, com sua utilização, se está diminuindo as chances para que o erro aconteça, ou seja, estamos buscando aumentar sua confiabilidade e a segurança no processo de medicação.

Essa dimensão da qualidade, a confiabilidade e a segurança, tem se tornado cada vez mais importante para os clientes internos e externos de um hospital; a falha de um processo pode resultar em dano grave ao paciente, como discutido. Mesmo que seja prontamente reparada pelo serviço de assistência, ela, no mínimo, causará insatisfação ao consumidor ao privá-lo de suas atividades por determinado tempo. Além disso, cada vez mais são lançados novos serviços nos hospitais em que certos tipos de falhas podem ter consequências drásticas para o paciente.

Apesar de ter sido desenvolvida com enfoque no projeto de novos produtos e processos, a metodologia FMEA, pela sua grande utilidade, passou a ser aplicada de diversas maneiras. Assim, atualmente, é utilizada para diminuir as falhas de produtos e processos existentes e para diminuir a probabilidade dos erros. É empregada também em aplicações específicas, como análises de fontes de risco, em engenharia de segurança e na indústria de alimentos.

Deve-se criar um grupo de erros de medicação, que deve ser composto por equipe interdisciplinar. Nesse grupo, obrigatoriamente, deve ser composto por médicos, farmacêuticos e enfermeiros.

Tipos de FMEA

Essa metodologia pode ser aplicada tanto no desenvolvimento do projeto do produto como do processo. As etapas e a maneira de realização da análise são as mesmas, ambas diferenciando-se quanto ao objetivo. Assim, as análises FMEA são classificadas em dois tipos:

- **FMEA de produto:** na qual são consideradas as falhas que poderão ocorrer com o produto nas especificações do projeto. O objetivo da análise é evitar falhas no produto ou no processo decorrente do projeto. É comumente denominada também de FMEA de projeto.
- **FMEA de processo:** são consideradas as falhas no planejamento e execução do processo. O objetivo da análise é evitar falhas do processo, tendo como base as não conformidades do produto com as especificações do projeto.
- Há ainda um terceiro tipo, menos comum, o FMEA de procedimentos administrativos. Nele, analisam-se as falhas potenciais de cada etapa do processo com o mesmo objetivo que as análises anteriores: diminuir os riscos de erros ou falhas.

Aplicação da FMEA

Pode-se aplicar a análise FMEA nas seguintes situações:

- Para diminuir a probabilidade da ocorrência de erros em projetos de novos produtos ou processos.
- Para diminuir a probabilidade de erros potenciais (ou seja, que ainda não tenham ocorrido) em produtos/processos já em operação.
- Para aumentar a confiabilidade de produtos ou processos já em operação por meio da análise dos erros que já ocorreram.
- Para diminuir os riscos de erros e aumentar a qualidade em procedimentos administrativos.

Funcionamento básico

O princípio da metodologia é o mesmo independente do tipo de FMEA e da aplicação, ou seja, se é FMEA de produto, processo ou procedimento e se é aplicado para produtos/processos novos ou já em operação. A análise consiste basicamente na formação de um grupo de pessoas que identificam para o produto/processo em questão suas funções, os tipos de falhas que podem ocorrer, os efeitos e as possíveis causas dessa falha. Em seguida, são avaliados os riscos de cada causa de falha por meio de índices e, com base nessa avaliação, são tomadas as ações necessárias para diminuir esses riscos, aumentando a confiabilidade do produto/processo.

Para aplicar-se a análise FMEA em um determinado produto/processo, portanto, forma-se um grupo de trabalho que irá definir a função ou característica daquele produto/processo, que irá relacionar todas as possibilidades de erros e/ou falhas que possam ocorrer, descrever, para cada tipo de falha suas possíveis causas e efeitos, relacionar as medidas de detecção e prevenção de falhas que estão sendo, ou já foram tomadas, e, para cada causa de falha, atribuir índices para avaliar os riscos e, por meio desses riscos, discutir medidas de melhoria.

Etapas para a aplicação

Planejamento

Essa fase é realizada pelo responsável pela aplicação da metodologia e compreende:

- Descrição dos objetivos e abrangência da análise: em que identifica qual(ais) produto(s)/processo(s) será(ão) analisado(s).
- Formação dos grupos de trabalho: em que se definem os integrantes do grupo, que deve ser preferencialmente pequeno (entre 4 a 6 pessoas) e multidisciplinar (contando com pessoas de diversas áreas como qualidade, enfermagem, farmacêutico e médico).
- Planejamento das reuniões: as reuniões devem ser agendadas com antecedência e com o consentimento de todos os participantes para evitar paralisações.
- Preparação da documentação (ver na Figura 2.3, a documentação necessária).

Esse grupo de erros de medicação deve analisar todas as possibilidades de erros existentes na instituição. Essas possibilidades de erros devem ser mapeadas e colocadas em um fluxograma para melhor visualização e facilitar a análise. O maior desafio é o mapeamento desses erros, mas deve-se utilizar escores baseados em literatura, ocorrências já existentes na instituição e também na experiência profissional de cada membro do grupo.

Essa ferramenta utiliza-se de três tabelas para calcular o risco potencial. São atribuídos valores que variam de 1 a 10 (1 para mínimo risco e 10 para máximo risco). Uma tabela é utilizada para o poder de detecção (D), outra para a frequência (F) que o erro pode ocorrer e outra para a gravidade (G) se o erro ocorrer. O produto dessas três tabelas (D × F × G) obtém-se o índice de risco. Na indústria aeronáutica, índices de risco superiores a 25 não são aceitáveis, assim como um índice de risco superior a 7 isoladamente.

Já na área de saúde, os valores atribuídos aos índices de risco são muito maiores, conforme exemplos que serão discutidos no decorrer desse capítulo.

A seguir, apresentam-se as três tabelas adaptadas da indústria aeronáutica para erros de medicação.

A ferramenta FMEA deve contemplar todo o processo de medicação, desde a padronização do medicamento até a alta hospitalar do paciente. Nessa análise devem ser contempladas as seguintes fases do processo: avaliação de fornecedores, planejamento, aquisição, recebimento, armazenamento, anamnese do paciente, análise de exames laboratoriais e imagem, prescrição médica, validação da prescrição médica pelo farmacêutico, manipulação, dispensação, recebimento do medicamento pela enfermagem, administração do medicamento e alta hospitalar do paciente.

Também pode-se utilizar a ferramenta FMEA para ver um processo específico, como utilizar a ferramenta para o processo de dispensação de medicamentos.

Tabela 2.1. Tabela para o poder de detecção do erro (D)

FMEA — Erros de medicação		
Detecção	**Id**	**Critérios**
Muito alto 1	1	Alta possibilidade de detecção. O sistema não permite que o processo continue.
Alto 2	2 3	Grande possibilidade de detecção, há tripla checagem em locais diferentes. Grande possibilidade de detecção, há dupla checagem no mesmo local.
Médio 3	4 5 6	Razoável possibilidade de detecção há dupla checagem no mesmo local. Razoável possibilidade de detecção há checagem cuidadosa. Razoável possibilidade de detecção há checagem com sobrecarga de trabalho.
Pequeno 4	7 8	Pequena possibilidade de detecção. A checagem é muito rápida. Pequena possibilidade de detecção não há checagem.
Mínimo 5	9 10	Mínima possibilidade de detecção. Possibilidade de detecção nula.

Tabela 2.2. Tabela para a frequência em que o erro possa acontecer (F)

FMEA — Erros de medicação		
Frequência	**Io**	**Critérios**
Mínimo 1	1	É mínima a probabilidade de ocorrência, processos semelhantes, de maneira geral, não apresentam esse tipo de falha.
Pequeno 2	2 3	É pequena a probabilidade de ocorrência, processos semelhantes, de maneira geral, não apresentam esse tipo de falha.
Médio 3	4 5 6	É média a probabilidade de ocorrência, processos semelhantes, de maneira geral, apresentam, ocasionalmente, esse tipo de falha.
Alto 4	7 8	É alta a probabilidade de ocorrência, processos semelhantes, de maneira geral, sempre apresentam esse tipo de falha.
Muito alto 5	9 10	É muito alta a probabilidade de ocorrência, processos semelhantes, de maneira geral, apresentam com frequência esse tipo de falha.

Tabela 2.3. Gravidade causada no paciente caso o erro venha a acontecer (G)

FMEA — Erros de medicação		
Grau de gravidade função	**Is**	**Critérios**
Mínimo 1	1	O efeito não é reconhecido e não compromete o tratamento ou função.
Pequeno 2 Cosmética	2 3	O efeito só é reconhecido por pessoal altamente capacitado (médicos/enfermeiros) e não compromete nenhuma função. O efeito é uma perda temporária ou exagero do efeito medicamentoso.
Médio 3 Secundária	4 5 6	O efeito é uma perda temporária de função secundária. O efeito é uma perda súbita de função secundária e necessita vigilância. O efeito é uma perda de função secundária com necessidade de monitoramento e avaliação especializada.
Alto 4 Principal	7 8	O efeito é uma perda de função principal localizada e necessita de antídotos ou vigilância. O efeito é uma perda de função principal interferindo no tratamento de base.
Muito alto 5 Segurança	9 10	O efeito é uma perda gradual de função de segurança (médio risco de óbito/sequelas) e necessita de monitoramento e medidas especiais — UTI. O efeito é uma perda súbita de função de segurança (alto risco de óbito/ sequelas) e necessita de medidas de suporte avançado.

Experiência da utilização da ferramenta

Em uma experiência realizada no Hospital Israelita Albert Einstein, em 2005, foram identificadas 37 possibilidades de erros. Dentre as 37 possibilidades de erros, 17 receberam notas maiores que 100. Esses 17 pontos, com índice de risco superior a 100 foram considerados inaceitáveis.

Foi elaborado um fluxograma de todo o processo, contemplando todas as fases do processo de medicação.

Entre os pontos com índice de risco maiores que 100 estavam: a prescrição médica, transcrição da prescrição para sistema automatizado, validação da prescrição médica pelo farmacêutico, validação da prescrição médica pelo médico, manipulação de medicamentos injetáveis pelo auxiliar de manipulação (pelo sistema de dose unitária), administração do medicamento, medicamentos trazidos pelo paciente, dispensação por código de barras, dispensação de materiais e medicamentos em centro cirúrgico e manipulação de medicamentos quimioterápicos.

Desafios do processo

O grupo de erros de medicação trabalhou para definir quais as prioridades para diminuir as possibilidades de erros de medicação dentre as dezessete com maior índice de risco.

Foi solicitado um suporte a alta gestão do hospital para o treinamento da equipe médica, de enfermagem, de farmacêuticos. Foram priorizados critérios de administração de medicamentos por bomba de infusão e *dial-a-flow*.

Foram revisados 18 procedimentos de administração de medicamentos, incluindo os processos de atenção farmacêutica.

As ações foram divididas em curto, médio e longo prazo. Nas ações de médio prazo, podemos citar como exemplos: contratação de farmacêuticos clínicos e identificação de medicamentos com códigos de barras compatíveis com o sistema de prescrição eletrônica. Nas ações de longo prazo, podemos citar o médico realizando as prescrições no sistema, digitalização da prescrição médica e checagem eletrônica à beira do leito no momento da administração de medicamentos.

Análises das ações

Depois das ações de curto e médio prazos implementadas, deve-se aplicar novamente a ferramenta FMEA para analisar se houve melhoras no processo. Após a implantação das ações de curto prazo, reduziriam o potencial de risco em 41%. As ações a médio prazo reduziriam o potencial de risco em 20%. Considerando as ações de curto e longo prazo, juntas reduziriam o potencial em 53%.

Existem em um hospital ou em um serviço de saúde inúmeras fases do processo de medicação onde podem existir possibilidades de erros. Essas possibilidades de erros são as mais variadas e dependem de serviço para serviço e, também, da complexidade do serviço.

A seguir, serão descritos alguns exemplos de possibilidades de erros de medicação, no entanto, para cada instituição ou serviço de saúde, devem ser analisadas suas características específicas e "rodar" um FMEA conforme o seu serviço. Para cada possibilidade de erro, devem ser aplicadas as três tabelas (poder de detecção do erro, frequência do erro e a gravidade do erro) para a obtenção do índice de risco (produto das três tabelas).

Possibilidades de falhas durante a internação do paciente

- Falta de vaga ( )
- Demora na liberação de leitos pela higiene ( )
- Falta de previsão de altas ( )
- Internação de paciente em unidade diferente da especialidade ( )
- Falta de identificação do paciente (pulseira) ( )
- Falta de planejamento integrado entre higiene e internação ( )

- Demora no atendimento ( )
- Horário de alta (p. ex.: alta às 14 horas) ( )
- Demora da saída do paciente do leito ( )
- Falta de profissionais especializados para realizar procedimentos decorrentes a tempo de espera: p. ex.: cadeirante com urgência urinária ( )
- Não existe tratamento diferenciado para paciente idoso ( )

Paciente internado

- Inexistência de prescrição médica ( )
- Enfermeiro realiza ordem telefônica equivocada ( )
- Não conseguir contato com o médico ( )
- Extravio da prescrição médica enviada por fax ( )
- Não administrar medicamento antes da cirurgia por ausência ou extravio de prescrição médica ( )
- Enfermeiro não confirmar com o médico os medicamentos prescritos ( )
- Erro de transcrição do enfermeiro da ordem verbal ( )
- Não realizar reconciliação medicamentosa ( )
- Reconciliação medicamentosa sem autorização do médico ( )
- Paciente relatar dose errada dos medicamentos de uso habitual ( )
- Automedicação ( )
- Automedicação de medicamentos já administrados pela enfermagem ( )

Prescrição médica

- Legibilidade ( )
- Abreviações ( )
- Prescrição em unidade (½ cp, ½ ampola ( )
- Não discutir a ordem com o enfermeiro ( )
- Não identificar a prescrição médica com etiqueta do paciente ( )
- Rasuras ( )
- Prescrever medicamentos não padronizados ( )
- Prescrever medicamento no qual o paciente é alérgico ( )
- Não validar ordens verbais ou telefônicas ( )
- Prescrever medicamento no regime se necessário, sem indicação e/ou frequência ( )
- Prescrição de medicamentos com sons ou nomes parecidos ( )
- Não prescrever por dose/kg/dia para pacientes pediátricos ( )
- Não prescrever por dose/kg/dia para idade gestacional e dias de vida pós-natal para pacientes neonatais ( )
- Via ( )

- Posologia ( )
- Compatibilidade ( )
- Interação droga × droga, droga × alimento e droga × exames ( )
- Indicação ( )
- Registro de não administração de medicamentos sem o motivo declarado e/ ou sem aviso à enfermagem ( )
- Não solicitar exames ( )

Validação da prescrição médica pelo farmacêutico

- Via ( )
- Padronização ( )
- Diluente ( )
- Alergia ( )
- Interações droga × droga ( )
- Não verificar interação medicamentosa com medicamentos não padronizados ( )
- Dose ( )
- Posologia ( )
- Lentidão do sistema ( )
- Compatibilidade ( )
- RAM ( )
- Tempo de infusão ( )
- Indicação ( )
- Medicamento *vs.* sonda ( )
- Aprazamento ( )
- Anticoagulante ( )
- Não realizar o Termo de Responsabilidade de Medicamento trazido pelo paciente ( )
- Não solicitar compra de medicamentos não padronizados ( )
- Solicitar compra errada ( )
- Liberar medicamentos de uso restrito ( )
- Informações erradas ( )
- Demora na validação da prescrição médica ( )

Dispensação de medicamentos sólidos orais

- Abastecer *bins* com medicamento errado ( )
- Sólidos orais não são fracionados ( )
- Troca de etiqueta ( )
- Troca de medicamento ( )

- Dose errada ( )
- Não dispensar medicamento ( )
- Dispensar medicamento termolábil em temperatura ambiente ( )
- Troca de horários ( )
- Troca da via ( )
- Falta do item ( )
- Erro de interpretação para itens incluídos ( )
- Armazenamento errado ( )
- Dispensar item vencido ( )
- Atraso ( )
- Entrega errada ( )

Manipulação de medicamentos injetáveis

- Dose errada ( )
- Volume do diluente errado ( )
- Identificação do medicamento errado ( )
- Troca da etiqueta do paciente ( )
- Diluente errado ( )
- Não respeitar incompatibilidades ( )

Administração de medicamentos

- Não utilizar bomba de infusão ( )
- Não respeitar incompatibilidades ( )
- Atrasos na administração ( )
- Não respeitar a frequência de medicamentos prescritos no regime se necessário ( )
- Falta de conhecimento para a administração de medicamentos não habituais ( )
- Colocar na mesma bandeja medicamentos de mais de um paciente ( )
- Não checar dois indicadores no momento da administração ( )
- Não realizar a checagem na prescrição médica após a administração do medicamento ( )
- Registro de não administração de medicamentos sem o motivo declarado ( )
- Medicamento não administrado ( )
- Administrar medicamentos sem checar parâmetros (PA, glicemia etc.) ( )
- Não checar parâmetros após a administração ( )
- Não utilizar a prescrição médica no momento da administração ( )
- Conferência não é feita com a prescrição ( )
- Tempo de infusão de drogas parenterais ( )

- Interpretação errada da prescrição médica ( )
- Erro de aprazamento ( )
- Administração no paciente errado ( )
- Alergia não considerada ( )
- Volume de diluição errado ( )
- Diluente errado ( )
- Erro de cálculo ( )
- Atrasos na administração de medicamentos devido a NR 32 ( )
- Atrasos na administração de medicamentos quimioterápicos devido à indisponibilidade da prescrição de pré-quimioterápicos em unidades não oncológicas ( )

Compras

- Falta de medicamento padronizado ( )
- Demora na aquisição ( )
- Volume de aquisição de medicamento errado ( )
- Aquisição inferior às necessidades ( )
- Pedidos atrasados ( )
- Falta do medicamento no fornecedor ( )
- Troca de marcas ( )

Armazenamento e distribuição

- Controle de estoque não é FIFO ( )
- Erros de armazenamento ( )
- Pedidos verbais ( )
- Entrega em local errado ( )
- Armazenamento de termolábeis ( )
- Falta de controle de medicamentos controlados ( )

Vale lembrar que o FMEA é uma ferramenta "viva" e que deve ser rodada periodicamente para analisar se as ações implantadas foram efetivas e se existem novas possibilidades de erros.

Bibliografia

Lazarou J, Pomeranz BH, Corey PN. Incidence of adverse drug reactions in hospitalized patients: a meta-analysis of prospective studies. JAMA. 1998;279:1200-5.

Leape LL, Brennan TA, Laird N, Lawthers AG, Localio AR, Barnes BA, et al. The nature of adverse events in hospitalized patients. Results of the Harvard Medical Practice Study II. N Engl J Med. 1991;324:377-84.

Bates DW, Teich JM, Lee J, Seger D, Kuperman GJ, Ma'Luf N, et al. The impact of computerized physician order entry on medication error prevention. J Am Med Inform Assoc. 1999;6:313-21.

Thomas EJ, Studdert DM, Burstin HR, Orav EJ, Zeena T, Williams EJ, et al. Incidence and types of adverse events and negligent care in Utah and Colorado. Med Care. 2000;38:261-71.

Committee on Quality of Health Care in America, Institute of Medicine. To Err Is Human: Building a Safer Health System. Washington, DC: National Academy Press; 2000. p.31.

Gouveia WA, Shane R, Clark T. Computerized prescriber order entry: power, not panacea. Am J Health Syst Pharm. 2003;60:1838.

3

A Gestão da Qualidade na Farmácia Hospitalar

Mariza Tobias da Silva, Sheila Cristina dos Santos Lopes

No cenário atual da gestão da qualidade em organizações hospitalares, há uma busca incessante por metodologias e ferramentas que permitam uma gestão de processos mais eficaz e eficiente. Essa busca visa utilizar os recursos disponíveis de forma otimizada, garantindo a segurança dos pacientes, reduzindo riscos e proporcionando uma assistência à saúde de maior qualidade. Nesse contexto, a Farmácia Hospitalar desempenha um papel crucial, sendo responsável pela gestão dos medicamentos e, muitas vezes, de outros insumos essenciais para a terapia do paciente. Além disso, é importante ressaltar que a Farmácia Hospitalar também representa uma parcela significativa dos recursos orçamentários, o que destaca ainda mais sua importância na operação eficaz da instituição de saúde.

No entanto, a missão da Farmácia Hospitalar vai além das atividades logísticas. Ela pressupõe garantir o uso racional e o cuidado com relação aos riscos inerentes aos medicamentos. O uso racional de medicamentos consiste na utilização pelo paciente do medicamento adequado, na dose terapêutica ou profilática adequada, na forma farmacêutica e dosagens mais convenientes ao paciente, maximizando os efeitos benéficos e minimizando a ocorrência de efeitos adversos, com menor custo possível.[1]

Para que sejam alcançados os objetivos e metas de qualidade desejadas, é necessária a implantação de práticas farmacêuticas assistenciais que promovam o uso adequado e seguro de medicamentos. Para isto, a Farmácia Hospitalar deve buscar:[2]

- Uma estrutura organizacional bem definida e eficiente, que possibilite a implantação de um sistema de gerenciamento de qualidade efetivo.
- Um sistema de informação e recursos humanos eficientes e capacitados que deem suporte adequado para as práticas e condutas necessárias.
- Estabelecer rotinas e procedimentos com monitoramento e controles adequados.
- Padronizar e acompanhar os processos adequadamente.
- Conhecer e monitorar os pontos fortes e fracos da estrutura existente.
- Criar e manter um ambiente voltado para a melhoria contínua da qualidade.

As metodologias e padrões de boas práticas reconhecidas nacional e internacionalmente, como a Joint Commission, Organização Nacional de Acreditação (ONA) e CQH (Compromisso com a Qualidade Hospitalar) podem guiar a Farmácia Hospitalar para a criação de um ambiente voltado para a melhoria contínua da qualidade, que garanta a efetividade das atividades e processos do serviço.

Também é fundamental o conhecimento e monitoramento dos pontos fortes e fracos da estrutura existente e das atividades de uma forma geral, sendo que a existência de indicadores de desempenho e de qualidade para as principais atividades irá auxiliar na avaliação do cumprimento de metas e objetivos e no monitoramento dos processos.

Papel do farmacêutico hospitalar

Comparada com outras áreas de atuação, o farmacêutico nas organizações hospitalares tem maiores possibilidades de:[2]

- Interagir com o prescritor e promover a prescrição e o uso racional de medicamentos.
- Acessar prontuários médicos dos pacientes, acompanhando, influenciando e monitorando a farmacoterapia do paciente, identificando e notificando reações adversas aos medicamentos.
- Atuar em comissões internas como Comissão de Farmácia e Terapêutica, Comissões de Controle de Infecção Hospitalar (CCIH), Terapia Nutricional, Terapia Antineoplásica.
- Participar de atividades de educação continuada fornecendo informações sobre medicamentos.
- Participar de estudos e pesquisas clínicas.
- Controlar a produção, a aquisição e a qualidade dos medicamentos utilizados no hospital.

No entanto, a participação do farmacêutico nos processos descritos acima e sua efetiva contribuição como membro da equipe de saúde dependerão da estrutura e organização do serviço de farmácia dentro do hospital. Quanto maior for a interação com outras áreas, maior será a qualidade da assistência prestada aos pacientes com relação ao uso de medicamentos.

Componentes da Farmácia Hospitalar

A gestão na Farmácia Hospitalar pode ser dividida nos seguintes componentes:[1,3]

- **Gerenciamento dos recursos disponíveis:** deve prover estrutura organizacional e infraestrutura que viabilizem as atividades do serviço de farmácia.
- **Seleção e padronização:** tem por objetivo definir os produtos que irão suprir as necessidades do hospital, segundo critérios de farmacoterapia baseada em evidências e uso racional.

- **Logística (programação, aquisição e armazenamento):** tem por objetivo suprir a demanda de medicamentos e outros produtos para a saúde e armazená-los de forma adequada às necessidades das unidades ou serviços do hospital.
- **Informação:** tem por objetivo disponibilizar informação objetiva, apropriada sobre medicamentos e seu uso racional aos profissionais da equipe de saúde e gestores hospitalares.
- **Distribuição:** tem por objetivo disponibilizar os medicamentos e produtos farmacêuticos em condições adequadas à finalidade terapêutica.
- **Seguimento farmacoterapêutico:** tem por objetivo assegurar o uso racional de medicamentos e maximizar a eficácia e eficiência do tratamento farmacológico aos pacientes.
- **Farmacotécnica:** tem por objetivo permitir a adequação de princípios ativos e/ou medicamentos disponíveis ou manipulação daqueles indisponíveis no mercado, para a administração ao paciente e/ou uso intra-hospitalar.
- **Educação continuada e pesquisa:** tem por objetivo formar recursos humanos para as atividades da Farmácia Hospitalar e produzir informação e conhecimento que subsidiem o aprimoramento da prática do serviço.

Estes componentes possuem padrões, especificações, normas e procedimentos para que medicamentos seguros e eficazes estejam disponíveis de modo oportuno para atendimento aos pacientes. Envolvem ainda processos complexos de gerenciamento e logística, que consomem altos valores orçamentários, requerendo planejamento e monitoramento estratégicos.

Processos críticos em um serviço de Farmácia Hospitalar

Um serviço de Farmácia Hospitalar possui inúmeros processos críticos para garantir que medicamentos e outros produtos para a saúde estejam disponíveis para atendimento aos pacientes em quantidade e qualidade adequadas, e que garantam que a utilização seja feita de forma segura e racional. São eles:

- Existência de um sistema onde a informação sobre os medicamentos seja apropriada, correta, objetiva e atualizada, garantindo o uso racional de medicamentos.
- Atividades de logística que garantam os níveis de estoque e a qualidade dos produtos adquiridos, onde o processo de aquisição garanta que somente fornecedores idôneos e que cumpram normas e legislações vigentes estejam aptos a fornecerem para o hospital.
- Existência de procedimentos para *recall* (recolhimento) de produtos de acordo com os alertas da ANVISA ou outros problemas de qualidade detectados nos produtos.
- Recebimento e estocagem dos produtos que garantam que somente produtos dentro das especificações técnicas e legais sejam recebidos, bem como a estocagem seja feita de modo a garantir a eficácia, a segurança e o controle adequado dos produtos.

- A disponibilização de medicamentos e produtos farmacêuticos deve ocorrer de modo oportuno, ao paciente certo, na dose e quantidade corretas e em condições adequadas de utilização, com rastreabilidade dos produtos.
- O seguimento farmacoterapêutico deve assegurar o uso racional de medicamentos e a racionalização da prescrição médica, com redução de erros de medicação através da avaliação da prescrição médica. O farmacêutico deve observar: dose prescrita, via de administração, frequência, horário, duplicidade terapêutica, interação de medicamentos e alimentos, reconhecimento de reações adversas potenciais e alergias.
- Dispensação e manipulação de medicamentos - individualização e fracionamento de doses, preparações estéreis como NPT, quimioterápicos e medicamentos intravenosos em geral, que devem ocorrer em um ambiente limpo e seguro para o preparo, observando-se leis e regulamentos aplicáveis e treinamento de manipuladores em técnicas assépticas.
- Existência de programas de educação continuada para treinamento e capacitação dos funcionários.

Atividades clínicas da Farmácia Hospitalar

Embora as atividades logísticas como aquisição, armazenamento, controle de estoque e dispensação sejam importantes e façam parte das atribuições da Farmácia Hospitalar, as atividades farmacêuticas clínicas nos hospitais são quem irão possibilitar a prática e o uso seguro e racional de medicamentos. A importância do profissional farmacêutico em atividades clínicas já foi comprovada por diversos estudos[1] que concluíram que a presença deste profissional permitiu redução de riscos de erros de medicação em aproximadamente 66%, melhoraram significantemente os resultados da terapia medicamentosa dos pacientes e possibilitou a melhoria da qualidade da prescrição em populações especiais, como idosos, hipertensos, diabéticos e pacientes transplantados.

Farmácia clínica

Segundo a ASHP (American Society of Health-System Pharmacists), Farmácia Clínica é a ciência da saúde cuja responsabilidade é assegurar, mediante a aplicação de conhecimentos e funções relacionados ao cuidado dos pacientes, que o uso dos medicamentos seja seguro e apropriado. É necessário, portanto, educação especializada e interpretação de dados, motivação pelo paciente e interações multiprofissionais.

O objetivo do cuidado ao paciente é promover a atenção integral à saúde, a humanização do cuidado e a efetividade da intervenção terapêutica. Além disso, visa garantir o uso seguro e racional de medicamentos e outras tecnologias em saúde, reduzindo custos decorrentes do uso irracional de tratamentos e da prolongação da hospitalização. Sua função inclui fornecer informações para orientar as condutas dos demais membros da equipe de saúde. A atuação do farmacêutico clínico é colaborativa e interdisciplinar, visando garantir o uso seguro e racional dos medicamentos e contribuir para a melhoria dos resultados terapêuticos.[4]

A implantação da Farmácia Clínica depende de pré-requisitos que irão lhe dar uma base de sustentação, como:

- Uma gestão comprometida com a visão de que a atuação do farmacêutico pode garantir o uso racional de medicamentos, evitando riscos e danos aos pacientes.
- Existência de um serviço de farmácia bem estruturado, com processos bem definidos e seguros no que se refere às atividades de seleção, aquisição, armazenamento, controle e distribuição de medicamentos.
- Um sistema de distribuição de medicamentos eficiente que garanta que o paciente irá receber o medicamento de que ele necessita no horário, dose, via e frequência corretas.
- Farmacêuticos em número suficiente para as atividades, treinados e capacitados para interagir com os diversos níveis para a realização de suas atividades.
- Um sistema de informação ou centro de informações sobre medicamentos que dê subsídios para a prática clínica, através da utilização de literatura médica e farmacêutica especializada, auxiliando os farmacêuticos clínicos em suas atividades diárias.
- Existência de atividades de educação continuada para qualificação da equipe de farmácia.

Atenção farmacêutica

A atenção farmacêutica tem como componentes gerais a educação em saúde, a promoção do uso racional de medicamentos, a orientação farmacêutica, a dispensação de medicamentos, a entrevista farmacêutica, o seguimento e acompanhamento farmacoterapêuticos, o registro sistemático das atividades e a mensuração e avaliação dos resultados. Visa a melhoria das condições clínicas e humanísticas dos pacientes, decorrentes da redução da morbidade e da mortalidade ocasionada por medicamentos. Atua por meio de ações que estimulem a adesão dos pacientes aos tratamentos e que previnam, detectem e tratem eventuais problemas relacionados aos medicamentos (PRN) que possam surgir no decorrer dos tratamentos. É uma atividade que pode ser desenvolvida com pacientes hospitalizados ou tratados em seu domicílio, pacientes atendidos em farmácias comunitárias ou unidades básicas de saúde.[1]

Seguimento farmacoterapêutico[1]

O seguimento farmacoterapêutico é suporte das atividades de Farmácia Clínica e atenção farmacêutica. É o processo pelo qual o farmacêutico é responsável pelas necessidades do paciente relacionadas ao medicamento, por meio da detecção, da promoção e da resolução de problemas relacionados a medicamentos de forma sistemática, contínua e documentada, com o objetivo de alcançar resultados definidos. Inclui: anamnese farmacêutica, interpretação de dados e orientação. É realizado com a colaboração do paciente e demais profissionais da saúde, podendo-se estabelecer critérios de seleção de pacientes específicos, onde a atuação do farmacêutico será mais efetiva e resultará em indicadores que permitirão a expansão da atividade. São exemplos de pacientes que podem se beneficiar com a atuação do farmacêutico, como idosos, crianças, transplantados, aqueles que recebem múltiplas drogas e aqueles que utilizam medicamentos de baixo índice terapêutico.

Farmacovigilância

Segundo a Organização Mundial de Saúde, farmacovigilância é a ciência relativa à detecção, avaliação, compreensão e prevenção dos efeitos adversos ou quaisquer problemas relacionados a medicamentos, como queixas técnicas, erros de medicação, interações medicamentosas, reações adversas a medicamentos (RAM) e uso *off-label*. A atenção farmacêutica e a Farmácia Clínica ***são entradas para o sistema de farmacovigilância, fornecendo dados e subsídios para que o uso de medicamentos seja seguro e eficaz.***

Um serviço de gestão da segurança de medicamentos e farmacovigilância eficiente, é fundamental para identificar precocemente os riscos associados aos medicamentos e prevenir reações adversas. Além disso, ajuda profissionais de saúde e pacientes a alcançarem a melhor relação benefícios *vs.* riscos no uso de terapias seguras e eficazes. A farmacovigilância desempenha um papel crucial na tomada de decisões em farmacoterapia em níveis individual, regional, nacional e internacional.[4,5]

Indicadores para a Farmácia Hospitalar

Um dos fatores críticos de sucesso para qualquer organização é a gestão adequada das informações e do conhecimento, que possibilitarão a medição e o monitoramento das metas e objetivos que se busca alcançar. A transformação destas informações e conhecimentos em indicadores possibilita medir a quantidade e a qualidade dos serviços prestados e dos resultados obtidos. Um indicador é, portanto, uma unidade de medida que poderá ser utilizada para monitorar e avaliar a qualidade de uma determinada atividade ou produto, sendo essencial ao planejamento e controle dos processos nas organizações.[6,7]

Nas organizações da área da saúde, a busca pela qualidade nos processos visa a garantir aos pacientes a melhor assistência possível, reduzindo riscos e aumentando as chances de sucesso na terapêutica. Para alcançar tais objetivos, os serviços de saúde devem monitorar seus processos e avaliar continuamente seu desempenho, usando de modo efetivo os dados quantitativos e qualitativos disponíveis, como aqueles relativos ao desempenho dos processos, satisfação de clientes, aplicação dos recursos da instituição e outros mais, que são chamados de indicadores de qualidade e desempenho do serviço.[5]

Nos últimos anos, ocorreram alguns avanços na área de mensuração da qualidade na saúde, onde se destaca a necessidade de medir os erros que ocorrem nas instituições de saúde, principalmente na administração de medicamentos, sendo recomendado que esses erros sejam investigados e estabelecido como eles serão prevenidos. A utilização de mecanismos para a prevenção de erros seria, então, o primeiro passo para a melhoria da qualidade assistencial.

Um dos objetivos dos programas de qualidade, como a acreditação hospitalar é o estabelecimento de programas de segurança do paciente nas organizações de saúde, através da utilização de padrões que possam nortear o processo de avaliação, sendo esses padrões voltados para a prevenção de erros no cuidado em saúde, entre eles os erros de medicação.[3]

Segundo a Joint Commission[8], a melhoria de qualidade e segurança do paciente deve ser orientada por dados. Deve caber a cada instituição de saúde escolher os processos clínicos e administrativos e os resultados mais importantes a serem monitorados com base na sua missão, nas necessidades dos pacientes e nos diversos tipos de serviços que são oferecidos. Esse monitoramento deve se concentrar nos processos de alto risco aos pacientes, nos de grande volume ou nos que são mais propensos a causar problemas. Assim, os indicadores devem ter como foco os pontos de riscos dos processos e procedimentos que frequentemente apresentem problemas ou são realizados em grande volume, e nos resultados que podem ser definidos com clareza e estão sob controle da instituição. Esses indicadores devem estar relacionados à estrutura, aos processos e resultados da assistência.

Alguns estudos têm proposto indicadores para a Farmácia Hospitalar relacionados a cada um de seus componentes, considerando os pontos críticos de cada atividade e o que é passível de mensuração.[3,9]

Tabela 3.1. Conjunto de indicadores propostos para a Farmácia Hospitalar relacionados a cada componente da Farmácia Hospitalar[3,8]

Componente/atividades	Indicadores
Gerenciamento	❑ Grau de satisfação dos clientes ❑ Cumprimento de metas estabelecidas ❑ Participação do farmacêutico em comissões técnicas ❑ Relação do número de funcionários/leito
Seleção Processo de seleção/ Padronização de medicamentos	❑ Número de reuniões da CFT no último ano ❑ Relação entre o número de exemplares de formulário e o número de médicos da instituição ❑ Número de inclusões de medicamentos padronizados no último ano ❑ Número de exclusões de medicamentos no último ano ❑ Porcentagem de prescrições médicas de produtos não incluídos na lista de padronização ❑ Número de substituições de medicamentos prescritos por outros similares ou iguais dentro da padronização

Continua...

Continuação...

Componente/atividades	Indicadores
Logística Programação e aquisição Gestão de estoques Recebimento Armazenamento Estocagem e guarda Distribuição	❑ Aquisições não programadas ❑ Aquisições fora do Guia Farmacoterapêutico (padronização) ❑ Ajuste de aquisições e consumo ❑ Giro de estoques ❑ Falta de estoques ❑ Custo anual de medicamentos por perda ou desvio ❑ Valor do total faltante de inventário/valor do inventário segundo os registros ❑ Número de inventários realizados no ano ❑ Custo da regularização ❑ Número anual de medicamentos destruídos com prazo de validade vencido ❑ Custo do medicamento vencido ❑ Registros de saídas ❑ Registros de entradas ❑ Revisão do prazo de validade ❑ Número de medicamentos devolvidos por descumprimento das especificações ❑ Número de fornecedores desqualificados por descumprimento das especificações ❑ Número de medicamentos devolvidos por má qualidade ❑ Número de medicamentos não atendidos pela farmácia devido à falta ❑ Número de erros detectados na preparação das requisições ❑ Transcrição de prescrições médicas ❑ Número ou porcentagem de erros de transcrição de medicamentos detectados em um determinado período ❑ Preparação de carros de medicamentos ❑ Dispensação de medicamentos de controle especial ❑ Cobertura do sistema: porcentagem cobertos pelo sistema de dose unitária em relação ao total de leitos nas unidades onde este sistema é factível de ser implementado ❑ Tipo e número de erros detectados na preparação das doses em um determinado período ❑ Tempo médio de preparação ❑ Revisão dos estoques descentralizados
Informação sobre medicamentos	❑ Número de consultas de informação passiva ❑ Natureza da consulta ❑ Tipo de solicitante ❑ Tipo de instituição solicitante da consulta ❑ Número de chamadas recebidas e número de consultas atendidas ❑ Perguntas não respondidas ❑ Tempo de resposta ❑ Fontes bibliográficas consultadas ❑ Informações às comissões ❑ Eficácia da informação ❑ Fontes para resolução da consulta: atualização e pertinência ❑ Boletins de informação de medicamentos

Continua...

Continuação...

Componente/atividades	Indicadores
Farmácia Clínica Atenção farmacêutica Seguimento farmacoterapêutico Farmacovigilância	❑ Número de prescrições avaliadas pelo farmacêutico antes da dispensação de medicamentos ❑ Número de intervenções farmacêuticas ❑ Adesão do médico à intervenção farmacêutica ❑ Eficácia da intervenção ❑ Detecções de reações adversas ❑ Número de reações medicamentosas adversas detectadas em um determinado período ❑ Tipo e número (porcentagem) de problemas terapêuticos (interações, de dosagem, incompatibilidade, duplicidade terapêutica, frequência e duração incorreta e outros) detectados pelo farmacêutico na verificação das prescrições médicas ❑ Número de informações sobre seguimento e avaliação das causas da não administração de medicamentos ❑ Número de avaliações de tratamento farmacológico efetuado em um determinado período ❑ Número e tipos de erros de medicação detectados
Farmacotécnica Fracionamento de medicamentos	❑ Número de controles microbiológicos realizados nas diferentes áreas de embalagem e fracionamento em um determinado período ❑ Seleção de protocolos de produção ❑ Cumprimento dos protocolos de produção ❑ Controle de qualidade de produção ❑ Qualidade em fabricação ❑ Identificação da fórmula preparada ❑ Acondicionamento ❑ Validação da prescrição ❑ Controle de esterilidade das misturas intravenosas ❑ Cálculo de nutrientes na produção de nutrição parenteral ❑ Registro de medicamentos fracionados ❑ Identificação dos medicamentos fracionados ❑ Seguimento do paciente com nutrição parenteral
Ensino/pesquisa	❑ Participações em congressos nacionais e internacionais ❑ Publicações em revistas nacionais e internacionais ❑ Palestras realizadas ❑ Educação Continuada - treinamento horas/homem

Avaliação da qualidade das atividades clínicas da Farmácia Hospitalar

As atividades clínicas da Farmácia Hospitalar devem ser avaliadas para verificar se estão sendo cumpridos os objetivos determinados pelos gestores e se cumprem com o estabelecido em literatura, conforme descrito na Tabela 3.2.[1]

As vantagens de se utilizar indicadores são que possibilitam a melhoria contínua, dão subsídios para a tomada de decisões e permitem comparações.

Tabela 3.2. Itens de avaliação e indicadores para as atividades clínicas da Farmácia Hospitalar

Atividade	Item de avaliação	Indicadores
Farmácia Clínica e atenção farmacêutica	❑ Existência de programa formal para avaliação das prescrições médicas antes da realização da dispensação, com discussão dos achados, realização de ações efetivas e registro de informações pertinentes ❑ Existência de normas e procedimentos para orientar e registrar a execução das atividades clínicas ❑ Evidências do aumento do conhecimento dos pacientes em relação à sua doença, tratamento, da melhoria dos resultados clínicos e do aumento do cumprimento do tratamento	❑ Índice de satisfação de pacientes e profissionais da equipe de saúde ❑ Número de prescrições avaliadas pelo farmacêutico antes da dispensação de medicamentos ❑ Número de informações sobre seguimento e avaliação das causas da não administração de medicamentos
Seguimento farmacoterapêutico	❑ Existência de plano formal de seguimento farmacoterapêutico para dar subsídio à Farmácia Clínica e atenção farmacêutica, com registros em prontuários e intervenções a serem realizadas na farmacoterapia prescrita a cada paciente	❑ Índice de satisfação de pacientes e profissionais da equipe de saúde ❑ Número de intervenções farmacêuticas ❑ Eficácia da intervenção ❑ Adesão do médico à intervenção farmacêutica ❑ Número de avaliações de tratamento farmacológico efetuado em um determinado período
Farmacovigilância	❑ Sistema de notificação passiva de reações adversas, ineficácia e queixas técnicas, com registros adequados e análise estatística dos resultados ❑ Sistema de busca ativa de reações adversas ❑ Sistema de detecção e notificação de erros de medicação, com análise estatística dos erros encontrados e registro dos planos de ações corretivas e preventivas tomadas ❑ Recursos de programas de informática para auxiliar na detecção de interações medicamentosas em prescrições eletrônicas ❑ Registros e estatísticas sobre o número e tipo de interações medicamentosas encontradas e ações tomadas ❑ Formulários para notificações de farmacogivilância	❑ Índice de satisfação de pacientes e profissionais da equipe de saúde ❑ Número de reações medicamentosas adversas detectadas em um determinado período ❑ Número e tipos de erros de medicação detectados ❑ Detecções de reações adversas ❑ Tipo e número (porcentagem) de problemas terapêuticos (interações, de dosagem, incompatibilidade, duplicidade terapêutica, frequência e duração incorreta e outros) detectados pelo farmacêutico na verificação das prescrições médicas

Continua...

Continuação...

Atividade	Item de avaliação	Indicadores
Informação sobre medicamentos	❑ Disponibilidade de fontes de consulta adequadas ❑ Disponibilidade de computadores, impressoras ❑ Profissionais em nº suficiente	❑ Avaliação da satisfação de profissionais da equipe de saúde ❑ Nº e tipo de consultas realizadas ao serviço ❑ Nº e tipo de informações prestadas

Referências bibliográficas

1. Novaes MRCG, Souza NNR, Néri EDR, Carvalho FD, Bernardino HMOM, Marcos JF. Guias de Boas Práticas em Farmácia Hospitalar e Serviços de Saúde – SBRAFH, São Paulo: Ateliê Vide o Verso, 2009.
2. Guia Básico para a Farmácia Hospitalar, Brasil, Ministério da Saúde, Brasília, 1994.
3. Osório-de-Castro CGS, Rodrigues-de-Castilho S. Diagnóstico da Farmácia Hospitalar no Brasil. Rio de Janeiro: ENSP/Fiocruz, 2004.
4. Secretaria de Saúde. Guia de Boas Práticas para os Serviços Farmacêuticos Desenvolvidos no Ambiente Hospitalar. Brasília, 2020.
5. Sociedade Brasileira de Farmácia Hospitalar e Serviços de Saúde. Padrões Mínimos para Farmácia Hospitalar e Serviços de Saúde. 3ed. São Paulo, 2017.
6. Programa de Qualidade Hospitalar (CQH) 2º Caderno de Indicadores CQH -2007 São Paulo: APM/CREMESP, 2007.
7. Takashima NT, Flores MCX. Indicadores de Qualidade e Desempenho, Como estabelecer metas e medir resultados, Rio de Janeiro, Ed. Qualitymark, 2005.
8. Consórcio brasileiro de acreditação; Joint Commission International. Padrões de Acreditação da Joint Commission Internacional para Hospitais. 7ª ed., 2021.
9. Cipriano SL. Proposta de um conjunto de indicadores para utilização na Farmácia Hospitalar com foco na Acreditação Hospitalar (Dissertação de Mestrado) São Paulo, Faculdade de Saúde Publica. Universidade de São Paulo.
10. Almeida SM, Lima G. Farmácia Clínica e Atenção Farmacêutica In: Ferracini F.T.: Borges Filho, W.M. Prática Farmacêutica no ambiente hospitalar: do planejamento à realização. 2ªed São Paulo, Ed. Atheneu, 2010.

4

Automação no Processo de Uso do Medicamento

Nilson Gonçalves Malta

- **Nota:** Neste capítulo são mencionadas diversas marcas comerciais de produtos disponíveis no mercado. É importante destacar a ausência de interesses ou benefícios comerciais. As citações têm a mera finalidade de auxiliar os profissionais na identificação de produtos para suas atividades.

Introdução

Até há poucos anos, o assunto mais discutido nos fóruns farmacêuticos da área hospitalar era, sem dúvida nenhuma, a dose unitária. O sistema de distribuição de medicamentos por dose unitária (SDMDU), desenvolvido a partir de novos e avançados conceitos em Farmácia Hospitalar durante os anos de 1950 e início da década de 1960, nos Estados Unidos, é ainda de alta importância no âmbito nacional, e encontra imenso espaço a ser preenchido. Nesse mesmo período, naquele país, também se iniciaram as primeiras atividades clínicas do profissional farmacêutico.[1] No entanto, o SDMDU, mesmo sendo praticamente unanimidade como um dos sistemas mais seguros para a dispensação de medicamentos, e nem ter sido implantado na maior parte dos hospitais brasileiros, os avanços da tecnologia da informação e a redução dos seus custos coloca novos conceitos a serem discutidos. A tecnologia vem revolucionando todas as áreas da nossa sociedade, invadindo nosso cotidiano, e não é de se surpreender que os farmacêuticos não venham a ser envolvidos e questionados.

Para alimentar essa argumentação, no contexto mais amplo do setor hospitalar, diversas entidades certificadoras de qualidade do setor propõem *standards* de segurança, para os quais o uso da tecnologia é imprescindível. Atualmente, são diversos os hospitais que, na busca da excelência e de diferenciação no mercado, buscam acreditações e/ou certificações como a Joint Commission

International[a], ONA[b], ISO 9000[c], Accreditation Canada[d], entre outras. A National Academy of Medicine (NAM, antigo IOM[e]) também recomenda a informatização de processos como meio para evitar erros e efeitos adversos,[2] em resumo, fonte de segurança.

Mas se encararmos a realidade, vemos que, apesar dessa conjuntura, os hospitais estão longe dessas "facilidades". Diante desse panorama, quais seriam as dificuldades dos hospitais em entrar em compasso com a evolução tecnológica em seus processos? Em um período em que praticamente todas as camadas da sociedade têm acesso a *smartphones*, computadores pessoais, internet, caixas eletrônicos, fica difícil encontrar uma resposta clara para essa questão. Os equipamentos médicos certamente evoluíram e estão em pleno uso há muitos anos. Mas, esses recursos que auxiliam o diagnóstico e o tratamento afetam apenas uma parte de um sistema muito elaborado, talvez dos mais complexos setores existentes, e com diversos pontos frágeis e passíveis de erros.

As notícias de um desastre aéreo são sempre chocantes, pois muitas vidas se perdem em um único instante. Com isso, a indústria aeronáutica foi uma das primeiras a se aprimorar tecnologicamente na busca da segurança. E os hospitais, lidando com milhões de vidas diariamente ao redor do mundo, não carecem desse impulso? Quais medidas podem ser adotadas? No contexto da Farmácia Hospitalar, são muitos os pontos a serem considerados. O que temos disponível já hoje? Qual o papel do farmacêutico?

Neste capítulo, temos o propósito de auxiliar os nossos colegas de profissão a entender as tecnologias e como atuar nesse novo cenário. Cada tecnologia é abordada com informações específicas. Por isso, recomendamos a leitura integral do capítulo, pois a visão global facilita o entendimento da integração entre todos

---

[a] A Joint Commission International é a divisão internacional da Joint Commission Resources que trabalha com organizações de saúde, ministérios da saúde e organizações globais em mais de 80 países desde 1994. Com foco na segurança do cuidado ao paciente, atua por meio da provisão de serviços de certificação e acreditação. (www.jointcommissioninternational.org). No Brasil, atua conjuntamente ao Consórcio Brasileiro de Acreditação (CBA) (www.cbacred.org.br).

[b] ONA – A Organização Nacional de Acreditação é uma organização não governamental com abrangência de atuação nacional, que tem por objetivo geral, promover a implantação de um processo permanente e de certificação dos serviços de saúde (www.ona.org.br).

[c] ISO 9000 – Grupo de normas técnicas que estabelecem um modelo de gestão de qualidade para organizações em geral, qualquer que seja o seu tipo ou tamanho. A organização que significa International Organization for Standardization teve origem na Suíça em 1947 e está presente em 161 países. No Brasil, as normas ISO são agrupadas na séria de normas ABNT NBR ISO 9000:2000. (www.iso.org).

[d] A Accreditation Canada, antigamente conhecida como Canadian Council on Health Services Accreditation, é uma organização independente sem fins lucrativos, avalia serviços de saúde no Canadá e internacionalmente (www.accreditation.ca).

[e] A National Academy of Medicine (NAM, até 2015 conhecida como Institute of Medicine - IOM) é uma organização norte-americana, sem fins lucrativos, não governamental, uma das Academias Nacionais dos Estados Unidos e, desde 1970 parte da Academia Nacional de Ciências daquele mesmo país (www.nam.edu).

os recursos disponíveis. Certamente não cobrimos todos os aspectos nem todas as tecnologias e marcas, mas acreditamos que já se poderá tirar proveito para a formação da opinião e como conduzir projetos seguros focados na missão de sua organização.

Para quem vier a se assustar com as diversas possibilidades e complexidades dos processos propostos, cabe um estímulo. Entidades que buscam a certificação da Joint Commission já vivenciam a avaliação por meio de elementos de *performance* como "gerenciamento da informação", no qual o uso de sistemas é estimulado. A partir desse ponto, é interessante observar que organizações certificadas, notadamente pela Joint Commission, há maior nível de satisfação entre os usuários administradores, apesar dos diversos requisitos exigidos pelos processos de acreditação e reacreditação,[3] gerando o que parece um ciclo retroalimentado de satisfação.

A necessidade de segurança

Segundo estudos da Associação Americana de Hospitais e outro conduzido por David Philips e levantados pelo IOM em seu relatório To Err is Human, 1999, cerca de 98 mil pessoas morrem devido a erros médicos e cerca de sete mil unicamente por erros de medicação.[4] Em estatística do CDC[f], nesse mesmo relatório, concluía-se que mais pessoas morriam por erros médicos do que por acidentes automobilísticos. Embora 10 anos tenham se passado, esses dados alarmam e nos põem em atenção em relação à qualidade do serviço prestado em âmbito nacional. Os custos em decorrência dos erros seguiam em estimativa entre 17 e 29 bilhões de dólares americanos anuais. Os erros de medicação em relatório mais recente do IOM contavam, em 2006, com uma estimativa anual de 400 mil eventos (ADE – *Adverse Drug Event*), com consequente custo de 3,5 bilhões de dólares anuais.[5]

Com dados tão assustadores, levantou-se no país uma onda de investimentos em qualidade, havendo uma procura mais intensa das instituições pelas certificações e aplicação de padrões que atentassem para a segurança do paciente. Além das entidades já mencionadas, ainda podemos contar com o Institute for Safe Medication Practices (ISMP)[g], que auxilia na elaboração de programas e *standards*, o Institute for Healthcare Improvement (IHI)[h], que contribui com ações como o "5 Million Lives Campaign", e com o Leapfrog Group[i], entre outras.

---

f CDC – Centers for Disease Control and Prevention é a principal agência Americana de prevenção e promoção de saúde pública (www.cdc.gov).

g ISMP – Institue for Safe Medication Practices é uma organização não governamental sem fins lucrativos, original dos Estados Unidos, dedicada exclusivamente para a prevenção de erros de medicação e o uso seguro de medicamentos (www.ismp.org).

h IHI – Institute for Healthcare Improvement, organização independente sem fins lucrativos que ajudar no comando de melhorias no cuidado da saúde em todo o mundo (www.ihi.org).

i O Leapfrog Group é um programa norte-americano formado por grandes empresas que buscam na promoção de programas de qualidade uma maneira de reduzir os custos da assistência de saúde (www.leapfroggroup.org).

Na sociedade, de modo geral, a demanda por tecnologia é uma realidade e com finalidade baseada no conforto e entretenimento. Na Farmácia Hospitalar, veremos que uma das formas propostas para alcançar altos níveis de segurança é a adoção de sistemas informatizados e automatizados. Percebendo que a sociedade já está adaptada a essa nova realidade, colocamos esse assunto em discussão com o intuito de dirimir dúvidas a respeito dos custos e complexidade das soluções propostas. A cada leitor cabe formar juízo a respeito das soluções e propor a melhor opção para sua instituição.

Resultados esperados da automação no ciclo do uso do medicamento dentro do hospital

Neste tópico contemplamos os resultados da implantação de diferentes tecnologias em todos os passos do medicamento a partir do momento em que o medicamento é recebido. Especificamente na Farmácia Hospitalar, a cada setor existem tecnologias disponíveis que podem atender a diferentes resultados esperados. Claramente, todos os benefícios listados convergem para um único foco de interesse:

- Aumento da segurança nos processos do uso do medicamento.
- Redução do erro de medicação.

A seguir listamos uma série de benefícios esperados. Cada um deles provém de soluções particulares que serão discutidos em tópico posterior.

- Maior segurança na prescrição médica.
- Agilização de processos na farmácia (aumento de produtividade).
- Redução de erros nos setores da farmácia:
  - No recebimento.
  - Na movimentação interna de estoque com consequente estoque mais preciso com redução de desperdícios.
  - Na dispensação.
- Melhoria na gestão de compras.
- Garantia dos cinco certos na administração de medicamentos:
  - Paciente certo.
  - Medicamento certo.
  - Dose certa.
  - Horário certo.
  - Via certa.
- Rastreabilidade do medicamento.
- Simplificação e maior eficiência no controle de validades.

- Redução de custo com mão-de-obra[j].
- Liberação do farmacêutico para atividades clínicas.
- Alcance dos requisitos de qualidade para obtenção de certificações.

O que automatizar?

Praticamente todos os processos são automatizáveis no ciclo do medicamento dentro do hospital.[6] Existem tecnologias mais simples e acessíveis em termos financeiros e outras mais caras. A segurança é a proposta para todas elas, mas há aquelas onde o custo-benefício apresenta retorno mais imediato.

Listamos a seguir os processos que merecem atenção:

- Na farmácia:
  - Movimentação de estoque.
    - Recebimento.
    - Armazenamento.
    - Transferências internas.
    - Dispensação.
  - Unitarização.
  - Distribuição.
  - Devoluções.

Para cada um dos pontos existem até mais de uma solução. Em alguns momentos elas se sobrepõem ou mesmo se completam.

- Fora da farmácia:
  - Prescrição.
  - Checagem de medicamentos.

Requerimentos gerais para implantação de automação de modo seguro – planejamento e infraestrutura

Parte das recomendações aqui tratadas são, dentro do âmbito da Farmácia Hospitalar, recomendadas pela Associação Americana de Farmacêuticos no Sistema de Saúde (ASHP).[7] De maneira geral, no hospital, a Joint Commission emitiu Alerta de Evento Sentinela com orientações para a implantação segura em informação em saúde e tecnologias convergentes,[8] muitas das quais são discutidas aqui.

---

[j] A redução de custos com a mão-de-obra é um resultado que pode ser obtido, porém, não é necessariamente o fim a ser alcançado. Por vezes, existem administrações que erroneamente visualizam esse fim como o objetivo principal, mas acabam sendo frustrados. Determinadas tecnologias dispensam a mão-de-obra em determinadas atividades, mas geram necessidades paralelas que acabam por absorver os profissionais em outras. Nesses casos, o resultado esperado poderá ser mais amplo quanto maior o porte do hospital.

A informatização e automação dos processos podem conquistar o planejamento dos administradores hospitalares, mas requer cuidados específicos. Embora alguns processos atinjam diretamente somente a Farmácia Hospitalar e lá promovam a maior parte dos ganhos, todas as áreas devem ser consideradas em um plano de ação institucional. Ainda que as ações tomadas tenham sempre em vista a segurança do paciente, o planejamento conjunto é importante para se evitar resistência ou diversos outros tipos de problemas. Portanto, de acordo com o processo a ser automatizado, o envolvimento de áreas como tecnologia da informação, engenharia de manutenção, enfermagem e corpo clínico é fundamental.

Se o produto proposto for um *software* de mercado, a escolha deve envolver todas as áreas usuárias. Se houver a necessidade de desenvolvimento, a especificação técnica do produto deve ser cuidadosamente discutida antes da contratação da fábrica de *softwares* ou envio para a equipe de desenvolvimento interno. Para um orçamento bem-feito, a descrição de todos os aspectos do processo e do produto desejado deve ser detalhada e clara. O levantamento de possíveis interfaces com outros sistemas preexistentes também é crucial para que todo o novo conjunto de sistemas se converse de maneira eficiente e sem erros. Se algo ficar de fora, funcionalidades adicionais estarão sempre sujeitas a serem tratadas como fora de escopo e haverá a necessidade de aditivos de contrato. Mudanças importantes no projeto original podem comprometer o orçamento e prazo previstos, tornando-se pontos críticos. Mesmo que o desenvolvimento seja feito "em casa", atrasos e modificações comprometem o andamento de outros projetos, custos e o cronograma institucional. Caso o produto seja um equipamento, as orientações são basicamente as mesmas. De modo geral, o que se deve ter atenção é em relação à formação de grupos de avaliação e estudos que envolvam o maior número de representantes de cada área, com conhecimentos bastante profundos de seu processo. Por fim, independentemente do projeto, cabem ainda os testes prévios à implantação. Certamente essa é a parte menos "prazerosa", mas extremamente delicada. Testes mal conduzidos podem resultar em problemas graves. Enquanto em testes, a correção pode ser planejada e realizada com segurança. Em produção, erros têm consequências e impactos de proporções imprevisíveis. Correções de urgência nesse momento podem causar muito estresse e mais erros. Sob pressão a condução do momento de crise é bastante dificultada. Portanto, também fica claro aqui, que planos de contingência devem ser muito bem elaborados prevendo qualquer coisa que possa dar errado. Com alta importância no projeto, e outra chave para o seu sucesso, temos a preparação e a execução do treinamento. É relevante considerar que, o treinamento e a aceitação não começam na sala de aula. Trabalhos prévios de conscientização são vitais para que os usuários não temam quanto a mudanças em rotinas e processos, um dos maiores medos percebidos nas instituições. O momento da ativação dos sistemas, na área de TI, é conhecido como *Go Live*.

Uma vez "no ar", o trabalho apenas começou. Na vivência de projetos em tecnologia vê-se praticamente a obrigatoriedade de treinamento contínuo. Caso contrário, expectativas iniciais de resultados de *performance* relacionados à precisão e segurança poderão ser grandemente frustradas.

Em implantações de equipamentos, deve-se considerar também as necessidades específicas de cada produto. Os aspectos são diversos. As limitações para o desenvolvimento de determinados projetos recaem até mesmo sobre a arquitetura das áreas do hospital. Em casos de prédios mais antigos, as transformações podem ser importantes. Devem ser analisadas áreas adequadas para a colocação dos equipamentos, instalações de pontos de rede, tomadas de emergência e tomadas com nobreak, tomadas de 360 volts, ar comprimido, antenas para transmissão de radiofrequência ou redes Wi-Fi®[k].

A cada espécie de tecnologia ainda cabem orientações específicas. Grande parte dos equipamentos de automação não possui representantes no mercado nacional. Quando isso ocorre, os fornecedores se comprometem a formar uma equipe de manutenção entre profissionais da empresa cliente. Diante desse fato, o envolvimento de pessoas de manutenção com elevado nível de competência e comprometimento é necessário. Em outra situação, ainda que haja manutenção contratada do próprio fornecedor, em casos de urgência, haver alguém treinado para esses eventos é recomendado.

Como se pode notar, a adoção de novas tecnologias não nasce de uma simples vontade. A cada instituição cabe tomar o passo mais adequado à sua realidade, frente ao planejamento estratégico da organização, à maturidade já existente nas rotinas, processos e sistemas das diversas áreas e acima de tudo tendo em vista a segurança do paciente.

Outras recomendações para a automação em bases seguras

Como mencionamos no tópico sobre o que automatizar, dividimos a automação no processo de uso do medicamento e duas "faces". Uma dentro e outra fora da farmácia.

Neste processo de escolha de tecnologias, existem aquelas recomendadas como pontos de partida. A estruturação de um processo de dispensação seguro é o primeiro a se propor. O SDMDU, como já comentado, é o processo mais difundido e conceituado de longa data.[9,10] Porém, como garantir a dispensação correta sem ferramentas adequadas? A prescrição pode ser manuscrita e perfeitamente legível, mas se o processo da farmácia for meramente manual, temos aqui um ponto frágil que oferece um grande risco. Por outro lado, mesmo havendo sistema de prescrição

---

k Wi-Fi é marca registrada da Wi-Fi Alliance, organização não governamental formada em 1999 para certificar a interoperabilidade de produtos para redes LAN (*Local Area Network*) baseados na especificação IEEE 802.11 (www.wi-fi.org).

eletrônica, se não houver integração desse com o sistema de dispensação da farmácia, incorre-se no mesmo erro.

Portanto, as bases recomendadas para o processo partem da instalação de um simples sistema de prescrição eletrônica, integrado ao sistema da farmácia e com o estoque controlado pela dispensação com código de barras. Neste fluxo, fecha-se um ciclo, onde devem estar previstos ao menos bloqueios de dispensação de itens incorretos e em quantidades incorretas. Controle por código de barras isoladamente na farmácia, sem integração, pode ser no máximo seguro para o controle de estoque, mas continua sendo risco para o paciente. Por fim, neste processo, ainda temos que expor a necessidade da aprovação da prescrição médica pelo profissional farmacêutico. *Standard* da Joint Commisison International (MMU.5.1),[11] essa recomendação parte do princípio de que, mesmo com prescrição eletrônica e dispensação integradas, poder-se-á dispensar errado, pois a prescrição não foi avaliada quando à sua correção. Hospitais que não cumpram com esse *standard* podem receber uma recomendação do tipo I[I].

Standard Joint Commission MM.05.01.01 (MMU.5.1 da JCI)

- Todas as prescrições médicas são revisadas quanto à sua pertinência. O farmacêutico deve rever todas as prescrições de medicamentos antes da dispensação, seja o medicamento retirado do estoque da unidade de enfermagem, seja de um gabinete automatizado. Exceção para quando o prescritor controla a preparação e a administração ou em casos de urgência nas quais a demora pode provocar danos ao paciente.

Não é imprescindível que ambos sejam planejados e implantados simultaneamente, mas que ambos estejam no número um e dois das prioridades.

Prescrição eletrônica e código de barras ainda serão discutidos mais detalhadamente mais adiante, mas cabem alguns fundamentos para então podermos aprofundar o assunto.

Segurança: definição de rastreabilidade e as limitações existentes na conjuntura do mercado nacional

Antes de iniciarmos a descrição dos processos, sistemas e equipamentos, cabe discutirmos outro ponto crucial que é a rastreabilidade. Ao se falar em segurança no processo, alguns pontos específicos começam a surgir e merecem destaque. Esse assunto vem sendo tema de muita discussão, preocupação geral das entidades certificadoras e já entra no mérito de normatizações da Agência Nacional de Vigilância Sanitária (ANVISA). Retomamos esse assunto pouco mais adiante.

I Recomendação do tipo I é a mais séria e afeta a decisão sobre a acreditação.

A rastreabilidade é tratada como a capacidade do hospital em monitorar o recebimento, distribuição e dispensação, mantendo-se o controle sobre lote e validade dos medicamentos nesses processos.

No *standard* da Joint Commission que trata sobre o assunto temos:

Standard Joint Commission MM.05.01.17 (MMU.3.3 da JCI)

- Medicamentos dispensados pela organização são recuperados quando recolhidos ou descontinuados pelo fabricante, ou pelo órgão governamental fiscalizador por razões de segurança.

Nessas circunstâncias, fica implícita a necessidade de os medicamentos serem controlados por lote em todos os momentos de sua distribuição na organização. No entanto, não existe viabilidade de se realizar tal atividade se os medicamentos entregues pelos fabricantes não possuírem os requisitos para esse tipo de controle. Atualmente, quase a totalidade dos fornecedores não disponibiliza medicamentos em embalagens identificadas adequadamente para atenção a essa necessidade. Quando da ocorrência da existência do código de barras, esse informa somente o produto. A alternativa adotada pelos hospitais está na reetiquetagem (reidentificação) dos medicamentos em todos os tipos de apresentação com informações completas no formato humano-legível. Juntamente imprime-se o código de barras contendo os dados de produto e lote, ou produto, lote e validade (algumas empresas também podem optar por inserir número de série). A situação torna-se ainda mais crítica quando tratamos especificamente dos medicamentos em formas farmacêuticas sólidas (p.ex.: comprimidos, cápsulas, drágeas etc.).[12] Para que se tenha essa informação em cada unidade de consumo, é necessário realizar o recorte de blísteres ou remoção do medicamento de sua embalagem original e reembalagem com as informações completas necessárias.

Em síntese, temos aí outro ponto de risco. A atividade de reetiquetagem é um passo crítico, de elevado custo de mão-de-obra e em que envolvemos a possibilidade de inserção de informações incompletas, incorretas ou trocadas. Para se evitar tais enganos, é recomendada a adoção de políticas de prevenção de erros e controle de qualidade pós-etiquetagem.[13]

Adicionalmente, ainda existe a possibilidade de erro no recebimento de medicamentos na entrada do estoque no hospital. Nesse momento, havendo controle de lote na distribuição interna dos produtos, as informações de lote e validade devem ser digitadas no sistema. Com isso, incorre-se no risco de erro de cópia de informações, comprometendo a capacidade de rastreabilidade dos dados durante o período de utilização do medicamento.

A atenção ao padrão proposto também pode ser feita sem o rastreamento em todos os passos do processo, mas torna o processo mais complexo e inseguro.

Código de barras: entendendo melhor a tecnologia – usos e benefícios

Os padrões

Uma vez que se deseja controlar o estoque da farmácia por lote, em função da rastreabilidade, é importante tomar algum conhecimento sobre o uso da tecnologia dos códigos de barras.

Os códigos de barras utilizados na imensa maioria dos produtos que temos acesso são regulamentados pela organização GS1[m] e trazem somente informação relacionada ao produto. O código de barras mais comumente utilizado para esse fim é o GTIN-13 (Figura 4.1), de formato linear. GTIN são as iniciais para Global Trade Item Number, número global de item comercial.

5 012345 678900

Figura 4.1. Código de barras GTIN-13.

Esse código é dividido em três blocos de informações:

- O primeiro, de 3 dígitos, informa a GS1 de origem do registro do produto.
- O segundo, de 4 a 7 dígitos, informa o código do fabricante.
- O terceiro bloco, de 2 a 5 dígitos, informa o produto.

O último dígito é calculado a partir da combinação dos 12 primeiros.

Apesar dos três blocos, o conjunto tem exclusivamente uma combinação que determina o produto.

Sem lote e validade, torna-se praticamente obrigatória a reidentificação dos produtos dentro do hospital. Nesse momento, a empresa decide o padrão interno que irá utilizar, sem necessariamente adotar padrões de identificação normatizados

[m] GS1 – Global Standards é uma organização mundial dedicada ao desenvolvimento e implantação de padrões globais e soluções que melhorem a eficiência e visibilidade da cadeia de suprimentos em todas as áreas industriais. Entre suas atividades está a normatização do uso de códigos de barras. Antigamente a organização era conhecida pelo nome EAN (www.gs1.org). Os códigos de barras da GS1 são conhecidos como sistema GS1. O sistema GS1 é um conjunto de padrões que permite o gerenciamento eficiente de cadeias de abastecimento globais e multisetoriais por meio da identificação inequívoca de produtos, unidades de despacho, ativos, localidades e serviços, facilitando o processo de comércio eletrônico e permitindo completa rastreabilidade. No Brasil, o sistema GS1 (Padrão internacional EAN) foi definido como padrão de identificação nacional de produtos de acordo com o decreto n° 90.595 de 29 de novembro de 1984. (www.gs1br.org).

pela GS1. Essa identificação pode ser feita com a utilização de programas de identificação por códigos de barras disponíveis comercialmente.

Dada a condição de insegurança já discutida, a GS1 Brasil, por meio da formação de um grupo de trabalho com ações direcionadas para o setor da saúde, estuda meios para fomentar a adoção de um novo formato de codificação que atenda às necessidades do ramo. Formado por membros da GS1, representantes de hospitais públicos e privados, fornecedores de tecnologia e indústria farmacêutica, o grupo propõe a adoção do formato bidimensional GS1 Data Matrix (Figura 4.2) de código de barras. Nesse formato, de maior capacidade, podem-se inserir dados variáveis como lote e validade no seu conteúdo de informações. A partir dessas ações, a indústria deve se preparar para substituir o GTIN-13 de suas embalagens pelo novo padrão, enquanto os hospitais preparam seus sistemas para a recepção desses produtos. Interessante observar que o problema de identificação é mundial. Nos Estados Unidos, somente 24% dos hospitais utilizam códigos de barras na conferência de medicamentos antes da dispensação e 29,9% como maneira de controle de inventário,[5] revelando a falta da identificação adequada por parte da indústria.[14] Com o código bidimensional de conteúdo variável os hospitais deixam de ter a necessidade de reetiquetagem e têm o processo de recebimento com maior segurança. No momento da leitura do código, o sistema importa automaticamente os dados de lote e validade para o sistema e elimina a possibilidade de erro no registro desses dados no sistema de gestão de estoques da empresa. Zellmer[15] tendo em vista o levantamento realizado do atual *status* da Farmácia Hospitalar pela ASHP,[6] vê como meio de segurança e redução de custos a necessidade da adequação da indústria para o fornecimento de medicamentos pré-embalados em doses individualizadas já com código de barras. Isso vem em consonância com os estudos do grupo da GS1 Brasil.

Figura 4.2. Código GS1 Data Matrix.

Esse código tem tamanho apropriado para embalagens de tamanhos diminutos (p.ex.: pequenas ampolas e identificação individual de comprimidos e cápsulas nos blísteres), com a possibilidade de armazenagem de até 55 caracteres em uma impressão de somente 2 a 3 mm^2. Códigos de dimensões maiores possuem até 2.335 caracteres alfanuméricos. Esse padrão permite a leitura fiel do conteúdo do código, mesmo que tenha até 30% de dano na sua superfície de impressão. Um algoritmo calcula os erros e realiza automaticamente a correção dos dados. Como potenciais adicionais, o código Data Matrix pode ser gravado a laser (Figura 4.3) em superfícies metálicas e ser utilizado para identificação de materiais como pinças cirúrgicas, tesouras etc., material com alta necessidade de controle de tempo de utilização em Centro Cirúrgico e processamento de reesterilizações nas Centrais de Materiais e Esterilização.

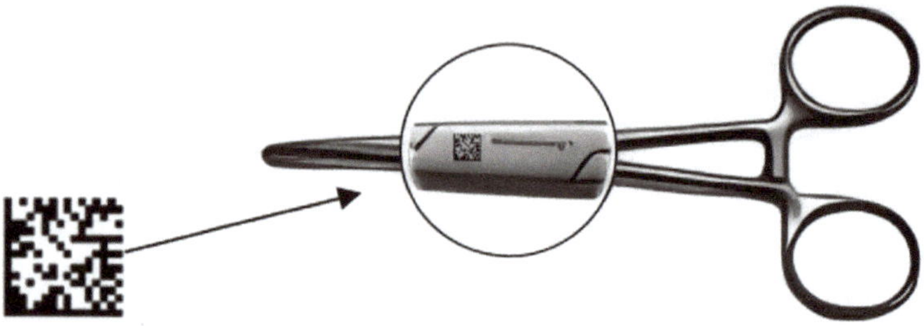

Figura 4.3. Data Matrix gravado a laser.

Em estudos anteriores, outro padrão havia sido proposto, o código bidimensional GS1 DataBar™ (antigamente RSS – *Reduced Space Simbology*) (Figura 4.4). Porém, apesar de também poder ser impresso em espaços pequenos, o código não apresenta as mesmas características de capacidade e versatilidade. Planejava-se que, a partir de janeiro de 2010, esse se tornasse o padrão mundial para o mercado varejista. Ao lado, um dos padrões DataBar existentes.

Figura 4.4. Código GS1 DataBar™ estacado omnidirecional.

A estrutura de conteúdo do GS1 Data Matrix e do DataBar para o setor saúde deve seguir o mesmo padrão de conteúdo do padrão GS1-128. O GS1-128 (Figura 4.5) tem apresentação linear como o GTIN-13, porém, com conteúdo de dados variável (p. ex.: lote e validade) e tamanho de impressão muito grande. A particularidade se encontra na forma de apresentação de seu conteúdo, mediante identificadores de aplicação (AI), em que os dados são classificados. Esses AIs, na forma humano-legível, são números entre parênteses que dão significado aos números subsequentes. A seguir, alguns poucos exemplos de AIs, uma vez que existem aproximadamente 100:

- (01) – GTIN-14 – *Global Trade Item Number* de 14 dígitos — identificação do produto.
- (10) – Lote.
- (17) – Data de validade.
- (21) – Número de série.

(01)05391234567892(15)051231(10)APO15

Figura 4.5. Código GS1-128.

Os leitores

Para a leitura dos códigos lineares, a tecnologia é bastante acessível e não requer grande investimento. Já para os códigos bidimensionais necessita-se de um investimento um pouco maior, mas não deve ser de grande importância frente aos gastos e riscos do trabalho de reetiquetagem. Atualmente, os custos são muito baixos para esse tipo de tecnologia. Algumas marcas no mercado: Zebra (https://www.zebra.com/br/pt/products/scanners.html), Compex (www.compex.com.br), Honeywell (https://sps.honeywell.com/us/en/products/productivity/barcode-s-canners) entre muitas outras.

Para quem deseja mobilidade, ainda existem os PDAs (*Personal Digital Assitant*), equipamentos portáteis, nos quais se pode trabalhar com sistemas interligados por redes Wi-Fi® ou por radiofrequência. Nesse caso, os custos são mais elevados, chegando a 1.500 dólares americanos. Entretanto, para o funcionamento adequado, além de necessitarem de rodar o programa de controle de estoque e dispensação, exige ainda a instalação de infraestrutura adequada de antenas e servidores, elevando o custo do projeto. Algumas marcas: Honeywell, Zebra, Bluebird entre outros.

Benefícios alcançados com a utilização de códigos de barras

De maneira breve, citamos os benefícios do uso dos códigos de barras:

- Agilidade no processo de dispensação, com a baixa de estoque *on-line*.
- Conferência do item dispensado de acordo com o prescrito.
- Histórico do lote do medicamento desde o recebimento até o momento em que é utilizado pelos pacientes.
- Rastreabilidade.
- Garantia da dispensação de medicamentos em condição de uso, havendo bloqueio de dispensação de lotes interditados ou vencidos via sistema.
- Histórico do lote enviado para cada setor.
- Agilidade na localização de produtos interditados para *recall*.

Legislação – rastreabilidade

Em 14 de janeiro de 2009, tivemos publicada a lei nº 11.903/09[16], que dispõe sobre o rastreamento da produção e do consumo de medicamentos por meio de tecnologia de captura, armazenamento e transmissão eletrônica de dados. Era implantado o Sistema Nacional de Controle de Medicamentos (SNCM). Entre leis e resoluções e instruções normativas, essa lei foi atualizada por diversas vezes.[17-19] Ao fim de tantas discussões, a lei acabou por ser descaracterizada quanto à sua finalidade original, não restando nenhum artigo de sua redação inicial, e determinada a implantação da bula digital.[20] Ainda que a bula digital tenha a sua importância, a eliminação do SNCM trata-se de um revés muito grande para o controle de medicamentos no mercado brasileiro.

A lei nº 11.903 propunha a adoção do GS1 Data Matrix nas embalagens secundárias, contendo: identificador chave do produto (GTIN), identificador único do medicamento (IUM) , número do registro do medicamento, número do lote e data de validade do produto. O conteúdo do código de barras, serializado pelo IUM, garantiria a rastreabilidade do medicamento, dificultando desvios do produto farmacêutico e sua reintrodução no próprio comércio legal, assim como a inserção de medicamentos piratas.

A evolução da identificação de produtos – etiquetas inteligentes

Outro tipo de tecnologia que começa também a ser avaliada no setor da saúde é a identificação por radiofrequência (RFID). A tecnologia ajuda no rastreamento de itens por meio de uma etiqueta *transponder* (*chip* de silício e antena), que emite sinais de rádio, informando ao sistema a sua identidade (produto, quantidade, origem, lote etc.). Dependendo do padrão de identificação, pode-se ainda determinar a localização do item.

Esse tipo de tecnologia já vem se popularizando e hoje a encontramos em diversos locais como lojas de roupas, supermercados, estacionamentos, pedágios etc.

Na área da saúde, as etiquetas de RFID estão propostas para o controle de localização de equipamentos médicos móveis (ex.: bombas de infusão), cadeiras de rodas etc., melhorando a relação custo/utilização. Uma vez que o código não necessita ser lido apontando um leitor diretamente para a etiqueta, facilita a maneira de encontrá-los e reduz-se a necessidade de um número muito grande para que sempre se tenha uma unidade visível. Outro mecanismo tem sido por meio do uso de gabinetes inteligentes.[21]

No caso de medicamentos, a sua utilização tem sido proposta para o controle de medicamentos de alto custo, sendo uma alternativa ao controle de desvios de produtos e falsificação e outros atos intencionais que afetem a segurança e a qualidade do medicamento. O FDA estuda o uso de RFID já tem longa data com essas propostas.[22] Mais recentemente, tem sido difundido o uso para a gestão de medicamentos no ambiente cirúrgico[23] e muito frequentemente na forma de *kits*.[24] O uso do RFID ainda tem se ampliado nos últimos anos, demonstrando uma ampla gama de aplicações que como meio de melhorar o processo e a segurança no ambiente hospitalar.

Atualmente, o custo das etiquetas está em declínio e possui maior fidelidade de leitura, todavia, a busca pela aplicação diretamente pelos fabricantes é a opção mais econômica, como tratado por Wilke.[23] Os leitores existentes são próprios para esse tipo de identificação e estão demonstrados nas Figuras 4.6 e 4.7.

Na Figura 4.8, alguns modelos de etiquetas.

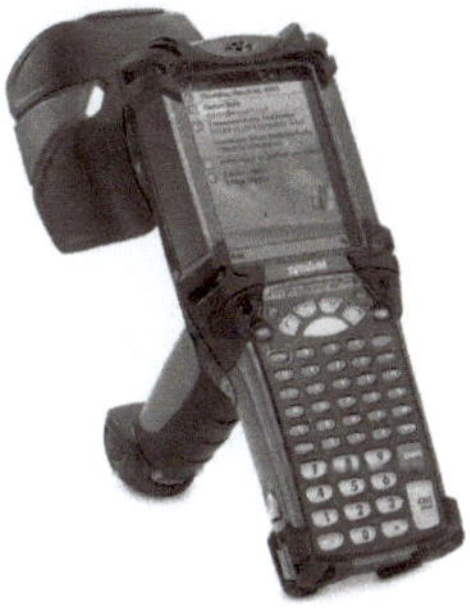

Figura 4.6. Leitor portátil de RFID.

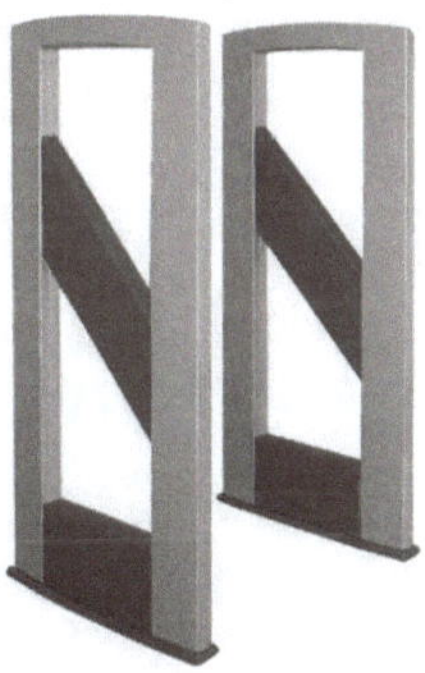

Figura 4.7. Sistema de leitura RFID por portal.

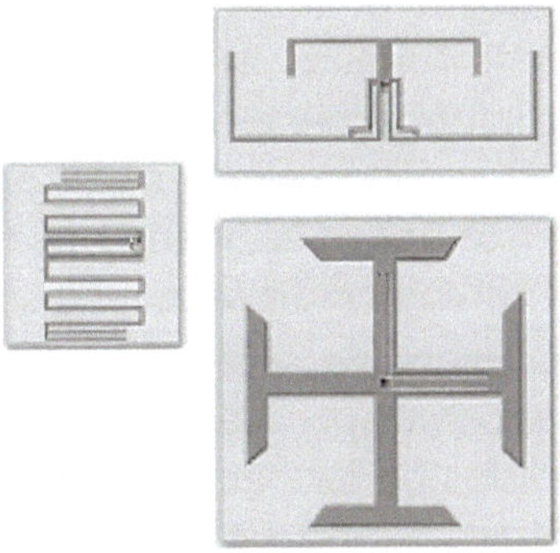

Figura 4.8. Etiquetas com RFID.

O processo de uso do medicamento

A seguir, apresentamos um modelo de fluxo de trabalho (Figura 4.9), no qual cabem soluções de automação em cada etapa. Nos tópicos seguintes, propomos as soluções existentes para cada passo, requisitos específicos, riscos, benefícios e critérios de segurança em cada tipo de tecnologia. Para o recebimento, armazenamento, distribuição e dispensação, já foi discutido o uso de códigos de barras para a atividade.

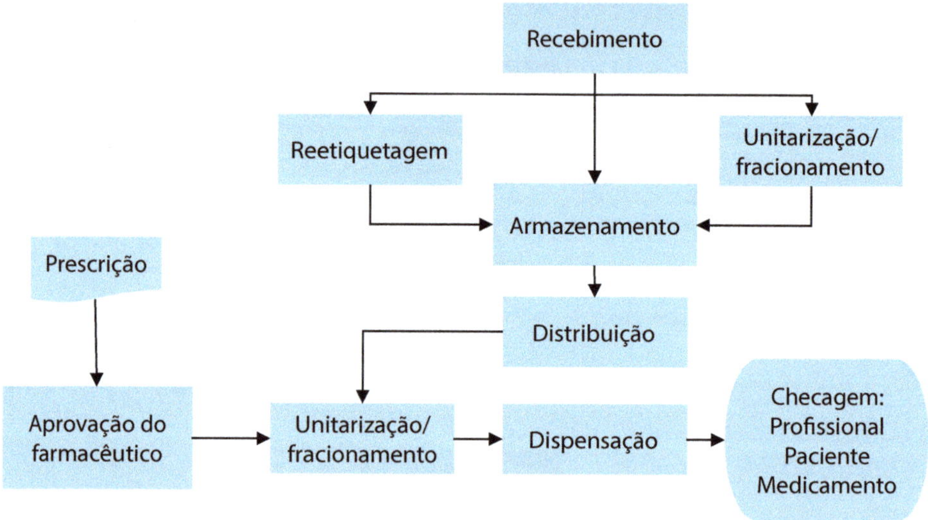

Figura 4.9. Fluxo de trabalho no processo do uso do medicamento.

A automação e as tecnologias para cada área

Prescrição eletrônica

Para se falar em prescrição eletrônica, é preciso fazer a diferenciação entre duas realidades bem distintas. O Leapfrog Group[25] refere-se a programas de prescrição eletrônica com o nome de *Computerized Physician Order Entry* (CPOE). São *softwares* desenhados especificamente para médicos, que não só substituem a utilização de papel e melhoram a legibilidade dos itens prescritos, mas que dão embasamento ao raciocínio clínico, oferecendo informações de suporte à decisão. A ferramenta *Clinical Decision Support System* (CDSS), acoplada ao sistema de prescrição, permite ao médico receber informações de diversos tipos que orientem e conduzam com segurança o ato de prescrever. Mais adiante, comentamos os recursos esperados de um CPOE.

Existem outros tipos de programas que não devem ser considerados na categoria de CPOE, pois servem apenas como aplicação para inserção de pedidos transcritos da prescrição médica ("pedidos de farmácia") ou de enfermagem manuscritas, oferecendo pouco ou nenhum suporte à decisão. A ferramenta apresenta-se nesse caso, somente como um meio para se obter maior legibilidade da prescrição médica. Embora fornecedores também chamem esses programas de "prescrições eletrônicas", deve-se ter atenção quanto ao tipo de ferramenta que se deseja no momento do estudo de uma possível implantação.

Uma vez que o intuito é divulgar o que há de mais avançado em tecnologia, vamos abordar a ferramenta CPOE com CDSS, seus potenciais, riscos, benefícios etc.

No mercado norte-americano,[26] em 2007, esse produto estava presente em somente cerca de 10% a 12% dos hospitais e crescendo gradativamente. Em 2019, esse número atingiu praticamente 100% dos hospitais avaliados.[27]

Funcionalmente, o CDSS avaliado nos programas existentes contempla as seguintes categorias na Tabela 4.1.[28]

Tabela 4.1. Categorias de suporte à decisão clínica segundo avaliação do Leapfrog Group

Categoria	Descrição
Duplicação terapêutica	Sobreposição terapêutica de outra droga nova ou de prescrição já ativa. Pode ser a mesma droga, mesma classe ou componente de associação.
Limite de doses individuais e cumulativas.	Dose especificada excede limites recomendados. Dose resulta em cumulativo de dose que excede limites recomendados. Pode também incluir limites de dose para cada componente de uma associação.
Alergias e alergias cruzadas	Existência de documentação de alergia para a referida droga ou para outra de mesma categoria.
Via de administração contraindicada	Prescrição específica por via de administração que não é apropriada para o medicamento em questão.
Interações droga-droga e droga-alimento	Resultado de interação grave conhecida quando administrados conjuntamente com outro medicamento ou grupo de alimentos.
Contraindicações e limites de dose baseados no diagnóstico do paciente	Contraindicação baseada no diagnóstico do paciente ou o diagnóstico afeta a dose recomendada.
Contraindicações e limites de dose baseados no peso ou idade do paciente	Contraindicação baseadas em peso ou idade.
Contraindicações e limites de dose baseados em resultados laboratoriais	Contraindicação baseadas em resultados laboratoriais ou para o qual, o resultado laboratorial deve ser considerado na dosagem prescrita.
Contraindicações e limites de dose baseados em resultados radiológicos	Contraindicação baseada em interação com contraste (a partir de exame radiológico previamente pedido).
Corolário	Intervenção do sistema que requer uma segunda droga associada para atender o padrão do cuidado (alerta baseado em *prompt*).
Custo do tratamento	Verifica testes/exames que duplicam um serviço dentro de um período em que há benefício mínimo ao repeti-lo.
Evitação de aborrecimentos	Prescrições com interações leves ou tipicamente sem consequências que médicos normalmente ignoram alertas.

Ainda que com todos esses recursos, há estudos que relatam reduções significativas nos eventos adversos evitáveis (erros) ou que necessitam de maior aprofundamento.[29-33] Mas recentemente, publicações relatam erros induzidos pelo sistema.[34] Isso demonstra haver que se ter muito cuidado na implantação. Erros que não existiam em processos suportados pelo papel passam a existir no eletrônico.

Os custos de implantação de um sistema nesse padrão são elevados. Segundo o Leapfrog Group, baseado em análise casos, a implantação em hospital de 500 leitos tem custo de 7,9 milhões de dólares americanos e manutenção anual de 1,35 milhões.[35]

Nesse horizonte, vemos que a avaliação e escolha de um programa desse tipo tornam-se uma atividade complexa e que, como discutido inicialmente neste capítulo, deve-se envolver todos os profissionais médicos, de farmácia em enfermagem. Todos os setores devem se integrar e tomar cuidados específicos. Segundo estudos, os riscos da má implantação podem conduzir a aumento do tempo de prescrição; redução de aderência dos médicos devido a excessivos alertas, devido a bloqueios que impedem a prescrição de sua preferência e que os obrigam a determinados protocolos.[8] Em estudo conduzido por Liang,[36] foi medida a aceitação de sistemas CPOE por médicos na China. Percebeu-se que a facilidade de utilização é um preditivo de aceitação. Por outro lado, à medida que ganham experiência com o sistema, não percebem que a facilidade de utilização é tão importante quanto antes de começarem a utilizá-lo.

Mesmo envolvendo toda essa tecnologia e inteligência, o sistema deve contemplar a funcionalidade de aprovação do farmacêutico.[8]

Transcrição e aprovação da prescrição médica

Há muita discussão a respeito da atividade de transcrição. No entanto, sabe-se que nem sempre é possível a adesão do corpo clínico para que a prescrição seja feita diretamente no sistema de prescrição eletrônica. Ainda assim, com um forte compromisso com a segurança do paciente, já vimos a massiva adoção do CPOE nos Estados Unidos.

Nos casos de a prescrição não ser realizada diretamente no CPOE com integração com o sistema da farmácia, a prescrição deve chegar à farmácia para análise por duas formas possíveis:

- Envio da prescrição por "fax" – as prescrições originais são escaneadas na unidade de internação e impressas na farmácia central.
- Envio da prescrição por imagem digitalizada. O farmacêutico revisa a analisa a prescrição digitalizada e a revisa simultaneamente a transcrição no sistema da farmácia mediante estrutura com dois monitores no microcomputador. Além de que contribui com redução substancial no consumo de papel na Farmácia Hospitalar.

Não consideramos a possibilidade de cópias carbonadas, pois além de não envolverem tecnologia são fonte de erros importantes devidos à impossibilidade de leitura clara.

A aprovação da prescrição médica é normalmente feita dentro das instalações do hospital, porém, com a evolução da internet, já cerca de 50% dos hospitais americanos adotam a revisão de prescrição *off-site*. Nesses casos o farmacêutico pode estar em casa ou compartilhado de outro hospital, por exemplo, à noite e nos finais de semana. É uma alternativa para hospitais pequenos e que não tem quadro suficiente para a manutenção do padrão de atendimento nesses períodos.[37]

Equipamentos de fracionamento para dose unitária

Fracionamento de sólidos orais

Os equipamentos de fracionamento de sólidos orais já estão mais difundidos nos hospitais brasileiros. São equipamentos de valores mais acessíveis e temos algumas marcas mais conhecidas e disponíveis no mercado brasileiro: Euclid® (www.euclidspiral.com), Opuspac® (https://www.opuspac.com/br/), Mea Modul® (www.meamodul.com.br) e Grifols® (www.grifols.com).

São diversos os equipamentos, e podem ser consultados diretamente no site dos seus respectivos fornecedores.

A Cadet Twin® da Euclid requer que os medicamentos sejam retirados dos blísteres originais para serem reembalados. Como benefício, temos a identificação individual de cada unidade com todos os dados legais obrigatórios e o código de barras requerido para a rastreabilidade e a checagem da administração à beira do leito (Figura 4.10). Esse equipamento tem a velocidade de embalagem de 120 unidades por minutos.

Nesse processo exige-se, hoje, a obediência à RDC67. Na resolução está determinado que o medicamento removido de sua embalagem primária deve ter sua validade reduzida a 25% da validade restante no momento da reembalagem.[38]

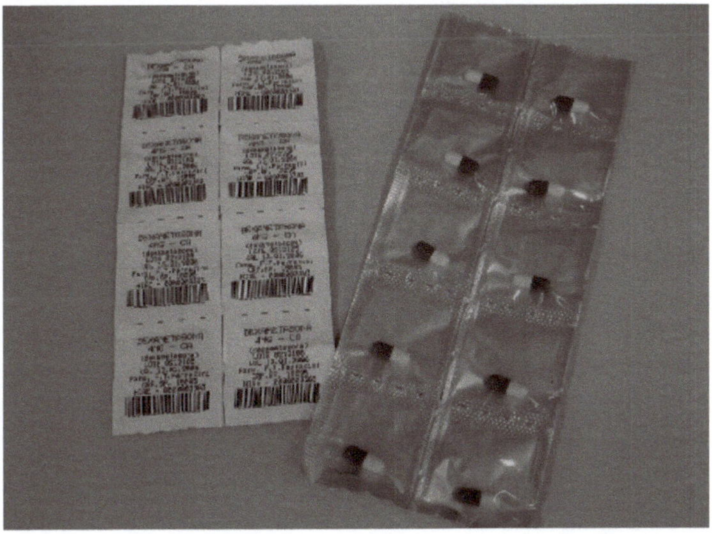

Figura 4.10. Cápsulas reembaladas na CadetTwin®.

Esse equipamento é vantajoso para a produção na Farmácia Hospitalar quando se dispõe de medicamentos em frascos. Infelizmente, a prática da venda de medicamentos nessas condições não é comum no país e acaba por aumentar os custos. Há uma grande formação de lixo (cartuchos, blísteres e bulas) que poderia ser evitado e que, certamente, poderia reduzir o custo do próprio medicamento.

Para a Blister Cadet® (Euclid), MU1000 (Mea Modul) e Opus 30G (Opuspac) não é necessária a remoção dos medicamentos de sua embalagem primária. Todavia, há que se recortar o blíster e processar a reembalagem. Nesse caso, se pode manter a validade original do fornecedor. Nesses casos, a velocidade do equipamento é reduzida entre 40 e 60 unidades por minuto.

A avaliação para aquisição desse tipo de equipamento deve considerar a produtividade da execução manual desse serviço *versus* o tempo necessário para produção com a máquina, considerando também os insumos para embalagem nos dois processos.

Ainda mais evoluídos, o mercado também tem sido abastecido com equipamentos que incorporam o recorte e reembalagem dos blísteres. Esse cenário reduz ainda mais o trabalho manual e adiciona-se a vantagem da manutenção da validade original do produto. Podemos aqui citar a Blispack® (Grifols) e a AIVAK PRO (Opuspac). Não realizam na mesma velocidade dos equipamentos anteriores, mas se propõem a trabalhar de modo completamente autônomo após o carregamento com os medicamentos.

Em contrapartida, diversos profissionais propõem uma alternativa que vem sendo discutida em diversos foros relacionados à rastreabilidade de medicamentos. Para se evitar a manipulação do medicamento, erros e contaminações que advenham desse processo, além do investimento que muitas vezes é escasso para a compra das máquinas, espera-se dos fabricantes a identificação individual de cada unidade em blíster picotado, com o código GS1 Data Matrix e as demais informações em formato humano-legível (marca, nome genérico, dose, lote e validade) (Figura 4.11).

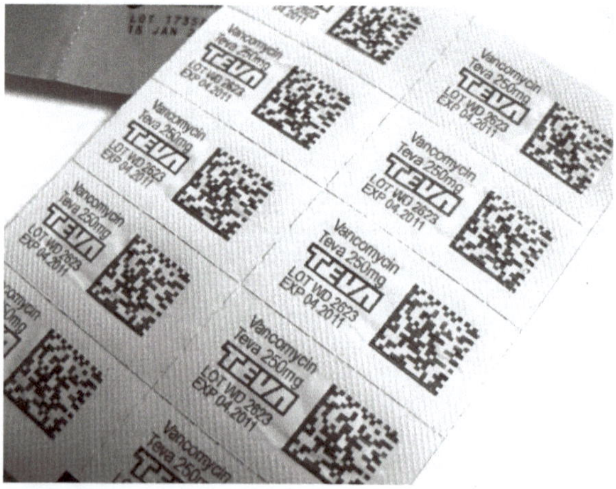

Figura 4.11. Blíster picotado com GS1 Data Matrix (https://www.zenjet-coding.com/en/home-en/).

Fracionamento de líquidos orais

A possibilidade de fracionamento de líquidos orais é de grande interesse principalmente para hospitais pediátricos e alguns equipamentos estão disponíveis. A Baxter (https://sisnacmed.com.br/repeater-pump/) tem no mercado a Repeater Pump®. A Euclid, usufruindo da tecnologia da Baxter, dispõe do produto Speedy Wet Cadet® (Figura 4.12). Ambas as tecnologias prometem produção de cerca 30 frascos por minutos.

No mercado nacional, a novidade se dá pelo equipamento da Opuspac, a Opus MK5, que realiza o fracionamento de xaropes, soluções, cremes entre outros, em sachês.

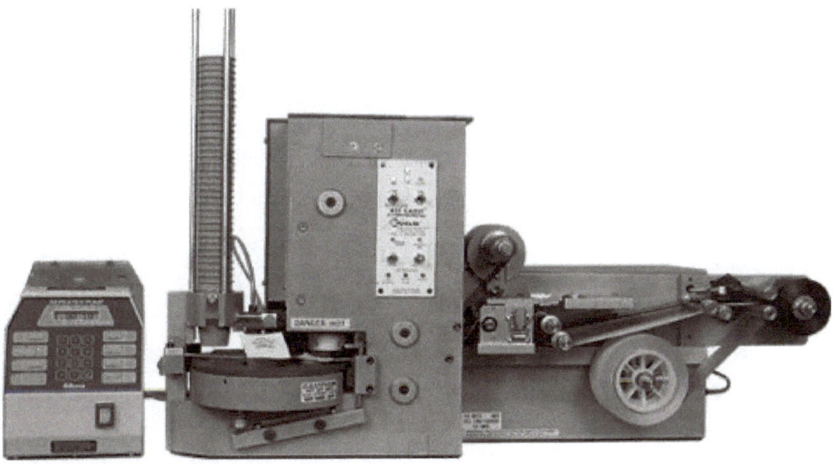

Figura 4.12. Speedy Wet Cadet® com Repeater Pump®.

Dispensação satélite/dispensação descentralizada

Embora ainda estejamos discutindo o SDMDU em âmbito nacional, começamos ver alternativas que modificam ou vem a complementar o perfil da dispensação da Farmácia Hospitalar. A utilização de sistemas racionais de distribuição é fundamental para a atenção farmacêutica efetiva.

No exterior, a inclinação do perfil do profissional farmacêutico para atividades assistenciais e a pressão para a redução de custos levaram os hospitais a buscar alternativas que atendessem a esses dois requisitos. Na década de 1960, a farmácia emerge como profissão clínica e logo nos anos de 1980, os gabinetes de dispensação automatizada (*Automated Dispensing Cabinets* – ADC) de medicamentos surgiram, então, como uma ferramenta de destaque para atingir essas metas. Altamente aderentes ao SDMDU, esses equipamentos encontraram logo seu lugar no atendimento farmacêutico dos hospitais americanos. As primeiras máquinas começaram a ser implantadas no final da década de 1980 e, gradualmente, foram se popularizando.[39] No Brasil, o seu uso ainda é incipiente e não há estatísticas formais. Nos Estados Unidos, o uso chega apenas 5,9% dos hospitais sondados não possuem a tecnologia.[37] No Canadá, em 2007, 32%[40] e em toda a Europa, é uma realidade comum em grande número dos hospitais.

A adoção desses e/ou outros tipos de automação na dispensação gerou um novo padrão, agora sendo divulgado como sistemas híbridos de dispensação. Esse tema é tratado em tópico próprio.

A Associação Americana de Farmácia no Sistema de Saúde (ASHP) aprova o uso desses equipamentos e se tornou um padrão no atendimento de medicamentos.[37] Eles liberam o farmacêutico das atividades de dispensação e possibilitam, assim, que esses profissionais tenham uma maior participação nas atividades assistenciais, contribuindo também para a melhoria do processo de distribuição de medicamentos.[6] Vários estudos vêm sendo realizados para se avaliar o quanto os sistemas automatizados contribuem para a redução do erro de medicação.

Os sistemas gabinetes automatizados de dispensação passaram por diversas melhorias e amadureceu ao longo dos anos. A princípio utilizados de quatro modos, sendo eles isolados ou combinados:[41]

- Sistema de distribuição de medicamentos não controlados:
  - Primeiras doses.
  - Se necessário.
  - Urgências.
  - De horário (dose de manutenção).
- Sistema de distribuição de medicamentos controlados.
- Como carros de emergência, em prontos-socorros e salas de operação, para suprimentos de emergência.
- Dispensação integral em horário noturno, quando a farmácia está fechada.

Atualmente, não se recomenda o uso do equipamento para emergências, assim como se reforça a necessidade de avaliação prévia da prescrição antes da liberação do medicamento. Mesmo em hospitais onde a farmácia não tenha atendimento clínico 24 horas, usa-se recurso remoto para a avaliação da prescrição, como já apresentado anteriormente.

Dessa maneira, na atualidade, os equipamentos são usados de duas maneiras alternativas, a saber:

- Fonte principal de dispensação de medicamentos.
- Dispensação de suporte para itens ou condições específicos:
  - Primeiras doses.
  - Se necessário.
  - Urgências.
  - De horário (controlados).

Nas instituições americanas, somente cerca de 25% utilizam o equipamento como modo auxiliar de dispensação. Nesses locais, a dispensação é centralizada, realizada de maneira manual tradicional ou possuem robustos processos robotizados, que veremos mais adiante.[37]

Neste tópico, abordaremos os sistemas automatizados, colocando de maneira mais destacada o sistema Pyxis (BD Pyxis™ MedStation™ ES – BectonDickinson – www.bd.com) devido à experiência nesse produto. Outras tecnologias que estão disponíveis no mercado apresentam muitas semelhanças quanto às configurações de *software* e *hardware*. Entre elas, Omnicell XT da Omnicell (www.omnicell.com), Stockart MedSMART da Triatech (https://www.stockart.com/en/medsmart/) e Supply Point distribuído pela SISNACMED (www.sisnacmed.com.br). O equipamento Mediato® da Dankia (www.dankia.com.br) é o único de tecnologia nacional distribuído no mercado brasileiro.

Na literatura a respeito desse tipo de tecnologia encontra-se denominada de diversas maneiras: *Automated Dispensing Cabinets* (ADC); *Automated Dispensing Machines* (ADM); *Automated Dispensing Devices* (ADD); *Unit-Based Cabinets* (UBC).

Por que utilizar máquinas de dispensação automatizadas?

A redução de custos é um dos maiores motivos para o uso dessa nova tecnologia. Nos hospitais americanos, os custos referentes a produtos farmacêuticos giravam em torno de 15% dos gastos totais.[42] Em hospitais de até 400 leitos, em 2008, os gastos foram em média de US$ 15 milhões. Com despesas tão elevadas, por lá, a aquisição desses equipamentos é uma alternativa para o controle de gastos com outros benefícios atrelados e que discutiremos aqui. Contudo, no mercado brasileiro, o custo dos gabinetes de dispensação automatizada é relativamente alto. Mesmo assim elas já começam a chamar a atenção de muitos administradores hospitalares.

No Brasil, ainda existem hospitais que possuem estoques nos postos de enfermagem, sob controle das equipes locais, mesmo que essa seja uma situação inadequada. Um dos pontos críticos existentes nessas organizações é o monitoramento dos medicamentos controlados, havendo a necessidade de contagens diárias e grande dispêndio de tempo para essa atividade. Em um estudo realizado no Hospital da Universidade da Califórnia San Diego,[43] que considerou o tempo necessário para se obter e realizar todos os registros manuais necessários, verificou-se que o tempo gasto com medicamentos controlados em uma unidade de enfermagem foi reduzido de 5,04 h/semana para 0,36 h/semana. Isso demonstra que os sistemas automatizados são ferramentas de extremo valor para o controle de medicamentos desse tipo. Outro aspecto é o do controle da utilização dos demais medicamentos não controlados, evitando o seu uso irregular. Nos hospitais onde a farmácia não atende 24 horas, o uso desses equipamentos é oferecido como uma alternativa.

Em hospitais que já trabalham com sistema de distribuição individualizada ou dose unitária e, principalmente, naqueles onde a distribuição é descentralizada, por meio de farmácias satélites, essa é uma solução que ganha destaque. Os hospitais que possuem farmácias satélites devem considerar ainda que, ao substituí-las pelos equipamentos, podem destinar as respectivas áreas para serviços que possam trazer receita para a instituição.

Em todos os aspectos acima considerados, o uso da automação na dispensação pode e deve ser visto como um passo a mais em direção à melhoria da qualidade no serviço da farmácia. O sistema proporciona:

- Atendimento mais ágil dos medicamentos, disponibilizando-o no local da necessidade.
- Redução de erros de medicação, com a dispensação do medicamento apropriado, conforme a solicitação médica (para equipamentos interfaceados com o sistema da farmácia, liberando o medicamento somente com autorização do farmacêutico).
- Documentação contínua das transações realizadas, permitindo rastreamento de qualquer atividade.
- Monitoramento eficaz na dispensação de medicamentos controlados (portaria 344), guardado em gavetas trancadas, atendendo à legislação vigente. Elimina as contagens em passagem de plantão seja no estoque da enfermagem ou na farmácia.
- Controle eficaz da validade de medicamentos, minimizando as perdas por vencimento.
- Manutenção da farmácia continuamente informada da posição de estoque em cada unidade de maneira precisa, com destaque para estoques zerados ou baixos. Por meio do estabelecimento de parâmetros e de políticas de controle de estoque, o equipamento gera requisições de reabastecimento pautado no consumo.
- Controle propriamente dito dos estoques, de maneira especiais itens de alto custo, evitando perdas ou mesmo mantendo os gestores informados dos desvios e seus motivos.
- Por um desenho adequado dos espaços, permite a disposição dos itens em estoque com uma configuração de conteúdo mais racional, evitando que algum material permaneça no local sem utilização frequente. O sistema consegue emitir relatórios de utilização dos itens, indicando a presença daqueles que estão fora de uso.
- Quando interfaceado com a conta do paciente, permite a atualização automática de cobrança.

Para hospitais que pretendem tornar-se acreditados da Joint Commission International, os equipamentos de dispensação automatizada são um passo de grande avanço. Para os auditores da Joint Commission, desde que havendo políticas e procedimentos bem descritos, os equipamentos são ponto de tranquilidade. A Associação Americana de Farmácia no Sistema de Saúde relata o uso seguro desses equipamentos.[44]

Entre os *standards* da Joint Commission International (JCI)[11] aplicáveis aos sistemas automatizados de dispensação de medicamentos, colocamos alguns em destaque:

- MMU.2.2 – a instituição pode obter prontamente medicamentos não estocados, não disponíveis na instituição, ou ainda em horários em que a farmácia esteja fechada.

- MMU.3 – os medicamentos são armazenados de maneira adequada e segura.
- MMU.3.1 – existe uma política institucional que orienta o armazenamento de medicamentos e de produtos de nutrição parenteral.
- MMU.3.2 – quando armazenados fora da farmácia, os medicamentos de emergência estão disponíveis, monitorados e em segurança.
- MMU.3.3 – a instituição dispõe de um sistema de recolhimento de medicamentos.
- MMU.5.1 – as prescrições e solicitações de medicamentos são revisadas quanto à sua pertinência.
- MMU.5.2 – a instituição utiliza um sistema para dispensar medicamentos na dose certa, ao paciente certo na hora certa.
- GLD.3.2 – a instituição utiliza equipamentos, suprimentos ou medicamentos recomendados por organizações profissionais, ou outras fontes de autoridade.
- Meta Internacional de segurança do paciente 3 – melhorar a segurança de medicamentos de Alta-Vigilância.

Entre eles, o que demanda mais atenção é o MMU.5.1,[45] que foi comentado no tópico "Outras recomendações para a automação em bases seguras".

Os equipamentos

Visão geral

Os equipamentos de dispensação automatizados BD Pyxis™ MedStation™ ES (Figura 4.13) são gabinetes com diversos tipos de gavetas, configuradas de várias maneiras, conforme o rigor de controle sobre o medicamento que armazenam. Existem desde gavetas que dispõem de diversos medicamentos simultaneamente a outras que dispensam unidade por unidade. No caso de comprimidos, cápsulas e drágeas é importante que a farmácia possua uma rotina de unitarização/fracionamento das doses, para dispor desses medicamentos de maneira segura.

O acesso ao sistema é realizado por meio de uma senha pessoal ou por meio da leitura de digitais (Figura 4.14). No modo de acesso por senhas, a política de validade desses códigos é muito importante. A sua troca periódica aumenta a segurança na utilização do sistema, assim como inibe eventuais tentativas de uso indevido de senhas de colegas.

A máquina é operada por meio de um monitor do tipo *touch screen*, muito comum hoje em dia, em múltiplas aplicações. Nessa tela, estão disponíveis as diferentes transações, as quais realizam interface com o sistema de informações do hospital. O acesso às diferentes funções é regulado pela senha. Conforme a política adotada pela instituição, cada categoria de profissionais é restrita a funções predeterminadas. Entre as funções existentes estão a retirada, a reversão, o descarte, a admissão, a alta, o inventário, a inclusão e a exclusão de itens, além de atividades administrativas (configurações diversas de *hardware* e *software*). Os equipamentos alocados pelo hospital são controlados por um sistema central, por

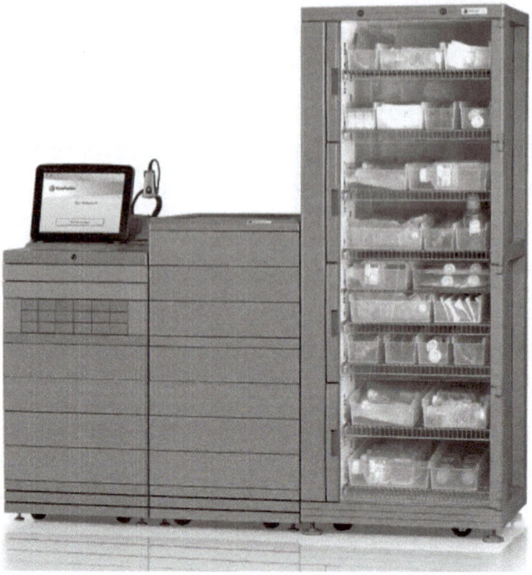

Figura 4.13. BD Pyxis™ MedStation™® ES.

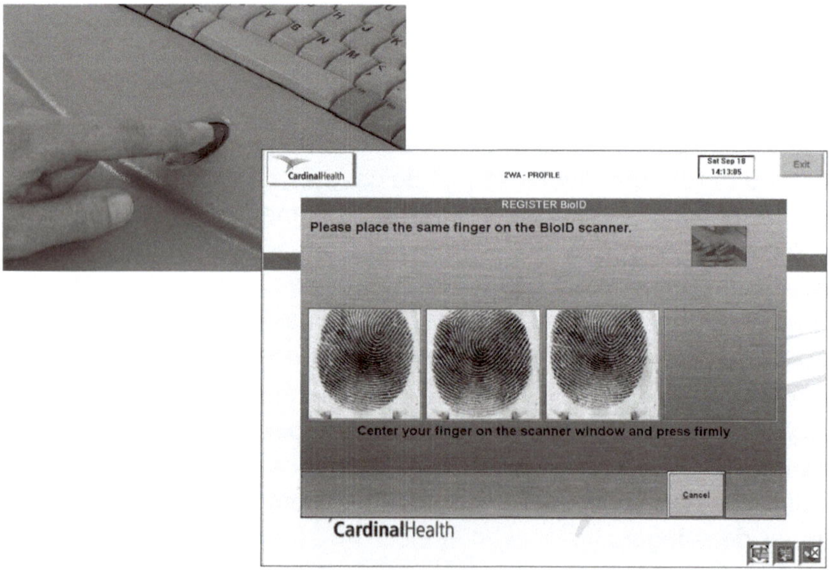

Figura 4.14. Pyxis BioID™.

meio do qual se gerencia todo o sistema. Esse sistema tem como função principal o monitoramento dos estoques em tempo real. Esse recurso é a ferramenta utilizada em diversos processos:

- Verificação de estoques em níveis abaixo do limite mínimo de atendimento.
- Estoques zero.
- Gerenciamento de usuários.

- Gerenciamento das estações.
- Gerenciamento do formulário de estoque.
- Gerenciamento de pacientes e prescrições.
- Emissão de relatórios.
- Controle geral de estoque etc.

O sistema é acessível via web, permitindo amplo acesso à equipe de técnicos responsáveis pelo monitoramento dos equipamentos e seus alertas.

Conforme as necessidades da instituição na qual está implantando o sistema, podem-se adotar máquinas exclusivas para a dispensação de medicamentos ou podem-se associar a ele outros módulos para a dispensação de materiais médico-hospitalares.

O sistema Pyxis dispõe de dois tipos de operação de dispensação, que podem preencher diferentes necessidades dos clientes. São conhecidos como *Profile* e *Non-profile*. O modo *Profile* trabalha com interface com o sistema informatizado de prescrição médica, de modo que o equipamento só libere o medicamento prescrito após aprovação de um farmacêutico. Essa funcionalidade atende ao *standard* MMU.5.1 da Joint Commission International, que determina que o farmacêutico deve rever todas as prescrições médicas, como já mencionado. O modo *Non-profile* não exige a prescrição médica por meio eletrônico, disponibilizando todos os medicamentos em estoque para a retirada pelo usuário, desde que seu perfil de acesso o autorize. Esse método é fortemente desencorajado por ter alto potencial de se tornar uma fonte importante de erros de medicação e/ou desvios.

Capacidades dos equipamentos – tipos de gavetas

O equipamento Pyxis possui gavetas com diferentes configurações e capacidades.

As *mini-drawers* (mini-gavetas), gavetas que oferecem bom controle e capacidade, podem conter de 18 a 63 diferentes medicamentos em sua configuração *standard*. Por serem unidades configuráveis, podem armazenar até 108 diferentes medicamentos. Uma única gaveta comporta seguramente até 500 doses. Podem ser configuradas em modo de dispensação unidade por unidade (único item, alta segurança), ou em modo matriz, disponibilizando até seis medicamentos diferentes simultaneamente (maior variedade, menor segurança).

As CUBIE *drawers* (Pyxis CUBIE® – *Computerized Unit Based Inventory Exchange*), gavetas que disponibilizam cada produto de maneira isolada, por meio da abertura de uma "caixinha" lacrada eletronicamente. Podem conter 40 medicamentos diferentes na configuração *standard*. Configuradas conforme a necessidade da farmácia, podem conter até 60 medicamentos diferentes. Esse tipo de gaveta tem se tornado a grande referência de segurança e recomendado conforme os alertas editados.[39,44]

As gavetas-matriz, que oferecem menor controle, disponibilizam até 40 medicamentos diferentes simultaneamente.

Na montagem das máquinas, considerando principalmente as gavetas que permitem o acesso a múltiplos medicamentos simultaneamente, há necessidade de um cuidado especial. Medicamentos com apresentações muito parecidas, embalagens ou nomes similares, devem ser disponibilizados em gavetas diferentes, inibindo o erro de reabastecimento e/ou remoção de medicamentos e o consequente erro de administração.

De modo geral, os equipamentos trabalham de maneira muito semelhante, embora haja alguma diferença entre as tecnologias, liberando os medicamentos individualmente a cada unidade ou por quantidades e variedades múltiplas simultaneamente.

Funcionalidades dos equipamentos

Retirada

Quando o profissional de enfermagem se conecta ao sistema, aparecem as funções para as quais ela está habilitada. Quando ele digita a função "retirar", aparecem os pacientes atualmente internados na unidade ou conforme configurado o sistema. Os pacientes podem ser visualizados pelo nome, pelo leito ou pelo registro da passagem atual (em alguns locais dá-se também o nome de episódio). Selecionado o paciente, elege-se o medicamento prescrito desejado – sistema Profile. No caso particular dos medicamentos controlados, ao solicitá-los e se assim estiver configurado, o sistema pede a contagem das unidades existentes na gaveta que foi aberta. Realizado esse passo, o sistema informa a quantidade de unidades a serem retiradas, necessárias para a administração, conforme a prescrição médica. Caso o sistema verifique que houve divergência da contagem informada em relação à esperada, é registrada uma discrepância de estoque. Essa discrepância deve ser justificada a cada ocorrência para que se mantenha o controle sobre esses medicamentos e desvios sejam evitados. Nos hospitais americanos, o controle sobre as discrepâncias é de responsabilidade das enfermeiras encarregadas de cada unidade. No Hospital Israelita Albert Einstein, por uma peculiaridade do controle de estoque e da interface com o sistema de gestão do hospital (ERP), o controle da resolução de discrepâncias é do farmacêutico.

Retiradas de urgência/emergência

No sistema Pyxis, assim como em outras marcas, está prevista a funcionalidade para a remoção de medicamentos sem a avaliação farmacêutica prévia da prescrição médica. A funcionalidade é chamada *override*. Nessa funcionalidade perde-se parte importante do controle existente sobre o medicamento e cuidados devem ser tomados. Em outros sistemas também é chamado de "retirada avulsa". Explicamos mais adiante em detalhes.

Reversão/devolução

Da mesma maneira como ocorre a retirada, o sistema também permite a devolução de itens. Essa devolução pode ser configurada para ser realizada no local original de onde o material foi retirado ou em uma gaveta apropriada para devoluções. A segunda opção é mais recomendada, para que os membros da equipe de enfermagem não possuam novo acesso aos medicamentos, diminuindo, assim, a possibilidade de que esses produtos sejam misturados com outros e provoquem um erro de dispensação em um momento futuro.

Reposição

A reposição é uma atividade simples que, por sua característica, merece uma atenção especial. Essa é uma função que deve ser destinada a uma equipe bem treinada, pois a reposição errada pode gerar um erro de administração potencialmente grave. Ao selecionar um determinado item para a reposição, o sistema pergunta quantas unidades estão presentes inicialmente e, após a confirmação desses dados, solicita a informação da quantidade a ser reposta. Se necessário, pode-se adotar um sistema de dupla checagem. Isso é, após a reposição pelo técnico de farmácia, o sistema solicitará a revisão da reposição por um farmacêutico. Outra opção muito presente nos equipamentos e altamente recomendada é a leitura do código de barras do medicamento e do local de armazenamento, garantindo o item correto no local correto.

Deve-se adotar essas políticas minimamente para o controle de medicamentos que oferecem maior potencial de risco ao paciente ou que possuem apresentações em diversas doses diferentes, porém, semelhantes em aparência e de mesmo nome (medicamentos LASA – *Look-alike Sound alike*). Nessa situação, mesmo que o farmacêutico não realize nenhuma verificação, o sistema notifica o usuário da condição desse medicamento, ainda que permita a sua retirada.

Efeitos sobre o erro de medicação

Tendo em vista que o Brasil ainda não tem a tecnologia amplamente difundida, é importante avaliarmos um pouco de histórico a fim de evitarmos com erros já aprendidos.

Um dos pontos de benefícios que relatamos inicialmente, foi o efeito sobre o erro de medicação. No entanto, já em 1995, Barker[46] afirmava que "a menos que aplicada adequadamente, a automação não reduzirá os erros". Isso se comprovava com algumas publicações nesse mesmo ano. Borel[47] realizou um estudo no qual demonstrou a redução de erros de 16,9% – anterior à implantação do sistema – para 10,4% – posterior à implantação do sistema. Schwarz, na Universidade da Califórnia San Francisco, colocou uma situação controversa, na qual, dependendo da unidade de internação onde ela foi instalada, os resultados apresentaram tendências divergentes.

Praticamente 15 anos depois, o ISMP repete as observações de Barker.[48] O ISMP propõe então os cuidados necessários que influenciam diretamente sobre a segurança dos equipamentos e discutimos diversas recomendações do tópico a seguir.

Planejamento de implantação do sistema

É importante mencionar que a distribuição de medicamentos, a sua precisão e a sua segurança são de responsabilidade do farmacêutico, independentemente do sistema de distribuição implantado. No caso dos sistemas automatizados, a situação não é diferente. Como responsável legal pela segurança e pela integridade no uso de medicamentos, o farmacêutico deve exercer papel fundamental na descrição completa de políticas e procedimentos que norteiam a dispensação automatizada.

Por meio de experiência já vivida e como orientado pela ASHP, o planejamento é um dos pontos mais importantes para uma implantação bem-sucedida. Todos os cuidados que serão relacionados são de alta relevância. Apesar de a tecnologia estar difundida e o equipamento ser de fácil operação, pode-se encontrar resistência, pois as equipes de enfermagem podem se sentir tolhidas e controladas pelo novo sistema.[49]

Como o assunto já foi tratado de maneira geral no início deste capítulo, abordamos resumidamente os requisitos específicos:

- Montar equipes de estudo para implantação e substituição de sistemas e processos (envolver todas as eras afetadas).
- Analisar os locais de instalação e verificar possíveis necessidades de adequação da estrutura física.
- Planejar, desenvolver e testar interfaces para admissões e estoque (considerar todas as nuances do processo).
- Avaliar plano de manutenção preventiva eficaz a fim de se evitar quebras e indisponibilidade da máquina.
- Alinhamento com planejamento estratégico da organização, assegurando que a automação seja compatível com a visão e missão da empresa.
- Estabelecer padrões de *performance* para a segurança, a precisão (por meio da elaboração de documentos de políticas e procedimentos) – incluídas as taxas de erros de medicação – e o cumprimento de prazos e custos.
- Determinar as responsabilidades do fornecedor e da organização quanto à manutenção preventiva e corretiva; ao treinamento inicial das equipes de projeto; à operação e à resolução de dúvidas e problemas técnicos.

Recomendações diversas

A menos que bem-planejado, o uso da automação pode incorrer em erros até então não esperados.[50] A tecnologia pode ser sub ou mal utilizada, não oferecendo a segurança potencialmente envolvida no equipamento. Tendo em vista essa situação, várias são as recomendações propostas em diversos estudos e artigos publicados sobre o tema.[37,51-54] Tratamos aqui algumas delas, entre as quais experiências no Hospital Israelita Albert Einstein, a seguir.

Estoque e número de estações

Na fase de planejamento, deve-se realizar um estudo dos medicamentos mais utilizados em cada unidade de internação onde serão instalados e estimar os parâmetros de estoque de acordo com o histórico levantado. Os parâmetros de estoque devem ser programados segundo a relação máquina X leitos atendidos e a periodicidade esperada de reposições, tendo em vista o melhor nível de serviço. Com essa visão, pode-se estimar a mão-de-obra necessária frente à disponível para o reabastecimento. Klibanov[55] relata que no Hospital da Universidade da Carolina do Norte, a máquina é abastecida pelos técnicos de farmácia a cada 3 horas. No mesmo hospital da Carolina do Norte, existem 65 unidades de dispensação para os 650 leitos. No Hospital Israelita Albert Einstein, em São Paulo, atualmente há 45 pontos de atendimento instalados, que atendem a leitos de clínica médico-cirúrgica, ambulatório de oncologia, UTIs e unidade semi-intensivas, reabastecidos uma a duas vezes ao dia conforme o cenário. No Einstein, trabalha-se em média com cerca de 550 itens entre materiais e medicamentos em cada ponto de atendimento, que pode chegar a 850 em unidades críticas. É importante observar que, nessa situação devem ser monitorados aproximadamente de 24 mil itens quanto à atualização de parâmetros (reduções e aumentos), remoções de itens sem uso, controle de validades etc. Nos relatos norte-americanos, verifica-se que apenas eventualmente existem materiais dentro das estações. As particularidades do planejamento de cada projeto é que determinam essas diferenças.

Na implantação dos equipamentos no Hospital da Universidade da Califórnia San Diego, foi estipulada a instalação de uma máquina para cada 18 a 20 leitos de unidade de clínica médico-cirúrgica, e uma máquina para cada oito leitos de cuidados intensivos.

Enfim, o objetivo é ter equipamentos em número suficiente para não haver filas, e que esses sejam dispostos em locais de fácil acesso e próximo aos pacientes, reduzindo a possibilidade de longas caminhadas.

Monitoramento do consumo

A revisão da prescrição médica pelo farmacêutico é um passo fundamental para se evitarem erros de medicação relacionados a reações alérgicas conhecidas; prescrições em doses, frequências e vias não habituais; verificação de horários mais apropriados para a administração de certos medicamentos; interações medicamento-medicamento, entre outros.

Por outro lado, hospitais que adotam sistemas *profile* devem estar atentos a um ponto de extrema importância, que é o estabelecimento de uma política de acesso a medicamentos de uso em casos de urgência. Há vários casos em que o atraso na administração de certos medicamentos pode ser mais danoso do que o risco de se administrar um medicamento sem a prévia avaliação da prescrição. Recomenda-se que essa política seja estabelecida em conjunto com o comitê de farmácia e terapêutica, considerando-se o tempo que a farmácia leva para cumprir a rotina de avaliação e de inserção da prescrição no sistema. Esse tempo para a liberação da prescrição é chamado *order turn-around time*. Essa lista deve ser desenvolvida em função da situação do paciente, a partir da qual é determinada a urgência.[34] A lista não deve ser elaborada em função do medicamento.

Como alerta Cohen,[56] o uso deliberado dessa funcionalidade como uma alternativa de conveniência ou como um "remédio" para a demora na atenção do farmacêutico é um grande risco. Isso acaba por transformar em rotina a administração de medicamentos não críticos sem o cumprimento da avaliação do farmacêutico. Os hospitais que apresentarem tal conduta estão arriscados a receber uma recomendação do Tipo I da Joint Commission por não cumprir o *standard* MMU.5.1.

Nos casos em que a primeira dose foi tomada e há posterior continuação da terapia, a prescrição deve ser avaliada quanto antes, previamente à próxima dose.

O monitoramento da utilização desse recurso (*override*) é recomendado. Deve-se avaliar como as equipes de enfermagem estão se comportando perante o recurso e permitindo a elaboração de condutas para se aprimorar a eficiência na velocidade da avaliação do farmacêutico. Em trabalho publicado, índices de erros chegam a 11,7% quando medicamentos são retirados nessas condições.[57] Isso é preocupante quando se registra 12% de todas as retiradas por meio dessa funcionalidade.[58]

Em casos de instalação de equipamentos em unidades de emergência é comum a disposição de equipamentos em versão Non-profile. Contudo, essa situação traz diversos riscos devido ao paciente, sendo recomendado ao menos a avaliação da prescrição de maneira retrospectiva.[57]

Montagem e reabastecimento

Recomenda-se que as máquinas sejam abastecidas com medicamentos na forma fracionada, sempre que possível. Em contrapartida, no Brasil, sólidos orais são comumente vendidos em blísteres, o que acaba por determinar um grande trabalho de reembalagem, seja ele manual ou automatizado. Essa condição é importante para se promover maior segurança no processo de medicação.

O lugar de estocagem e a quantidade também interferem no erro de medicação. Ao estocar, deve-se ter cuidado de separar itens com nomes e aparências semelhantes. Ainda se deve ter atenção de não se misturar medicamentos disponíveis por *override* com aqueles de acesso exclusivo com a autorização do farmacêutico. Essa mistura permite que usuários mais atentos apelem para o "jeitinho" para obter o medicamento ainda não liberado.

As quantidades abastecidas também dever ser monitoradas. A oferta de grandes quantidades pode gerar desvios e mesmo erros de medicação como reportado por Paparella.[52]

Plano de contingência

Todo equipamento automatizado pode sofrer falhas mecânicas, ter cortes de energia, travamentos de *software*, interrupção de comunicação de interfaces. Portanto, é importante a elaboração de planos de contingência que prevejam cada uma dessas condições. Para o caso da perda de comunicação (quedas de interface), o equipamento é provido da funcionalidade de *critical override*. Nesse caso, todos os itens do estoque são liberados ao usuário sem a necessidade da aprovação do farmacêutico, desde que esse tenha o referido privilégio de acesso. Em alguns hospitais, por virtude de segurança, exige-se que a retirada seja executada testemunha quando em operação de contingência.[55]

Nesses momentos de "fragilidade" do estoque, cabe à farmácia monitorar mais intensamente as remoções realizadas para se buscar ativamente possíveis erros de medicação e desvios.

Treinamento

Assegurar treinamento efetivo (admissional e contínuo) para os funcionários envolvidos no processo, determinando as responsabilidades de cada um. O uso inadequado do equipamento pode gerar erros de estoque com consequentes falhas de reabastecimento, prejudicando a assistência ao paciente.

Os erros de estoque mencionados acima são as chamadas discrepâncias. As discrepâncias podem ocorrer em qualquer tipo de medicamento armazenado no equipamento. As ocorrências desses erros contribuem para dois problemas principais: cobrança indevida de itens não utilizados pelos pacientes e consequentes sobras de estoque; e falta de reabastecimento por falta de estoque físico, porém, existente no lógico. Tais erros não são percebidos de imediato pela farmácia e acabam por gerar reclamações dos usuários. As gavetas que oferecem menor controle são as que apresentam maior incidência de erros. As gavetas CUBIE são as que têm os melhores resultados, por oferecerem maior controle e segurança nas movimentações.

Devido a esses problemas, uma recomendação é a presença de farmacêuticos clínicos nas unidades de internação, que possam atender às diversas necessidades dos usuários. Isso pode aprimorar a comunicação da enfermagem com a farmácia e acelerar a resolução de tais intercorrências.

Eficiência na aprovação da prescrição médica

Um ponto que pode comprometer o andamento da rotina é a demora na liberação da prescrição médica pelo farmacêutico. A demora excessiva pode causar problemas na assistência ao paciente e provocar um número excessivo de transações de *override*. Se a farmácia não tiver um tempo relativamente pequeno para garantir essa liberação, a lista de medicamentos de *override* (urgências) tende a ser muito grande e provocar ainda mais erros de medicação. No Hospital Israelita Albert Einstein, o tempo proposto de rotina para a liberação da primeira dose é de 15 minutos.

Monitoramento e controle de eficiência operacional

Na atual evolução da ciência de dados, chegamos a um nível em que não pode mais tratar os equipamentos de maneira amadora. Cuidar da segurança do paciente não é mais a única atenção que se tem, mas também o uso custo efetivo, com controle contínuo de KPIs.[59,60] Atenção é requerida para se evitar perdas por validade, remoção de itens de lenta movimentação (*slow movers*), gestão de parâmetros de reabastecimento para se evitar falta ou estoques excessivos entre outros. Hoje, as ferramentas de BI estão amplamente difundidas e não imprescindíveis para esse controle mais efetivo.

Outras marcas

A Figura 4.15, está disposta alternativa disponível no mercado norte-americano, o sistema Omnicell XT Automated Dispensing Cabinet (www.omnicell.com).

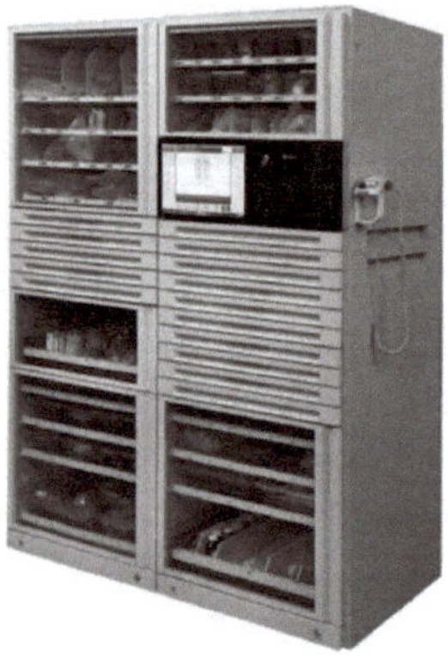

Figura 4.15. Omnicell – XT Automated Dispensing Cabinet.

Equipamentos para outras finalidades

Além de enfermarias de clínica médico-cirúrgicas e unidades de tratamento intensivo, há ainda a possibilidade de uso dessas máquinas em serviços de emergência e centros cirúrgicos. A tecnologia vem sendo utilizada na dispensação de anestésicos em centros cirúrgicos, em substituição aos tradicionais carrinhos de anestesia (Figura 4.16), áreas de procedimentos (Figura 4.17) e salas de hemodinâmica (Figura 4.18).

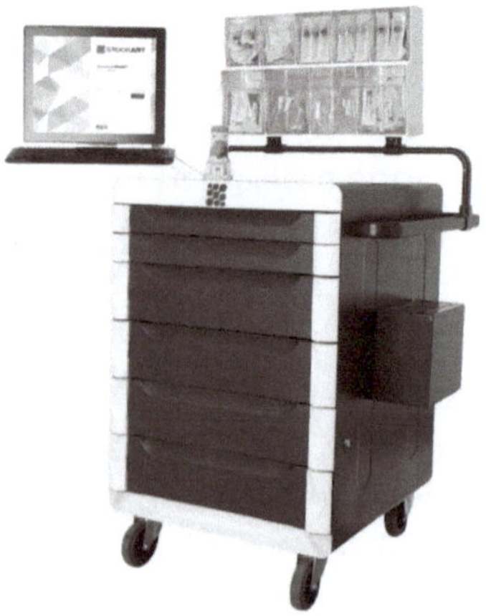

Figura 4.16. Stockart AnesthesiaSMART®.

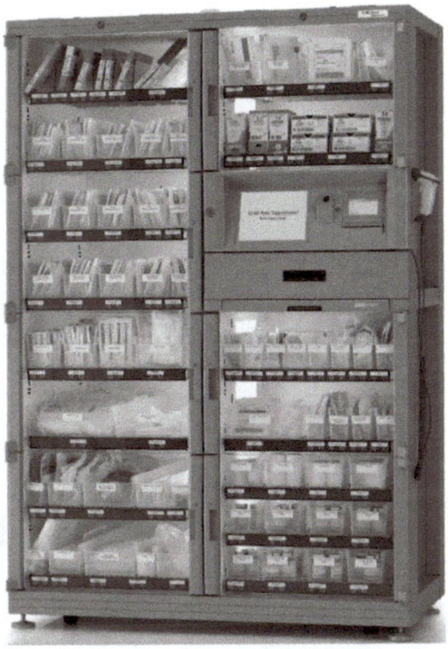

Figura 4.17. BD Pyxis™ Procedure Station.

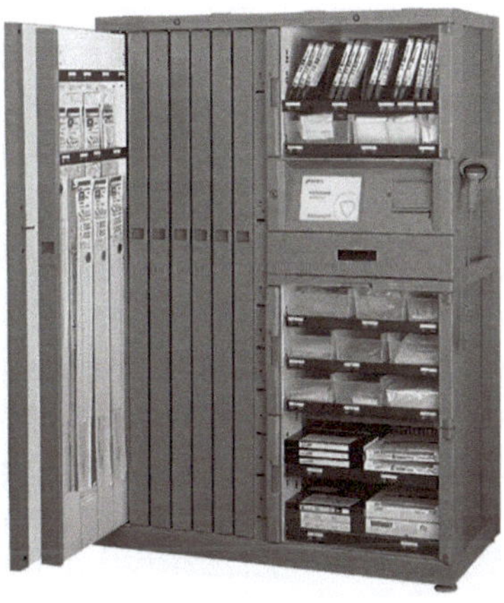

Figura 4.18. BD Pyxis™ CathRack.

Dispensação central – soluções de maior porte

■ Unitarização de sólidos orais

Outros equipamentos prometem praticidade no fracionamento e separação de sólidos orais. Um pouco mais elaborados que os equipamentos de fracionamento, como já descrevemos anteriormente, são máquinas de maior porte que oferecem resultados mais vantajosos. São conhecidos como unitarizadores de alto volume. A JVM® dispõe no mercado, sem representação no Brasil, equipamento voltado especificamente para esse fim. Com apresentações de capacidade variando de 240 a até 500 itens (Figura 4.19), sendo interfaceado com o sistema de prescrição médica, separa todos os sólidos orais por paciente e embala individualmente por horário, em uma velocidade de até três mil doses por hora.

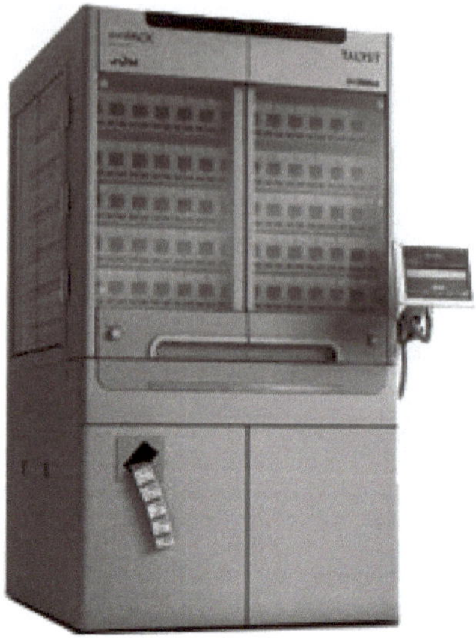

Figura 4.19. PACMED™ – JVM.

Nesse caso, também vale o comentário já feito para os equipamentos de menor porte em relação às embalagens descartadas dos medicamentos.

Unitarização de injetáveis

Equipamentos completamente automatizados de fracionamento e preparo de medicamentos injetáveis estão lentamente se tornando presentes nos Estados Unidos e Europa. Equipamentos altamente sofisticados estão sendo instalados para o preparo de medicamentos estéreis em substituição à "manipulação" por pessoas. Entre as preparações podemos mencionar nutrição parenteral total, soluções parenterais de grande e pequeno volume, flushes e quimioterapia. Em 2020, nos Estados Unidos, cerca de 5% das farmácias hospitalares já contavam com algum tipo de equipamento com essa finalidade.[37] A tendência tem sido a terceirização desses serviços.

Entre os equipamentos existentes estão o KIRO Fill, da Kiro Grifols (https://www.kirogrifols.com/products/kiro-fill/) para preparação de seringas, e os equipamentos IVX Station, da Omnicell (https://www.omnicell.com/iv-room/ivx-station/) e KIRO Oncologuy (https://www.kirogrifols.com/products/kiro-oncology/) da Kiro Grifols, para preparo de quimioterapia.

A Baxter, com presença no mercado nacional por meio da SISNACMED, possui outros equipamentos, com destaque para o preparo de nutrição parenteral total (ExactMix™ 2400) e seringas (Rapid Fill™ Aumated Syringe Filler).

Em todos os casos desse tipo de automação, a indústria americana segue a regulamentação governamental USP <797>, que estabelece padrões de prática para garantir a preparação compostos estéreis em alta qualidade.[61] A norma 797 encontra apoio da Joint Commission, a qual requer de seus acreditados o seu cumprimento.

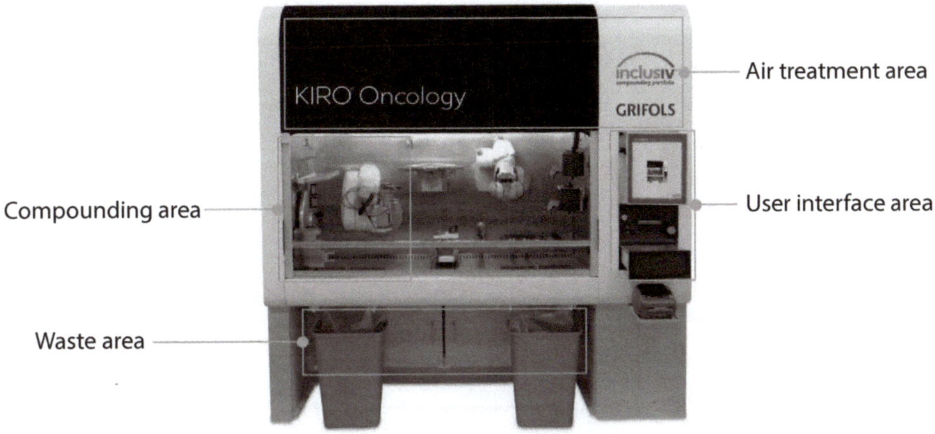

Figura 4.20. KIRO Oncology – Kiro Grifols.

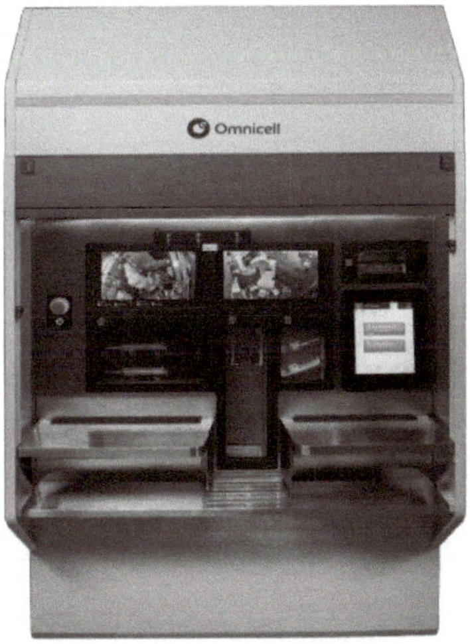

Figura 4.21. Omnicel™ – IVX Station.

Carrosséis verticais

Os carrosséis verticais (*automated pharmacy carousel system* – APCS) (Figura 4.22) são equipamentos muito difundidos na área de logística industrial, mas ainda pouco utilizados no Brasil, na área hospitalar. Todavia, possuem distribuição local pela Grifols Brasil (Kardex® da Remstar – www.remstar.com) com *software* específico para o setor. Nos Estados Unidos, mais de 50% dos hospitais possuem algum tipo de automação para o armazenamento e dispensação, considerando os carrosséis ou robôs,[62] que veremos no próximo tópico. Há diversos distribuidores voltados para o mercado hospitalar. Alguns exemplos: da White Systems Inc. (www.whitesystems.com), MedCarousel® da McKesson (www.mckesson.com), AutoCarousel™ da Talyst (www.talyst.com). Os carrosséis oferecem-se como alternativa para o armazenamento e dispensação de medicamentos na farmácia central.

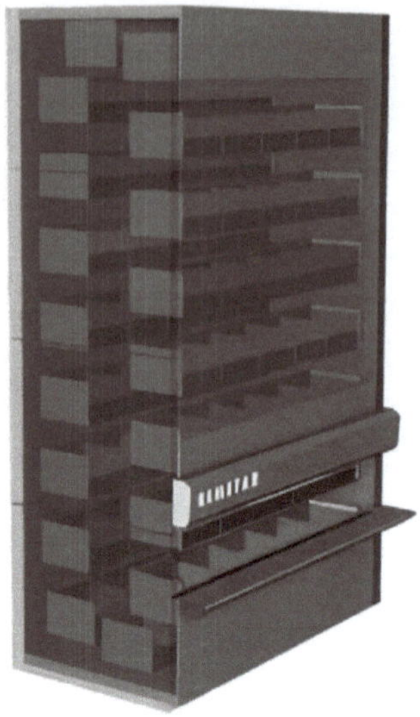

Figura 4. 22. Kardex® – Carrossel vertical.

O equipamento é composto por prateleiras móveis que trazem o produto até o operador (Figura 4.23). Tem alta capacidade de armazenamento, melhorando o aproveitamento de espaço na farmácia. A capacidade pode ser maior quanto maior for o pé direito do local disponível para instalação. Como veremos adiante, o ganho de velocidade no processo de separação está diretamente ligado à ordenação da sequência do *pick-list*, dispondo os medicamentos necessários com o menor número possível de movimentos das prateleiras, e também aos deslocamentos do operador que fica restrito à largura da máquina.

Em termos de custos, são mais acessíveis, com valores semelhantes aos de um único ponto de atendimento com dois módulos de gabinetes automatizados. A escolha pela tecnologia, no entanto, deve ser considerada de acordo com o projeto da farmácia e tendo em vista todas as possibilidades existentes.

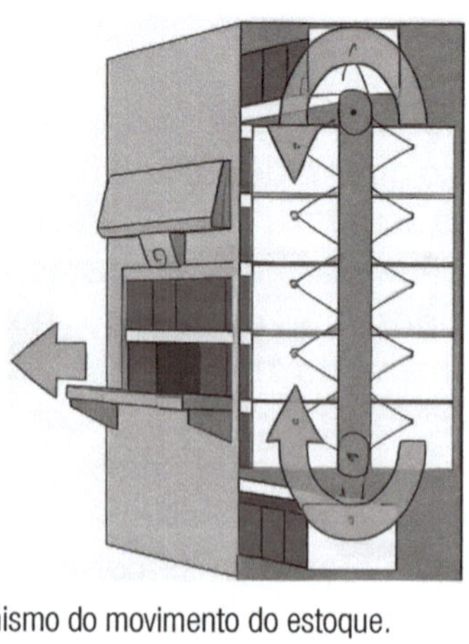

Figura 4.23. Carrossel vertical – mecanismo do movimento do estoque.

Os carrosséis verticais podem ser utilizados na dispensação de primeiras doses, separação das doses de manutenção (esses dois casos a partir de integração com a prescrição médica informatizada), reabastecimento dos gabinetes automatizados e atendimento a requisições internas.[63] Dois métodos de separação para a prescrição médica são relatados: paciente a paciente, ou coletivamente por medicamento prescrito, com posterior separação por paciente. Na experiência de Oswald, o equipamento apresentou resultados de maior segurança para a reposição dos gabinetes automatizados. Devido a limitações do estudo, não se pode determinar a segurança na dispensação por paciente. Em outro estudo, mostra-se que o ganho real está na velocidade de separação da prescrição, quando comparada ao sistema manual. O método adotado na avaliação está na separação coletiva. Isso é, separando todos os medicamentos por apresentação para todos os pacientes de várias alas. Depois separava-se a quantidade específica por paciente nas gavetas do carro de medicamentos. Apesar da velocidade, a avaliação posterior da separação mostrava erros. O estudo recomenda o uso da leitura do código de barras no processo como maneira de se melhorar os resultados.[64] Algumas marcas dispõem da tecnologia *pick-to-light* (pegue a partir do sinal luminoso) com confirmação de separação pela leitura de código de barras.

Os carrosséis também são comumente utilizados como recurso complementar aos robôs que veremos no próximo tópico, método pelo qual, vários estudos demonstram maior nível que qualidade no processo.[65,66]

Robôs de dispensação em farmácia central

Na onda da tecnologia, os "robôs" são o que há de mais moderno no momento. Algumas poucas marcas disputam lugar no mercado. Entre elas, PillPick™ da Swisslog Healthcare (https://www.swisslog-healthcare.com/) e Athena da Bucci Industries (https://www.sintecorobotics.com/en/it/). A Swisslog, com representação no Brasil, tem um produto bastante completo. Para quem tiver interesse, deve preparar um orçamento em torno de 1,5 a 2 milhões de dólares americanos só para o equipamento, sem considerar os gastos necessários para adequação do local de instalação. Após os estudos do IOM, esses custos parecem baixos, devido ao elevado nível de precisão desses equipamentos. Hospitais americanos apresentaram retorno sobre o investimento dentro de um a dois anos.[66,67] Os custos são recompensados devido à característica dessas organizações frente à mudança de atuação do farmacêutico clínico, a tendência do erro de dispensação a zero, a redução de perdas por vencimento, a possibilidade de compra de sólidos orais "a granel" e a redução dos medicamentos em estoque. De acordo com o estudo de caso do Evergreen Hospital Medical Center,[67] o Robot-Rx®, antigo equipamento da Mckesson, presente no mercado norte-americano, permitiu precisão de 99,9% na dispensação, redução de 79% no trabalho de dispensação de primeiras doses, 72% nas doses de manutenção (*cart fill*), e 50% nas devoluções. Contudo, ainda cabe mencionar que, na grande maioria dos casos estudados, esses resultados partem de implantações mais complexas de vários sistemas e não somente do robô propriamente dito. Pouco após as primeiras instalações, o ISMP já comentava a segurança do novo equipamento.[68]

O PillPick™ (Figura 4.24) da Swisslog é objeto de detalhes neste tópico por apresentar o produto mais completo. Os dados a seguir foram obtidos diretamente do fornecedor e do site do fabricante.

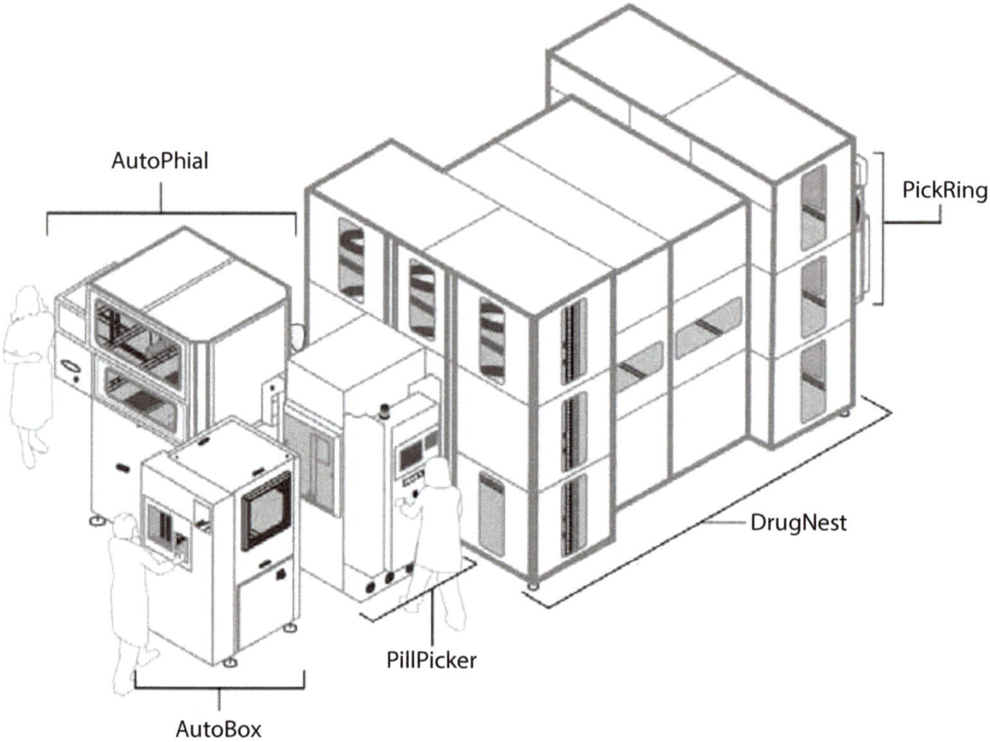

Figura 4.24. Esquematização do PillPick™.

Nesse sistema, o medicamento tem várias "portas" de entrada. O medicamento pode ser armazenado em várias formas: sólidos orais, ampolas, frascos-ampola, seringas pré-preenchidas, flaconetes e líquidos orais em pequenos volumes. Por meio de diferentes módulos, essas apresentações dão entrada no módulo de armazenamento (DrugNest), com capacidade para até 5.400 itens diferentes, em quantidade total de até 54 mil doses. No caso de sólidos orais, a aquisição de medicamentos em *bulk* (a granel) facilita o processo, pois o módulo de sólidos embala as unidades uma a uma automaticamente. No caso de medicamentos em blíster, outro módulo é responsável por recortá-lo e reembalar cada unidade antes de armazenar. Cada unidade armazenada no DrugNest é identificada com o nome de marca, genérico, dose, lote, validade e código de barras serializado (Figura 4.25). O PillPick™ tem todo seu estoque rastreado com lote e validade e prepara todo o ciclo do medicamento até a checagem à beira do leito.

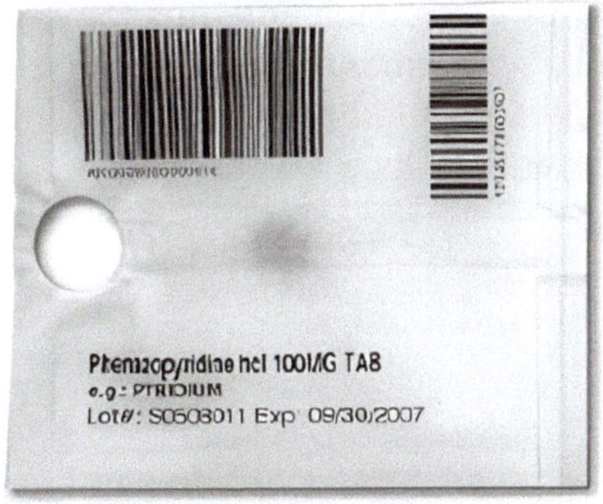

Figura 4.25. Embalagem do PillPick™.

Para itens de tamanhos maiores, não armazenáveis no DrugNest, há o módulo BoxPicker, o qual também conta com a possibilidade de módulo refrigerado.

Mediante integração com a prescrição médica, o equipamento separa os medicamentos prescritos no PickRing™, com identificação completa do paciente com quarto, leito e unidade de internação, separados pelo período desejado, até 24 h, e ordenado cronologicamente (Figura 4.26).

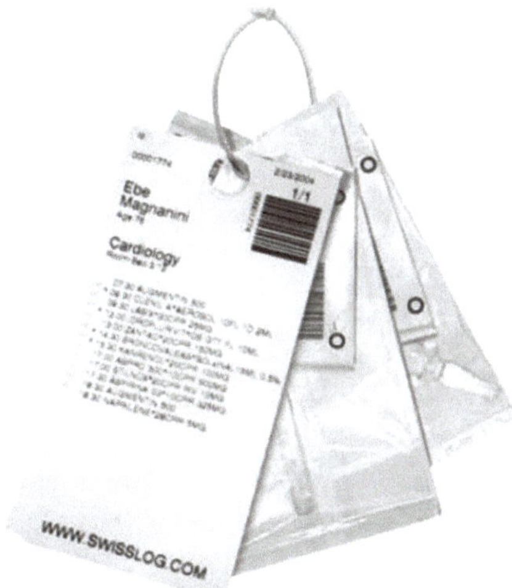

Figura 4.26. PickRing™.

O sistema separa os medicamentos pelo método primeiro que expira é o primeiro que sai (FEFO); faz devoluções automaticamente, pode realizar duas tarefas simultaneamente (ex.: reposição e dispensação, reposição e devolução etc.); descarta itens vencidos automaticamente, e inutiliza medicamentos com código de barras danificado no momento da devolução. Além da separação por paciente, ainda tem a possibilidade de reabastecer os gabinetes automatizados de dispensação como demonstrado na Figura 4.27.[69]

Em diversas instalações esses equipamentos também estão integrados aos tubos pneumáticos (TPS) que veremos mais adiante. Com essa facilidade, os medicamentos podem ser separados e imediatamente encaminhados para a unidade de internação correspondente ao local do paciente.

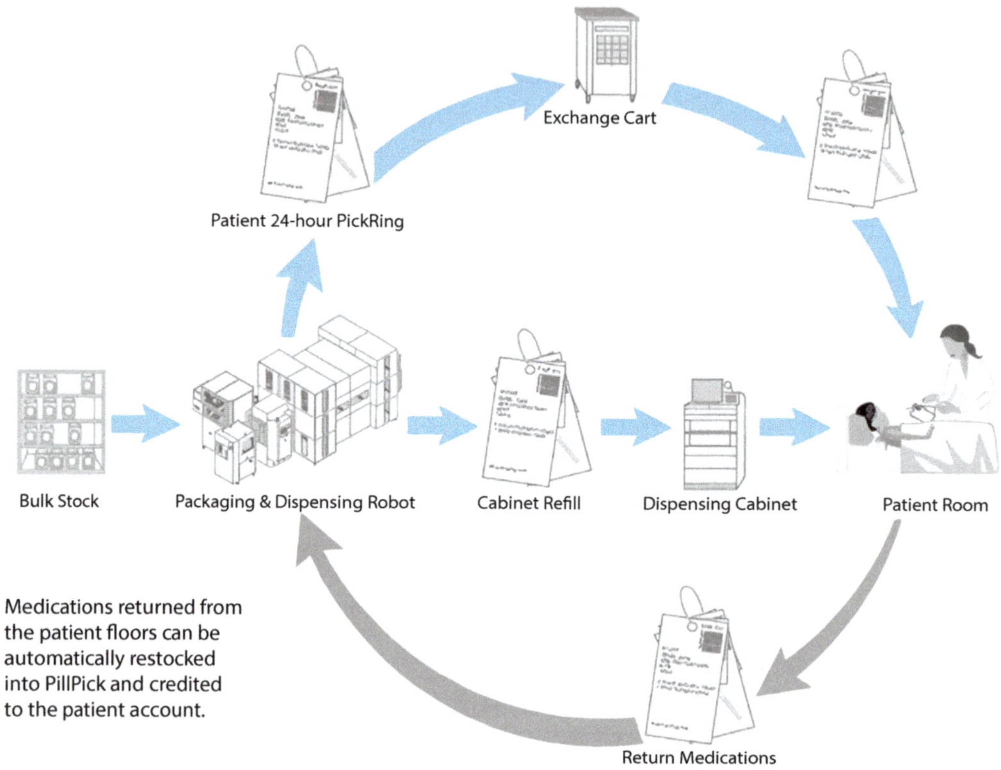

Figura 4.27. Fluxo de atendimento PillPick™.

Distribuição

Uma vez que a farmácia recebe pedidos, cabe a ela proceder à distribuição. São primeiras doses, faltas, requisições departamentais etc. Para isso também há diversas soluções. Expomos duas delas.

■ Robôs

A Swisslog Healthcare em Joint Venture com a OTSAW de Singapura (https://otsaw-swisslog.com/) possui robôs que realizam a distribuição interna de suprimentos, os *automatic guided vehycles* (AGV) (Figura 4.28). O TransCar® é capaz de guiar-se sozinho pela instalação hospitalar, conduzido pela planta hospitalar que carrega em sua memória e por antenas de radiofrequência que o orientam quanto à sua posição no hospital. De maneira inteligente, pode acionar o elevador e se conduzir entre os andares da instituição. Desvia de obstáculos por um mecanismo acionado por duplo feixe de laser. O robô consegue carregar até 450 quilos e sua bateria o permite trabalhar até 22 horas diárias. No estudo de caso do Operatives Zentrum des Universitätsklinikum Leipzig, seis unidades realizam 67 km diários em viagens por 20 unidades de internação em seis andares.[70] No Memorial Hermann Hospital, de 485 leitos e dez andares, a substituição de um sistema antigo com 60 veículos por 16 TransCar, permitiu um retorno sobre o investimento em dois anos e meio.[71]

Outra marca existente é a TUG™ da Aethon, marca com grande número de instalações realizadas nos hospitais norte-americanos (www.aethon.com).

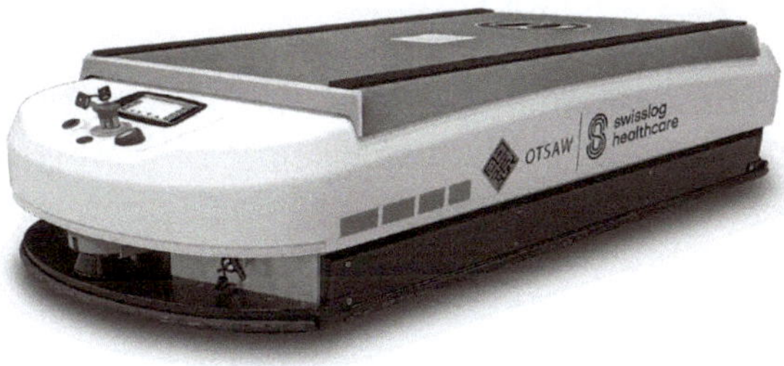

Figura 4.28. OTSAW Swisslog Healthcare Transcar®.

Tubo pneumático

Os Tubos Pneumáticos, mais conhecidos e difundidos no Brasil, são soluções bastante atraentes para a redução de pessoal de transporte e agilidade no envio de produtos de pequenas dimensões. O uso no laboratório clínico, para o envio de amostras, e na farmácia, para envio de primeiras doses, faltas e medicamentos indisponíveis nos gabinetes automatizados, são as aplicações mais comuns. Aqui também a Swisslog Healthcare possui a solução Transponet. A Translogic (https://www.translogic.com/), outra subsidiária do grupo Swisslog, possui o TransLogic® PTS – *pneumatic tube system* (Figura 4.29). Conforme o tipo de cápsula, carregam até 6,8 kg em velocidade de 7,5 m/s. Outra marca no Brasil e com grande número de instalações é a alemã Aerocom (www.aerocom.com.br, www.rohrpost.net/en/site.php/0/home).

O Hospital Universitário de Chicago, com 559 leitos, reporta 4.260 transações diárias, com redução de custos na ordem de US$ 2,5 milhões por ano.[72]

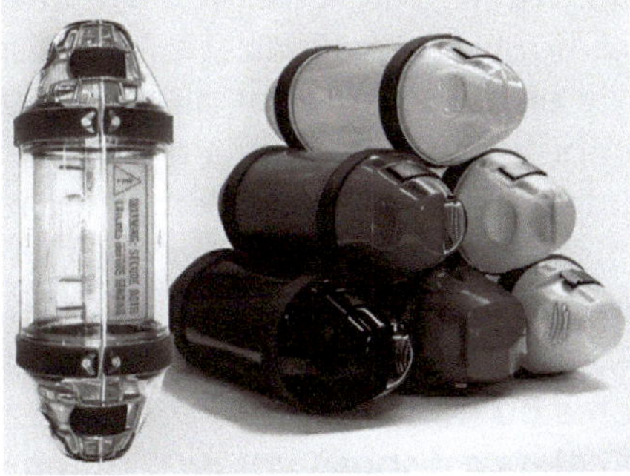

Figura 4.29. Cápsulas do Swisslog TransLogic® PTS.

Checagem de medicamentos à beira do leito (BCMA)

Esse tipo de tecnologia é conhecido como BCMA (*Bar-Code-Assisted Medication Administration*) ou BPOC (*Bar-Code-Enabled Point-of-Care* ou *Bedside Point-of-Check*). A leitura de código de barras, por meio de tecnologia móvel, na administração de medicamentos ("checagem") é outra ferramenta estabelecida como forma de garantia dos "5 certos".[73,74] É o meio pelo qual, segundo o IOM, muitos erros de medicação podem ser evitados.[2] Entretanto, encontra diversas dificuldades na sua implantação. O hospital precisa de avanços importantes na farmácia, integração de alta qualidade entre os diversos sistemas existentes para que a checagem seja efetiva, além de um avançado nível de aderência dos seus usuários. Um levantamento norte-americano relata mais de 90% das instituições hospitalares com essa ferramenta.[75] Por outro lado, a realidade brasileira é bastante diferente. Neste caso, é importante trazer um ponto de atenção levantado por Maddox[76] em 2003, que relata o problema de instituições ainda não terem maturidade nem tecnológica, nem de pessoal, o que pode ainda ser limitante no nosso país.

O recurso de BCMA não é seguro o bastante se não estiver associado ao relatório eletrônico de administração de medicamentos (*Electronic Medication Administration Record* – eMAR).[6]

O BCMA com eMAR, uma vez lida a pulseira do paciente e do enfermeiro, deve ser capaz de informar os medicamentos prescritos. Uma vez lido o código de barras do medicamento em dose unitária a ser administrado, o sistema deve:[77]

- Verificar se o medicamento está prescrito e alertar se não estiver.
- Verificar horário de administração, emitindo alertas se é muito cedo ou muito tarde em relação ao horário correto.
- Verificar e alertar o usuário quando a dose prescrita diferir da dose a ser administrada.
- Alertar para existência de alergia.
- Verificar validade do medicamento.
- Verificar se o medicamento injetável manipulado por dose unitária ainda possui estabilidade para a administração.

A redução de erros observada por DeYoung foi de 56% no seu estudo em uma unidade de cuidados intensivos. A maior parte dos erros, que foram reduzidos, está relacionada à hora de administração. Os resultados mais eficientes em relação a esse tipo de erro podem estar diretamente associados ao uso de outros métodos para inibi-los (demais tipos de erros), como dose unitária e dispensação por gabinetes automatizados com autorização do farmacêutico. Essas práticas evitam a dispensação de medicamento errado, via errada e outros erros relacionados à transcrição. O seu estudo encontra resultados semelhantes por outros autores, em outros tipos de unidade de internação. Contudo, resultados diferentes (melhores ou piores) devem ser analisados com cuidado, pois variações no método de coleta e dispositivos de segurança preexistentes podem influenciar diretamente na conclusão do estudo.

Para se obter maior adesão e se evitar transtornos na implantação de tal tipo de sistema, se faz necessário ter atenção sobre alguns papéis do farmacêutico[78] e fatores de qualidade no serviço da farmácia:[79]

- Farmacêutico é responsável por manter a infraestrutura necessária para o sucesso do BCMA.
- Farmácia deve providenciar 100% dos medicamentos com código de barras (com lote e validade), mesmo daqueles que não são disponíveis comercialmente com essa identificação.
- Sendo necessário etiquetar ampolas, essas devem ser postas em superfície o menos curva possível para não prejudicar a leitura do código de barras.
- Dupla checagem dos medicamentos reetiquetados para se evitar a etiquetagem incorreta.
- Policiamento contínuo da qualidade da impressão do código de barras no produto seja ele de origem do fornecedor ou de reembalagem na farmácia.
- Identificação completa dos medicamentos dispensados (marca, nome genérico, dose, lote, validade e eventualmente número de série.

Por parte da equipe de enfermagem, alguns cuidados devem ser tomados e previstos. Listamos alguns:[80]

- Como existe a obrigatoriedade da leitura da pulseira do paciente, devem-se tomar cuidados extras ou proposição de algum sistema de contingência, caso o paciente esteja dormindo.
- Se for necessária a leitura de outra etiqueta que não a da pulseira do paciente, muito cuidado para não administrar medicamento incorreto no paciente incorreto.
- Ler primeiro a etiqueta do medicamento e depois desembalá-lo.
- Administrar primeiro o medicamento e somente depois registrar a confirmação no sistema.
- Atenção para os alertas emitidos pelo sistema, para não incorrer em administrações incorretas.
- Administrar o medicamento sempre com a confirmação previa por meio da leitura de todas as etiquetas necessárias, para confirmação do paciente, medicamento, horário e dose.

A partir do processo de checagem eletrônica da administração, a recuperação dos dados fica mais fácil e o monitoramento dessa atividade mais efetiva. A análise desses dados contribui para melhorar a decisão clínica e hoje, o registro da administração é considerado por alguns autores como o "sexto certo" na era da tecnologia (registro certo).

Evolução para sistemas híbridos de dispensação

A Farmácia Hospitalar passou por diversas fases em sua história. A princípio, o meio era descentralizar (farmácias satélites) para ter o medicamento mais próximo do ponto de atendimento. Logo surgiu a dose unitária, gerando a necessidade de recentralização do processo para que os medicamentos fossem distribuídos de maneira racional, tendo todo o preparo dos medicamentos realizado na farmácia. Com o surgimento dos gabinetes automatizados, houve a tendência de nova descentralização, abandonando parte do conceito da dose unitária e deixando praticamente toda a dispensação realizada nesses equipamentos. Contudo, os gastos com a manutenção e atualização desses equipamentos mostraram-se bastante elevados. O surgimento dos robôs, carrosséis e mesmo os preparadores automatizados de medicamentos injetáveis reduziu a necessidade de muitos gabinetes, reduziu os estoques, reduziu perdas e trouxe de volta parte do processo para a centralização.[81]

Com tantos recursos disponíveis para a dispensação de medicamentos, o conceito da dose unitária não está superado, mas certamente não irá mais existir sozinho. Os novos dispositivos automatizados disponíveis surgiram como meios para obtenção de maior segurança e uso racional de medicamentos.

Atualmente, a coexistência de diferentes sistemas de dispensação é conhecida como sistemas híbridos de dispensação.[49] São sistemas que mesclam métodos centralizados e descentralizados de dispensação, com o uso de automação e/ou sistemas manuais. O uso desses sistemas pode reduzir em muito o uso de mão-de-obra, ser efetivamente muito seguros, mas requerem estudo muito bem elaborado e devem consumir bastante tempo de planejamento na fase de implantação. Os diversos sistemas envolvidos devem estar perfeitamente integrados para que se obtenham totais benefícios com o método.

A seguir, um modelo de rotinas híbridas (Figura 4.30). Conforme a variedade de dispositivos disponíveis, pode-se elaborar outros métodos, conforme os objetivos pretendidos e o orçamento da instituição.

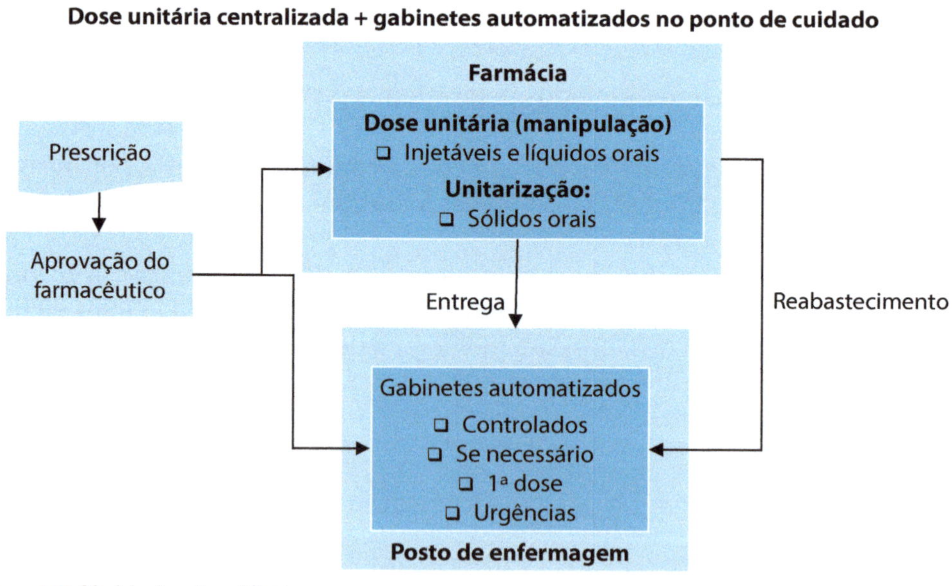

Figura 4.30. Modelo de rotinas híbridas.

Planejamento de contingências

Com tantos sistemas dependentes da tecnologia da informação, é esperado que em algum momento algum deles possa ter uma pane ou tenha que passar periodicamente por interrupções técnicas de funcionamento para manutenção preventiva. Deve-se considerar ainda que estejam sujeitos a quedas de energia. Com isso, é necessário conhecer bem os sistemas que se possui e elaborar planos de contingência que sejam confiáveis e que tenham os dados reinseridos depois nos sistemas para que não se perca o histórico de eventos desse período.

A organização deve estar preparada para eventuais paradas, pois nesses períodos o processo fica sujeito a importantes erros. Deve-se considerar demora no atendimento de medicamentos; falta de avaliação da prescrição pelo farmacêutico e liberação do medicamento; retiradas de medicamentos em situação de *critical override* nos gabinetes automatizados, entre outros. Um estudo sobre as causas de interrupções no funcionamento de sistemas revelou vários erros de medicação devido a essas condições.[82]

O papel do farmacêutico na informatização

A presença do farmacêutico no processo de informatização da organização hospitalar e da Farmácia Hospitalar propriamente dito é fundamental para a segurança do paciente. Como conhecedor de todo o processo de uso do medicamento e de todas as integrações entre os sistemas envolvidos na assistência do paciente, deve participar ativamente do processo de desenvolvimento e escolha de novas tecnologias.

Na atual era da tecnologia da informação em saúde, temos o aumento do escopo da "informática médica", criando subespecializações, dentre elas a "informática farmacêutica".[83] O farmacêutico "informático" cumpre diversos papéis nessa função, dentre as quais citamos algumas do estudo da ASHP:

- Identificar e selecionar sistemas disponíveis comercialmente.
- Desenvolver e implantar padrões de vocabulários e terminologias para melhorar a segurança e o uso de rotinas relacionadas à decisão clínica.
- Trabalhar proximamente com sistemas informatizados para desenvolver programas, entendendo suas capacidades e limitações.
- Compreender sistemas de uso de medicamentos para encontrar vulnerabilidades e propor estratégias de prevenção de erros de medicação.
- Treinamento em sistemas.
- Contemplar riscos e aspectos negativos do uso de tecnologias no processo do uso de medicamentos.

Em 2006, 52% dos hospitais norte-americanos já possuíam farmacêuticos dedicados à tecnologia da informação, nos quais existe uma média de dois farmacêuticos envolvidos exclusivamente em assuntos de informática farmacêutica, sendo um deles em posição gerencial e de um a dois voltados para as atividades práticas.[6] Tal a necessidade desse profissional, que as escolas daquele país possuem residência específica nessa área, além dos cursos de graduação. Estudo conduzido por Flynn, em 2005, relatava que 33% dos cursos de farmácia daquele país possuíam disciplinas de informática farmacêutica e que urgia a formação desses profissionais para a melhora do processo de uso de medicamentos.[84] Vemos claramente na nossa realidade brasileira que essa urgência não é diferente atualmente, onde a tecnologia é cada vez mais avançada, sendo introduzidos conceitos que até poucos anos pareciam histórias de ficção científica, como a inteligência artificial.

Discussão final

A Farmácia Clínica é a atividade que o farmacêutico mais se sente atraído na nossa atualidade. Sem dúvida percebemos esse desejo de estar junto à equipe médica para poder dar sua contribuição no tratamento dos pacientes. Entretanto, não se consegue realizar esse desejo sem um sistema de dispensação seguro e que torne o uso de medicamentos um processo racional. Há quem deseje inverter a ordem do processo, mas não obtiveram sucesso.[85] Neste capítulo completo tratamos do assunto da informática como meio para obtenção de processos seguros no uso de medicamentos, incluindo a dispensação. Vimos que a automação é um meio para liberação de tempo e então por meio de uma atividade integrada de farmácia, permitir o exercício da Farmácia Clínica.

Com relação às tecnologias, apesar de tantas recomendações do IOM, ISMP, Leapfrog Group, FDA, entre outros, ainda estamos distantes das recomendações das melhores práticas para a segurança do paciente. Nas estatísticas norte-americanas, isso é evidente. No Brasil, os números referentes à adoção de tecnologia ainda são desconhecidos.

O uso da informática é certamente um caminho sem volta no processo de uso de medicamentos. É fato que a automação traz maior segurança em todo o ciclo, mas é necessário ter cuidado em não realizar projeto de tecnologia somente por querer tê-la. A tecnologia nunca deve ser considerada um fim em si. O foco é a segurança do paciente, a precisão do processo logístico e a segurança do colaborador.

Reforçamos ainda que, se desejarmos, podemos automatizar tudo, mas nunca se poderá abdicar das pessoas. Em todos os processos estudados sempre teremos a necessidade de profissionais qualificados em todos os níveis de formação para a manutenção e desenvolvimento desses projetos.

Referências bibliográficas

1. Higby GJ. American Pharmacy in the twentieth century. Am J Health – Syst Pharm 1997. 54(16): 1833-1836.
2. Kohn LT, Corrigan JM, Donaldson MS, eds. To Err is Human: building a safer health system. Washington, DC. National Academy Press; 1999.

3. Hikmet N, Bhattacherjee A. The impact of Professional certifications on healthcare information technology use. Int J Healthc Inform Syst Informat 2006; 1(3): 58-68.
4. Aspden P et al. Preventing Medication Errors: Quality Chasm Series. Washington, DC. National Academy Press; 2007.
5. Institute of Medicine. Crossing the Quality Chasm. A New Health System for the 21st Century. Washington, DC. National Academy Press; 2001.
6. Pedersen CA, Gumpper KF. ASHP national survey on informatics: Assessment of the adoption and use of pharmacy informatics in U.S. hospitals – 2007. Am J Health-Syst Pharm 2008; 65(23): 2244-2264.
7. American Society of Health-System Pharmacists [ASHP]. Best practices for health-system pharmacy. Positions and practice standards of ASHP 1998-99. Betesda, md:ASHP; 1998.pp. 126-129.
8. The Joint Commission. Safely implementing health information and converging technologies. Sentinel Event Alert. 11 dec 2008. Disponível em <http://www.jointcommission.org/SentinelEvents/SentinelEventAlert/sea_42.htm> acesso em 29 de jun 2009.
9. American Society of Hospital Pharmacists. ASHP Statement on Unit Dose Drug Distribution. Am J Hosp Pharm 1989; 46: 2346.
10. American Society of Hospital Pharmacists. ASHP Statement on Single Unit and Unit Dose Packages of Drugs. Am J Hosp Pharm 1985. 42:378-379.
11. Joint Commission International. Padrões de Acreditação da Joint Commission International para Hospitais. 3ª edição. Joint Commission Resources 2008.
12. Cina J, et al. Implementing a bar code repackaging center: a case study of the process from the department of pharmacy services Brigham & Women's Hospital in Boston. Pharm Purchasing Products 2004; 1:10-11.
13. Cina J, et al. Medication errors in pharmacy-based bar-code-repackaging center. Am J Health – Syst Pharm 2006; 63(2): 165-168.
14. Kreysa U, Denecker J. Enabling safer patient care automatic identification standards for pharmaceutical and medical devices. International hospital federation reference book 2007/2008. p.32-35. Disponível em <http://www.ihf-fih.org/pdf/31-35%20 safer%20patient%20care%20GS1.pdf > acesso em 29 de jun 2009.
15. Zellmer W. The current state of hospital pharmacy. Am J Health-Syst Pharm 2009; 66(10): 895.
16. BRASIL. Lei nº 11.903, de 14 de janeiro de 2009. Dispõe sobre o rastreamento e do consumo de medicamentos por meio de tecnologia de captura, armazenamento e transmissão eletrônica de dados. Diário Oficial [da República Federativa do Brasil], Brasília, DF, n. 10, 15 de janeiro de 2009, Seção 1, p 1.
17. BRASIL. Instrução Normativa nº1, de 13 de janeiro de 2010. Regulamenta a Resolução RDC n° 59, de 24 de novembro de 2009, que dispõe sobre a implantação do Sistema Nacional de Controle de Medicamentos, com vistas ao regramento da produção e o controle da distribuição das etiquetas de segurança para o Sistema de Rastreamento de Medicamentos e dá outras providências. Diário Oficial [da República Federativa do Brasil], Brasília, DF, n. 9, 14 de janeiro de 2010, Seção 1, p 60.
18. BRASIL. Lei nº 13.410, de 28 de dezembro de 2016. Altera a Lei nº 11.903, de 14 de janeiro de 2009, para dispor sobre o Sistema Nacional de Controle de Medicamentos.

Diário Oficial [da República Federativa do Brasil], Brasília, DF, n. 250, 29 de dezembro de 2016, Seção 1, p 3.

19. BRASIL. Agência Nacional de Vigilância Sanitária. RDC n° 157, de 11 de maio de 2017. Dispõe sobre a implantação do Sistema Nacional de Controle de Medicamentos e os mecanismos e procedimentos para rastreamento de medicamentos e dá outras providências. Diário Oficial [da República Federativa do Brasil], Brasília, DF, n. 91, 15 de maio de 2017, Seção 1, p 40.

20. BRASIL. Lei nº 14.338, de 11 de maio de 2012. Altera a Lei nº 11.903, de 14 de janeiro de 2009, para dispor sobre a bula digital de medicamentos. Diário Oficial [da República Federativa do Brasil], Brasília, DF, n. 89, 12 de dezembro de 2022, Seção 1, p 36.

21. del Carmen León-Araujo M, Gómez-Inhiesto E, Acaiturri-Ayesta MT. Implementation and Evaluation of a RFID Smart Cabinet to Improve Traceability and the Efficient Consumption of High Cost Medical Supplies in a Large Hospital. Journal of Medical Systems [Internet]. 2019;43(6): 1-7. Disponível em: <https://search.ebscohost.com/login.aspx?direct=true&site=eds-live&db=edb&AN=136503254&authtype=ip,uid> acesso em: 22 abr. 2024.

22. Traynor K. World's drug supply chain needs better oversight, FDA says. Am J Health--Syst Pharm 2009; 66(1): 12-13.

23. Wilke, C. et al. Implementation of radio-frequency identification technology to optimize medication inventory management in the intraoperative setting. Am J Health--Syst Pharm 2023, 80(6): 384-389. Disponível em: <https://search.ebscohost.com/login.aspx?direct=true&db=c8h&AN=162272297&lang=pt-br&site=eds-live> acesso em: 22 abr. 2024.

24. Marc R. Summerfield, Yan Xiao. Evaluation of Medication Kit Processing Time Using Radio Frequency Identification (RFID) Technology. INNOVATIONS in Pharmacy [Internet] 2015, 6(2). Disponível em <https://search.ebscohost.com/login.aspx?direct=true&site=eds-live&db=edsdoj&AN=edsdoj.b84b8163e7364dfb8e666cc2fb1a25bf&authtype=ip,uid> acesso em 24 de abr 2024.

25. Metzger J, Turisco F. Physician Order Entry: A Look at the Vendor Marketplace and Getting Started. The Leapfrog Group 2001. Disponível em <http://www.leapfroggroup.org/media/file/Leapfrog-CPO_Guide.pdf> acesso em 29 de jun 2009.

26. Pedersen CA, Schneider PJ, Scheckelhoff DJ. ASHP national survey of pharmacy practice in hospital settings: Prescribing and transcribing – 2007. Am J Health-Syst Pharm 2008; 65(9): 827-843.

27. Pedersen CA, Schneider PJ, Ganio MC, Scheckelhoff DJ. ASHP national survey of pharmacy practice in hospital settings: Prescribing and transcribing—2019. Am J Health--Syst Pharm [Internet]. 2020;77(13):1026-50. Disponível em: <https://search.ebscohost.com/login.aspx?direct=true&db=c8h&AN=144225342&lang=pt=-br&site-eds-live acesso> em 23 de abr 2024.

28. Kilbridge PM, Welebob EM, Classen DC. Development of a Leapfrog methodology for evaluating hospital implemented inpatient computerized physician order entry systems. Qual Saf Health Care 2006; 15: 81-84.

29. Wess et al. Effect of a Computerized Provider Order Entry (CPOE) System on Medication Orders at a Community Hospital and University Hospital. AMIA 2007 Symposium Proceedings. pp 796-800.

30. Wolfstadt et al. The Effect of Computerized Physician Order Entry with Clinical Decision Support on the Rates of Adverse Events: A Systematic Review. J Gen Intern Med 2008; 23(4): 451-458.

31. FitzHenry F et al. Medication Administration Discrepancies Persist Despite Electronic Ordering. J Am Med Inform Assoc 2007; 14(4):756-764.

32. Ash JS et al. The Extent and Importance of Unintended Consequences Related to Computerized Porvider Order Entry. J Am Med Inform Assoc 2007; 14: 415-423.

33. Stefan Wimmer, Irmgard Toni, Sebastian Botzenhardt, Regina Trollmann, Wolfgang Rascher, Antje Neubert. Impact of a computerized physician order entry system on medication safety in pediatrics—The AVOID study. Pharmacology Research & Perspectives [Internet]. 2023 ;11(3). Disponível em: https://search.ebscohost.com/login.aspx?direct=true&site=eds-live&db=edsdoj&AN=edsdoj.38d3ebbf104146078a10886e7f5a8d75&authtype=ip,uid acesso em 23 de abr 2024.

34. Amato MG, Salazar A, Hickman T-TT, Quist AJL, Volk LA, Wright A, et al. Computerized prescriber order entry-related patient safety reports: analysis of 2522 medication errors. Journal of the American Medical Informatics Association [Internet]. 2017; 24(2):316-22. Disponível em: https://search.ebscohost.com/login.aspx?direct=true&site=eds-live&db=edb&AN=121346953&authtype=ip,uid acesso em 23 de ar 2024.

35. First Consulting Group. Computerized Physician Order Entry: Costs, Benefits and challenges, a case study approach commission by the American Hospital Association and the Federation of American Hospitals 2003. Chicago, American Hospital Association. Disponível em <http://www.leapfroggroup.org/media/file/Leapfrog-AHA_FAH_CPOE_Report.pdf> acesso em 29 de jun 2009.

36. Liang H, Xue Y, Wu X. User acceptance of computerized physician order entry: an empirical investigation. Int J Healthc Inform Syst Informat 2006; 1(2): 39-50.

37. Pedersen CA, Schneider PJ, Ganio MC, Scheckelhoff DJ. ASHP national survey of pharmacy practice in hospital settings: Dispensing and administration—2020. Am J Health-Syst Pharm [Internet]. 2021; 78(12):1074-93. Disponível em: https://search.ebscohost.com/login.aspx?direct=true&site=eds-live&db=c8h&AN=150797176&authtype=ip,uid acesso em 23 de abr 2024.

38. BRASIL. Agência Nacional de Vigilância Sanitária. RDC nº67, de 1º de outubro de 2007. Regulamento Técnico sobre Boas Práticas de Manipulação de Preparações Magistrais e Oficinais para Uso Humano em farmácias. Diário Oficial da República Federativa do Brasil, Poder Executivo, Brasilia, DF, 8 de outubro de 2007, Seção 1. Disponível em <http://www.anvisa.gov.br/legis/resol/2007/rdc/67_rdc_anexo.pdf> acesso em 29 de jun 2009.

39. ADC Survey shows some improvements, but unnecessary risks still exist. ISMP Medication Safety Alert! Acute Care Edition. 17 jan 2008. Disponível em: <http://www.ismp.org/Newsletters/acutecare/archives/Jan08.asp > acesso em 22 de jun 2009.

40. Hyland S. Optimizing the use of Automated Dispensing Cabinets. Can J Hosp Pharm 2007; 60(5): 332-334.

41. Rich DS. Automated dispensing devices. Hospital Pharmacy 2000; 35(6): 666-670.

42. Lewis, JA. Automating surgical departments' pharmaceutical dispensing systems. The Association of Perioperative Registered Nurses 1997; 65(4): 800-804.

43. Schwarz HO, Brodowy BA. Implementation and evaluation of an automated dispensing system. Am J Health-Syst Pharm 1995; 52(8): 823-828.

44. Cello R, Conley M, Cooley T, Torre CD la, Dorn M, Ferer DS, et al. ASHP Guidelines on the Safe Use of Automated Dispensing Cabinets. Am J Health-Syst Pharm [Internet]. 2022;79(1): e71-82. Disponível em: https://search.ebscohost.com/login.aspx?direct=true&site=eds-live&db=c8h&AN=154264958&authtype=ip,uid acesso em 25 de abr 2024.

45. Rich DS. More on automated dispensing machines. Hospital Pharmacy 2001; 36(2): 220-223.

46. Barker KN. Ensuring safety in the use of automated medication dispensing systems. Am J Health-Syst Pharm 1995; 52(21): 2445-2447.

47. Borel JM, Rascati KL. Effect of na automated, nursing unit-based drug-dispensing device on medication errors. Am J Health-Syst Pharm 1995; 52(17): 1875-1879.

48. Follow ISMP Guidelines to safeguard the design and use of automated dispensing cabinets (ADCs). ISMP Medication Safety Alert! Acute Care Edition. 12 fev 2009. Disponível em: <http://www.ismp.org/Newsletters/acutecare/archives/Feb09.asp > acesso em 23 de jun 2009.

49. Novek J, et al. Nurses' Preceptions of the Reliability of an Automated Medication Dispensing System. J Nurs Care Qual 2000; 14(2): 1-13.

50. Sanborn N. Making the Most of Unit Dose Dispensing Automation. Hospital Pharmacy 2007; 42(6): 572-577.

51. Gaunt MJ, et al. Automated Dispensing Cabinets. Am J of Nursing 2007; 107(8): 27-28.

52. Paparella S. Automated Medication Dispensing System: Not Error Free. J Em Nursing 2006; 31(5): 71-74.

53. US Pharmacopeia. USP Patient Safety CAPSLink. Jan 2007. Disponível em <http://www.usp.org/pdf/EN/patientSafety/capsLink2007-01-01.pdf> acesso em 23 de jun 2009.

54. Istitute for Safe Medication Practices. Guidance on the Interdisciplinary Safe Use of Automated Dispensing Cabinets 2008. Disponível em <http://www.ismp.org/Tools/guidelines/ADC_Guidelines_Final.pdf> acesso em 23 de jun 2009.

55. Klibanov OM, Eckel SG. Effects of automated dispensing on inventory control, billing, workload and potential for medication errors. Am J Health-Syst Pharm 2003; 60(6): 569-572.

56. Cohen MR. Put a stop to problem-prone automatic stop order policies; pharmacists should review all nonurgent drug orders before administration; be on guard for name confusion with two new medications. Hospital Pharmacy 2000; 35(11): 1176,1178-1179.

57. Kester K, Baxter J, Freudenthal K. Errors Associated with Medications Removed from Automated Dispensing Machines Using Override Function. Hospital Pharmacy 2006; 41(6): 535-537.

58. Pedersen CA, Schneider PJ, Scheckelhoff DJ. ASHP national survey of pharmacy practice in hospital settings: Dispensing and administration – 2008. Am J Health-Syst Pharm 2009; 66(10): 926-946;

59. Wai DF, Merchant RF, Donneyong MM. Optimizing Medication Distribution in Automated Dispensing Cabinets: Dashboard Implementation and Evaluation. Journal of Pharmacy Practice [Internet]. 2023;36(6):1404-11. Disponível em: https://search.ebscohost.

com/login.aspx?direct=true&site=eds-live&db=edb&AN=173468014&authtype=ip,uid acesso em 25 de abr 2024.

60. Clark J, Fera T, Fortier C, Gullickson K, Hays A, Murdaugh L, et al. ASHP Guidelines on Preventing Diversion of Controlled Substances. Am J Health-Syst Pharm [Internet]. 2022; 79(24):2279-306. Disponível em: https://search.ebscohost.com/login.aspx?direct=true&site=eds-live&db=c8h&AN=160656011&authtype=ip,uid acesso em 25 de abr 2024.
61. Usp.org. Disponível em: <http://www.usp797.org> acesso em 24 de jun 2009.
62. State of Pharmacy Automation. Pharm Purch Prod. 2024; (8): 1-56. Disponível em <https://www.pppmag.com/survey-data/> acesso em 9 de set 2024.
63. Oswald S, Caldwell R. Dispensing error rate after implementation of an automated pharmacy carousel system. Am J Health-Syst Pharm 2007; 64(13): 1427-1431.
64. Roig RJ et al. Optimización de la calidad del proceso de dispensación de medicamentos en dosis unitária mediante la implantación del sistema semiautomático Kardex®. Farm Hosp 2007, 31(1): 38-42.
65. McKesson Automation (2008). Cookeville Regional Medical Center. Patient Safety Thrives in Rural Tenessee Hospital following Pharmacy Automation Conversion. (Estudo de caso) Disponível em: <http://www.mckesson.com/static_files/McKesson.com/MPT/Documents/MAIFiles/CaseStudy_CookevilleRegional.pdf> acesso em 27 de jun 2009.
66. Shack&Tuloch ROI Series (2007). St.Dominic-Jackson Memorial Hospital. Implementing a "Bedside-Back" Strategy as the foundation for Patient Safety. (Estudo de caso) Disponível em: <http://www.mckesson.com/static_files/McKesson.com/MPT/Documents/MAIFiles/CaseStudy-St.Dominic-JacksonMemorialHospital.pdf> acesso em 27 de jun 2009.
67. McKessonAutomation (2007). Evergreen Hospital Medical Center. Nursing, Pharmacy Benefit from Robot-Rx Medication Dispensing Solution. (Estudo de caso) Disponível em <http://www.mckesson.com/static_files/McKesson.com/MPT/Documents/MAIFiles/CaseStudy_EvergreenHospital.pdf> acesso em 28 de jun 2009.
68. The dispensing accuracy of Robot-Rx. ISMP Medication Safety Alert! Acute Care Edition. 25 ago 1999. Disponível em: <http://www.ismp.org/Newsletters/acutecare/archives/Aug99.asp > acesso em 28 de jun 2009.
69. Swisslog (2009). Disponível em < http://www.swisslog.com/hcs-pharmacyautomation.pdf> acesso em 28 de jun 2009.
70. Swisslog (2003). Surgery Center University Hospital Leipzig. (Estudo de caso) Disponível em <http://www.swisslog.com/hcs-agv-transcar-leipzig.pdf> acesso em 28 de jun 2009.
71. Swisslog (2005). Hermann Memorial Suthwest Hospital. (Estudo de caso) Disponível em <http://www.swisslog.com/hcs-agv-memorialhermann.pdf> acesso em 28 de jun 2009.
72. Swisslog (2007). The University of Chicago Hospitals. (Estudo de caso) Disponível em: <http://www.swisslog.com/hcs-profile-universitychicago.pdf> acesso em 28 de jun 2009.
73. Neuenschwander M et al. Practical guide to bar code for patient medication safety. Am J Health-Syst Pharm 2003; 60(8): 768-779.
74. ISMP. Medication Errors 2023: The Year in Review. Pharm Practice News 2024. Disponível em <https://www.pharmacypracticenews.com/Review-Articles/Article/02-24/Medication-Errors-2023-The-Year-in-Review/72808> acesso em 10 de set 2024.

75. State of Pharmacy Automation. Pharm Purch Prod. 2021; (8): 4-71. Disponível em <https://www.pppmag.com/survey-data/> acesso em 9 de set 2024.

76. Maddox RR. Bar code medication administration: lessons learned from three years of preparation. Hosp Pharm 2003; 38(11): S24-S25.

77. DeYoung J, Venderkooi ME, Barletta JF. Effect of bar-code-assisted medication administration on medication error rates in an adult medical intensive care unit. Am J Health-Syst Pharm 2009; 66(12): 1110-1115.

78. American Society of Health-System Pharmacists. ASHP Statement on Bar-Code-Enabled Medication Administration Technology. Am J Health-Syst Pharm 2009; 66(6): 588-590.

79. Mims E et al. Quality-monitoring program for bar-code-assisted medication administration. Am J Healt-Syst Pharm 2009; 66(12): 1125-1131.

80. Koppel R et al. Workarounds to Barcode Medication Administration Systems: Their Occurrences, Causes, and Threats to Patient Safety. J Am Med Inform Assoc 2008; 15: 408-423.

81. Shack&Tuloch (2006). The Pharmacy-to-Bedside Hybrid Medication Distribution System. (Estudo de caso) Disponível em: < http://www.mckesson.com/static_files/McKesson.com/MPT/Documents/MAIFiles/Hybrid_Distribution_System_Business_Case_Analysis.pdf> acesso em 28 de jun 2009.

82. Hanuscak TL et al. Evaluation of causes and frequency of medication errors during information technology downtime. Am J Health-Syst Pharm 2009; 66(12): 1119-1124.

83. American Society of Health-System Pharmacists. ASHP Statement on the Pharmacist's Role in Informatics. Am J Health-Syst Pharm 2007; 64(2): 200-203.

84. Flynn AJ. The Current State of Pharmacy Informatics Education in Professional Programs at US Colleges of Pharmacy. Am J Pharm Educ 2005; 69(4): 490-494.

85. Heather JJ, Romano MJ, Weber RJ. Developing as integrated pharmacy service in a specialized Italian hospital. Am J Health-Syst Pharm 2007; 64(4): 430-435.

5

Sistemas de Distribuição de Medicamentos

Cristina Midori Kunii Yanagisawa, Liou Hsing Ling

Há alguns anos, o campo de atuação do farmacêutico hospitalar se concentrava apenas em assuntos administrativos, relacionados ao abastecimento, fabricação e dispensação de medicamentos. Hoje, além de sua atuação administrativa, o farmacêutico hospitalar está cada vez mais inserido em uma equipe multidisciplinar, onde tem participação na terapia do paciente, promovendo o uso racional de medicamentos e prestando a verdadeira assistência farmacêutica.

Como apoio a essa assistência farmacêutica realizada pelos farmacêuticos clínicos, é necessário que o serviço de Farmácia Hospitalar atue ativamente em todas as etapas anteriores a essa terapêutica:

- Participação na padronização dos medicamentos (garantindo o uso somente de medicamentos com eficácia terapêutica comprovada).
- Aquisição de seus medicamentos (comprando somente de laboratórios e distribuidoras aprovadas após visita técnica).
- Recebimento e armazenamento correto dos medicamentos (seguindo normas e procedimentos).
- Dispensação de seus medicamentos (seguindo o Sistema de Distribuição de Medicamentos mais adequado ao perfil do hospital).

A implantação de um sistema de dispensação de medicamentos eficiente, seguro e organizado é essencial para a redução de custos (que atualmente representam em torno de 5% a 20% dos orçamentos dos hospitais) e é importante na prevenção e redução de erros de medicação. Quanto maior a eficácia do sistema de distribuição, mais garantido será o sucesso da terapêutica instaurada no hospital.

O farmacêutico envolvido nos processos de dispensação tem como responsabilidades:

- Garantir um sistema seguro de trabalho.
- Capacitar, orientar e desenvolver a equipe.
- Garantir o seguimento dos procedimentos operacionais descritos do setor.

- Verificar se os medicamentos dispensados (sendo estes manipulados ou não) estão sendo armazenados e transportados de forma adequada.
- Investir em infraestrutura, adequando o ambiente de trabalho ao processo de dispensação.
- Investir em sistemas informatizados que garantam segurança ao processo de dispensação.
- Acompanhar e supervisionar os processos de preparo e identificação dos medicamentos manipulados dispensados.
- Garantir que o medicamento certo seja entregue para o paciente certo em adequadas condições de qualidade e segurança.
- Otimizar processos de trabalho após análise dos relatos de dispensações indevidas e erros de dispensação.

Na prática, existem quatro tipos de sistema de distribuição de medicamentos:

Sistema de distribuição coletivo

Nesse sistema, a enfermagem solicita à farmácia uma quantidade de medicamentos e materiais de acordo com as prescrições médicas. Essas solicitações são feitas por setores, não por pacientes.

A responsabilidade do estoque é da enfermagem e não há participação do farmacêutico dentro do processo.

Vantagens

- Sistema fácil de implantar, pois não exige uma infraestrutura e recursos humanos da farmácia.
- Disponibilidade de medicamentos/materiais nas unidades, agilizando o atendimento ao paciente.

Desvantagens

- Aumento de erros relacionados à medicação, uma vez que a enfermagem deve interpretar e transcrever a prescrição médica, preparar a medicação sem intervenção nem validação do farmacêutico.
- Aumento de gasto com medicamentos em consequência de dificuldade de controle de estoque pela farmácia, desvio de medicamentos, más condições de armazenamento, perda por vencimento, entre outros.
- Aumento de custo para o hospital devido à existência de vários subestoques.

Sistema individual de distribuição de medicamentos

Os pedidos de medicamentos são feitos para cada paciente, de acordo com a prescrição médica, para um período de 24 horas. Pode ser dividido em sistema de distribuição individualizada direto e indireto.

No sistema direto, a dispensação é feita por meio da cópia da prescrição médica, não havendo transcrição. No sistema indireto, há a transcrição da prescrição médica e a dispensação é realizada por paciente.

Vantagens

- Redução dos erros de medicação.
- Redução de custos com medicamentos.
- Maior controle do estoque, pois há uma diminuição dos estoques nas unidades de internação.
- Possibilidade de avaliação das prescrições médicas pelo farmacêutico.
- Reduz o tempo da enfermagem quanto a atividades relacionadas aos medicamentos, proporcionando um maior tempo para a assistência ao paciente.

Desvantagens

- Maior investimento inicial, pois há um aumento nos recursos humanos e infraestrutura da farmácia.
- A enfermagem continua a manipular os medicamentos, podendo gerar erros de manipulação.

Sistema de distribuição misto ou combinado

Nesse sistema, partes dos medicamentos são dispensadas por requisições e outros por prescrições médicas.

As vantagens e desvantagens desse modelo acabam seguindo as mesmas já elencadas para cada tipo de sistema de distribuição (coletivo e/ou individual).

Sistema de distribuição por dose unitária

No sistema de distribuição por dose unitária, o medicamento é distribuído a partir da sua embalagem unitária com formas e dosagens prontas para administração conforme a prescrição médica. Neste sistema, há uma análise da prescrição pelo farmacêutico antes da dispensação e administração do medicamento.

Dessa forma, percebe-se que o objetivo inicial da implantação do sistema de distribuição por dose unitária é a segurança do paciente e a justificativa da sua implantação é a diminuição dos erros que ocorriam quando se utilizavam os outros sistemas de distribuição.[1]

Em resumo, o sistema de dispensação por dose unitária tem como objetivo dispensar os medicamentos certos, na hora certa e para o paciente certo.

Vantagens

- Redução da incidência dos erros de medicação.

- Qualidade na assistência, pois a enfermagem dedica menor parte do seu tempo às tarefas medicamentosas, possibilitando melhorar a qualidade da assistência oferecida aos pacientes internados.
- Controle mais eficaz sobre todos os medicamentos dispensados e administrados ao paciente, diminuindo a porcentagem de perdas e furtos[2].
- Maior atuação do farmacêutico, juntamente com a equipe de enfermagem e médicos.

Desvantagens

- Alto investimento inicial (recursos humanos, infraestrutura e equipamentos).
- Insegurança da equipe de enfermagem ao administrar medicamentos manipulados por outro profissional.

Esse sistema de distribuição vem sendo adotado em muitas instituições hospitalares com a proposta de otimizar o trabalho dos profissionais e reduzir os custos.

Atualmente, grande parte das Farmácias Hospitalares que trabalham com o Sistema de Distribuição por Dose Unitária tem em sua área um setor responsável pela atividade farmacotécnica (unitarização de sólidos orais, fracionamento de líquidos orais e preparo de medicamentos injetáveis), contribuindo mais uma vez com a assistência ao paciente.

Em hospitais atendidos por Sistema de Distribuição por Dose Unitária completa, isto é, dispensando sólidos orais unitarizados, líquidos orais fracionados e medicamentos injetáveis manipulados conforme dose prescrita, verificou-se que houve redução drástica da incidência de erros de medicação.

Nesse sistema, os medicamentos são dispensados nas doses exatas (de acordo com a prescrição médica), não requerendo manipulação e/ou reconstituição e nem realização de cálculos matemáticos pela equipe de enfermagem. Dessa maneira, permite que a equipe de enfermagem administre a dose correta, minimizando os riscos de eventos adversos, além de minimizar o tempo gasto pelos profissionais com o preparo dos medicamentos e o risco de contaminação dessas preparações.

Unitarização de sólidos orais/fracionamento de líquidos orais

A unitarização de sólidos orais e o fracionamento de líquidos orais utilizados na dispensação pelo Sistema de Dose Unitária evitam a quantidade excessiva de medicamentos na unidade de internação e seu desperdício por perda ou vencimento. Além disso, evita-se o risco de automedicação por conta de medicamentos que "sobram" e permanecem com os pacientes ou familiares.

No processo de unitarização de sólidos orais, deve-se seguir a legislação vigente (RDC nº 67, de 8 de outubro de 2007), onde considera que o fracionamento de especialidades farmacêuticas em doses, somente pode ser realizado sob responsabilidade e orientação do farmacêutico em farmácia de atendimento privativo de unidade hospitalar, desde que seja preservada a qualidade e a eficácia originais dos produtos e sejam feitos os registros para garantir a rastreabilidade dos produtos e procedimentos realizados.

Grande parte dos hospitais vem investindo em máquinas de fracionamento automático que além de rápidas (até 120 doses/minuto), acondicionam em embalagens adequadas que conservam as propriedades originais dos fármacos e que já saem com informações como lote, validade, nome do medicamento ou princípio ativo, código de barras e responsável técnico, impressa legivelmente em sua embalagem.

Dependendo do tipo de operação realizada na unitarização, há uma influência direta no prazo de validade, isto é, no caso de fracionamento sem que haja o rompimento da embalagem primária, o prazo de validade será de no máximo 25% do tempo remanescente constante na embalagem original. Caso não haja o rompimento da embalagem primária, o prazo de validade será determinado pelo fabricante.

Central de Preparo de Medicamentos Estéreis

Nos hospitais, é cada vez maior o número de pacientes tratados com medicamentos injetáveis e para que a Farmácia Hospitalar possa oferecer esse tipo de serviço em seu sistema de distribuição por dose unitária, é necessária a implantação de uma Central de Preparo de Medicamentos Estéreis (CPME), que atenda a todas as exigências das normas vigentes para o preparo de medicamentos injetáveis de modo a realizar uma dispensação correta, adequada e principalmente segura ao paciente.

As normas vigentes elaboradas pela Agência Nacional de Vigilância Sanitária, por meio das Resoluções RDC nº 210, de 2003, RDC nº 67, de 2007, RDC nº 87, de 2008, RDC nº 17, de 2010, da norma ISO 14644 e das diretrizes da ASHP (Sociedade Americana de Farmacêuticos do Sistema de Saúde), têm por objetivo

- Definir diretrizes a serem cumpridas na preparação de produtos estéreis em farmácias, garantindo a qualidade e segurança dos referidos medicamentos.
- Estabelecer um método para combinar qualidade assegurada e controle de qualidade contra os potenciais de risco a pacientes devido a vários tipos de produtos.

Para a implantação de uma Central de Preparo de Medicamentos Estéreis, é necessária infraestrutura adequada, já que a manipulação de preparações estéreis está centrada nos requisitos de esterilidade:

- Sala limpa ou sala classificada (área com controle ambiental definido em termos de contaminação por partículas viáveis e não viáveis, projetada e utilizada para reduzir a introdução, geração e retenção de contaminantes em seu interior).
- Fluxo laminar (equipamentos usados como contenção primária no trabalho de manipulação de medicamentos, minimizando a exposição do operador, do produto e do ambiente).
- Sistemas de ar-condicionado e ventilação adequada à área.
- Infraestrutura (a farmácia deve ser localizada, projetada, construída ou adaptada, com uma infraestrutura adequada às atividades a serem desenvolvidas, devendo conter no mínimo: área para as atividades administrativas; área de

estoque; área de controle de qualidade; área de pesagem de matérias-primas; sala de manipulação (ambiente classificado); área de dispensação; vestiário; área de paramentação; sala de lavagem de utensílios e materiais de embalagem; depósito de material de limpeza).

- Utilização de materiais que seguem as normas vigentes para a construção dessas salas limpas.
- Paramentação específica para execução das atividades de manipulação, que garantam a segurança do manipulador, bem como do produto a ser preparado. A roupa utilizada deve seguir algumas exigências: avental ou macacão de uso restrito à sala de manipulação, com baixa permeabilidade, frente fechada, com mangas longas e punho elástico. Deve-se utilizar também dois pares de luvas estéreis com punho longo e sem talco, que devem ser trocados a cada hora ou quando a integridade da luva estiver comprometida.

Além disso, são necessários controles periódicos da área e dos manipuladores para garantia do processo:

- Manutenções preventivas dos equipamentos (fluxo laminar) e da área (ambiente).
- Controles microbiológicos periódicos (ambiente, superfície, manipuladores e amostras).

Além de todos os aspectos descritos acima, o desempenho do recurso humano encarregado dessas preparações é ponto fundamental no que se refere à qualidade dos medicamentos estéreis. O treinamento das pessoas e o envolvimento destas no processo, seguindo as normas e procedimentos de conduta adequados, são fundamentais para garantir a obtenção de produtos sem contaminação.

O treinamento deve abordar não somente instruções de técnica asséptica dos procedimentos (assepsia adequada das mãos, preparação e limpeza dos materiais a serem utilizados na área limpa, método de limpeza do fluxo laminar e da sala limpa etc.), mas também instruções comportamentais e pessoais (movimentar-se lentamente na sala limpa, não utilizar cosméticos, esmaltes, não espirrar ou tossir, manter unhas limpas e cortadas, evitar uso de barbas etc.).

Toda a equipe deve conhecer a política de qualidade e os sistemas de qualidade adotados, executando, dessa forma, de maneira consciente, suas atividades e incorporando em sua execução as boas práticas de manipulação de produtos estéreis, assegurando que os medicamentos manipulados atendam aos padrões de qualidade exigidos e especificados.

As pessoas envolvidas nesse processo devem ter ciência de que a preparação incorreta ou a contaminação de produtos estéreis manipulados em condições inadequadas pode levar à morbidade e mortalidade de pacientes.

A implantação de uma CPME confere ao processo qualidade e segurança e se reflete em um atendimento de excelência, visto que nesse sistema de dispensação, o medicamento é manipulado em sala limpa, por pessoal capacitado, treinado e validado, sendo cada dose enviada de acordo com a especificação da prescrição médica (dose prescrita e via de administração prescrita), identificada com os dados pessoais do paciente (nome completo, leito e prontuário) e as características do medicamento manipulado (dados de estabilidade, local de armazenamento, dose prescrita, via de administração, data e horário de administração, data e horário da manipulação e ordem de manipulação).

Para que todo o processo atenda aos requisitos de segurança e qualidade, esse deve ser rastreável, possibilitando a investigação em caso de desvio de qualidade. Cada vez mais são utilizados sistemas informatizados para tornar o processo mais seguro e garantir essa rastreabilidade.

Por meio de um sistema informatizado elaborado especificamente para essa finalidade, são feitos controles nas seguintes etapas do processo de manipulação:

1. Geração do mapa de manipulação: onde cada medicamento a ser manipulado adquire um número chamado ordem de manipulação. Para cada ordem de manipulação existem internamente informações do medicamento: dose, via e horário de administração e dados do paciente: nome, prontuário, passagem e leito.
2. Vinculação dos lotes dos medicamentos a serem utilizados: por meio de leitura de um código de barras contendo informação do item e lote, faz-se o vínculo do medicamento a ser utilizado com a ordem de manipulação. Dessa maneira, garante-se que o medicamento lido seja o medicamento prescrito. Uma etiqueta contendo o número dessa ordem de manipulação é impressa e servirá para controle dessa manipulação. Esse processo garante também a rastreabilidade do medicamento, permitindo que seja verificado qual o lote do produto dispensado para o paciente em caso de necessidade de análise de eventos e reações adversas.
3. Impressão do mapa de preparo dessa manipulação contendo as informações necessárias para a orientar o colaborador na manipulação do medicamento: número da ordem de manipulação, prontuário e nome do paciente, leito, medicamento prescrito, dose prescrita, via de administração, horário da administração e detalhes dessa manipulação: volume de reconstituição e volume a ser aspirado.
4. Preparo e higienização dos medicamentos e envio à sala limpa para processo de manipulação de acordo com as boas práticas de manipulação.
5. O manipulador identifica o medicamento que será manipulado pela ordem de manipulação e realiza o preparo conforme o descrito no mapa de preparo.
6. O medicamento manipulado é identificado com a sua respectiva ordem de manipulação e é passado para a área externa da sala limpa por meio de uma porta auxiliar – *pass through*.
7. Conferência do medicamento manipulado: é realizada a leitura da ordem de manipulação pelo leitor de código de barras, que trará no sistema todas as informações relacionadas ao medicamento (dose, via, horário de administração e volume final) e do paciente (nome, prontuário, passagem, leito).
8. Após a inspeção visual do medicamento e avaliação dos critérios previamente configurados no sistema (como presença de partículas, precipitação, integridade, coloração etc.), o conferente informa o *status* da manipulação (aprova-

do ou reprovado). Na aprovação, o sistema libera duas etiquetas (uma contendo os dados do paciente – para identificação externa da manipulação e uma contendo os dados do medicamento – inclusive informando a estabilidade e a forma de armazenamento da manipulação), para a identificação do medicamento manipulado.

9. Os medicamentos manipulados são acondicionados em sacos plásticos individuais, lacrados com a identificação do paciente, e encaminhados ao processo de confecção das tiras da dose unitária.

Todas as informações dessas preparações ficam registradas no sistema, sendo possível a rastreabilidade tanto com relação ao paciente, ao medicamento, quanto ao manipulador e conferentes desse processo.

Dispensação por dose unitária

A dispensação da dose unitária propriamente dita inicia-se com a geração de relatórios por períodos de atendimentos. O período de atendimento não possui um padrão único e pode variar de acordo com o perfil das unidades de atendimento (clínica médica cirúrgica, unidades de tratamento intensivo etc.). Apenas ficam disponíveis nesses relatórios todos os medicamentos prescritos avaliados pelo farmacêutico da Central de Atenção à Prescrição (CAP), garantindo uma segurança a mais para o processo de dispensação.

Com o relatório do período de atendimento organizado de acordo com as unidades de atendimento e leito, faz-se uma prévia da separação, juntando todos os medicamentos prescritos do paciente, seja um sólido oral, um líquido oral ou um medicamento injetável. Durante a separação, faz-se a leitura do código de barras identificado em cada medicamento.

Essa leitura, além de realizar a baixa do estoque no sistema, verifica a validade do produto e registra o lote que está sendo dispensado, assegurando que o medicamento que está sendo separado está realmente prescrito para aquele paciente. Em caso de leitura de algum item não prescrito, o sistema informa ao usuário, impedindo a continuidade da separação.

Esses medicamentos são separados e embalados por horário de administração e cada embalagem é identificada com os dados do paciente e seu respectivo leito e prontuário.

Após a separação, é realizada a dupla conferência para assegurar que os medicamentos estão separados corretamente, no horário certo e para o paciente certo.

Uma hora antes do primeiro horário de administração, os medicamentos são entregues nas unidades de atendimento, onde a enfermagem faz a conferência e guarda dos medicamentos que estão recebendo.

Essa forma de sistema de dispensação por dose unitária por períodos de atendimento, apesar de ser cíclica, minuciosa e seguida de várias etapas, tem se mostrado muito vantajosa para a diminuição de erros de administração, contribuindo para uma efetiva assistência e segurança ao paciente.

Dispensação por dose unitária automatizada

O sistema automatizado é composto por módulos de unitarização, armazenamento, dispensação e *softwares* que integram a prescrição eletrônica. Esses sistemas gerenciam os medicamentos da embalagem até o paciente, garantindo toda a rastreabilidade da dispensação.

O módulo de armazenamento automatizado separa os medicamentos colocando no anel plástico conforme o horário de administração e identifica com a etiqueta do paciente.

A entrega da medicação nas unidades de atendimento é realizada pela equipe da farmácia uma hora antes do primeiro horário de administração, onde a enfermagem faz a conferência e guarda os medicamentos que estão recebendo.

A dose unitária automatizada é um sistema que melhora a gestão de medicamentos, otimiza recursos humanos, aumenta eficiência no fluxo de trabalho, garantindo a segurança do paciente.

Bibliografia

Ferracini FT, Filho WMB. Prática Farmacêutica no Ambiente Hospitalar; Ed. Atheneu; 2010; (2): p 223-266.

Cassiani SHB, Teixeira TCA, Optiz SP, Linhares JC. O sistema de medicação nos hospitais e sua avaliação por um grupo de profissionais. Ver Esc Enferm Usp; 2005; 39(3): 280-7.

Pepper GA. Errors in drug administration by nurses. Am J Health Syst Pharm; 1995; 52(4): p 390-5.

Best Practice for Healthy-system pharmacy. Positions and guidance documents of A.S.H.P 2001-2002. Ed Bethesda.

Galato D, Alano GM, Trauthman SC, Vieira AC. Revista Brasileira de Ciências Farmacêuticas; Brazilian Journal of Pharmaceutical Saciences vol 44, n3,jul/set 2008; p 465 – 475.

Fontan JE, Maneglier V, Nguyen V, Lorant C, Brion F. Phram World Sci; 2003;25 (3); p122-117

Ribeiro E. Dose unitária: sistema de distribuição de medicamentos e, hospitais-2 v;1991;p 476.

Carestiato JG, Ferreira LG. Dose unitária. Relação custo x benefício de sua implantação nos hospitais públicos brasileiros como política de governo. Revista Brasileira de Farmácia, 1996; 77(3):p 103-112

Cassiani SHB, Gimenes FRE, Monzani AAS. O uso da tecnologia para a segurança do paciente. Rev. Eletr. Enf. [Internet]. 2009;11(2):413-7.

Cavallini ME, Bisson MP. Farmácia Hospitalar: um enfoque em sistema de saúde. 1. ed. São Paulo: Manole, 2002.

BRASIL. Agência Nacional de Vigilância Sanitária. RDC nº 67, de 08 de outubro de 2007. Dispõe sobre Boas Práticas de Manipulação de Preparações Magistrais e Oficinais para Uso Humano em Farmácias.

6

Centro de Informações sobre Medicamentos

Silvana Maria de Almeida, Roberta Gonsalez dos Santos,
Sheila Cristina dos Santos Lopes, Thayssa Carneiro Campista Tavares Martins

Introdução

Com o avanço da medicina e procedimentos cada vez mais sofisticados, todos os profissionais de saúde necessitam de recursos de informação para auxiliar na sua prática clínica. Atualmente, estamos nos deparando com várias inovações terapêuticas, como as terapias gênicas, que são produtos com características muito específicas de cuidado, desde questões de recebimento e armazenamento, como no preparo e administração.

Os médicos necessitam de informações técnicas sobre medicamentos como suporte à tomada de decisão em relação à melhor conduta terapêutica, os farmacêuticos clínicos necessitam de informações específicas para dar o suporte à equipe médica e multidisciplinar em sua rotina, e os outros profissionais de saúde buscam informações para promover o uso seguro e racional de medicamentos e alguns produtos para saúde.

O uso de dispositivos eletrônicos e novas tecnologias na área da saúde, como os dispositivos móveis e acesso a bancos de dados, é algo cada vez mais frequente e comum. A automação, a gestão de conhecimento e a análise de dados contribuem para os diversos setores da sociedade e seus benefícios englobam a assistência à saúde.

No entanto, nem sempre o acesso a fontes de informação necessariamente significa melhora no cuidado e assistência à saúde. O acesso sem o devido entendimento e interpretação pode não significar melhora na conduta clínica e uso seguro e racional de recursos e medicamentos dentro dos sistemas de saúde.[1-3]

É crescente a importância e a necessidade de estabelecer sistemas de suporte à decisão clínica que forneçam informações seguras, específicas e inteligentes, de forma filtrada, organizada e oportuna para todas as pessoas envolvidas no processo de cuidado, a fim de melhorar os cuidados à saúde.

Uma vez que as informações podem influenciar a forma com que os medicamentos são prescritos, dispensados e utilizados, o Centro de Informações sobre

Medicamentos (CIM) pode ser considerado um suporte à decisão clínica, sendo fundamental para a promoção e o uso racional de medicamentos, em acordo com a proposta da Organização Mundial da Saúde (OMS).[1-5]

Principais causas do uso irracional de medicamentos

- Falta de conhecimento ou informações independentes.
- Disponibilidade.
- Promoção de medicamentos.
- Publicidade da indústria farmacêutica.
- Polifarmácia.

Consequências

- Uso excessivo de injetáveis quando formas orais seriam adequadas.
- Falha na prescrição de acordo com as diretrizes clínicas.
- Automedicação.
- Falha terapêutica.
- Falta de acesso a medicamento.
- Aumento da morbidade e mortalidade.
- Uso indevido e/ou excessivo de medicamentos.
- Reações adversas aos medicamentos.
- Utilização inadequada de antimicrobianos e aumento da Resistência antimicrobiana-infecções graves.

Alguns dos fatores que causam problemas no tratamento do paciente dentro de um hospital

Prescrição não adequada a indicação ou outros erros de prescrição, como doses, via, frequência e tempo de tratamento, dificuldade de interpretação de informações quanto ao preparo e administração do medicamento, desconhecimento e desinteresse em relação à notificação de reações adversas aos medicamentos e pouco embasamento técnico do produto.

Para refletirmos

Grande parte dos erros de medicação e falta de adesão aos tratamentos se dá por falta de informação ou informação não clara e de difícil interpretação.

Os farmacêuticos, em qualquer área de atuação, podem contribuir de forma muito positiva, garantindo que a informação chegue aos pacientes e profissionais envolvidos de forma clara e eficiente.

Histórico

O primeiro CIM de que se tem relato na literatura foi criado no Reino Unido, em 1960. Nos Estados Unidos, o primeiro centro de informações sobre medicamentos começou na Universidade de Kentucky, em 1962, em paralelo ao desenvolvimento da Farmácia Hospitalar e anterior à Farmácia Clínica. Outros centros foram instituídos pelo mundo e sabe-se que se desenvolveram principalmente nos Estados Unidos, Canadá e Europa.[1,2]

No Brasil, os serviços e centros de informações sobre medicamentos tiveram início posteriormente, assim como a Farmácia Hospitalar. O primeiro CIM de que se tem referência é o do Serviço de Farmácia do Hospital Onofre Lopes, na Universidade Federal do Rio Grande do Norte, porém, o serviço encerrou suas atividades muito precocemente.[6] O Conselho Federal de Farmácia, apoiado pela Organização Pan-Americana de Saúde (OPAS) liderou o desenvolvimento dos centros de informação sobre medicamentos, implantando em 1992, o Centro Brasileiro de Informações sobre Medicamentos (CEBRIM), e conduzindo o projeto de implantação de uma rede nacional de centros de informação sobre medicamentos, que resultou na criação do Sistema Brasileiro de Informação sobre medicamentos (SISMED).[1-3]

O Centro de Informações sobre Medicamentos e a farmácia clínica

A Farmácia Clínica surgiu a partir do desenvolvimento da Farmácia Hospitalar e do trabalho do farmacêutico focado na equipe médica e no paciente. No Brasil, ainda é uma atividade que está em desenvolvimento. Em alguns centros, há grandes avanços na área de Farmácia Clínica, enquanto em outros continuam em fase inicial.

Onde a Farmácia Clínica é uma realidade, sabe-se que a participação do farmacêutico é cada vez mais abrangente e, nesse contexto, o centro de informações sobre medicamentos representa forte suporte à prática da Farmácia Clínica.

O CIM, incluído no ambiente hospitalar, possui múltiplas funções e serviços, algumas delas são:

- Apoio aos serviços farmacêuticos: atendimento a solicitações.
- Elaboração de informes técnicos.
- Seleção de critérios de utilização de medicamentos.
- Elaboração de fichas de utilização de novos medicamentos.
- Elaboração de guias de administração de medicamentos.
- Realização de atividades em Comitê de Farmácia e Terapêutica.
- Edição de boletim de informação de medicamentos com conteúdo orientado à otimização da farmacoterapia.
- Resolução de consultas farmacoterapêuticas.
- Farmacovigilância.
- Tecnovigilância.
- Investigações e estudos de utilização de medicamentos.

- Auxiliar no estudo da farmacoeconomia.
- Alimentação de manutenção de banco de dados.
- Busca diária de informes e alertas técnicos ANVISA, EMA, TGA, DOU e FDA.
- Participação na homologação de novos medicamentos e substituições.

Dentro desse contexto, o CIM centraliza as necessidades apontadas pela equipe médica e pelos farmacêuticos das diferentes unidades de internação do hospital, realiza o levantamento das informações referentes ao medicamento a ser incluído e direciona aos consultores da Comissão de Farmácia e Terapêutica, que após análise do processo, decide pela inclusão ou não do novo medicamento.[1-2,4,7,8]

Em um hospital, o farmacêutico é a principal fonte de informação sobre medicamentos e a farmácia pode estruturar-se para desenvolver mecanismos de avaliar e transmitir a informação para outros profissionais e pacientes, tendo o suporte do CIM.

O CIM pode ajudar a identificar os problemas relacionados a medicamentos, onde os problemas podem ocorrer, e contribuir para o adequado processo de utilização de medicamentos, prevenindo erros.

A criação de um CIM em um hospital pode apresentar vantagens em relação a outros locais, como faculdades, universidades e conselhos. Entre eles podemos citar:

- Facilidade de seguimento às consultas de informação passiva.
- Interação direta com os profissionais da saúde, principalmente os prescritores.
- Melhor acesso aos grupos de alto risco.
- Melhor oportunidade para a solução de casos nos quais o aprofundamento é essencial.
- Educação e orientação dos pacientes.
- Permissão de medição do impacto do serviço sobre a atenção à saúde dos pacientes do hospital, como produto do fornecimento da informação.

Definições

De acordo com a Organização Pan-Americana de Saúde (OPAS), centros de informações sobre medicamentos são unidades operacionais que proporcionam informação técnica e científica sobre medicamentos de forma objetiva e oportuna. Para isso, os CIMs contam com base de dados e fontes de informação sobre medicamentos e com profissionais capacitados que geram informação independente e pertinente às questões formuladas ou à necessidade identificada.

Centros de informações sobre medicamentos (CIM) são definidos por alguns autores como "unidades operacionais que proporcionam informação técnica e científica sobre medicamentos de forma objetiva, constituem uma estratégia para atender às necessidades particulares de informação. Para isso, os CIMs contam com base de dados e fontes de informação sobre medicamentos e com profissionais capacitados que geram informação independente e pertinente às questões formuladas ou à necessidade identificada".

Outra definição: "instituição dedicada a prover informação objetiva, independente e atualizada sobre medicamentos e seu uso, e comunicar às diferentes categorias de usuários, para melhor compreensão da informação e benefício do paciente".[6,9,10]

Mais recentemente, por meio da Resolução nº 671, de 2019, CFF, ficou definido que o Centro de Informações sobre Medicamentos (CIM) é o local estruturado de abrangência nacional, estadual ou regional, destinado a reunir, analisar, avaliar e fornecer informações sobre medicamentos, tendo como objetivo seu uso racional; o Serviço de Informação sobre Medicamentos (SIM) é o local estruturado de abrangência institucional (hospitais, secretarias de saúde, universidades, centros de informação toxicológica, comissões de farmácia e terapêutica etc.), destinado a reunir, analisar, avaliar e fornecer informações sobre medicamentos, tendo como objetivo seu uso racional.[21]

A existência de um CIM poderia ser questionada, se considerarmos que, atualmente, existem inúmeros profissionais que, por meio de sistemas computadorizados, acessam bibliotecas e bancos de dados de informações sobre medicamentos. No entanto, mesmo sendo profissionais da área da saúde, vale lembrar que nem todo profissional é preparado para avaliar a informação obtida e que esses sistemas não oferecem respostas individualizadas para o caso específico que buscam.

Há também casos em que o profissional possui a formação adequada para avaliação da literatura, no entanto, não dispõe de tempo para buscar a informação. Também devemos considerar os custos de acesso aos sistemas de informação, que geralmente limitam o número de usuários. Dessa maneira, para os locais que conseguem estabelecer um centro de informações, podem usufruir de muitas vantagens comparadas aos locais que não possuem, pois o CIM pode proporcionar o alinhamento e a divulgação das informações de forma padronizada, clara e objetiva, trazendo mais segurança as tomadas de decisões.

Características

De acordo com os textos publicados até o momento, são características de um centro de informações sobre medicamentos:

- Ser fonte independente de informações sobre medicamentos.
- Constituir um acervo documental de fontes de informação, garantindo sua utilização apropriada.
- Facilitar a tomada de decisões terapêuticas, baseando-se na informação científica, atualizada e dirigida.
- Responder às dúvidas sobre medicamentos em tempo curto e com baixo custo.
- Contribuir para a diminuição de custos de serviços de saúde atribuídos ao tratamento terapêutico.
- Ser um instrumento de integração dos membros da equipe da saúde e apoiar o farmacêutico independentemente da sua área de atuação, ampliando seu papel como profissional da saúde.

- Promover a formação de especialistas em informação sobre medicamentos e o hábito de prestar informação independente.
- Elevar o nível de conhecimento sobre medicamentos dos pacientes, grupos de alto risco e público em geral, favorecendo o cumprimento da terapia e o sentido de autorresponsabilidade com o cuidado da saúde.
- Identificar e direcionar situações-problema relacionadas a medicamentos que requerem intervenção de várias instituições.
- Contribuir para a definição da política de medicamentos no âmbito nacional, institucional e local, principalmente na elaboração de formulários terapêuticos e determinação de esquemas de tratamento.[1-3,9,10]

Objetivos

O objetivo principal de um CIM é promover o uso racional de medicamentos por meio da informação técnico-científica objetiva, atualizada, devidamente processada e avaliada.[1,2,4,10]

Objetivos específicos

- Oferecer atenção especializada a consultas sobre problemas específicos relacionados ao uso de medicamentos.
- Divulgar a qualidade dos serviços farmacêuticos que participam do cuidado do paciente.
- Dar suporte técnico e documental às comissões hospitalares: Comissão de Farmácia e Terapêutica, Comissão de Controle de Infecção Hospitalar etc.
- Promover ou participar de programas de educação continuada em farmacoterapêutica para os profissionais de saúde.
- Efetuar investigações sobre o uso de medicamentos.
- Produzir e distribuir material informativo sobre medicamentos.
- Difundir informação relevante sobre medicamentos para a comunidade hospitalar.
- Prover informação ao público para orientar a automedicação responsável.

Funções

Os centros de informação sobre medicamentos funcionam como fontes de informação sobre todos os aspectos que envolvem medicamentos. Os farmacêuticos que atuam em um centro de informações sobre medicamentos devem estar treinados para informar, educar e transmitir de maneira clara, objetiva e didática.

Os centros de informação sobre medicamentos situados em hospitais possuem duas funções básicas:

- Desenvolvimento de *informação passiva*, destinada a solucionar questões individuais relacionadas ao uso de medicamentos, ou seja, o profissional espera que o questionamento seja feito e busca a resposta.

- Desenvolvimento da *informação ativa*, representada por atividades de educação, difusão de informação e investigações na área de medicamentos, nesse caso, o profissional identifica as necessidades e divulga a informação – por exemplo: compila informações e dispõem na forma de guias de diluições de drogas, guias de estabilidade de medicamentos.[9-11]

Atendimento das dúvidas e questionamentos

Corresponde à necessidade de fornecer respostas objetivas, relevantes e apropriadas a questionamentos sobre medicamentos e seu uso. O enfoque da pergunta varia conforme o solicitante (profissional da saúde, paciente ou público geral). No entanto, considerando que o CIM está localizado em ambiente hospitalar, é previsível que a maioria dos questionamentos seja de profissionais médicos, de profissionais de enfermagem e de farmacêuticos clínicos ou hospitalares. Também se estima que um CIM localizado em hospital atenda às solicitações de usuários de fora da instituição, dando o apoio técnico às instituições menos estruturadas no que se refere à informação sobre medicamentos.

O CIM é responsável por fornecer informação sobre medicamentos e plantas com finalidade terapêutica de forma, referenciada e criticamente avaliada, fundamentada nos princípios da saúde, baseada em evidências. Sendo elas: a) indicação de uso; b) posologia; c) preparo; d) farmacologia geral; e) farmacocinética e farmacodinâmica; f) reconstituição, diluição, estabilidade e compatibilidade físico-química; g) reações adversas; h) interações; i) teratogenicidade; j) farmacoterapia de eleição; k) conservação e armazenamento; l) toxicologia; m) disponibilidade no mercado; n) farmacotécnica; o) aspectos legais e regulatórios; p) aspectos farmacoeconômicos; q) acompanhamento farmacoterapêutico; r) segurança, como precauções, contraindicações e erros de medicação.[21]

Questionamentos mais comuns realizados por profissionais da enfermagem

- Compatibilidade/estabilidade de misturas para uso parenteral.
- Vias de administração de medicamentos.
- Modo de utilização.
- Estabilidade do medicamento após reconstituição e/ou diluição.
- Estabilidade do medicamento em temperatura ambiente após diluição/reconstituição.

Questionamentos mais comuns realizados por profissionais médicos

- Interações medicamentosas.
- RAM.
- Medicamentos novos.
- Disponibilidade do medicamento no Mercado Nacional.
- Dose, frequência.

Diante de um questionamento realizado ao CIM, devemos considerar algumas questões antes de responder:

1. Eu tenho as informações gerais do solicitante?
2. Eu conheço o histórico do paciente?
3. Eu entendi claramente a pergunta?
4. Eu sei se a questão está sendo feita de forma correta?

Apoio aos serviços farmacêuticos

O CIM deve ser um suporte para os serviços farmacêuticos especializados que se desenvolvem no hospital, tanto na área da Farmácia Clínica como no seguimento da terapia medicamentosa, citostáticos, nutrição parenteral, farmacovigilância e na prática farmacêutica básica – seleção, produção, distribuição e dispensação de medicamentos.

Apoio à comissão de farmácia e terapêutica (CFT)

A seleção de medicamentos acompanhada de um formulário terapêutico é considerada a pedra principal de um sistema eficiente de gestão de produtos farmacêuticos. Os demais processos: aquisição, armazenamento e distribuição são etapas administrativas cujas ações giram em torno dos produtos selecionados.

A CFT tem como objetivo formular e implementar políticas institucionais relacionadas com seleção, prescrição e uso racional de medicamentos, em um processo dinâmico, participativo, multiprofissional e multidisciplinar, para assegurar terapêutica eficaz e segura e melhoria na qualidade da assistência prestada à saúde.[3-5]

Tem como atribuições

- Atualizar periodicamente a lista de medicamentos do hospital.
- Revisar periodicamente as normas de prescrição.
- Fixar critérios para a obtenção de medicamentos não selecionados.
- Validar protocolos de tratamento elaborados pelos diferentes serviços.
- Estimular a promoção do uso racional de medicamentos: boletins, cursos, fóruns de debates, entre outros.
- Estar atento a alertas e informes dos órgãos regulamentadores nacionais (ANVISA, VISA estadual) e internacionais (FDA, EMA, TGA, WHO) e estabelecer rede de comunicação para os alertas emitidos por esses órgãos.

Dentro do hospital, o CIM tem estrutura e características inerentes ao bom desempenho da atividade. O CIM está intimamente relacionado às atividades da CFT.

Embora a farmacovigilância não seja uma função específica do CIM, ele acaba sendo um forte colaborador da atividade. Como o CIM está relacionado a atividade da CFT e participa da padronização de novas moléculas na lista do hospital, ele também deve realizar o acompanhamento do uso desse medicamento, principalmente se tiver pouco tempo de registro (medicamentos mais novos), e uma das maneiras de acompanhar esse uso é por meio da busca ativa de reações adversas.

Investigação

Participar no desenvolvimento de investigações na área de medicamentos é uma função básica de um CIM localizado em um hospital. Essa atividade está relacionada com a utilização de medicamentos no ambiente hospitalar, identificação de padrões de prescrição, epidemiologia e reações adversas relacionadas a medicamentos. Essas investigações podem ocorrer em cooperação com outros CIMs, universidades, Ministério da Saúde e outras instituições hospitalares.

Divulgação da informação

A divulgação de material informativo é atividade primária dos centros de informação sobre medicamentos e está relacionada com a divulgação de artigos científicos, de monografias de medicamentos e atualizações do formulário terapêutico do hospital, bem como de atividades científicas, como apresentações em congressos e palestras, avaliação de informação distribuída pela indústria farmacêutica, entre outras.

Educação

O CIM tem como função prover com aulas, palestras, seminários e elaboração de guias com orientações sobre o uso de medicamentos aos profissionais da instituição, estudantes e à comunidade.

Requisitos

Organização

O planejamento de instalação, aprovado pela administração do hospital, deverá englobar a estrutura, a organização do serviço, o treinamento do pessoal, a execução das atividades e a avaliação do serviço. É importante que o financiamento aprovado possa garantir o sustento por período determinado.

Estrutura física e recursos humanos

Recomenda-se que o local escolhido seja adequado, com área física de uso exclusivo do CIM e que tenha uma estrutura adequada para o desempenho das atividades como material de escritório, computadores e acesso a sistemas eletrônicos e internet, impressora, linha telefônica e fontes especializadas de consultas (primária, secundária e terciária).

O profissional que trabalha com a informação deve estar capacitado e habituado à consulta às fontes de informação, permitindo a busca, a seleção, a análise e a interpretação das informações necessárias para responder adequadamente ao questionamento do solicitante. Também é considerada imprescindível a habilidade de comunicação formal, verbal e escrita, uma vez que a informação prestada deverá ser compreendida pelo solicitante.[3,4,6,10,11]

São competências do profissional que atua em um CIM:

- Competência para seleção, utilização e análise crítica da literatura sobre medicamentos.
- Competência para a apresentação da informação relevante, com um mínimo de documentação suporte.
- Conhecimento da disponibilidade de literatura, bem como de bibliotecas e centros de documentação.
- Capacidade de comunicação formal, verbal e escrita, sobre a informação farmacoterapêutica.
- Habilidade no processamento eletrônico dos dados.
- Capacidade para participar das Comissões de Farmácia e Terapêutica.

Fontes de informação

As fontes de informação são a principal ferramenta de trabalho de um CIM. Essas fontes podem ser classificadas como fontes primárias (revistas), fontes secundárias (índices e resumos) e fontes terciárias (livros), além de outras fontes como a indústria farmacêutica e outras organizações.[3,4,10,11]

Fontes primárias

São publicações que possuem estudos científicos originais, nos quais o conhecimento dos medicamentos é colocado em evidência. Essas fontes de informação possuem como vantagem propiciar o acesso ao estudo original com dados atualizados. O veículo para essas publicações, geralmente, são as revistas científicas.

Exemplos de revistas – fontes primárias

American Journal of Hospital Pharmacy; British Journal of Clinical Pharmacology; British Medical Journal; Drugs and Therapeutics Bulletins; European Journal of Clinical Pharmacology; Informes Técnicos da OMS e FDA; Medical Letter; The New England Journal of Medicine; The Lancet.

Fontes secundárias

Proporcionam uma ferramenta resumida que remete o usuário ao acesso à literatura primária. Os serviços de indexação e resumos são os mais conhecidos e usados devido à dificuldade de analisar todas as revistas e todo o conteúdo. Possuem como desvantagem o tempo de atraso entre a publicação do artigo na fonte primária e a inclusão do resumo na fonte secundária. Atualmente, algumas fontes secundárias estão disponíveis para busca eletrônica direta, facilitando a consulta desses bancos de dados.

Exemplos de bancos de dados – fontes secundárias

Medline, Pubmed e OVID.

Fontes terciárias

Condensam a informação originalmente publicada nas fontes primárias. Para torná-las mais acessíveis e aumentar a facilidade no uso, as referências básicas são avaliadas e interpretadas. Por esse motivo, geralmente, essas fontes são utilizadas como referências rápidas, e possuem como desvantagens o tempo de atraso e as informações incompletas. Normalmente, essas referências são os livros, compêndios e *handbooks*. Bases de dados computadorizados e metanálises também são consideradas fontes terciárias.

Exemplos de livros – fontes terciárias

American Society of Hospital Pharmacists; *Drug Information*; *British Pharmacopoeia*; Compêndio de Especialidades Farmacêuticas; Dicionário de Termos Médicos; *Goodman and Gilman's The Pharmacological Basis of Therapeutics*; *Handbook on Injectables Drugs*; *Drug Interactions*; *Harrison's Principles of Internal Medicine*; *Martindale: The Extra Pharmacopoeia*; *Physician's Desk Reference* (PDR); Manual Merck; *The Merck Index*; *United States Pharmacopeia and National Formulary*; *United States Pharmacopeia: Drug Information for the Health Care Professionals and Advice for the Patient* (USP-DI Vol. 1 and II); *Micromedex – Healthcare Series*; *Iowa Drug Information Services*.

O processo de atendimento às consultas

Implantar um processo sistemático pode auxiliar para responder às consultas. É conveniente estarem presentes as seguintes etapas:

- Receber a solicitação.
- Classificar a consulta.
- Obter informações sobre o que gerou a consulta.
- Realizar uma revisão sistemática da literatura.
- Formular a resposta de forma coerente e correta.
- Encaminhar a resposta.
- Fazer o seguimento da informação prestada.

Recebimento da solicitação

A solicitação pode ser recebida por telefone, fax, pessoalmente ou por endereço eletrônico; o importante é que esse questionamento seja claro e concreto. A maioria dos centros utiliza um formulário que facilita o registro da informação referente à solicitação e ao solicitante. O formulário (exemplo Anexo 6.1) deve conter um espaço disponível para o registro de dados relacionados ao questionamento e que possam ser utilizados para avaliar a qualidade e produtividade dos serviços prestados:

- Data e hora do recebimento da solicitação.
- Nome, contato e categoria do solicitante (profissional da saúde, paciente).
- Forma de resposta (telefone, e-mail).
- Classificação da solicitação.
- Questionamento.
- Resposta.
- Referências utilizadas.
- Data e hora da resposta.
- Responsável pela resposta.
- Material enviado para o solicitante.
- Tempo gasto para concluir o processo de resposta.

Os arquivos desses registros são importantes, bem como o resgate das informações neles contidas. É desejável que o registro possa ser realizado por um sistema eletrônico, onde o armazenamento, resgate da informação e relatórios podem ser realizados de forma mais rápida e organizada.

Classificação da consulta

A classificação da consulta facilita a identificação da natureza da solicitação. Segue exemplo de classificação:

- Administração de medicamentos.
- Apresentação comercial.
- Compatibilidade.
- Composição/princípio ativo.
- Conservação/estabilidade.
- Equivalência/similaridade.
- Farmacocinética.
- Fornecedores/fabricantes.
- Indicação terapêutica.
- Interações medicamentosas.
- Legislação.
- Posologia.
- Reações adversas.
- Toxicidade.
- Outros.

O estabelecimento dessa classificação é importante e auxilia no resgate das respostas relacionadas ao mesmo assunto, além de indicar tendências que podem suportar futuras condutas e elaboração de guias. A identificação de questionamentos repetitivos em relação à administração de medicamentos por sonda nasogástrica, por exemplo, pode levar ao estabelecimento de um guia sobre o assunto.

Obtenção da informação relacionada com a pergunta

É importante conhecer outros dados relacionados com o questionamento realizado. Quando o questionamento está relacionado com o paciente, por exemplo, é necessário conhecer o peso, a idade, se o paciente possui comprometimento renal, hepático, dados laboratoriais, histórias de alergias e outros.

Deve-se também perceber o contexto que envolve o questionamento, principalmente quando é realizado por pessoas que estão diretamente ligadas ao cuidado ao paciente, mas não são profissionais da saúde, por exemplo, um questionamento realizado por familiar em relação à indicação dos medicamentos que o paciente está usando.

A partir de então, realizar o levantamento bibliográfico necessário utilizando-se as fontes de informação.

Formulando a resposta

As respostas devem conter as seguintes características:

- A linguagem deve ser clara.
- Deve estar devidamente documentada.
- Deve atender às necessidades do solicitante e principalmente responder à pergunta efetuada.
- Considerando a prioridade, as respostas podem ser rápidas e na forma verbal, e se necessário emitir uma resposta formal escrita.
- Deve-se relacionar as referências consultadas.

Comunicação da resposta

A comunicação da resposta deve ser o mais breve possível e o solicitante deve ser questionado se a resposta atendeu às necessidades.

Seguimento da consulta

Caso o questionamento esteja relacionado com o paciente, deve-se acompanhar a repercussão da resposta no tratamento proposto.

Recuperação da informação

A documentação resultante das consultas permite ao CIM construir uma base de dados que pode ser consultada sempre que o questionamento se repetir, contribuindo para maior rapidez na resposta emitida.

Registros da informação

Documentar suas atividades de forma periódica, como exemplos, o número de boletins publicados, seminários desenvolvidos, investigações realizadas, informes emitidos e questionamentos respondidos, permitirá ao CIM um controle estatístico de produtividade.

Avaliação

Pode ser realizada por indicadores e a escolha do indicador depende do que se deseja medir. Adiante, estão listados alguns dos critérios utilizados como indicadores de avaliação para CIMs.

Produtividade

- Número de consultas de informação passiva.
- Tipo de solicitante.
- Tempo utilizado para a resolução da consulta.
- Número de trabalhos desenvolvidos.
- Número de boletins editados.

Qualidade

- Tempo de resposta.
- Fonte de consulta.
- Pesquisas de satisfação do usuário.

Impacto

- Alteração nos padrões de prescrição.
- Alterações de condutas terapêuticas após a informação.
- Padrão da solicitação: usuário, complexidade do questionamento, motivo da pergunta.
- Trabalhos de investigação.

Vantagens e limitações

Vantagens

- São fontes independentes de informação sobre medicamentos.
- Constituem acervo documental de fontes de informação garantindo sua apropriada utilização.
- Facilita a tomada de decisões terapêuticas embasadas na informação científica atualizada, processada, dirigida e avaliada.

- Permite atender e satisfazer necessidades individuais de informação de medicamentos em tempo mínimo, em ampla cobertura e baixo custo.
- Contribuem para uma diminuição dos custos de serviços de saúde atribuída ao tratamento terapêutico, tanto no setor público como no setor privado.
- Constituem um instrumento de integração dos membros da equipe de saúde e apoiam a gestão do farmacêutico independente de sua área de desempenho profissional, ampliando seu papel como profissional de saúde.
- Promove a informação de especialistas em informação de medicamentos e promove o hábito da demanda de informação independente.
- Elevam o nível de conhecimento sobre medicamentos dos pacientes, grupos de alto risco e do público em geral, favorecendo o cumprimento da terapia e o sentido de autorresponsabilidade no cuidado da saúde.
- Contribui na definição de políticas de medicamentos no âmbito nacional, institucional ou local, principalmente na confecção de listas básicas, formulários terapêuticos e determinação de esquemas de tratamento.[3,4,7,11-15]

Limitações

- Os custos iniciais de instalação do CIM
- Atualização permanente das fontes de informação constitui limitações significativas.

Considerações finais

Os CIMs, diferentemente das bibliotecas e dos centros de documentação, não proporcionam apenas documentos ou referências bibliográficas, mas sim soluções para problemas concretos sobre medicamentos ou para uma situação clínica de um paciente. Prestam informação selecionada, processada e avaliada por profissionais especializados, focalizada na necessidade particular do solicitante, mediante um serviço altamente custo-efetivo.[1-5,15-18]

Contudo, um CIM deve preencher no mínimo dois requisitos: contar com um farmacêutico especialista em informação sobre medicamentos, e ter bibliografia reconhecida internacionalmente e atualizada sobre medicamentos.

Resumidamente, um bom Centro de Informações deve garantir:

- **Informação correta:** baseada em evidências clínicas, seguras e que forneçam a resposta ao questionamento.
- **Para a pessoa certa:** sendo médico, paciente ou qualquer outro membro da equipe de cuidado à saúde.
- **Forma correta:** por meio de respostas escritas, documentos, alertas.
- **Canal correto:** telefone, e-mail e outros sistemas.
- **No tempo adequado:** de forma que a informação possa ter aplicação correta e em tempo adequado.

Anexo 6.1. Modelo de Ficha para registro das solicitações de informação.

Nº Registro:		**Centro de Informações sobre Medicamentos** Farmácia Hospitalar	
DATA DA SOLICITAÇÃO	HORA DA SOLICITAÇÃO	DATA DA RESPOSTA	HORA DA RESPOSTA

Via de Recepção:

☐ Telefone	☐ E-mail	☐ Pessoalmente

DADOS DO SOLICITANTE

NOME:____________________ FONE/FAX: ____________________

SOLICITANTE

☐ Enfermeiro
☐ Médico
☐ Farmacêutico
☐ Outros____________________

ORIGEM

☐ HIAE - Setor: ____________________
☐ Outros ____________________

Solicitação:

____
____
____
____

Classificação da Solicitação:

☐ Administração ☐ Apresentação comercial ☐ Bibliografia/monografia ☐ Compatibilidade ☐ Composição/princípio ativo	☐ Conservação/estabilidade ☐ Disponibilidade ☐ Equivalência/similaridade ☐ Fornecedor ☐ Indicações terapêuticas	☐ Interação Droga × Droga ☐ Legislação ☐ Padronização ☐ Posologia ☐ Preço	☐ Reações Adversas ☐ Reconstituição/diluição ☐ Rotina HIAE ☐ Outros: __________

Resposta:

____
____
____
____

Referências:

____

Recebido por____________________ **Respondido por**: ____________________

Via de Resposta:

☐ Telefone	☐ E-mail	☐ Pessoalmente

Tempo gasto:

☐ (0-5 min.) ☐ (6-30 min.) ☐ (31-59 min.) ☐ (1-5 horas) ☐ (6-23 horas) ☐ (1-3 dias) ☐ (+3 dias)

Referências bibliográficas

1. Vidotti CCF, Heleodoro NM, Arrais PSD, Hoefler R, Martins R, Castilho Sr. Centros de informação sobre medicamentos: análise diagnóstica do Brasil. Brasília (DF): Conselho Federal de Farmácia/ Organização Pan-Americana da Saúde; 2000.
2. Vidotti CCF, Hoefler R, Silva EM, Mendes G B, Sistema Brasileiro de Informações sobre Medicamentos –SISMED. CAD. Saúde Pública, Rio de Janeiro, 16(4): 1121-1126.2000.
3. FIP Pharmacy Information Section. Requirements for Drug Information Centres. September 2005.
4. American Society of Health-System Pharmacists. ASHP guidelines on the provision of medication information by pharmacists. Am J Health-Syst Pharm. 1996; 53:1843–5.
5. Promoting rational use of medicines: core components. WHO Policy Perspectives on Medicines, September 2002.
6. Brasil. Ministério da Saúde. Secretaria de Ciência, Tecnologia, Inovação e Insumos Estratégicos em Saúde. Departamento de assistência farmacêutica e Insumos Estratégicos.Centros e Serviços de Informação sobre Medicamentos: princípios, organização, prática e trabalho em redes para promoção do Uso Racional de Medicamentos [recurso eletrônico] / Ministério da Saúde, Secretaria de Ciência, Tecnologia, Inovação e Insumos Estratégicos em Saúde, Departamento de assistência farmacêutica e Insumos Estratégicos. Brasília : Ministério da Saúde, 2020.
7. Nissen L. Current status of pharmacist influences on prescribing of medicines. Am J Health-Syst Pharm. 2009; 66(Suppl 3):S29-34.
8. American Society of Health-System Pharmacists [ASHP]. Best Pratices for Health-System Pharmacy. Positions and pratice Standards of ASPH 1998-99 Bethesda, MD: ASPH; 1998. pp. 52, 112-114.
9. Rosenberg JM, Funtes RJ, Starr CH, Kirschenbaum HL, McGuire H. Pharmacist – operated drug information centers in de United States. Am J Halth-Syst Pharm 1995; 52:991-996.
10. Rosenberg JM, Koumis T, Nathan JP, Cicero LA, McGuirre H. Current status of pharamcist-operated drug information centers in the United States.American Journal of Health-System Pharmacy, 2004. vol.61:19: 2023-2032.
11. Brow TR, Smith MC, Handbook of Institutional Pharmacy Practice. Second edition. Williams & Wilkins; 1986 pp. 249-267.
12. Amerson AB. Drug information centers: an overview. Drug Inf J. 1986; 20(2): 173-178. DSE/German Foundation for International Development in collaboration with WHO/ Geneva – international seminar on improving drug information systems in developing countries. Villa Borsiig, Berlin 28 may – 3 jun. 1995.
13. Amerson AB. Introduction to the concept of drug Information. In: Malone PM, Mosdell KW, Kier KL, Stanovch JE, editors. Drug information: a guide for pharmacists. Stanford: Appleton & Lange; 1996. pp. 3-11.
14. Seaboldt, JA. Comparation of information obtained from a usenet newsgroup and from drug information centers. Am J Health-Syst Pharm 1997; 54:1732-1735.
15. Kinky DE, Erush SC, Laskin MS, Gibson GA. Economic impact of drug information service. Ann Pharmacother 1999; 33(1):11-16.

16. Alessio RD, Busto U, Girón N. Guía para el Desarollo de Servicios Farmacéuticos Hospitalários: información de medicamentos – Organización Panamericada de la Salud; 1997.
17. WHO medicines strategy: countries at the core, 2004-2007. World Health Organization, 2004.
18. Malone PM, Kier KL, Stanovich JE, editors. Drug information: a guide for pharmacists. Stanford: Appleton & Lange. Drug Information: A Guide for Pharmacists, 3e.2006.
19. Brasil. Ministério da Saúde. Centros e Serviços de Informação sobre Medicamentos: princípios, organização, pratica e trabalho em redes para promoção do Uso Racional de Medicamentos. Ministério da Saúde, 2020.
20. Pharmacy 2016, 4, 35; doi:10.3390/pharmacy4040035.
21. Adaptado de: Rozich JD, Haraden CR, Resar RK. Adverse drug event trigger tool: a practical methodology for measuring medication related harm. Qual Saf Health Care. 2003 Jun;12(3):194-200.
22. Resolução CFF nº 671, de 25 de julho de 2019.
23. Diane M Bramley, Alison J Innes, Catherine Duggan, C Alice Oborne, O impacto das respostas às perguntas sobre informações sobre medicamentos no atendimento ao paciente e nos resultados, International Journal of Pharmacy Practice, Volume 21, Edição 6, dezembro de 2013, páginas 393–404, https: //doi.org/10.1111/ijpp.12018.
24. May, J. Russell e Dianne May. "Introdução ao conceito de informação sobre medicamentos." Informações sobre medicamentos: um guia para farmacêuticos, 6e Eds. Patrick M. Malone, e outros. Educação McGraw-Hill, 2018, https://accesspharmacy.mhmedical.com/content.aspx?bookid=2275§ionid=177197387.

7

Farmácia Clínica na Maternidade

Alessandra Pisciotta Kumasaka, Mariana Papalardi Cola

Introdução

De acordo com a Organização Pan-Americana da Saúde (OPAS), cerca de 830 mulheres morrem diariamente de causas evitáveis no mundo devido a complicações relacionadas à gravidez ou parto. A grande maioria dessas mortes ocorre em países pobres, com escassos recursos.[1]

As principais causas de mortalidade materna incluem causas obstétricas diretas (por exemplo, hemorragia pós-parto, pré-eclâmpsia e distúrbios hipertensivos, infecções relacionadas à gravidez, complicações de aborto inseguro) e causas indiretas (agravamento entre doença e gravidez). O conhecimento clínico e a tecnologia necessária para evitar a maioria das mortes por essas causas existe há muito tempo. No entanto, essas soluções muitas vezes não estão disponíveis, não acessíveis ou não implementadas, sendo responsáveis por um elevado número de mortes em locais com poucos recursos e maior risco devido a problemas sociais determinantes.[2]

A prescrição durante a gravidez continua sendo uma tarefa desafiadora devido às preocupações atribuídas ao risco de teratogenicidade e falta de evidências de ensaios clínicos randomizados. Estima-se que até 2,5% de todas as malformações congênitas resultem da exposição a um teratógeno (droga ou químico) durante a gravidez. No Reino Unido, aproximadamente, uma em cada três mulheres grávidas toma medicamentos (exceto vitaminas e ferro) pelo menos uma vez durante a gravidez. Ao prescrever medicamentos durante a gravidez, o médico deve seguir alguns princípios de prescrição. Isso inclui o tempo de exposição, dosagem, duração do uso e suscetibilidade fetal. O prescritor deve pesar o risco de exposição do feto com o benefício do tratamento.[3,4]

Na lactação, a maioria das drogas de uso materno passa para o leite, podendo ou não ser absorvida no trato gastrintestinal do lactente. E apesar do conhecimento já existente, ainda não se conhecem os efeitos no lactente de muitas drogas utilizadas pela nutriz, principalmente de novos fármacos.[5]

A utilização de medicamentos por gestantes e seus efeitos sobre o feto passou a ser objeto de grande preocupação após a tragédia da talidomida ocorrida entre 1950 e 1960. Cerca de 10 mil crianças nascidas naquele período apresentaram focomelia, bem como outras alterações congênitas, associadas à utilização desse medicamento durante a gravidez. Depois dessa ocorrência, a atenção passou a ser voltada para o fato de que muitos medicamentos utilizados por gestantes atravessam a barreira placentária, e, portanto, atingem a circulação fetal.[6]

Como consequência do acontecido, em 1963, foi estabelecido o Comitê Australiano de Avaliação de Medicamentos para aconselhar sobre a segurança de novos medicamentos que estão sendo introduzidos na Austrália e para monitorar e avaliar potenciais efeitos adversos de medicamentos já em uso. O Comitê publicou uma categorização australiana do risco de drogas na gravidez (A, B1, B2, B3, C, D, X).[7]

- **Categoria A:** medicamentos usados por inúmeras mulheres grávidas e mulheres em idade fértil sem que tenha sido observado qualquer aumento comprovado na frequência de malformações ou outros efeitos nocivos diretos, ou indiretos, sobre o feto.
- **Categoria B1:** medicamentos usados por apenas um número limitado de mulheres grávidas e mulheres em idade fértil, sem ter sido observado um aumento da frequência de malformação ou outros efeitos nocivos diretos, ou indiretos no feto humano. Estudos em animais não mostraram evidências de aumento da ocorrência de danos fetais.
- **Categoria B2:** medicamentos usados por apenas um número limitado de mulheres grávidas e mulheres em idade fértil, sem ter sido observado um aumento da frequência de malformação ou outros efeitos nocivos diretos, ou indiretos no feto humano. Estudos em animais são inadequados ou podem estar faltando, mas os dados disponíveis não mostram evidências de uma ocorrência aumentada de danos fetais.
- **Categoria B3:** medicamentos usados por apenas um número limitado de mulheres grávidas e mulheres em idade fértil, sem ter sido observado um aumento da frequência de malformação ou outros efeitos nocivos diretos, ou indiretos no feto humano. Estudos em animais têm mostrado evidências de uma maior ocorrência de danos fetais, cujo significado é considerado incerto em humanos.
- **Categoria C:** medicamentos que, devido aos seus efeitos farmacológicos, causaram ou podem ser suspeitos de causar efeitos nocivos no feto humano ou no recém-nascido sem causar malformações. Esses efeitos podem ser reversíveis.
- **Categoria D:** medicamentos que causaram, suspeita-se que tenham causado ou se possa esperar que causem um aumento da incidência de malformações fetais humanas ou danos irreversíveis. Esses medicamentos também podem ter efeitos farmacológicos adversos.
- **Categoria X:** medicamentos que têm um risco tão alto de causar danos permanentes ao feto que não devem ser usados na gravidez ou quando há possibilidade de gravidez.[7]

Em 1979, o Food and Drug Administration (FDA) também estabeleceu sua categorização de risco por letras – A, B, C, D ou X – para indicar o potencial de um medicamento para causar defeitos congênitos se usado durante a gravidez. As categorias foram determinadas avaliando-se a confiabilidade da documentação e a relação risco/benefício. Essas categorias não levaram em consideração os riscos dos agentes farmacêuticos ou de seus metabólitos no leite materno. No rótulo do medicamento, essa informação foi encontrada na seção "uso em populações específicas".[8]

- **Categoria A:** estudos adequados e bem controlados falharam em demonstrar um risco para o feto no primeiro trimestre da gravidez (e não há evidência de risco em trimestres posteriores).
- **Categoria B:** os estudos de reprodução em animais não demonstraram um risco para o feto e não existem estudos adequados e bem controlados em mulheres grávidas.
- **Categoria C:** estudos de reprodução animal mostraram um efeito adverso no feto e não há estudos adequados e bem controlados em humanos, mas os benefícios potenciais podem justificar o uso da droga em mulheres grávidas, apesar dos riscos potenciais.
- **Categoria D:** há evidências positivas de risco fetal humano com base em dados de reações adversas de experiências experimentais ou de *marketing*, ou estudos em humanos, mas os benefícios potenciais podem justificar o uso da droga em mulheres grávidas, apesar dos riscos potenciais.
- **Categoria X:** estudos em animais ou humanos demonstraram anormalidades fetais e/ou há evidências positivas de risco fetal humano com base em dados de reações adversas da experiência experimental ou de marketing, e os riscos envolvidos no uso da droga em mulheres grávidas superam claramente os benefícios potenciais.[8]

Com o decorrer do tempo, notou-se que esse sistema de categorização de letras foi considerado confuso e simplista, apesar de ter evoluído com o passar do tempo. Notou-se que a falta de comunicação consistente entre os graus de risco fetal trazia risco à saúde de gestantes e crianças, além de que muitos dados disponíveis foram baseados somente em estudos com animais. A classificação reflete a informação embasada, porém, deveria haver uma avaliação individual levando em consideração alternativas farmacêuticas no mercado.[6]

Em 2015, o FDA atualizou essa classificação e disponibilizou novas regras para inserção de dados na bula sobre a gestação, passando a demandar informações mais completas que induzam os profissionais de saúde a realizarem uma avaliação mais criteriosa antes de promover sua utilização nesse período de vida, exigindo também a especificação e a atualização de informações constantes em bula, desde o risco de malformação fetal, impactos durante o parto e no nascimento.[6]

Atualmente, além da categorização antiga e a atualização sobre o uso durante a gestação em bula, cabe salientar também a importância de os profissionais de saúde manter-se atualizados e buscar em diversas fontes de consulta confiáveis quanto à segurança do uso de medicamentos durante a gestação.

Farmacocinética

A fisiologia metabólica durante a gravidez é única na vida da mulher. Essa mudança é uma adaptação fisiológica normal para acomodar melhor o crescimento fetal e fornecer sangue, nutrição e oxigênio adequados. As alterações metabólicas preparam o corpo da mãe para a gravidez, o parto e a lactação.[9]

Um aspecto que deve ser observado quando se trata da utilização de medicamentos por mulheres grávidas é a provável alteração de características farmacocinéticas dos medicamentos no período da gestação.

Durante a gestação há um ganho de peso variável entre 9 e 14 quilos, sendo 80% desse aumento correspondente à água, principalmente no compartimento extracelular. Associados ao aumento da quantidade de água corporal, têm diminuição da concentração plasmática de albumina, aumento da atividade do sistema microssomal hepático e aumento da filtração glomerular renal, que irão determinar várias alterações na farmacocinética dos agentes.[10]

Na dependência do peso molecular, da lipossolubilidade, do estado de ionização e das concentrações maternal e fetal, praticamente todas as drogas conhecidas atingem o feto, transformadas estruturalmente, ou não, por enzimas placentárias. Poucas são as que não o fazem, como as sempre citadas heparinas e insulina, ambas com elevado peso molecular. Admitindo-se que todas as drogas são potencialmente prejudiciais, para exercer ação teratogênica, pode-se considerar.[11]

- **A quantidade da droga que alcança o feto:** dependerá da dose utilizada, da distribuição no sangue e tecidos maternos, da depuração metabólica e do peso molecular da substância.[11]
- **Idade gestacional:** abortamento poderá ocorrer nas primeiras duas a três semanas após a concepção. Da quarta a décima semana, período de organogênese, malformações são a tônica, com maior facilidade poderá induzir efeitos teratogênicos.[11]
- **Duração da exposição:** a exposição crônica ao agente medicamentoso, mais que dose única, com maior facilidade poderá induzir efeitos teratogênicos.[11]
- **Genótipo materno e fetal:** diferentes efeitos teratogênicos das drogas, inclusive a ausência deles, são dependentes da distribuição e metabolização, regidas por características maternas e fetais, geneticamente determinadas. Por este motivo, explicam-se as dificuldades em estender-se ao homem os experimentos animais e, também, as reações individuais frente ao mesmo agente.[11]
- **Associação de drogas:** possibilidade pela qual uma droga exerce efeito teratogênico somente se na presença da outra, ou a combinação entre elas origina uma terceira com ação teratogênica.[11]
- **Absorção:** mesmo na gravidez, a via de administração oral é a mais utilizada. Sob a ação da progesterona há um aumento no fluxo sanguíneo, a redução da motilidade gastrintestinal, fazendo com que o fármaco permaneça mais tempo no tubo digestivo, o que resulta em absorção mais lenta, mas mais eficaz, inclusive de produtos polares.[12]

- **Distribuição:** essa etapa depende da afinidade de ligação do fármaco às proteínas plasmáticas e da lipossolubilidade da droga, que condiciona sua afinidade de ligação nos diferentes tecidos. Portanto, uma vez no plasma, as drogas ligam-se com intensidades diferentes às seroproteínas, conforme seus graus de afinidade, que são bastante variados. A porção não ligada, dependendo do grau de lipossolubilidade, de ionização e do peso molecular, distribui-se para os tecidos afins e órgãos alvos. As modificações fisiológicas do organismo materno podem alterar a concentração das drogas disponíveis no local de ação, influindo no seu efeito: o aumento do peso corporal da água corporal total (7 a 8 litros) estão associados à hemodiluição e à menor concentração plasmática, enquanto o aumento do depósito de gordura (3,5 kg) facilita o armazenamento de drogas lipossolúveis, como a tetraciclina, cujo uso prolongado pode gerar acúmulo e efeitos prolongados por semanas após a suspensão do tratamento. No terceiro trimestre de gravidez, embora o teor de albumina plasmática apresente-se mais elevado (20%), ocorre simultaneamente aumento da volemia (50%), o que reduz a proporção de proteínas plasmáticas para 1 g/dL. A par disso, o aumento contínuo da produção de hormônios esteroides e de ácidos graxos livres, que são competidores dos fármacos na ligação com as seroproteínas, pode determinar aumento de fármacos livres.[12]
- **Metabolismo:** o metabolismo dos fármacos ocorre primariamente no fígado e depende tanto do fluxo sanguíneo hepático quanto do sistema enzimático. A maioria dos medicamentos sofre biotransformação por oxidação, por redução ou por hidroxilação (fase I) ou conjugação (fase II), sendo a via mais comum a oxidação através do sistema citocromo P450. Na gravidez, o fluxo hepático permanece inalterado, apesar de a volemia e do débito cardíaco estarem aumentados. O sistema enzimático, porém, apresenta alteração em virtude do aumento da produção de hormônios, estrogênios e progesterona. Os estrogênios podem diminuir a capacidade de metabolização enzimática, provocando acúmulo de medicamentos na circulação sanguínea. Níveis elevados de progesterona, por sua vez, podem inibir algumas enzimas do sistema P450 (CYP1A2), alterando o *clearance* de algumas substâncias, como a teofilina e a cafeína, ou ativando o de outras enzimas (CYP3A4 e CYP2C9), que podem alterar outras substâncias como a fenitoína e a sertralina.[12]
- **Excreção:** o rim é a via mais importante para a eliminação dos fármacos e de seus metabólitos. A excreção envolve a filtração glomerular e a secreção tubular ativa. A taxa de filtração glomerular depende do volume filtrado pelo glomérulo e da concentração das drogas livres. Na gravidez, o fluxo sanguíneo renal pode aumentar até 80% e a taxa de filtração glomerular, em torno de 50%. O *clearance* da creatinina, que reflete o índice de filtração glomerular, atinge um pico elevado na 14ª semana, modificando significativamente a ação do medicamento com eliminação renal predominante e cujo *clearance* aproxima-se do da creatinina. O *clearance* das drogas pelo rim depende do

fluxo sanguíneo, da ligação proteica e do aumento de glomérulos funcionantes. As drogas polares tendem a ser excretadas após filtração renal, enquanto as lipossolúveis geralmente podem ser reabsorvidas na passagem pelo néfron.[13] Fármacos com baixo peso molecular (< 500 g/mol) difundem-se livremente através da placenta. Medicamentos com peso molecular mais elevado (entre 500-1.000 g/mol) atravessam a placenta com menos facilidade, enquanto alguns medicamentos com peso molecular elevado (> 1.000 g/mol) não atravessam a membrana placentária. A transferência placentária de drogas aumentou no terceiro trimestre devido ao aumento do fluxo sanguíneo materno e da placenta, diminuindo espessura e aumento da área superficial da placenta.[14]

Além das alterações fisiológicas que acontecem na gestante, deve-se ainda considerar as características pertinentes ao concepto que impactam na farmacocinética das drogas, assim como nas repercussões teratogênicas. O desenvolvimento do concepto ocorre em três períodos distintos.[12]

- **Período de fertilização e nidação:** corresponde às três primeiras semanas do desenvolvimento e está caracterizado por intensa atividade mitótica, com as células funcionando igualmente em termos de capacidade totipotencial. Agentes tóxicos nesse período usualmente não determinam efeitos teratogênicos, mas a morte do ovo, com consequentemente abortamento.[12]
- **Período embrionário propriamente dito:** vai de 4 a 7 semanas do desenvolvimento. É a fase de organogênese e de estádio mais sensível às repercussões teratogênicas que, quando sucedem, costumam ser morfológicas e de grande vulto. É um período extremamente delicado do desenvolvimento humano, que acontece quando a mulher tem apenas uma semana de atraso menstrual, geralmente sem ter percebido ainda sua gestação e, consequentemente, a gravidade em expor-se a agentes teratogênicos. Tem-se o "horário embriopático", por exemplo: a talidomida ministrada entre 35 e 37 dias determina malformações das orelhas, enquanto a mielia ou focomelia corresponde à exposição entre 41 e 44 dias.[12]
- **Período fetal:** balizado da 8ª semana ao termo da gravidez. É a fase de desenvolvimento do concepto, menos exposta aos efeitos teratogênicos que, se presentes, podem ser morfológicos (de menor monta) ou funcionais. Influências nocivas atuam no número e no tamanho celular.[12]

Quanto à fisiologia no concepto, 50% do fluxo que chega pela via umbilical retorna, de imediato, para o organismo materno. A maioria do que permanece no feto atende à oxigenação dos órgãos nobres, cérebro e coração, enquanto pequena porcentagem destina-se aos demais tecidos.[12]

- **Distribuição:** ainda na circulação fetal, conforme são produzidas as seroproteínas durante a gravidez, os fármacos livres associam-se a elas, retardando, assim, a sua ação farmacológica. Mesmo que, no termo da gravidez, o teor de proteínas atinja 20% do plasma, o feto está exposto aos medicamentos, em razão tanto do aumento da área de inserção placentária e do aporte sanguíneo quanto da diminuição da espessura da membrana sincício capilar. Além disso, alterações do pH do sangue fetal possibilitam a dissociação química de drogas anfóteras que passam a ser retiradas no concepto. Os fármacos livres, por sua vez, chegam a atingir órgãos-alvo conforme a distribuição dos receptores de membrana, como o diazepóxido no SNC, aminoglicosídeos na orelha média e digitoxina no miocárdio.[12]

- **Metabolismo:** o fígado fetal está apto a realizar a síntese proteica a partir da 4ª a 6ª semana, a produzir glutamil-CoA na 10ª semana, uridina difosfato-glicogênio-sintetase na 13ª semana, citocromo P450 na 14ª semana e a exercer funções metabólicas de oxidação, redução, hidrolisação e conjugação a partir da 20ª semana.[12]
- **Excreção:** com a maturidade renal e o aporte sanguíneo, o feto começa a filtrar os medicamentos, eliminando-os para o líquido amniótico; o *clearance* dinâmico desse líquido devolve parte para o organismo materno, e a placenta também devolve os produtos que metaboliza para o espaço interviloso. O que permanece no líquido amniótico é deglutido pelo concepto, somando-se ao que chega pelo cordão umbilical, e assim sucessivamente, até ocorrer a supressão do aporte medicamentoso na mãe.[12]

A partir da 34ª semana, quando é atingida a maturidade renal do concepto, as premissas para a eliminação e/ou absorção são as mesmas válidas para excreção renal materna.[12]

Patologias na obstetrícia

A gravidez e o puerpério são fases fisiológicas, que geralmente, ocorre sem intercorrências, porém, uma parcela de gestantes por serem portadoras de alguma doença, podem sofrer algum agravo ou desenvolverem problemas; além de apresentarem maior probabilidade de evolução desfavorável – seja para o feto como para a mãe.[15]

Um dos fatores determinantes para a redução da mortalidade materna é a organização dos processos de atenção durante o pré-natal, o que inclui a estratificação de risco obstétrico. Essa classificação de risco gestacional permite a identificação precoce dos fatores de risco individuais da mulher, direcionando uma atenção de saúde adequada a sua condição e gravidade.[15]

Essa classificação é nomeada dentro de três grupos de gestantes que quantifica do menor para o maior risco respectivamente, sendo elas: risco habitual, intermediário ou alto risco. E considera os seguintes fatores: condições individuais, socioeconômicas e familiares; história reprodutiva anterior; condições e intercorrências, clínicas ou obstétricas, na gestação atual.[15]

Segundo o manual de gestação de alto risco (Ministério da Saúde, 2022), há algumas condições que complementam a sinalização de risco aumentado de morbidades com potencial óbito materno-fetal.[16] Esses fatores podem ser considerados também na priorização do acompanhamento do farmacêutico clínico durante o período gestacional/puerpério, sendo eles:

- Idade < 15 anos e > 40 anos.
- Obesidade com IMC > 40 ou baixo peso no início da gestação (IMC < 18).
- Transtornos alimentares (bulimia, anorexia).
- Dependência ou uso abusivo de tabaco, álcool ou outras drogas.
- História reprodutiva anterior: abortamento espontâneo de repetição (três ou mais em sequência); parto pré-termo em qualquer gestação anterior (especialmente < 34 semanas); restrição de crescimento fetal em gestações anteriores; óbito fetal de causa não identificada; história característica de insuficiência istmocervical; isoimunização Rh; acretismo placentário; pré-eclâmpsia precoce (< 34 semanas); eclâmpsia ou síndrome HELLP.

Quanto às condições clínicas prévias à gestação a serem consideradas no acompanhamento clínico:

- Hipertensão arterial crônica.
- Diabetes *mellitus* prévio à gestação.
- Tireoidopatias (hipertireoidismo ou hipotireoidismo clínico).
- Cirurgia bariátrica.
- Transtornos mentais.
- Antecedentes de tromboembolismo.
- Cardiopatias maternas.
- Doenças hematológicas.
- Nefropatias.
- Neuropatias.
- Hepatopatias.
- Doenças autoimune.
- Ginecopatias.
- Câncer diagnosticado.
- Transplantes.
- Portadoras do vírus HIV.

Intercorrências clínicas/obstétricas na gestação atual:

- Hipertensão arterial crônica.
- Diabetes *mellitus* prévio à gestação.
- Tireoidopatias (hipertireoidismo ou hipotireoidismo clínico).
- Cirurgia bariátrica.
- Transtornos mentais.
- Antecedentes de tromboembolismo.
- Cardiopatias maternas.

- Doenças hematológicas.
- Nefropatias.
- Neuropatias.
- Hepatopatias.
- Doenças autoimune.
- Ginecopatias.
- Câncer diagnosticado.
- Transplantes.
- Portadoras do vírus HIV.

Intercorrências clínicas/obstétricas na gestação atual:

- Síndromes hipertensivas (hipertensão gestacional e pré-eclâmpsia).
- Diabetes *mellitus* gestacional com necessidade de uso de insulina.
- Infecção urinária alta.
- Cálculo renal com obstrução.
- Restrição de crescimento fetal.
- Feto acima do percentil 90% ou suspeita de macrossomia.
- Oligoâmnio/polidrâmnio.
- Suspeita atual de insuficiência istmo cervical.
- Suspeita de acretismo placentário.
- Placenta prévia.
- Hepatopatias.
- Anemia grave ou anemia refratária ao tratamento.
- Suspeita de malformação fetal ou arritmia fetal.
- Isoimunização Rh.
- Doenças infecciosas na gestação: sífilis, toxoplasmose aguda, rubéola, citomegalovírus, herpes simples, tuberculose, hanseníase, hepatites, condiloma acuminado.
- Suspeita ou diagnóstico de câncer.
- Transtorno mental.

No contexto hospitalar, em situações clínicas de urgência/emergência obstétrica, devem ser avaliadas (segundo o Ministério da Saúde):

- Vômitos incoercíveis não responsivos ao tratamento.
- Anemia grave (Hb $\leq$ 7 g/dL).
- Condições clínicas de emergência: cefaleia intensa e súbita, sinais neurológicos, crise aguda de asma, edema agudo de pulmão.
- Crise hipertensiva (PA $\geq$ 160/110 mmHg).
- Sinais premonitórios de eclâmpsia (escotomas cintilantes, cefaleia típica occipital, epigastralgia ou dor intensa no hipocôndrio direito com ou sem hipertensão arterial grave e/ou proteinúria).

- Eclâmpsia/convulsões.
- Hipertermia (temperatura axilar ≥ 37,8 ºC), na ausência de sinais ou sintomas clínicos de infecção das vias aéreas superiores.
- Suspeita de trombose venosa profunda.
- Suspeita/diagnóstico de abdome agudo.
- Suspeita/diagnóstico de pielonefrite, infecção ovular ou outra infecção que necessite de internação hospitalar.
- Prurido gestacional/icterícia.
- Hemorragias na gestação (incluindo descolamento prematuro de placenta, placenta prévia).
- Idade gestacional de 41 semanas ou mais.

Síndromes hipertensivas

As síndromes hipertensivas na gestação merecem destaque na saúde pública mundial, sendo a primeira causa de mortalidade no Brasil e terceira no mundo.[17] De acordo com o American College of Obstetricians and Gynecologists (ACOG), pode ser dividida em quatro categorias, sendo elas:[18]

- Hipertensão crônica: é definida pela presença de níveis pressóricos elevados na mulher antes da gestação ou antes da 20ª semana de gravidez.
- Hipertensão gestacional: é definida como níveis pressóricos elevados na segunda metade da gestação (após 20ª semana), em gestante previamente normotensa, sem nenhum sinal de pré-eclâmpsia. Idealmente, ela pode desaparecer em até 12 semanas após o parto e pode também evoluir para a pré-eclâmpsia. O controle da hipertensão na gestação objetiva manter a pressão arterial entre 110-140 × 85 mmHg, monitorar a possível evolução da doença para a pré-eclâmpsia e prorrogar o nascimento do bebê até 37 semanas, dentro das condições de pressão controlada, não haja comprometimento do bem-estar fetal ou evolução para pré-eclâmpsia). A indução de parto pode ser proposta, dentro das condições da paciente.[16]
- Pré-eclâmpsia: é caracterizada como a hipertensão arterial a partir da 20ª semana de gestação, associada à proteinúria significativa ou associada a algum comprometimento sistêmico ou disfunção de órgãos-alvo (trombocitopenia, disfunção hepática, insuficiência renal, edema pulmonar, iminência de eclâmpsia ou eclâmpsia) ou placentário (restrição de crescimento fetal e/ou alterações dopplervelocimétricas).[16]
- Pré-eclâmpsia sobreposta à hipertensão arterial crônica acontece quando há o aparecimento ou piora da proteinúria já detectada na primeira metade da gestação. a partir da 20ª semana de gestação.[16]

Hipertensão grave persistente (diastólica acima de 110 mmHg), cefaleia, distúrbios visuais, deterioração da função renal e síndrome HELLP (fase da doença com manifestação adicional de hemólise, enzimas hepáticas elevadas e plaquetopenia) são formas graves da doença. O manuseio conservador nesses casos pode resultar em sérias complicações maternas. Em casos menos graves, entretanto, o retardamento do parto pode ser adotado para se obter maior maturidade fetal. A conduta deve ser considerada se a pré-eclâmpsia se desenvolve precocemente (antes da 32ª semana), a hipertensão é discreta e moderada, a função renal e hepática são estáveis e não há distúrbios da coagulação ou sofrimento fetal.[19]

O tratamento definitivo da pré-eclâmpsia consiste na interrupção da gravidez e prevenção das complicações maternas. Se não tratada, a pré-eclâmpsia se associa a maior risco de morte fetal e neonatal. Em pacientes que progridem para pré-eclâmpsia grave ou eclampsia (convulsões), morte materna pode ocorrer, devido, principalmente, à hemorragia intracerebral.[19]

A abordagem terapêutica consiste em hospitalização com repouso no leito, controle da pressão arterial, profilaxia da convulsão (quando sinais de eclampsia iminente estão presentes) e o apropriado término da gravidez.[19]

Quanto a profilaxia e tratamento das convulsões na eclampsia, é importante ressaltar, que o uso do sulfato de magnésio ($MgSO_4$), provou ser mais eficiente que anticonvulsivantes clássicos como a fenitoína e benzodiazepínicos, tanto na interrupção da crise convulsiva como na diminuição de suas recorrências.[20]

No protocolo do Hospital Israelita Albert Einstein é utilizado o sulfato de magnésio no seguinte esquema (Tabela 7.1):[21]

Tabela 7.1. Esquema de sulfatação

Infusão endovenosa MgS_04	Dose	Diluição	Administração
Ataque	4 g	4 g/40 mL – $MgSO_4$ 10%	Infusão em 10 min
Manutenção	2 g/h 1 g/h*	25 g/500 mL SG 5% 25 g/500 mL SG 5%	40 mL/h 20 mL/h
Intramuscular (somente em caso de transferência da paciente)	5 g	$MgSO_4$ 50% puro	10 mL/4h

**Esquema preferencial no Einstein.*

Se já houver maturidade pulmonar fetal, a gravidez deve ser interrompida, uma vez que a pré-eclâmpsia é completamente reversível e começa a desaparecer com o parto.[20,22]

O tratamento deve iniciar com mudanças no estilo de vida, mas caso a hipertensão arterial permaneça (a partir de PAS ≥ 140 ou PAD ≥ 90 mmHg), o tratamento farmacológico da hipertensão arterial é indicado.[21]

Após o parto: não suspender anti-hipertensivos após o parto, desmame em 3 a 6 dias após o parto, ou antes, se PA baixa (abaixo de 110 × 70 mmHg ou hipotensão sintomática). Anti-hipertensivos devem ser mantidos em pacientes com quadro de pré-eclâmpsia e hipertensão crônica superajuntada à pré-eclâmpsia, a vigilância dos níveis pressóricos deve ser mantida pelo menos 72 horas após o parto. Monitorar bem-estar geral: eclâmpsia pode ocorrer no pós-parto. Evitar anti-inflamatórios não esteroidais em mulheres com possibilidade de pré-eclâmpsia, principalmente se em insuficiência renal aguda.[23]

Tabela 7.2. Lista dos principais anti-hipertensivos utilizados na obstetrícia

Medicamento	Classe	Dose	Comentário
Metildopa	Agonista α-adrenérgico (ação central)	Início: 250 mg 2 ou 3 ×/dia Máxima posologia diária recomendada é de 3 g	Efeito máximo: de 4 a 6 h – dose única
Nifedipina	Bloqueador do canal de cálcio	Início: 10 mg, a cada 20-30 minutos Máximo: 30 mg Dose máxima diária: 90-120 mg	Não associar com sulfato de magnésio
Anlodipino	Bloqueador do canal de cálcio	5 mg a 20 mg/dia 1 a 2 ×/dia	–
Hidralazina	Vasodilatador periférico por meio de uma ação relaxante direta sobre a musculatura lisa vascular	Dose inicial: 5 mg, EV dose única. Repetir, se necessário: 5 mg a cada 20 minutos. Dose máxima: 30 mg	Pode causar taquicardia reflexa e retenção líquida
Nitroprussiato de sódio	Vasodilatador	Usado como última opção. 0,5 a 10 mcg/kg/min Infusão intravenosa contínua Dose máxima: não deve ultrapassar 10 minutos de infusão, devendo-se reduzi-la, então, pela metade O nitroprussiato deixa de agir 3 minutos após a interrupção da infusão[12]	Reação anafilactoide, aumento da pressão intracraniana e metemoglobinemia

Fonte: bulas.

Diabetes *mellitus* gestacional

O diabetes *mellitus* gestacional (DMG) é uma condição na qual a intolerância aos carboidratos se desenvolve durante a gravidez.[24] Sua fisiopatologia é explicada pela elevação de hormônios contrarreguladores da insulina, pelo estresse fisiológico imposto pela gravidez e por fatores predeterminantes (genéticos ou ambientais). O principal hormônio relacionado à resistência à insulina durante a gravidez é o hormônio lactogênico placentário; contudo, sabe-se hoje que outros hormônios hiperglicemiantes, como cortisol, estrógeno, progesterona e prolactina, também estão envolvidos.[25]

A DMG está associada a muitos resultados adversos, como pré-eclâmpsia, cesariana, macrossomia, polidrâmnio, organomegalia fetal, trauma materno ou fetal no parto, mortalidade perinatal, morbidade respiratória e metabólica no neonato.[26] Além dessas complicações, destaca-se o maior risco de óbito fetal e neonatal nas gestações associadas ao diabetes mal controlado.[27]

Estima-se que até 70% das mulheres com diabetes *mellitus* gestacional (DMG) desenvolverão diabetes (predominantemente diabetes tipo 2) dentro de 22 a 28 anos após a gravidez. A progressão para diabetes também recebe influência da raça, etnia e obesidade. Por exemplo, 60% das mulheres latino-americanas com DMG podem desenvolver diabetes tipo 2 dentro de 5 anos após a gravidez.[28,29]

O diagnóstico de diabetes gestacional deve ser considerado em gestantes com glicemia plasmática em jejum de 92 a 125 mg/dL em qualquer momento da gestação.[30]

Segundo a diretriz da Sociedade Brasileira de Diabetes (SBD) (2023), recomenda-se que gestantes com diabetes *mellitus* ou gestacional tenham como meta valores de glicemia pré-prandiais entre 65 e 95 mg/dL, 1 hora pós-prandial < 140 mg/dL e 2 horas pós-prandial < 120 mg/dL. Em mulheres com risco aumentado de hipoglicemia, esses alvos devem ser aumentados para glicemias de jejum de 70 a 99 mg/dL e glicemias ao deitar-se, e entre 2 e 4 horas da madrugada, entre 80 e 120 mg/d.[30]

O tratamento clínico baseia-se na adoção de medidas dietéticas apropriadas para gestante diabética. Preconiza-se ingesta de 1.800 a 2.200 calorias diárias totais, fracionadas e constituídas por aproximadamente 50% de carboidratos, 30% a 35% de lipídios e 15% a 20% de proteínas. Os adoçantes artificiais podem ser ingeridos durante a gestação, com moderação, preferido o uso de aspartame ou de adoçantes naturais como a stevia.[31]

A avaliação por profissional afeito ao seguimento de gestantes e em especial de gestantes com diabetes gestacional poderá possibilitar melhor controle glicêmico por meio da prática de exercícios físicos apropriados para cada gestante e para o trimestre da gestação.[31]

A administração de insulina deve ser indicada como primeira escolha quando duas ou mais medidas de glicemia, avaliadas após 7 a 14 dias de terapia não farmacológica, estiverem acima da meta. Porém, nos casos da inviabilidade do seu uso, recomenda-se a metformina em mulheres com DMG sem controle glicêmico adequado com medidas não farmacológicas, como alternativa terapêutica. Nas diabéticas gestacionais, prefere-se o uso de insulina humana de ação intermediária (NPH) fracionada em duas ou três doses diárias, em maior proporção no período da manhã. Caso o controle glicêmico não seja satisfatório, deve ser utilizada a insulina de ação rápida (regular) pré-prandial.[30,31]

Pode ser considerado como início de tratamento com insulina na dose total inicial de 0,5 U/kg/dia, realizando os devidos ajustes conforme os resultados diários de glicemia.[30]

A metformina é recomendada em associação ao tratamento com insulina nos casos que necessitem de altas doses de insulina (> 2 UI/kg/dia) sem controle glicêmico adequado ou com ganho excessivo de peso materno, ou fetal. Porém, seu uso é contraindicado em algumas situações:

- Fetos abaixo do percentil 50.
- Presença de restrição de crescimento fetal.
- Doença renal crônica (gestante).[30]

É importante considerar também uma maior vigilância da glicemia e ajuste da insulina no período de administração do corticoide e até 72 horas após sua última dose.[30]

Nos casos de gestantes com DM1 ou DM2 pré-gestacional, por terem risco elevado de desenvolver pré-eclâmpsia, tem indicação de utilizar ácido acetilsalicílico (AAS) em doses de 75 a 100 mg/dia, com início necessariamente entre 12 e 28 semanas de gestação, de preferência antes da 16ª semana de gestação, e devendo ser mantido até o parto.[30]

Após o parto é recomendado que suspenda o tratamento farmacológico nos casos de diabetes gestacional e reduza em 50% a dose de insulina em relação à utilizada antes da gestação ou no primeiro trimestre, ou em 70% da dose utilizada no final da gravidez quando a paciente tiver diabetes tipo 1, mantendo o monitoramento glicêmico e acompanhamento ao longo do puerpério.[30]

Trabalho de parto prematuro

Define-se como parto prematuro aquele que acontece em até 36/6 semanas de idade gestacional. Suas complicações decorrentes à prematuridade são as maiores responsáveis pela morte neonatal mundial. Dentre as principais causas do trabalho de parto prematuro, estão: a rotura prematura pré-termo das membranas ovulares e a prematuridade terapêutica (quando alguma condição mórbida materna e/ou fetal ocasiona a antecipação do parto).[16]

As duas intervenções mais importantes, que melhoram o desfecho no trabalho de parto prematuro, são corticosteroides pré-natais e a transferência *in útero* para um centro especializado quando o atendimento neonatal local não for adequado.[32]

Deve ser considerada também a administração de antibióticos intravenosos em todas as gestantes identificadas como portadoras de estreptococo do grupo B (EGB) no momento do parto ou de ruptura de membranas. Mulheres com EGB isolado na urina em qualquer concentração durante a gestação ou que tiveram um bebê com infecção por EGB também devem receber profilaxia intraparto. Para as pacientes com *status* de colonização por GBS desconhecido, parto prematuro previsto para < 37 semanas, ruptura de membranas 18 horas ou mais antes do parto, colonização de EGB positiva em uma gravidez anterior e temperatura materna de 38 °C ou mais, sem evidência de corioamnionite são considerados motivos para se iniciar a profilaxia intraparto. Se houver suspeita de infecção intra-amniótica, a antibioticoterapia de amplo espectro deve substituir o antibiótico da profilaxia para EGB.[33]

O antibiótico de primeira escolha para as gestantes colonizadas pelo EGB ou com fatores de risco para infecção por este agente após o diagnóstico de trabalho de parto é a penicilina G por via endovenosa na dose inicial de 5 milhões UI, e dose de manutenção de 2,5 milhões UI, a cada 4 horas até o nascimento. Como segunda alternativa, a ampicilina endovenosa na dose inicial de 2 gramas, seguida por 1 grama, a cada 4 horas até o nascimento.[16]

Os corticosteroides são utilizados para acelerar a maturação pulmonar fetal, garantir maior estabilidade vascular ao prematuro e reduzir outras morbidades graves neonatais, como hemorragia periventricular e enterocolite necrosante.[12] São recomendadas para administração de um ciclo de corticoide (idealmente entre 24 e 34 semanas de gestação): betametasona 12 mg, IM 1 ×/dia, por 2 dias ou dexametasona 6 mg IM, cada 24 horas, por 2 dias. Seu efeito máximo de eficácia está no período entre 2 e 7 dias após o uso, estendendo até 14 dias após e com algum efeito a partir de 24 horas da primeira dose.[16,32]

O sulfato de magnésio administrado antes do parto, durante o período gestacional entre 24 e 32 semanas, tem indicação de uso como neuroproteção fetal, exceto em mulheres com miastenia gravis, pois seu uso é contraindicado.[12,34] Esquema de uso: dose de ataque de 4 g IV, em 20 a 30 minutos, e seguir com dose de manutenção em infusão de 1 g IV, por hora, até o nascimento ou máximo de 24 horas de utilização (se não ocorrer o parto em 24 horas, a administração deve ser suspensa). Uma ampola de gluconato de cálcio a 10% (10 mL = 1 g) deve estar disponível para a escassa possibilidade de intoxicação grave.[16]

Terapias de progesterona reduzem a incidência de nascimentos pré-termo em mulheres com nascimento pré-termo espontâneo prévio. Preparações vaginais (cápsulas de progesterona micronizada) podem reduzir o nascimento pré-termo.[32]

São utilizados medicamentos para tentar inibir o trabalho de parto (tocolíticos), quando não houver contraindicações (morte fetal intrauterina, anomalia fetal letal, vitalidade fetal alterada, quadros hipertensivos graves (incluindo pré-eclâmpsia com achados graves), hemorragia materna com instabilidade hemodinâmica, corioamnionite e doenças cardíacas graves).[32]

Agonistas beta-adrenérgicos, bloqueadores dos canais de cálcio, inibidores da prostaglandina sintetase e o antagonista do receptor de ocitocina são as classes medicamentosas mais utilizadas para essa finalidade e apresentam efetividade semelhante. Segue lista na Tabela 7.3.

Tabela 7.3. Medicamentos inibidores do trabalho de parto prematuro

Medicamento	Dose	Reações adversas (principais)	Contraindicações (principais)
Atosibano – antagonista da ocitocina	6,75 mg (1 min) + 18 mg/h por 3 h + 6 mg/h por 45 h	Náusea/vômito, hiperglicemia, cefaleia, tonturas, taquicardia, hipotensão, fogacho, reação no local da injeção	Correspondentes à inibição do trabalho de parto; hipersensibilidade a substância ativa e seus excipientes
Indometacina – inibidor da prostaglandina sintetase	Ataque de 50-100 mg VO ou VR + 25 mg a cada 4 a 6 h por até 48 h	Constrição do ducto arterioso se usado > 48 h ou após 30 semanas, hemorragia intraventricular	Hipersensibilidade a qualquer componente, obstrução dos ductos arteriosos, disfunção plaquetária, disfunção ou insuficiência renal com oligoidrâmnio, hemorragia ou perfuração gastrintestinal e mudanças degenerativas miocárdicas

Continua...

Continuação...

Medicamento	Dose	Reações adversas (principais)	Contraindicações (principais)
Nifedipina – bloqueador do canal de cálcio	Ataque: 20 mg VO + 20 mg após 30 minutos Manutenção: 20 mg a cada 3 a 8 h por até 48 a 72 h	Cefaleia, tontura, náuseas, fraqueza, cãibras, rubor facial, edema, membros inferiores, disfunção renal	Não associar nifedipino ao sulfato de magnésio endovenoso; hipersensibilidade a qualquer componente; estenose aórtica; insuficiência cardíaca congestiva; insuficiência coronariana; insuficiência hepática
Terbutalina – agonista beta adrenérgico	Subcutâneo: 0,25 mg pode repetir após 4 h Infusão contínua: diluir 2,5 mg (5 ampolas) em 500 mL de soro glicosado 5% de 60 a 90 mL/h. Estabilidade: 12 h Não diluir em soluções alcalinas (pH > 7,0). Evitar solução salina (maior risco de edema pulmonar) Via oral: contraindicada	2,5 mg em 500 mL de SG 5% – 10 a 20 gotas/minuto, intravenoso (IV) Sendo necessário, deve-se aumentar de 10 a 20 gotas/ minuto, a cada período de 20 ou 30 minutos, até obter a inibição. Até 12 h Máximo de 40 gotas/ minuto (120 mL/hora) Manutenção: após 12 horas sem contrações, diminuir de 10 a 20 gotas/ minuto, a cada período de 20 a 30 minutos, mantendo a dose mínima necessária por cerca de mais 12 horas	Correspondentes à inibição do trabalho de parto avaliar efeitos colaterais e a tolerância da paciente (a frequência cardíaca materna deve se manter abaixo de 120 por minuto, e os batimentos cardíacos fetais < 180 por minuto) Não usar além de 48 h

Fonte: bulas.

Indução de parto

A indução do trabalho de parto é definida como uma ação estimulante de modo artificial das contrações uterinas, podendo ser mecânicas através da dilatação do colo com uso de balões ou farmacológicas com o uso especialmente de ocitocina e prostaglandinas.[35,36]

A indução é claramente indicada quando os benefícios superam os riscos maternos e fetais da continuidade da gestação, bem como os riscos potenciais associados ao procedimento.[37] As causas mais comuns para indução são: gestação prolongada (> 41 semanas), pré-eclâmpsia e ruptura prematura de membranas.[38]

Critérios essenciais à indução: vitalidade fetal previamente checada e preservada; presença de condições de vigilância de contrações e vitalidade fetal.[36]

Critérios de exclusão: peso fetal maior que 4.500 g, sofrimento fetal agudo, rotura uterina previa, incisão transmural uterina prévia (p. ex.: miomectomia), placenta prévia, apresentação fetal anômala, carcinoma de colo, presença de duas ou mais cesáreas anteriores.[36]

No que se relaciona à indução de parto farmacológica, podem ser utilizados os seguintes medicamentos descritos na Tabela 7.4.

Tabela 7.4. Medicamentos indutores do parto

Medicamento	Dose	Observações
Misoprostol (via vaginal)	25 mcg a cada 4 a 6 h (até 24-48 h)*	*Não há consenso pleno a respeito do número de doses, intervalo de aplicação, nem na duração total do tratamento com misoprostol na indução do trabalho de parto com fetos vivos[16]
Ocitocina (infusão contínua endovenosa)	Dose inicial: 2 mU/min. (5 UI em 500 mL de SG 5% ou SF). Não exceder 250 mL/h[16]	Início: 6 h após a última dose de misoprostol. Não associar ao misoprostol[16]
Dinoprostona (via vaginal)	10 mg dose única	Mantido na vagina por até 24 h; pode substituir o misoprostol na maturação do colo uterino em gestações de termo, com membranas íntegras e na ausência de cicatriz uterina prévia[16]

Puerpério e amamentação

Conceitua-se puerpério o período do ciclo gravídico puerperal em que as modificações locais e sistêmicas, provocadas pela gravidez e parto no organismo da mulher, retornam à situação do estado pré-gravídico. O puerpério inicia-se uma a duas horas após a saída da placenta e tem seu término imprevisto, pois enquanto a mulher amamentar ela estará sofrendo modificações da gestação (lactância), não retornando seus ciclos menstruais completamente à normalidade. Pode-se dividir o puerpério em: imediato (1º ao 10º dia), tardio (11º ao 42º dia), e remoto (a partir do 43º dia).[39]

Os anti-inflamatórios não esteroidais estão entre os fármacos mais utilizados pela nutriz durante a lactação, principalmente no puerpério imediato. Em geral, são prescritos, para o alívio de dor relacionada a intervenções cirúrgicas, cólicas uterinas e mastites. É importante observar que, mesmo em fontes consideradas referências para compatibilidade de medicamentos e aleitamento, faltam dados de segurança do uso dos medicamentos durante a amamentação. É importante a busca de informações em fontes diversas, visando garantir a amamentação segura, sem a interrupção desnecessária da analgesia.[40,41]

Segue um comparativo da classificação de risco dos medicamentos conforme classe farmacológica entre o Ministério da Saúde e a Sociedade Brasileira de Pediatria (Tabela 7.5).

Tabela 7.5. Classificação de risco durante a lactação

Classe farmacológica	Medicamentos	Ministério da Saúde[5]	Sociedade Brasileira de Pediatria[42]
Analgésico, antipirético	AAS	Uso criterioso	Possivelmente compatível
	Dipirona	Compatível	Possivelmente perigoso
	Paracetamol	Compatível	Compatível
Anti-inflamatórios não esteroides	Cetoprofeno	Compatível	?
	Cetorolaco de trometamina	Compatível	?
	Diclofenaco de Sódio	Compatível	?
Analgésicos opioides	Codeína	Uso criterioso	Possivelmente perigoso
	Morfina	Uso criterioso	Possivelmente compatível
	Nalbufina	Compatível	Compatível
	Oxicodona	Uso criterioso	Possivelmente compatível
	Tramadol	Uso criterioso	Possivelmente compatível
Antibióticos	Cefadroxila	Compatível	Compatível
	Cefalexina	Compatível	Compatível
	Cefalotina	Compatível	Compatível
	Cefazolina	Compatível	Compatível
	Cefepime	Compatível	Compatível
	Ceftazdima	Compatível	Compatível
	Cetriaxona	Compatível	Compatível
	Cefuroxima	Compatível	Compatível
	Teicoplamina	Compatível	?
	Clindamicina	Compatível	Compatível
	Azitromicina	Compatível	Compatível
	Penicilina G	Compatível	Compatível
	Ciprofloxacino	Uso criterioso	Possivelmente compatível

Fatores que influenciam a segurança do uso de drogas durante o aleitamento materno

Para que o profissional da saúde possa se orientar sobre o uso de medicamentos na lactação, torna-se útil o conhecimento dos fatores que determinam sua segurança nesse período. Tais fatores podem estar relacionados com o leite materno, com a nutriz, com a droga ou com o lactente, conforme demonstrado na Tabela 7.6.[43]

Tabela 7.6. Fatores que influenciam a segurança do uso de drogas durante o aleitamento materno[43]

Fatores relacionados ao leite materno ❑ Composição do leite (teor de lípides e proteínas)
Fatores relacionados à nutriz ❑ Eliminação hepática e renal ❑ Dose e duração do tratamento ❑ Via de administração
Fatores relacionados ao lactente ❑ Idade ❑ Absorção da droga ❑ Eliminação hepática e renal ❑ Segurança da droga para o lactente
Fatores relacionados à droga ❑ pKa (constante de dissociação) ❑ Solubilidade em água e lípides ❑ Tamanho da molécula ❑ Biodisponibilidade oral ❑ Toxicidade ❑ Efeito no suprimento lácteo ❑ Drogas de ação curta × longa

Fatores relacionados com o leite materno

O leite materno está sujeito a mudanças significativas nas concentrações de lipídeos e proteínas, dependentes da fase da lactação (colostro *vs.* leite maduro) ou até mesmo da fase de uma mamada (leite anterior *vs.* leite posterior). Tais alterações influenciam na extensão da transferência de drogas do plasma para o leite, causando variações nas concentrações das mesmas no leite materno.[43]

Fatores relacionados com a mãe

Durante os primeiros dias de lactação (colostro), as células alveolares são pequenas e o espaço intercelular é largo, o que faz com que substâncias maternas, incluindo drogas, linfócitos, imunoglobulinas e proteínas transfiram-se mais facilmente para o leite materno. Com a redução dos níveis de progesterona, há crescimento das células alveolares e estreitamento dos espaços intercelulares, com consequente redução da transferência de drogas e demais substâncias. Contudo, o volume de leite (colostro) ingerido nos primeiros dias de vida do bebê (50 a 60 mL/dia) é considerado baixo, sendo a dose absoluta de medicamento passada para o recém-nascido durante esse período muito baixa. Fatores que reduzem a capacidade da mãe de metabolizar ou excretar a droga podem aumentar a exposição do lactente. Assim, cuidado especial deve ser tomado ao se prescrever drogas para nutrizes com doenças hepáticas ou renais, pelos níveis mais elevados e pelo maior tempo da droga na circulação materna. A via pela qual a droga é administrada à mãe tem importância pelos níveis alcançados no plasma materno e, posteriormente, no leite humano. Assim, muitas drogas administradas topicamente ou inaladas não atingem níveis plasmáticos significativos, possuindo níveis lácteos não mensuráveis. Muitos antibióticos, corticosteroides e retinoides aplicados em áreas pequenas não são bem absorvidos por via transcutânea e são praticamente indetectáveis no plasma.[43]

Fatores relacionados com a droga

Conhecer certas características das drogas e sua difusão pelo corpo pode ser útil na identificação do risco de seu uso durante a amamentação. A farmacocinética das drogas varia com alguns dos constituintes do leite e com fatores maternos. Podem influenciar sua concentração no leite materno o grau de ionização, a lipossolubilidade, a ligação com proteínas do plasma e o peso molecular da droga, conforme descrito a seguir:[43]

- Peso molecular: fármacos com baixo peso molecular atingem mais facilmente o leite materno que as drogas com peso molecular maior. Os poros das membranas permitem o movimento de moléculas com pesos moleculares menores que 200 dáltons. Pequenas moléculas, como o etanol, atravessam o capilar endotelial materno e a célula alveolar por difusão passiva.
- Grau de ionização: fármacos que são bases fracas tendem a estar menos ionizados no plasma (pH = 7,4) e a permanecer na forma ionizada no compartimento lácteo (pH = 7,1), favorecendo a sua concentração no leite materno.
- Ligação a proteínas: fármacos com baixa afinidade com proteínas plasmáticas também apresentam facilidade para atingir o compartimento lácteo. Exemplo: diazepam.
- Lipossolubilidade: fármacos lipossolúveis atravessam mais facilmente a barreira celular lipoprotéica, atingindo mais facilmente o compartimento lácteo. Concentram- se mais no leite maduro, devido a sua maior concentração lipídica. Exemplos: sulfonamidas, cloranfenicol.
- Meia-vida: drogas de ação longa mantêm níveis circulantes por maior tempo no sangue materno e, consequentemente, no leite materno. Outro aspecto importante é o pico dos níveis séricos da droga. Usualmente, o pico na mãe coincide com o pico no leite materno, sendo menor nesse. Assim, saber quando ocorre o pico sérico de um medicamento é útil para adequar o horário de administração da droga e os horários da amamentação da criança. Para evitar que a mamada coincida com o período de maior concentração sérica do medicamento, recomenda-se que ele seja administrado à mãe imediatamente após ter amamentado a criança. Além disso, drogas com meia-vida longa ou que possuem metabólitos ativos promovem um período de exposição mais prolongado do lactente à droga. A biodisponibilidade oral é de grande importância na avaliação do risco ao lactente. Drogas com baixa biodisponibilidade, pouco absorvidas pelo lactente, são ideais para uso durante a lactação. Por exemplo, sumatriptano (15% biodisponível) é preferível ao rizatriptano (mais que 45% biodisponível). Independentemente das características farmacológi-

cas, drogas sabidamente tóxicas ao lactente, como antineoplásicos, radiofármacos ou drogas de abuso, são proscritas durante a lactação. Dentro do possível, o médico deve ter essas informações em mente ao prescrever qualquer tipo de medicamento para uma nutriz.[43]

Fatores relacionados com o lactente

A idade da criança deve ser considerada ao se avaliar os possíveis efeitos de uma droga utilizada pela mãe que amamenta. Em neonatos, os efeitos são maiores do que em lactentes com mais idade, que apresentam funções hepática e renal mais eficazes. Esses efeitos podem ser ainda maiores em crianças pré-termo, cuja imaturidade pode prolongar a meia-vida das drogas, causando acúmulo após doses repetidas.[43]

Hale classifica os lactentes segundo a idade, como sendo de baixo risco (6 a 18 meses), risco moderado (menos que 6 meses) e alto risco (prematuros, recém-nascidos, lactentes clinicamente instáveis e aqueles com função renal debilitada) para a medicação de interesse.[44]

Contudo, lactentes com menos idade tendem a consumir menor volume de leite que os com mais idade, com consequente menor exposição ao medicamento materno. Lactentes que mamam mais frequentemente e um volume maior de leite estão mais expostos às drogas maternas que aqueles que mamam menos frequentemente e um volume menor.[43]

Considerações importantes sobre o uso de medicamentos na amamentação

A carência de informações sobre a segurança, para uso na lactação de grande parte dos fármacos dificulta a tomada de decisões no momento da prescrição ou orientação pelo profissional de saúde. Faz-se necessário maior investimento em pesquisas que determinem o grau de segurança dos fármacos durante a lactação.[43-45]

O conhecimento farmacológico permite ao profissional propiciar um tratamento adequado à nutriz, além de contribuir para a manutenção do aleitamento materno. Uma avaliação cuidadosa da real necessidade de uso da medicação quase sempre permite compatibilizar tratamento medicamentoso com a amamentação.[43-45]

Seguem alguns princípios básicos para o uso de fármacos durante a amamentação:[43-45]

- Risco *vs.* benefício do fármaco: avaliar a necessidade da terapia medicamentosa. Nesse caso, a consulta entre pediatra e obstetra ou o clínico é muito útil. O fármaco prescrito deve ter um benefício reconhecido para a condição na qual está sendo indicado.
- Experiência com o fármaco: preferir um fármaco já estudado, sabidamente seguro para a criança e pouco excretado no leite humano.
- Via de administração: preferir a terapia tópica ou local, a oral e parenteral, quando possível e indicado.

- Tempo de ação: evitar fármacos de ação prolongada pela maior dificuldade de excreção pelo lactente.
- Horário de administração: programar o horário de administração do fármaco à mãe a fim de evitar que o pico do medicamento no sangue e no leite materno coincida com o horário da amamentação. Em geral, a exposição do lactente ao fármaco pode ser diminuída prescrevendo-o para a mãe imediatamente antes ou logo após a amamentação. Outra opção é ministrar o medicamento antes do maior período de sono da criança.[46]
- Níveis séricos: escolher medicamentos que alcancem níveis mínimos no leite.
- Dosagem sérica: quando possível, dosar o fármaco na corrente sanguínea do lactente se houver risco para a criança, como nos tratamentos maternos prolongados.
- Evitar fármacos combinados: preferir o uso de medicamentos com um só fármaco, evitando combinações. Exemplo: usar apenas paracetamol em vez de apresentações contendo paracetamol, ácido acetilsalicílico e cafeína.
- Observar a criança: orientar a mãe para observar a criança com relação aos possíveis efeitos colaterais, como alteração do padrão alimentar, hábitos de sono, agitação, tônus muscular, distúrbios gastrintestinais.
- Coletar leite e, se preciso, interromper aleitamento: orientar a mãe para retirar o seu leite com antecedência e estocar em congelador (por, no máximo, 15 dias) para alimentar o bebê no caso de interrupção temporária da amamentação. Sugerir também ordenhas periódicas para manter a lactação.
- Informar aos pais a respeito do fármaco: os pais devem ser informados em relação à ausência de informações sobre o fármaco prescrito para uso durante a amamentação e sobre os riscos de possíveis efeitos colaterais sobre o lactente, principalmente em medicamentos de uso crônico. Alguns autores recomendam obter o termo de consentimento informado por escrito.

Atenção farmacêutica na maternidade

Na atenção farmacêutica à gestante, nos deparamos com um conflito, pois são dois pacientes diferentes: mãe e feto. Ao mesmo tempo, em que se prima pelo bem-estar materno, deve estar atento à transferência placentária de drogas e à exposição do feto a agentes teratogênicos ou tóxicos, que podem comprometer o seu desenvolvimento ou mesmo sua vida futura. Enquanto muitas drogas prescritas aumentam os riscos de danos fetais, existem situações patológicas maternas, como diabetes, epilepsia, hipertensão, trabalho de parto prematuro e doenças da tireoide que, se não tratadas, podem levar ao comprometimento da gestação.[46,47]

O papel do farmacêutico na maternidade é de cooperar com outros profissionais no desenho do plano terapêutico, na análise da prescrição e no monitoramento do paciente, visando melhorar a qualidade do serviço de saúde e promover a saúde do paciente e a redução de custos.

O farmacêutico clínico deve estar integrado à equipe multiprofissional, acompanhando diariamente o trabalho realizado e buscando agregar com seus conhecimentos farmacológicos na qualidade do trabalho assistencial.

A análise da prescrição médica é uma das principais atividades do farmacêutico clínico, pois com o prontuário em mãos e o conhecimento clínico do paciente é possível analisar a prescrição quanto à dose dos medicamentos, diluição e tempo de infusão, via de administração, frequência, compatibilidade e interação droga × droga/droga × nutrientes/droga × gravidez e droga × lactação. Já a atenção à prescrição da parturiente deve ser voltada principalmente à sua readaptação física e psicológica, ao seu estado prévio à gestação e aos fármacos usados no pós-operatório, que podem interferir na amamentação.

Bibliografia recomendada para consulta e estudo

The Transfer of Drugs and Therapeutics Into Human Breast Milk: An Update on Selected Topics | Pediatrics | American Academy of Pediatrics (aap.org) American Academy of Pediatrics, Committee on drugs. The Transfer of drugs and other chemicals into human milk. Pediatrics. 2001; 108:776-78. - acesso em 17.03.2024.

amamentacao-e-uso-de-medicamentos-e-outras-substancias-2a-edicao (www.gov.br) Ministério da Saúde. Secretaria de Políticas de Saúde. Área técnica da Saúde da Criança. Amamentação e uso de drogas. Brasília: Ministério da Saúde; 2014 (segunda edição). - acesso em 17.03.2024.

Breastfeeding and maternal medication (who.int) Recommendations for drugs in the Eleventh WHO Model List of Essential Drugs, 2002 - acesso em 17.03.2024.

www.perinatology.com - acesso em 17.03.2024.

e-lactancia. Is this compatible with breastfeeding? - acesso em 17.03.2024.

www.drugs.com - acesso em 17.03.2024.

Treatment Guidelines during Pregnancy | Treating for Two: Medicine and Pregnancy | CDC - acesso em 17.03.2024.

Referências bibliográficas

1. Organização Pan Americana da Saúde (OPAS). Saúde Materna. Disponível em: https://www.paho.org/pt/node/63100.
2. Trends in maternal mortality 2000 to 2020: estimates by WHO, UNICEF, UNFPA, World Bank Group and UNDESA/Population Division. Geneva: World Health Organization; 2023.
3. El Shamy T and Tamizian O. 2021. Principles of prescribing in pregnancy. Obstetrics, Gynaecology & Reproductive Medicine 31(11): 317–22. DOI: https://www.sciencedirect.com/science/article/pii/S1751721421001664 (acessado em 26 de março de 2024).
4. Pintz C. Prescribing medication in pregnancy. Lippincotts Prim Care Pract. 1998 May-Jun;2(3):230-40; quiz 241-3. PMID: 9644438.

5. Brasil. Ministério da Saúde. Amamentação e uso de medicamentos e outras substâncias / Ministério da Saúde, Secretaria da Atenção à Saúde – Brasília: Ministério da Saúde, 2014. Disponível em: amamentacao-e-uso-de-medicamentos-e-outras-substancias-2a-edicao (www.gov.br).
6. ISMP, Instituto para Práticas Seguras no Uso de Medicamentos. Uso seguro de medicamentos na gestação. ISMP, Brasil, ano 2019, v. 8, n. 10, ed. 10, p. 1-14, 2019. Disponivel em https://www.ismp-brasil.org/site/wp-content/uploads/2020/02/boletim_ismp_dezembro.pdfboletim_ismp_dezembro.pdf (ismp-brasil.org).
7. Kennedy D. Classifying drugs in pregnancy. Aust Prescr 2014;37:38-40.https://doi.org/10.18773/austprescr.2014.018.
8. FDA Pregnancy Categories. FDA Pregnancy Risk Information: An Update. Disponível em: https://www.drugs.com/pregnancy-categories.html (acessado em 26 de março de 2024).
9. Meo SA, Hassain A. Metabolic Physiology in Pregnancy. J Pak Med Assoc. 2016 Sep;66(9 Suppl 1):S8-S10. PMID: 27582161.
10. Alterações fisiológicas da gravidez e suas implicações anestésicas – Sociedade Brasileira de Anestesiologia – 2002.
11. A Grávida – Tedesco, J. Júlio de A. - Editora Atheneu – 2002.
12. Medicamentos na gravidez e na lactação – Junior, Luis Kulay, Kulay, Maria Nice Caly, Lapa, Antonio José - Editora Manole - 2009.
13. Carmo TA, Nitrini SMO. Prescrições de medicamentos para gestantes: umestudo farmacoepidemiológico. Cad. Saúde Pública, Rio de Janeiro, 20(4):1004-1013, jul-ago, 2004.
14. Drug use in pregnancy; a point to ponder – Sachdeva, Punam, Patel, B.G., and Patel, B.K. - Indian Journal of Pharmaceutical Sciences – 2009.
15. Nota técnica para organização da rede de atenção à saúde com foco na atenção primária à saúde e na atenção ambulatorial especializada - saúde da mulher na gestação, parto e puerpério. Sociedade Beneficente Israelita Brasileira Albert Einstein. São Paulo: Hospital Israelita Albert Einstein: Ministério da Saúde, 2019. Disponível em 03091259-nt-gestante-planificasus.pdf (saude.rs.gov.br).
16. Brasil. Ministério da Saúde. Secretaria de Atenção Primária à Saúde. Departamento de Ações Programáticas. Manual de gestação de alto risco [recurso eletrônico] / Ministério da Saúde, Secretaria de Atenção Primária à Saúde. Departamento de Ações Programáticas. – Brasília : Ministério da Saúde, 2022. Disponível em manual_gestacao_alto_risco.pdf (saude.gov.br).
17. Tratamento da pré-eclâmpsia baseado em evidências. Disponível em SciELO - Brasil - Tratamento da pré-eclâmpsia baseado em evidências Tratamento da pré-eclâmpsia baseado em evidências.
18. Mammaro A, Carrara S, Cavaliere A, Ermito S, Dinatale A, Pappalardo EM, Militello M, Pedata R. Hypertensive disorders of pregnancy. J Prenat Med. 2009 Jan;3(1):1-5. PMID: 22439030; PMCID: PMC3279097.
19. Pascoal IF. Hipertensão e gravidez. Ver Bras Hipertens vol 9(3): 256-261, 2002.
20. Ruano R, Alves E A, Zugaib M. Sulfato de magnésio (MgSO4) no tratamento e prevenção da eclampsia: qual esquema adotar? Ver. Assoc. Méd. Bras. 2004; Vol. 50 (3).

21. Guia do Episódio de Cuidado, Hipertensão gestacional – Protocolo Hospital Israelita Albert Einstein. Versão eletrônica atualizada em agosto de 2022.
22. Abordagem Inicial da Doença Hipertensiva Específica da Gravidez e Hellp Síndrome – Protocolo Hospital Israelita Albert Einstein. Versão eletrônica atualizada em julho de 2010.
23. Hypertensive Disorders of Pregnancy. Mark A. Brown, Laura A. Magee, Louise C. Kenny, S. Ananth Karumanchi, Fergus P. McCarthy, Shigeru Saito, David R. Hall, Charlotte E. Warren, Gloria Adoyi, and Salisu Ishaku on behalf of the International Society for the Study of Hypertension in Pregnancy (ISSHP). Disponível em https://doi.org/10.1161/HYPERTENSIONAHA.117.10803.
24. ACOG Practice Bulletin No. 190: Gestational Diabetes Mellitus. Obstet Gynecol. 2018 Feb;131(2):e49-e64. doi: 10.1097/AOG.0000000000002501. PMID: 29370047.
25. Sociedade Brasileira de Endocrinologia e Metabologia, Diabetes mellitus gestacional, Rev. Assoc. Med. Bras. 54 (6) - Dez 2008 https://doi.org/10.1590/S0104-42302008000600006.
26. Rastreamento e diagnóstico de diabetes mellitus gestacional no Brasil [Internet].
27. Brasília, DF: OPAS; 2017 [cited 2019 Nov 14]. Disponível em: https://www.diabetes.org.br/profissionais/images/pdf/diabetes-gestacionalrelatorio.pdf.
28. Basso NAS, Costa RAA, Magalhães CG, Rudge MVC, Calderon IMP. Insulinoterapia, controle glicêmico materno e prognóstico perinatal – diferença entre o diabetes gestacional e o clínico. Revista Brasileira de Ginecologia e Obstetrícia. 2007; 29(5).
29. Kim C, Newton KM, Knopp RH. Gestational diabetes and the incidence of type 2 diabetes: a systematic review. Diabetes Care 2002;25:1862–8. (Systematic Review).
30. Kjos SL, Peters RK, Xiang A, Henry OA, Montoro M, Buchanan TA. Predicting future diabetes in Latino women with gestational diabetes. Utility of early postpartum glucose tolerance testing. Diabetes 1995;44: 586–91. (Level II-3).
31. Zajdenverg L, Façanha C, Dualib P, Goldbert A, Negrato C, Bertoluci M. Planejamento, metas e monitorização do diabetes durante a gestação. Diretriz Oficial da Sociedade Brasileira de Diabetes (2023). DOI: 10.29327/557753.2022-12, ISBN: 978-85-5722-906-8. Rastreamento e diagnóstico da hiperglicemia na gestação – Diretriz da Sociedade Brasileira de Diabetes – Ed. 2023.
32. Zugaib M, Bittar RE. Protocolos Assistenciais 3ª ed. Ed Atheneu São Paulo, 2007.
33. Andrew H. Shennan, MD, FRCOG; Joanna C. Girling, MA, MRCP, FRCOG. Parto Prematuro. BMJ Best Practice. Feb 03, 2021.
34. Cuidados pré-natais de rotina. BMJ Best Practice. Março 30, 2022.
35. Zeng X, Xue Y, Tian Q, Sun R, An R. Effects and Safety of Magnesium Sulfate on Neuroprotection: A Meta-analysis Based on PRISMA Guidelines. Medicine (Baltimore). 2016 Jan;95(1):e2451. doi: 10.1097/MD.0000000000002451. PMID: 26735551; PMCID: PMC4706271.
36. Dutra, T. F., Mendes, D. do C. O., Queirós, P. de S., & Dall'Agnol, D. J. R. (2021). Terapêuticas de indução do trabalho de parto: conhecimentos e vivências de mulheres no interior do Brasil / Child labor induction therapeutics: knowledge and experience of women in the interior of Brazil. Brazilian Journal of Development, 7(3), 26522–26540. https://doi.org/10.34117/bjdv7n3-381.
37. Guia do Episódio de Cuidado, Hipertensão gestacional – Protocolo Hospital Israelita Albert Einstein. Versão eletrônica atualizada em março de 2023.

38. Swamy GK. Current methods of labor induction. Semin Perinatol. 2012 Oct;36(5):348-52. doi: 10.1053/j.semperi.2012.04.018. PMID: 23009967.

39. ACOG Committee on Practice Bulletins -- Obstetrics. ACOG Practice Bulletin No. 107: induction of labor Obstet Gynecol 2009114(2 Pt 1):386–397.

40. BRASIL. Ministério da Saúde. Parto, aborto e puerpério: assistência humanizada à mulher. Brasília, DF: Ministério da Saúde, 2001b.

41. Oliveira, DC, Bertoluci, DFF. Divergências de Informações: Uso de medicamentos no puerpério e segurança na lactação. Monografia de Conclusão do curso de Especialização em Farmácia Clínica do Hospital Israelita Albert Einstein.

42. Chaves RG e colaboradores. Uso de Anti-inflamatórios não esteroidais pela nutriz: informações científicas versus conteúdo em bulas de medicamentos comercializados no Brasil. Ver. Brás. Saúde Matern. Inf.. 2006; 6(3): 269-276.

43. Sociedade Brasileira de Pediatria. Departamento Científico de Aleitamento Materno. Uso de medicamentos e outras substâncias pela mulher durante a amamentação.2017 Agosto, nr 4:18p. Disponível em: https://www.sbp.com.br/fileadmin/user_upload/Aleitamento_-__Uso_Medicam_durante_Amament.pdf

44. Chaves RG, Lamounier JA. Uso de medicamentos durante a lactação. J Pediatr 2004; 80:S189-98.

45. Chaves RG, Lamounier JA, César CC. Medicamentos e amamentação: atualização e revisão aplicadas à clínica materno-infantil. Rev Paul Pediatr 2007; 25(3): 276-88.

46. Wisner KL, Perel JM, Findling RL. Antidepressant treatment during breast-feeding. AM J Psychiatry 1996; 153:1132-7.

47. Cavalli RC, Baraldi CO, Cunha SP. Tranferência placentária de drogas. Rev. Brás. Ginecologia e Obstetrícia. 2006;28(9): 557-6.

48. Baldon JP, Correr CJ, Melchiors AC, Rossignoli P, Fernandez-Llimos F, Pontarolo R. Conhecimento e atitudes de farmacêuticos comunitários na dispensação de medicamentos para gestantes. Pharmacy Practice 2006; 4(1): 38-4.

8

Farmácia Clínica na Unidade de Terapia Intensiva Neonatal

Larissa Fiamengui de Pauli, Márcia Aparecida Teano Archanjo,
Mariana Papalardi Cola, Sandra Petriccione de Lima

Introdução

A Unidade de Terapia Intensiva Neonatal (UTIN) configura-se como uma unidade assistencial de alta complexidade, constituída por um público de recém-nascidos de risco, na maioria das vezes prematuros, o que merece extrema atenção no quesito cuidado.[1]

A incorporação das novas tecnologias relacionadas aos cuidados dos recém-nascidos, além da inserção da equipe multiprofissional na unidade, já faz parte de uma realidade atual e exige novas práticas e protocolos no cotidiano do hospital. Entretanto, o avanço dessas tecnologias não exclui o fato de diminuir o número de internações na unidade de recém-nascidos prematuros. Pelo contrário, esse número cresce a cada ano. A literatura reforça a ideia de que as mulheres estão tendo filhos com a idade mais avançada, recorrendo ao procedimento de fertilização *in vitro*, que muitas vezes ocasiona gestações múltiplas, o que traz altos riscos de parto prematuro.[2,3]

O farmacêutico clínico desempenha um papel fundamental na avaliação da prescrição do recém-nascido que chega na UTIN. O principal foco do farmacêutico está relacionado às doses dos medicamentos, frequência, via de administração, indicação do fármaco, diluição, compatibilidades, interações medicamentosas, entre outras. Os farmacêuticos foram inseridos nos cuidados críticos desde 1970, quando um novo conceito de expansão de horizontes incluiu o farmacêutico nos cuidados com o paciente e não somente nos serviços de dispensação dos medicamentos.

Além das responsabilidades citadas acima, a atuação do farmacêutico clínico na UTIN é muito abrangente. São revisados Protocolos Institucionais, farmacovigilância dos novos medicamentos utilizados e/ou possíveis efeitos adversos de alguns fármacos específicos, visitas multiprofissionais, participação em comissões, melhorias de processos, padronização e adequação de formas farmacêuticas mais utilizadas na Unidade, por exemplo, padronização de medicamentos em soluções ou gotas e o estudo das concentrações mais fidedignas que contemplem a realidade dos recém-nascidos.

A equipe multiprofissional aborda diversos aspectos importantes para o desfecho clínico do paciente crítico, cada um contribuindo com a formação, visando o cuidado totalmente voltado ao recém-nascido e às complexidades. Os profissionais são de extrema importância na abordagem integrada em diferentes aspectos, promovendo, assim, tratamentos mais completos, personalizados para cada recém-nascido prematuro, com o intuito de resultados clínicos favoráveis.[4-6]

A Society of Critical Care Medicine (SCCM) reconhece o papel do farmacêutico como um membro essencial na equipe multiprofissional da UTIN, e os médicos intensivistas tiveram um papel primordial para a inserção do farmacêutico nas unidades de terapia intensiva, e continuam tendo até os dias atuais. O reconhecimento da importância do farmacêutico no cuidado de pacientes críticos foi a inclusão de muitos farmacêuticos na parceria do American College of Critical Care Medicine.[7]

Por fim, elucidamos em vários aspectos a importância do profissional farmacêutico na UTIN, sendo primordial a presença e as intervenções no cuidado do recém-nascido prematuro.

Prematuridade

No nascimento, os recém-nascidos recebem uma classificação especial que ajuda na identificação de possíveis riscos de patologia neonatal. São eles: idade gestacional (IG) e peso ao nascer (PN). A idade gestacional é o principal determinante da maturidade do órgão, e deve ser priorizada. Bem como lembrar que essas subdivisões são importantes, uma vez que quanto menor a idade gestacional, maior o risco de complicações neonatais.[8,9]

- **Classificação pela idade gestacional:**
  - Pré-termo: menor de 37 semanas completas (259 dias), onde:
    - Prematuro extremo: menor de 28 semanas.
    - Muito prematuro: entre 28 a < 32 semanas.
    - Prematuro moderado ou tardio: entre 32 e 37 semanas.
  - Termo: de 37 a 41 6/7 semanas (260-294 dias).
  - Pós-termo: 42 semanas (295 dias) ou mais.
- **Classificação pelo peso ao nascer:**
  - Peso ao nascer normal (PNN): 2.500 g – 3.999 g.
  - Baixo peso ao nascer (BPN): menos 2.500 g.
  - Muito baixo peso ao nascer (MBPN): menos de 1.500 g.
  - Extremo baixo peso ao nascer (EBPN): menos de 1.000 g.

O neonato prematuro é aquele cujo nascimento ocorre antes do fim do último dia da 37ª semana (259 dias, ou seja, 36 6/7 semanas) após o início do último período menstrual. E seu nascimento precoce está relacionado a diversas situações, como as descritas a seguir, podendo o recém-nascido ser considerado um recém-nascido de alto risco.[8,9]

Na UTIN, o termo recém-nascido de alto risco, identifica um grupo de recém--nascido que muito provavelmente desenvolverá uma doença aguda grave ou um resultado adverso e esse público requer uma vigilância de perto quanto ao seu crescimento e desenvolvimento, a fim de monitorar a evolução a longo prazo desses pacientes com necessidades especiais.[10]

Para esse público neonatal, são necessários cuidados especiais em uma Unidade de Terapia Intensiva Neonatal (UTIN), composta por médicos neonatologistas, intensivistas, enfermeiras, fisioterapeutas, fonoaudiólogas, psicólogas, nutricionistas e farmacêuticos. Esses profissionais devem estar interligados no cuidado do recém-nascido frente aos cuidados específicos e procedimentos complexos.

Os recém-nascidos de alto risco estão associados a certos distúrbios, quando um ou mais deles estão presentes, a equipe da UTIN deve estar ciente e preparada para possíveis dificuldades.[8,9]

Os seguintes fatores estão associados aos recém-nascidos de alto risco:

- **Fatores maternos:**
  - Idade no momento do parto: mais de 40 ou menos de 16 anos.
  - Fatores individuais: pobreza, tabagismo, uso de drogas/álcool, dieta pobre e traumas.
  - História médica: diabetes *mellitus*, doença da tireoide, doença renal, infecção do trato urinário, doença cardíaca, doença pulmonar, hipertensão, anemia, isoimunização, trombocitopenia, entre outros.
  - História obstétrica: história pregressa de lactente com prematuridade, icterícia, Síndrome do Desconforto Respiratório ou anomalias; medicamentos maternos; sangramentos no início e terceiro trimestre de gravidez; hipertermia; ruptura prematura de membranas, infecções do grupo TORCH (toxoplasmose, outros agentes (sífilis, vírus varicela zoster, parvovírus B19 e VIH), rubéola, citomegalovírus e herpes simples) e traumas.
- **Fatores fetais:**
  - Gestações múltiplas.
  - Retardo de crescimento intrauterino.
  - Macrossomia.
  - Posição/apresentação fetal anormal.
  - Anormalidade no ritmo ou frequência cardíaca fetal.
  - Polidrâmnio.
  - Oligoidrâmnio.
- **Fatores do parto:**
  - Parto prematuro.
  - Parto maior de duas semanas pós-termo.
  - Febre materna.

- Hipotensão materna.
- Trabalho de parto rápido.
- Trabalho de parto prolongado.
- Apresentação fetal anormal.
- Tetania uterina.
- Líquido amniótico tinto de mecônio.
- Prolapso de cordão.
- Parto cesárea.
- Analgesia e anestesia obstétrica.
- Anomalias placentárias.

- **Fatores imediatos do recém-nascido:**
  - Prematuridade
  - Escore de Apgar baixo aos 5 minutos.
  - Escore de Apgar baixo aos 15 minutos.
  - Palidez ou choque.
  - Líquido amniótico ou membranas com odor fétido.
  - Pequeno para a idade gestacional.
  - Pós-maturidade.

Os problemas da prematuridade, relacionados com dificuldade de adaptação extrauterina, surgem em decorrência da imaturidade dos sistemas orgânicos, e são eles:[8,9]

- **Respiratórios:**
  - Depressão perinatal na sala de parto, devido à má adaptação à respiração aérea.
  - Síndrome do desconforto respiratório devido à deficiência de surfactante.
  - Apneia devida à imaturidade dos mecanismos que controlam a respiração (estruturas anatômicas das vias respiratórias pouco desenvolvidas e com diâmetro pequeno; características anatômicas e funcionais dos arcos costais e do músculo diafragma, que contém menor número de fibras, o que favorece fadiga muscular e coordenação deficiente dos músculos inspiratórios – diafragma e intercostais).
  - Doenças pulmonares crônicas, classificadas como displasia broncopulmonar, doença de Wilson-Mikity e insuficiência pulmonar crônica da prematuridade.
- **Neurológicos:**
  - Depressão perinatal.
  - Hemorragia intracraniana.
  - Doença da substância branca periventricular.

- **Cardiovasculares:**
  - Hipotensão, que pode ser devida a:
  - Hipovolemia.
  - Disfunção cardíaca.
  - Vasodilatação secundária e sepse.
  - Persistência do canal arterial é comum e pode acarretar insuficiência cardíaca congestiva.
- **Hematológicos:**
  - Anemia.
  - Hiperbilirrubinemia.
- **Nutricionais:**
  - Recém-nascidos prematuros necessitam de atenção especial ao conteúdo, quantidade e vias da alimentação.
- **Gastrintestinais:**
  - A prematuridade é o maior fator de risco para enterocolite necrosante, a alimentação com fórmulas lácteas é também um fator de risco significativo, enquanto a alimentação ao seio é protetora. A enterocolite necrosante é uma importante causa de mortalidade, particularmente em RN prematuros em Unidade de Terapia Intensiva. É uma necrose difusa ou focal da mucosa e/ou submucosa do trato gastrintestinal, primariamente do intestino delgado e cólon, embora possa afetar segmentos proximais do trato gastrintestinal.
- **Problemas metabólicos:**
  - Especialmente no metabolismo da glicose e do cálcio, são mais comuns em recém-nascidos prematuros.
- **Renais:**
  - Rins imaturos caracterizam-se por baixas taxas de filtração glomerular e por incapacidade de lidar com a sobrecarga de água, solutos e ácidos; o manejo dos líquidos e eletrólitos pode ser difícil.
- **Regulação da temperatura:**
  - Os recém-nascidos prematuros são especialmente susceptíveis à hipotermia e à hipertermia.
- **Imunológicos:**
  - Em decorrência de deficiência da resposta humoral e celular, os recém-nascidos prematuros correm maior risco de infecção do que aqueles a termo.
- **Oftalmológicos:**
  - A retinopatia da prematuridade pode ocorrer na retina imatura dos lactentes menores de 32 semanas ou menores de 1.000 g de peso ao nascer.

Segundo a Organização Mundial da Saúde (OMS), na última década, houve uma queda na taxa de nascimentos prematuros no Brasil. Em 2010, cerca de 12% do total de nascimentos acontecia de forma precoce. Esse número passou para 11,1% em 2020. A queda, além de pequena, ainda deixa o país como uma das nações com maior taxa de nascidos prematuros na América Latina, figurando na terceira posição dessa lista.[11]

Apesar de alguns avanços tecnológicos, a OMS e o Fundo das Nações Unidas para a Infância (UNICEF) não apresentam dados mensuráveis na redução das taxas de natalidade prematura em todo o mundo. As taxas de natalidade prematura foram de 9,9% em 2020, em comparação para 9,8% em 2010. No mundo, observa-se uma estimativa de 13,4 milhões de bebês nascidos prematuros no ano de 2020, o que significa um número de um em cada dez bebês.[12,13]

Estimativas globais mostram que, em 2020, houve em torno de um milhão de mortes em recém-nascidos prematuros, fato relacionado às complicações do parto prematuro. E ainda, reforça que a prematuridade segue sendo o maior causador de mortes em crianças menores de 5 anos, desde levantamentos de 1990.[14]

Fato é que muitos são os fatores intercorrentes para essas altas taxas de nascimento prematuro e de mortalidade: desigualdades socioeconômicas, precariedade.

Para haver mudanças nesse cenário, é preciso mudanças urgentes nos sistemas de saúde e investimentos contínuos de qualidade nos cuidados de saúde.[13]

Nos últimos anos, muitos modelos de análises dos fatores determinantes do nascimento prematuro têm sido desenvolvidos a fim de trazer revisões e estruturação sobre a temática. E vem como contribuição para uma base teórica nos estudos relacionados ao parto prematuro na contribuição para o desenvolvimento de estratégias na prevenção do nascimento prematuro.[15]

De acordo com dados da UNICEF, há uma tomada de ação "O Plano de Ação para Todos os Recém-Nascidos" (ENAP), que fornece aos países um roteiro para acabar com as mortes evitáveis de recém-nascidos e natimortos e reduzir essa taxa até 2030. Apresentam metas e marcos atualizados para o período de 2020-2025 que determinarão o curso da saúde e da vida das crianças e das mulheres para a próxima década e, além disso, incluem:

- Cada mulher grávida tem quatro ou mais contatos de cuidados pré-natais.
- Cada parto é assistido por pessoal de saúde qualificado.
- Toda mulher e recém-nascido recebem cuidados pós-natais de rotina precoce dentro de 2 dias.
- Todo recém-nascido pequeno e doente recebe cuidados.[16]

Atuação do farmacêutico clínico

A população neonatal é particularmente vulnerável a maior risco de danos resultantes de erros de medicação devido à sua incapacidade fisiológica de tamponar os erros. Erros de medicação com potencial para causar danos têm oito vezes mais chances de ocorrer na Unidade de Terapia Intensiva Neonatal (UTIN) comparada com a enfermaria adulta.[17,18] Além disso, relata-se que os erros de medicação compreendem 84,2% de todos os erros médicos dentro da UTIN.[18]

As limitações fisiológicas do recém-nascido o tornam mais suscetível a problemas relacionados à farmacoterapia, exigindo ações que aumentem a segurança e a qualidade da assistência neonatal. Em função disso, nos últimos anos, observamos melhorias significativas na assistência e acompanhamento do recém-nascido, não só pelo aumento do interesse, conhecimento e habilidades dos profissionais da equipe de saúde, mas também pela ampliação dessa equipe que passou a contar com o farmacêutico clínico como integrante. Esse profissional contribui para o uso adequado de medicamentos, a detecção de possíveis problemas relacionados ao seu uso em recém-nascidos e a promoção de atividades relacionadas ao ensino e à pesquisa na área.[19,20]

Recentemente, tivemos o registro do menor bebê nascido em um hospital público no Brasil. Amplamente divulgado na mídia, o recém-nascido nasceu no Hospital Municipal Vila Santa Catarina, administrado pelo Hospital Israelita Albert Einstein. Com 26 semanas, 335 gramas e 25 cm, seu caso foi um desafio para todos os colaboradores envolvidos no cuidado.

A implementação de protocolos institucionais com base em recomendações e evidências científicas voltadas ao público neonatal corrobora com um favorável desfecho clínico. A literatura demonstra resultados consistentes no protocolo *golden hour* a curto e longo prazo em recém-nascidos extremamente prematuros e com extremo baixo peso ao nascer. O envolvimento da equipe multidisciplinar com a padronização de práticas no cuidado na primeira hora de vida é o primeiro passo para diminuir a morbidade e a mortalidade nessa população vulnerável.[21]

O preparo de medicamentos para administração intravenosa é um ponto crítico na assistência ao paciente neonatal. O fracionamento de doses pequenas partindo da formulação adulto exige conhecimento e segurança no processo. Dispor de instrumentos que permitam ao profissional conhecer as características físico-química dos medicamentos é útil para avaliar o melhor tipo de acesso venoso e consequentes riscos na infusão.

É importante que o farmacêutico conheça as patologias e drogas utilizadas na unidade e, com base nisso, elabore uma tabela de diluição com informações rápidas e atualizadas para a equipe. Após a elaboração, é necessário treinamento para o correto uso do novo instrumento e assim uniformizar a conduta de preparo e administração de drogas. Essa simples mudança realizada na Unidade de Terapia Neonatal do Hospital Israelita Albert Einstein reduziu em 41% o número de flebites químicas. Exemplo de informações agrupadas em uma tabela de diluições.

A padronização da concentração das soluções para infusão é uma estratégia altamente recomendada para prevenção de erros, especialmente os medicamentos de alto risco devido seu potencial de causar danos graves.[22,23] Para consultar as tabelas de diluição das drogas, vide o Capítulo 25. O fato de uniformizar a conduta de preparo e administração das drogas não garante o cálculo correto, por isso a implementação da dupla checagem dos cálculos agrega segurança ao processo.

Pacientes críticos frequentemente possuem acesso venoso limitado e uma grande quantidade de medicamentos intravenosos prescritos. Isso faz com que a coadministração de medicamentos aumente o risco de incompatibilidades, podendo ter consequências graves ao paciente.[24] Uma medida de segurança é a pesquisa de compatibilidade entre os medicamentos prescritos de modo a evitar eventos adversos nessa frágil população.

A presença do farmacêutico junto aos demais profissionais leva a uma atuação mais efetiva na farmacovigilância, através da implantação de sistemas de detecção e prevenção de erros de medicação.[25] Essa busca ativa associado a leitura das anotações em prontuário permitem ao farmacêutico identificar reação adversa a medicamento (RAM) e possíveis interações medicamentosas.

A Organização Mundial da Saúde (OMS) define as RAM como sendo "qualquer efeito prejudicial ou indesejável, não intencional, que aparece após a administração de um medicamento em doses normalmente utilizadas no homem para profilaxia, diagnóstico e tratamento de uma enfermidade".[26]

As RAM são problemas importantes a serem considerados na prática do farmacêutico. Essas reações podem levar a um aumento do tempo de permanência hospitalar, causas significativas de hospitalização e até a morte. Elas acometem de 10-20% de todos os pacientes hospitalizados, sendo causa de admissão hospitalar em 3 a 6% dos pacientes de todas as idades.[27]

Assim como as RAM, as interações medicamentosas existentes na prescrição médica devem ser foco do farmacêutico clínico. O risco de interações medicamentosas é proporcional ao número de medicamentos utilizados.

As interações medicamentosas são definidas como "modulação da atividade farmacológica de uma determinada droga pela administração prévia ou concomitante de outra droga, a qual pode aumentar ou diminuir o efeito".[28] Elas podem comprometer a eficácia do tratamento, aumentar os custos hospitalares e o tempo de internação do paciente.

Caberá ao farmacêutico clínico avaliar a prescrição quanto às interações medicamentosas e discutir junto à equipe médica qual a melhor conduta seguir. Sempre que possível, a troca da terapêutica é desejável, em casos de impossibilidade essas interações deverão ser monitoradas e poderão ser rediscutidas, a depender da evolução e gravidade do quadro do paciente.

Outro ponto relevante que faz parte das preocupações do farmacêutico clínico neonatal é o fato de estarmos diante de um organismo imaturo nos seus diversos sistemas, por isso a metabolização e a excreção dos medicamentos podem estar comprometidas. As drogas de baixo índice terapêutico deverão sempre que possível ser monitoradas pelo nível sérico, evitando assim consequente intoxicação ou ineficácia no tratamento. Valores fora do alvo terapêutico exigem atuação imediata da equipe para avaliação de conduta.

Durante as visitas clínicas multiprofissionais o farmacêutico tem a oportunidade de acompanhar a discussão das ações pertinentes ao tratamento do recém-nascido, que engloba os medicamentos, a dieta, o prognóstico, as condutas médicas, a evolução do quadro clínico, bem como as avaliações da fisioterapia, fonoaudiologia e psicologia.

O farmacêutico clínico presente na unidade é importante na participação das metas terapêuticas do paciente e no monitoramento em tempo real dos medicamentos. Com seus conhecimentos técnicos especializados na área, aliados ao conhecimento profundo da população, das complicações que podem ser encontradas, do perfil de drogas, conhecimento de protocolos que monitorem as condutas e a terapêutica, é peça fundamental na prevenção de erros de medicação, segurança nos processos e eficácia da terapia medicamentosa.

Casos clínicos

Caso clínico 1 – Adequação da formulação

RN1 C.T.S.M., masculino, idade gestacional de nascimento: 30 semanas e peso de nascimento: 1.215 g. Recém-nascido muito prematuro (RNMPT), muito baixo peso ao nascer (MBP). Admitido na UTI Neonatal por prematuridade. Evoluiu com desconforto respiratório e icterícia neonatal, hemorragia intracraniana grau 1, lesão em lábio superior, anemia, nódulos hepáticos e displasia broncopulmonar. Hoje, com 38 dias de vida e idade gestacional corrigida de 35 3/7 semanas e peso de 2.050 g, vem apresentando picos de hiperglicemia já observados há 3 dias. Médico desconfia do medicamento fosfato tricálcico 12,9%, introduzido na prescrição há 3 dias. Feito o levantamento de todas as medicações prescritas: Ad-til® gotas, complexo B gotas, Redoxon® gotas, Digesan® gotas, hidroclorotiazida/espironolactona suspensão, fosfato tricálcico 12,9% solução oral e cloreto de sódio 20% solução oral. De todos os medicamentos prescritos, o fosfato tricálcico 12,9% (medicamento não padronizado) era veiculado em xarope simples. Após discussão com médico intensivista, optou-se pela fórmula de fosfato tricálcico 12,9% em veículo sem açúcar. Após essa troca, não se observaram mais picos de hiperglicemia.

Caso clínico 2 – Monitorização terapêutica

RN2 M.C.N., feminino, 2º gemelar, idade gestacional de nascimento: 27 6/7 semanas e peso de nascimento: 1.000 g. Recém-nascido prematuro extremo (RNPTE), muito baixo peso ao nascer (MBP). Evoluiu com desconforto respiratório – síndrome do desconforto respiratório, apneia, icterícia e imaturidade pulmonar. Hoje está com 46 dias de vida, idade gestacional corrigida de 34 3/7 semanas e peso de 2.200 g. Tem apresentado picos elevados de frequência cardíaca. Fazendo uso atual de cafeína 22 mg VS 1 ×/dia (10 mg/kg/dia). Em visita multiprofissional, foi discutida a possibilidade de coleta de nível sérico para o medicamento cafeína. A médica intensivista optou por solicitar dosagem sérica de cafeína antes da próxima dose, às 16 horas. O exame foi realizado e o resultado recebido pelo plantonista do noturno com o resultado de 22 mcg/mL. Frente aos valores de referência para o nível terapêutico: 5 a 25 mcg/mL e tóxico acima de 40 a 50 mcg/mL, a equipe médica optou por reduzir a dose da cafeína pela metade, 11 mg VS 1 ×/dia (5 mg/kg/dia), levando também em consideração a idade gestacional corrigida > 34 semanas, bem como pensando no desmame e possibilidade de suspensão nos próximos dias se ausência de apneia e queda de saturação.

Caso clínico 3 – Adequação de volume

RN1 I.B.M.M., masculino, idade Gestacional de nascimento: 38 1/7 semanas e peso de nascimento: 3.120 g. Recém-nascido termo (RNT) e peso adequado. Apresentando cardiopatia congênita, hipospádia e choro rouco. Evoluiu com infecção pulmonar, icterícia neonatal, subestenose subglótica e estenose de traqueia. Foi submetido à gastrostomia, traqueostomia e posteriormente à cirurgia cardíaca. Atualmente, está com 28 dias de vida, idade gestacional corrigida 42 1/7 semanas e peso de 3.900 g. Tem acesso venoso central, e em uso de Meronem® 120 mg EV de 8/8 horas (30 mg/kg/dose), Primacor® 1,7 mg + SG 5% 18 mL EV em 24 horas (0,3 mcg/kg/min), Dormonid® 0,4 mg EV de 4/4 horas S/N, Novalgina® 40 mg EV de 6/6 horas (10 mg/kg/dose), fenobarbital 6 mg EV de 12/12 horas (3 mg/kg/dia), Dimorf® 0,2 mg EV S/N se dor forte (0,05 mg/kg/dose), hidroclorotiazida/espironolactona 1 mg/mL solução oral 2,5 mg GTT de 6/6 horas (2,5 mg/kg/dia), vancomicina 60 mg EV de 18/18 horas (15 mg/kg/dose), Dimorf® 0,9 mg + SG 5% 12 mL EV em 24 horas (9,6 mcg/kg/hora), SG 10% 120 mL + NaCl 20% 1,2 mL + KCl 19,1% 2 mL + gluconato de cálcio 10% 4 mL EV de 12/12 horas (OH 61 mL/kg/dia VIG 4 mg/kg/min, Na 2,1 mEq/kg/dia, K 2,6 mEq/kg/dia e Ca 2 mL/kg/dia), digoxina 18 mcg GTT 12/12 horas (~40 mcg/dia), Lasix® 2,5 mg EV 8/8 horas (2 mg/kg/dia) e Luftal® 4 gts GTT 8/8 horas.

Lactente em pós-operatório de cirurgia cardíaca, com edema importante e necessitando receber o menor volume de líquido possível. Após contato com médico intensivista, feito alguns ajustes em prescrição: realizado troca de apresentação da hidroclorotiazida/espironolactona 1 mg/mL 2,5 mg GTT de 6/6 horas (total de 10 mL/dia) para o medicamento manipulado não padronizado hidroclorotiazida/espironolactona 10 mg/mL (total de 1 mL/dia), sugerido deixar a dipirona se necessário por já ter analgesia continua prescrita e sugerido a enfermagem diluição para concentração máxima devido uso de cateter venoso central.

Caso clínico 4 – Reação adversa a medicamento

RN1 M.P.A.P, masculino, idade gestacional de nascimento: 39 semanas e peso de nascimento: 3.420 g. Recém-nascido termo (RNT) e peso adequado.

Admitido na Unidade de Terapia Intensiva Neonatal (UTIN) por apresentar, ao nascer, anomalia anorretal e fístula perineal. Foi submetido à cirurgia para correção da anomalia anorretal. Durante a cirurgia, usou Diprivan® e Sevorane® como anestésicos. Retornou para a UTIN apresentando sedação intensa, evoluindo com oligúria por um período maior de 6 horas e duas crises convulsivas.

Após a cirurgia, a prescrição médica tinha apenas Novalgina® 35 mg EV de 6/6 horas (10 mg/kg/dose) e Kefazol® 85 mg EV de 12/12 horas (25 mg/kg/dose). Analisando-se a prescrição médica e os medicamentos prescritos durante a cirurgia, encontrou-se que o Diprivan® é altamente lipofílico, com meia vida de eliminação podendo chegar a 12 horas, e eliminação predominantemente renal (cerca de 90%). Apresenta reações adversas neurológicas de manifestações de mal epiléptico, com movimentos tônico-clônicos, e que a incidência dessas reações no sistema nervoso central em pacientes pediátricos é de 17%. A diminuição da diurese acarretou a não eliminação da droga, permanecendo na corrente sanguínea por um período maior que o esperado e provavelmente levando aos efeitos adversos de mal epiléptico. As crises convulsivas foram tratadas com fenobarbital EV em dose de ataque, seguida de dose de manutenção.

Caso clínico 5 – Aprazamento

RN1 M.M., masculino, idade gestacional: 32 semanas e peso de nascimento: 1.665 g. Recém-nascido prematuro (RNPT), de baixo peso (BP). Evoluiu com icterícia, atresia pulmonar, CIV + CA + FO patente. Submetido à cirurgia cardíaca para arterioplastia pulmonar esquerda. Evoluiu com sepse tardia. Prescrição médica com fentanil 50 mcg + SF 0,9% 11 mL EV em 24 horas (1,2 mcg/kg/hora), Lasix® 1 mg EV S/N (0,6 mg/kg/dose), Novalgina® 16 mg EV de 6/6 horas (10 mg/kg/dose), ácido acetilsalicílico 10 mg VS 1 ×/dia (6 mg/kg/dia), Claforan® 85 mg EV de 12/12 horas (50 mg/kg/dose), omeprazol 1,6 mg EV de 1 ×/dia (1 mg/kg/dia), Dormonid® 0,2 mg EV S/N (0,1 mg/kg/dose), fenobarbital 8 mg EV 1 ×/dia (~5 mg/kg/dia), vancomicina 25 mg EV de 8/8 horas (15 mg/kg/dose) e SG 10% qsp 84 mL + NaCl 20% 1,1 mL + KCl 19,1% 0,5 mL + gluconato de cálcio 10% 2 mL + AD 12 mL EV de 12/12 horas (OH 101 mL/kg/dia VIG 5,7 mg/kg/min NA 4,5 mEq/kg/dia K 1,5 mEq/kg/dia CA 2,5 mL/kg/dia ou 1,1 mEq/kg/dia).

Realizada a pesquisa de compatibilidade intravenosa e verificada a incompatibilidade entre o fenobarbital e o Claforan®, ambos estavam aprazados para o mesmo horário. Conversando com a enfermeira responsável pelo aprazamento, foi sugerido novo horário de administração. Alterado o horário do fenobarbital.

Caso clínico 6 – Dose e frequência

RN2 F.S.A.P., 2º gemelar, masculino, idade gestacional de nascimento: 28 6/7 semanas e peso de nascimento: 1.640 g. Recém-nascido muito prematuro (RNMPT), baixo peso (BP). Evoluiu com desconforto respiratório, sepse precoce presumida e icterícia fisiológica. Segue entubado, em ventilação mecânica e apresentando quedas de saturação. Hoje, com 8 dias de vida, idade gestacional corrigida (IGC) de 30 semanas e peso de 1.580 g. Com prescrição de amicacina 25 mg EV a cada 48 horas (14 mg/kg/dose), ampicilina 80 mg EV de 12/12 horas (50 mg/kg/dose), vitamina K 1 mg EV 1 ×/semana e omeprazol 1,6 mg EV 1 ×/dia. Segundo a literatura, para essa IGC e dias de vida é necessário o ajuste de dose e frequência dos antibióticos. Feito contato com a equipe médica, foi alterada a prescrição para amicacina 19 mg EV a cada 24 horas (12 mg/kg/dose), ampicilina 120 mg EV de 12/12 horas (75 mg/kg/dose).

Caso clínico 7 – Adequação do tempo de infusão

RN2 M.G.B.K, masculino, idade gestacional de nascimento: 23 1/7 semanas e peso de nascimento: 600 g. Recém-nascido prematuro extremo (RNPTE), extremo baixo peso (EBP). Ao nascer, apresentou desconforto respiratório e doença da membrana hialina grau IV. Evoluiu com hemorragia pulmonar, icterícia da prematuridade, anemia da prematuridade, risco infeccioso, PCA e sepse tardia, com cultura de ponta de cateter com *C. albicans* e hemocultura com *S. epidermidis.*

Atualmente, com 19 dias de vida, 25 6/7 semanas, peso de 700 g. Em uso de vancomicina 10 mg EV de 12/12 horas (15 mg/kg/dose), cefepima 21 mg EV de 12/12 horas (30 mg/kg/dose), cafeína 7 mg EV 1 ×/dia (10 mg/kg/dia) e iniciando anfotericina B 0,7 mg EV 1 ×/dia para correr em 6 horas (1 mg/kg/dia). Devido à incompatibilidade da anfotericina B com os demais antibióticos e tendo o RN apenas um acesso venoso, discutido com o médico intensivista e alterado o tempo de infusão da anfotericina B para correr em 4 horas, otimizando assim, o tempo para a infusão das demais drogas com o aprazamento adequado entre elas.

Caso clínico 8 – Indicação

RN1 F.S.N.S. e RN2 F.S.N.S., ambos femininos, gemelares nascidos de parto cesárea, com idade gestacional de nascimento: 33 6/7 semanas e peso de nascimento: 1.855 g e 1.750 g, respectivamente. Os RNs estavam sob risco infeccioso, pois a mãe internou com uma febre a esclarecer e apresentou sepse e miocardite. Na hemocultura da mãe, deu positivo para *Bordetella bronchiseptica* e estava internada na UTI adulto. O antibiograma da mãe apresentou sensibilidade a Bactrim®, Cipro® e Tazocin®. Na noite seguinte ao parto, foi prescrito para ambos os RNs Bactrim® EV de 8/8 horas. Pela manhã, o farmacêutico clínico, ao avaliar o antibiograma e a indicação de cada droga para neonatos, sugeriu a troca do antibiótico, uma vez que a recomendação para uso do Bactrim® é para crianças acima de 2 meses. Conversando com o médico intensivista e com a médica coordenadora da unidade, foi alterada a prescrição de ambos os RN para Tazocin® 180 mg EV de 12/12 horas (100 mg/kg/dose).

Caso clínico 9 – Duplicidade terapêutica

RN1 C.D.P., masculino, idade gestacional de nascimento: 25 4/7 semanas e peso de nascimento: 840 g. Recém-nascido prematuro extremo (RNPTE) e extremo baixo peso (EBP). Nascido de parto cesárea por causas maternas. Evoluiu com síndrome do desconforto respiratório da prematuridade, icterícia da prematuridade e apneia. Fez uso anterior de amicacina e ampicilina por sepse precoce. Hoje, RN com 14 dias de vida, idade gestacional corrigida (IGC) de 27 4/7 e peso de 900 g. Segue em uso de cafeína 9 mg EV 1 ×/dia e NPP individualizada neonatal contínua a cada 24 horas contendo eletrólitos: sódio 3 mEq/kg/dia, potássio 2 mEq/kg/dia e magnésio 0,1 mEq/kg/dia. Hoje, os exames laboratoriais vieram com sódio de 145 mEq/L, limite máximo da referência. Equipe médica opta por reduzir volume da infusão da NPP a fim de reduzir o aporte de sódio e prescreve um soro glicosado 10% paralelo para manter aporte de volume hídrico e glicose. Farmacêutico avalia o total de oferta hídrica e glicose do dia e sugere programar uma data e hora fim ao soro paralelo de modo a evitar duplicidades. Checa também a prescrição da nova NPP com redução de reposição de sódio para o próximo pedido.

Referências bibliográficas

1. Costa R, Padilha MI. A Unidade de Terapia Intensiva Neonatal possibilitando novas práticas no cuidado ao recém-nascido Rev Gaúcha Enferm., Porto Alegre (RS) 2021 jun;32(2):248-55. https://doi.org/10.1590/S1983-14472011000200006.
2. Simões A. Manual de Neonatologia. Rio de Janeiro. Guanabara Koogan, 2002, p1.
3. Brasil. Ministério da Saúde. Secretaria de Atenção Primária à Saúde. Departamento de Ações Programáticas. Manual de gestação de alto risco [recurso eletrônico] / Ministério da Saúde, Secretaria de Atenção Primária à Saúde. Departamento de Ações Programáticas. – Brasília: Ministério da Saúde, 2022. 692 p. :il. Disponível em: https://bvsms.saude.gov.br/bvs/publicacoes/manual_gestacao_alto_risco.pdf.
4. O papel da equipe multidisciplinar na UTI Neonatal. Brazilian Journal of Implantology and Health Sciences Volume 5, Issue 5 (2023), Page 4915-4931.DOI: https://doi.org/10.36557/2674-8169.2023v5n5p4915-4931.
5. Guia de Bolso de Neonatalogia. Serviço de neonatologia do departamento de pediatria da Santa Casa de São Paulo. ATHENEU 2 ed 2017. Mauricio Magalhães et al.
6. Livro: Harriet Lane Handbook 21st ed 2018.
7. DiPiro JT. Encyclopedia of Clinical Pharmacy. American College of Clinical Pharmacy, American Society of Health-System Pharmacists. M.Dekker, 2003, p 253-9.
8. Cloherty JP, Eichenwald EC, Stark AR. Manual de Neonatologia. Rio de Janeiro. Guanabara Koogan, 5ª.edição, 2005, p 40-50.
9. Cloherty JP, Eichenwald EC, Hansen AR, Stark AR. Manual de Neonatologia., 7ª.edição, 2012. ISBN 978-1-60831-777-6 (pbk.) Index in:manual of neonatal care 7th cloherty.pdf.
10. Paolo T. The high-risk newborns. J Matern Fetal Neonatal Med. 2012 Apr;25 Suppl 1:6-7. doi: 10.3109/14767058.2012.664893. Epub 2012 Mar 13. PMID: 22348452.
11. Lehmann CU, Kim GR. Prevention of medication errors. Clin Perinatol. 2005; 32:107-23.
12. Born too soon: decade of action on preterm birth. Geneva: World Health Organization; 2023. Licence: CC BY-NC-SA 3.0 IGO. (https://creativecommons.org/licenses/ by--nc-sa/3.0/igo/).
13. United Nations Children's Fund (online database). Never Forgotten: The situation of stillbirth around the globe. UNICEF; 2023 (https://data.unicef.org/resources/never--forgotten-stillbirthestimates-report/).
14. Perin J, Mulick A, Yeung D, Villavicencio F, Lopez G, Strong KL, et al. Global, regional, and national causes of under-5 mortality in 2000-19: an updated systematic analysis

with implications for the Sustainable Development Goals. Lancet Child Adolesc Health. 2022;6(2):106-15.

15. Rocha, Aline dos Santos et al. Determinantes do nascimento prematuro: proposta de um modelo teórico hierarquizado. Ciência & Saúde Coletiva [online]. 2022, v. 27, n. 08 [Acessado 4 abril 2024], pp. 3139-3152. Disponível em: <https://doi.org/10.1590/1413-81232022278.03232022 https://doi.org/10.1590/1413-81232022278.03232022EN>.Epub 22 Jul 2022. ISSN 1678-4561. https://doi.org/10.1590/141381232022278.03232022.

16. United Nations Children's Fund (online database). Ending preventable: Newborn deaths and stillbirths by 2030. UNICEF; 2020 (https://data.unicef.org/resources/ending-preventable-newborn-deaths-and-stillbirths-by-2030/).

17. Kaushal R., Bates D., Landrigan C., McKenna K., Clapp M., Federico F., et al. (2001) Medication errors and adverse drug events in pediatric inpatients. JAMA 285: 2114–2120.

18. Stavroudis T., Shore A., Morlock L., Hicks R., Bundy D., Miller M. (2010) NICU medication errors: identifying a risk profile for medication errors in the neonatal intensive care unit. J Perinatol 30: 459–468.

19. Canadian Paediatric Society Statement. Enhanced roles for health professionals in newborn care. Paediatr Child Health. 2000;5(2): 106-114.

20. Klopotowska JE, Kuiper R, Van KanHJ, De Pont AC, Dijkgraaf MG, Lie-A-Huen L, Vroom MB, Smorenburg SM. On-ward participation of a hospital pharmacist in a Dutch intensive care unit reduces prescribing errors and related patient harm:an intervention study. Crit Care. 2010;14(5):R174. doi: 10.1186/cc9278.

21. Lamary M, Bertoni CB, Schwabenbauer K, Ibrahim J. Neonatal Golden Hour: a review of current best practices and available evidence. Current Opinion in Pediatrics 35(2):p 209-217, April 2023. | DOI: 10.1097/MOP.0000000000001224.

22. De Basagoiti A, Fernández A, Mendiola S, De Miguel M, Guerra E, Loureiro B, Campino A. Intravenous drug use in neonatal intensive care units. Eur J Hosp Pharm. 2021 Nov;28(6):341-345. doi: 10.1136/ejhpharm-2019-001939. Epub 2019 Nov 21. PMID: 34697051; PMCID: PMC8552178.

23. De Basagoiti A, Antón X, Calleja A, De Miguel M, Guerra E, Loureiro B, Campino A. Analysis of standard concentrations of continuous infusions in nine Spanish neonatal intensive care units. Eur J Hosp Pharm. 2022 Jan;29(1):50-54. doi: 10.1136/ejhpharm-2019-002194. Epub 2020 Jun 17. PMID: 32554526; PMCID: PMC8717789.

24. Castells Lao G, Rodríguez Reyes M, Roura Turet J, Prat Dot M, Soy Muner D, López Cabezas C. Compatibility of drugs administered as Y-site infusion in intensive care units: A systematic review. Med Intensiva (Engl Ed). 2020 Mar;44(2):80-87. English, Spanish. doi: 10.1016/j.medin.2018.08.004. Epub 2018 Sep 24. PMID: 30262380.

25. Nunes PHC, Pereira BMG, Nominato JCS, Albuquerque EM et al. Intervenção farmacêutica e prevenção de eventos adversos. Revista Brasileira de Ciências Farmacêuticas. São Paulo, vol. 44, nº4, out/dez 2008.

26. WHO – World Health Organization. The Uppsala Monitoring Centre. The Importance of Pharmacovigilance. Safety Monitoring of Medicinal Products, 42p, 2002.

27. Gorzoni ML, Passarelli MCG. Farmacologia e Terapêutica na Velhice. In: Freitas EV, Py L. Tratado de Geriatria e Gerontologia. Rio de Janeiro: Guanabara Koogan, 2006. p 942-948.

28. Kawano DF, Pereira LRL, Ueta JM, Freitas O. Acidentes com medicamentos: como minimizá-los. Ver. Cienc. Farmaceut. 2006; 42 (4): 487-95.

9

Farmácia Clínica em Pediatria

Mariana Papalardi Cola, Thiago dos Santos Aureliano Ponce,
Neila Maria Marques Negrini Pigatti

Introdução

O uso seguro de medicamentos é particularmente desafiador quando as crianças constituem o grupo de pacientes. A crescente necessidade de cálculos, diluições e manipulações, juntamente com a necessidade de doses baseadas na idade, peso e superfície corporal, faz com que esse grupo fique mais propenso a erros de medicação.[1]

Os parâmetros farmacocinéticos das crianças são diferentes nos vários estágios de desenvolvimento,[2,3] por consequência o comportamento dos medicamentos pode ser alterado. Mudanças na absorção, distribuição, metabolismo e eliminação dependem fundamentalmente dos estágios de desenvolvimento da criança (Quadro 9.1). Assim, surge a necessidade de avaliar a terapia medicamentosa considerando as características fisiológicas da criança, de acordo com seu período de desenvolvimento e o comportamento farmacocinético do medicamento.[4] A eficácia e a segurança da terapia medicamentosa requerem uma visão global que abranja o conhecimento completo do desenvolvimento biológico do indivíduo, da patologia e da série de transformações sofridas pelo fármaco através dos processos farmacocinéticos.[5]

Quadro 9.1. Fases do desenvolvimento da criança[6]

Fase	Idade
Neonato	0-28 dias
Lactente	1-12 meses
Criança	1-12 anos
Adolescentes	12-18 anos

Fonte: Adaptado de: WHO Model Formulary for Children 2010.

Uma dose pediátrica pode ser um décimo da dose indicada para um adulto e, ao mesmo tempo, dez vezes maior para um neonato. Estudos mostram que doses incorretas representam 28% dos erros de medicação encontrados em unidades de internação pediátricas.[7]

Para o paciente pediátrico, é muito importante garantir a segurança na dispensação e administração de medicamentos através dos dados corretos de peso e estatura, indicação da dose requerida em miligramas/kg/dia, miligrama/kg/dose ou mg/m²/dia (calculada através da fórmula demonstrada na Figura 9.1). Outra técnica utilizada para aumentar a segurança é a dupla-checagem da prescrição médica, visando a detecção de possíveis falhas nos cálculos ou no regime posológico.[8]

Área de superfície corpórea

$$\text{ASC (m}^2\text{)} = \sqrt{\frac{\text{Altura (cm)} \times \text{Peso (kg)}}{3.600}}$$

Figura 9.1. Fórmula de Mosteller[9] para cálculo da superfície corpórea.

Os pacientes internados em uma Unidade de Terapia Intensiva (UTI) apresentam maior risco de erros de medicação devido à natureza crítica de suas doenças, à polifarmácia e ao uso de medicamentos de alto risco.[10] Kaushal *et al.*[11] e Fortescue *et al.*[12] mostram que a taxa de erros em pacientes pediátricos é três vezes maior quando comparado a de adultos. Dados demonstraram que 59% de erros encontrados em pacientes pediátricos hospitalizados foram classificados como preveníveis,[13] ou seja aqueles que poderia ter sido evitado, e, portanto, sugerem a importância do acompanhamento desses pacientes.

A Joint Commission relata que as crianças são mais propensas a erros de medicação e danos devido:[14]

- Grande parte dos medicamentos administrados em crianças são para uso adulto e requer cálculos específicos de dose.
- Os estabelecimentos de saúde são construídos em torno das necessidades dos adultos e carecem de pessoal treinado para o público infantil.
- Crianças pequenas geralmente são menos capazes de tolerar fisiologicamente um erro de medicação devido à função renal, imunológica e hepática ainda em desenvolvimento.
- Maioria das crianças pequenas não consegue se comunicar de maneira eficaz.

Para garantir o uso seguro de medicamentos na população pediátrica, é importante que os prescritores tenham informações precisas e atualizadas no momento da prescrição médica. Além disso, cuidado especial deve ser tomado com:[15]

- Crianças obesas: cálculos de doses com base no peso corporal podem resultar em sobredosagem para alguns medicamentos.
- Crianças com idade ≥ 12 anos ou com peso > 40 kg a 50 kg – certificar-se que a dose não ultrapasse o limite estabelecido para adultos.

Segundo a Sociedade Brasileira de Pediatria (SBP), a fragilidade dos cuidados em saúde na população pediátrica foi observada devido ao alto número de hospitalizações. Em média, foram realizadas 2,6 milhões de internações ao ano, entre 2010 e 2019. Considerando a faixa etária de 0 a 4 anos, as hospitalizações foram motivadas respectivamente por doenças do aparelho respiratório, intercorrências perinatais e patologias infecciosas e parasitárias. De 5 a 9 anos, respectivamente, por doenças do aparelho respiratório, patologias infecciosas e parasitárias, e causas externas. De 15 a 19 anos, as internações foram motivadas especialmente por atendimentos relacionados ao parto e puerpério.[16,17]

As principais admissões hospitalares na pediatria estão relacionadas a emergências respiratórias.[18] Essa é a causa mais comum de morbidade e mortalidade no mundo predominante nos países de baixa e média renda.[19] As doenças do aparelho respiratório, principalmente as pneumonias, foram as principais causas de internações em crianças de zero a nove anos no Brasil.[20] O vírus sincicial respiratório (VSR) é o agente mais importante de doença viral do trato respiratório inferior em lactentes e crianças em todo o mundo. Bronquiolite, pneumonia, apneia, insuficiência respiratória e morte são manifestações bem conhecidas da doença aguda grave por VSR.[21]

Inúmeros fatores, como diferenças anatômicas e fisiológicas, tornam os bebês e as crianças pequenas suscetíveis à obstrução das vias aéreas superiores e mais propensos à insuficiência respiratória. À medida que crescem, adotam uma forma semelhante à dos adultos, em geral, aos 8 anos, as vias aéreas das crianças são muito semelhantes a um adulto.[22]

As patologias infecciosas e parasitárias estão fortemente relacionadas aos fatores socioeconômicos e ambientais.[23] Elevados índices de infecção são encontrados onde o saneamento básico é precário e o nível do Índice de Desenvolvimento Humano (IDH) é baixo. No Brasil, essas infecções estão presentes em todas as regiões, porém são altamente encontradas nas zonas rurais e periferias de centros urbanos.[24] Crianças não tratadas podem causar prejuízos importantes como anemia, desnutrição, comprometendo no crescimento, desenvolvimento e rendimento escolar. Além disso, pode apresentar uma diversidade de sintomatologias que incluem diarreia, dores abdominais, inapetência, até processos obstrutivos e formas graves de gastrenterite.[25,26]

A Organização Mundial da Saúde (OMS) classifica essas doenças como negligenciadas, acometendo populações de vulnerabilidade social que residem em áreas com déficit de saneamento básico e provimento de água. A principal estratégia de saúde pública consiste no tratamento preventivo, utilizando a adoção de intervenções articuladas e integradas. Dessa maneira, o trabalho conjunto das equipes de vigilância em saúde e da atenção básica permitirá a cobertura satisfatória da população de risco.[25]

A importância de ações para prevenção de doenças e promoção da saúde é essencial para reduzir as complicações resultantes da morbidade na população infantil. Apesar das patologias predominantes no Brasil constituírem causas importantes de internações em crianças, é importante ressaltar que atualmente, essas doenças são preveníveis e tratáveis com tecnologia de baixo custo atualmente disponíveis.[27]

Aspectos farmacocinéticos e farmacodinâmicos em crianças

A principal via de administração de medicamentos em pacientes pediátricos é a oral. Esses medicamentos são normalmente imprevisíveis e sujeitos a muitas variáveis individuais.

O grande desafio é a falta de formulações adequadas para o uso infantil. Os fabricantes, tendo em vista somente o público adulto, não desenvolvem produtos em formas farmacêuticas apropriadas para crianças. A alternativa encontrada é a utilização de xaropes, suspensões ou soluções orais, porém sem estudos que comprovem a biodisponibilidade e a bioequivalência. Além disso, é muito comum o uso *off-label* dos medicamentos baseados em experiência clínica, pesquisas das áreas e decisão médica.[28]

Por isso, conhecer os aspectos particulares do desenvolvimento da criança e seu comportamento pode trazer ao farmacêutico clínico um entendimento sobre o comportamento do medicamento e suas ações. Adicionalmente, as preparações farmacêuticas frequentemente utilizadas em pacientes pediátricos são as soluções ou suspensões que são mais rapidamente absorvidas que as formulações sólidas, podendo causar toxicidade do fármaco administrado. Outra variável preocupante em relação ao paciente pediátrico é a administração de medicamentos utilizando recipientes de medidas variáveis, por exemplo, uma colher de chá, que apresentam diferenças entre si, podendo ser administrada uma quantidade maior ou menor do medicamento prescrito.[7]

Absorção

A absorção de medicamentos orais depende principalmente de características do medicamento, motilidade gastrintestinal individual e tempo de esvaziamento gástrico. Níveis de acidez gástrica e duodenal, administrações concomitantes de medicamentos, presença de alimento, flora gastrintestinal e presença de patologias podem afetar o tempo de absorção.[21]

O tempo de contato do medicamento com a mucosa gastrintestinal afeta diretamente a absorção. A motilidade gastrintestinal varia frequentemente com a idade e a presença de alimento. No neonato, o tempo de esvaziamento gástrico é irregular e prolongado. O tempo de esvaziamento gástrico prolongado e o peristaltismo irregular podem levar a uma taxa de absorção errática do medicamento e alterar o pico sérico de concentração, levando a uma dose inadequada.[9]

Durante os primeiros três anos de vida, o trato gastrintestinal sofre um amadurecimento em diferentes velocidades. Crianças têm um pH mais elevado (6-8), ou seja, mais alcalino quando comparado ao de um adulto. Devido à imaturidade de células parietais gástricas, responsáveis pela produção de ácido clorídrico. O pH só se assemelha a de um adulto (2-3), por volta dos 2 a 3 anos de vida.[29]

Muitas doenças pediátricas devem ser observadas durante esse tempo. A diarreia ou a hiperperistalse gástrica, sintomas comuns nos processos patológicos da criança, podem diminuir o tempo de absorção. Aos 10-12 anos, o trato gastrintestinal assemelha-se ao de um adulto.[5]

Medicamentos são absorvidos tanto no intestino delgado como no estômago e o pH de ionização determina a via de absorção. Muitos dos medicamentos administrado por via oral são absorvidos no intestino delgado. Crianças possuem a superfície do intestino delgado proporcionalmente maior e um movimento peristáltico prolongado. Como resultado, as medicações são mais facilmente absorvidas, podendo ocorrer toxicidade. Medicações ácidas (penicilina) permanecem não ionizadas no estômago e são prontamente absorvidas. Quando uma base é adicionada, por exemplo, um antiácido, a ionização é facilitada no estômago e prolonga a absorção da substância até a chegada no intestino delgado. Medicações básicas (diazepam) permanecem ionizadas no ambiente do estômago até atingirem o ambiente básico do intestino delgado para sofrerem desionização e serem absorvidas. Componentes oriundos da dieta promovem alteração no pH e afetam a absorção dos medicamentos.[31]

A acidez gástrica pode aumentar ou desviar a absorção do medicamento. Durante os primeiros 30 dias de vida ocorre uma acloridria relativa (aumento do pH gástrico), isso faz com que certas drogas, como o fenobarbital, que necessitam de um meio *ácido,* sejam menos efetivas. De modo oposto, algumas drogas básicas, como a teofilina, podem sofrer um aumento na absorção.[31] Substâncias que precisam de um meio ácido para serem absorvidas, terão absorção mais lenta nos pacientes pediátricos. Drogas com características ácidas devem ser administradas ou em jejum, ou longe da dieta para otimizar a absorção.[32]

Muitas drogas são absorvidas de duas formas, por difusão passiva ou por transporte mediado por carreador. Na difusão passiva vários fatores atuam como alteradores, entre eles: pH, a presença, ausência ou tipo de conteúdo gástrico, o tempo de esvaziamento gástrico e a motilidade gastrintestinal. O gradiente de concentração e a vazão do sangue para a mucosa gastrintestinal também podem afetar a velocidade e a extensão da absorção da droga no intestino e influenciar vários estados patológicos. No transporte mediado por carreador a disponibilidade da molécula carreadora pode ser um fator determinante para a velocidade e a extensão da absorção de drogas. Os neonatos possuem uma redução nos níveis de enzimas pancreáticas até o final do primeiro ano de vida. As concentrações baixas de lipase e a baixa produção de bile levam à dificuldade para absorção de drogas lipossolúveis e demonstram biodisponibilidade variável em muitos medicamentos.[34]

O pH intraluminal que pode afetar diretamente a estabilidade e o grau de ionização de um fármaco administrado pela via oral podem modificar a sua absorção.[31]

Na fase inicial da vida também existem alterações no esvaziamento gástrico e na motilidade intestinal. Devido a isso medicamentos absorvidos primariamente no estômago podem sofrer maior absorção inicialmente, já os absorvidos no intestino delgado podem ter seu efeito retardado. Somente aos 6-8 meses de vida é que o tempo de esvaziamento gástrico se aproxima dos valores dos adultos.[4]

O peristaltismo é irregular e lento ocorrendo, portanto, um aumento no tempo de absorção, consequentemente doses usuais podem tornar-se tóxicas. Se a criança apresenta diarreia o contrário acontece e o peristaltismo aumentado leva à diminuição da absorção.[5]

Quando a criança passa a alimentar-se ocorre uma estimulação na motilidade gastrintestinal que apresenta amadurecimento durante a primeira infância.[31]

Leite e fórmulas lácteas podem interagir com algumas substâncias, podendo quelar algumas drogas. Lactentes consomem leite várias vezes ao dia, e o cálcio presente nas fórmulas lácteas pode interagir com algumas substâncias, por exemplo, o ciprofloxacino e o ferro. O ideal é espaçar a administração dessas drogas × dieta em 1 a 2 horas.[35]

A mucosa intestinal ainda imatura aumenta a permeabilidade interferindo na absorção intestinal de fármacos. Além disso, também interfere nas funções biliares e pancreáticas causando deficiência dessas substâncias que acabam reduzindo os fármacos que necessitam de solubilização ou hidrólise intraluminal para serem absorvidos.[4]

Outro aspecto relacionado a absorção é a motilidade gastrintestinal

A motilidade gastrintestinal da criança está alterada até por volta dos 6 a 8 meses. Drogas antipiréticas têm absorção mais lenta devido à demora para passar pelo trato gastrintestinal. É importante ressaltar que a criança regurgita muito devido à motilidade gastrintestinal prejudicada pela idade.[36]

Fármacos que são primariamente absorvidos no estômago, quando comparados com o intestino delgado, terão maior absorção inicial, podendo acelerar o efeito. Já a grande maioria, sendo mais absorvida no intestino, terá absorção retardada.[36] Também deve-se lembrar que, nessa idade, devido à imaturidade, ainda há baixa secreção biliar e pancreática, o que também dificulta a absorção. Dependendo da situação, alguns pediatras poderão associar um medicamento procinético, se houver alguma patologia associada.[37]

Os fármacos administrados através da via intramuscular possuem alteração na absorção devido ao fluxo sanguíneo reduzido no músculo esquelético e pelo fato das contrações musculares ainda se apresentarem ineficientes. Se a circulação é prejudicada ou ocorre uma vasoconstrição, por exemplo, em climas frios, a absorção também pode estar comprometida. Quando o fluxo sanguíneo é restabelecido, um súbito e imprevisível aumento na quantidade da droga penetra na circulação, podendo ocorrer um nível sérico tóxico.[4]

Medicamentos administrados pela via intramuscular ou subcutânea terão absorção aumentada devido à imaturidade das fibras musculares e instabilidade vasomotora, tendo como consequência a diminuição dos sítios de aplicação de drogas por essas vias.[38]

Poucos locais são seguros para administração de drogas por via intramuscular e é preciso ter uma atenção especial quando for administrar uma droga pela via subcutânea, pois o tecido dérmico do paciente pediátrico é muito irrigado e barreira é subdesenvolvida, podendo levar a um risco de aumento da absorção por essa via. A barreira epidérmica é subdesenvolvida, devido ao organismo ainda estar em desenvolvimento.[38]

Em relação à absorção tópica dos medicamentos, podemos concluir que essa pode ser aumentada na presença de um estrato córneo menos espesso e mais poroso, maior perfusão cutânea, a epiderme possui maior quantidade de água e maior relação entre superfície corporal total e peso corpóreo. Curativos oclusivos que contêm medicamentos podem acelerar a absorção. Crianças abaixo dos seis anos tendem a absorver os medicamentos tópicos mais rapidamente que os adultos, especialmente se a formulação for constituída por uma base oleosa e aplicada em uma grande extensão.[30]

É preciso cuidado com as formulações tópicas, principalmente aos corticosteroides, pois devido à imaturidade da barreira dérmica, a utilização dessa droga fará com que haja uma potência maior do efeito sistêmico, principalmente em áreas mais extensas.[36]

O pH retal na maioria das crianças é mais alcalino e apresenta maior número de contrações pulsáteis de elevada amplitude, podendo ocorrer a expulsão prematura de supositórios, diminuindo a absorção, reduzindo sua efetividade.[4]

Os medicamentos intravenosos oferecem, com poucas exceções, 100% de biodisponibilidade. Drogas administradas através da via endovenosa, fixam-se à duas proteínas de conjugação, a albumina, que se liga a ácidos fracos (p. ex.: aspirina, ácido valproico, fenil-hidantoínas) e a α-1-glicoproteína ácida (AAG), que se liga a bases fracas (p. ex.: opioides, anestésicos locais), as taxas baixas de AAG nos neonatos podem elevar a concentração plasmática dos opioides, provocando depressão respiratória (fentanila).[39]

Distribuição

A distribuição de fármacos é dependente de idade e composição corpórea. O volume de distribuição de drogas é de extrema importância ao determinar a dosagem do medicamento. A distribuição da droga é estabelecida por vários fatores, incluindo a água corporal total e o teor de gordura, fluxo sanguíneo e maturidade das barreiras fisiológicas, como barreiras hematoencefálicas e as proteínas plasmáticas.[30]

Com o processo de crescimento da criança, esses fatores mudam de forma drástica e podem alterar a distribuição da droga no corpo. Crianças possuem um alto percentual de água extracelular (70%-78% × 20% em adultos); por isso, podem necessitar de doses mais altas de drogas hidrofílicas para alcançar um nível sérico adequado.[30] Um exemplo que podemos citar é a vancomicina, ondem em adultos a frequência costuma ser a cada 12 horas, enquanto em crianças aumentamos a administração para a cada 6 horas, justamente pela característica desse *fármaco que é hidrofílico, ou seja, precisando estar mais concentrado devido ao meio que se encontra. A exceção seria em paciente com função renal comprometida.*[40]

O volume de distribuição apresenta-se reduzido para drogas lipossolúveis em crianças, principalmente em neonatos e lactentes onde a tendência é ter doses mais altas e intervalos menores, para atingir a concentração alvo.[25] Crianças tem tecido adiposo em desenvolvimento onde a proporção de gordura varia conforme a idade da criança. Substâncias lipossolúveis têm baixa distribuição em crianças. Carbamazepina e nitrofurantoína são drogas lipossolúveis, logo, precisam da presença de tecido adiposo para facilitar a distribuição. Drogas lipofílicas *têm* baixa distribuição em crianças, implicando em uma **concentração maior**. Se comparar a dose de um adulto, a frequência e dose serão inversamente proporcionais.[41]

Esses valores alteram a concentração dos fármacos nos sítios receptores, tanto de fármacos hidrossolúveis quanto de lipossolúveis. Essas modificações resultam em um volume elevado de distribuição de fármacos solúveis em água nessa população, como a gentamicina e o fenobarbital, e igual ou inferior aos adultos em relação aos lipossolúveis, como o diazepam.[42]

A barreira hematoencefálica é incompleta e mais permeável no neonato, levando a um aumento dos efeitos no sistema nervoso central.[43] Em crianças menores de seis meses a quantidade de proteína plasmática ou albumina é diminuída elevando assim a fração de drogas livre no sangue podendo levar à toxicidade. Certas drogas que necessitam de ligação com a albumina podem ser afetadas, tornando-se incapazes de exercer seu efeito terapêutico.[5]

Algumas substâncias endógenas presentes no plasma humano também podem competir pelos sítios de ligação da droga. A bilirrubina, por exemplo, pode ligar-se *à* albumina nos neonatos. Algumas drogas (sulfonamidas) podem causar o deslocamento da bilirrubina para o sítio de ligação da proteína, contribuindo para o aumento do risco de kernicterus. Por volta de um ano, os níveis plasmáticos de proteínas são equiparados aos do adulto.[44]

Metabolismo

O primeiro órgão envolvido na metabolização das drogas é o fígado. As alterações no metabolismo são exemplificadas pelas mudanças no sistema enzimático do citocromo, que varia conforme a idade da criança e influencia na posologia de determinadas drogas. O fígado é o principal órgão responsável pela metabolização de fármacos, sendo um importante sítio de biotransformação. O fígado é o órgão responsável, mais importante, em metabolizar fármacos e de transformar algumas substâncias em formas hidrossolúveis. Para facilitar essa excreção, esse processo ocorre nos metabólitos inativos e relativamente não tóxicos, onde o mecanismo é dividido em duas fases. **Fase 1:** oxidação, redução e hidrólise.[5] **Fase 2:** conjugação. No nascimento, ambas as fases podem ser reações imaturas, pela menor atividade enzimática, sendo cerca de 50% a 70% menores quando comparadas a um adulto. As reações de metabolização são catalisadas pelas enzimas hepáticas CYP450, com mais de 50 isoenzimas diferentes, sendo a CYP3A4 a mais importante para a metabolização de muitas drogas. Uma baixa taxa de metabolização hepática pode resultar em uma concentração elevada por um período maior que o habitual. O fígado é fundamental para o metabolismo de fármacos, que visa torná-los mais solúveis em água para facilitar sua excreção. Esse processo ocorre nos hepatócitos e envolve duas fases: as reações de fase I, que modificam a estrutura do fármaco, e as reações de fase II, que conjugam o fármaco com uma estrutura mais solúvel.[45]

No entanto, no nascimento, ambas as fases podem ser imaturas devido à menor atividade das enzimas do citocromo P450 e das enzimas de conjugação, sendo cerca de 50% a 70% menos ativas do que em adultos. Portanto, as alterações no metabolismo hepático decorrentes da idade podem afetar a posologia dos medicamentos em pediatria, exigindo uma atenção redobrada na prescrição de certas drogas.[46]

A administração de cloranfenicol em recém-nascidos, na dose de 75 a 100 mg/kg/dia, pode levar à síndrome do bebê cinzento devido à deficiência de enzimas hepáticas necessárias para metabolizar a droga, principalmente em bebês prematuros. Isso resulta no acúmulo do cloranfenicol no corpo, causando hipotensão, cianose e falta de oxigênio, podendo levar à morte. Portanto, o cloranfenicol não é recomendado para recém-nascidos ou bebês prematuros.

À medida que o sistema enzimático amadurece, ocorre um aumento na taxa de metabolização e, consequentemente, na eliminação de fármacos. O midazolam é metabolizado principalmente pelo CYP3A4. No neonato, a depuração enzimática do midazolam é de 2 mL/min, mas à medida que a produção do citocromo aumenta com a maturação do fígado, o *clearance* do midazolam também aumenta, resultando em uma metabolização mais rápida e eliminação mais eficiente. A depuração enzimática se torna mais efetiva à medida que o sistema enzimático amadurece.[47]

A fenitoína é um exemplo interessante para entendermos como a maturação do sistema enzimático afeta o metabolismo de um fármaco. Essa substância é metabolizada principalmente pelas enzimas CYP2C9 ou CYP2C19, que também dependem da maturação hepática. Observa-se uma diferença significativa no tempo de meia-vida da fenitoína entre prematuros e bebês a termo com mais de uma semana de vida, sendo que os prematuros tendem a metabolizar a droga muito lentamente, resultando em uma eliminação mais lenta. Portanto, o ajuste da dose da fenitoína para recém-nascidos deve considerar os dias de vida do paciente.[48]

Outros importantes locais de metabolização incluem o pulmão, rim, sangue, trato gastrintestinal e a pele. As drogas são metabolizadas por reações enzimáticas e metabólicas. O colapso enzimático de um medicamento normalmente resulta em perda completa ou parcial de seus efeitos terapêuticos. A maturidade do sistema enzimático da criança ocorre em diferentes velocidades. A metabolização das drogas em neonatos ocorre a uma velocidade várias vezes menor do que adultos. A acetilação, glucoronidação e conjugação com aminoácidos são imaturos no nascimento e alcançam valores semelhantes aos dos adultos aos seis meses. Os vários componentes necessários para as reações de fase I dos medicamentos só estão iguais aos adultos perto dos três anos e para as reações de fase II somente aos 3-4 anos.[33]

Os metabólitos das drogas são filtrados nos rins e excretados na urina. Em algumas instâncias, uma forma inativa ou menos efetiva da droga é ativada posteriormente pelo metabolismo do fígado. Em geral, até os 2-4 anos, muitas drogas são metabolizadas em taxas muito menores que os adultos. Como resultado do metabolismo alterado no paciente pediátrico, a monitorização terapêutica das drogas pode ser útil para verificar os níveis séricos das drogas e maus resultados na eficácia do medicamento. A concentração do nível sérico pode demonstrar um baixo índice terapêutico ou toxicidades relacionadas aos medicamentos.[49]

Excreção

O rim é o principal órgão responsável pela eliminação de muitas drogas e realiza essa atividade através da filtração ou secreção tubular ativa.[33]

Os principais fatores que afetam a excreção pelos rins são: velocidade e fluxo sanguíneo renal e a extensão de eliminação das drogas. Somente a fração livre da droga pode ser filtrada e excretada.[30]

O *clearance*, ou taxa de eliminação, é inversamente proporcional ao tempo de meia-vida da droga. Portanto, em lactentes, a eliminação da droga é mais rápida devido ao tempo de meia-vida ser mais curto. Se o tempo de meia-vida é baixo, significa que a taxa de eliminação é alta. Com isso, é necessário administrar a droga em intervalos menores, fracionando a dose total em três vezes, por exemplo, em uma criança de seis meses. Quanto menor o tempo de meia-vida, mais rápido ocorre a eliminação, implicando em mais doses para manter um nível sanguíneo constante. Vale lembrar que a fenitoína é uma droga com baixo índice terapêutico e, por isso, seu nível sérico precisa ser acompanhado.[50]

A capacidade de excreção é imatura no nascimento. A taxa de filtração glomerular é de somente 5% do valor dos adultos. Medidas do fluxo sanguíneo renal e da taxa de filtração glomerular se aproximam das medidas dos adultos perto dos seis anos de vida e da maturação da função renal tubular aos dezoito meses. Os rins apresentam capacidade reduzida de excretar ácidos orgânicos fracos como penicilinas, sulfonamidas e cefalosporinas. Valores baixos do pH da urina, em relação aos do adulto, podem aumentar a reabsorção de ácidos orgânicos.[51] Esses fatores devem ser considerados e a monitorização estrita dos fármacos deve ser realizada para compensar evitar níveis tóxicos já que função renal se apresenta diminuída em crianças abaixo de 1-2 anos.[30]

Devido à imaturidade hepática, os lactentes têm baixa disponibilidade do CYP450 para metabolização de drogas. Isso resulta em um tempo de meia-vida mais longo e, consequentemente, uma taxa de eliminação mais baixa, ou seja, demora mais tempo para eliminar a droga. Drogas que dependem dessa via metabólica terão *clearance* diminuído e tempo de meia-vida mais alto em lactentes. Portanto, é necessário administrar uma dose menor ou aumentar o intervalo de administração.[52]

Existem diversas drogas que podem interagir com a via do metabolismo, acelerando ou inibindo o CYP450. No entanto, o grande problema são as interações medicamentosas que inibem o CYP450, especialmente em lactentes, cuja atividade do citocromo já é baixa. Se o CYP450 for inibido por uma interação medicamentosa, pode levar a uma diminuição do *clearance* e aumento do tempo de meia-vida, resultando em possível toxicidade. Portanto, é importante ficar atento às drogas que atuam inibindo a via de metabolização do CYP450 e evitar interações medicamentosas potencialmente perigosas.[53]

Drogas nefrotóxicas já vêm com ajuste na posologia para considerar essas diferenças fisiológicas. É importante avaliar os exames de ureia, creatinina e débito urinário, quando prescritas drogas nefrotóxicas, como amicacina ou vancomicina. O balanço hídrico deve ser próximo a zero, e os valores de pH urinário infantil são geralmente mais baixos do que os valores adultos, o que pode influenciar a reabsorção de ácidos orgânicos fracos e bases.[54]

A inulina e a creatinina são marcadores da taxa de filtração glomerular, com a concentração de creatinina aumentando consideravelmente durante as duas primeiras semanas de vida e alcançando níveis adultos após seis meses.[55]

Embora a creatinina seja o marcador mais utilizado na prática clínica para avaliar a função renal, é importante lembrar que sua produção depende da massa muscular, podendo *não ser ideal em crianças que podem estar subnutridas ou ter menos massa muscular.*[56]

A cistatina C é uma proteína endógena de baixo peso molecular, livremente filtrada pelos glomérulos. Apesar de ser produzida em quantidade constante e ser totalmente reabsorvida e metabolizada nos túbulos renais, o seu uso como marcador é limitado pela alta complexidade e custo do exame, além de ser indicado somente em casos muito específicos.[41]

Modificações dos fármacos

Medicamentos orais são geralmente vistos como menos nocivos do que os medicamentos injetáveis. Porém, os medicamentos orais são os mais prescritos para os pacientes pediátricos, sendo mais vulneráveis aos efeitos adversos e possuem maior risco de erros na determinação das doses. Quando o medicamento é escolhido, a idade da criança e seu desenvolvimento, textura e gosto da medicação e facilidade de administração devem ser observadas. Além disso, excipientes contidos nos medicamentos devem ser conhecidos e analisados, por exemplo, corantes contidos na formulação, para evitar possíveis reações alérgicas. Para aumentar a adesão ao tratamento, o menor número possível de doses administradas durante o dia deve ser escolhido.[57]

Aqui começam os nossos desafios, sobre a escolha da forma farmacêutica ideal, se o medicamento poderá ser partido, no caso da impossibilidade de ingesta da forma farmacêutica sólida inteira, se esse poderá ser dissolvido e qual líquido será permitido e poderá ser administrado com alimentos. Um desafio à prática da atenção farmacêutica aos pacientes pediátricos refere-se à falta de formulações adequadas para o uso infantil. Os fabricantes, tendo em vista o público adulto, não desenvolvem produtos em formas farmacêuticas apropriadas para crianças. A alternativa encontrada é a utilização de xaropes, suspensões ou soluções orais, porém, sem estudos que comprovem a biodisponibilidade e a bioequivalência.[58]

A OMS preconiza que a terapia medicamentosa ideal é aquela que se adapta a idade da criança, peso, estágio de desenvolvimento e condições fisiológicas. Por isso, é necessário medicamentos que sejam flexíveis. O que é um grande desafio.[59]

Às vezes, o comprimido é indicado para uso pediátrico, porém a criança não consegue deglutir, onde nos deparamos com alguns questionamentos referente a diluição dessa apresentação ou até mesmo se perderá a efetividade dessa droga.[59]

Assim como os adultos, as crianças estão sujeitas aos mesmos males e doenças e, por conseguinte, devem ser tratadas com os mesmos medicamentos. Porém, somente uma pequena parte dos medicamentos disponíveis para comercialização são devidamente testados em crianças, levando-nos à condição atual, em que a maioria das drogas não é aprovada pelas agências regulatórias, para uso em pacientes pediátricos.[2]

É importante salientar que além dos testes específicos de regularização do medicamento junto às autoridades sanitárias, outro aspecto também esquecido pela indústria farmacêutica é a verificação se o medicamento satisfaz as necessidades específicas das crianças, por exemplo, ser palatável ou a necessidade dos prescritores, medicamentos com concentrações baixas do ativo para atender a dose necessária para o tratamento.[31]

Os ingredientes ativos farmacêuticos podem possuir sabor amargo e/ou produzir irritação na boca e garganta e por isso são produzidos em comprimidos ou cápsulas. Esse pode ser um método eficaz para mascarar o sabor, porém, esse tipo de forma farmacêutica é problemático para as crianças, pois muitas delas não conseguem degluti-las. Para aumentar a aceitação dos medicamentos é prática comum em unidades pediátricas a trituração ou divisão de formas sólidas orais e a mistura dessas com água, sucos, frutas ou adicionadas a veículos como o xarope simples.[60]

Esse método pode ocasionar a administração de doses imprecisas e ainda prejudicar a biodisponibilidade do medicamento. Para tentar minimizar o problema, formulações líquidas ou suspensões foram produzidas para encobrir o gosto desagradável, mas em vários casos há açúcar em demasia nas fórmulas e uso de adoçantes que, em grande quantidade também possuem sabor amargo ou metálico. O problema da aceitação de medicamentos pela população pediátrica é tão relevante que já existem grupos criados como parte da Iniciativa da Formulação Pediátrica (PFI) um programa contínuo da Eunice Kennedy Shriver National Institute of Child Health e Desenvolvimento Humano (NICHD), que visa explorar uma série de questões e desafios na criação de formulações pediátricas e o mundo sensorial das crianças para estabelecer novas saídas para o tratamento dos pacientes pediátricos.[31]

Além do emprego para aumentar a aceitação da terapia medicamentosa, o uso da formulação extemporânea é verificado também quando há necessidade de utilização de doses menores do que as disponíveis no mercado. Somente a divisão das formas farmacêuticas orais para atingir a dose desejada pode trazer perda da dose requerida, com consequente falha ou toxicidade do medicamento. Estima-se que mais de 40% das doses administradas em hospitais pediátricos exijam a necessidade de macerar o comprimido ou abrir a cápsula para atingir a dose prescrita pelo médico.[60]

A formulação extemporânea é preparada a partir de formas farmacêuticas sólidas disponíveis que são maceradas ou no caso das cápsulas abertas com subsequente adição de água, xaropes ou sucos. A formulação vai ficando mais complexa à medida que são adicionados os excipientes devido aos dados limitados para subsidiar a estabilidade e biodisponibilidade da formulação, onde as interações potenciais entre os ativos e excipientes ainda devem ser estabelecidas. Para algumas formulações extemporâneas é recomendado que a manipulação seja realizada imediatamente antes da administração.[60]

É de extrema importância antes de proceder à formulação extemporânea a identificação se a forma farmacêutica oral disponível pode ser triturada ou quebrada, ou ter seu conteúdo exposto através da abertura da cápsula. Abaixo alguns medicamentos que não devem sofrer modificação:[61]

- Medicamentos de liberação prolongada são formulados para a droga ser liberada lentamente no organismo e não devem ser triturados pelo risco de afetar suas características de liberação.
- Medicamentos irritantes para o estômago são produzidos com um revestimento entérico que atrasa a liberação da droga até o momento em que atinge o intestino delgado. A trituração destrói esse revestimento, podendo causar danos à mucosa do estômago.
- Medicamentos com sabor desagradável são recobertos por camadas de açúcar para aumentar sua palatabilidade, ao sofrerem trituração esse revestimento é destruído e o paciente pode não aderir ao tratamento devido ao gosto do medicamento.
- Medicamentos para uso sublingual preferencialmente não devem ser triturados pela falta de informação sobre biodisponibilidade e segurança após sofrerem modificação.
- Medicamentos efervescentes são comprimidos produzidos para dissolução rápida em determinada quantidade de líquido. Quando macerados, esses medicamentos podem perder a capacidade de dissolução rápida.
- Medicamentos com potencial carcinogênico devem ser macerados em áreas com fluxo laminar vertical, evitando assim a dispersão de partículas e possível inalação pela equipe de saúde.

Antes de proceder à modificação de um fármaco devemos considerar a substituição por um medicamento industrializado disponível no mercado devido à existência de informações sobre estabilidade, segurança e eficácia clínica disponíveis ou buscar uma alternativa terapêutica para verificar a possibilidade de substituição do medicamento. Caso os passos anteriores não sejam possíveis, devemos primeiramente verificar se há no mercado a matéria-prima disponível para manipulação e optar por essa, ficando a modificação da forma farmacêutica como última opção ao tratamento. Se a modificação de fármacos disponíveis no mercado for imprescindível ainda devemos ter o cuidado de avaliar a possibilidade de trituração ou fracionamento do medicamento, verificar estudos de solubilidade e biodisponibilidade, adequar o veículo que será adicionado e definir a estabilidade e conservação dessa formulação extemporânea com base nesses estudos.[60]

É necessário salientar alguns pontos como a concentração ideal, volume individualizado, afinal a população pediátrica é muito abrangente, e o sabor para auxiliar na adesão ao tratamento.[62]

Outro detalhe importante é se atentar não somente ao princípio ativo, mas também ao excipiente, como os utilizados em xaropes. O paciente pode não ser alérgico à droga, mas ao excipiente ou ele poderá ser diabético.[62]

O Quadro 9.2 exemplifica alguns medicamentos comerciais que podem ser modificados para a obtenção de uma formulação extemporânea, veículo, concentração recomendada e estabilidade após a modificação. Importante ressaltar que a estabilidade sugerida no quadro abaixo pode sofrer modificações dependendo dos excipientes adicionados a solução, por isso a estabilidade deve ser checada e instituída de acordo com as orientações do profissional responsável pela manipulação.[31]

Quadro 9.2. Soluções orais obtidas através da modificação de medicamentos industrializados[60,61]

Substância	Veículo	Concentração recomendada	Estabilidade/comentários
Alopurinol	Água/xarope	20 mg/mL	Estável por 56 dias sob refrigeração ou temperatura ambiente
Amiodarona	Água/xarope	5 mg/mL	Estável por 42 dias em temperatura ambiente e protegido da luz
Captopril	Xarope	0,75-1 mg/mL	Em solução aquosa o captopril pode sofrer oxidação. Caso seja necessária a diluição do comprimido com água, administrar imediatamente após a modificação. Estável por 14 dias em temperatura ambiente
Enalapril	Xarope/água	1 mg/mL	Estável por 60 dias em temperatura ambiente e protegido da luz
Espironolactona	Xarope/água	1-25 mg/mL	Estável por 90 dias em temperatura ambiente ou sob refrigeração
Fluconazol	Água	1 mg/mL	Estável por 15 dias em temperaturas de 4, 23 e 45 °C
Gabapentina	Xarope/água	2 mg/mL	Estável por 56 dias em temperatura ambiente
Lamotrigina	Xarope/água	1 mg/mL	Estável por 91 dias sob refrigeração ou temperatura ambiente
Levofloxacino	Xarope/água	50 mg/mL	Droga possui sabor amargo utilizar veículos com sabor adocicado. Estável por 57 dias em temperatura ambiente
Micofenolato mofetil	Xarope/água	100 mg/mL	Estável por 120 dias em temperatura ambiente. Manipulação deve ser realizada em fluxo laminar vertical

Continua...

Continuação...

Substância	Veículo	Concentração recomendada	Estabilidade/comentários
Omeprazol	Solução de Bicarbonato de Sódio 8,4%	2 mg/mL	Estável por 14 dias em temperatura ambiente ou 45 dias sob refrigeração
Sildenafil	Xarope/água	2,5 mg/mL	Estável por 91 dias sob refrigeração ou temperatura ambiente
Tacrolimus	Xarope/água	0,5 mg/mL	Estável por 56 dias em temperatura ambiente. Manipulação deve ser realizada em fluxo laminar vertical

Reações adversas a medicamentos (RAM)

De acordo com OMS, as reações adversas a medicamentos (RAM) são definidas como "qualquer resposta prejudicial ou indesejável e não intencional que ocorre com medicamentos em doses usualmente empregadas no homem para profilaxia, diagnóstico, tratamento de doença ou para modificação de funções fisiológicas".[63]

A terapia medicamentosa é um dos primeiros cuidados ao paciente hospitalizado, normalmente são complexas e possuem potencial para produzir eventos adversos, principalmente em pacientes graves.[64]

As crianças são mais suscetíveis aos efeitos nocivos dos medicamentos e necessitam de acompanhamento específico de farmacovigilância.[65] As reações adversas a medicamentos em crianças apresentam diferenças em relação ao adulto e podem não ser reconhecidos por muitos anos devido aos problemas de comunicação inerentes à idade, o estágio de desenvolvimento do paciente pediátrico e a falta de informações sobre o uso dos medicamentos na população pediátrica.[34]

A história mostra que as crianças podem ser expostas a graves danos não intencionais de medicamentos se uma investigação adequada não for realizada. Exemplos de tais danos incluem o uso de cloranfenicol em recém-nascidos que produzem a síndrome do bebê cinzento, o uso de verapamil para o tratamento de crianças com taquicardia supraventricular, resultando em hipotensão refratária e morte, disfunção extrapiramidal grave e retenção da bexiga que conduz à hospitalização após domperidona, entre outros.[66]

No Brasil, foi realizada uma análise espontânea das suspeitas de RAM em crianças de 0 a 12 anos, notificadas pela Agência Nacional de Vigilância Sanitária (ANVISA), entre 2008 e 2013. Um total de 3.330 reações adversas a medicamentos foi relatado em crianças no período investigado. Aproximadamente 60% foram classificadas como eventos graves, houve ocorrência de morte em 75 casos, e quase 30% das mortes envolveram o uso *off-label* dos medicamentos.[67]

As suspeitas de RAMs acima seguiram a classificação da terminologia de reações adversas da OMS (WHO-ART). As categorizadas como graves envolveram: morte, risco de vida, hospitalização prolongada, anomalias congênitas, incapacidade persistente ou significativa, eventos clinicamente importantes ou não graves.[68]

Um total de 3.875 medicamentos (465 substâncias ativas) foi considerado fármaco suspeito. Medicamentos anti-infecciosos (vancomicina, ceftriaxona, oxacilina e anfotericina), com ação no sistema nervoso (dipirona) e no trato digestivo foram os mais frequentemente notificados. As principais suspeitas de RAM relatadas nesse estudo foram dermatopatias e vômitos.[67] Dados sugerem que essas reações de pele estejam relacionadas a diferenças fisiológicas e aumento da predisposição em crianças.[69]

Tabela 9.1. Drogas mais implicadas em RAM suspeitas relatadas em crianças[67]

Drogas	Brasil – Notivisa	
	Frequência	%
Vancomicina	352	9.08
Ceftriaxona	217	5.60
Oxacilina	211	5.45
Metamizol sódio	140	3.61
Anfotericina B	130	3.35
Nitrato de prata	88	2.27
Morfina	70	1.81
Cefepima	59	1.52
Amoxicilina	53	1.37
Oseltamivir	51	1.32
Fenobarbital	51	1.32
Midazolam	48	1.24
Metoclopramida	43	1.11
Meropenem	43	1.11
Ampicilina	42	1.08
Benzilpenicilina	41	1.06
Asparaginase	41	1.06
Fentanil	41	1.06
Cefuroxima	39	1.01
Metotrexato	37	0.95
Fenitoína	35	0.90
Metronidazol	30	0.77
Piperacilina e EI	29	0.75
Furosemida	28	0.72
Imipenem e EI	28	0.72
Clindamicina	28	0.72
Tramadol	27	0.70
Ibuprofeno	27	0.70

Fonte: Adaptado de: Notivisa/Anvisa.

Recentes estudos sugerem que a utilização de medicamentos *off-label*, a escassez de informações, a grande amplitude de cálculos, variáveis e especialidades faz com que o paciente pediátrico sofra maior frequência de RAM do que outras populações.[70] Considerados como "órfãos de terapia medicamentosa",[43] cerca de 50% dos medicamentos prescritos para pacientes pediátricos nos Estados Unidos, não são aprovados ou padronizados para uso em crianças,[71] o termo *off-label* (não padronizado) é comumente utilizado para designar esse tipo de medicamento. Esses medicamentos não possuem estudos que garantam a segurança, eficácia e uso clínico e consequentemente também não possuem licença ou autorização das agências reguladoras para a administração na população pediátrica.[7]

O profissional farmacêutico é de vital importância na realização da farmacovigilância na terapia medicamentosa prescrita, principalmente quando os medicamentos não indicados para crianças estiverem em utilização. A vigilância estrita, avaliação das doses e indicações dos medicamentos, acompanhamento diário, verificação dos exames laboratoriais e conhecimento farmacológico para verificação e alerta da suspeita de reação adversa são imprescindíveis para a atividade do farmacêutico clínico na detecção de RAM em pediatria.[72]

No Quadro 9.3, estão descritas as principais reações adversas de alguns dos medicamentos utilizados comumente na população pediátrica. As reações adversas descritas abaixo estão classificadas em frequentes: > 1% (> 1 em 100 pessoas) e pouco frequentes 0,1%-1% (> 1 e 1.000 pessoas e < 1 em 100 pessoas).[6]

Quadro 9.3. Medicamentos e sintomas decorrentes de RAM[6]

Medicamento/classe do medicamento	Reações adversas
Acetilcisteína	Frequentes: rubor, urticária, coceira. Pouco frequentes: reações anafiláticas.
Aciclovir	Frequentes: náusea, vômito, diarreia, alucinações, dores de cabeça, reações no local de injeção, encefalopatia. Pouco frequentes: agitação, vertigem, confusão, tontura, edema, insuficiência renal, artralgia, dor de garganta, dor abdominal, constipação, erupção cutânea, fraqueza.
Ácido acetilsalicílico	Frequentes: náuseas, dispepsia, hemorragia ou ulceração gastrintestinal, zumbido, confusão, vertigem, aumento do tempo de sangramento. Pouco frequentes: reações de hipersensibilidade, incluindo angioedema, broncoespasmo e *rash* (incluindo síndrome de Stevens-Johnson), anemia ferropriva, insuficiência renal, ulceração do esôfago.
Ácido valproico	Frequentes: aumento do apetite e ganho de peso, problemas gastrintestinais, náuseas, hiperamonemia, ataxia, tremor, disfunção hepática, sedação, aumento do estado de alerta, distúrbios comportamentais, perda auditiva. Pouco frequentes: perda de cabelos transitória, inibição da agregação plaquetária, redução de fibrinogênio, amenorreia, ginecomastia, necrólise epidérmica tóxica, síndrome de Stevens-Johnson (eritema multiforme), vasculite, hirsutismo, acne.

Continua...

Continuação...

Medicamento/classe do medicamento	Reações adversas
Albendazol	Frequentes: dor de cabeça, náuseas, vômitos, diarreia, dor abdominal, testes de função hepática aumentado, tonturas, febre.
Amoxicilina	Frequentes: diarreia, náuseas, erupções cutâneas, urticária. Pouco frequentes: febre, vômito, eritema, dermatite esfoliativa, angioedema, *Clostridium difficile.*
Ampicilina	Frequentes: diarreia, náuseas, erupções cutâneas, urticária, dor e inflamação no local da injeção. Pouco frequentes: febre, vômito, eritema, dermatite esfoliativa, angioedema, *Clostridium difficile.*
Anfotericina B	Frequentes: febre, dor de cabeça, náuseas e vômitos, anorexia, hipocalemia, hipomagnesemia, diarreia, dor epigástrica, dor muscular e articular, tromboflebite, anemia, nefrotoxicidade. Pouco frequentes: hipotensão, hipertensão, parada cardíaca, arritmias, discrasias sanguíneas, sangramento gastrintestinal, hepatotoxicidade, erupção cutânea, efeitos neurológicos.
Azitromicina	Frequentes: intolerância gastrintestinal (náuseas, vômitos, diarreia, dor abdominal e cólicas), dor de cabeça, infecções por Candida. Pouco frequentes: tonturas, tosse, chiado, dispneia, agitação, alterações do paladar, erupções cutâneas.
Carbamazepina	Frequentes: sonolência, ataxia, tonturas, visão borrada, diplopia, cefaleia, erupção cutânea, boca seca, dor abdominal, náuseas, vômitos, anorexia, diarreia, constipação, hiponatremia assintomática, leucopenia, trombocitopenia, aumento das enzimas hepáticas. Pouco frequentes: reações cutâneas graves, lúpus eritematoso sistêmico, agranulocitose, aplasia, anemia, icterícia, síndrome de hipersensibilidade do multi-órgão (incluindo febre, linfadenopatia, anormalidades hematológicas, hepatite), psicose arritmia, hepatite, ginecomastia, galactorreia, icterícia, osteomalácia, confusão, artralgia.
Ceftriaxona	Frequentes: diarreia, náuseas, erupções cutâneas, distúrbios eletrolíticos, alterações na função hepática, dor e inflamação no local da injeção, trombocitose, leucopenia. Pouco frequentes: vômitos, dores de cabeça, tonturas, candidíase oral e vaginal, *Clostridium difficile*, eosinofilia e febre.
Ciprofloxacina	Frequentes: *rash*, prurido, intolerância gastrointestinal (náuseas, vômitos, dispepsia, diarreia, dor abdominal), gosto metálico. Pouco frequentes: dor de cabeça, tontura, insônia, depressão, agitação, tremores, artralgia, artrite, mialgia, tendinite, aumento das enzimas hepáticas, eritema, dor ou tromboflebite no local da infusão intravenosa.
Codeína	Frequentes: náuseas, vômitos, constipação (principalmente com o uso a longo prazo), sonolência, tonturas, retenção urinária, boca seca. Pouco frequentes: depressão respiratória (relacionada à dose), sudorese, rubor facial, dependência, euforia, sedação, cefaleia, prurido.

Continua...

Continuação...

Medicamento/classe do medicamento	Reações adversas
Dexametasona	Frequentes: náusea, aumento de susceptibilidade à infecção, mascaramento dos sinais de infecção, retenção de sódio e água, edema, hipertensão, hipocalemia, hiperglicemia, aumento do apetite, dispepsia, atraso na cicatrização, hematomas, acne, efeitos psiquiátricos.
Diazepam	Frequentes: sonolência, sedação, confusão, amnésia, fraqueza muscular, ataxia, dor no local da injeção. Pouco frequentes: depressão respiratória, hipotensão arterial, insônia paradoxal, excitabilidade, alucinações e agressão e tromboflebite.
Digoxina	Frequentes: anorexia, náusea, vômito, diarreia, visão turva, distúrbios visuais, confusão, sonolência, tonturas, pesadelos, agitação, depressão. Pouco frequentes: psicose aguda, delírio, amnésia, fibrilação atrial ou ventricular, extrassístoles, taquicardia atrial paroxística com bloqueio AV, taquicardia ventricular.
Eritromicina	Frequentes: intolerância gastrintestinal (náuseas, vômitos, desconforto abdominal, diarreia), cefaleias, dispneia, tosse, infecções por Candida, flebite. Pouco frequentes: prurido, urticária, perda auditiva reversível após grandes doses.
Fenitoína	Frequentes: intolerância gástrica, insônia, agitação, sedação, confusão, ataxia, nistagmo, diplopia, visão borrada, fala arrastada, distúrbios de comportamento, dificuldade de aprendizagem (relacionada à dose), hipertrofia da gengiva, hirsutismo, cognição prejudicada, aumento da frequência de crises, linfonodomegalias, vertigens, erupção cutânea, tromboflebite. Pouco frequentes: alucinações, alterações neurológicas, discrasias sanguíneas, hiperglicemia, osteomalácia e raquitismo, síndrome de Stevens-Johnson, necrólise epidérmica tóxica, lúpus eritematoso sistêmico, síndrome de hipersensibilidade do multi-órgão (incluindo febre, doença de pele grave, linfadenopatia, distúrbios hematológicos, hepatite).
Fenobarbital	Frequentes: sedação, depressão do Sistema Nervoso Central (SNC), insônia, humor e comportamento alterados. Pouco frequentes: ataxia, nistagmo, agitação, confusão, hipotensão.
Fluconazol	Frequentes: exantema, dor de cabeça, náuseas, vômitos, dor abdominal, diarreia, elevação das enzimas hepáticas. Pouco frequentes: anorexia, fadiga, tontura, constipação.
Furosemida	Frequentes: hiponatremia, hipocalemia, hipomagnesemia, desidratação, hiperuricemia, vertigem, hipotensão ortostática, síncope. Pouco frequentes: dislipidemia, aumento da de creatinina, hipocalcemia, erupção cutânea.
Hidroclorotiazida	Frequentes: tonturas, fraqueza, cãibras, poliúria, hipotensão ortostática, hiponatremia, hipocalemia, hiperuricemia, hipomagnesemia. Pouco frequentes: prurido, hiperglicemia, hipercalcemia, visão turva, dislipidemia fotossensibilidade.

Continua...

Continuação...

Medicamento/classe do medicamento	Reações adversas
Ibuprofeno	Frequentes: náusea, diarreia, dispepsia, dor de cabeça, tonturas, retenção de fluidos, aumento da pressão arterial, úlcera gastrintestinal e sangramento. Pouco frequentes: prurido, urticária, fotossensibilidade, insuficiência renal.
Imunoglobulina humana	Frequentes: náusea, vômito, dor de cabeça, tontura, boca seca, calafrios, sudorese, hipotermia, febre, eczema, prurido, urticária, hipotensão, chiado, reações anafilactoides.
Lidocaína	Frequentes: hipotensão, vertigens, tonturas, visão turva, agitação, tremores, confusão, cefaleia, parestesia, sonolência, constipação, náuseas, vômitos, edema, eritema em local da injeção, petéquias, irritação da pele Pouco frequentes: convulsões, arritmias.
Lorazepam	Frequentes: sonolência, sedação excessiva, tontura, perda de memória, hipersalivação, ataxia, fala arrastada. Pouco frequentes: dor de cabeça, vertigem, desorientação, confusão, excitação paradoxal, euforia, agressividade, hostilidade, ansiedade, amnésia, depressão respiratória, hipotensão.
Metoclopramida	Frequentes: acatisia, sonolência, tontura, dor de cabeça. Pouco frequentes: depressão, sintomas extrapiramidais. Hiperprolactinemia, diarreia, constipação.
Metronidazol	Frequentes: intolerância gastrintestinal (náuseas, dor abdominal, vômitos, diarreia), anorexia, gosto metálico, efeitos no SNC, tromboflebite. Pouco frequentes: língua saburrosa, glossite, estomatite, parestesia.
Morfina	Frequentes: náuseas, vômitos, constipação, tontura, vertigem, sedação, sudorese, disforia, euforia, boca seca, anorexia, espasmo do trato urinário e biliar, prurido, *rash*, hipotensão postural, miose. Pouco frequentes: depressão respiratória (relacionada à dose), bradicardia, taquicardia, palpitações.
Omeprazol	Frequentes: dor de cabeça, náuseas, vômitos, diarreia, dor abdominal, constipação, flatulência. Pouco frequentes: erupção cutânea, coceira, tonturas, fadiga, sonolência, insônia, boca seca, diminuição da vitamina B12, parestesia.
Ondansetrona	Frequentes: constipação, dor de cabeça, aumento transitório de transaminases hepáticas. Pouco frequentes: soluços, hipotensão arterial, dor no peito, diarreia.
Paracetamol	Pouco frequentes: prurido, hipersensibilidade, neutropenia, trombocitopenia, pancitopenia. Hepatotoxicidade (e dano renal com menor frequência) pode ocorrer após a superdosagem de paracetamol.
Prednisolona	Frequentes: náusea, aumento da susceptibilidade à infecção, mascaramento dos sinais de infecção, retenção de sódio e água, edema, hipertensão, hipocalemia, hiperglicemia, aumento de apetite, dispepsia, atraso na cicatrização, hematomas, acne, efeitos psiquiátricos (incluindo a euforia, depressão, distúrbios de humor e cognição, sono e comportamento). Pouco frequentes: úlcera péptica, glaucoma, reações de hipersensibilidade, incluindo anafilaxia, efeitos psiquiátricos (incluindo delírio e psicose).

Continua...

Continuação...

Medicamento/classe do medicamento	Reações adversas
Ranitidina	Pouco frequentes: hipotensão, bradiarritmias (após injeção intravenosa rápida.
Salbutamol	Frequentes: tremor fino, palpitações, dor de cabeça. Pouco frequentes: hiperglicemia (altas doses), taquicardia, cãibras musculares, agitação, distúrbios comportamentais, insônia.
Sulfametoxazol/ trimetoprima	Frequentes: febre, náuseas, vômitos, diarreia, anorexia, erupção cutânea, comichão, estomatite, hipercalemia, trombocitopenia, fotossensibilidade. Pouco frequentes: dor de cabeça, sonolência, alterações hematológicas (neutropenia, leucopenia, trombocitopenia, eosinofilia, anemia megaloblástica, meta-hemoglobinemia).
Sulfato ferroso	Frequentes: constipação, diarreia, fezes escuras, náusea, dor epigástrica, irritação gastrintestinal. Pouco frequentes: hemossiderose.
Vancomicina	Frequentes: tromboflebite, náuseas, vômitos, diarreia e calafrios. Pouco frequentes: nefrotoxicidade incluindo insuficiência renal.

Fonte: Adaptado de: WHO Model Formulary For Children 2010.

Atuação do farmacêutico clínico

A Farmácia Clínica em pediatria é um desafio para o farmacêutico, tanto pela escassez de estudos científicos direcionados à população pediátrica como pela dificuldade imposta pelo processo fisiológico de crescimento da criança, característica essa que permite inúmeras variáveis tanto no tratamento como no diagnóstico do paciente. As atividades do farmacêutico clínico para os pacientes pediátricos englobam uma gama de atividades que se inicia com a simples aceitação da criança para a ingestão do medicamento até a investigação detalhada sobre a eficácia da terapia prescrita ou dos efeitos adversos provenientes dos medicamentos. As atividades do farmacêutico clínico em relação ao acompanhamento do paciente podem ser resumidas em:[73]

- Conhecer o paciente de forma ampla e suas características como: idade, altura, peso, sexo, etnia, anamnese medicamentosa, história de patologias, alergias, alimentação e adesão à terapêutica.
- Proceder à revisão farmacológica com base nos sinais vitais do paciente e resultados laboratoriais que, no conjunto, permitem avaliar o efeito dos medicamentos sobre o organismo e vice-versa. Avaliar a terapêutica instituída, gerando recomendações fundamentadas na situação/evolução fisiopatológica do paciente.
- Avaliação da terapia medicamentosa para verificação da indicação apropriada do medicamento, dosagem, via de administração e forma farmacêutica do medicamento.

- Identificação e alerta sobre interação droga × droga, droga × alimentos e drogas × exames laboratoriais.
- Monitorar os regimes terapêuticos para evitar a toxicidade dos medicamentos e os métodos recomendados para prevenir a toxicidade.
- Detectar, avaliar e reportar o surgimento de reação adversa a medicamentos (RAM) prevenindo assim os eventos adversos provenientes da RAM.

O serviço de Farmácia Clínica em pediatria deve incluir a participação do farmacêutico nas visitas multiprofissionais ao paciente, momento em que pode ser definida a conduta a ser seguida pela equipe multiprofissional para o cuidado pleno do paciente pediátrico. Profissionais de saúde necessitam trabalhar em conjunto para superar as barreiras que impedem o uso seguro de medicamentos em crianças. A análise da terapia medicamentosa do farmacêutico clínico deve considerar as variáveis de desenvolvimento, farmacocinética e farmacodinâmica da criança.[74]

Referências bibliográficas

1. Conroy S, Sweis D, Planner C, Yeung V, Collier J, Haines L, Wong IC. Interventions to reduce dosing errors in children: a systematic review of the literature. Drug Saf. 2007;30(12):1111-25. doi: 10.2165/00002018-200730120-00004. PMID: 18035864.
2. Levine S. The forgotten patients: establishing pharmacist competency in pediatric therapeutics. Hosp Pharm. 2002;37:800-3.
3. Gupta A, Waldhauser LK. Adverse drug reactions from birth to early childhood. Pediatr Clin North Am. 1997;44:79-92.
4. Bartelink IH, Rademaker CMA, Schobben AFAM, van den Anker JN. Guidelines on paediatric dosing on the basis of developmental physiology and pharmacokinetic considerations. Clin Pharmacokinet 2006; 45(11): 1077-97.
5. Johnson TN. The development of drug metabolizing enzymes and their influence on the susceptibility to adverse drug reactions in children. Toxicology 2003; 192: 37-48.
6. WHO model formulary for children 2010. World Health Organization. 2010. Available from: <http://www.who.int/selection_medicines/list/WMFc_2010.pdf>.
7. Conroy S, Choonara I, Impicciatore P, et al. Survey of unlicensed and off-label drug use in paediatric wards in European countries. BMJ. 2000 January 8; 320(7227): 79–82.
8. Cohen MR. Medication errors. 2a ed. Washington: American Pharmacists Association, 2007.
9. Mosteller RD. Simplified calculation of body surface area. N Engl J Med, 1987;317(17):1098.
10. Glanzmann, C., Frey, B., Meier, C.R. et al. Analysis of medication prescribing errors in critically ill children. Eur J Pediatr 174, 1347–1355 (2015). https://doi.org/10.1007/s00431-015-2542-4.
11. Kaushal R, Bates DW, Landrigan C, et al. Medications errors and adverse drug events in pediatric inpatients. JAMA. 2001;285:2114-20.
12. Fortescue E, Kaushal R, Landrigan CP, et al. Prioritizing strategies for preventing medications errors and adverse drug events in pediatric inpatients. Pediatrics. 2003:111(4 Pt 1): 722-9.

13. Woods D, Thomas E, Holl J, et al. Adverse events and preventable adverse events in children. Pediatrics. 2005;115:155-60.

14. Joint Commission (2021). Preventing pediatric medication errors. Sentinel Event Alert, 39. <https://www.jointcommission.org/-/media/tjc/documents/resources/patient-safety-topics/sentinel-event/sea-39-ped-med-errors-rev-final-4-14-21.pdf. Acessado em: 01/04/2024

15. Australian Commission on Safety and Quality in Health Care. Paediatric prescribing positioning statement. March 2018.

16. SBP divulga panorama de mortes e hospitalizações de crianças e adolescentes e propõe modelo de assistência para o SUS. Sociedade Brasileira de Pediatria, 2021 Disponível em: https://www.sbp.com.br/imprensa/detalhe/nid/sbp-divulga-panorama-de-mortes-e-hospitalizacoes-de-criancas-e-adolescentes-e-propoe-modelo-de-assistencia-para-o-sus/

17. Pedraza DF, Araujo EMN. Internações das crianças brasileiras menores de cinco anos: revisão sistemática da literatura. Epidemiol Serv Saude. 2017;26(1):169–182. doi: 10.5123/S1679-49742017000100018.

18. Bousso, A., de Albuquerque Botura, A. C., de Moraes Terra, C., & Medeiros, D. N. M. (2023). Guia Prático de Terapia Intensiva Pediátrica. Editora dos Editores.

19. Wildman E, Mickiewicz B, Vogel HJ, Thompson GC. Metabolomics in pediatric lower respiratory tract infections and sepsis: a literature review. Pediatr Res. 2023 Feb;93(3):492-502. doi: 10.1038/s41390-022-02162-0. Epub 2022 Jul 1. PMID: 35778499; PMCID: PMC9247944.

20. Ferrer AP, Sucupira AC, Grisi SJ. Causes of hospitalization among children ages zero to nine years old in the city of São Paulo, Brazil. Clinics 2010; 65:35-44.

21. Chávez-Bueno S, Mejías A, Welliver RC. Respiratory syncytial virus bronchiolitis : current and future strategies for treatment and prophylaxis. Treat Respir Med. 2006;5(6):483-94. doi: 10.2165/00151829-200605060-00011. PMID: 17154675.

22. Santillanes G, Gausche-Hill M. Pediatric airway management. Emerg Med Clin North Am. 2008 Nov;26(4):961-75, ix. doi: 10.1016/j.emc.2008.08.004. PMID: 19059095.

23. Caldeira AP, França E, Perpétuo IHO, Goulart EMA. Evolução da mortalidade infantil por causas evitáveis, Belo Horizonte, 1984-1998. Rev Saúde Pública. 2005; 39: 67-74.

24. Ministério da Saúde. Secretaria de Vigilância em Saúde. Departamento de Vigilância das doenças transmissíveis. Coordenação Geral de Hanseníase e doenças em eliminação. Informe Técnico da Campanha Nacional de Hanseníase, Verminoses, Tracoma e Esquistossomose 2016. Brasília, 2016.

25. BRASIL. Ministério da Saúde. Secretaria de Vigilância em Saúde. Departamento de Vigilância das Doenças Transmissíveis. Guia Prático para o Controle das Geo-helmintíases. Brasília: Ministério da Saúde, 2018. Disponível em: http://bvsms.saude.gov.br/bvs/publicacoes/ guia_pratico_controle_geohelmintiases.pdf.

26. Alves SS, Santos JNS, Cayres MAS, Silva NO, Vieira VC, Santos MS. (2022). Infecções parasitárias intestinais em crianças e adolescentes na comunidade: aspectos socioeconômicos e higiênico-sanitários. Revista De Ciências Médicas E Biológicas, 20(4), 624–630. https://doi.org/10.9771/cmbio.v20i4.37299

27. Pedraza DF, Araujo EMN. Internações das crianças brasileiras menores de cinco anos: revisão sistemática da literatura. Epidemiol. Serv. Saúde [online]. 2017, vol.26, n.1, pp.169-182. ISSN 1679-4974. http://dx.doi.org/10.5123/s1679-49742017000100018.

28. Menese DP dos S, Marquez C de O. A importância do farmacêutico na consulta à pacientes pediátricos em uso de medicamentos *off-label*. Research, Society and Development. 2021 [Citado 2024 março]; 10(15):e208101522896.

29. Fernandez E, Perez R, Hernandez A, Tejada P, Arteta M, Ramos JT. Factors and mechanisms for pharmacokinetic differences between pediatric population and adults. Pharmaceutics. [Internet]. 2011 [cited 2024 abril 02];3(1): 53–72. Disponível em: https://doi.org/10.3390%2Fpharmaceutics3010053(opens in a new tab). doi: 10.3390%2Fpharmaceutics3010053.

30. Kearns GL, Abdel-Rahman SM, Alander SW, Blowey DL, Leeder JS, Kauffman RE. Developmental pharmacology: drug disposition, action, and therapy in infants and children. N Engl J Med 2003; 349:1157-67.

31. Mennella AJ, Beauchamp KG. Optimizing Oral Medications for Children. Clin Ther. 2008; 30(11): 2120–2132.

32. Lim SY, Pettit RS. Pharmacokinetic considerations in pediatric pharmacotherapy. American Journal of Health-System Pharmacy [Internet]. 2019 Oct [citado 2024 Março 23];76(19):1472–80. Available from: https://doi.org/10.1093/ajhp/zxz161 (opens in a new tab) DOI: 10.1093/ajhp/zxz161.

33. Alcorn J, McNamara PJ. Pharmacokinetics in the newborn. Adv Drug Deliv Rev 2003; 55: 667–86.

34. Titchen T, Cranswick N, Beggs S. Adverse drug reactions to nonsteroidal anti-inflammatory drugs, COX-2 inhibitors and paracetamol in a paediatric hospital. Br J Clin Pharmacol. 2005 June; 59(6): 718–723.

35. Wang K, Jiang K, Wei X, Li Y, Wang T, Song Y. Physiologically based pharmacokinetic models are effective support for pediatric drug development. AAPS PharmSciTech [Internet]. 2021 Jul 26 [citado 202a Março 23];22(6):208. Available from: https://doi.org/10.1208/s12249-021-02076-w(opens in a new tab) DOI: 10.1208/s12249-021-02076-w.

36. Small BG, Johnson TN, Rowland Yeo K. Another step toward qualification of pediatric physiologically based pharmacokinetic models to facilitate Inclusivity and diversity in pediatric clinical studies. Clinical pharmacology and therapeutics [Internet]. 2024 Maçor [cited Mar 23];113(3):735–45. Available from: https://doi.org/10.1002/cpt.2777(opens in a new tab) DOI: 10.1002/cpt.2777.

37. Kostyleva MN, Strok AB, Postnikov SS, Gratsianskaya AN, Ermilin AE. Pharmacotherapy in a multidisciplinary paediatric hospital: polypharmacy and drug–drug interaction risk illustrated with a clinical case. Safety and Risk of Pharmacotherapy. 2022 [Cited 2024 Mar 27]; 10(3):302-314. Available from: https://www.researchgate.net/publication/364218512_Pharmacotherapy_in_a_Multidisciplinary_Paediatric_Hospital_Polypharmacy_and_Drug-Drug_Interaction_Risk_Illustrated_with_a_Clinical_Case.

38. Tan DCT, Khong YM, Mount S, Galella E, Mitra B, Charlton S, et al. Pediatric formulation development – challenges of today and strategies for tomorrow: summary report from M–CERSI workshop 2019. European Journal of Pharmaceutics and Biopharmaceutics [Internet]. 2021 Jul 1 [cited2024 Mar 24];164:54–65. Available from: https://doi.org/10.1016/j.ejpb.2021.04.011(opens in a new tab) DOI: 10.1016/j.ejpb.2021.04.011.

39. Kharash ED,Russell M,Mautz D,et al.- The role of cytochrome P450 3A4 in alfentanil clearence. Implications for interindividual variability in disposition and perioperative drug interactions. Anesthesiology,1997;87:36-50.

40. Chung E, Tjon JA, Nemec RM, Nalli N, Harvey EA, Licht C, et al. Pharmacokinetics of vancomycin in pediatric patients receiving intermittent hemodialysis or hemodiafiltration. Kidney International Reports [Internet]. 2021 Apr 1 [cited 2024 Mar 24];6(4):1003–14. Available from: https://doi.org/10.1016/j.ekir.2021.01.037(opens in a new tab) DOI: 10.1016/j.ekir.2021.01.037.

41. Pediatric Pharmacokinetics/Pharmacodynamics (PK/PD) Study. [cited 2024 Mar 24]. Available from: https://search.ebscohost.com/login.aspx?direct=true&db=edsclt&AN=edsclt.NCT02303431&lang=pt-br&site=eds-live.

42. Silveira A, Alves GC da S, Xie J, Roberts JA, Sanches C. Vancomycin population pharmacokinetic modeling in children using Bayesian estimation and a Non Parametric Approach. Brazilian Journal of Pharmaceutical Sciences [Internet]. 2022 Jan 1 [cited 2024 Mar 24];58. Available from: https://doi.org/10.1590/s2175-97902020000X2e19313(opens in a new tab) DOI: 10.1590/s2175-97902020000X2e19313.

43. Peterlini MAS, Chaud MN, Pedreira MLG. Órfãos de terapia medicamentosa: a administração de medicamentos por via intravenosa em crianças hospitalizadas. Rev Latino-am Enfermagem. 2003; 11(1):88-95.

44. Simons AB, Tibboel D. Pain perception development and maturation. Semin Fetal Neonatal Med. 2006; 11:227-31.

45. Fernandez E, Perez R, Hernandez A, Tejada P, Arteta M, Ramos JT. Factors and mechanisms for pharmacokinetic differences between pediatric population and adults. Pharmaceutics. [Internet]. 2011 [cited 2024 Apr 24];3(1): 53–72. Available from: https://doi.org/10.3390%2Fpharmaceutics3010053(opens in a new tab). doi: 10.3390%2Fpharmaceutics3010053.

46. Shoji K, Saito J, Nakamura H, Matsumoto K, Oda K, Takesue Y, et al. Current aspects of pediatric pharmacokinetics and pharmacodynamics of antimicrobials in Japan: importance of the promotion of population PK/PD analysis. The Pediatric infectious disease journal [Internet]. 2022 Oct 1 [cited2024 Mar 24];41(10):e418–23. Available from: https://doi.org/10.1097/inf.0000000000003622(opens in a new tab) DOI: 10.1097/inf.0000000000003622.

47. Pharmacokinetic Analysis of Midazolam and Fentanyl in Pediatric Patients With Long-term Analgosedation (Morpheus). [cited 2024 Mar 24]; Available from: https://search.ebscohost.com/login.aspx?direct=true&db=edsclt&AN=edsclt.NCT02302391&lang=pt-br&site=eds-live(opens in a new tab).

48. Phenytoin (Dilantin) Correction for Albumin / Renal Failure [Internet]. MDCalc. Available from: https://www.mdcalc.com/calc/333/phenytoin-dilantin-correction-albumin-renal-failure(opens in a new tab).

49. Piñeiro-Carrero VM, Piñeiro EO. Liver. Pediatrics 2004; 113; 1097-1106.

50. Krasowski MD, Penrod LE. Clinical decision support of therapeutic drug monitoring of phenytoin: measured versus adjusted phenytoin plasma concentrations. BMC Medical Informatics and Decision Making. 2012 Feb 14;12(1).

51. Leff RD, Roberts RJ. Problems in drug therapy in pediatric patients. Am J Hosp Pharm. 1987;44:865-70.

52. Lang J, Vincent L, Chenel M, Ogungbenro K, Galetin A. Impact of hepatic CYP3A4 ontogeny functions on drug-drug interaction risk in pediatric physiologically-based pharmacokinetic/pharmacodynamic modeling: critical literature review and Ivabradine case study. Clinical pharmacology and therapeutics [Internet]. 2021 Jun [cited

2024 Mar 24];109(6):1618–30. Available from: https://doi.org/10.1002/cpt.2134(opens in a new tab) DOI: 10.1002/cpt.2134.

53. Lim SY, Pettit RS. Pharmacokinetic considerations in pediatric pharmacotherapy. American Journal of Health-System Pharmacy [Internet]. 2019 Oct [cited 2024 Mar 24];76(19):1472–80. Available from: https://doi.org/10.1093/ajhp/zxz161 (opens in a new tab) DOI: 10.1093/ajhp/zxz161.

54. Rashed AN, Jackson C, Gastine S, Hsia Y, Bielicki J, Standing JF, et al. Pediatric pharmacokinetics of the antibiotics in the access and watch groups of the 2019 WHO model list of essential medicines for children: a systematic review. Expert review of clinical pharmacology [Internet]. 2019 Dec [cited 2024 Mar 24];12(12):1099–106. Available from: https://doi.org/10.1080/17512433.2019.1693257(opens in a new tab) DOI: 10.1080/17512433.2019.1693257.

55. Lim SY, Pettit RS. Pharmacokinetic considerations in pediatric pharmacotherapy. American Journal of Health-System Pharmacy [Internet]. 2019 Oct [cited 2024 Mar 24];76(19):1472–80. Available from: https://doi.org/10.1093/ajhp/zxz161 (opens in a new tab) DOI: 10.1093/ajhp/zxz161.

56. Liu X, Ward RM. Pharmacometrics in pediatrics. Therapeutic innovation & regulatory science [Internet]. 2019 Sep [cited 2024 Mar 24];53(5):579–83. Available from: https://doi.org/10.1177/2168479019851793 https://doi.org/10.1177/2168479019851793(opens in a new tab) DOI: 10.1177/2168479019851793.

57. Balbani APS, Stelzer LB, Montovani JC. Excipientes de medicamentos e as informações da bula. Rev Bras Otorrinolaringol 2006; 72 (3):400-6.

58. Aamir M, Shah MA, Kauser TN, Khan N, Mehmood I, Khan JA, et al. Pharmacoepidemiological evaluation of off-label and unlicensed prescription in pediatric intensive care units at tertiary care hospitals of Peshawar, Pakistan. Pakistan Journal of Pharmaceutical Sciences [Internet]. 2024 [cited 2024 Mar 24];36(1):81–7. Available from: https://pubmed.ncbi.nlm.nih.gov/36967500/.

59. Almeida SM, Editor. Atenção à prescrição médica. São Paulo: Atheneu; 2014.

60. Glass DB, Haywood A. Stability considerations in liquid dosage forms extemporaneously prepared from commercially available products. J Pharm Pharmaceut Sci. 2006 9 (3): 398-426.

61. Taketomo CK, Hodding JH, Kraus DM. Pediatric Dosage Handbook. 14th Ed. Ohio: Lexi-Comp, 2010.

62. Belayneh A, Tessema Z. A systematic review of the stability of extemporaneous pediatric oral formulations. The Scientific World Journal [Internet]. 2021 [cited 2024 Mar 24];2021:8523091. Available from: https://doi.org/10.1155/2021/8523091(opens in a new tab) DOI: 10.1155/2021/8523091.

63. Organização Mundial de Saúde. Segurança dos medicamentos: um guia para detectar e notificações de reações adversas a medicamentos. Por que os profissionais de saúde precisam entrar em ação. Organização Mundial de Saúde [on line]. 2005.

64. Lesar ST, Mitchell A, Sommo P. Medication safety in critically ill children. Clin Ped Emerg Med,2006;7:215-225.

65. Impicciatore P, Choonara I, Clarrkson A, Provasi D, Pandolfini C, Bonati M. Incidence of adverse adverse drug reactions in pediatric in/out - patients: a systematic review and meta-analisis of prospective studies. Bri J Clin Pharmacol 2001; 52: 77-83.

66. Klassen TP, Hartling L, Craig JC, et al.Children are not just small adults: the urgent need for high-quality trial evidence in children. PLoS Med. 2008 Aug 12;5(8):e166.

67. Lima EDC, Matos GC, Vieira JML, Gonçalves ICDCR, Cabral LM, Turner MA. Suspected adverse drug reactions reported for Brazilian children: cross-sectional study. J Pediatr (Rio J). 2019 Nov-Dec;95(6):682-688. doi: 10.1016/j.jped.2018.05.019. Epub 2018 Jul 18. PMID: 30030984.

68. CIOMS Work Group Report. International reporting of adverse drug reactions; 1987. Available from: https://cioms.ch/wpcontent/uploads/2017/07/Int-Reporting-Adv--Drug-Reactions1987.pdf [cited 17.11.17].

69. Star K, Norén GN, Nordin K, Edwards IR. Suspected adverse drug reactions reported for children worldwide: an exploratory study using VigiBase. Drug Saf. 2011 May 1;34(5):415-28. doi: 10.2165/11587540-000000000-00000. PMID: 21513364.

70. Baber N, Pritchard D. Dose estimation for children. Br J Clin Pharmacol. 2003; 56(5): 489–493.

71. Carvalho PRA, Carvalho CG, Alievi PT, Martinbiancho J, Trotta EA. Identificação de medicamentos "não apropriados para crianças" em prescrições de unidade de tratamento intensivo pediátrica. J Pediatr (RioJ). 2003;79(5):397-402.

72. Burke JM, Miller WA, Spencer AP et al. Clinical Pharmacist Competencies. Pharmacotherapy 2008;28(6):806–815).

73. Brilli RJ, Spevetz A, Branson RD, et al. critical care delivery in the intensive care unit: defining clinical roles and the best practice model. Crit Care Med. 2001; Vol. 29, No.10.

74. Ghaleb MA, Wong ICK. Medication errors in paediatric patients. Arch Dis Child Educ Pract. 2006; 91:ep20–ep24.

10

Farmácia Clínica na Geriatria

José Gilberto Melo, Kelly Cristina Pereira da Costa Custódio,
Natalie Botelho Borges, Vanessa Galuppo Bruno

Introdução

O mundo está passando por um envelhecimento populacional, no qual o número de pessoas com 60 anos ou mais cresce mais rapidamente do que qualquer outra faixa etária. Estima-se que em 2025 existirá um total de aproximadamente 1,2 bilhões de pessoas com 60 anos ou mais, esse número passará para 2 bilhões até 2050, sendo que 80% dessa população estará em países em desenvolvimento.[1]

Projeções da Organização Mundial de Saúde (OMS) para o ano de 2025 demonstram que o Brasil deverá possuir a 6ª maior população idosa do mundo e a 1ª na América Latina, com cerca de 32 milhões (15%) de pessoas com idade acima de 60 anos.[1]

Esse envelhecimento populacional deve-se a melhorias nas condições de vida, como os avanços tecnológicos, ampliação ao acesso a serviços médicos preventivos e curativos, aumento da cobertura de saneamento básico, aumento no nível de escolaridade e renda.[2]

A população idosa, por apresentar características específicas, é atendida pela especialidade médica chamada geriatria, definida pela Sociedade Brasileira de Geriatria e Gerontologia (SBGG) como uma especialidade médica que tem por objetivos a promoção da saúde, abrangendo desde a prevenção, o tratamento de doenças e a reabilitação funcional, até os cuidados paliativos.[3]

Para o governo brasileiro, o início da terceira idade se inicia partir dos 60 anos.[4] Contudo a idade cronológica não é a melhor forma de mostrar o impacto do envelhecimento no comportamento orgânico, visto que entre pessoas da mesma idade há variações significativas relacionadas ao estado de saúde, participação e níveis de independência.[2,3]

O processo de envelhecimento acarreta uma séria de alterações fisiológicas no organismo que podem afetar sensivelmente tanto a farmacocinética como a farmacodinâmica da maioria dos fármacos existentes, que geralmente resulta em uma duração mais longa da atividade, um efeito maior ou menor e um aumento na incidência da toxicidade medicamentosa e reações adversas.[5]

No paciente idoso, a absorção dos medicamentos pode encontrar-se diminuída, devido à redução da liberação basal de ácido com aumento do pH, o que pode afetar a ionização e a solubilização de drogas. Ocorre diminuição do fluxo sanguíneo esplênico, redução do número de células de absorção, diminuição do ritmo de esvaziamento gástrico. A distribuição encontra-se alterada com a diminuição da massa muscular, aumento do tecido adiposo e pode ocorrer ainda redução na concentração de albumina. O envelhecimento acarreta uma diminuição do número de células hepáticas e uma redução da atividade metabólica, particularmente das enzimas da fase I, limitando a capacidade de depuração do fluxo renal e da filtração glomerular, perda de função tubular e diminuição dos processos de reabsorção.[6]

As alterações farmacodinâmicas nem sempre tem mecanismos bem definidos, e podem ser decorrentes de alterações no número ou na sensibilidade dos receptores específicos, e nos mecanismos de regulação homeostática, como exemplo, pode-se citar a menor sensibilidade dos idosos ao beta bloqueador propranolol, a qual, possivelmente relaciona-se a diferença no número e na afinidade dos receptores quando comparado a pacientes jovens.[5]

Os principais agravos de saúde enfrentados por esta população são: problemas com doenças crônicas, agravos decorrentes dessas doenças e problemas de saúde agudo provenientes de outras causas.[3]

Nos serviços de saúde esse fenômeno reflete-se pelo aumento na demanda de cuidados crônicos com a população geriátrica cujos principais agravos são: doenças cardiovasculares, hipertensão, derrame, diabetes, câncer, doença pulmonar crônica obstrutiva, doenças mentais entre outras.[1] Esses quadros requerem tratamento com múltiplos fármacos, cronicamente, e se forem negligenciados, geram complicações, hospitalizações e morte, além do custo maior ao sistema de saúde.[7]

No Brasil, estudos demonstraram uma prevalência de uso de medicamentos nessa população que varia de 72% a 83%, com uma média de um a quatro medicamentos por pessoa, sendo que a quantidade de medicamentos usados aumenta com o decorrer da idade e em casos de hospitalização, passando a 10,9 a 13 medicamentos por dia.[4-7]

Dado o maior consumo de medicamentos por esta população, temos frequentemente o que denominamos de polifarmácia, um conceito cuja definição não é estabelecida. Para a organização mundial de saúde o uso de quatro ou mais medicamentos ao mesmo tempo pelo paciente consiste em polifarmácia, enquanto outros estudos consideram o uso de cinco ou mais medicamentos ao mesmo tempo.[3,10] O uso de muitos medicamentos pode levar a duplicidade terapêutica, maior risco de interações medicamentosas e ao uso de medicamento desnecessário, fato agravado pela ausência de um cuidado de forma integral por um único especialista, alterações cognitivas, diminuição da acuidade visual e auditiva, problemas articulares que acabam por tornar mais difícil a compreensão e/ou seguimento da terapêutica medicamentosa pelo idoso.[11]

Diante de todas as alterações e implicações que o idoso apresenta, tem-se um maior risco de apresentar Problemas Relacionados ao Medicamento (PRM), que vem sendo definido como eventos ou circunstâncias que envolvem a terapêutica medicamentosa do paciente que atualmente, ou potencialmente, interfere com a obtenção de um resultado ótimo. Esse termo se refere a todos os problemas gerados pela farmacoterapia do idoso, incluindo não só os efeitos adversos dos medicamentos, mas também a presença de indicações clínicas não tratadas, o uso desnecessário de medicamentos, a prescrição incorreta, a prescrição inadequada para a condição do paciente, doses muito altas ou muito baixas, a administração incorreta, as interações medicamentosas e o uso incorreto do medicamento pelo paciente, ou seja, envolve vários segmentos como a prescrição, comunicação, conservação, embalagem, nomenclatura, composição, dispensação, distribuição, administração, educação, monitoramento e utilização.[10,11]

Os riscos associados aos problemas relacionados ao medicamento são maiores no idoso e aumentam com a complexidade da terapia. O uso de dois agentes leva a um risco de 13%, já para o uso de cinco medicamentos ou mais passa para 58%, chegando a 82% para o uso de sete ou mais medicamentos.[12]

Estima-se que 28% das admissões hospitalares nos Estados Unidos de pessoas idosas é resultado de algum PRM, das quais mais de 70% são atribuídas à reação adversa ao medicamento (RAM). Os custos associados aos PRM são enormes, uma revisão da literatura aponta para um custo médio de US$ 617.493.770,36, outro estudo aponta um gasto anual em países desenvolvidos de 76,6 bilhões de dólares.[12,13] Esses custos podem ser reduzidos com a intervenção do farmacêutico. Um estudo mostrou que em instituição de longa permanência que tinham farmacêuticos consultores em 1997 economizaram $ 3,6 bilhões em PRM.[14]

Um estudo mais recente com pacientes idosos com câncer mostrou a importância das intervenções farmacêutica em reduzir as PRM, onde 70,8% das intervenções farmacêuticas foram aceitas levando a uma redução de 1,2 PRM por paciente, embora não tenha mostrado uma redução na taxa de polifarmácia e houve uma economia estimada de $ 1.935 dólares por paciente.[15,16]

Nesse Capítulo abordaremos os aspectos dos PRM que são mais sujeitos à intervenção do farmacêutico, dentre os quais os medicamentos inapropriados (estudados conforme o critério de Beers), as reações adversas a medicamentos e as interações medicamentosas. A seguir, trataremos do papel do farmacêutico nas instituições de longa permanência (ILPI) e apresentaremos alguns casos clínicos.

Medicamentos inapropriados

Assim como a terapia medicamentosa adequada pode trazer benefícios e qualidade de vida ao paciente idoso, o uso de medicamentos potencialmente inapropriados (MPI) também pode ser prejudicial a esses pacientes.

O uso de MPI tem sido relacionado com aumento de reações adversas, gastos na saúde, risco de hospitalização e mortalidade e, portanto, representa um consenso público importante relacionado com a segurança dos pacientes idosos.[17-20]

Muitos estudos sobre o uso de MPI em idosos têm se baseado no critério explícito desenvolvido por Beers e colaboradores. O critério é aplicado por meio de uma lista desenvolvida por um grupo de geriatras e farmacologistas, usando a técnica Delphi modificada, após uma revisão de literatura.[21]

Um medicamento potencialmente inapropriado foi definido como aquele onde o risco do uso ultrapassa o benefício. O critério original de 1991 foi estabelecido para idosos residentes de instituições de longa permanência.[21]

Em 1997 e 2003, o critério de Beers foi revisado e desenvolvido para todos os idosos, independentemente do local de residência. O critério revisado agrupou os medicamentos em duas categorias: (1) medicamentos ou classes de medicamentos que geralmente devem ser evitados em idosos e (2) medicamentos que devem ser evitados em pacientes que possuem certas condições ou doenças.[14,22]

Nos anos de 2015, 2019 e 2023 ocorreram revisões importantes no critério Beers onde foram revisados os agrupamentos de medicamentos e suas categorias, categorias que passaram das duas iniciais para cinco, que são:

1. Medicamentos que são potencialmente inapropriados na maioria dos idosos.
2. Medicamentos que normalmente devem ser evitados em idosos com certas condições.
3. Medicamentos para serem usados com cautela.
4. Interações medicamentosas.
5. Ajuste da dose de droga com base na função renal.[17,19]

Nos Estados Unidos, a prevalência estimada do uso de MPI varia de 25% a 50% em instituições de longa permanência,[26-30] 12% a 69,4% na comunidade,[31-33] e 27,5% a 30,2% em hospital,[34,35] Na Europa, a prevalência varia de 18% a 40% na comunidade[36,37] e 14,6% a 34% em hospitais.[38,39] No Brasil, a prevalência varia de 14% na comunidade e 62% a 67,2% em pacientes hospitalizados.[7,40,41]

Em relação aos MPI dependentes de diagnósticos ou condições, 16 (6,4%) pacientes tiveram pelo menos um medicamento prescrito. 47,4% dos pacientes tinham diagnóstico de depressão associado ao uso crônico de benzodiazepínicos.[41]

Em aproximadamente 28% dos pacientes, os MPI eram de uso habitual. A prescrição de MPI estava relacionada com número de medicamentos (OR 1,14, 95% CI 1,05-1,23), sexo feminino (OR 2,36, 95% CI 1,34-4,14), médico não geriatra (OR 5,54, 95% CI 1,62-18,89), cardiopatia (OR 2,17, 95% CI 1,22-3,85) e depressão (OR 3,34, 95% CI 1,33-8,31).[41]

A seguir, exemplos de alguns medicamentos MPI, segundo critério Beers.

Tabela 10.1. Critério para uso medicamentos potencialmente inapropriados em idosos de acordo com o critério AGS/Beers 2023

Medicamento	Explicação do problema	Severidade
Alprazolam (Frontal®) 2 mg	Risco de uso abusivo e dependência	Alta
Amiodarona (Atlansil®)	Evitar como tratamento inicial, exceto em pacientes com falha cardíaca ou substância hipertrofia do ventrículo esquerdo	Alta
Amitriptilina (Tryptanol®, Limbitrol®)	Fortes propriedades anticolinérgicas e sedação. Raramente antidepressivo de escolha para idosos	Alta
Ciclobenzaprina (Miosan®)	Muitos relaxantes musculares e antiespasmódicos são pouco tolerados pelos efeitos anticolinérgicos, sedação e fraqueza. Adicionalmente, sua efetividade nas doses toleradas é questionável	Alta
Clobazam (Frisium®)	Benzodiazepínico, tempo de meia-vida longo (dias), sedação prolongada, quedas e fraturas. Preferível benzodiazepínico de média ou curta duração	Alta
Clonazepam (Rivotril®)	Benzodiazepínico, tempo de meia-vida longo (dias), sedação prolongada, quedas e fraturas. Preferível benzodiazepínico de média ou curta duração	Alta
Clonidina (Atensina®)	Potencial para hipotensão ortostática e efeitos SNC	Alta
Diazepam (Valium®)	Benzodiazepínico, tempo de meia-vida longo (dias), sedação prolongada, quedas e fraturas. Preferível benzodiazepínicos de média ou curta durações	Alta
Difenidramina (Difenidrin®)	Forte propriedade anticolinérgica. Preferível anti-histamínicos não anticolinérgicos	Alta
Digoxina (Digoxina®) 0,125 mg/d exceto arritmia atrial	Diminuição *clearance* renal pode aumentar risco efeitos tóxicos	Alta
Ergot (Hydergine®, Cefalium®)	Não efetivo nas doses estudadas	Alta
Hidroxizina (Hixizine®)	Forte propriedade anticolinérgica. Preferível anti-histamínicos não anticolinérgicos	Alta
Lorazepam (Lorax®) 3 mg	Risco de uso abusivo e dependência	Alta
Nitrofurantoína (Macrodantina®)	Potencial para insuficiência renal. Alternativas mais seguras estão disponíveis	Alta
Pantoprazol (Pantozol®)	Uso recomendado em até 8 semanas, exceto para pacientes de alto risco	Alta
Piroxicam (Feldene®)	AINE não seletivo, longo uso, dose total, tempo de meia-vida longa. Potencial para sangramento GI, falência renal, hipertensão e insuficiência cardíaca	Alta
Prometazina (Fenergan®, Lisador®)	Forte propriedade anticolinérgica. Preferível anti-histamínicos não anticolinérgicos	Alta

SNC: sistema nervoso central; GI: gastrintestinal; AINE: anti-inflamatório não esteroidal.

Tabela 10.2. Uso de MPI por idosos devido a interações fármaco-doença e/ou fármaco-síndrome que podem exacerbar a doença ou síndrome, conforme o critério da AGS/Beers 2023

Doença ou condição	Medicamento	Alerta	Severidade
Insuficiência cardíaca	Cilostazol Dextrometorfano-quinidina Verapamil Dronedarona	Efeito inotrópico negativo. Potencial para promover retenção de fluido, exacerbação, insuficiência cardíaca e preocupações sobre o prolongamento do intervalo QT	Alta
Úlcera gástrica ou duodenal	AINE e ácido acetilsalicílico (> 325 mg)	Pode exacerbar úlceras existentes ou provocar novas úlceras	Alta
Demência ou comprometimento cognitivo	benzodiazepínicos Zaleplon	Aumento do risco de acidente vascular e maior taxa de declínio cognitivo	Alta
Parkinson	Metoclopramida (Plasil®), antipsicóticos convencionais	Consenso devido efeitos antidopaminérgicos/ colinérgicos	Alta
Síncopes	Benzodiazepínicos ações curta e intermediária e antidepressivos tricíclicos: imipramina (Tofranil®) e amitriptilina (Tryptanol®)	Alteração da pressão arterial ortostática e cuja síncope pode ser causada por bradicardia	Alta
Quedas ou fraturas	Anticolinérgico Antidepressivos Opioides Zolpidem	Pode produzir ataxia, função psicomotora prejudicada, síncope e quedas adicionais	Alta

AINEs: anti-inflamatórios não esteroidais

Tabela 10.3. Critério de medicamentos potencialmente inapropriados: medicamentos a serem usados com cautela em idosos, de acordo com o critério da AGS/Beers 2023

Medicamento	Alerta	Severidade
Dabigatrana para tratamento prolongado de fibrilação atrial não valvar ou tromboembolismo venoso (TEV)	Aumento do risco de sangramento gastrintestinal em comparação com a varfarina/apixabana	Alta
Prasugrel Ticagrelor	Ambos aumentam o risco de hemorragia grave em comparação com o clopidogrel	Alta
Bactrim (trimetoprima – sulfametoxazol	Aumento do risco de hipercalemia quando usado concomitantemente com um IECA, BRA ou ARNI na presença de CrCl diminuída	Alta

Tabela 10.4. Critério de medicamentos potencialmente inapropriados: interações medicamentosas importantes que devem ser evitadas, de acordo com o critério da AGS/Beers 2023

Medicamento ou classe	Interação	Risco
Inibidores RAS (ACEIS, ARBs, ARNIS, aliscireno) ou diuréticos poupadores de potássio	Outro inibidor de RAS ou outro diurético	Aumento do risco de hipercalemia
Opioides	Benzodiazepínicos Gabapentina Pregabalina	Aumento do risco de *overdose* e eventos adversos relacionados a sedação, incluindo depressão respiratória e morte
Anticolinérgico Antiepilépticos Antidepressivos (TCAs, SSRIs e SNRIs) Antipsicóticos Relaxantes musculares	Qualquer combinação de ≥ 3 desses ativos no SNC	Aumento do risco de quedas e fraturas com o uso concomitante de ≥ 3 agentes ativos no SNC
Fenitoína	Trimetoprima – sulfametoxazol	Aumento do risco de toxicidade por fenitoína
Varfarina	Amiodarona Ciprofloxacina Macrolídeos	Aumento do risco de sangramento

ACEIS: inibidores da enzima conversora de angiotensina; ARBs: bloqueadores dos receptores da angiotensina; ARNIS: inibidores do receptor de angiotensina-neprilisina; SNC: sistema nervoso central; SSRIs: inibidores seletivos da recaptação da serotonina; SNRIs: inibidores seletivos da recaptação de serotonina; TCAs: antidepressivos tricíclicos.

Tabela 10.5. Critério de medicamentos potencialmente inapropriados: medicamentos que devem ser evitados ou ter sua dosagem reduzida conforme a função renal em idosos, de acordo com o critério da AGS/Beers 2023

Medicamento	CrCl (mL/min) em que ação é necessária	Ação
Ciprofloxacino	< 30	Aumento do risco de efeitos no SNC (por exemplo, convulsões, confusão) e ruptura de tendão
Enoxaparina	< 30	Aumento do risco de sangramento
Levetiracetam	≤ 80	Efeitos adversos no SNC
Famotidina	< 50	Variações no estado mental
Colchicina	< 30	Toxicidade gastrintestinal, neuromuscular e da medula óssea

SNC: sistema nervoso central.

Interações medicamentosas

Uma interação medicamentosa (IM) pode ser definida como resposta farmacológica à administração de um medicamento com outro medicamento ou alimento que modifica a resposta ao efeito, portanto, as IM têm potencial para causar danos ao paciente, incluindo redução da eficácia terapêutica.[1] Podem ser clinicamente relevantes quando a eficácia ou toxicidade é alterada pela administração concomitante. As consequências adversas das interações medicamentosas podem resultar na diminuição do efeito terapêutico ou risco aumentado da toxicidade.[42]

As interações medicamentosas podem ter efeitos desejados, reduzidos ou indesejados. A probabilidade de interações aumenta com o número de medicamentos tomados. A alta taxa de medicamentos prescritos em pacientes idosos aumenta a probabilidade de interações medicamentosas e, portanto, o risco de que os próprios medicamentos sejam a causa da hospitalização. Idosos acima dos 65 anos tomam, em média, cinco medicamentos.[43,44]

O risco de interações medicamentosas é proporcional ao número de medicamentos utilizados, e ocorre em 13% dos pacientes que tomam dois medicamentos e 85% em pacientes que tomam mais de seis medicamentos.[12] Sloan sugeriu que quando o idoso toma oito medicamentos por dia, o potencial para interações medicamentosas atinge 100%.[12]

Polifarmácia leva ao aumento da incidência de interações medicamentosas (IDD), resultando em reações graves e debilitantes induzidas pelos efeitos colaterais. O potencial IDD torna-se significativamente importante com o aumento gradual da idade e o aumento associado da multimorbidade e polifarmácia. Além disso, um método preciso para predizer a nova IDD é necessário para contornar os efeitos adversos desconhecidos das combinações medicamentosas.[46] Portanto, o cuidado farmacêutico é crucial no tratamento preventivo e monitoramento do idoso.

Os idosos estão propensos a desenvolver efeitos colaterais adversos às dosagens habituais de medicamentos e os efeitos colaterais são até 7 vezes mais frequentes em idosos do que em pacientes mais jovens. Além disso, na terapia para pacientes idosos, o médico responsável precisa sempre pensar nas possíveis interações entre medicamentos e no possível comprometimento da dinâmica farmacocinética no envelhecimento do corpo.[47]

A prevalência de interações medicamentosas (IM) em ambientes hospitalares é variável e os pacientes idosos são considerados uma população de alto risco para IM. Um estudo observacional relatou uma prevalência de IM reais ou potenciais durante a hospitalização em pacientes com 60 anos, ou mais. Foram incluídos 34 estudos, envolvendo 9.577 pacientes, e a prevalência de IM variou de 8,34% a 100%. Já outro estudo, realizado em unidade geriátrica, apresentou uma prevalência entre 80,5% e 90,5% dos casos. Ainda nesse estudo, o número de IM por paciente variou de 1,2 a 30,6. Os medicamentos isolados mais comumente envolvidos nas IM foram furosemida, captopril, varfarina e dipirona. As classes de medicamentos mais envolvidas foram os diuréticos poupadores de potássio e os inibidores da enzima de conversão da angiotensina.[48]

Em estudo conduzido em 155 pacientes idosos internados no Hospital Israelita Albert Einstein em janeiro de 2006 a janeiro de 2007, foi encontrado consumo médio de 13 medicamentos por dia e 705 potenciais interações medicamentosas (4 interações/ paciente). Dessas interações, 201 (28%) eram de gravidade maior e 504 (72%) eram de gravidade moderada. Em relação ao efeito resultante, 161 (36%)

poderiam resultar em um aumento de sangramento, 78 (18%) hipoglicemia ou hiperglicemia, 50 (11%) cardiotoxicidade, 46 (10%) toxicidade digitálica, 40 (9%) toxicidade fenitoína, 31 (7%) depressão respiratória aditiva, 20 (5%) hipercalemia, e 18 (4%) redução na absorção da levotiroxina.[5]

Reações adversas a medicamentos

A Organização Mundial da Saúde define RAM como qualquer efeito nocivo, não intencional e indesejado de um medicamento, excluindo falhas terapêuticas, envenenamento intencional ou acidental e abuso de drogas. Um evento adverso a medicamento (EAM) ocorre quando alguém é prejudicado por utilizar algum medicamento.

Os idosos (65 anos ou mais) são os que mais utilizam os serviços de urgência, quase 450 mil/ano, mais do dobro da frequência dos mais jovens. Eventos adversos a medicamentos causam aproximadamente 1,3 milhão de visitas ao pronto-socorro a cada ano, além disso, cerca de 350 mil/ano pacientes precisam ser hospitalizados para tratamento adicional após consultas de emergência devido a eventos adversos a medicamentos.

As reações adversas a medicamentos (RAM) constituem um problema importante, na prática do profissional da área da saúde. Sabe-se que essas reações são causas significativas de hospitalização, de aumento do tempo de permanência hospitalar e, até mesmo, de óbito. Além disso, elas afetam negativamente a qualidade de vida do paciente, influenciam na perda de confiança do paciente para com o médico, aumentam custos, podendo também atrasar os tratamentos, uma vez que podem assemelhar-se às enfermidades.[46]

As RAM acometem 10-20% de todos os pacientes hospitalizados, sendo causa de admissão hospitalar em 3 a 6% dos pacientes de todas as idades e em 3 a 24% da população idosa. Até 90% das reações adversas em idoso são do tipo A – esperadas, dose-dependentes e relacionadas aos próprios efeitos farmacológicos dos medicamentos. Tais reações podem ocorrer pela própria ação terapêutica do medicamento, como ao sangramento por anticoagulantes ou a hipoglicemia por insulina, ou devido ao resultado de uma propriedade farmacológica independente da ação terapêutica, como a constipação e a retenção urinária frequentemente decorrentes do uso de antidepressivos tricíclicos. Vale esclarecer que as reações do tipo B, bem mais raras, independem da dose ou propriedades farmacológicas dos medicamentos, sendo, em geral, imunomediadas ou de base genética, tomando como exemplos, respectivamente, o choque anafilático e a hipertermia maligna.[46]

As pessoas normalmente tomam mais medicamentos à medida que envelhecem, e o risco de eventos adversos pode aumentar à medida que mais pessoas tomam mais medicamentos.[49] As RAM continuam a ser um desafio nos cuidados de saúde modernos, especialmente dada a crescente complexidade da terapêutica, o envelhecimento da população e o aumento da multimorbidade.

Os pacientes idosos estão predispostos às RAM por diversos fatores, dentre eles: aumento muitas vezes inadequado da exposição aos medicamentos (polifarmácia), dificuldade de obediência ao regime medicamentoso, seja por esquecimento, por incompreensão do esquema terapêutico, ou por dependência física, terapia com múltiplas drogas, aumento das reações de hipersensibilidade, e alterações farmacocinéticas e farmacodinâmicas dos medicamentos características dessa faixa etária.

O conhecimento atual sobre a segurança dos medicamentos na velhice também é limitado pela falta de dados de eficácia e segurança provenientes de estudos pré-comercialização. Além disso, pouca consideração é dada às experiências individuais dos pacientes e ao relato de RAM específicas, particularmente na presença de comprometimento cognitivo.[50]

Eventos prejudiciais não intencionais atribuídos ao uso de medicamentos ocorrem como causa e durante uma proporção significativa de internações hospitalares não programadas.[51]

Os pacientes em polifarmácia representam um grande desafio, uma vez que identificar o medicamento culpado entre vários medicamentos muitas vezes se revelou difícil e a descontinuação de medicamentos importantes nem sempre é uma opção viável. Atualmente, o diagnóstico de hipersensibilidade a medicamentos é feito com base clínica. O diagnóstico diferencial é estreitado à medida que são considerados os achados da história e do exame físico e os testes laboratoriais clássicos também podem ser incluídos nessa consideração, embora muitas vezes não sejam muito úteis no caso da avaliação de uma possível hipersensibilidade a medicamentos.[52]

O estudo FORWARD, realizado na Sicília entre 2014/2015, foi um projeto prospectivo de farmacovigilância ativa, destinado a melhorar a monitorização de RAM em ambiente hospitalar. Teve como objetivo descrever as RAM ocorridas durante a internação. Foram analisadas as taxas de RAM ocorridas durante a internação e aquelas que levaram à internação. No período do estudo, foram registradas 4.802 internações; em 3,2% deles, as RAM ocorreram durante a internação hospitalar, enquanto em 6,2% a internação foi por RAM. A duração da internação hospitalar foi maior em pacientes que tiveram RAM durante a hospitalização, em comparação com pacientes sem RAM. Mulheres e pacientes que tomaram ≥ 4 medicamentos tiveram maior probabilidade de apresentar RAM durante a internação hospitalar, bem como de serem internadas. As RAM mais frequentes ocorridas durante a internação hospitalar foram cutâneas (26,8%), gerais (13,4%), vasculares (13,4%) e cardíacas (11,5%) e as classes de medicamentos mais envolvidas foram antibacterianas (38,2%) e agentes antitrombóticas (21,7%). Estas RAM foram graves em 44,6% e provavelmente evitáveis em 69,4%. Distúrbios gastrintestinais (27,7%), hematológicos (26,5%), metabólicos (18,1%) e nervosos (16,1%) foram as principais RAM causadoras de internação, principalmente devido a agentes antitrombóticos (39,0%), inibidores do Sistema Renina-Angiotensina (13,9%), AINEs (11,9%) e diuréticos (9,0%). Somente 12,9% deles não eram evitáveis.[53]

Uma revisão sistemática e metanálise avaliou estudos que abordaram internações hospitalares induzidas por RAM em pacientes com mais de 60 anos. Foi realizada uma busca informatizada da literatura nas principais bases de dados e abrangeu o período de 1988 a 2015. Um valor de prevalência agrupado foi calculado com ICs de 95%; a heterogeneidade também foi explorada. O número final de artigos selecionados foi 42; todos eles foram publicados entre janeiro de 1988 e agosto de 2015. A porcentagem média geral de internações hospitalares foi de 8,7% (IC 95%, 7,6-9,8%). Os AINEs são uma das classes de medicamentos mais frequentemente relacionadas com essas internações (as percentagens variam entre 2,3 e 33,3%). A medicação inapropriada como fator de risco foi estudada em nove estudos, quatro encontraram relação estatisticamente significativa entre essas medicações e as internações hospitalares.[54]

Uma revisão sistemática de estudos publicados entre 2003 e 2013 foi realizada na Base de Dados Cochrane de Revisões Sistemáticas, EMBASE, Google Scholar e MEDLINE. Quatorze estudos observacionais de base hospitalar que exploraram RAM em idosos em ambientes de cuidados intensivos foram elegíveis para inclusão na revisão. A prevalência média de RAM em idosos nos estudos incluídos foi de 11,0% (IC 95%: 5,1%-16,8%). A prevalência mediana de RAM que levaram à hospitalização foi de 10,0% (IC 95%: 7,2%-12,8%), enquanto a prevalência de RAM que ocorreram durante a hospitalização foi de 11,5% (IC 95%: 0%-27,7%). Houve grande variação na prevalência global de RAM, de 5,8% a 46,3%. O sexo feminino, o aumento da complexidade das comorbidades e o aumento do número de medicamentos foram todos significativamente associados a um risco aumentado de RAM. Embora tenha havido uma grande variação na prevalência de RAM em idosos, com base nos resultados desse estudo, pelo menos um em cada dez pacientes idosos sofrerá uma RAM antes ou durante a internação hospitalar.[55]

Um estudo transversal com idosos internados em clínica médica de um hospital universitário, teve como objetivo determinar a prevalência de RAM em pacientes idosos internados e os fatores associados à sua ocorrência. A variável dependente foi a ocorrência de RAM durante a internação. As variáveis independentes foram sexo, idade, tempo de internação, número de problemas de saúde, medicamentos e medicamentos potencialmente inapropriados para idosos. Como Resultado dos 237 pacientes internados investigados, 21,1% desenvolveram pelo menos uma RAM. O número total de RAMs observadas foi 62 e as mais frequentes foram lesão renal aguda, hipotensão e reações adversas cutâneas. A análise multivariada demonstrou associação positiva e independente entre a ocorrência de RAM e a presença de insuficiência cardíaca e com tempo de internação superior a 12 dias. O estudo mostrou alta prevalência de RAM entre idosos e associação positiva com tempo de internação e insuficiência cardíaca. A compreensão dos fatores associados à ocorrência de RAM em pacientes idosos internados fornece elementos para melhorar a segurança do cuidado e otimizar a farmacoterapia.[56]

Propõe-se que pacientes sujeitos a maior risco de RAM sejam rigorosamente monitorados enquanto usarem medicamentos, cujas doses e indicações necessitam de cálculo e avaliação exatos. Convém ainda se lembrar da importância de considerar a suspeita de RAM como diagnóstico diferencial de qualquer novo sintoma, sinal ou alteração laboratorial apresentados pelo paciente. Essa seria, portanto, maneira interessante e factível de aprimorar a qualidade do cuidado prestado a pacientes idosos.[40]

Farmacêutico em instituição de longa permanência para idosos (ILPI)

Introdução

As ILPIs são instituições governamentais ou não, de caráter residencial, destinadas ao domicílio coletivo de pessoas com idade igual ou superior a 60 anos, com ou sem suporte familiar e em condições de liberdade, dignidade e cidadania. As normas de funcionamento estão estabelecidas na Resolução da Diretoria Colegiada (RDC nº 502, de 27 de maio de 2021).[57]

Conforme a RDC, a guarda e a gestão da cadeia medicamentosa ficam sob a responsabilidade do Responsável Técnico registrado na Vigilância e não é obrigatoriedade que esse responsável seja um farmacêutico.

Pensando no cenário atual, em que a projeção do número de idosos na sociedade é de aumentar, consequentemente o número dessas instituições, bem como a busca por esse tipo de serviço deve aumentar no Brasil.

Considerando que a grande maioria dos idosos utiliza mais do que três medicamentos ao dia (polifarmácia), bem como na complexidade clínica que o idoso apresenta devido as diversas comorbidades naturais do processo do envelhecimento, tem sido discutido com frequência a presença do farmacêutico dentro das ILPIs.

O farmacêutico é considerado um profissional de suma importância dentro das ILPIs, não somente pela capacidade de gestão e organização da cadeia medicamentosa, garantindo com que os medicamentos sejam armazenados e dispensados adequadamente, mas também como apoio técnico e educacional para a equipe multidisciplinar que atua nessas instituições, colaborando com a segurança e o manejo farmacoterapêutico dos residentes, seguindo os "9 certos da administração de medicamentos" (Figura 10.1), gerando impactos não somente financeiros para as instituições/serviços, mas também maior qualidade de vida para os residentes.[58]

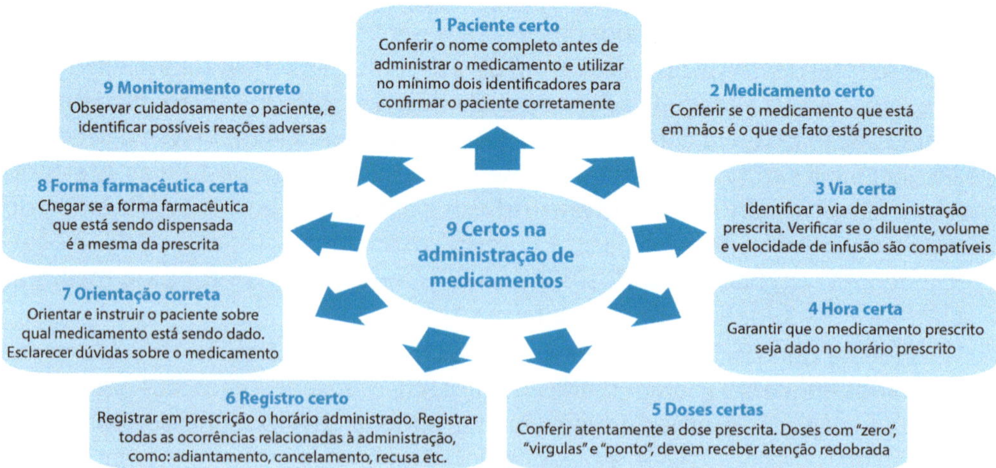

Figura 10.1. Processo dos 9 certos na administração de medicamentos.
Fonte: COREN-SP, 2017.[59]

A Farmácia Clínica

O serviço de Farmácia Clínica em (ILPI) já é bem difundido na América do Norte, e o profissional atua fortemente com a otimização e revisão mensal das prescrições médicas, assim, o farmacêutico deixa de ser responsável somente pela dispensação dos medicamentos, ele passa atuar em conjunto com a equipe médica para a escolha farmacoterapêutica dos residentes e acompanhamento para alcance dos resultados esperados. Uma revisão de literatura feita em 2009, mostrou que são escassos os dados com relação à atuação do farmacêutico nas ILPIs, mesmo assim, esse estudo demonstrou que as intervenções realizadas reduziram o uso de medicamentos.[60]

Participar de grupos de discussão de casos dentro da ILPI é um diferencial, uma vez que o cuidado ao idoso é multidimensional e interdisciplinar. O farmacêutico contribui com a equipe definindo metas, olhando a prescrição com o intuito de otimizar o máximo possível para diminuir as possibilidades de ocorrer interações medicamentosas ou RAMs, lembrando que grande parte das internações hospitalares de idosos são ocasionadas por algum tipo de RAM.

Um estudo realizado em uma instituição de longa permanência do Hospital Israelita Albert Einstein em 2007, demonstrou que a inserção do farmacêutico na equipe interdisciplinar diminuiu problemas relacionados com medicamentos (PRM) nos idosos institucionalizados. Foi realizado um levantamento do número de Fleet Enemas® (método indicado para constipação – método invasivo) consumidos no período de janeiro a março de 2007. Verificou-se que, dos 146 residentes, 48 idosos haviam usado o medicamento em questão por ausência de evacuação. Mediante esse fato, foi criado um grupo interdisciplinar para avaliação do tema na época, formado por: médico, farmacêutica, nutricionista, supervisora de cuidados, fisioterapeuta e enfermeira para acompanhamento e intervenção desses idosos. Os resultados mostraram que, no período de cinco trimestres, houve uma redução de 73% no total de consumos de Fleet Enema® por esses idosos, sendo esses substituídos por medicamentos laxativos não invasivos e medidas não farmacológicas, refletindo em uma melhor qualidade de vida.

O farmacêutico, nos serviços de saúde, é considerado a última barreira para identificação de possíveis eventos associados com medicamentos o que pode levar a processos iatrogênicos nos idosos,[60] dessa forma, o profissional atua avaliando a prescrição médica globalmente (dose, via, frequência, indicação) mas também atua em situações especificas relacionadas com o público idoso, sendo elas:

1. Avaliação e intervenções farmacêuticas para ajuste de medicamentos em idosos com problemas de deglutição ou uso de dispositivos enterais (sondas/gastrostomias), com o intuito otimizar e garantir que o medicamento tenha sua eficácia e segurança assegurados. O farmacêutico avalia a prescrição e busca alternativas no mercado para os casos de medicamentos que não podem ser triturados/macerados e em conjunto com prescritor, alinhar a melhor forma farmacêutica para aquele idoso em questão, hoje

no mercado, já existem formulações especiais para ajudar nesse processo como as preparações manipuladas, *patchs* tópicos e uma das mais recentes, o filme orodispersível (é uma forma farmacêutica sólida, flexível e agradável, destinada à veiculação e liberação rápida de ingredientes ativos na mucosa oral).

2. Uso de medicamentos por hipodermóclise nos idosos dentro das ILPIs tem sido cada vez mais difundido por ser uma técnica simples de aplicação e de baixo custo, dessa forma, hoje o farmacêutico apoia na análise das prescrições por via subcutânea/hipodermóclise, sugerindo medicamentos já com dados em literatura comprovados, bem como suporte para dúvidas de diluições, compatibilidades e tempo de infusão.
3. Reconciliação medicamentosa, identificando as possíveis inconsistências entre a prescrição dos idosos pré-institucionalização × a prescrição efetuada na ILPI no momento da institucionalização, garantindo a continuidade da farmacoterapia já utilizada pelo idoso.
4. Ações voltadas para a farmacovigilância e tecnovigilância, acompanhando e notificando eventos as entidades competentes.

Mediante essas informações, podemos compreender que o papel do farmacêutico na gestão do cuidado da pessoa Idosa, vai muito além da gestão de controle de estoque de materiais e medicamentos, trata-se de um profissional com capacidade de contribuir tecnicamente com a equipe médica visando melhora da qualidade de vida dessa população.

Casos clínicos

Caso clínico 1 – Ajuste renal

R.H., 90 anos, masculino. Internou com pneumonia. Antecedentes: insuficiência cardíaca congestiva (ICC). Em uso de: mononitrato de isossorbida 40 mg via oral 3 ×/dia, hidralazina 50 mg via oral 3 ×/dia, captopril 12,5 mg via oral 2 ×/dia, carvedilol 12,5 mg via oral 3 ×/dia, sertralina 100 mg via oral 1 ×/dia, dimeticona 40 gotas via oral 8/8 horas, ácido acetilsalicílico (AAS) 100 mg via oral 1 ×/dia, atorvastatina 10 mg via oral 1 ×/dia, pantoprazol 40 mg via endovenosa 1 ×/dia, quetiapina 25 mg via oral 1 ×/dia, ceftriaxona 1 g via endovenosa 12/12 horas, claritromicina 500 mg via oral 12/12 horas, memantina 10 mg via oral 2 ×/dia, lorazepam 2 mg via oral 1 ×/dia, metilprednisolona 20 mg via endovenosa 1 ×/dia, inalação com soro fisiológico 10 mL + ipratrópio 20 gotas 4 ×/dia, inalação com 10 mL soro fisiológico + budesonida 0,5 2 ×/dia, óleo mineral 15 mL via oral 2 ×/dia, gabapentina 150 mg via oral 1 ×/dia. Exames laboratoriais: creatinina (Cr) = 2,7 mg/dL e *clearance* de creatinina (ClCr) = 23 mL/min. Após visita médica, sugerido e aceito ajuste dose conforme função renal da claritromicina de 500 mg via oral 12/12 horas para 250 mg via oral 12/12 horas e Memantina 10 mg via oral 2 ×/dia para 5 mg via oral 2 ×/dia.

Caso clínico 2 – Analgesia

W.C., 88 anos, masculino. Internou com quadro de queimadura + queda. Antecedentes: cardiopatia, hipotireoidismo. Em uso de: levotiroxina 100 mcg via oral 1 ×/dia, diltiazem 60 mg via oral 3 ×/dia, dimeticona 40 mg via oral 1 ×/dia, tramadol 50 mg via oral 6/6 horas, clonazepam 0,5 mg via oral 1 ×/dia, diazepam 10 mg via oral 1 ×/dia, levofloxacina 500 mg via oral 1 ×/dia, paracetamol 40 gotas via oral 6/6 horas, morfina 1 mg via endovenosa se necessário. Paciente evoluindo com dor intensa e após visita médica, foi sugerido otimização do esquema analgésico e aceito substituição do tramadol (opioide fraco) de horário para morfina (opioide forte) 2 mg via endovenosa 4/4 horas e morfina 1 mg via endovenosa se necessário (dose resgate).

Caso clínico 3 – RAM

C.R.D.T., 87 anos, masculino, internou com broncopneumonia e desidratação. Antecedentes: diabetes *mellitus* (DM), doença pulmonar obstrutiva crônica (DPOC), cardiopatia. Em uso de: ceftriaxona 1 g via endovenosa 12/12 horas, omeprazol 40 mg via endovenosa 1 ×/dia, metoprolol 25 mg via oral 2 ×/dia, enoxaparina 20 mg subcutânea 1 ×/dia, inalação com soro fisiológico 5 mL + 30 gotas ipratrópio 8/8 horas, cilostazol 100 mg via oral 2 ×/dia, haloperidol 2,5 mg intramuscular se necessário, insulina humana regular subcutânea conforme controle glicêmico, metformina 500 via oral 1 ×/dia, linezolida 600 mg via oral 12/12 horas, carvedilol 3,125 mg via oral 3 ×/dia, furosemida 40 mg via oral 1 ×/dia, repaglinida 1 mg via oral 2 ×/dia, AAS 100 mg via oral 1 ×/dia. Exames laboratoriais: plaquetas = 7 × 10~3/µL (150-400). Encontrado relação possível RAM plaquetopenia com linezolida, AAS e enoxaparina. Após discutido com a equipe médica, foi suspensa linezolida, AAS e enoxaparina e introduzido teicoplamina (substituto do antibiótico) e imunoglobulina (tratamento da plaquetopenia) com melhora do quadro.

Caso clínico 4 – Interação medicamentosa

J.M., 81 anos, masculino, diagnóstico de diabetes e hipertensão. Fazendo uso de: digoxina 0,125 mg, finasterida 5 mg, lorazepam 1 mg, varfarina 1,25 mg, insulina NPH, propranolol 10 mg, levotiroxina 75 mcg, sinvastatina 5 mg e cilostazol 50 mg. Feita avaliação quanto às interações medicamentosas, foi verificada interação de alta gravidade entre o cilostazol e varfarina, potencializando o risco de sangramento. Após contato com o médico, suspenso o cilostazol e feito controle da varfarina.

Caso clínico 5 – Adequação para gastrostomia

K.D., 87 anos, feminino. Antecedentes: acidente vascular isquêmico (AVCI), demência avançada, broncopneumonia (BCP), infecção do trato urinário (ITU) de repetição, disfagia e hipotireoidismo. Paciente com gastrostomia. Fazendo uso de escopolamina 30 gotas via gastrostomia 8/8 horas, enoxaparina 20 mg subcutânea 1 ×/dia, levotiroxina 75 mcg via gastrostomia 1 ×/dia, dimeticona

30 gotas via gastrostomia 8/8 horas, Omeprazol 20 mg via gastrostomia 1 ×/dia, nitrofurantoína 100 mg via gastrostomia 1 ×/dia, ranitidina 150 mg via gastrostomia 1 ×/dia, cloreto de potássio 600 mg via gastrostomia 8/8 horas, prednisona 10 mg via gastrostomia 1 ×/dia. Verificado a possibilidade de adequação da forma farmacêutica para administração via gastrostomia. Sugerido e aceito troca de omeprazol comprimido para omeprazol comprimido dispersível, nitrofurantoína cápsula para nitrofurantoína solução, levotiroxina comprimido para manipulado levotiroxina suspensão, ranitidina comprimido para ranitidina solução, cloreto de potássio drágea liberação controlada para cloreto de potássio xarope, prednisona comprimido para prednisona solução.

Caso clínico 6 – Indicação

S.J.M., 86 anos, feminino, apresentou um quadro inflamatório onde foi prescrito etoricoxibe 90 mg 1 ×/dia uso contínuo. Sugerida pelo farmacêutico a modificação da posologia, pois o medicamento em questão não tem indicação para uso contínuo. A prescrição foi alterada para etoricoxibe 90 mg 1 ×/dia por 5 dias.

Referências bibliográficas

1. World Health Organization. Envelhecimento ativo: uma política de saúde; tradução Suzana Gontijo – Brasília: Organização Pan-Americana de Saúde, 2005. 60p.
2. https://sbgg.org.br/wpcontent/uploads/2014/10/1436207288_Guia_de_poli_ticas_pu_blicas_2015.pdf acesso em 01 abril 2024.
3. https://sbgg.org.br/espaco-cuidador/o-que-e-geriatria-egerontologia/#:~:text=%C3%89%20a%20especialidade%20m%C3%A9dica%20que,funcional%20e%20dos%20cuidados%20paliativos. Acesso em 30 Março 2024.
4. BRASIL. Lei nº10.741, de 1º de outubro de 2003. Dispõe sobre o Estatuto do Idoso e de outras providências. Disponível em: http://www.planalto.gov.br/ccivil/LEIS/L10.741.htm.
5. Hayes BD, Klin-Schwartz W, Barrueto F. Polypharmacy and the geriatric patient. Clin Geriatr Med. 2007; 23: 371-90.
6. Correr CJ, Pontarolo R, Ferreira LC, Baptistão SAM. Riscos de problemas relacionados com medicamentos em pacientes de uma instituição geriátrica. Brazilian Journal of Pharmaceutical Sciences. 2007; 43(1): 55-62.
7. Loyola Filho AI, Uchoa E, Firmo JOA, Lima-Costa MF. Estudo de base populacional sobre o consumo de medicamentos entre idosos: Projeto Bambuí. Cad Saúde Pública. 2005; 21(2): 545-553.
8. Passarelli MC. Reações adversas a medicamentos em uma população idosa hospitalizada [tese]. São Paulo: Faculdade de Medicina da Universidade de São Paulo; 2005.
9. Ramos LR. Os fármacos e o idoso. In: Gorzoni M, Toniolo Neto J. Terapêutica clínica no idoso. São Paulo: Sarvier, 1995. p.3-6.
10. ASCP. When medicine hurts instead of healps: preventing medication problems in older persons. Washington, DC: Alliance for Aging Research, 1998. Disponível em:<http://www.ascp.com/medhelp>.

11. Araújo RC. O papel do farmacêutico na prevenção de problemas relacionados ao uso de medicamentos. Resultados do Projeto Fleetwood. Pharmacia Brasileira. 2001; jan/fev: 63-66.

12. Secoli SR. Polifarmácia: interações e reações adversas no uso de medicamentos por idosos. Rev Bras Enferm [Internet]. 2010 Jan;63(1):136–40.

13. Vilela R, Pompeo D, Jericó M, Werneck A. Custo do erro de medicação e eventos adversos à medicação na cadeia medicamentosa: uma revisão integrativa. J. bras. econ. saúde (Impr.) ; 10(2): 179-189, Agosto/2018.

14. Fu AZ, Jiang JZ, Reeves JH, et al. Potentially inappropriate medication use and healthcare expenditures in the US community-dwelling elderly. Medical care. 2007; 45(5): 472-476.

15. Herledan C, Falandry C, Huot L, Poletto N, Baudouin A, Cerfon MA, Lorsche L, Bret J, Ranchon F, Rioufol C. Clinical impact and cost-saving analysis of a comprehensive pharmaceutical care intervention in older patients with cancer. J Am Geriatr Soc. 2024 Feb;72(2):567-578. doi: 10.1111/jgs.18585. Epub 2023 Oct 11. PMID: 37818698.

16. Masnoon N, Shakib S, Kalisch-Ellett L, Caughey GE. What is polypharmacy? A systematic review of definitions. BMC Geriatr. 2017 Oct 10;17(1):230. doi: 10.1186/s12877-017-0621-2. PMID: 29017448; PMCID: PMC5635569.

17. Lin HY, Liao CC, Cheng SH, et al. Association of potentially inappropriate medication use with adverse outcomes in ambulatory elderly patients with chronic diseases: experience in a Taiwanese medical setting. Drugs Aging. 2008; 25(1): 49-59.

18. Lindley CM, Tully MP, Paramsot HYV, et al. Inappropriate medication is a major cause of adverse drug reactions in elderly patients. Age and ageing. 1992; 21(4): 294-300.

19. Lau DT, Kasper JD, Potter DE, et al. Hospitalization and death associated with potentially inappropriate medication prescriptions among elderly nursing home residents. Arch Intern Med. 2005; 165: 68-74.

20. ASCP. When medicine hurts instead of healps: preventing medication problems in older persons. Washington, DC: Alliance for Aging Research, 1998. Disponível em:<http://www.ascp.com/medhelp>. Acesso em 22 nov 2009.

21. Budnitz DS, Shehab N, Kegler SR, et al. Medication use leading to emergency department visits for adverse drug events in older adults. Ann Intern Med. 2007; 147: 755-765.

22. Beers MH, Ouslander JG, Rollingher I, et al. Explicit criteria for determining inappropriate medication use in nursing home residents: UCLA Division of Geriatric Medicine. Arch Intern Med. 1991; 151: 1825-32.

23. Beers MH. Explicit criteria for determining potentially inappropriate medication use by the elderly: an update. Arch Intern Med. 1997; 157(14): 1531-1536.

24. https://www.sbgg-sp.com.br/atualizacao-dos-criterios-de-beers-ags-2019-paramedica coespotencialmente-inapropriadas-em-idosos. Acesso em 30 março 2024.

25. By the 2023 American Geriatrics Society Beers Criteria® Update Expert Panel. American Geriatrics Society 2023 updated AGS Beers Criteria® for potentially inappropriate medication use in older adults. J Am Geriatr Soc. 2023 Jul;71(7):2052-2081.

26. Klarin I, Wimo A, Fastbom J. The association of inappropriate drug use with hospitalisation and mortality: a population-based study of the very old. Drugs Aging. 2005;22(1):69-82.

27. Fick DM, Cooper JW, Wade WE, et al. Updating the Beers criteria for potentially inappropriate medication use in older people. Arch Intern Med. 2003; 163: 2716-2724.
28. Spore DL, Mor U, Larrat P, et al. Inappropriate drug prescriptions for elderly residents of board and care falicities. American Public Health Association. 1997; 87(3): 404-409.
29. Simon SR, Chan KA, Soumerai SB, et al. Potentially inappropriate medication use by elderly persons in US Health Maintenance Organizations, 2000-2001. J Am Geriatr Soc. 2005; 53: 227-232.
30. Lau DT, Kasper JD, Potter DE, et al. Potentially inappropriate medication prescriptions among elderly nursing home residents: their scope and associated resident and facility characteristics. Health Serv Res. 2004; 39(5): 1257-76.
31. Raji MA, Ostir GV, Markides KS, et al. Potentially inappropriate medication use by elderly mexican americans. Ann Pharmcother. 2003; 37(9): 1197-202.
32. Pugh MJV, Fincke BG, Bierman AS, et al. Potentially inappropriate prescribing in elderly veterans: are we using the wrong drug, wrong dose, or wrong duration? J Am Geriatr Soc. 2005; 53: 1282-1289.
33. Fick DM, Maclean JR, Rodriguez NA, et al. A randomized study to decrease the use of potentially inappropriate medications among community-dwelling older adults in a southeastern managed care organization. Am J Manag Care. 2004; 10: 761-768.
34. Page RL, Ruscin JM. The risk of adverse drug events and hospital-related morbidity and mortality among older adults with potentially inappropriate medication use. Am J Geriatr Pharmacother. 2006; 4(4): 297-305.
35. Bonk ME, Krown H, Matuszewski K, et al. Potentially inappropriate medications in hospitalized senior patients. Am J Health-Syst Pharm. 2006; 63: 1161-5.
36. Maio V, Yuen EJ, Novielli K, et al. Potentially inappropriate medication prescribing for elderly outpatients in Emilia Romagna, Italy: a population-based cohort study. Drugs Aging. 2006; 23(11): 915-24.
37. Lechevallier-Michel N, Gautier-Bertrand M, Alperovitch A, et al. Frequency and risk factors of potentially inappropriate medication use in a community-dwelling elderly population: results from 3C Study. Eur J Clin Pharmacol. 2005; 60(11): 813-9.
38. Onder G, Landi F, Cesari M, et al. Inappropriate medication use among hospitalized older adults in Italy: results from the Italian Group of Pharmacoepidemiology in the Elderly. Eur J Clin Pharmacol. 2003; 59(2): 157-62.
39. Barry PJ, O'Connor N, O'Mahony KA. Inappropriate prescribing in the elderly: a comparision of the Beers criteria and the improved prescribing in the elderly tool (IPET) in acutely ill elderly hospitalized patients. Journal of Clinical Pharmacy & Therapeutics. 2006: 31(6): 617-26.
40. Coelho Filho JM, Marcopito LF, Castelo A. Medication use patterns among elderly people in urban area in Northeastern Brazil [in portuguese]. Rev Saúde Pública. 2004; 38(4): 557-64.
41. Locatelli J, Lira AR, Torraga LKLA, Paes AT. Inappropriate Medication Using the Beers Criteria in Brazilian Hospitalized Elderly Patients. Consult Pharm. 2010; 25(1): 36-40.
42. Malone DC, Armstrong EP, Abarca J, Grizzle AJ, Hansten PD, Van Bergen RC, et al. Identificação de interações medicamentosas graves: resultados da parceria para prevenir interações medicamentosas. J Am Pharm Assoc. 2004;44(2):142–51.
43. van Leeuwen RW, Swart EL, Boom FA, Schuitenmaker MS, Hugtenburg JG. Potenciais interações medicamentosas e prescrições duplicadas entre pacientes ambulatoriais com cân-

cer: um estudo de prevalência utilizando um método de triagem avançado. Câncer BMC. 2010;10(1):1–5.

44. Gorzoni ML, Passarelli MCG. Farmacologia e Terapêutica na Velhice. In: Freitas EV, Py L. Tratado de Geriatria e Gerontologia. Rio de Janeiro: Guanabara Koogan, 2006. p 942-948.
45. Cascorbi I. Interações medicamentosas - princípios, exemplos e consequências clínicas. Dtsch Arztebl Int. 2012 Agosto.
46. Polaka S, Koppisetti HP, Tekade M, Sharma MC, Sengupta P, Tekade RK. Chapter 12 – Drug–drug interactions and their implications on the pharmacokinetics of the drugs. Advances in Pharmaceutical Product Development and Research. Pharmacokinetics and Toxicokinetic Considerations. Academic Press. Volume 2. 2022, p. 291-322.
47. Vrdoljak D, Borovac JA. Medication in the elderly - considerations and therapy prescription guidelines. Acta Med Acad. 2015;44(2):159-68.
48. de Oliveira LM, Diel JDAC, Nunes A, et alPrevalence of drug interactions in hospitalised elderly patients: a systematic review European Journal of Hospital Pharmacy 2021;28:4-9.
49. CDC, Centers for Disease Control and Prevention, abril 2023. Disponível em: <https://www.cdc.gov/medicationsafety/adult_adversedrugevents.html>. Acesso em: 22 março 2024.
50. Mangoni AA. Predicting and detecting adverse drug reactions in old age: challenges and opportunities. Expert Opin Drug Metab Toxicol. 2012 May;8(5):527-30.
51. Coleman JJ, Pontefract SK. Adverse drug reactions. Clin Med (Lond). 2016 Oct;16(5):481-485.
52. Elzagallaai AA, Rieder MJ. In vitro testing for diagnosis of idiosyncratic adverse drug reactions: Implications for pathophysiology. Br J Clin Pharmacol. 2015 Oct;80(4):889-900.
53. Giardina C, Cutroneo PM, Mocciaro E, Russo GT, Mandraffino G, Basile G, Rapisarda F, Ferrara R, Spina E, Arcoraci V. Adverse Drug Reactions in Hospitalized Patients: Results of the FORWARD (Facilitation of Reporting in Hospital Ward) Study. Front Pharmacol. 2018 Apr 11;9:350.
54. Oscanoa TJ, Lizaraso F, Carvajal A. Hospital admissions due to adverse drug reactions in the elderly. A meta-analysis. Eur J Clin Pharmacol. 2017 Jun;73(6):759-770.
55. Alhawassi TM, Krass I, Bajorek BV, Pont LG. A systematic review of the prevalence and risk factors for adverse drug reactions in the elderly in the acute care setting. Clin Interv Aging. 2014 Dec 1;9:2079-86.
56. de Figueiredo TP, de Souza Groia RC, Barroso SCC, do Nascimento MMG, Reis AMM. Factors associated with adverse drug reactions in older inpatients in teaching hospital. Int J Clin Pharm. 2017 Aug;39(4):679-685.
57. BRASIL, Agência Nacional de Vigilância Sanitária. Resolução RDC nº 502, de 27 de maio de 2021. Dispõe sobre o funcionamento de Instituição de Longa Permanência para Idosos, de caráter residencial. Diário Oficial da União, Brasília, DF, 31 maio. 2021. Seção 1, p. 110. Acesso em: 16 março 2024.
58. Gerlack LF. Assistência farmacêutica em instituição de longa 21 permanência para idosos. Dissertação de Mestrado – Curso de Pós Graduação em Gerontologia Biomédica da Pontifícia Universidade Católica do Rio Grande do Sul, p. 11-12. 2012.
59. Conselho Regional de Enfermagem de São Paulo. Uso seguro de medicamentos: guia para preparo, administração e monitoramento. Conselho Regional de Enfermagem de São Paulo. – São Paulo: COREN-SP, 2017.
60. Manual de Orientação ao Farmacêutico: A atuação do farmacêutico em instituições de longa permanência para idosos. / Conselho Regional de Farmácia do Estado de São Paulo. – São Paulo: CRF-SP, 2021. 22p.; ISBN 978-65-990679-8-3.

11

Farmácia Clínica – Pacientes Crônicos

Fernanda de Oliveira Xavier, Sabrina Vasconcelos Nabate

Introdução

As transformações sociais e econômicas das últimas décadas e suas consequentes alterações no estilo de vida da sociedade contemporânea, como mudança nos hábitos alimentares, aumento do sedentarismo e estresse, e o aumento na expectativa de vida da população, com a descoberta de novos medicamentos e a alta tecnologia diagnóstica colaboraram para o aumento da incidência de doenças crônicas. Um exemplo é a insulina, que transformou a diabetes tipo I de uma condição rapidamente fatal em uma doença controlável e crônica.[1]

As principais mudanças epidemiológicas são decorrentes de três fatores principais, sendo eles: a queda da mortalidade, a mudança no padrão de morbidade, com redução das doenças transmissíveis e aumento das doenças não transmissíveis e o deslocamento da morbimortalidade para os grupos etários mais velhos.[2]

A definição de doença crônica mais amplamente aceita é aquela proposta em 1957, pela Comissão de Doenças Crônicas de Cambridge, na qual se incluem todos os desvios do normal com uma ou mais das seguintes características: permanência, presença de incapacidade ou deficiência residual causadas por mudança patológica não reversível, necessidade de treinamento especial do paciente para a reabilitação e previsão de um longo período de supervisão, observação e cuidados.

Entre elas estão: artrite, asma, bexiga hiperativa, degeneração macular relacionada à idade (DMRI), diabetes tipo II, doença de Alzheimer, doença de Parkinson, doença pulmonar obstrutiva crônica, epilepsia, esquizofrenia, hipertensão, osteoporose, transtorno bipolar e transtorno de déficit de atenção e hiperatividade (TDAH).

No começo do século, as mortes decorriam principalmente de doenças agudas, infecciosas e parasitárias. Hoje, doenças cardiovasculares, câncer, diabetes e doenças crônicas respiratórias são as maiores responsáveis pela mortalidade no mundo, representando 60% de todas as mortes.[3] O Brasil segue essa tendência tendo as doenças crônicas degenerativas como principal causa de óbito e incapacidade prematura.

Hipertensão, doenças cardiovasculares, câncer, diabetes e doença de Alzheimer se manifestam mais acentuadamente na população idosa e adulta. No Brasil, segundo o Instituto Brasileiro de Geografia e Estatística (IBGE), 75,5% dos idosos têm alguma doença crônica, enquanto nos Estados Unidos, 45% de toda a população tem ao menos uma. Entre as crianças, a asma é a doença crônica mais comum, afetando 300 milhões de pessoas mundialmente.[3]

Com o envelhecimento da população brasileira, as doenças crônicas passaram a representar uma expressiva e crescente demanda aos serviços de saúde.

A prevalência de pelo menos uma doença crônica aumenta intensamente com a idade: enquanto fica em cerca de 10% entre as pessoas com menos de 20 anos, atinge valores superiores a 70% naquelas com 70 anos ou mais, como mostra a Figura 11.1.[2]

Entre as doenças de maior prevalência estão a doença de coluna, hipertensão, artrite, depressão, asma e doenças do coração[2] (Figura 11.2).

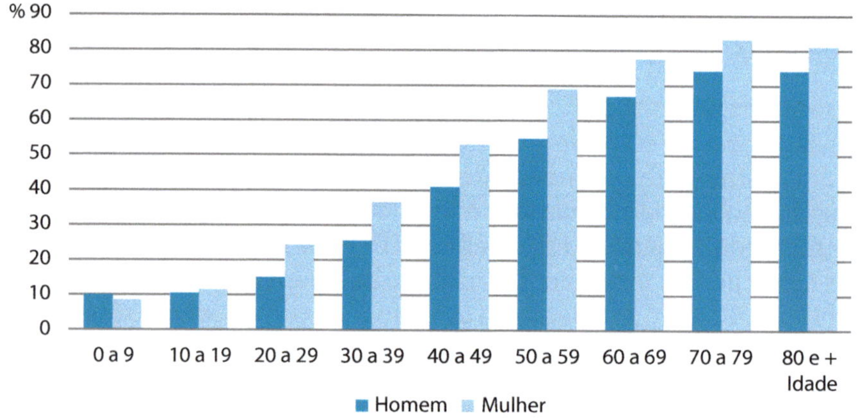

Figura 11.1. Prevalência de pelo menos uma doença crônica segundo idade e gênero.

Fonte: PNAD, 2003.

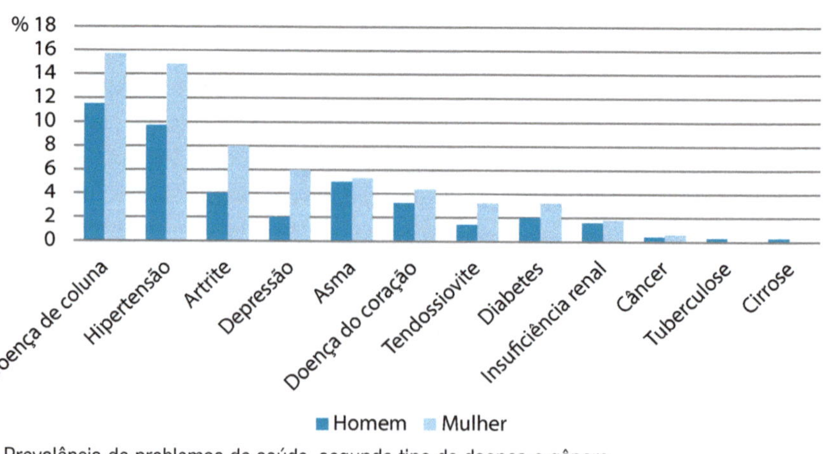

Figura 11.2. Prevalência de problemas de saúde, segundo tipo de doença e gênero.

Fonte: PNAD, 2003.

A doença crônica pode derivar de uma condição aguda, aparentemente insignificante e que se prolonga mediante episódios de exacerbação e remissão. Apesar de estável, o tratamento e as restrições impostas à vida desses pacientes causam alterações drásticas no seu dia a dia.

Entre os pacientes hospitalizados, as limitações mais comuns são as dificuldades para locomoção, restringindo o paciente ao leito, resultando em problemas respiratórios, úlceras de pressão e depressão, e a dificuldade de deglutição, tornando necessária a sondagem nasogástrica ou gastrostomia.

Medicamentos administrados via gastrostomia

A gastrostomia é o método preferido em pacientes com incapacidade ou alteração na deglutição cuja necessidade de acesso enteral é prolongado.[4] Dentro dessas circunstâncias, essa via também se torna opção para administração de medicamentos.

O papel do farmacêutico clínico está em avaliar a prescrição quanto aos medicamentos que vão ser administrados através dessa via, analisando a possibilidade de trituração dos comprimidos ou abertura das cápsulas e dissolução do conteúdo em água sem que haja alteração na eficácia do princípio ativo, modificar a apresentação do medicamento para soluções orais, suspensão ou gotas quando possível, além de avaliar danos ao trato gastrintestinal e interação droga – alimento.

Um problema muito frequente quando medicamentos são administrados por essa via é a alteração na farmacocinética da droga. Considera-se como absorção a transferência do fármaco do seu local de administração para o local de ação. Um fármaco administrado por via oral precisa ser absorvido primeiramente pelo estômago e intestino, mas esse processo pode ser limitado pelas características da preparação do fármaco e por suas propriedades físico-químicas. A biodisponibilidade depende da estrutura anatômica a partir da qual houve a absorção; outros fatores anatômicos, fisiológicos e patológicos podem influenciar a biodisponibilidade e a escolha da via de administração de um fármaco deve basear-se no conhecimento dessas condições.[5]

Outro ponto importante é tentar alterar a forma farmacêutica dos medicamentos prescritos de formas sólidas para soluções orais, a fim de otimizar a administração da terapia, além de reduzir riscos, como obstrução do tubo da gastrostomia. Formas líquidas nem sempre são comercializadas devido à falta de demanda ou baixa estabilidade química, física, microbiológica dos princípios ativos.[6] Uma alternativa é o preparo de soluções extemporâneas a partir dos medicamentos existentes em forma de comprimidos e cápsulas. A segurança, eficácia e qualidade do produto final dessas formulações também são de responsabilidade do farmacêutico. Ele deve verificar a fórmula, calcular e, por meio de procedimentos adequados, garantir a eficácia, qualidade e segurança para essas formulações.

Sabe-se que, entre os pacientes crônicos, muitos possuem prescrição de dieta enteral e, dessa maneira, torna-se importante a análise da prescrição pelo farmacêutico clínico, para evitar interações nutriente-droga. Essas interações podem ocorrer por vários mecanismos, como o físico-químico, o fisiológico e o patofisiológico. As interações físico-químicas são caracterizadas por complexações entre componentes alimentares e os fármacos. As fisiológicas incluem as modificações induzidas por medicamentos no apetite, digestão, esvaziamento gástrico, biotransformação e *clearance* renal. As patofisiológicas ocorrem quando os fármacos prejudicam a absorção e/ou inibição do processo metabólico de nutrientes.[7]

Como exemplos de interação droga-nutriente, temos:

- Tetraciclina × leite e seus derivados: o cálcio contido no alimento reduz a absorção do antibiótico. O medicamento deve ser administrado uma hora antes ou duas horas após o leite e seus derivados para minimizar a interação na absorção do medicamento.[8]
- Levotiroxina × dieta enteral: essa interação pode resultar em hipotiroidismo, uma vez que há um aumento na excreção fecal do medicamento.[8]
- Levodopa × alimentos ricos em proteínas: o resultado dessa interação é uma diminuição na concentração do medicamento, já que alimentos ricos em proteínas diminuem a absorção da levodopa.[8]
- Ciprofloxacino × cafeína: resulta em um aumento nas concentrações de cafeína, ao reduzir seu *clearance* e aumentar seu tempo de meia via e, em consequência, há um aumento no estímulo do SNC.[8]
- Ciprofloxacino × dieta enteral: a ingestão concomitante com dieta reduziu em 37% a concentração máxima do medicamento em pacientes onde a administração ocorreu através da gastrostomia.[9]

Hipodermóclise

A redução ou abolição da ingesta oral, a dificuldade de acesso venoso e o emagrecimento com consequente distrofia muscular são problemas frequentes observados nos pacientes crônicos e em cuidados paliativos. Juntamente com a desidratação e os distúrbios hidroeletrolíticos, bastante comuns em pacientes idosos e de longa permanência, são as principais indicações da hipodermóclise.[10,11]

A hipodermóclise começou a ser utilizada na década de 1940, com a descrição da técnica de administração de hialuronidase em pacientes pediátricos, porém, devido falta de estudos, a introdução de cateteres intravenosos mais modernos e problemas relacionados a essa técnica, como administração de soluções hipertônicas, de medicamentos vesicantes, em volume excessivo ou por administração rápida houve um declínio do seu uso na prática assistencial.[11]

Entre as estratégias para viabilizar o conforto e o controle sintomático, a administração de fármacos representa seguramente um papel central. Pretende-se com as intervenções terapêuticas (farmacológicas e não farmacológicas) assegurar um controle sintomático constante e reduzir ao máximo a ocorrência de crises que agravem a qualidade de vida do doente e aumentem a ansiedade dos familiares.[12]

Em um contexto de cuidados a doentes crônicos e de cuidados paliativos a via de administração oral é, por vários motivos, aquela geralmente preferida, no entanto, a presença de náuseas e vômitos persistentes e intratáveis, disfagia severa e odinofagia, fístula traqueo/broncoesofágica, má absorção, intolerância gástrica, obstrução intestinal, estados confusionais, coma e fase de agonia, podem motivar a decisão de se optar por vias de administração alternativa.[13]

É consensualmente reconhecido que existe uma maior invasibilidade e desconforto associado às vias IV e IM, quando usadas em doentes crônicos e terminais, frequentemente com caquexia associada e acessos venosos comprometidos. Além disso, elas podem implicar um aumento dos custos do tratamento, além de, no caso de altas hospitalares, a via intravenosa ter o seu uso muito limitado no domicílio, dado que nesse caso é difícil manter e vigiar esse tipo de acesso.[12]

A via retal, embora possa ser uma alternativa à administração oral de medicamentos, corresponde a uma via menos confortável para muitos adultos, além de não haver uma grande gama de princípios ativos disponíveis nessa apresentação.[12]

Os sistemas até agora disponíveis para administração transdérmica não permitem um início de ação rápido, além de não existirem muitas alternativas. Nos cuidados aos doentes crônicos e em fim de vida, existe uma larga tradição de recurso à via subcutânea, pela facilidade de administração e conforto que essa via oferece.

Entende-se como hipodermóclise a infusão de fluidos e fármacos no tecido subcutâneo para fins terapêuticos e situações não emergenciais.

Existem poucas limitações ao uso dessa via: existência de edema generalizado ou doente com hemorragia aguda profusa, visto que podem condicionar vasodilatação ou vasoconstrição periférica e inviabilizar a absorção dos fármacos e em situações de emergência, em indivíduos com desidratação severa, choque hipovolêmico ou hipotensão, falência cardíaca severa, infarto agudo do miocárdio, doenças alérgicas, infecções de pele ou lesões dérmicas próximas ao local de punção.[11]

Das inúmeras vantagens associadas a essa via de administração destacam-se: índice de absorção semelhante ao da via intramuscular, com concentrações séricas menores e maior tempo de ação além de menor desconforto local associado; biodisponibilidade sobreponível à da via IV, mas com menos complicações e custos associados, que decorrem de menor necessidade de vigilância por possível infecção e extravasão; baixo custo, maior conforto, mais indicada no cuidado domiciliar; não causa tromboflebite e não há risco de formação de coágulos.

Entre as desvantagens pode-se citar: limitação na administração de eletrólitos; não recomendada para administração de soluções hipertônicas; edema no sítio de infusão é comum; possibilidade de reações locais.

O sucesso da técnica depende das condições que se encontram o doente, a indicação do procedimento, o local da punção, o tipo do fármaco e o volume a ser infundido.

Os medicamentos podem ser administrados em *bolus* ou em infusão contínua, conforme a necessidade. Caso os volumes prescritos sejam superiores a 1.500 mL por dia, será necessário um segundo acesso no lado oposto à primeira instalação.

Sempre que indicada, uma nova punção deve ser realizada, respeitando-se a distância mínima de 5 cm do local da punção anterior. Se houver prescrição de medicamentos incompatíveis para infusão por um único acesso, também é necessária a instalação de um acesso adicional. Seguir um padrão de 1 mL/min ou 62,5 mL/h. Na prática, a tolerância de cada região para a infusão varia conforme as condições do paciente e o volume a ser infundido: abdominal até 1.000 mL/24h, subclavicular até 250 mL/24h, interescapular até 1.000 mL/24h, deltoidea até 250 mL/24h e anterolateral da coxa 1.500 mL/24h.[10,14]

Em relação aos materiais utilizados, são necessários cateteres de fino calibre e com menor comprimento possível, o suficiente para realizar a punção subcutânea. Podem ser utilizados tanto equipos de controle de infusão, quanto bombas de infusão, atentando-se sempre para a compatibilidade das medicações e soluções.[11]

Os principais locais de punção subcutânea são: deltoidea, subclavicular (localiza-se logo acima da mama), interescapular, abdominal e anterolateral da coxa. Caso o paciente esteja ansioso, ou agitado, indica-se a fase anterior da coxa, parede abdominal. É indicada a utilização de diferentes locais de punção, com rodízio a cada sete dias e estabelecido um padrão da troca do cateter a cada 72 horas preconizado pela ANVISA, evitando assim a presença de sinais flogísiticos.[10]

Muitas drogas são utilizadas na hipodermóclise, porém nem todos os medicamentos foram submetidos a estudos de farmacocinética que garantam a segurança pela administração subcutânea. Não demonstraram problemas na utilização de medicamentos por essa técnica, desde que esses apresentem baixa viscosidade, não sejam irritantes ou citotóxicos e que sejam bem absorvidos pelos tecidos conjuntivos e adiposos. Caso o medicamento não seja indicado ou a técnica de administração não seja corretamente seguida, poderá causar dor e até necrose no local associado.[10]

Os medicamentos mais utilizados são os: opioides (fentanil, morfina, tramadol), neurolépticos (levomepromazina, haloperidol), os antieméticos (metoclopramida) e os anticolinérgicos (butilescopolamina).[12]

A Tabela 11.1 mostra as drogas utilizadas na hipodermóclise.

Tabela 11.1. Drogas utilizadas na hipodermóclise

Medicamento	Diluição usual	Tempo de administração	Comentários
Ácido tranexâmico	SF 50 mL	30 minutos	
Ampicilina	SF 50 mL	60 minutos	
Bromoprida	SF 10 mL	3 minutos	
Cefepime	SF 100 mL	40 minutos	
Ceftriaxona	SF 100 mL	60 minutos	
Clorpromazina	SF ou G5% 50 mL	30 minutos	
Dexametasona	SF 50 mL	60 minutos	Sítio exclusivo

Continua...

Continuação...

Medicamento	Diluição usual	Tempo de administração	Comentários
Dimenidrinato + piridoxina + glicose + frutose	SF 50 mL	50 minutos	
Dipirona	SF 50 mL	30 minutos	Evitar administração de outros medicamentos no mesmo sítio 1 h antes e depois da dipirona
Diclofenaco			Apresentação utilizada em estudos internacionais, não disponível no mercado nacional
Ertapenem	SF 50 mL	60 minutos	
Escetamina	SF 1 mg/mL	Infusão contínua	Em bomba de infusão
Escopolamina	SF 50 mL	30 minutos	
Fenitoína	SF 100 mL	40 minutos	Recomendado uso de filtro 0,22 micra entre equipo e paciente
Fenobarbital	SF 100 mL	60 minutos	Sítio exclusivo
Fentanil	SF ou G 5% 10 mcg/ mL	Infusão contínua	Em bomba de infusão
Furosemida	SF 5 a 10 mL	3 minutos	
Haloperidol	AD 1 mg/mL	3 minutos	
Meropenem	SF 100 mL	60 minutos	Restrito a casos em que não é possível substituição por ertapenem
Metadona	SF 10 mL	3 minutos	
Metoclopramida	SF 50 mL	30 minutos	
Midazolam	SF ou G 5% 1 mg/mL	Intermitente 3 minutos ou infusão continua	Contínua em bomba de infusão
Morfina	SF ou G5% 1 mg/mL	Intermitente 3 minutos ou infusão contínua	Contínua em bomba de infusão
Octreotida	SF 5 mL	3 minutos	Sítio exclusivo
Omeprazol			Apresentação para infusão utilizada em estudos internacionais não disponível no mercado nacional
Ondansetrona	SF 50 mL	30 minutos	

Continua...

Continuação...

Medicamento	Diluição usual	Tempo de administração	Comentários
Pantoprazol	Reconstituir em SF 10 mL	3 minutos	
Teicoplanina	SF 100 mL	60 minutos	
Tramadol	SF 100 mL	120 minutos	
Soluções			
Soro fisiológico Soro glicofisiológico Soro glicosado 5%	Máximo 1.500 mL/dia, conforme tolerância do sítio	Máximo 62,5 mL/h, conforme tolerância do sítio	
Eletrólitos concentrados			
Cloreto de sódio 20%	Máximo 20 mL em 1.000 mL de SF ou G 5%	Máximo 62,5 mL, conforme tolerância do sítio	
Cloreto de potássio 19,1%	Até 40 mEqL	Máximo 62,5 mL, conforme tolerância do sítio	

Existe outro ponto determinante na administração de drogas, a compatibilidade, ou seja, se ao misturar dois ou mais medicamentos, ou um medicamento com um veículo não irão ocorrer alterações físico-químicas entre as drogas em questão, como precipitação, alteração de cor, escurecimento, liberação de espuma ou gás.[10,12]

A hipodermóclise trata-se de um procedimento seguro e eficaz em situações bem determinadas e deve ser considerada para maximizar o conforto dos pacientes crônicos, sendo uma alternativa bastante viável que deve ser mais explorada para a administração de medicamentos.

Casos clínicos

Caso clínico 1

C.S.F.J., 78 anos, masculino, diagnosticado com encefalopatia pós-PCR, antecedentes ICC e pneumopatia. Prescrito: dipirona 40 gotas VG até de 6/6 h, enoxaparina 20 mg SC 1 ×/dia, omeprazol 20 mg VG 1 ×/dia, carvedilol ½ cp VG 2 ×/dia, racecadotril 100 mg VG 2 ×/dia, SF 0,9% 100 mL VG 5 ×/dia, ondansetrona 4 mg VG SN, baclofeno 10 mg VG 1 ×/dia, metformina 500 mg VG 12/12 h, carbamazepina 100 mg VG 2 ×/dia, levotiroxina 150 mcg VG 1 ×/dia e inalação com 5 mL SF 0,9% + 0,5 mg budesonida 2 ×/dia. Paciente com terapia medicamentosa via gastrostomia. Altero carbamazepina comprimido para carbamazepina suspensão para otimizar a administração do mesmo, reduzindo risco de obstrução da sonda. Paciente apresentando episódios de vômitos e diarreia, verifico interação medicamentosa entre carbamazepina e omeprazol, resultando em toxicidade à carbamazepina. Após contato com o médico, foi suspensa carbamazepina e solicitado nível sérico de carbamazepina.

Caso clínico 2

A.R.F., 55 anos, masculino, internado em 02/02/06 para amputação do 1° metatarso e raiz do hálux devido à necrose. Antecedentes: amputação dos 2°; 3°; 4° e 5° metatarsos há quatro meses, diabetes *mellitus*, neuropatia diabética e insuficiência vascular. Medicamentos prescritos: dipirona 1.000 mg EV SN; tramadol 100 mg EV se dor forte; metformina 850 mg VO 3 ×/dia; atenolol + clortalidona 50/12,5 mg 1 cp VO 1 ×/dia; ezetimiba + sinvastatina 10/20 mg 1 cp VO 1 ×/dia; omeprazol 20 mg 1 cp VO 2 ×/dia; repaglinida 4 mg VO 1 ×/dia (desjejum); repaglinida 6 mg VO 1 ×/dia (almoço); repaglinida 6 mg VO 1 ×/dia (jantar); duloxetina 60 mg VO 1 ×/dia (cedo); ceftriaxona 1 g EV 12/12 h; morfina solução decimal EV SN; linezolida 600 mg EV 12/12 h; ondansetrona 8 mg EV 3 ×/dia; insulina lispro 100 UI/mL 1 un se dextro 150-200; insulina lispro 100 UI/mL 2 un se dextro 201-250; insulina lispro 100 UI/mL 3 un se dextro > 251; rosiglitazona 4 mg VO 1 ×/dia; bromazepam 3 mg 1 cp VO 1 ×/dia (a noite); clopidogrel 75 mg 1 cp VO 1 ×/dia; cilostazol 100 mg VO 2 ×/dia; anfotericina B lipossomal 100 mg EV 1 ×/dia; glicose 50% 20 mL EV SN. Os medicamentos linezolida e duloxetina possuem interação medicamentosa de gravidade maior. O uso concomitante de duloxetina e linezolida pode resultar em toxicidade do sistema nervoso central e síndrome serotoninérgica (hipertensão, hipertermia, mioclonus, alteração do *status* mental).

Referências bibliográficas

1. Fox PD, Fama T. Managed care and chronic illness challenges and opportunities. Maryland: Aspen Publishers Inc., 1996. P 9-10.
2. Barros MBA, César CLG, Carandina L, Torre GD. Social inequalities in the prevalence of chronic diseases in Brazil, PNAD – 2003. Ciência e saúde coletiva vol 11 nº4. Rio de Janeiro, 2006.
3. Sabate E. Adherence to long-term therapies: evidence for action. World Health Organization. Geneva, 2003.
4. Knobel, E. Condutas no Paciente Grave – 3ªed. pag: – São Paulo: Editora Atheneu, 2006. P 2211-2217.
5. Lima G, Negrini NMM. Assistência farmacêutica na administração de medicamentos via sonda: escolha da forma farmacêutica adequada. Einstein, 2009. 7: 9-17.
6. Glass DB, Haywood A. Stability considerations in liquid dosage forms extemporaneously prepared from commercially avaible products. J Pharm Pharmaceut Sci, 2006. 9(3): 398-426.
7. Moura MRL, Reyes FG. Drug-nutrient interaction: a review. Revista de Nutrição vol15 nº 2, 2002.
8. Micromedex® Healthcare Series [Internet database]. Greenwood Village, CO: Thomson Micromedex, 2008. Avaible from: http://www.thomsonhc.com/

9. Healy DP, Brodbeck MC, Clendening CE. Ciprofloxacin absorption is impaired in patients given enteral feedings orally and via gastrostomy and jejunostomy tubes. American Society for Microbiology, 1996. P 6-10.
10. Ferreira KASL, Santos AC. Hipodermóclise e administração de medicamentos por via subcutânea: uma técnica do passado com futuro. Prática Hospitalar ano XI nº 65, 2009.
11. Pedreira MLG. Hipodermóclise. Conselho Regional de Enfermagem. Disponível em: http://inter.coren-sp.gov.br/sites/default/files/hipodermóclise.pdf. Acesso em: 03/08/2010.
12. Neto IG. Utilização da via subcutânea na prática clínica. Medicina Interna vol 15 nº 4, 2008.
13. Marques C, Nunes G, Ribeira T, Santos N, Silva R, Teixeira R. Terapêutica subcutânea em cuidados paliativos. Revista Port Clínica Geral 2005; 21: 563-8.
14. Azevedo DL. Organização. O uso da via subcutânea em geriatria e cuidados paliativos - 2ª edição - Rio de Janeiro: Sociedade Brasileira de Geriatria e Gerontologia (SBGG), 2017.

12

Farmácia Clínica em Gastrenterologia

Dayane Bertollo Cozer Candiotto, Luciana Kaori Leite Agari Torraga,
Tatiana Aporta Marins, Heloisa Fernandes Pereira, Fernanda de Oliveira Xavier

Introdução

A gastrenterologia (do grego *gastro* = estômago + *entero* = intestino) é a especialidade médica relacionada ao estudo, diagnóstico e tratamento clínico e/ou cirúrgico das doenças do aparelho digestório.[1]

A prática da gastrenterologia mudou radicalmente nos últimos anos, graças aos novos conhecimentos da patogenia de várias doenças e, especialmente, ao extraordinário progresso tecnológico. Atualmente, pode-se estabelecer com mais precisão o diagnóstico de algumas doenças, assim como as medidas terapêuticas a serem adotadas.[2]

Distúrbios no aparelho digestório podem ser causados por alguns hábitos de vida, como tabagismo, etilismo, ingestão imoderada de líquidos durante ou logo após as refeições, alimentos excessivamente quentes ou frios, excesso de condimentos, refeições muito volumosas e uso de diversos medicamentos.[2]

A Unidade de Gastrenterologia do Hospital Israelita Albert Einstein (HIAE) é especializada no atendimento a pacientes portadores de doenças gastrintestinais agudas ou crônicas, seja para o tratamento diagnóstico, cirúrgico e/ou clínico.

Os tratamentos cirúrgicos mais frequentes incluem cirurgia bariátrica, herniorrafia, apendicectomia, colecistectomia, hemorroidectomia, pancreatectomia entre outros.

Os tratamentos clínicos envolvem: diverticulite, pancreatite, hemorragia digestiva alta e baixa, doenças inflamatórias intestinais como retocolite ulcerativa e doença de Crohn.

O farmacêutico clínico da unidade executa atividades específicas pré-estabelecidas e validadas para o acompanhamento dos pacientes internados. As rotinas devem ser elaboradas com base na necessidade de assegurar a utilização racional dos medicamentos, visando identificar, minimizar e solucionar os problemas relacionados a medicamentos (PRM). Essas rotinas vão ao encontro das exigências e determinações de órgãos certificadores, como a CBA (Consórcio Brasileiro de Acreditação)/Joint Commission e ISO 9000 (International Organization for Standardization).

Procedimentos cirúrgicos

Cirurgia bariátrica

A cirurgia bariátrica é a forma mais eficaz de tratamento da obesidade mórbida em pacientes refratários ao tratamento clínico convencional. É a cirurgia de grande porte que mais aumentou de frequência nos últimos anos. Induz rápida perda de peso e reverte ou melhora comorbidades secundárias, sobretudo hipertensão, diabetes, apneia do sono e refluxo gastroesofágico, além de significar enorme impacto na qualidade de vida do paciente.[3,4]

A obesidade é definida pelo aumento do peso corporal por excesso de gordura acima de um limite correspondente a um índice de massa corporal (IMC) de 30. A obesidade mórbida é o acúmulo de gordura corporal ainda mais exagerado, com IMC acima de 40, com repercussões ainda mais graves sobre a saúde e aumento de 12 vezes da mortalidade em relação às outras pessoas de mesma idade e sexo. O IMC é o peso em kg dividido pela estatura em metros ao quadrado. A prevalência de obesidade vem crescendo de maneira epidêmica e é um dos mais graves problemas de saúde pública pela forte relação com dislipidemia, diabetes e hipertensão, que são fatores de risco importantes para doenças cardiovasculares.[3,5]

Há diferentes tipos de procedimentos cirúrgicos para a realização da cirurgia bariátrica (redução e derivação gástrica em Y de Roux, gastroplastia vertical com bandagem, banda gástrica ajustável, derivação biliopancreática e inversão duodenal, balão intragástrico). Procedimentos apenas restritivos ou procedimentos mistos (restritivos e mal-absortivos), que reduzem a capacidade gástrica ou que alteram o trânsito gastrintestinal, para limitar a ação biliodigestiva e diminuir a absorção dos alimentos. As cirurgias restritivas que reduzem a luz do estômago levam o paciente a limitar a ingestão de alimentos sólidos e pastosos, causam sensação de plenitude após uma pequena refeição e retardam o esvaziamento gástrico.[3,5]

A bariátrica, assim como outras cirurgias, realizada por via laparoscopia apresenta vantagens quando comparada com a cirurgia aberta, como menor risco de infecção, redução de estresse cirúrgico, redução do tempo de hospitalização, redução da dor, menor incidência de hérnias incisionais e deiscências, de hematomas e melhor resultado estético. Em contrapartida, são difíceis e complexas, exigindo técnica precisa e experiência da equipe cirúrgica para se obter bons resultados.[3]

Após a realização da cirurgia bariátrica, principalmente na cirurgia de derivação pancreático-biliar, a deficiência vitamínica e mineral pode ser grave e o paciente deve receber suplementação de vitamina B12, ferro, cálcio e zinco, além de uma nutrição adequada em calorias e proteínas.[3]

Apendicectomia

O processo inflamatório agudo do apêndice é a causa de cirurgia de urgência mais frequente. Quando não tratada cirurgicamente, pode levar à apendicite supurada com peritonite ou abscesso localizado e sepse abdominal. Bactérias frequentemente isoladas em apendicites perfuradas são: *Escherichia coli, Enterococcus* e *Bacteroides fragilis*. Os antibióticos são necessários para profilaxia cirúrgica, podendo ser usados em dose única ou mantidos apenas por 24 horas se não houver peritonite. No caso de apendicite e peritonite ou abscesso pélvico, será necessário converter o esquema para antibioticoterapia.[3,6]

Herniorrafia

A cirurgia de herniorrafia é indicada para o tratamento das hérnias, que são defeitos da parede abdominal que permitem a saída do peritônio com conteúdo abdominal, formando abaulamentos e protrusões recidivantes ou permanentes. Há vários tipos: hérnia inguinal, femoral, umbilical, epigástrica, de spieghel e incisional. Costumam causar um grande desconforto e tendem a aumentar progressivamente de volume se não tratadas, por isso o tratamento cirúrgico é indicado em todo caso diagnosticado tanto em adultos como em crianças, devido à certeza de piora progressiva com o tempo.[1,3]

A hernioplastia, como também é conhecida, é uma cirurgia limpa e o risco de infecção cirúrgica é de 1% a 2% em caso de cirurgia convencional e ainda menor na cirurgia laparoscópica. Em pacientes com comorbidades e risco cirúrgico, é recomendado o uso de cefazolina em uma dose única de 1 a 2 gramas até 1 hora antes da incisão.[3]

Colecistectomia

A colecistectomia é um dos procedimentos cirúrgicos mais frequentes no adulto para tratamento da colelitíase sintomática e da colecistite aguda. Pode ser realizada por laparoscopia ou por cirurgia convencional. A colecistectomia laparoscópica é o método de escolha de tratamento dos casos sintomáticos, por reduzir o tempo de hospitalização em cerca de quatro dias e o indivíduo pode retornar ao trabalho três a quatro semanas mais cedo quando comparado com o método convencional, e a taxa de mortalidade cirúrgica é baixa.[3,6]

Hemorroidectomia

A hemorroidectomia, ou seja, o tratamento cirúrgico da doença hemorroidária, é realizado em pacientes que apresentam persistência dos sintomas após tratamento clínico ou conservador e em pacientes portadores de hemorroidas sintomáticas volumosas, associadas ou não a prolapso mucoso do reto. A cirurgia pode ser realizada por várias técnicas, todos os métodos são eficientes para o tratamento da hemorroida de segundo e terceiro grau, com baixos índices de complicações pós-operatórias. O tratamento clínico, em geral, é realizado nas doenças hemorroidárias grau I e consiste em medidas dietéticas (como aumento da ingestão de fibras e líquidos) e medidas gerais (como perda de peso, atividade física regular, melhorar a higiene local). O uso de pomadas e cremes são úteis no tratamento sintomático das hemorroidas externas, para controle de prurido e da irritação da pele.[3,7]

A Tabela 12.1 apresenta um perfil geral dos procedimentos cirúrgicos mais realizados na área de Gastrenterologia no Hospital Israelita Albert Einstein, entre os anos de 2005 e 2010.

Tabela 12.1. Procedimentos cirúrgicos da Unidade de Gastrenterologia no HIAE

Procedimentos cirúrgicos	Número de procedimentos por ano						
	2005	2006	2007	2008	2009	2010	Total geral
Herniorrafia	741	759	792	761	894	495	4442
Colecistectomia videolaparoscópica	612	605	735	861	885	530	4228
Apendicectomia videolaparoscópica	210	225	306	457	420	244	1862
Hemorroidectomia	277	274	339	287	299	180	1656
Laparotomia exploradora	209	254	291	253	203	113	1323
Cirurgia bariátrica	200	207	219	231	270	124	1251
Gastrectomia	64	46	53	83	94	65	405
Hemicolectomia	43	27	52	103	94	43	362
Fissurectomia	48	61	66	52	62	28	317
Apendicectomia convencional	116	102	79				297
Drenagem de abscesso	21	47	54	62	58	26	268
Fistulectomia	53	49	47	39	51	27	266
Enterectomia	39	31	49	37	53	18	227
Cardioplastia, tratamento cirúrgico do megaesôfago	29	34	31	35	41	40	210
Pancreatectomia	50	51	35	30	20	12	198
Colectomia	63	64	35	1	3	1	167
Retossigmoidectomia abdominal	62	54	46				162
Exérese de cisto pilonidal	27	18	28	39	30	18	160
Ressutura da parede abdominal	13	16	20	31	45	22	147
Tratamento cirúrgico de refluxo gastroesofagiano	17	24	17	26	26	16	126
Colecistectomia convencional	17	20	22	19	27	13	118
Liberação de bridas abdominais (em adulto)	15	15	26	16	21	9	102
Fechamento de colostomia	7	8	8	14	15	7	59
Ressecção cirúrgica (intestino, esôfago, vesícula)	7	8	11	7	9	6	48
Hepatectomia	3	5	8	12	12	7	47
Esplenectomia parcial	6	9	7	11	8	3	44
Entero-anastomose	9	6	15	6	4	3	43
Esplenectomia total	12	5	6	6	11	2	42
Outros procedimentos (lise de bridas, anastomose, biópsia, cerclagem anal e colostomia, enterorrafia, esfincteroplastia anal, esofagectomia, esofagoplastia, fecaloma, ileostomia, jejunostomia)	75	75	65	25	34	15	289

Fonte: HIAE.

Antibioticoprofilaxia

A análise da Tabela 12.1 permite visualizar e concluir que na Unidade de Gastrenterologia do HIAE, o número de cirurgias é bastante representativo e por esse motivo o farmacêutico deve estar envolvido e atuar de maneira ativa para avaliar e assegurar o uso racional do antimicrobiano profilático, visto que a prescrição inadvertida destes medicamentos pode favorecer o desenvolvimento de resistência bacteriana e interferir na segurança do paciente.[8]

A observação de infecção associada ao procedimento cirúrgico é antiga, porém o conceito de infecção em cirurgia foi estabelecido somente em 1971, quando se definiu que infecção é a penetração, o alojamento e a multiplicação de agentes infecciosos no hospedeiro. A infecção cirúrgica é definida como a infecção que ocorre na ferida operatória ou infecção afastada do local cirúrgico, porém, em decorrência do ato operatório.[9]

As cirurgias podem ser classificadas de acordo com seu grau de contaminação em: limpas, potencialmente contaminadas, contaminadas ou infectadas, sendo a profilaxia antimicrobiana não indicada apenas na última situação.[9]

A viabilidade dos tecidos, o estado nutricional do paciente, o suprimento sanguíneo, a presença de corpos estranhos, o emprego de técnica cirúrgica adequada, o tempo de duração do ato operatório e o período de internação anterior à intervenção cirúrgica são fatores que interagem na determinação do risco de infecção cirúrgica. Também estão envolvidos nesse risco os fatores relacionados ao paciente, como idade avançada, obesidade, desnutrição, doenças como diabetes, neoplasias, insuficiência renal, doença pulmonar obstrutiva crônica, tabagismo, alcoolismo e emprego de drogas imunossupressoras e quimioterápicas.[9]

A administração do antibiótico profilático deve ser feita antes do início do ato operatório, preferencialmente na indução anestésica, com o intuito de se atingir um nível tecidual satisfatório no momento da cirurgia. Durante a cirurgia, pode ser necessária a administração de novas doses do antibiótico, dependendo do tempo de duração da cirurgia e do tempo de meia-vida da droga. O preconizado é que o antibiótico profilático seja suspenso da prescrição médica em até 24 horas após o procedimento cirúrgico.[9,10]

A flora bacteriana se diferencia nos vários segmentos do tubo digestivo, com predomínio de germes aeróbios e Gram-positivos nas porções proximais, havendo progressivamente aumento na concentração e predomínio de Gram-negativos e anaeróbios.[9]

Nas cirurgias biliopancreáticas e gastroduodenais, é adequado o uso de cefalosporinas de primeira geração, como a cefazolina, pois a colonização é feita predominantemente por bactérias aeróbicas Gram-negativas (*E. coli*).[9]

Cirurgias colorretais, devido à alta concentração de bactérias aeróbicas Gram-negativas (*E. coli, Klebsiella sp.*) e principalmente de bactérias anaeróbicas (*B. fragilis*), o esquema profilático recomendado deve conter aminoglicosídeo e metronidazol ou então cefoxitina. As intervenções cirúrgicas sobre o cólon e o reto eram associadas com altos índices de complicações infecciosas, da ordem de 50% a 70%, quando ainda não eram empregados profilaticamente os agentes antimicrobianos adequados, com a sua introdução, esses índices foram reduzidos.[9,10]

Um estudo realizado para avaliar o uso do antibiótico profilático nas cirurgias, em um hospital universitário, ressalta a necessidade de trabalho em conjunto entre as equipes, para ser possível conquistar adesão as rotinas de antibioticoprofilaxia, garantindo indicação e tempo de uso adequado do antimicrobiano com consequente diminuição de custos, redução da pressão seletiva de cepas bacterianas resistentes e maior segurança ao paciente.[11]

A implantação de uma rotina gerenciada permite coletar dados e verificar a adequação e adesão do corpo clínico à profilaxia antimicrobiana, levando em consideração a indicação, horário de administração e tempo de uso do antimicrobiano.

A Figura 12.1 mostra a adesão dos médicos da Unidade de Gastrenterologia ao protocolo de antibioticoprofilaxia instituído no HIAE, podendo-se visualizar aumento da adesão no decorrer do tempo, sendo a média de 82% em 2008, 88% em 2009 e 77% até julho de 2010.

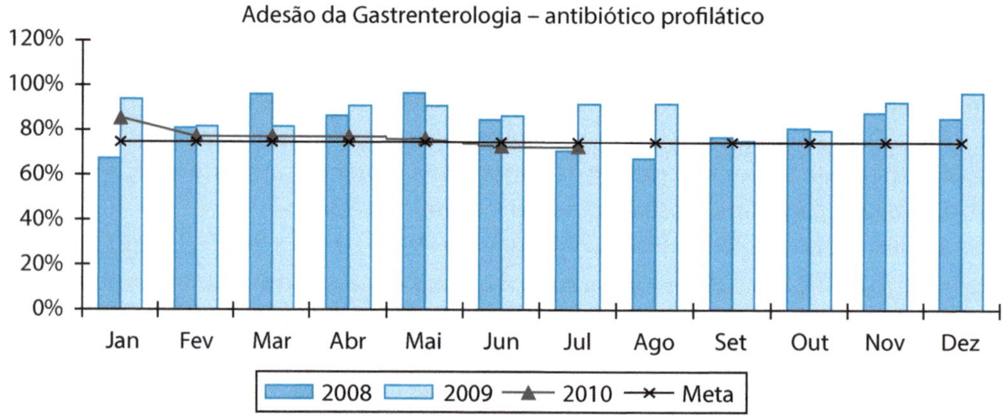

Figura 12.1. Adesão à rotina gerenciada de antibioticoprofilaxia cirúrgica, na Unidade de Gastrenterologia no HIAE.
Fonte: HIAE.

Tratamentos clínicos

Retocolite ulcerativa

A retocolite ulcerativa é um processo inflamatório potencialmente grave que compromete o cólon e o reto. O quadro inicial é frequentemente abrupto e caracterizado por diarreia com sangue, dor abdominal e cólica. O tratamento pode ser clínico e/ou cirúrgico (proctocolectomia nos casos refratários mais graves). Os recursos clínicos visam combater a inflamação, a infecção e suas complicações, como: formação de abscessos, fístulas, toxemia, megacólon tóxico e cancerização.

Alguns medicamentos utilizados são: aminossalicilatos (sulfassalazina, mesalazina); corticoides (prednisona, budesonida via retal); imunomoduladores (azatioprina, 6-mercaptopurina, infliximabe) e antibióticos (ciprofloxacino, cefalosporinas de última geração e metronidazol).[3,2]

Doença de Crohn

A doença de Crohn, com a retocolite ulcerativa, constitui a maioria dos casos da doença inflamatória intestinal. É caracterizada por lesões que podem acometer qualquer segmento do trato digestivo, desde a boca até o ânus, porém com forte predileção por delgado e cólon. Os sintomas mais comuns são: dor abdominal, diarreia, febre, emagrecimento e astenia. Na evolução da doença, as complicações relativamente frequentes podem ser suboclusão intestinal e formação de fístulas. O tratamento tem como objetivo o alívio dos sintomas, o conforto do paciente e a resolução das complicações. Envolve suporte nutricional, hidratação, prescrição de analgésicos e antiespasmódicos comuns. Opiáceos devem ser evitados, pois podem precipitar o megacólon tóxico por inibir a motilidade. O uso de antidiarreicos é controverso, quando necessário, é prescrito loperamida por apresentar menos efeitos colaterais. O processo inflamatório é controlado por meio de aminossalicilatos, corticosteroides, imunossupressores, imunomoduladores ou antimicrobianos. A abordagem cirúrgica fica reservada para resolução de complicações (fístulas, obstruções, abscessos, perfuração, hemorragia), sendo indicada apenas quando o tratamento clínico não for eficaz.[2,3,12,13]

Pancreatites

Entre as doenças do pâncreas mais frequentes estão a pancreatite aguda, a pancreatite crônica e o câncer de pâncreas. A pancreatite aguda se caracteriza pelo processo inflamatório da glândula pancreática, em decorrência da ação de enzimas inadequadamente ativadas. O tratamento clínico da pancreatite aguda requer uso de sonda gástrica aberta, reposição de volume, oxigenioterapia e suporte ventilatório, antibióticos de largo espectro (nos casos graves), analgesia e correção dos distúrbios hidroeletrolíticos. A cirurgia é contraindicada na pancreatite aguda leve ou na necro-hemorrágica não complicada.[3,5,9]

A pancreatite crônica é um processo inflamatório crônico do pâncreas com alterações parenquimatosas e ductais de caráter irreversível, mesmo com tratamento e remoção do agente etiológico. A maioria dos casos pode ser controlada apenas com tratamento clínico, mediante cuidados nutricionais e retirada dos fatores desencadeantes da inflamação pancreática, principalmente ingestão de bebidas alcoólicas, excessos alimentares (dieta hipolipídica) e jejuns prolongados. Nas crises dolorosas, a analgesia é feita inicialmente com analgésicos e antiespasmódicos comuns. Os analgésicos opioides podem ser necessários em alguns pacientes, mas devem ser evitados. Nos casos avançados de esteatorreia (gordura fecal aumentada) é indicada suplementação de enzimas pancreáticas. O tratamento cirúrgico na pancreatite crônica deve ser muito bem indicado, em geral, é realizado quando há dor refratária ao tratamento clínico. Atualmente, a pancreatectomia total é usada apenas em casos de câncer, devido à mortalidade cirúrgica elevada e à morbidade pós-operatória com grandes problemas digestivos e endócrinos.[3,5]

Colites

A colite é caracterizada como a inflamação da mucosa do intestino grosso, os principais sintomas são: diarreia, dor, distensão abdominal, flatulência e desidratação. Há vários tipos de colite, entre eles colite isquêmica, colagenosa e linfocítica.[2]

Na colite isquêmica há o suprimento sanguíneo insuficiente para os tecidos da parede do intestino grosso. O tratamento dependerá da etiologia e da gravidade da doença. A forma gangrenosa requer intervenção cirúrgica de urgência e, nos casos de gravidade moderada, estão indicados a reposição hídrica, o jejum e o uso de antibióticos. Os antibióticos são prescritos empiricamente, devendo cobrir germes anaeróbicos e Gram-negativos aeróbios.[2]

A colite colagenosa e a linfocítica são caracterizadas pela presença de diarreia aquosa associada à dor abdominal, tipo cólica, crônica e persistente. O tratamento pode ser realizado com antidiarreicos (p. ex.: loperamida), com anti-inflamatórios (p. ex.: mesalazina), e estudos recentes mostram melhor benefício com o uso de prednisona, devido à redução da espessura da camada de colágeno e melhora da diarreia.[2]

Diverticulite

A diverticulite é o processo inflamatório e infeccioso associado ao divertículo e resulta da perfuração espontânea dele. Nos casos leves, o tratamento é realizado com antibiótico por via oral, analgesia com analgésicos comuns ou antiespasmódicos. Nos casos moderados, onde há presença de febre, prostração, leucocitose e dor, é indicado antibioticoterapia venosa de largo espectro, jejum ou dieta sem resíduo, descompressão gastrintestinal e drenagem percutânea de eventual abcesso.[3,6,13]

Casos graves podem evoluir para peritonite generalizada e sepse ou evoluir com obstrução, ou fístulas. Nos casos refratários, se faz necessário ressecção de emergência do cólon e sigmoide (sigmoidectomia por videolaparoscopia) e colostomia. Nesses casos cirúrgicos, a antibioticoprofilaxia venosa deve ser realizada.[3,13]

Hemorragia digestiva alta e baixa

Classifica-se como hemorragia digestiva alta (HDA) qualquer sangramento cuja origem seja no trato gastrintestinal proximal. Os sinais e/ou sintomas clínicos mais comuns são hematêmese (vômito com sangue vermelho vivo ou em borra de café) e/ou melena (fezes pretas, líquidas e de odor desagradável, resultante da degradação do sangue). Exames endoscópicos auxiliam no diagnóstico e a desvendar a etiologia do sangramento. Uma das prioridades do tratamento clínico é a estabilização hemodinâmica do paciente e a administração de drogas com finalidade de reduzir a secreção de ácido clorídrico (antiácidos, bloqueadores de receptores H2 e/ou inibidores de bomba de prótons).[2,5,13]

É considerada hemorragia digestiva baixa (HDB) o sangramento agudo consequente à lesão situada no trato gastrintestinal distal, caracteriza-se pela evacuação de sangue vivo isoladamente ou misturado com o bolo fecal. É menos frequente que a hemorragia digestiva alta em proporção de 15% para 75%, de menor intensidade e geralmente cessa espontaneamente no decorrer de 48 horas. O tratamento da HDB é basicamente conservador, devendo-se esgotar os recursos disponíveis para se obter um diagnóstico preciso e realizar, quando necessário, o tratamento cirúrgico de forma eletiva. O tratamento conservador consiste basicamente em reposição sanguínea e reposição hidroeletrolítica por meio de cristaloides ou coloides.[2,5,13]

Antibioticoterapia

As infecções intra-abdominais são polimicrobianas, ou seja, há vários microrganismos envolvidos, como *E. coli, Klebsiella sp., Bacteroides sp., Clostridium sp., P. aeruginosa, Serratia sp.* e *Acinetobacter*. Por esse motivo, os portadores de infecção intra-abdominal são tratados com cirurgia associada ao emprego de antibioticoterapia. Em geral, emprega-se inicialmente uma cefalosporina de terceira geração associada ou não a aminoglicosídeo e metronidazol. Para pacientes com período de internação prolongado, com reoperações múltiplas, deve-se adicionar cobertura antibiótica para Gram-positivos (*Staphylococcus* e enterococos) e fungos (*Candida sp.*).[9]

Assim como na antibioticoprofilaxia, o papel do farmacêutico no acompanhamento da terapia com antimicrobianos é de extrema importância, para assegurar o uso racional dessa classe terapêutica e contribuir para a redução do aparecimento de resistência bacteriana, através da verificação da indicação e tempo de tratamento.

Características da prescrição médica

Os medicamentos possuem um papel fundamental no tratamento dos pacientes, seja para restabelecimento da saúde ou prevenção de doenças, visto que são substâncias ou associação de substâncias que possuem capacidade de modificar ou explorar funções fisiológicas e/ou alterar estados patológicos para benefício do organismo que as recebe.[14,15]

A prescrição médica de um paciente internado, seja para tratamento clínico, cirúrgico ou diagnóstico, contempla vários medicamentos, de diversas classes, objetivando o sucesso do tratamento.

As classes terapêuticas mais prescritas na Unidade de Gastrenterologia do HIAE são:

- Analgésicos, antipiréticos, anti-inflamatórios não hormonais: cetoprofeno, ácido acetilsalicílico, dipirona, mesalazina, tenoxican, cetorolaco de trometamina.
- Antiespasmódicos: escopolamina.
- Antieméticos e procinéticos: bromoprida, metoclopramida, ondansetrona, domperidona.
- Anticoagulantes: enoxaparina, varfarina.

- Antiagregantes: clopidogrel.
- Antidiarreicos: loperamida, *Saccharomyces boulardii*.
- Antifiséticos: simeticona.
- Anti-inflamatórios hormonais: prednisona, hidrocortisona, metilprednisolona, dexametasona.
- Antimicrobianos: ceftriaxona, ciprofloxacino, metronidazol, cefazolina, ceftazidima, cefuroxima, levofloxacina, meropenem, fluconazol.
- Analgésicos narcóticos: morfina, codeína + paracetamol, tramadol.
- Ansiolíticos e hipnóticos: alprazolam, bromazepam, lorazepam, clonazepam, midazolam.
- Antidepressivos: duloxetina, venlafaxina, amitriptilina, citalopram, fluoxetina, sertralina.
- Anti-hipertensivos: anlodipino, atenolol, captopril, enalapril, losartan, propranolol, carvedilol.
- Antiarrítmicos: amiodarona.
- Cardiotônicos: digoxina.
- Diuréticos: furosemida, espironolactona.
- Hipoglicemiantes: metformina, sitagliptina, glimepirida.
- Hipolipidêmicos: sinvastatina, atorvastatina, rosuvastatina.
- Imunossupressores: azatioprina, Infliximabe, adalimumabe.
- Insulinas: regular, NPH, glargina, lispro.
- Laxantes: óleo mineral, supositório de glicerina, solução glicerinada, lactulose, muciloide + hidrófilo *psillium*, sorbitol + lauril sulfato de sódio.
- Neurolépticos: quetiapina.
- Redutores da acidez gástrica: esomeprazol, pantoprazol, omeprazol, sucralfato.
- Relaxante muscular: ciclobenzaprina.
- Repositores e soluções hidroeletrolíticas: cloreto de potássio, gluconato de cálcio.

Em geral, estima-se que um paciente internado utiliza pelo menos seis medicamentos simultaneamente. É importante observar que quanto maior o número de fármacos em prescrição e em uso pelo paciente, maiores são as chances para ocorrência de erros de medicação, PRM (problemas relacionados a medicamentos), o uso de medicamentos potencialmente inapropriados (MPI) e interações medicamentosas (IM) que podem levar ao aumento ou redução da eficácia terapêutica bem como exacerbação de efeitos adversos dos medicamentos.[14,16-18]

A ocorrência de reações adversas, interações medicamentosas, e PRM podem gerar como consequências: aumento da morbimortalidade, maior sofrimento, prolongamento do tempo de internação, gastos desnecessários com significativa elevação dos custos assistenciais, comprometendo a qualidade da assistência e a segurança do paciente.[8,19]

Em um estudo observacional realizado em 2018, com 124 pacientes idosos (idade a partir de 60 anos), internados em enfermaria da clínica médica em um hospital-escola de atenção terciária, foram avaliadas as prescrições para obter a média de custos onde foram encontrados MPIs, comparadas às prescrições sem esses medicamentos durante todo o período de internação. Foi constatado que 66,1% das prescrições continham MPIs, e que os custos dessas prescrições tiveram uma mediana de R$ 418,80, sendo que a maioria desses pacientes evoluiu a óbito. Esse valor representa mais do que o dobro encontrado em prescrições sem MPI, que obtiveram mediana de R$ 205,00, e a maioria desses pacientes evoluiu para alta hospitalar.[18]

Em um estudo realizado na Unidade de Gastrenterologia do Hospital Israelita Albert Einstein, foram avaliadas 930 prescrições de pacientes internados, no período de janeiro de 2005 a julho de 2007. A análise da terapia medicamentosa ocorreu através do acompanhamento diário do farmacêutico, as prescrições médicas e atuação junto à equipe interdisciplinar. A análise contemplou: medicamento prescrito, indicação de uso, dose, via de administração, diluição, compatibilidade, interações e cuidados envolvidos com os medicamentos.[20]

No referido trabalho, das 930 prescrições avaliadas, foram registradas 1.117 intervenções farmacêuticas, sendo: 325 intervenções de janeiro a dezembro de 2005, 468 intervenções de janeiro a dezembro de 2006 e 324 intervenções de janeiro a julho de 2007. A aceitação médica sob as intervenções foi de 98,03%. As intervenções foram separadas e classificadas conforme o tipo: dose 386 (35%), diluição 115 (10%), via de administração 99 (9%), frequência 106 (9%), compatibilidade 83 (7%), tempo de infusão 76 (7%), descrição 61 (5%), indicação 51 (5%), medicamentos via sonda 31 (3%), reação adversa a medicamento – RAM 31 (3%) e outros 78 (7%). As intervenções classificadas como outros, incluem: farmacovigilância, recusa médica, interação medicamentosa, aprazamento e alergia.

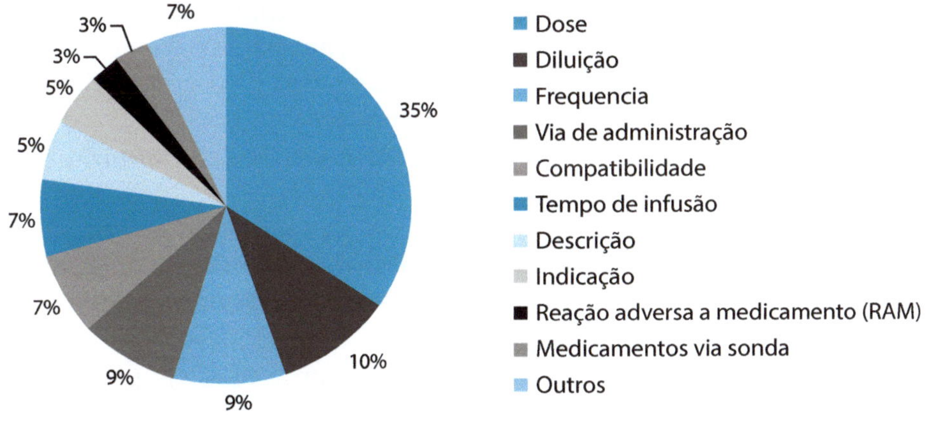

Figura 12.2. Tipos de intervenções.

Fonte: HIAE.

A análise dos resultados mostra que a atuação e intervenção farmacêutica geram benefícios diretos para o paciente internado e para a equipe multidisciplinar. Observa-se ao longo do tempo maior número de intervenções e melhores resultados garantindo segurança na terapia medicamentosa. O estudo também permite a identificação dos PRM mais frequentes, possibilitando ações preventivas e corretivas sempre que necessário.[20]

As interações medicamentosas devem ser consideradas e cuidadosamente analisadas, pois muitas vezes, podem ser propositais visando efeito benéfico e objetivando a melhora da eficácia terapêutica, mas também podem ser desnecessárias, inesperadas e prejudiciais, levando a ocorrência de reações adversas graves. Tal situação se deve à falta de conhecimento de toda equipe envolvida no cuidado ao paciente, quanto aos riscos de ocorrência das interações medicamentosas e o potencial das medicações em causar reações indesejadas ou não esperadas.[16,21]

Por esse motivo, existe a necessidade de conhecimento do perfil de interações medicamentosas que podem ocorrer em um contexto assistencial de internação, para contribuir com o acompanhamento dos resultados clínicos dos pacientes, além das ações de prevenções de interações medicamentosas que podem trazer malefícios, podendo prolongar esse período de internação, como consequência da piora do quadro clínico, podendo inclusive induzir ao óbito.[22]

Não são raros os pacientes que ao internarem já fazem uso de medicamentos para tratamento de doenças preexistentes como: hipertensão, diabetes, cardiopatias, doenças renais, depressão entre outras. Nestes casos, quando autorizado e prescrito pela equipe médica a utilização dos medicamentos de uso habitual, é de suma importância avaliar criteriosamente a prescrição médica quanto a ocorrência de interações medicamentosas.

Diante disso, as possibilidades de interações medicamentosas são muito maiores. Por esse motivo, é necessária uma análise minuciosa dos elementos relacionados à natureza química dos fármacos, que contribuem para a ocorrência das interações. Além do fator das doenças crônicas, na qual os pacientes já trazem consigo para a internação, com os seus medicamentos de uso domiciliar, onde dependendo da patologia pode desencadear interações graves devido dificuldades que podem ser encontradas pelas drogas no percurso da farmacocinética nesse paciente.[22]

A implantação de um sistema informatizado ou a utilização de uma base de dados adequada é imprescindível para a análise das prescrições, pois permitirá identificação e classificação das interações medicamentosas, o que direciona a atuação do farmacêutico.

No período de janeiro de 2008 a abril de 2010, foram avaliadas as prescrições de pacientes internados na Unidade de Gastrenterologia do Hospital Israelita Albert Einstein, quanto à ocorrência de interações medicamentosas. Os resultados são apresentados nas Tabelas 12.2 e 12.3.

Tabela 12.2. Interações de alta gravidade[23]

Interação	Efeito
Alprazolam × fluconazol	Risco de toxicidade do benzodiazepínico
Amiodarona × carvedilol	Risco de hipotensão, bradicardia ou parada cardíaca
Amiodarona × ciprofloxacina	Risco aumentado de cardiotoxicidade
Amiodarona × metronidazol	Risco aumentado de cardiotoxicidade
Amiodarona × ondansetrona	Risco aumentado de cardiotoxicidade
Amiodarona × quetiapina	Risco aumentado de cardiotoxicidade
Atorvastatina × claritromicina	Risco aumentado de miopatia ou rabdomiólise
Captopril × espironolactona	Risco de hipercalemia
Captopril × cloreto de potássio	Risco de hipercalemia
Cetoprofeno × cetorolaco	Efeitos adversos gastrintestinais exacerbados
Cetoprofeno × enoxaparina	Risco aumentado de sangramento
Cetorolaco × enoxaparina	Risco aumentado de sangramento
Ciclobenzaprina × tramadol	Risco aumentado de convulsão
Ciprofloxacina × varfarina	Risco aumentado de sangramento
Ciprofloxacino x insulina	Risco de hipoglicemia ou hiperglicemia
Ciprofloxacino × metformina	Risco de hiperglicemia ou hipoglicemia
Clopidogrel × enoxaparina	Risco aumentado de sangramento
Clorpromazina x morfina	Risco aumentado de depressão respiratória
Clorpromazina × tramadol	Risco aumentado de convulsão
Diazepan × morfina	Risco de depressão respiratória
Enalapril × espironolactona	Risco de hipercalemia
Enoxaparina × tenoxican	Risco aumentado de sangramento
Enoxaparina × varfarina	Risco aumentado de sangramento
Espironolactona × cloreto de potássio	Risco de hipercalemia
Insulina × levofloxacino	Risco aumentado de hipoglicemia ou hiperglicemia
Levofloxacina × metformina	Risco de hipoglicemia ou hiperglicemia
Morfina × lorazepam	Risco de depressão respiratória
Morfina × midazolam	Risco de depressão respiratória
Morfina × alprazolam	Risco de depressão respiratória
Morfina × bromazepam	Risco de depressão respiratória
Morfina × clonazepam	Risco de depressão respiratória
Varfarina × sinvastatina	Risco aumentado de sangramento

Tabela 12.3. Interações de média gravidade[23]

Interação	Efeito
AAS × enoxaparina	Risco aumentado de sangramento
Alprazolam × omeprazol	Risco de toxicidade ao benzodiazepínico
Alprazolam × sertralina	Risco aumentado de redução da atividade psicomotora e sedação
Anlodipino × atenolol	Risco de hipotensão e/ou bradicardia
Anlodipino × carvedilol	Risco de hiperglicemia, hipoglicemia ou hipotensão
Atenolol × glimepirida	Risco de hiperglicemia, hipoglicemia ou hipotensão
Atenolol × insulina	Risco de hiperglicemia, hipoglicemia ou hipotensão
Atenolol × metformina	Risco de hiperglicemia, hipoglicemia ou hipotensão
Atenolol × varfarina	Risco aumentado de sangramento
Cálcio × ciprofloxacino	Redução da eficácia do ciprofloxacino
Cálcio × levotiroxina	Redução da absorção da levotiroxina
Carvedilol × insulina	Risco de hiperglicemia, hipoglicemia ou hipotensão
Ciprofloxacino × ferro	Redução da eficácia do ciprofloxacino
Digoxina × furosemida	Risco de toxicidade digitálica
Esomeprazol × ferro	Redução da biodisponibilidade de ferro
Esomeprazol × varfarina	Risco aumentado de sangramento
Ferro × pantoprazol	Diminui biodisponibilidade do ferro
Insulina × propranolol	Risco aumentado de hipoglicemia, hiperglicemia ou hipertensão
Levotiroxina × varfarina	Risco aumentado de sangramento
Morfina × metformina	Aumento da concentração plasmática de metformina
Omeprazol × varfarina	Risco aumentado de sangramento
Levofloxacina × varfarina	Risco aumentado de sangramento

Importância do farmacêutico clínico

Em virtude de sua formação acadêmica o farmacêutico deve possuir conhecimento, competência e segurança para avaliar criteriosamente as prescrições médicas a fim de garantir que os pacientes recebam as medicações corretas em formas farmacêuticas, doses e vias adequadas, cumprindo um esquema farmacoterapêutico preestabelecido e compatível com a clínica, para desta maneira alcançar com segurança os resultados esperados.[24]

A Sociedade Brasileira de Farmácia Clínica (SBFC), em 2019, definiu a área de atuação como "área da Farmácia, voltada à ciência e à prática do uso racional de medicamentos, na qual os farmacêuticos prestam cuidado ao paciente, para otimizar a farmacoterapia, promover saúde e bem-estar, e prevenir doenças. A Farmácia Clínica também orienta a prática profissional por meio de modelos de prática".[25]

As competências do farmacêutico clínico segundo o Colégio Americano de Farmácia Clínica (ACCP) seriam:[26]

- Identificar problemas do paciente com o objetivo de programar e gerenciar a farmacoterapia.
- Coletar e interpretar dados do paciente a partir de uma variedade de fontes.
- Trabalhar em conjunto com outros profissionais de saúde.
- Auxiliar o médico a adequar a terapia medicamentosa conforme as necessidades terapêuticas do paciente.
- Documentar as atividades de resolução de intervenções terapêuticas, e atividades de educação do paciente no prontuário.
- Reconhecer e interpretar literatura biomédica para formular e justificar suas recomendações terapêuticas.

Com base nas competências citadas entende-se que o farmacêutico clínico deve possuir conhecimento suficiente para promover efetivamente o uso racional e seguro de medicamentos sendo sua atuação fundamental para realizar a atenção farmacêutica baseada em diretrizes bem definidas com a instituição de sistemas, procedimentos e rotinas que evitem, previnam e reduzam os eventos adversos.[8,24,26]

É primordial conhecimento profundo da área onde se está atuando e a familiarização com as patologias e os esquemas de tratamentos mais frequentes, sejam terapêuticos ou cirúrgicos. O domínio do assunto permite uma atuação segura, consciente, correta e eficaz.

As informações, para acompanhamento dos pacientes, são obtidas de várias fontes: contato com o médico e equipe interdisciplinar, análise de prontuário que possibilita conhecer o histórico do paciente, saber de prováveis alergias, patologias anteriores, doenças preexistentes, medicamentos de uso habitual, motivo da internação, anamnese do paciente feito pelo farmacêutico, e se necessário coleta de informações com familiares e/ou acompanhantes, procedimentos e terapias aos quais o paciente será submetido e integração.

A total integração com a equipe interdisciplinar facilita a troca de informações, discussão de dados e acompanhamento dos casos.[24]

Durante a internação hospitalar, o paciente e seu cuidado estão suscetíveis a erros e na maioria, a falta de comunicação entre a equipe assistencial e multidisciplinar apresenta como consequência a perda de informações. Devido à falta de informações no momento da anamnese do paciente e má comunicação da equipe, como consequência, é gerado cerca de 30% dos erros de prescrições nas unidades hospitalares, na qual 50% dos eventos adversos relacionados a medicamentos acontecem devido a essa falha. Sendo um quadro onde necessita de mais atenção frente aos serviços de saúde e atuação do farmacêutico, tendo em vista que pelo menos 60% dos pacientes internados possuem divergências no seu histórico de admissão.[27]

A importância do farmacêutico na admissão do paciente na unidade de internação se apresenta principalmente no momento de conciliação medicamentosa com as drogas que o paciente já faz, o uso domiciliar devido a doenças crônicas e/ou agudas em seguimento de tratamento. A intenção é que sejam evitados eventos adversos relacionados a medicamentos, na qual seriam omissões de tratamentos domiciliares, duplicidades terapêuticas, erros de dosagens e interações medicamentosas. Cerca de 27% dos erros detectados na ocorrência de eventos adversos relacionados a medicamentos são devidos a erros no momento da admissão hospitalar, que se fossem resolvidos no início poderiam diminuir o tempo de internação e evitar maiores danos ao paciente.[27]

Estudo prospectivo realizado na Espanha, cujo principal objetivo foi estabelecer uma estratégia de detecção e intervenção visando reduzir o número de usuários de AINEs, em risco de gastropatia, de receber inadequada ou nenhuma proteção gástrica, mostra a importante atuação e intervenção do farmacêutico na área de Gastrenterologia para redução do risco de gastropatias em pacientes em uso de anti-inflamatórios não esteroides (AINEs).[28]

Os AINEs constituem uma classe de medicamentos amplamente utilizados na prática médica. Na Espanha, estima-se que 20,6% da população acima de 20 anos usa AINEs ao menos uma vez por mês. Um dos maiores inconvenientes da sua utilização está na sua toxicidade gastrintestinal, que pode causar efeitos colaterais que vão desde a dispepsia até sérias complicações como: perfuração de úlcera e hemorragia digestiva alta. Devido a essas reações adversas, esses medicamentos representam uma importante causa de morbidade/ mortalidade. Estimou-se que há cerca de 15,3 mortes por 100.000 usuários de AINEs.[28]

Devido estes dados alarmantes, o colégio Oficial de Farmacêuticos de Valência (Espanha) decidiu criar um programa que contribui para o uso seguro de AINEs, incentivando estratégias destinadas a melhorar a qualidade dos serviços de saúde das farmácias, tendo mais responsabilidade profissional para o resultado da distribuição deste tipo de drogas.[28]

A importante atuação do farmacêutico também é destacada no artigo que descreve como o serviço de farmácia pode ajudar a melhorar a segurança e reduzir o risco associado a drogas imunossupressoras em pacientes que sofrem de doença inflamatória intestinal.[29]

As drogas imunossupressoras usadas para tratar doenças inflamatórias do intestino representam um risco significativo para os pacientes em termos de possíveis efeitos colaterais e a necessidade de acompanhamento regular de exames de sangue. Os pacientes que não respondem aos tratamentos com aminossalicilatos corticosteroides podem se beneficiar de medicamentos imunossupressores como a azatioprina, mercaptopurina, metotrexato e ciclosporina. Para esses medicamentos é necessário monitoramento sanguíneo para permitir a identificação precoce de efeitos colaterais potencialmente prejudiciais, como danos ao fígado ou mielossupressão.[29]

O farmacêutico clínico deve buscar incorporar a sua prática profissional um modelo de atuação que possibilite assumir a responsabilidade da farmacoterapia, oferecendo informações sobre: escolha da droga, recomendações de dosagem, gestão de interações medicamentosas reais e potenciais, horários adequados para aprazamento e monitorização quando necessário.[29]

Vários são os estudos que apresentam as ações e intervenções farmacêuticas como ferramentas importantes e fundamentais para garantir uma terapia mais eficaz e segura aos pacientes, gerando impactos clínicos e econômicos mais favoráveis.[8,15,19,24,28,29]

Na implantação efetiva da Farmácia Clínica é fundamental contar com profissionais devidamente capacitados e preparados que possam gerar resultados marcantes e positivos da sua atuação, conscientizando os gestores que as atividades desenvolvidas de forma consciente e estruturada levam a redução de custos, melhoram a qualidade de vida do paciente e podem ser utilizadas como um importante diferencial no atendimento contribuindo inclusive para a preferência e fidelidade do paciente.[23]

Casos clínicos

Caso clínico 1

J.T.A.O., 52 anos, masculino, internou para tratamento clínico de hepatoesplenomegalia febril, após POT de correção de hérnia de hiato. Submetido à cirurgia de correção de hérnia; drenagem de abscesso + lavagem de cavidade abdominal. Em uso de Nexium® 40 mg VS 1 ×/dia; Aropax® 20 mg VS 1 ×/dia; Meronem® 1.000 mg EV 8/8 h; Vancocina® 1.000 mg EV 12/12 h; Novalgina® 1.000 mg EV S/N; Ansentron® 4 mg EV S/N; Toragesic® 10 mg SL S/N; Fluimucil® 600 mg VS 12/12 h. Laudo de hemograma com alteração e médico solicita avaliação da prescrição médica quanto aos medicamentos que possam estar relacionados à neutropenia. Conforme a base de dados, os medicamentos que podem estar associados à neutropenia são: vancomicina e meropenem. Após contato com o médico suspenso, vancomicina. Introduzido Targocid® 200 mg EV 12/12; Granulokine® 300 mcg ACM; Valtrex® 1 cp VS 1 ×/dia; Bactrim F® 1 cp VS 2 ×/dia. Para não obstrução da sonda, foi sugerido à equipe médica e aceito a substituição de Bactrim F® 1 cp VS 2 ×/dia para Bactrim® suspensão 20 mL VS 2 ×/dia.

Caso clínico 2

R.C., 71 anos, masculino, internou para realização de colecistectomia laparoscópica. Na folha de prescrição médica consta a etiqueta de alergia e anotação: penicilina; Cipro®; Cefamox®; Tobrex®; sulfa; Zitromax® e tetraciclina. Em seguida, na mesma prescrição, consta: Rocefin® 1 g EV antes da cirurgia e Flagyl® 500 mg EV antes da cirurgia. Solicitado ao farmacêutico verificar relação entre os medicamentos prescritos e alergia relatada. Após avaliação, foi constatado que Rocefin® (cefalosporina de 3ª geração) não deve ser utilizado em pacientes com reconhecida alergia aos antibióticos do grupo das cefalosporinas e penicilinas. O médico foi informado e optou por prescrever Tienam® 500 mg EV 6/6 h.

Caso clínico 3

M.A.B., 83 anos, masculino, internou por desidratação, pneumonia e passagem de gastrostomia, com antecedente de Parkinson, BCP e HAS. Em uso de Contam® 200 mg VG 3 ×; Cronomet® 1 cp VG 2 ×; vitamina E 1 cp VG 1 ×; Sinemet® ¾ cp VG 1 ×; Retemic® 5 mg VG 1 ×; sinvastatina 10 mg VG 1 ×; Sinemet® 1 cp VG 2 ×; Sinemet® ½ cp VG 4 ×; Farlac® 15 mL VG 1 ×; Tylenol® 30 gts VG S/N; Renitec® 2,5 mg VG S/N; Luftal® 50 gts VG 4 ×; Sifrol® 0,25 mg VG 3 ×; Lorax® 4 mg VG 1 ×; Zoloft® 75 mg VG 1 ×; Neurontin® 600 mg VG 1 ×; Nexium® 40 mg VG 1 ×; Leponex® 25 mg VG 1 ×; Leponex® 12,5 mg S/N; soro fisiológico 5 mL + Atrovent® 20 gts inalação 4 ×; Clexane® 40 mg SC 1 ×. Equipe médica suspende Clexane® e introduz Coumadin® 5 mg VO 1 ×. No dia seguinte, altera Coumadin® para 2,5 mg e reintroduz Clexane® 20 mg SC 1 ×. Paciente sem acompanhamento de RNI e presença de interação medicamentosa entre varfarina, enoxaparina, sinvastatina e esomeprazol com risco de aumento de sangramento e potencialização do efeito anticoagulante. Informado ao médico que autoriza a solicitação de exames para acompanhamento de RNI.

Caso clínico 4

R.C., 41 anos, feminino, internou para tratamento clínico de dor abdominal a esclarecer. Em prescrição constava Ansentron® 4 mg EV em 24 h S/N e Novalgina® 30 gts VO S/N. Verificado pelo farmacêutico, que na folha de avaliação inicial preenchida pela enfermagem constava alergia à dipirona. Após contato telefônico com o médico, quando foi informado sobre a alergia da paciente ao medicamento, ele optou por suspender o medicamento sem substituição por outra droga.

Caso clínico 5

E.E.J.V.R., 44 anos, masculino, internou na UPA com rebaixamento do nível de consciência, 25 dias de internação na UTI, sendo que no 26º dia foi submetido à cirurgia de gastroplastia. Antecedentes: D.M.; HAS; obesidade e síndrome metabólica. Em uso de Cipramil® 20 mg 1 cp VS 12/12; Clexane® 40 mg SC 1 ×; Donaren® 50 mg VS 1 ×; Zyloric® 300 mg VS 1 ×; Pantozol® 40 mg VS 1 ×. Em notas: macerar todos os comprimidos antes de administrar. Sugerido pelo farmacêutico substituir o pantoprazol por omeprazol ou esomeprazol visto que o pantoprazol não deve ser macerado e não dispersa em água. Após contato com o médico, pantoprazol foi substituído por omeprazol 20 mg VS 1 ×. Orientado a enfermagem a não macerar o comprimido e sim dispersar em água.

Agradecimento

Valdir Pereira da Silva, pelo fornecimento de dados referente a procedimentos cirúrgicos.

Referências bibliográficas

1. Williams & Wilkins. Stedman Dicionário Médico. Rio de Janeiro: Editora Guanabara Koogan S.A., 25ª Ed., 1996.
2. Mincis M. Gastroenterologia Hepatologia – diagnóstico e tratamento. São Paulo: Casa Leitura Médica, 4 ª Ed., 2008.
3. Petroianu A, Miranda, ME, Oliveira RG, Blackbook Cirurgia. São Paulo: Ed.Blackbook, 2008.
4. Cecconello I, D´Albuquerque LAC, Bresciani C, et al. Atualização em cirurgia do aparelho digestivo e coloproctologia. São Paulo: Departamento de gastroenterologia da faculdade de medicina da universidade de são Paulo, 2009.
5. Lobo EJ, Filho GJL, Grande JCD, Triviño. Guia de medicina ambulatorial e hospitala da Unifesp-EPM – Gastrocirurgia. São Paulo: Ed. Manole Ltda, 1 ª Ed.,2008.
6. Arone EM. Enfermagem médico-cirúrgica aplicada ao sistema gastrintestinal. São Paulo: Editora SENAC, 1994.
7. Moreira JPT, Araújo SEA, Oliveira Jr O. Hemorroida: tratamento cirúrgico. Projeto diretrizes da associação médica brasileira e conselho federal de medicina. Sociedade brasileira de coloproctologia, 2006.
8. Marques TC, Reis AMM, Silva AEBC, et. al. Erros de administração de antimicrobianos identificados em estudo muticêntrico brasileiro. Revista Brasileira de Ciências Farmacêuticas., 2008; 44(2): 305-314.
9. Zilberstein B, Rodrigues JG, Gama AH, Saad WA, Machado MCC, Cecconello I, Cleva R, Szachowicz. Cuidados pré e pós-operatórios em cirurgia digestiva e coloproctológica. São Paulo: Ed. Roca, 1 ª Ed.,2001.
10. Calderwood MS, Anderson DJ, Bratzler DW, Dellinger EP, Garcia-Houchins S, Maragakis LL, Nyquist AC, Perkins KM, Preas MA, Saiman L, Schaffzin JK, Schweizer M, Yokoe DS, Kaye KS. Strategies to prevent surgical site infections in acute-care hospitals: 2022 Update. Infect Control Hosp Epidemiol. 2023 May;44(5):695-720. doi: 10.1017/ice.2023.67. Epub 2023 May 4. PMID: 37137483; PMCID: PMC10867741.
11. Guilarde AO, Pacheco IT, Gomes LVR, et. al. Avaliação da antibioticoprofilaxia cirúrgica em hospital universitário. Revista de Patologia Tropical., 2009; 38(3): 179-185.
12. Moraes CR, et al. O dia-a-dia na gastroenterologia. Rio de Janeiro: Elsevier, 2008.
13. Bittencourt PL, Zollinger CC, et al. Manual de cuidados intensivos em gastroenterologia e hepatologia. Barueri, SP: Manole, 1ª Ed., 2009.
14. Lopes AC. Tratado de clínica médica. São Paulo: Roca, vol. I, 2006.
15. Harada MJCS, Pedreira MLG, Peterlini MAS, Pereira SR. O erro humano e a segurança do paciente. São Paulo: Editora Atheneu, 2006.
16. Knobel E. Condutas no paciente grave. São Paulo: Editora Atheneu, 3ª Ed., vol. 2, 2006.
17. Pereira JSP, Sette IMF, Belém LF, et. al. Estudo de utilização de medicamentos na clínica médica. Rev. Bras. Farm., 2008; 89(3):267-271.
18. Dias, Flávia Camila. "Análise de custos dos medicamentos apropriados e inapropriados das prescrições médicas de idosos internados em hospital escola." (2019).
19. Westerlund T, Marklund B. Assessment of the clinical and economic outcomes of pharmacy interventions in drug-related problems. Journal of Clinical Pharmacy and Therapeutics., (2009) 34, 319-327.

20. Borges Jr WM, Ferracini FT, Torraga LKLA. Atenção farmacêutica em unidade de gastroenterologia de um hospital particular em São Paulo. 2007.
21. Silva P. Farmacologia. Rio de Janeiro: Editora Guanabara Koogan S.A. 6ª Ed., 2002.
22. Dutra APR, Lemos LMA, Damascena RS. Avaliação do Perfil das Interações Medicamentosas e os Fatores Associados em Prescrições Médicas de Pacientes Internados em Unidade de Terapia Intensiva. ID on line. Revista de psicologia, v. 13, n. 43, p. 543-558, 2019.
23. Pereira, LRL; Freitas. O. A evolução da atenção farmacêutica e a perspectiva para o Brasil. Revista Brasileira de Ciências Farmacêuticas., 2008; 44(4): 601-611.
24. Amaral MFZJ, Amaral RG, Provin MP. Intervenção farmacêutica no processo de cuidado farmacêutico: uma revisão. Revista Eletrônica de Farmácia., 2008; 5(1): 60-66.
25. Sociedade Brasileira de Farmácia Clínica Origem da Farmácia Clínica no Brasil, seu desenvolvimento, conceitos relacionados e perspectivas Documento de posição da SBFC/Sociedade Brasileira de Farmácia Clínica. – Brasília: Sociedade Brasileira de Farmácia Clínica, 2019.
26. American College of Clinical Pharmacy, ACCP. Clinical Pharmacist Competencies. Pharmacotherapy 2008; 28(6):806-815.
27. Silva TB, Alves-Zarpelon SP, Laureano JV. Conciliação medicamentosa em uma unidade de internação de hospital público do Sul do Brasil. Infarma-Ciências Farmacêuticas, v. 33, n. 2, p. 158-166, 2021.
28. Cuevas, V. I; Briz, E.L; Chorro, M.T. G. Pharmacist intervention reduces gastropathy risk in patients using NSAIDs. Pharm World Sci (2008) 30:947-954
29. Das J, Morris K. Proactive risk reduction – by a gastroenterology pharmacist. Hospital pharmacist, Careers (2008) 23-2.
30. Micromedex® Healthcare Series [Internet database]. Greenwood Village, CO: Thomson Micromedex; 2008 [updated periodically]. Cited 2008 Apr 20. Available from http://www.thomsonhc.com/.

13

Farmácia Clínica em Ortopedia

Joader Almeida Brasil, Giovana Roberta Zelezoglo, Daniella Cristina de Oliveira

Introdução

O sistema musculoesquelético é formado por ossos, músculos, tendões e ligamentos, sendo o componente essencial da anatomia do ser humano, servindo como suporte mecânico para o corpo, protegendo os órgãos vitais e a medula óssea. Apresenta importante função de reserva de íons, principalmente cálcio e fosfato, participando na manutenção da homeostase. A coordenação do esqueleto com os anexos, músculos, ligamentos e tendões fornece locomoção para o corpo humano.

A disfunção de qualquer um dos componentes do sistema osteomuscular pode provocar vários tipos de doenças, muitas vezes acompanhadas de dor e limitações físicas, que podem resultar na incapacidade de andar, sentar ou até mesmo respirar, tendo um impacto substancial sobre a saúde. Como exemplos, podemos citar o desequilíbrio da remodelação óssea, favorecendo a sua reabsorção, levando à osteoporose, uma doença caracterizada por baixa massa óssea e deterioração do tecido ósseo, resultando em um risco aumentado de fratura. A artrite reumatoide, por outro lado, é uma desordem autoimune que provoca tanto danos nos ossos como na cartilagem, causando dor e perda de movimentos. Além disso, vários tipos de câncer têm os ossos como o seu principal local de metástases. A osteomielite, no entanto, devido à infecção óssea por *Staphylococcus aureus*, é de difícil tratamento e às vezes o paciente deve ser submetido ao desbridamento cirúrgico, ou mesmo amputação do membro afetado.

O farmacêutico clínico na unidade de ortopedia norteia seus conhecimentos nas principais doenças do sistema musculoesquelético, assim como nos tipos de cirurgias mais frequentemente realizadas e nos medicamentos mais utilizados no tratamento das doenças que afetam o sistema musculoesquelético. Nesse contexto, é de extrema importância que o farmacêutico integre-se à equipe médica e multidisciplinar, estando sempre apto a responder dúvidas e a orientar a equipe, com relação à escolha da melhor terapia medicamentosa.

Dentre as muitas atribuições do farmacêutico clínico na unidade de ortopedia, as que mais se destacam são:

- Análise diária da prescrição medicamentosa com relação à dose dos medicamentos, via de administração adequada, frequência usual, diluição de medicamentos injetáveis, aprazamento, alergias e duplicidade.
- Acompanhamento do uso de antibiótico profilático e terapêutico.
- Acompanhamento do uso de opioides × obstipação intestinal.
- Monitoramento do uso de drogas de baixo índice terapêutico: vancomicina e aminoglicosídeos.
- Avaliação do risco de interações medicamentosas e reações adversas.
- Avaliação de medicamentos contraindicados em pré-cirúrgicos, como hipoglicemiantes, anticoagulantes e/ou antiagregantes plaquetários.
- Acompanhamento de profilaxia TEV.
- Conciliação medicamentosa, validação de medicamentos trazidos pelos pacientes.
- Orientação de alta hospitalar.

Profilaxia antimicrobiana em cirurgia ortopédica

A infecção é uma das frequentes complicações após cirurgias ortopédicas. A taxa de infecção após a artroplastia foi reduzida, nos últimos anos, em 1% a 2%, embora represente ainda um problema desafiador para o cirurgião ortopédico. As inúmeras implicações, elevação dos custos, o tempo do tratamento, a dificuldade na abordagem terapêutica e os resultados funcionais mais falhos.

De acordo com Widmer (2001), as taxas de infecção após cirurgias são significativamente mais elevadas, entre 5% e 40%, do que as substituições primárias. De uma forma geral, cerca de 5% dos dispositivos de fixação interna provocam infecções nos pacientes.

Um dos importantes princípios da prescrição de profilaxia antimicrobiana é o momento em que a primeira dose do antimicrobiano é administrada, pois um antimicrobiano administrado incorretamente pode comprometer a sua eficácia, independente da dose ou duração do esquema, sendo importante ressaltar que o antimicrobiano deve estar presente nos tecidos manipulados no momento em que há exposição aos microrganismos, ou seja, recomenda-se o início da profilaxia no momento da indução anestésica, o que garante o pico da concentração do antimicrobiano no momento em que ocorre à exposição dos tecidos. Além disso, a dose do antimicrobiano a ser utilizada é sempre a habitual, não havendo evidência em literatura de que a primeira dose do antimicrobiano deva ser superior às doses convencionais. Importante ressaltar que há literatura que respalde a prática da dose única de antimicrobianos, ou seja, logo após o encerramento da cirurgia, sendo a contaminação rara, doses adicionais de antimicrobiano, não seriam indicadas. O antimicrobiano ideal deve apresentar baixa toxicidade, ser fraco indutor de resistência, estar na apresentação parenteral, ser de baixo custo e apresentar farmacocinética adequada. As cefalosporinas são os antimicrobianos com o perfil mais próximo do descrito, sendo a cefazolina e a cefuroxima os antimicrobianos mais estudados. Em segunda opção, em caos de alergias a cefalosporinas a indicação fica a clindamicina ou ciprofloxacino como mostra o (Quadro 13.1).

Em parceria com programa locomotor institucional, o farmacêutico clínico atua diretamente nos protocolos de artroplastia total do quadril, artroplastia total joelho, coluna e artroplastia total do ombro no objetivo de acompanhar, intervir e responder, garantindo a adesão aos protocolos institucionais dessas cirurgias. Diariamente, o farmacêutico recebe do programa locomotor uma lista de pacientes que internam para realização dessas cirurgias, com datas das cirurgias, equipe médica e cirurgia a serem realizadas. A análise do farmacêutico clínico deve ser minuciosa, verificando o início do antimicrobiano antes, durante e após a cirurgia.

Pelo protocolo institucional, o antimicrobiano deve ser iniciado de 1 hora até 5 minutos antes do início da cirurgia podendo ser administradas mais doses durante (doses de repique), dependendo do tempo do procedimento cirúrgico, essas doses antes e durante o procedimento não são contabilizadas para adesão de profilaxia 24 horas, porém a primeira dose (dose de ataque) é contabilizada para adesão ao início correto do tratamento.

O uso de antimicrobianos na prevenção de infecção de sítio cirúrgico não deve exceder o período estabelecido de uso conforme a indicação para as cirurgias limpas. Para os procedimentos de artroplastia (quadril e joelho), coluna e ombro, a suspensão deve ser em 24 horas e para demais cirurgias, em 48 horas. Nos casos de fraturas expostas ou revisão cirúrgica, os antimicrobianos não são profiláticos e sim terapêuticos. Em casos de revisão, o antimicrobiano deve permanecer até o resultado das culturas para, após, definir melhor conduta, escalonamento, manutenção ou descalonamento. O farmacêutico clínico monitora e atua para que essa recomendação seja cumprida.

Vejamos a seguir, nos Quadros 13.1 e 13.2, respectivamente, os parâmetros para a antibioticoprofilaxia cirúrgica e as recomendações da antibioticoprofilaxia em cirurgias ortopédicas.

Conforme rotina gerenciada de antibioticoprofilaxia cirúrgica, utilizada na instituição e com o objetivo de promover o uso racional de antimicrobianos na clínica médica cirúrgica ortopédica, o farmacêutico clínico é responsável em acompanhar e avaliar a prescrição de antibiótico profilático nas diversas cirurgias ortopédicas realizadas. Segundo a classificação do potencial de contaminação das cirurgias, são incluídos na rotina os pacientes submetidos a cirurgias limpas, potencialmente contaminadas e contaminadas (conforme Quadro 13.2). Para algumas equipes medicas, a adesão ao protocolo se dá de forma automática, ou seja, os antimicrobianos são incluídos em prescrição já com a suspensão automática de 24 horas, três doses ou com data do término, todas elas no período de 24 horas mediante prescrição automática (*power plan*), inclusões individualizadas após o procedimento cirúrgico ou através do farmacêutico, que inclui o termino automático ou suspende o antimicrobiano conforme autorização prévia do médico.

Quadro 13.1. Parâmetros para antibióticoprofilaxia cirúrgica ortopédica

Cirurgia ortopédica						
Procedimento	Antibiótico	Dose na indução	Intervalo		Duração	Observação
			Repique	Pós-operatório		
Cirurgias limpas envolvendo mão, joelho ou pé sem implante, artroscopia sem inserção de próteses, pinos ou parafusos, ou tecido avascular, infiltrações articulares	Não indicado					Infusão total do antibiótico antes da insuflação do torniquete
Artroscopia com inserção de próteses, pinos ou parafusos, ou tecido avascular	Cefazolina Cefuroxima	2 g EV 1,5 g EV	Não indicado Não indicado	Não indicado	Intraoperatório	
Artrodese de coluna e laminectomias	Cefuroxima	1,5 g EV	750 mg EV 4/4 h	750 mg EV 8/8 h	24 h	
Artroplastias						
Prótese do quadril						
Prótese de joelho						
Remoção de prótese utilizada em tratamento de fratura						
Revisão de artroplastia: coletar material de vários planos para cultura. Se sinais de infecção no intraoperatório, adequar a terapia antimicrobiana empírica até os resultados das culturas	Cefuroxima	1,5 g EV	750 mg EV 4/4 h	750 mg EV 8/8 h	Na presença de sinais de infecção, consultar o SCIH ou Infectologista. Reavaliação das drogas após resultado da cultura e aspecto intraoperatório	

Continua...

Continuação...

Cirurgia ortopédica						
Procedimento	Antibiótico	Dose na indução	Intervalo		Duração	Observação
			Repique	Pós-operatório		
Esmagamento de ponta de dedo com fratura exposta	Cefazolina	2 g EV	1 g EV 4/4 h	Não indicado	Intraoperatório	
Fratura exposta tipo 1 e tipo 2	Cefazolina	2 g EV	1 g EV 4/4 h	1 g EV 8/8 h	24 h	
Fratura exposta tipo 3	Clindamicina	900 mg EV	600 mg EV 6/6 h	600 mg EV 6/6 h	24 a 72 h	
	Gentamicina	240 mg EV	Não indicado. Exceto se houver perda sanguínea > 2 litros, repor 1 g EV	3-5 mg/kg EV/IM		
Infiltração coluna	Não necessário ou cefazolina	2 g EV	Não indicado	Não indicado		
	Não utilizar					
Osteossíntese de fratura fechada	Cefazolina	2 g EV	1 g EV 4/4 h	1 g EV 8/8 h	24 h	
	Cefuroxima	1,5 g EV	750 mg EV 4/4 h	750 mg EV 8/8 h	24 h	
Alergia a betalactâmicos: clindamicina 900 mg EV 6/6 h para cobertura de Gram-positivos. Ciprofloxacino 400 mg EV 12/12 h para cobertura de Gram-negativos, se houver indicação. DU: dose única diária Cirurgia de coluna de pacientes internados a longo prazo – individualizar a escolha, conversar com a equipe SCIH. Vacinação antirrábica e antitetânica em casos de ataque de animais Mordedura de cachorro e gato – amoxacilina-clavulanato (875/125 mg 12/12 h ou 500/125 mg 8/8 h) na indução anestésica e no pós-operatório por 3 a 5 dias, o tempo se prolonga conforme a evolução clínica						

Fonte: Manual farmacêutico, HIAE, 2024.

Quadro 13.2. Classificação do potencial de contaminação

Limpa	❑ Cirurgias eletivas, feridas não infectadas. ❑ Sítio cirúrgico onde não é encontrada inflamação. ❑ Não há abordagem de vísceras ocas (tratos respiratórios, geniturinário, digestivo ou orofaringe). ❑ Primariamente fechadas. ❑ Drenagem fechada, se necessária. ❑ Não há quebra de técnica. ❑ Trauma não penetrante (p. ex.: mamoplastia, herniorrafia inguinal, próteses de quadril).
Limpa - contaminada ou potencialmente contaminada	❑ Há abordagem dos tratos digestivo, respiratório, geniturinário ou orofaringe. ❑ Situações controladas e sem contaminação não usual. ❑ Cirurgia genitourinário: quando não há cultura de urina positiva no pré-operatório. ❑ Em cirurgia do trato biliar: não há infecção de vias biliares. ❑ Em cirurgias de apêndice, vagina e orofaringe quando não há evidência de infecção ou quebra de técnica. Exemplos: colicistectomia eletiva, histerectomia por via vaginal ou abdominal.
Contaminada	❑ Feridas traumáticas recentes, abertas. ❑ Contaminação grosseira durante cirurgia de trato digestivo, manipulação de via biliar ou genitourinário na presença de bile, ou urina infectada. ❑ Quebras maiores de técnicas. ❑ É encontrada inflamação aguda não purulenta. Exemplo: colecistectomia por colecistite aguda, fratura exposta (< 8 h).
Infectada	❑ Feridas traumáticas antigas com tecido desvitalizado, corpos estranhos ou contaminação fecal. ❑ Vísceras perfuradas ou secreção purulenta encontradas durante a cirurgia. Exemplo: laparotomia exploradora por perfuração de cólon, drenagem de abcessos.

Fonte: Rotina gerenciada – Profilaxia antimicrobiana em cirurgia, HIAE, 2009.

Para essa suspensão, o farmacêutico segue alguns critérios, analisando toda documentação cirúrgica.

- Médico titular.
- Registro intraoperatório (horário da cirurgia / tipo da cirurgia / tipo de antibioticoterapia).
- Registro anestésico.
- Prontuário: exames e culturas (se houver).

Já para as equipes médicas que não fazem parte do programa de adesão automática, o contato com o médico responsável se faz necessário para sugestão da suspensão do antimicrobiano em 24 horas ou obter a justificativa, caso o médico não adira ao protocolo e possa exceder esse período. Importante ressaltar caso o antimicrobiano ultrapasse 24 horas, é considerável não adesão ao protocolo, o mesmo ocorre com a substituição do antimicrobiano injetável administrado através da via endovenosa para via oral, que também ultrapasse o período de 24 horas de administração, é considerada como não adesão à rotina.

Nos casos de cirurgias potencialmente contaminadas ou contaminadas como em casos de osteomielites e como de revisão ou limpezas cirúrgicas, o antimicrobiano não se encaixa em profilaxia e sim em terapia antimicrobiana empírica até resultados das culturas dos materiais coletados no centro cirúrgico para tratativas de acordo com resultados, escalonamento, descalonamento ou suspensão.

As principais cirurgias ortopédicas, acompanhadas pelo farmacêutico em relação à prescrição de antibioticoprofilático são: artroplastia total do joelho (ATJ), artroplastia total do quadril (ATQ), ombro, osteossíntese de tornozelo e artrodese de coluna. Os principais antimicrobianos profiláticos utilizados são a cefuroxima e cefazolina.

Osteomielites

A osteomielite é o termo conhecido por descrever as infecções que envolvam o tecido ósseo. A implantação do microorganismo no osso pode ocorrer pela via hematogênica, por via direta no momento de um trauma espontâneo ou cirúrgico, como nas fraturas expostas, ou por continuidade a partir de infecção de partes moles adjacentes, como nas escaras infectadas. A osteomielite pós-traumática é devida, na maioria das vezes, à implantação de bactérias por via direta no osso e representada pela infecção na evolução das fraturas expostas ou pela osteomielite pós-operatória. O agente etiológico predominante nas infecções ósseas é o *Staphylococcus aureus*, mas uma diversidade de bacilos Gram-negativos, como o *Acinetobacter baumannii*, *Escherichia coli*, *Enterococcus faecalis*, *Pseudomonas aeruginosa*, também são frequentemente encontrados, e variam conforme a microbiota hospitalar. O tratamento medicamentoso inclui o uso de antimicrobianos, inicialmente baseados na escolha empírica, até que se obtenha a cultura e antibiograma do fragmento ósseo infectado. A condução da antibioticoterapia segue princípios baseados no uso de drogas bactericidas, em dose máxima para o peso do paciente, com espectro de ação voltado para a bactéria isolada no fragmento ósseo e manutenção por tempo adequado, se possível em monoterapia, e com menor impacto de desenvolvimento de resistência.

Os antimicrobianos mais utilizados, para início da terapia empírica, até resultado da cultura e antibiograma do tecido ósseo infectado, são: teicoplanina (6 mg/kg/dia) ou vancomicina (40-60 mg/kg/dia) + cefalosporina de 3ª ou 4ª geração, clidamicina (40 mg/kg/dia) + ciprofloxacina (800 mg/dia). O tempo de tratamento gira em torno de 4-6 semanas, e devemos considerar terapêutica oral após 2 semanas de tratamento, quando possível.

Pacientes com diagnóstico de osteomielite geralmente necessitam permanecer internados por tempo prolongado. O acompanhamento farmacoterapêutico torna-se de grande importância, uma vez que o uso de antimicrobianos é inevitável. O farmacêutico deve acompanhar o uso correto dos antimicrobianos prescritos, a dose adequada e o ajuste da dose quando necessário, principalmente nos pacientes com alterações da função renal e hepática. Dentre os antimicrobianos utilizados no tratamento da osteomielite, a vancomicina, um antibiótico de margem terapêutica estreita, tem seu uso monitorado, por meio do doseamento do nível sérico da droga, para manutenção adequada da terapia e redução dos riscos de reações adversas. Conforme os critérios de inclusão no protocolo gerenciado de monitorização terapêutica, a vancocinemia deve ser coletada e o farmacêutico deve alertar a equipe médica quanto à necessidade de monitorização e ajuste da dose quando necessário.

Controle da dor e analgesia pós-operatória

A dor pode ser definida como uma experiência sensorial e emocional desagradável, associada a uma lesão real ou potencial. A dor pode ser classificada, segundo sua origem, como nociceptiva (somática ou visceral) ou neuropática ou, segundo sua determinação temporal, em dor aguda ou crônica.

Dor é considerada como o quinto sinal vital, e devido a esse fato, o paciente é ativamente questionado e identificado quanto à presença de dor. Ele tem o direito à avaliação e gerenciamento da dor de forma apropriada e o protocolo da dor existente descreve as ações da equipe assistencial a serem realizadas, identificação, avaliação, tratamento, registro, controle e reavaliação da dor.

De modo geral, os fármacos utilizados em analgesia, pertencem a diferentes classes terapêuticas, com mecanismos de ação variados, que quando administrados em associação (terapia multimodal), proporcionam uma analgesia e controle da dor de forma mais eficaz. O uso associado de diferentes medicamentos analgésicos permite a redução de doses, proporcionando uma diminuição dos efeitos colaterais e, consequentemente, uma melhor qualidade da analgesia ao paciente. O tratamento da dor pós-operatória deve ser feito de forma regular, ou seja, medicamento prescrito de horário, e não de demanda, apenas quando o paciente sente dor (se necessário).

Os medicamentos utilizados no tratamento da dor são denominados analgésicos, onde os mesmos podem estar enquadrados, de forma geral, em várias classes terapêuticas: opioides, anti-inflamatórios não esteroidais (AINEs) e adjuvantes, como exemplo desse último os antidepressivos e os anticonvulsivantes.

A prescrição de medicamentos analgésicos, para os pacientes no pós-operatório ortopédico, é acompanhada diariamente pelo farmacêutico clínico. O surgimento de efeitos colaterais deve ser critério para novo planejamento terapêutico, seja na substituição do medicamento ou classe terapêutica utilizada, como no monitoramento da segurança do paciente, em relação ao risco benefício.

Vejamos, a seguir, as principais características das classes de medicamentos utilizados no tratamento da dor, e os cuidados a serem tomados durante o uso, com relação aos seus efeitos colaterais:

- **Anti-inflamatórios não esteroides (AINEs):** nesse grupo de fármacos, estão incluídas as drogas que inibem a enzima cicloxigenase (COX), onde através de seu bloqueio, inibem a síntese de prostaglandinas, impedindo seus efeitos sobre o nociceptor. Os efeitos adversos desse grupo de drogas decorrem da inibição da enzima constitutiva COX-1, provocando sangramento gastrintestinal, alteração da função plaquetária e renal, mais acentuadamente em idosos. De maneira geral, deve-se evitar a prescrição de AINEs em pacientes com úlcera péptica, coagulopatias e em tratamento com anticoagulantes. A COX-2 é induzida pela inflamação, e seus AINEs específicos, produzem menos efeitos adversos nessa condição, porém deve ser considerado somente para pacientes com significante risco aumentado de sangramento gastrintestinal e sem risco simultâneo de doença cardiovascular, uma vez que o uso de anti-inflamatório da classe dos inibidores da COX-2, evidenciaram em estudos nos últimos anos, um aumento no risco de doenças cardiovasculares, principalmente com seu uso prolongado, portanto se deve verificar sempre o risco × benefício de seu uso. São exemplos de inibidores da COX-2, mais utilizados na ortopedia, o celecoxibe, etorlcoxibe, lumiracoxibe e o valdecoxibe.

A ação dos AINEs é dose/resposta limitada (efeito teto), ou seja, a sua administração em doses superiores às recomendadas não proporciona analgesia suplementar, aumentando a incidência de efeitos colaterais. Os AINEs, no controle da dor pós-operatória, têm sido utilizados por via endovenosa devido ao caráter doloroso da via intramuscular e à dificuldade do emprego da via oral imediatamente após o ato operatório, quando o paciente ainda se encontra sonolento ou em jejum. Os AINEs mais utilizados são: cetoprofeno, tenoxicam e o cetorolaco de trometamina.

- **Dipirona e acetaminofeno:** a dipirona e o acetaminofeno são drogas analgésicas e antipiréticas, amplamente utilizadas, porém, seus mecanismos de ação ainda não foram bem elucidados. Alguns estudos sugerem a inibição da COX-2, assim como os AINEs, porém outros estudos descrevem um terceiro tipo de COX (COX-3), presente principalmente no córtex cerebral, que seria inibido por essas duas drogas, representando um mecanismo primário central da ação analgésica. Contudo, a dipirona e o acetaminofeno são drogas amplamente utilizadas em analgesia, principalmente em associação com os anti-inflamatórios e os opioides. Importante lembrar que a dose máxima diária de paracetamol não deve exceder mais que 4 g/dia, pois seu uso pode levar a um aumento significativo de hepatotoxicidade.
- **Opioides:** os opioides são drogas de ação analgésica amplamente utilizadas no tratamento da dor, principalmente no controle da dor pós-operatória. A ação analgésica desse grupo de fármacos se deve à ocupação de receptores mu, kappa e delta, reforçando a ação fisiológica das endorfinas e a das vias inibitórias noradrenérgicas e serotoninérgicas. Os opioides estão disponíveis em diferentes dosagens e podem ser utilizados por inúmeras vias de administração. Apesar de se usar a via oral preferencialmente, outras vias, como a subcutânea, endovenosa, transdérmica, raquidiana (subaracnóidea ou peridural) e a intramuscular, podem

ser utilizadas. Quando utilizadas as vias subcutânea, endovenosa e raquidiana, os opioides podem ser administrados sob a forma de infusão contínua eu em bolus através do equipamento de PCA (do inglês – *Patient Controlled Analgesia*). Os principais analgésicos opioides utilizados são a morfina, tramadol, codeína, fentanil, oxicodona, meperidina, metadona e nalbufina. Os analgésicos opioides podem provocar sedação, náusea, vômitos, prurido, retenção urinária e constipação intestinal em uma relação dose-dependente. Altas doses de opioides podem levar à depressão respiratória, apneia, colapso circulatório e coma seguido de morte. Considerando a constipação intestinal, a reação adversa mais frequentemente induzida pelo uso de opioides, o seu tratamento é acompanhado pelo farmacêutico clínico, por meio da rotina gerenciada. Em casos em que o paciente permanece obstipado por um período de três dias ou mais, o farmacêutico sugere ao médico a inclusão do laxante em prescrição, em associação a outras terapias não medicamentosas, como dieta laxativa e deambulação.

- **Adjuvantes:** são medicamentos de grupos farmacológicos variados que, associados aos analgésicos, têm ação específica ou potenciadora no controle de determinados tipos de dor. O emprego de adjuvantes deve ser sempre considerado e adequado ao tipo de dor a ser tratada. São exemplos de medicamentos adjuvantes mais utilizados:
  - **Antidepressivos tricíclicos:** as doses analgésicas costumam ser inferiores às usadas com ação antidepressiva e o início da ação ocorre entre três e sete dias. Os efeitos colaterais estão relacionados principalmente à ação anticolinérgica, como sonolência, confusão mental, boca seca e retenção urinária. A sonolência indica seu emprego preferencial à noite. Por outro lado, são contraindicados para pacientes portadores de glaucoma, prostatismo e taquiarritmias. São utilizados no tratamento de muitos tipos de dor crônica, incluindo a lombalgia e a dor neuropática. São representantes desse grupo: amitriptilina, nortriptilina e a imipramina.
  - **Anticonvulsivantes:** são imprescindíveis no tratamento da dor neuropática e em alguns casos de dor crônica de difícil controle. Costumam dar sonolência nos primeiros dias de tratamento e às vezes lentidão de raciocínio, lapsos de memória e um pouco de edema em membros inferiores. Como exemplos dessa classe temos: a gabapentina, onde o tratamento é iniciado com pequenas doses e a ação ideal é obtida com doses diárias que variam entre 900 e 2.400 mg até 3.600 mg/dia. A carbamazepina é administrada a cada 12 horas, com doses diárias que variam de 200 mg e 1.200 mg/dia.

A pregabalina utilizada na dor neuropática, iniciado com a posologia de 150 mg diários, podendo ser aumentada para 300 mg/dia, após um intervalo de 3 a 7 dias, e se necessário para a dose máxima de 600 mg/dia, após um intervalo adicional de 7 dias, suas reações adversas mais frequentes são tontura, sonolência, aumento do apetite, aumento de peso, euforia, confusão, irritabilidade, diminuição da libido, visão turva, diplopia, ataxia, tremores, disartria, diminuição da memória, perturbações da atenção, parestesias, vertigens, vômitos, xerostomia, obstipação, flatulência.

- **Neurolépticos:** alguns pacientes têm benefício imediato com o uso de pequenas doses de neurolépticos. O haloperidol a clorpromazina e a levomepromazina são muito usadas por terem efeito antiemético importante e útil na associação com opioides.
- **Anestésicos locais e tópicos:** os anestésicos locais podem ser aplicados diretamente ou próximo a uma área dolorida, para reduzir a dor. Quando a dor crônica é causada pela lesão de um único nervo, pode-se injetar um anestésico diretamente no nervo, eliminando a dor de modo permanente. Os anestésicos tópicos, como, por exemplo, uma loção ou pomada contendo lidocaína, são utilizados no controle da dor causada por alguns distúrbios. Algumas vezes, um creme contendo capsaicina pode ser útil na redução da dor causada pela osteoartrite, assim como os anti-inflamatórios tópicos à base de diclofenaco, por exemplo.
- **Relaxantes musculares/benzodiazepínicos:** os relaxantes musculares, assim como alguns benzodiazepínicos, podem ser úteis na dor associada a espasmos musculares, como exemplo: diazepam, clonazepam, baclofeno, ciclobenzaprina.
- **Outros adjuvantes:** inibidores de canal de cálcio como a nifedipina podem controlar tenesmos e outras dores espasmódicas, bifosfonatos de uso endovenoso aliviam a dor óssea e a quetamina usada por via subcutânea pode ser usada para dores que respondem fracamente aos opioides. Os corticoides podem ser usados no tratamento da dor por compressão nervosa, onde a dose de corticoides varia entre 4 e 8 mg/dia de dexametasona. A dexametasona é de todos os corticoides, o que apresenta menor efeito mineralocorticoide.

A Organização Mundial da Saúde (OMS) recomenda a escada analgésica para orientação em relação à terapia com opioides, sendo a dor fraca tratada com AINEs, dipirona, acetaminofeno e adjuvantes. Na dor moderada, associa-se o 1° degrau aos opioides fracos, como codeína e tramadol, e na dor intensa aos opioides fortes, como morfina, fentanil, metadona e oxicodona (Figura 13.1).

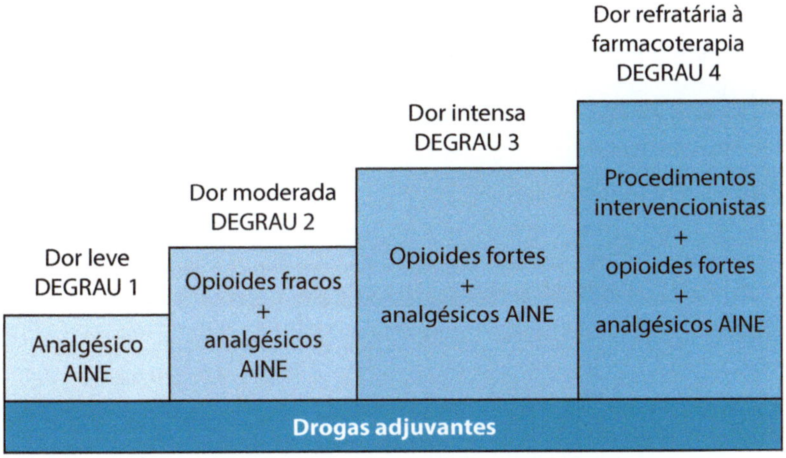

Figura 13.1. Escada analgésica modificada segundo a Organização Mundial de Saúde (OMS).

Analgesia controlada pelo paciente

A analgesia controlada pelo paciente (do inglês PCA – *Patient Controlled Analgesia*) é uma técnica de administração de medicamentos para o controle da dor, que possibilita a autoadministração de analgésico pelo paciente, onde a administração do medicamento é feita por meio de uma bomba de infusão, que libera as doses de que o paciente necessita dentro dos limites da prescrição médica, e quando o mesmo aciona um botão. O equipamento permite a infusão pela via intravenosa, subcutânea e peridural, sendo a via endovenosa e peridural as mais utilizadas.

Ao contrário da administração convencional de analgésico de horário e de doses complementares em regime "se necessário", na qual para se obter alívio da dor, o paciente deve esperar uma resposta da enfermagem ao chamado do paciente, avaliação da dor, preparo da injeção, administração da medicação e tempo do efeito, a bomba de PCA é capaz de manter a concentração plasmática do analgésico com o mínimo de droga, e uma administração imediata através do acionamento do botão pelo paciente.

Em ortopedia, a utilização de bomba de PCA é indicada preferencialmente para o controle da dor aguda pós-operatória, muito utilizada em pós-cirúrgicos de artroplastias de quadril e joelho, cirurgias de ombro e artrodese de colunas.

Os medicamentos mais comumente utilizados para analgesia através da bomba de PCA são os opioides morfina, fentanil, quetamina e metadona utilizados via endovenosa e os anestésicos locais bupivacaína ropivacaína e lidocaína, usados via peridural, porém associações são normalmente empregados, como a mistura de opioides e anestésicos locais, administrados via peridural por um período de 3 dias seguindo avaliações periódicas do grupo da dor.

Vejamos alguns exemplos de doses e esquemas de administração de medicamentos empregados no uso de bomba de PCA (Quadros 13.3 a 13.5) e os principais efeitos colaterais esperados da sua utilização (Quadro 13.6).

Quadro 13.3. Analgesia controlada pelo paciente via peridural

Solução	
Cloridrato de bupivacaína 0,5%	250 mg - 50 mL
Citrato de fentanil sem conservante	1.000 mcg - 20 mL
Solução fisiológica 0,9% qsp	250 mL
Parâmetros da bomba de PCA	
Dose de ataque	3,0 - 5,0 mL
Bolus PCA	3,0 - 5,0 mL
Ritmo infusão	3,0 - 5,0 mL
Intervalo (*lock-out*)	20 - 30 min

Quadro 13.4. Analgesia controlada pelo paciente via endovenosa

Solução	
Cloridrato de morfina	100 mg
Solução fisiológica 0,9% qsp	100 mL
Parâmetros da bomba de PCA	
Dose de ataque	2,0 - 3,0 mL
Bolus PCA	0,5 - 1,0 mL
Ritmo infusão	0,5 - 1,0 mL
Intervalo (*lock-out*)	6 - 12 min

Quadro 13.5. Analgesia controlada pelo paciente via endovenosa

Solução	
Cloridrato de metadona	100 mg
Solução fisiológica 0,9% qsp	100 mL
Parâmetros da bomba de PCA	
Dose de ataque	2,0 - 3,0 mL
Bolus PCA	0,5 - 1,0 mL
Ritmo infusão	0,5 - 1,0 mL
Intervalo (*lock-out*)	6 - 12 min

Quadro 13.6. Efeitos adversos esperados no uso da PCA intravenosa e peridural

PCA intravenosa	PCA peridural
Prurido	Prurido
Náusea	Náusea
Vômito	Vômito
Retenção urinária	Retenção urinária
Diminuição do trânsito intestinal	Diminuição do trânsito intestinal
Depressão respiratória	Depressão respiratória
	Sedação excessiva
	Bloqueio motor acentuado
	Hipotensão arterial
	Bradicardia
	Níveis elevados de bloqueio sensitivo
	Infecção local

O uso da bomba de PCA demonstra muitas vantagens em relação à administração de analgésico convencional, porém os cuidados no uso da bomba de infusão e preparo das soluções são de extrema importância. O farmacêutico clínico deve acompanhar a utilização adequada dessa modalidade de analgesia, tanto na orientação dos profissionais de enfermagem, no preparo das soluções, cálculo das concentrações e diluição dos fármacos de escolha, assim como na estabilidade das mesmas, além de acompanhar as possíveis reações adversas dos fármacos e interações medicamentosas com outros medicamentos prescritos, a fim de assegurar o bom uso da PCA e garantir principalmente a segurança do paciente.

Interações medicamentosas

Interação medicamentosa ocorre quando os efeitos de um ou mais medicamentos são alterados pela administração simultânea, ou anterior, de outros medicamentos. As interações medicamentosas são classificadas em farmacocinéticas, aquelas em que um fármaco altera a velocidade ou a extensão de absorção, distribuição, biotransformação ou excreção de outro fármaco, e em farmacodinâmicas, quando ocorrem nos sítios de ação dos fármacos, envolvendo os mecanismos pelos quais os efeitos desejados se processam.

As interações podem resultar em ineficácia terapêutica, aumentar a ocorrência de reações adversas, levar à toxicidade, principalmente quando estão relacionadas aos medicamentos de baixo índice terapêutico, podendo aumentar o tempo de internação do paciente. O profissional farmacêutico deve estar atento às possíveis interações medicamentosas, para que, de modo atuante com a equipe multidisciplinar e médica, possa identificar de imediato a severidade da interação e sugerir apropriadas intervenções.

O risco de interações medicamentosas é acompanhado diariamente pelo farmacêutico, durante a análise da prescrição médica. As interações estão, em sua maioria, relacionada com o uso de medicamentos mais prescritos na unidade, como os anti-inflamatórios não esteroidais, opioides, benzodiazepínicos e anticoagulantes.

As principais interações medicamentosas encontradas na unidade de ortopedia, em estudo realizado no ano de 2009, de acordo com o resultado do risco encontrado com relação às principais drogas prescritas, podem ser visualizadas a seguir.

Quadro 13.7. Drogas que interagem com a enoxaparina e que podem aumentar o risco de sangramento

Anti-inflamatórios	Antidepressivos	Anticoagulante oral	Antiagregante plaquetário
Cetoprofeno Tenoxicam Cetorolaco de trometamina	Fluoxetina Sertralina Duloxetina	Varfarina	Clopidogrel

A enoxaparina é uma droga amplamente empregada na profilaxia de tromboembolismo, principalmente nas artroplastias de quadril. O risco de sangramento deve ser monitorado, uma vez que o uso de AINEs é frequente, além do risco de interação com medicações de uso habitual, como os antidepressivos.

Quadro 13.8. Drogas que interagem com a morfina e podem aumentar o risco de depressão respiratória

Benzodiazepínicos	Opioides
Alprazolam Bromazepam Diazepam Lorazepam Clonazepam	Fentanil Oxicodona Codeína Tramadol

A morfina é muito utilizada no controle da dor pós-operatória, é a droga de escolha no uso em bomba de PCA. O uso concomitante da morfina, com outros opioides em associação a um benzodiazepínico, é frequentemente encontrado na unidade de ortopedia, portanto o risco de depressão respiratória deve ser monitorado.

Quadro 13.9. Drogas que interagem com o tramadol

Drogas relacionadas	Resultados das interações medicamentosas	
	Síndrome serotoninérgica	Convulsões
Duloxetina	x	
Fluoxetina	x	x
Mirtazapina	x	
Paroxetina	x	x
Sertralina	x	x
Amitriptilina		x
Ciclobenzaprina		x
Escitalopram	x	x
Linezolida	x	
Prometazina		x
Venlafaxina	x	x

O tramadol é um opioide amplamente utilizado no controle da dor pós-operatória, e principalmente em cirurgias ortopédicas. As principais interações acima incluem medicamentos antidepressivos, relaxantes musculares, um antimicrobiano e um anti-histamínico.

Quadro 13.10. Drogas que interagem com a oxicodona

Drogas relacionadas	Resultados das interações medicamentosas	
	Depressão respiratória aditiva	Síndrome serotoninérgica
Alprazolam	x	
Clonazepam	x	
Diazepam	x	
Lorazepam	x	
Midazolam	x	
Escitalopram		x
Sertralina		x
Morfina	x	

A oxicodona é uma das opções de analgésicos opioide, com apresentação para administração via oral. Apresenta interações relacionadas ao risco de depressão respiratória e síndrome serotoninérgica. O risco de depressão respiratória está relacionado à administração concomitante da oxicodona com os benzodiazepínicos, muito utilizados como indutores do sono e também como miorrelaxantes, como no caso do diazepam, além do uso associado com outros opioides como a morfina. De outro lado, o risco de síndrome serotoninérgica está relacionado ao uso concomitante de antidepressivos, como a sertralina e o escitalopram.

Quadro 13.11. Drogas que interagem com a buprenorfina

Drogas relacionadas	Resultados das interações medicamentosas	
	Depressão respiratória aditiva	Síndrome serotoninérgica
Citalopram	x	x
Escitalopram	x	x
Fluoxetina		x
Fluvoxamina		x
Paroxetina		x
Sertralina		x
Desvenlafaxina		x
Venlafaxina		x
Vortioxetina		x

A buprenorfina é uma opção de analgésico opioide com sua apresentação de adesivo transdérmico muito utilizada atualmente para o tratamento da dor na ortopedia, com tudo ainda se deve ter cautela em seu uso que ainda, sim, apresenta as mesmas interações dos demais opioides como a síndrome serotoninérgica e depressão respiratória se associado com demais medicamentos benzodiazepínicos e antidepressivos.

Intervenções farmacêuticas

A intervenção farmacêutica é um ato documentado e planejado pelo profissional farmacêutico junto à equipe médica e multidisciplinar, que visa resolver ou prevenir problemas que interferem ou podem interferir na farmacoterapia do paciente internado, sendo parte do processo de acompanhamento farmacoterapêutico. Através da análise da prescrição médica, o farmacêutico clínico age detectando preventivamente os possíveis erros de medicação, interações medicamentosas graves, reações adversas, alergias previamente conhecidas, adequação de via de administração, da forma farmacêutica, aprazamento, e ajuste de dose, entre outros. Seguem abaixo alguns casos clínicos, que ilustram algumas das intervenções do farmacêutico clínico na unidade de ortopedia.

Casos clínicos

Caso clínico 1 – Ajuste posológico

J.A.B.S., 45 anos, masculino, internado por dor lombar com irradiação em membro inferior esquerdo. Antecedentes: hipotiroidismo e ansiedade. Medicamentos prescritos: Lyrica® 150 mg VO 1 ×/dia, cetorolaco 30 mg VO 8/8 h, pantoprazol 40 mg EV 1 × em jejum, dipirona 2.000 mg EV 6/6 h, morfina 2 mg EV 4/4 h se dor forte, codeína + paracetamol (Tylex®) 30 mg VO 8/8 horas se dor moderada, buprenorfina 5 mg adesivo transdérmico 1 ×/semana, enoxaparina 40 mg SC 1 ×/dia, levotiroxina 75 mcg 1 ×/dia pela manhã, clonazepam 2,5 mg/mL 5 gts VO 1 × ao deitar. Após análise da prescrição pelo farmacêutico clínico, foi verificada inconsistência na dose do cetorolaco (referência de dose EV), após contato com médico, ajustado para cetorolaco 10 mg VO 3 ×/dia.

Caso clínico 2 – Duplicidade terapêutica

M.L.F.B., 57 anos, feminino, internada para descompressão medular L4, L5, S1. Antecedentes: diabetes *mellitus* e dislipidemia. Medicamentos prescritos: gabapentina 300 mg VO 3 ×/dia, paracetamol 750 mg VO 4 ×/dia, cetoprofeno 100 mg VO 12/12 h, esomeprazol 40 mg EV 1 ×/dia em jejum, oxicodona 10 mg VO 3 ×/dia, empagliflozina 25 mg VO 1 ×/dia, metformina XR 850 mg VO 1 ×/dia, rosuvastatina 20 mg 1 ×/dia, citalopram 20 mg VO 1 ×/dia, cetorolaco 30 mg EV 3 ×/dia, amitriptilina 25 mg VO 1 ×/dia, clonazepam 2 gotas VO 1 ×/dia. Em acompanhamento pelo farmacêutico, é verificada duplicidade terapêutica de anti-inflamatórios com cetoprofeno VO e cetorolaco EV, após contato com anestesista prescritor, suspenso cetorolaco e mantido cetoprofeno VO.

Caso clínico 3 – Reação adversa ao medicamento

N.F.S., 39 anos, feminina, interna para artroplastia total do joelho esquerdo. Sem antecedentes prévios. Medicamentos prescritos: cetoprofeno 100 mg EV 12/12 h,

Oxicodona 10 mg VO 12/12 h se dor forte, tramadol 100 mg EV 3 ×/dia, bromoprida 10 mg EV 3 ×/dia se náuseas ou vômitos, dipirona 2.000 mg EV 6/6 h, pantoprazol 40 mg 1 ×/dia em jejum, buprenorfina 20 mg TD 1 ×/semana, cefuroxima 750 mg EV 8/8 h por 24 h, enoxaparina 40 mg SC 1 ×/dia, ondansetrona 8 mg VO 3 ×/dia. Enfermagem aciona farmacêutico informando que paciente se apresenta fortemente nauseada, como vômitos presente e tontura, ao realizar análises em prescrição médica o farmacêutico percebe dose inicial de buprenorfina 20 mg alta para início de tratamento, entra em contato com equipe médica e sugere redução da dose da buprenorfina para 5 mg, sugestão aceita e realizado modificação em prescrição.

Caso clínico 4 – Alergia

A.S.G., 69 anos, masculino, internado para artroplastia total do quadril. Antecedentes: HAS, dislipidemia, hiperplasia prostática e *stent*. Medicamentos prescritos: SG 5% 1.000 mL + NaCl 20% 20 mL + KCl 19,1% 10 mL, AAS 100 mg VO 1 ×/dia, rosuvastatina 20 mg 1 ×/dia, tansulosina + dutasterida 0,4/0,5 mg VO 1 ×/dia, anlodipina 5 mg VO 1 ×/dia, cefazolina 750 mg EV 8/8 por 24 h, cetorolaco 30 mg EV 8/8 h, ondansetrona 8 mg EV 6/6 h, tramadol 100 mg 12/12 h, morfina 2 mg EV 4/4 h se dor intensa, dipirona 1.000 mg EV 6/6 h, pantoprazol 40 mg EV 1/dia jejum, metoprolol 50 mg 2 ×/dia, dimenidrinato 30 mg EV 2 ×/dia, polivitamínicos sem minerais (Citoneurin®) 5.000 3 ×/dia, clopidogrel 75 mg 1 ×/dia e enoxaparina 40 mg 1 ×/dia. Em prontuário conta informação de alergia a cefuroxima, farmacêutico aciona equipe médica informa alergia e por ser da mesma classe terapêutica da cefazolina sugere mudança de antibiótico profilático para segunda ou terceira opção conforme protocolo institucional ciprofloxacino, ou clindamicina, equipe médica aceita intervenção e o farmacêutico realiza alteração em prescrição médica.

Caso clínico 5 – Ajuste de dose de opioides

P.A.S.G., 25 anos, masculino, internado para correção de fratura exposta tipo III do tornozelo direito. Sem histórico de internação prévia. Medicamentos prescritos: ceftriaxona 1 g EV 12/12 horas, SF 1.000 mL EV 8/8 horas, pantoprazol 40 mg EV 1 ×/dia, ondansetrona 4 mg EV se náuseas ou vômitos, dipirona 1.000 mg EV 6/6, cetorolaco 30 mg EV 8/8 h, ciclobenzaprina 5 mg VO 1 ×/dia, dimenidrinato 30 mg EV 8/8, tramadol 100 mg EV 6/6 h, morfina 4 mg EV 4/4 h, oxicodona 10 mg 12/12 h, enoxaparina 40 mg SC 1 ×/dia, Naturetti® geleia 5 g VO 1 ×/dia. Em análise para liberação da prescrição pelo farmacêutico da central de apoio a prescrição (CAP), o farmacêutico questiona sobre a frequência dos medicamentos opioides tramadol, morfina e oxicodona todos de horário, passa intervenção para farmacêutico da unidade para segunda avaliação, em nova análise, o farmacêutico do andar questiona enfermeiro sobre dor do paciente e recebe informação que o paciente acabou de chegar da reversão anestésica, ao entrar em contato com anestesista prescritor e questionar frequências dos opioides, é sugerido ao médico, aumentar dose da dipirona para 2.000 mg 6/6 h, tramadol se dor leve, oxicodona se dor moderada e morfina se dor intensa, a sugestão foi aceita e paciente monitorado.

Caso clínico 6 – Ajuste de dose

A.L.M., 56 anos, masculino, interna para controle de dor na coluna há 6 meses e avaliação cirúrgica. Antecedentes: HAS, DM tipo 2, dislipidemia e obesidade tipo 2. Medicamentos prescritos: dipirona 2.000 mg EV 8/8, paracetamol 750 mg VO 3 ×/dia, buprenorfina 10 mg TD 1 ×/semana, lidocaína emp td 1 ×/dia (manter adesivo por 12 h, retirar e manter 12 h sem), tramadol 100 mg EV 2 ×/dia se dor moderada, morfina 6 mg 8/8 h se dor intensa, Glifage® 1.000 mg 2 ×/dia, atorvastatina 40 mg 1 ×/dia, linagliptina 5 mg 1 ×/dia, insulina Lantus® 24 ui 1 ×/dia manhã, insulina Lantus® 20 ui 1 ×/dia a noite, insulina lispro 3 ×/dia 1 ui/10 g carboidrato nas refeições, enoxaparina 40 mg SC 1 ×/dia, candesartana16 mg VO 1 ×/dia, levanlodipina 2,5 mg 1 ×/dia, pantoprazol 40 mg VO 1 ×/dia, simeticona 40 gts VO 3 ×/dia, Sucrafilm® 2 g VO 2 ×/dia. Farmacêutico analisa prescrição e confirma IMC do paciente acima de 35, sugere ajuste da dose de profilaxia TEV com enoxaparina para 60 mg 1 ×/dia, sugestão aceita e prescrição modificada.

Bibliografia

Bassanezi BSB, Oliveira Filho AG. Analgesia pós-operatória. Rev. Col. Bras. Cir. 2006; 33(2): 116-122.

Chaves LD. Analgesia espinhal e analgesia controlada pelo paciente: aplicações e procedimentos para a prática de enfermagem. In: Chaves LD, Leão ER. Dor – 5º sinal vital: reflexões e intervenções de enfermagem. Curitiba: Maio; 2004;290-304.

Chaves LD. Considerações de enfermagem na analgesia controlada pelo paciente. Prática Hospitalar. mai. / jun. 2005; 39.

Classen DC, Evans RS, Pestptnik SP, et al. The timing of proohylactic administration of antibiotics and the risk of surgical wound infection. N Engl J Med. 1992; 326:281-6.

Cohen M, Costa RM, Moura LC; Abdalla RJ, Filardi MS, Amaro JT. Analgesia pós-operatória controlada pelo paciente por bomba de infusão, na reconstrução ligamentar do joelho. Rev Bras Ortop. 1996; 31(4).

Cohen MR, Smetzer J. Patient-controlled analgesia safety issues. J Pain Palliat Care Pharmacother. 2005; 19(1):45-50.

D'Elia CO, Santos ALG, Leonhardt MC, Lima ALLM, Pécora JR, Camanho GL. Tratamento das infecções pós artroplastia total de joelho: resultados com 2 anos de seguimento. Acta Ortop Bras. 2007;15:158-62.

DiPiro J T. Short-term prophylaxis in cleancontaminated surgery. J Chemother 1999;11:5515.

DiPiro JT, Cheung RP, Bowden TA Jr., et al. Single dose systemic antibiotic prophylaxis of surgical wound infections. Am J Surg.1986; 152:552-9.

Ferraz EM, Bacelar TS, Aguiar L. Wound infection rates in clean surgery: a potencially mesleading risk classification. Infect Control Hosp Epidemiol. 1992;13(8):457-62.

Goodman & Gilman. As bases farmacológicas da terapêutica. 9ª ed. Rio Janeiro, Guanabara Koogan, 1996.

Heath ML, Thomas VJ. Patient-Controlled Analgesia: confidence in postoperative pain control. Oxford: Oxford Medical Publications.1990.

Hutchison RW, Anastassopoulos K, Vallow S, Mordin M, Olson W, Hewitt D, Sikirica V. Intravenous Patient Controlled Analgesia pump and Reservoir Logistics: Results From a Multicenter Questionnaire. Hospital Pharmacy. 2007; 42(11): 1036-1044.

Jahoda D., Nyc O., Pokorny D., Landor I., Kruta T., Sosna A.Treatment of orthopedic infections caused by resistant staphylococci. Folia Microbiol. 2007; 52: 281-286.

Jeffrey A. Grass, MD. Patient-Controlled Analgesia. Anesth Analg. 2005;101:44-61.

Kaye KS, Sands K, Donahue JG, Chan KA, Fishman P, Platt R. Preoperative drug dispensing as predictor of surgical site infection. Emerg Infect Dis. 2001;7(1):57-65.

Kraychete DC. Princípios da Analgesia Multimodal e Uso de Opioides. Prática Hospitalar. set. / out. 2007; 9(53).

Kutscha-Lissberg F, Hebler U, Kälicke T, Arens S. Principles of surgical therapy concepts for postoperative and chronic osteomyelitis. Orthopade. 2004;33:439-54.

Lacy CF, Armstrong LL, Goldman MP, Lace LL. Drug Information Handbook. 13ª ed. Canada. Lexi Comp, 2005.

Lemonica L. Bases farmacológicas para uso clínico dos opioides. Prática Hospitalar. mar. / abr. 2008; 10(56).

Levy M, Brune K, Zylber-Katz E, Cohen O, Caraco Y, Geisslinger G. Cerebrospinal fluid prostaglandins after systemic dipyrone intake. Clin Pharmacol Ther. 1998; 64(1):117-22.

Lima ALLM, Barone AA. Infecções hospitalares em 46 pacientes submetidos à artroplastia total de quadril. Acta Ortop Bras. 2001;9:36-41.

Lima ALLM, Pécora JR, Albuquerque RM, Paula AP, D'Elia CO, Santos ALG et al. Infecção pós-artroplastia total de joelho: considerações e protocolo de tratamento. Acta Ortop Bras. 2004;12:236-41.

Lima ALLM, Zumiotti AV. Aspectos atuais do diagnóstico e tratamento das osteomielites. Acta Ortop Brás. 1999; 7:135-141.

Lima ALLM, Zumiotti AV. Osteomielites – Um desafio Multiprofissional. Prática Hospitalar, jul. / ago. 2007; 9(52): 11-16.

Machado A, Ferraz AAB, Ferraz E, Arruda E, Nobre J, Konkewicz LR, Pimentel ML, Leão MTC, Trabasso P, Grimbaum R. Projeto Diretrizes, Prevenção da Infecção Hospitalar. Sociedade Brasileira de Infectologia. 2001.

Maciel MGS. Dor crônica no contexto dos cuidados paliativos. Disponível em: www.praticahospitalar.com.br/pratica%2035/paginas/materia%2005-35.html (acessado em 2010).

Micromedex® Healthcare Series [database on the Internet]. Versão 1.0. Greenwood Village, Colo: Thomson Micromedex; 2010.

Lotsch J, Skarke C, Tegeder I, Geisslinger G. Drug Interactions with Patient-Controlled Analgesia. Clinical Pharmacokinetics. 2002; 4(1):31-57.

Nunes BC. Analgesia multimodal no tratamento da dor. Disponível em: www.saj.med.br/uploaded/File/novos_artigos/124.pdf (acessado em 2010).

Polk HC Jr, Christmas AB. Prophylactic antibiotics in surgery and surgical wound infections. Am Surg. 2000; 66:105-11.

Rang, H.P.,Dale, M.M. Farmacologia. 4ª. ed. Rio de Janeiro: Guanabara Koogan, 2001.

Rowbotham DJ. The development and safe use of patient-controlled analgesia. Br J Anaesth 1991;68:331-2.

Tashiro MTO, Murayama SPG. Assistência de Enfermagem em Ortopedia e Traumatologia. São Paulo: Atheneu; 2001.

Tebaldi TC, Suyama MJ, Hamaji A. Opioides em Bloqueios.Prática Hospitalar. nov. / dez. 2005; 8 (42).

Teixeira MJ. Analgésicos antiinflamatórios não-esteroidais. In: Teixeira MJ. Dor contexto interdisciplinar. 1ª ed. [s.l.]: Maio; 2003: 571-94.

Wang D. Targeted Delivery for Musculoskeletal Diseases. Pharmaceutical Research. dez. 2008; 25 (12).

Sociedade Americana de Geriatria, Sociedade Britânica de Geriatria, Painel da Academia Americana de Cirurgiões Ortopédicos sobre Prevenção de Quedas. (2001). Diretriz para prevenção de quedas em idosos. Jornal da Sociedade Americana de Geriatria , 49 (5) , 664-672.

Sociedade Americana de Farmacêuticos do Sistema de Saúde (ASHP), Sociedade de Doenças Infecciosas da América (IDSA), Sociedade de Infecções Cirúrgicas (SIS), Sociedade de Epidemiologia de Saúde da América (SHEA). Atualização das Diretrizes Terapêuticas da ASHP sobre Profilaxia Antimicrobiana em Cirurgia publicadas anteriormente,1 bem como das diretrizes da IDSA e SIS.2,3.

Canadian Journal on Aging / La Revue Canadien du Aging , Volume 30 , Edição 1 , março de 2011 , pp. 7-19.

Clinical Infectious Diseases, Volume 33, Issue Supplement_2, setembro de 2001, páginas S94–S106, https://doi.org/10.1086/321863.

Darouiche RO. Treatment of Infections Associated with Surgical Implants. The new england journal of medicine. 2004.

14

Farmacêutico Clínico em Cardiologia

Fernanda Lapa Campos, João Severino da Silva

O corpo humano é composto por vários mecanismos que se entrelaçam, dentre eles, um dos mais importantes é a função cardíaca. O coração é um órgão que trabalha em perfeita sintonia e tem como finalidade distribuir o sangue por meio de vasos sanguíneos, levando nutrientes e oxigênio para todos os órgãos e tecidos.

Este órgão é formado por duas bombas, a atrial e a ventricular. Os átrios ficam na parte superior do coração e são responsáveis por receber o sangue, e são divididos em átrio direito (AD) e átrio esquerdo (AE). Já na parte inferior do coração, temos os ventrículos, também divididos em ventrículo esquerdo (VE) e ventrículo direito (VD). O ventrículo esquerdo se diferencia do ventrículo direito por possuir, como característica principal, uma parede mais espessa. capaz de bombear o sangue até as extremidades do corpo.

O coração, assim como todos os outros órgãos, também precisa de nutrientes e oxigênio para exercer a sua função. Para isso, há uma rede de vasos, divididas em duas grandes artérias: artéria direita, que por estar localizada no coração, recebe o nome de coronária direita, e artéria esquerda, conhecida como coronária esquerda. A coronária direita possui uma característica muito marcante em sua anatomia, um formato da letra "C", que inicia no tronco da aorta e desce até a parede inferior do músculo cardíaco. Esta se subdivide em outros vasos para melhor irrigação do músculo cardíaco que, na linguagem popular, são chamados de "ramificações", "colaterais" ou até mesmo de "marginais".

A coronária esquerda se divide em dois ramos: o ramo da descendente anterior e o ramo da circunflexa, nelas também há "ramificações".

Na coronária esquerda, as ramificações que estão saindo da descendente anterior, para irrigar o músculo cardíaco, também são chamadas de diagonais. Já ramificações que saem do ramo da circunflexa são chamadas de marginais.

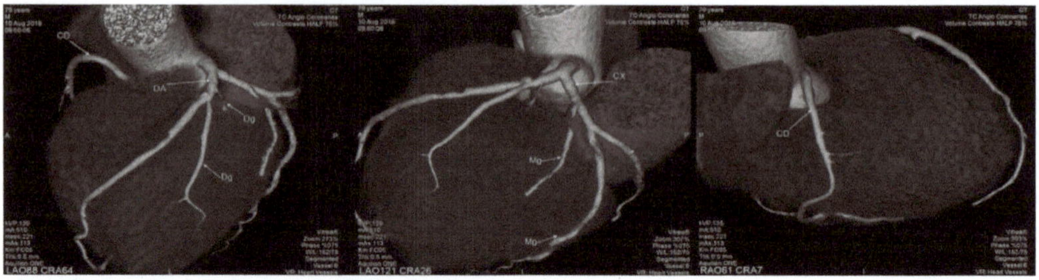

Figura 14.1. Imagem de Angiotomografia das coronárias.

Fonte: Acervo pessoal do autor.

Agora iremos abordar, brevemente, algumas das cardiopatologias mais graves, aquelas que podem resultar na internação do paciente em uma Unidade de Terapia Intensiva (UTI) ou semi-intensiva, e seus respectivos tratamentos.

Síndrome coronariana aguda (SCA)

É um termo genérico, que abrange um conjunto de problemas que afetam o coração, os quais podem ser divididos em: angina estável, angina instável e infarto agudo do miocárdio com alteração do segmento ST.

Anginas

As anginas são caracterizadas pela presença de dor precordial, a qual pode irradiar do peito para os braços direito e esquerdo, mandíbula ou costas. Como citado anteriormente, há dois tipos de anginas, estável e instável, que se diferenciam na duração dos sintomas.

A estável tem como principal característica o tempo menor de duração e cessação ao repouso. Em adição à dor, outros tipos de sintomas podem surgir, como o cansaço, dispneia e dor em queimação.

Diferentemente da primeira, a principal característica da angina instável é o tempo maior de duração e, além disso, o desconforto acontece mesmo com o paciente em repouso, de forma gradativa.

Tratamento para as anginas

Após essa confirmação diagnóstica, por meio dos exames e da clínica do paciente, as anginas, geralmente, são tratadas com nitrato, por via oral ou endovenosa. Quando o caso se refere à angina estável, o nitrato por via oral é suficiente para resolver os sintomas, na maioria dos casos. Porém, na instável, na qual os sintomas são persistentes mesmo com o paciente em repouso, o medicamento mais utilizado é a nitroglicerina.

Os nitratos são classificados como agentes antianginosos e vasodilatadores coronarianos.

- **Mecanismo de ação:** após metabolização dos nitratos, há liberação de óxido nítrico na corrente sanguínea, que age no músculo liso das coronárias e veias, promovendo relaxamento e vasodilatação.
- **Indicação:** tratamento e alívio das crises de angina, tratamento da isquemia miocárdica e insuficiência cardíaca.
- **Contraindicação:** associações com inibidores de fosfodiesterase-5 (PDE-5), como sildenafila, tadalafila e vardenafila, devido ao efeito vasodilatador aditivo.
- **Reações adversas:** cefaleia, tonturas, síncope (hipotensão postural acentuada), dilatação cutânea e rubor facial.

Na Tabela 14.1, encontra-se a lista de princípios ativos pertencentes à essa classe, bem como suas apresentações disponíveis no mercado e suas características farmacológicas.

Tabela 14.1. Relação de nitratos e suas características

Fármaco	Apresentação	Início de ação	Duração	Posologia
Nitroglicerina	Injetável 50 mg/10 mL	Imediato	Até 30 min após suspensão	50 a 400 mcg/min endovenoso
	Transdérmica 5 e 10 mg	30 a 60 min	24 h	1 adesivo 1 ×/dia com pausa 8 a 12 horas
Dinitrato de isossorbida	Sublingual 2,5 e 5 mg	1 a 2 min	1 a 2 h	2,5 a 5 mg 2 a 3 ×/dia
	Oral 5 e 10 mg	20 a 30 min	3 a 4 h	10 mg 4 ×/dia 20 a 30 mg 3 ×/dia
Propatilnitrato	Sublingual 10 mg	2 a 3 min	1 a 2 h	10 mg 3 a 4 ×/dia
	Oral 10 mg	20 a 30 min	3 a 4 h	10 mg 4 ×/dia
Mononitrato de isossorbida	Oral 20 e 40 mg 50 mg cápsula lib. prolongada	20 a 30min	> 8 h	20 a 40 mg 2 a 3 ×/dia 50 mg cap retard 1 ×/dia

Infarto agudo do miocárdio (IAM)

Ocorre quando há perda funcional do músculo cardíaco por isquemia, que está demonstrada na Figura 14.2. O infarto pode ser classificado de duas formas: IAM com supradesnivelamento do segmento ST, a qual é considerada mais grave, e o IAM com infradesnivelamento ST.

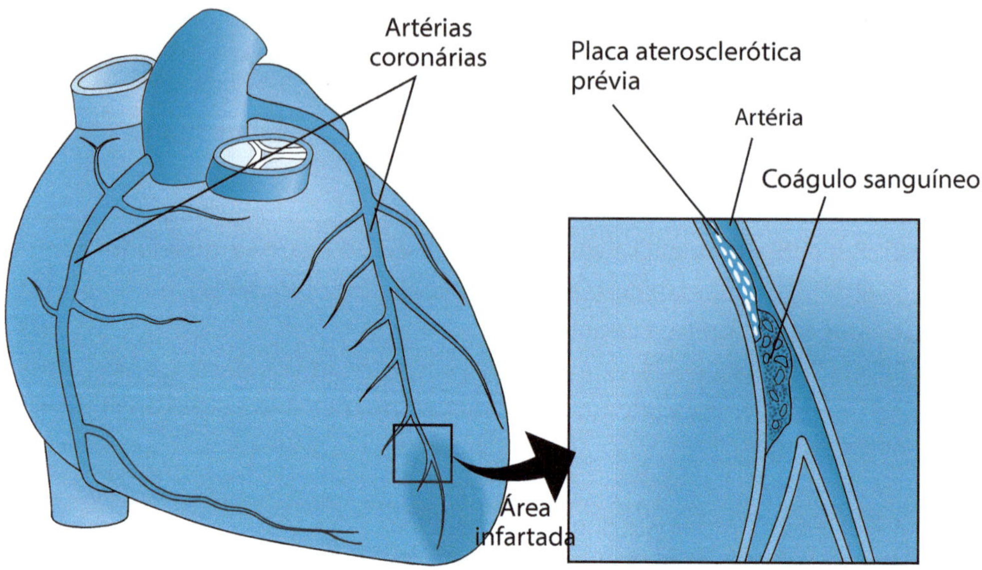

Figura 14.2. Infarto agudo do miocárdio.

Fonte: Mecler I. Divagações Ligeiras Blog [Internet]. 2018. [citado 2024, abril 06]. Disponível em: https://divagacoesligeiras.blogspot.com/2013/05/infarto-do-miocardio.html

Exames para diagnóstico de IAM

Além da presença dos sintomas, são necessários exames para a confirmação do diagnóstico, como:

- **Troponina T:** enzima liberada na corrente sanguínea, geralmente, quando há lesão cardíaca ou necrose. Dentre os marcadores cardíacos, é a mais utilizada no atendimento intra-hospitalar e auxilia na diferenciação entre a angina e o infarto. Geralmente, o valor de referência para a troponina T é de 5 a 11 ng/L. Em casos de paciente com angina, não há alteração desses valores.
- **Creatinofosfoquinase – MB (CKMB):** também é um marcador de lesão cardíaca, mas, a cada dia, é menos utilizada nas emergências. Este exame pode ajudar a definir o tamanho do infarto, porém, nos casos agudos, a troponina T possui maior perfil de sensibilidade.
- **Eletrocardiograma (ECG):** esse exame é capaz de indicar um IAM de maior ou menor proporção. Para concluir, definir o diagnóstico e o tratamento, são realizados, pelo menos, três ECG em sequência, denominado de eletrocardiograma seriado.

Infra e supradesnivelamento do segmento ST no ECG

O segmento ST no eletrocardiograma é de grande importância para ajudar no diagnóstico do paciente com infarto agudo do miocárdio (IAM), pois quando associado à clínica do paciente, podemos definir melhor estratégia para o tratamento. O paciente que apresenta dor torácica e o ECG com infra desnivelamento do segmento ST necessita de tratamento, seja ele conservador ou por intervenção percutânea.

Entretanto, quando o paciente apresenta dor torácica associada ao ECG com supradesnivelamento ST, é imprescindível que a assistência ocorra o mais rápido possível. O recomendado é que seja feita trombólise, caso o local de atendimento não tenha o serviço de hemodinâmica. Esse quadro clínico acontece quando o paciente possui obstrução de uma das suas coronárias em, pelo menos, 90% do seu lúmen, por isso, necessita urgência de atendimento.

Se o serviço de saúde tiver disponível o setor de hemodinâmica, o paciente pode ser submetido a um cateterismo.

Cateterismo (CATE)

É um procedimento para diagnosticar e/ou tratar doenças do coração. É realizado através da introdução de um cateter fino pelas artérias radial, ulnar ou ilíaca, e conduzido até as coronárias, para identificar possíveis alterações. Por isso, é importante o uso de contraste, no decorrer do procedimento, para a visualização das lesões.

Para a passagem deste fio guia, é necessário o uso de heparina, uma vez que o guia é bastante trombogênico. Isso significa que pode ativar a cascata de coagulação, devido às possíveis microlesões, nas paredes vasculares, causadas ao longo do percurso.

Durante o CATE, pode-se realizar três tipos de intervenções percutâneas:

- Trombectomia: aspira o trombo causador da obstrução.
- Balonar: ajuda na passagem do fio guia ou *stents*.
- Angioplastia: implantação de *stents*.

Tratamentos para o IAM

Revascularização

Procedimento cirúrgico, conhecido também como cirurgia cardíaca, que tem como finalidade reestabelecer o fluxo sanguíneo, por meio de enxerto realizado com a artéria mamária ou veia safena (Figura 14.3). É realizado em pacientes com maior comprometimento do músculo cardíaco e, para isso, existem alguns critérios para a sua indicação, como lesões mais graves causadas por obstruções tri-arteriais ou lesão de tronco da coronária esquerda.

Lembrando que a indicação da cirurgia deve ser bem discutida pela equipe médica, levando em consideração as comorbidades prévias e a idade do paciente. A vida útil deste procedimento quando realizado com a artéria mamária é maior quando comparado com a de safena. No primeiro, o tempo é em média 20 anos, enquanto já no segundo, varia entre 10 a 15 anos.

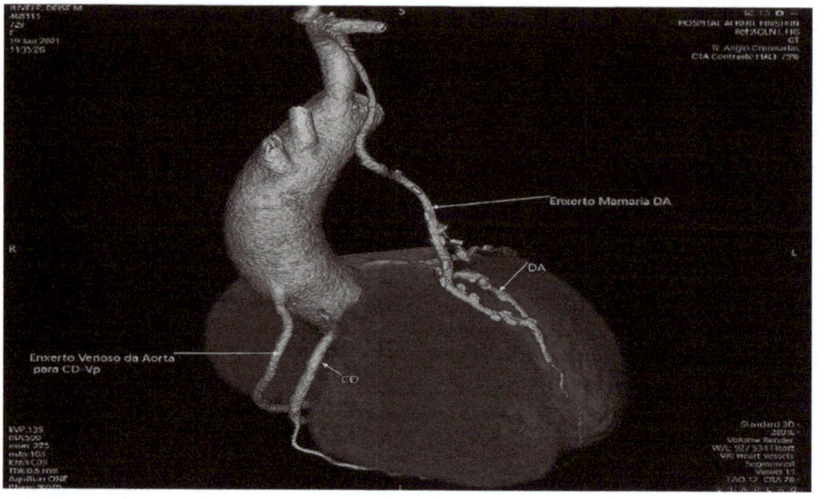

Figura 14.3. Imagem de angiotomografia com revascularização.

Fonte: Acervo pessoal do autor.

Angioplastia

É uma das formas de tratar o problema, diagnosticado pelo CATE, que consiste no implante de *stents* nas coronárias lesionadas (Figura 14.4). Os *stents* são divididos em farmacológicos ou não farmacológicos e são amplamente utilizados.

Os *stents* farmacológicos têm maior redução de reestenose e de reintervenção cirúrgica. Entretanto, requerem tempo maior, de 12 meses, do uso de dupla antiagregação plaquetária (DAPT).

Já os *stents* não farmacológicos, permitem o uso de DAPT por apenas 6 meses. Essa característica é importante, em casos de pacientes com maior risco de sangramento pelo uso da DAPT.

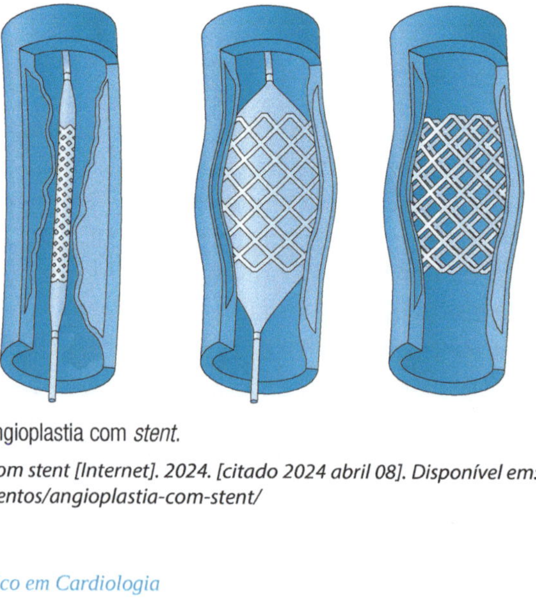

Figura 14.4. Ilustração de angioplastia com *stent*.

Fonte: ICOR. Angioplastia com stent [Internet]. 2024. [citado 2024 abril 08]. Disponível em: https://www.icor.com.br/compartilhando-conhecimentos/angioplastia-com-stent/

Segundo a Sociedade Brasileira de Cardiologia (SBC), após o restabelecimento do fluxo sanguíneo com a implantação do *stent*, o paciente deve utilizar algumas classes de medicamentos, que citaremos a seguir.

Betabloqueadores

São medicamentos que atuam inibindo as respostas cronotrópicas, inotrópicas e vasoconstritoras às ações das catecolaminas nos receptores beta-adrenérgicos, encontrados principalmente no coração (β^1) e nos músculos lisos (β^2), como pulmão e vasos sanguíneos. Em suma, os betabloqueadores (BB), exemplificados na Tabela 14.2, são capazes de reduzir a frequência cardíaca e a pressão arterial, sendo indicados para tratar Hipertensão Arterial Sistêmica, Angina, Infarto Agudo do Miocárdio e Insuficiência Cardíaca.

- Não seletivos: bloqueiam tanto os receptores β^1 quanto os β^2. Podem causar aumento da resistência arterial periférica e broncoconstrição.
- Seletivos: bloqueiam apenas os receptores β^1, agindo preferencialmente nos receptores localizados no coração. Entretanto, a seletividade pode diminuir com o aumento da dose do medicamento.

Tabela 14.2. Lista dos principais betabloqueadores utilizados

Princípio ativo	Receptor de ação	Dose usual diária
Propranolol	β^1; β^2	40 a 240 mg
Carvedilol	β^1; β^2; α^1	6,25 a 50 mg
Atenolol	β^1	50 a 100 mg
Metoprolol	β^1	50 a 400 mg
Bisoprolol	β^1	5 a 20 mg

Particularidades na prática clínica:

Os BB, utilizados para tratar diversas cardiopatias conforme recomendado pela SBC, podem apresentar efeitos colaterais relevantes. Trouxemos alguns pontos de atenção, para auxiliar na avaliação do farmacêutico clínico quanto à necessidade de ajuste de dose, de acordo com características específicas apresentadas por essa classe terapêutica:

- **Alterações na glicemia e bradicardia:** os BB podem ter um impacto significativo na glicemia e podem causar bradicardia. Portanto, é crucial monitorar esses aspectos ao iniciar a terapia com BB. No entanto, alguns pacientes não toleram o tratamento, apresentando bradicardia como efeito adverso. Nesses casos, considera-se iniciar o tratamento ainda no ambiente hospitalar para um ajuste mais preciso da dose. Alguns médicos optam por iniciar o uso de BB no momento da alta hospitalar, após a avaliação do paciente, especialmente aquele cuja frequência cardíaca seja entre 60 a 80 batimentos por minuto (bpm).

- **Pacientes com comorbidades pulmonares:** pacientes com doenças pulmonares crônicas, como enfisema e asma, necessitam de atenção especial. Recomenda-se o uso de betabloqueadores seletivos, que bloqueiam principalmente os receptores β^1, específicos do coração.
- **Taquicardia após angioplastia:** se um paciente apresentar taquicardia significativa após uma angioplastia, pode ser um sinal de choque cardiogênico. Nesse cenário, o uso de BB não é apropriado e pode piorar o estado clínico, pois a taquicardia pode ser uma resposta compensatória ao choque cardiogênico.

É importante frisar que essas considerações devem ser aplicadas individualmente, considerando o contexto clínico de cada paciente.

Antiagregantes plaquetários

Os antiagregantes plaquetários também são recomendados, de acordo com diretrizes nacionais e internacionais, para pacientes submetidos à angioplastia. A dupla antiagregação é indicada na maioria dos casos, conforme a literatura atual. No entanto, devemos evitar a dupla antiagregação em situações de alergia a um dos antiagregantes ou de alto risco de sangramento. Sempre é essencial avaliar o risco-benefício dessa classe terapêutica para cada paciente.

- **Ácido acetilsalicílico (AAS):**
  - Apresentação: AAS 81 mg e 100 mg / AAS 100 mg tamponado.
  - Indicação: analgésico, anti-inflamatório, antitérmico e antiplaquetário.
  - Mecanismo de ação: inibição irreversível das enzimas, COX-1 e COX-2, presente nas plaquetas. Possui rápida absorção oral e início de ação imediato, com duração do efeito de 4 a 6 horas.
  - Reações adversas: reações de hipersensibilidade, dor abdominal, azia, náusea, vômito, hemorragia gastrointestinal, úlcera gastroduodenal, aumento do risco de sangramento, tontura e zumbido.
  - Posologia: dose profilática usual é 100 mg 1 ×/dia, podendo variar de 75 a 325 mg/dia. A dose de ataque, realizada antes do procedimento, é de 200 mg.

Alguns pacientes alegam ser alérgicos ao AAS. O farmacêutico clínico deve investigar, junto ao paciente, se trata de uma alergia ou de uma reação adversa.

Um exemplo comum, de reação adversa ao medicamento, é a dor no estômago, frequentemente relatada por esses pacientes. Para esses casos, temos a opção de utilizar apresentações tamponadas disponíveis no mercado.

Agora, quando o paciente relata presença de manchas pelo corpo, vermelhidão no pescoço e edema de glote, os quais são realmente sinais de alergia, é importante comunicar o médico.

Caso o médico insista na continuidade do medicamento, podemos sugerir uma dessensibilização, a qual consiste em administrar doses muito pequenas até atingir a dose desejada, sem que o paciente apresente os sintomas alérgicos.

- **Clopidogrel:**
  - Apresentação: clopidogrel 75 mg.
  - Indicação: síndrome coronária aguda (SCA), angina instável ou IAM, incluindo tanto aqueles controlados clinicamente quanto os submetidos à intervenção coronária percutânea com ou sem colocação de *stent*.
  - Mecanismo de ação: antagonista seletivo e irreversível dos receptores do Difosfato de adenosina (ADP).

Há alguns tipos de antagonistas de ADPs disponíveis no mercado, mas cada um possui suas particularidades (Tabela 14.3). Portanto, o farmacêutico clínico deve se atentar a essas características.

  - Vantagens:
    - Uso seguro em pacientes idosos acima de 75 anos, mas é utilizado com cautela em pacientes com AVC.
    - Posologia.
    - Baixo custo.
    - Menor risco de sangramento em relação ao prasugrel e ticagrelor.
  - Desvantagens:
    - Interação medicamentosa importante com esomeprazol e omeprazol, devido ao risco de redução de eficácia da antiagregação. Caso seja necessário o uso do protetor gástrico, no paciente com implante de *stents* no evento agudo, deve ser alterado para famotidina ou pantoprazol.

As doses de ataque são realizadas antes da intervenção percutânea. A dose de manutenção é administrada, por um período de 6 a 12 meses, associada ao AAS.

- **Prasugrel:**
  - Apresentação: prasugrel 10 mg e 5 mg.
  - Indicação: SCA, angina instável, IAM, incluindo tanto aqueles controlados clinicamente, quanto aos submetidos à intervenção coronária percutânea, com ou sem colocação de *stent*.
  - Mecanismo de ação: antagonista seletivo e irreversível dos receptores do ADP.
  - Vantagens:
    - Uso em pacientes diabéticos.
    - Posologia.
    - Não possui interação com inibidores da bomba de prótons, esomeprazol e omeprazol.
  - Desvantagens:
    - Em pacientes com baixo peso, apresenta maior risco de sangramento que o clopidogrel.
    - Em paciente com histórico de AVC prévio, também apresenta maior risco de maior sangramento.

- **Ticagrelor:**
  - Apresentação: Ticagrelor 90 mg.
  - Indicações: SCA, IAM, angina estável, trombose e intervenção coronariana percutânea.
  - Mecanismo de ação: é um ciclo-pentil-triazolo-pirimidina ativado quando administrado por via oral e inibidor reversível da agregação plaquetária do receptor P2YADP. Atinge concentração plasmática em até 2,5 horas, possui metabolismo hepático e tempo de meia-vida médio de 7 horas.
  - Vantagens:
    - Reversão do efeito em menor tempo (2 a 3 dias).
    - Não interage com os inibidores de bomba de prótons.
  - Desvantagens:
    - Apresenta maior risco de sangramento.
    - Não recomendado em pacientes com DPOC, devido ao risco de dispneia.
    - Posologia.

Tabela 14.3. Antiagregantes plaquetários antagonistas do receptor ADP

	Clopidogrel	Prasugrel	Ticagrelor
Início de ação	Em 1 hora	30 minutos	30 minutos
Inibição plaquetária	3 a 7 dias	3 a 5 dias	2 a 3 dias
Dose Ataque	300 a 600 mg	60 mg Dose única	180 mg Dose única
Dose manutenção	75 mg 1 ×/dia	10 mg 1 ×/dia	90 mg 2 ×/dia
Risco de sangramento	Menor	Maior	Maior
Reações adversas	Náuseas, vômitos, dor abdominal, constipação, prurido, sangramento, aumento das enzimas hepáticas	Náuseas, vômitos, sangramento	Náuseas e vômitos, hemorragia, dispneia

- **Tirofiban:**
  - Apresentação: tirofiban 12,5 mg/50 mL injetável.
  - Mecanismo de ação: antagonistas dos receptores GP IIb/IIIa.
  - Indicação: utilizado na prevenção de complicações cardíacas isquêmicas, pacientes com angina instável ou IAM sem supra ST e submetidos a angioplastia.
  - Posologia:
    - Dose de ataque: 0,4 mcg/kg/min EV por 30 min.
    - Dose de manutenção: 0,1 mcg/kg/min por 12 a 24 h após angioplastia.

- Contraindicações: hipersensibilidade ao tirofiban, sangramento ativo, tumor intracraniano, malformação arteriovenosa, hipertensão severa e trombocitopenia.
- Reações adversas: sangramento, bradiarritmia, trombocitopenia, náusea e febre.

Esse tipo de antiagregante plaquetário é amplamente conhecido como a droga de bolso do hemodinamicista. Antes do procedimento, o paciente recebe doses de ataque de AAS associado ao ADP. No entanto, quando essa combinação não produz o efeito desejado, o médico hemodinamicista recorre à utilização desse medicamento.

Estatinas

Outra classe terapêutica amplamente recomendada pelas diretrizes, as estatinas são utilizadas para o controle do colesterol, tanto para evitar a formação de novas placas quanto para estabilizar placas já existentes, evitando o seu deslocamento através da corrente sanguínea.

Tabela 14.4. Posologia das estatinas

Princípio ativo	Dose habitual	Dose máxima	Horário de administração recomendado
Lovastatina	20 a 40 mg	80 mg	À noite
Sinvastatina	10 mg	80 mg	À noite
Pravastatina	20 mg	40 mg	À noite
Fluvastatina	20 mg	80 mg	À noite
Atorvastatina	10 mg	80 mg	Não há
Rosuvastatina	5 a 10 mg	40 mg	Não há
Pitavastatina	2 mg	4 mg	Não há

Diretrizes recomendam que sejam usadas na fase aguda do evento, as estatinas de alta potência, como a atorvastatina e rosuvastatina nas doses 40 a 80 mg e 20 a 40 mg, respectivamente. As doses de manutenção são mais baixas, uma vez que o paciente irá tomar por tempo indeterminado.

A ezetimiba é um medicamento que também pode ser associado a sinvastatina, estatina de baixa potência, para continuidade tratamento.

Existem situações em que os pacientes não toleram o tratamento com estatinas devido aos seus efeitos adversos, como dores musculares, rabdomiólise e dores abdominais. Nesses casos, uma alternativa viável são os fibratos, como o ciprofibrato. Não são considerados primeira escolha, mas essa classe de medicamentos pode ser utilizada com cautela.

Profilaxia gástrica

Embora não seja obrigatório de acordo com as diretrizes, o uso de protetor gástrico é altamente recomendado durante eventos agudos, para reduzir o risco de sangramento. Isso é especialmente relevante quando há uso de dupla antiagregação em altas doses e anticoagulantes envolvidos no procedimento.

O sangramento pode ocorrer no local de punção do acesso venoso ou no estômago, devido ao período prolongado de jejum do paciente. Durante esse jejum, o organismo continua a produzir ácido gástrico, que pode afetar a integridade da mucosa gástrica, e associado a isso, o paciente recebeu medicamentos que aumentam o risco de sangramento.

Portanto, durante o período de internação, quando esse risco é mais crítico, o uso do protetor gástrico é recomendado. No entanto, após a alta hospitalar, a manutenção da profilaxia gástrica não é necessária.

Caso clínico SCA

Paciente J.S.S, 55 anos, sexo masculino, chegou no pronto atendimento, se queixando de dor precordial, com irradiação para o braço direito. Foi transferido para a unidade semi-intensiva, em uso de nitroglicerina endovenosa, pela hipótese diagnóstica de angina instável. Mas após admitir e avaliar o paciente, o médico optou por solicitar alguns exames e prescrever os seguintes medicamentos:

- AAS 100 mg 1 ×/dia VO.
- Rosuvastatina 20 mg 1 ×/dia VO.
- Alprazolam 0,5 mg VO ACM.
- Dipirona 2 g EV se dor.
- Ticagrelor 90 mg 12/12 h VO.
- Atenolol 25 mg 1 ×/dia VO.
- Pantoprazol 40 mg 1 ×/dia VO.
- Heparina não fraciona 5.000 UI EV dose única.
- Heparina não fracionada 5.000 UI 12/12 h SC.
- Losartana 50 mg 2 ×/dia VO.

Outra cardiopatia, que pode apresentar sintomas semelhantes, é o infarto agudo do miocárdio. Portanto, foi realizado o eletrocardiograma e a coleta de troponina T, com o resultado igual a 65 ng/L (Referência: 5 a 11 ng/L), para a diferenciação do diagnóstico.

Observando ECG (Figura 14.5), podemos detectar alteração no segmento ST, com supradesnivelamento. Portanto, conforme os resultados dos exames e os sintomas relatados, trata-se de um quadro de IAM com supradesnivelamento ST, considerado o mais grave. Por isso, o paciente foi encaminhado para a realização de angioplastia com implantação de *stent*.

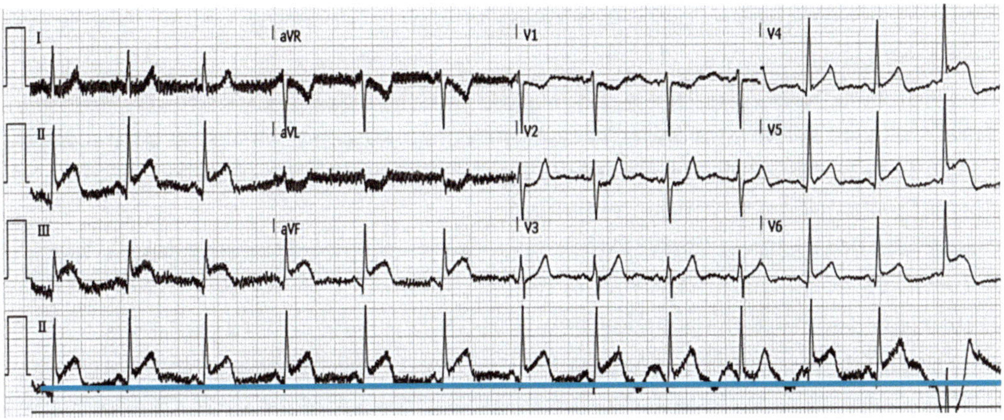

Figura 14.5. ECG caso clínico SCA. A linha azul marca a linha de base do ECG.

Fonte: Acervo pessoal do autor.

Agora, avaliando a prescrição encontramos as seguintes classes prescritas: betabloqueador, dupla antiagregação plaquetária, estatina, protetor gástrico, profilaxia de tromboembolismo venoso (TEV), benzodiazepínico, analgésico e bloqueador do receptor de angiotensina II.

Como vimos anteriormente, os betabloqueadores, antiagregação plaquetária dupla e a estatina, são medicamentos de primeira escolha para o tratamento de IAM com supra ST. Porém, há outras classes que estão prescritas que são relevantes nesse caso:

- Protetor gástrico: para diminuir o risco de sangramento.
- Analgésico: para controle dos sintomas.
- Anticoagulante de manutenção: o uso durante o procedimento é fundamental para evitar ativação da cadeia de coagulação.
- Profilaxia de TEV: não tem indicação clássica de uso de anticoagulantes após a angioplastia, mas nesse caso, por o paciente não ter mobilidade ativa, é utilizado para evitar a ocorrência de trombose venosa profunda (TVP).
- Anti-hipertensivos: os BRA ou inibidores de enzima conversora de angiotensina (IECA) podem ser utilizados para casos que evoluem com quadro de hipertensão.
- Ansiolítico: às vezes se faz necessário, devido à ansiedade gerada pelo diagnóstico e pela internação, para realização do procedimento.

Lembrando que para a alta hospitalar, a indicação para manutenção dos medicamentos prescritos deverá ser reavaliada, conforme quadro clínico.

Arritmias

Qualquer alteração da frequência cardíaca (FC) é chamada de arritmia, podendo ser classificada em taquicardia, quando FC maior que 100 bpm, e bradicardia menor ou igual a 50 bpm. Nem sempre são sinais de cardiopatia e necessitam de tratamento, outros motivos também podem desencadeá-las: atividade física, foco infeccioso e estresse para taquicardia e idade avançada e atletas de alto rendimento para bradicardia.

A arritmia mais comum é a taquicardia sinusal, a qual ocorre frequentemente durante a prática de atividade física. O ritmo do coração aumenta, para atender a demanda do músculo em relação ao consumo de oxigênio, mas é geralmente normalizado após o término da atividade.

As arritmias são divididas em atriais e ventriculares, sendo fibrilação atrial e *flutter* atrial as de maior ocorrência que serão abordadas neste capítulo. Ambas afetam a capacidade de bombeamento do sangue para o resto do corpo.

- Fibrilação atrial: muito comum em pacientes idosos, ocorre quando possui FC irregular, que varia entre batimentos mais altos ou mais baixos (Figura 14.6A), e pode se apresentar de maneira sintomática ou assintomática.
- Flutter atrial: ocorre quando o paciente possui FC alta e regular (Figura 14.6B).

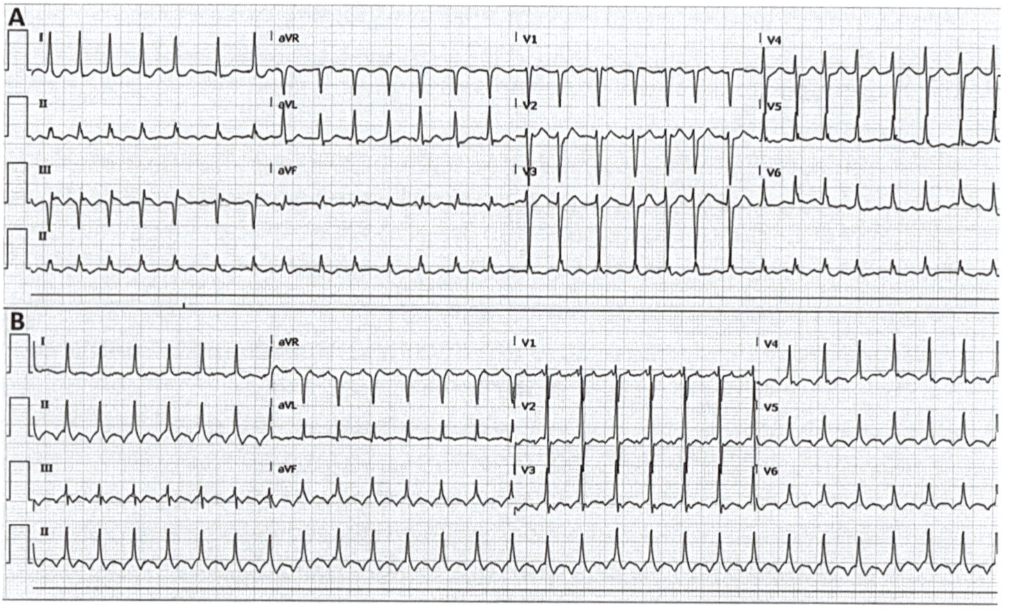

Figura 14.6. ECGs com arritmias atriais. A) ECG com fibrilação atrial; B) ECG com flutter atrial.

Fonte: Acervo pessoal do autor.

Tratamento

O tratamento das arritmias consiste no uso de algumas classes terapêuticas, como antiarrítmicos, digitálicos, betabloqueadores, bloqueadores de canais de cálcio e anticoagulantes. Mas também pode ser recomendado a realização de procedimentos, quando o paciente é refratário à terapia medicamentosa convencional. Abordaremos a seguir os principais tratamentos utilizados no ambiente hospitalar:

Cardioversão elétrica ou choque elétrico

Antes de realizar a cardioversão, é necessário certificar-se de que não há acúmulo de coágulos nas câmaras cardíacas. Para isso, é feito o exame de ecocardiograma transesofágico, procedimento que permite a visualização da parte interna dos átrios e ventrículos.

Uma vez confirmada a ausência de trombos, a cardioversão elétrica pode ser executada imediatamente ao final do exame. É possível a realização desse procedimento tanto na UTI como na Semi-Intensiva.

Ablação

Esse procedimento, realizado exclusivamente no centro cirúrgico, é indicado quando outras opções terapêuticas, incluindo a cardioversão, não surtiram efeito. Durante o procedimento, um cateter de radiofrequência é inserido no paciente e guiado até o coração. Lá, ele identifica os estímulos indesejados e realiza a cauterização do tecido, interrompendo o recebimento de estímulos. Isso, na maioria das vezes, regulariza o ritmo e a frequência cardíaca.

Amiodarona

Nas arritmias, a amiodarona é frequentemente utilizada em pacientes de emergência, especialmente aqueles que apresentam fibrilação atrial ou flutter atrial.

- Apresentação: injetável 150 mg/3 mL e comprimido 100 e 200 mg.
- Indicação: arritmias ventriculares, supraventriculares (flutter atrial, fibrilação atrial, taquicardia supraventricular) e associadas à síndrome de Wolff-Parkinson-White.

Posologia e modo de administração:

- Dose de ataque: geralmente, são administrados, por via EV, 300 mg (ou 5 mg/kg) diluídos em 250 ml de solução glicosada (SG) 5% em um período de 2 horas ou 300 mg em 100 mL de soro fisiológico durante 1 hora. Pode ser repetida de 2 a 3 vezes por um período de 24 horas.
- Dose de manutenção EV: 600 até 1.200 mg em 24 h (10 a 20 mg/kg/dia), administrados em acesso venoso central. Sendo a dose mais usual, a de 900 mg de amiodarona em SG 5% 250 mL.

Para garantir sua estabilidade, a amiodarona deve ser diluída preferencialmente em soro glicosado durante infusões contínuas de 24 horas. No entanto, como citado acima, a dose é de ataque pode ser diluída em soro fisiológico, desde que o tempo de infusão não ultrapasse 3 horas. Ademais, a amiodarona injetável deve ser diluída exclusivamente em embalagens ecoflac, devido à sua incompatibilidade físico-química com frasco de cloreto de polivinila (PVC).

Em casos de pacientes diabéticos, que não é recomendado a administração de diluentes glicosados, pode-se considerar o uso de um protocolo de insulina. Alternativamente, a amiodarona pode ser administrada em doses fracionadas, diluída em soro fisiológico e infundida em tempo menor, como 300 mg a cada 8 horas.

- Dose de manutenção VO: aproximadamente 400 mg/dia, em doses fracionadas de 1 a 3 vezes, podendo ser tituladas, conforme a necessidade.
- Reações adversas: bradicardia moderada ou acentuada e prolongamento do intervalo QT.

Farmacêuticos clínicos devem monitorar o tempo de administração da amiodarona e o controle da FC. Se, após 48 horas de administração contínua do medicamento por via EV, o paciente não apresentar melhora clínica, pode ser considerado refratário ao tratamento. Também é importante o farmacêutico avaliar riscos da ocorrência de prolongamento do intervalo QT e de flebite, se a administração for feita em acesso venoso periférico.

Como alternativa de tratamento, podemos sugerir a associação de outras classes de medicamentos, como betabloqueadores e digitálicos. Além disso, é indicado monitorar o nível sérico de magnésio e avaliar a necessidade de reposição deste eletrólito, uma vez que pode auxiliar no controle dessas arritmias.

Anticoagulantes

Nas arritmias, o coração não consegue esvaziar a câmara cardíaca de forma adequada, promovendo um possível acúmulo de sangue nos átrios e risco de formação de coágulos, os quais podem ser conduzidos pela corrente sanguínea até o sistema nervoso central e resultar em um acidente vascular cerebral isquêmico.

Em situações de fibrilação atrial e *flutter* atrial persistentes, as diretrizes recomendam a utilização de anticoagulantes para prevenir complicações mais graves. Uma vez detectadas, pode-se utilizar duas ferramentas, que avaliam os riscos de tromboembolismo e de sangramento, para auxiliar na definição do tratamento inicial, mas não devem ser utilizadas de forma isolada, é necessário levar em consideração o quadro clínico do paciente.

Escore de CHA2DS2-VASc

Utilizado para avaliação de risco de ocorrência de fenômenos tromboembólicos, em pacientes portadores de arritmias. Nos casos em que o valor calculado de CHA2DS2-VASc, conforme pontuação descrita na Tabela 14.5, for maior que 2, a recomendação é iniciar a terapia anticoagulante no paciente.

Risco HAS-BLED

São empregadas variáveis clínicas de pacientes para estimar o risco de hemorragia pelos anticoagulantes orais. O aumento do risco de sangramento é considerável quando > 3 (Tabela 14.6).

O tratamento com anticoagulantes pode ser feito através da administração por via endovenosa (EV), oral (VO) e subcutânea (SC). Os anticoagulantes orais são bastante utilizados para tratamento domiciliar, principalmente nos casos de fibrilação atrial crônica ou *flutter* atrial.

Tabela 14.5. Escore de CHA2DS2-VASc

CHA2DS2-VASc	Pontuação
Congestive heart failure/left ventricular dysfunction (ICC/ disfunção ventricular esquerda)	1
Hypertension (hipertensão)	1
Age ≥ 75 *years* (idade ≥ 75 anos)	2
Diabetes *mellitus*	1
Stroke/transient ischaemic attack/TE (histórico de AVC)	2
Vascular disease (prior myocardial infarction, peripheral artery disease or aortic plaque) (doença vascular)	1
Age 65–74 *years* (idade)	1
Sex category (e.g. female gender) (sexo feminino)	1

Tabela 14.6. Risco HAS-BLED

Risco *has-bled*	Pontuação
Hypertension (hipertensão)	1
Abnormal renal or liver function (1 point each) (alteração da função renal ou hepática)	1 ou 2
Stroke (AVC)	1
Bleeding (sangramento prévio)	1
Lablle INRs (labilidade de RNI)	1
Elderly (e.g. age > 65 years) (idade avançada)	1
Drugs or alcohol (1 point each) (uso de drogas ou álcool – 1 ponto cada)	1 ou 2

Heparina não fracionada (EV)

- Posologia: 25.000 unidades de heparina não fracionada (HNF) diluídas em 250 mL de soro fisiológico (SF 0,9%), administrados por via EV por meio da utilização de bomba de infusão contínua (BIC) em 24 horas. É necessário avaliar o ajuste da velocidade de infusão da BIC, por meio do resultado do exame tempo de tromboplastina parcial ativado (TTPA), o qual recomenda coleta a cada 6 horas, mas tal frequência pode variar conforme o protocolo institucional ou manifestação clínica do paciente.
- Vantagens:
  - Possibilidade de monitorização terapêutica do nível sérico através do TTPA.
  - Caso haja necessidade de reversão, possui como antídoto a protamina.
  - Uso é seguro para os pacientes com disfunção renal, sem ajuste de dose.
- Desvantagens:
  - A frequência de coleta do TTPA, pode trazer desconforto para o paciente.

Heparina de baixo peso molecular (SC)

A enoxaparina é o medicamento de administração SC, mais utilizado na terapia intra-hospitalar.

- Posologia: 1,0 mg/kg a cada 12 horas.
- Vantagem:
  - Monitorização terapêutica por meio da coleta do exame anti-Xa. Demanda menor frequência do acompanhamento sérico que a heparina, portanto, é menos desconfortável para o paciente.
- Desvantagens:
  - Não possui antídoto para reversão direta, caso o paciente apresente sangramento devido ao uso, é utilizado complexo protrombínico, plaquetas ou plasma, como alternativa.
  - Necessário ajuste de dose para os pacientes com disfunção renal.

Varfarina (VO)

Primeiro medicamento anticoagulante oral lançado no mercado. Tem uma indicação bastante ampla devido à sua efetividade e a sua ação pode ser monitorada através do acompanhamento dos valores pela relação normalizada internacional (RNI).

- Apresentação: comprimidos de 2,5 mg e 5 mg.
- Mecanismo de ação: antagonista competitivo, que apresenta semelhança estrutural com a vitamina K, atua inibindo a síntese de fatores de coagulação dependentes da vitamina K, incluindo os fatores II, VII, IX e X.
- Posologia: 1 a 10 mg 1 ×/dia.
- Indicações: infarto do miocárdio, acidente vascular cerebral, embolia pulmonar, trombose venosa, fibrilação atrial e flutter atrial.
- Interações medicamentosas: anti-inflamatórios, sinvastatina, moxifloxacino, voriconazol, sulfametoxazol, azitromicina, fluoxetina, colestiramina, fenitoína, carbamazepina, rifampicina, cetoconazol, fluconazol e entre outros.
- Vantagens:
  - Possui a vitamina K (fitomenadiona) como antidoto, caso seja necessária a reversão, por via EV ou VO.
  - Não é necessário ajuste de dose para disfunção renal.
  - Único anticoagulante oral que pode ser usado em pacientes com prótese valvar metálica.
  - Baixo valor aquisitivo em relação aos novos anticoagulantes.
- Desvantagens:
  - Necessário acompanhamento sérico do RNI, até a meta desejada para a anticoagulação.
  - Apresenta muitas interações com outros medicamentos e com alimentos ricos em vitamina K, como as verduras de cor verde. Antigamente, existia a orientação de evitar esses alimentos devido à baixa adesão à recomendação. No entanto, atualmente, a abordagem é diferente: mantém-se o

consumo desses alimentos e ajusta-se a dose da varfarina para uma quantidade maior, quando necessário.

- Transição entre anticoagulantes:

A transição da heparina não fracionada para a varfarina deve ocorrer quando o RNI atinge o alvo desejado para a anticoagulação. Portanto, o paciente pode receber heparina e varfarina simultaneamente, até que o RNI alcance o valor ideal. Nesse momento, devemos interromper a administração da heparina não fracionada.

O mesmo princípio segue para a transição da enoxaparina para a varfarina. Ambos os medicamentos podem ser administrados concomitantemente, até o RNI atingir o alvo desejado. Após, a enoxaparina deve ser suspensa.

Diante da enorme quantidade de interações medicamentosas e da dificuldade de adesão ao tratamento com a varfarina, a indústria farmacêutica buscou alternativas e, desde então, foram disponibilizados no mercado novos anticoagulantes orais de ação direta (DOAC), os quais serão citados por ordem alfabética a seguir:

Apixabana (VO)

- Apresentação: comprimido 2,5 mg e 5 mg.
- Mecanismo de ação: inibidor do fator de coagulação Xa.
- Indicações: profilaxia de TEV em pacientes adultos submetidos à artroplastia (inserção de prótese) de quadril ou de joelho e fibrilação atrial não valvar.
- Posologia:
  - Profilaxia de AVCI e embolia sistêmica em pacientes portadores de arritmia cardíaca (fibrilação atrial não valvar): 5 mg 2 ×/dia.
  - Tratamento de cirurgias joelho e quadril: 2,5 mg 2 ×/dia.
  - Tratamento de embolia pulmonar e trombose: 10 mg 2 ×/dia por 7 dias e 5 mg 12/12 h, por 3 a 6 meses.
- Ajuste de dose:

O farmacêutico clínico deve monitorar a necessidade de ajuste da dose da apixabana, quando os pacientes apresentarem as seguintes condições: baixo peso, idoso e disfunção renal.

Para realizar o ajuste, é necessário que o paciente apresente dois dos três fatores citados acima. Por exemplo, se um paciente idoso apresentar baixo peso, mas função renal normal, ajustaremos a dose para 2,5 mg 12/12 h.

Em pacientes com insuficiência renal grave, que possuem clearance de creatinina calculado (CrCl) igual ou menor que 15 mL/min, o uso desse anticoagulante é contraindicado.

- Contraindicações: insuficiência renal grave, sangramento, grávidas e acidente vascular hemorrágico (AVCH).
- Interações medicamentosas: cetoconazol, ritonavir, claritromicina, eritromicina, rifampicina, fenitoína, carbamazepina, entre outros.
- Antídoto: recentemente, nos Estados Unidos, foi aprovado o uso do andexanet alfa, como reversor dos anticoagulantes do fator Xa.

Dabigatrana (VO)

- Apresentação: comprimido 75 mg, 110 mg e 150 mg.
- Mecanismo de ação: inibidor reversível potente direto da trombina.
- Indicações: profilaxia de TEV em cirurgia ortopédica de grande porte, flutter atrial e fibrilação atrial.
- Posologia:
  - Idade menor que 80 anos: 150 mg 2 ×/dia.
  - Idade maior que 80 anos: 110 mg 2 ×/dia.
- Ajuste de dose: necessário ajustar a dose desse anticoagulante em pacientes com disfunção renal, sendo a dose recomendada de 75 mg 2 ×/dia. Porém, o uso também é contraindicado para pacientes que possuem o CrCl igual ou menor que 15 mL/min.
- Contraindicações: insuficiência renal grave, sangramento, acidente vascular hemorrágico (AVCH) nos últimos 6 meses e grávidas.
- Interações medicamentosas: estudos de interação in vitro não mostraram qualquer inibição ou indução das principais isoenzimas do citocromo P450.
- Antidoto: Idarucizumabe 5 g, dividido em duas administrações de 2,5 g, para reversão total do efeito.

Edoxabana (VO)

- Apresentação: comprimidos 15 mg, 30 mg e 60mg.
- Mecanismo de ação: inibidor do fator de coagulação Xa.
- Indicações: profilaxia para tromboembolismo venoso profundo (TVP), tromboembolismo pulmonar (TEP) e tratamento da fibrilação atrial crônica não valvar.
- Posologia: 60 mg 1 ×/dia.
- Ajuste de dose: paciente com CrCl de 15 a 50 mL/min, a dose recomendada é 30 mg 1 ×/dia. Também é contraindicado em pacientes com CrCl igual ou menor que 15 mL/min.
- Contraindicações: insuficiência renal grave, sangramento, grávidas e AVCH.

Rivaroxabana (VO)

- Apresentação: comprimido 2,5 mg, 10 mg, 15 mg e 20 mg.
- Mecanismo de ação: inibe o fator de coagulação Xa. Atinge o pico máximo de concentração em 2 a 4 h após a administração.
- Indicações: profilaxia de AVCI em pacientes com fibrilação atrial e para tratamento de TEV.
- Posologia:
  - Tratamento de TVP: 15 mg 2 ×/dia por 3 semanas, depois reduzido para 20 mg 1 ×/dia.

- Profilaxia de TEV em artroplastia de quadril e joelho: 10 mg 1 ×/dia.
- Profilaxia de AVCI e embolia sistêmica em adultos com fibrilação atrial (FA) não valvar: 20 mg 1 ×/dia.

- Ajuste de dose (CrCl 15 a 49 mL/min):
  - Tratamento de TVP: 10 mg 2 ×/dia e 10 mg 1 ×/dia, após 3 semanas.
  - Prevenção de trombo embolismo venoso (TEV) artroplastia eletiva de quadril e joelho: 10 mg 1 ×/dia.
  - Prevenção de AVC embolia sistêmica em adultos com fibrilação atrial (FA) não valvar: 15 mg 1 ×/dia.

  O uso é contraindicado para pacientes com CrCl igual ou menor que 15 mL/min.
- Contraindicações: insuficiência renal grave, sangramento, grávidas e AVCH.
- Reações adversas: sangramento, anemia, alterações nas enzimas hepáticas, náuseas, edema, diarreia, constipação e dor abdominal, são os sintomas mais frequentes.
- Interações medicamentosas: cetoconazol, ritonavir, claritromicina, eritromicina, rifampicina, fenitoína, carbamazepina e entre outros.
- Antidoto: andexanet alfa.

Pontos importantes sobre todos os DOACs

- Não apresentaram efetividade superior a varfarina.
- Possuem antídoto.
- Necessitam de ajuste de dose para paciente com disfunção renal.
- Não é recomendado o uso em pacientes com prótese valvar metálica, pela ausência de estudos realizados para esse público.
- Apresentam poucas interações com medicamentos ou alimentos.
- Transição da heparina para essa classe deve acontecer assim que o TTPA atingir o alvo terapêutico desejado. O intervalo entre as administrações dos anticoagulantes, desde o desligamento da BIC com HNF até o início do DOAC, não deve ultrapassar 2 horas.
- Transição da enoxaparina para o DOAC deve acontecer sempre no horário da próxima administração de enoxaparina. Por exemplo: paciente em uso de enoxaparina 100 mg de 12/12 h com a última dose administrada às 10 h da manhã, desse modo, o DOAC deve ser iniciado apenas às 22 h.
- Não há como mensurar a efetividade de forma fidedigna, por meio de exames ou *kits* laboratoriais. Podem até causar alterações nos valores de RNI ou do fator Anti-Xa, porém, não são considerados como referência para avaliar o ajuste da dose.

Caso clínico

F.L.C., 82 anos, sexo feminino, deu entrada no pronto-socorro com palpitação. Relata que teve o mesmo sintoma, algumas vezes, nos dias anteriores, porém, a atual se apresentou de forma mais persistente e por isso resolveu procurar atendimento médico. Nega histórico de IAM ou AVC prévio, mas refere tabagismo e possui hipertensão, disfunção renal e diabetes *mellitus*. Então, foi solicitado o eletrocardiograma (Figura 14.7), para realização do diagnóstico.

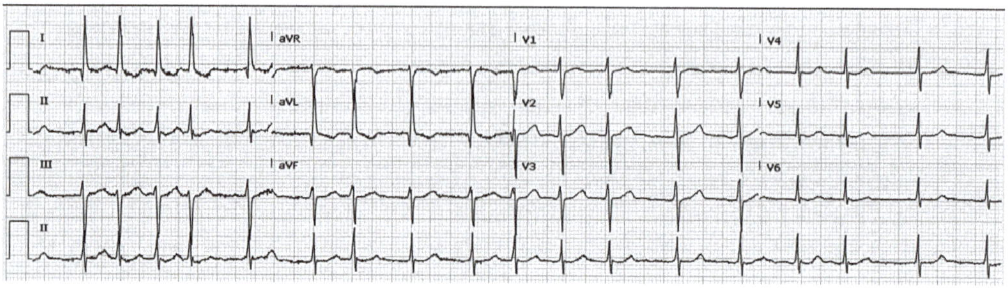

Figura 14.7. ECG referente ao caso clínico de arritmia.

Fonte: Acervo pessoal do autor.

Após analisar as alterações no ECG e calcular a frequência cardíaca estimada, conforme ensinado no capítulo de eletrocardiograma, observa-se que a paciente apresenta taquicardia (FC 108 bpm) com ritmo irregular. Portanto, pode-se concluir que se trata de um quadro clínico de fibrilação atrial.

O médico imediatamente prescreveu dose de ataque amiodarona seguida da dose de manutenção, para controle da frequência cardíaca. Após detectar que a paciente possui alto risco de tromboembolismo, pelo escore de CHA2DS2-VASc (resultado igual a 5), o médico optou por iniciar anticoagulação com heparina não fracionada EV contínua, a fim de evitar a ocorrência de eventos tromboembólicos.

Insuficiência cardíaca

A insuficiência cardíaca (IC) é uma síndrome resultante de alterações, estruturais ou funcionais, que resultam na incapacidade de o coração bombear o sangue em volumes suficientes, para atender às demandas do metabolismo. As suas principais causas são: hipertensão, cardiopatia isquêmica, infecções, endocardite, insuficiência renal e doença pulmonar obstrutiva crônica (DPOC).

A IC pode ser classificada em classes, conforme os sintomas do paciente, e em estágios, baseados na progressão da doença.

- Classificação da IC:
  - Classe I: ausência de sintomas, principalmente dispneia, durante atividades cotidianas. A limitação para esforços é semelhante à esperada em indivíduos normais.
  - Classe II: sintomas desencadeados por atividades cotidianas.
  - Classe III: sintomas desencadeados em atividades menos intensas que as cotidianas ou em pequenos esforços.
  - Classe IV: sintomas em repouso.

- Classificação da IC baseada na progressão da doença:
  - Estágio A: inclui pacientes sob risco de desenvolver insuficiência cardíaca, mas ainda sem doença estrutural perceptível e sem sintomas atribuíveis.
  - Estágio B: pacientes que adquiriram lesão estrutural cardíaca, mas ainda sem sintomas atribuíveis.
  - Estágio C: pacientes com lesão estrutural cardíaca e sintomas atuais ou pregressos.
  - Estágio D: pacientes com sintomas refratários ao tratamento convencional, que requerem intervenções especializadas ou cuidados paliativos.

A insuficiência cardíaca descompensada pode desencadear vários problemas ao paciente, como piora da função renal e congestão pulmonar. Como o coração não consegue bombear o volume de sangue disponível, o líquido tende a acumular em outras partes do organismo, principalmente no pulmão, como mostra a imagem do raio-x.

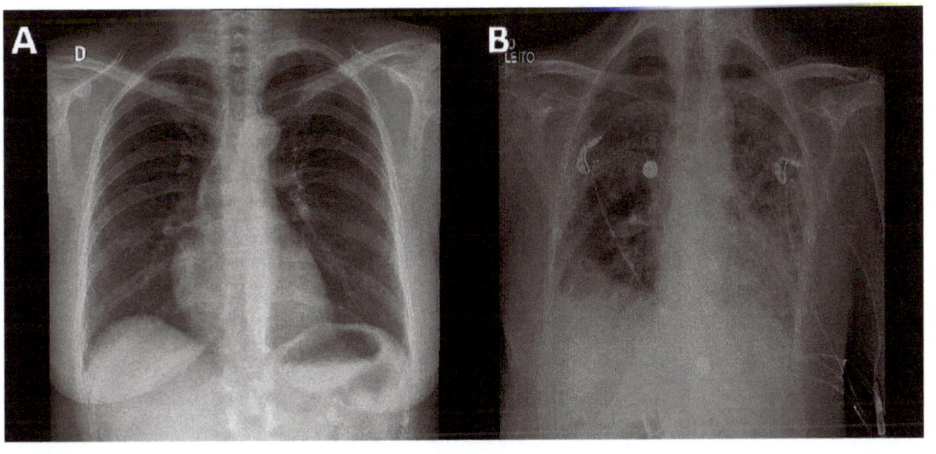

Figura 14.8. Imagem de raio-x de tórax. A) Raio-x de um paciente com pulmão normal; B) Raio-x de um paciente com pulmão congesto.

Fonte: Acervo pessoal do autor.

Exames que auxiliam nos diagnósticos e acompanhamento clínico

O paciente internado, na UTI ou na semi-intensiva, necessita de uma assistência com maior cuidado. Para avaliar a efetividade do tratamento, é feito o acompanhamento por meio de exames laboratoriais e de imagem em conjunto com a clínica do paciente. É importante citar que, a clínica sempre será soberana, os exames são peças de um quebra cabeça que auxiliam no direcionamento da melhor terapêutica.

- Hemograma com plaquetas: é realizado praticamente todos os dias, permitindo a avaliação dos parâmetros infecciosos e inflamatórios, como os leucócitos, e do risco de sangramento do paciente, através dos níveis séricos de hemácias, hematócritos, hemoglobina e plaquetas.

- Proteína C Reativa (PCR): solicitado para melhor controle da evolução do tratamento, seja infeccioso ou inflamatório. A relevância do acompanhamento deste exame consiste na análise da curva de evolução. Quando essa curva é negativa, indica piora do quadro clínico, mas quando é positiva, sinaliza uma melhora.
- Procalcitonina: exame realizado com intuito de avaliar evolução do quadro infeccioso do paciente, cuja redução está associada a melhora clínica da infecção. Por meio dos resultados, podemos intervir sugerindo redução do tempo de tratamento dos antimicrobianos.
- Plaquetas: possui grande importância para acompanhamento de pacientes cardiopatas, pois há classes terapêuticas bastante utilizadas como antiagregantes plaquetários, anticoagulantes e fibrinolíticos, podem provocar redução na sua quantidade sérica. Cabe ao farmacêutico clínico monitorar o risco de sangramento do paciente e sugerir alternativas para minimizá-lo.
- Tempo de tromboplastina parcial ativado (TTPA): avalia a via intrínseca (fatores XII, XI, IX, VIII) e a via comum da cascata de coagulação. Também é essencial para monitorizar o uso e avaliar necessidade de ajuste de dose da heparina não fracionada.
- Tempo de protrombina (TP): avalia a via extrínseca (fator VII) e a via comum da cascata de coagulação. Além disso, é utilizado para monitorar o uso de varfarina (anticoagulante) e vitamina K (relação normalizada internacional – RNI). O alvo terapêutico de RNI para pacientes anticoagulados é de 2 a 3 e para pacientes com alto risco de trombose, 2,5 a 3,5.
- Eletrólitos: controlar o nível sérico de eletrólitos como cálcio, potássio, magnésio e sódio é extremamente importante, uma vez que podem ser tanto a causa de um quadro clínico quanto utilizados para melhorar uma determinada patologia. Detalharemos com mais ênfase adiante.
- Peptídeo Natriurético do tipo B (BNP): esse peptídeo é produzido nas câmaras cardíacas e quando aumentado, pode indicar risco de congestão pulmonar, quando o ventrículo recebe um volume maior do que é capaz de bombear. Os valores de referência desse peptídeo são 0 a 70 pg/mL. Mas para pacientes que já possuem IC, insuficiência pulmonar ou insuficiência renal, podem ser considerados normais valores até 400 pg/mL.

  Existe uma fração ultrassensível desde peptídeo, chamada de NT-Pro-BNP, no qual os valores de referência variam conforme a idade do paciente.

  - NT-proBNP > 450 pg/mL indica IC em indivíduos com < 50 anos.
  - NT-proBNP > 900 pg/mL indica IC em indivíduos entre 50 - 75 anos.
  - NT-proBNP > 1.800 pg/mL indica IC em indivíduos com > 75 anos.

  Na prática, o BNP é mais utilizado, em algumas instituições, pela facilidade de manejo, já que não variam conforme a idade.
- Fração de ejeção: a fração de ejeção de ventrículo esquerdo (FEVE) mede a capacidade do coração de bombear o sangue, portanto o valor é referente ao grau da IC. A FEVE é considerada normal quando apresenta valor igual ou maior que 55%.

A insuficiência cardíaca é definida, conforme o valor da FEVE:

- FEVE < 40%: IC com fração de ejeção reduzida.
- FEVE 40%-49%: IC com fração de ejeção intermediaria ou levemente reduzida.
- FEVE ≥ 50%: IC com fração de ejeção preservada.

- Raio-x de tórax: auxilia na identificação de congestão pulmonar resultante da descompensação da IC, quando confirmado que o paciente já tem diagnóstico prévio de IC e apresenta sintomas de dispneia.

Tratamento

O tratamento da IC pode consistir no uso de betabloqueadores, IECA ou BRA, diuréticos, digitálicos, nitratos, vasodilatadores, drogas vasoativas ou até mesmo na realização de transplante cardíaco, em casos de refratariedade. A sugestão do esquema terapêutico a ser utilizado no paciente, conforme a classificação da IC e os níveis de evidência, podem ser encontrados nas diretrizes de cardiologia.

As diretrizes das sociedades brasileira e americana de cardiologia recomendam, preferencialmente, o uso de BB, IECA ou BRA e diuréticos para tratamento da IC. paciente. A associação do BB com IECA ou BRA evita o remodelamento cardíaco, causado pela doença. Enquanto o diurético diminui a recorrência de internações hospitalares, por sintomas de edema e congestão pulmonar. Estudos mostram que o uso concomitante dessa tríade, denominada de padrão-ouro, é responsável por diminuir a morbimortalidade, além de melhorar a qualidade de vida do paciente.

Betabloqueadores

Como visto, os betabloqueadores também são essenciais no tratamento da IC, para aumentar a expectativa e a qualidade de vida desses pacientes. Os medicamentos dessa classe, bem como os seus receptores de ação e as doses, estão descritos na Tabela 14.2, deste mesmo capítulo. Lembrando que, para realizar a escolha do betabloqueador, é necessário levar em consideração as outras comorbidades do paciente.

Inibidor de enzima conversora de angiotensina (IECA)

São medicamentos responsáveis por inibir a conversão da angiotensina I em angiotensina II, diminuindo a resistência vascular. A redução da quantidade de angiotensina II disponível afeta a secreção de aldosterona e, com isso, pode resultar no aumento do potássio sérico associado à perda de sódio e fluidos. O tempo de meia-vida desses fármacos é em torno de 6 a 12 horas.

As principais patologias indicadas para o uso desses medicamentos são hipertensão, IC e IAM. Porém, o seu uso é contraindicado em casos de pacientes com disfunção renal, grávidas e administração concomitante de suplementação de potássio ou diuréticos poupadores de potássio.

Apresentam tosse seca persistente, dor de cabeça, hiponatremia, hipotensão, neutropenia, trombocitopenia, fraqueza como reações adversas mais frequentes.

Captopril

- Apresentação: comprimido 25 mg e 50 mg.
- Posologia:
  - Hipertensão: 50 mg 1 ×/dia ou 25 mg 2 ×/dia.
  - IC: 25 mg de 2 a 3 ×/dia.
  - IAM: 75 mg/dia, administrados em doses divididas, conforme tolerado. A dose máxima diária é 150 mg/dia.

Enalapril

- Apresentação: comprimidos 5 mg, 10 mg e 20 mg.
- Posologia:
  - Hipertensão: dose inicial é de 10 mg a 20 mg 1 ×/dia.
  - IC: inicia-se com 2,5 mg até 20 mg 1 ×/dia.

Os pacientes que usam enalapril apresentam tosse com menor frequência, quando comparado ao uso de captopril.

Bloqueadores do receptor de angiotensina II (BRA)

Atuam bloqueando seletivamente o subtipo AT1 dos receptores, responsável pelas conhecidas ações da angiotensina II. Essa classe é indicada principalmente para o tratamento da hipertensão, IC (classe II e IV) e IAM. Apresentam como reações adversas mais frequentes: hipotensão ortostática, síncope, náuseas, diarreia, erupções cutâneas, disfunção renal, prurido, tontura e inchaço da face, lábios, língua ou garganta. Além dos dois medicamentos mais utilizados, os quais serão abordados a seguir, também há outros exemplos de BRA disponíveis no mercado, como a candesartana, olmesartana, telmisartana e irbesartana.

Losartana potássica

- Apresentação: comprimidos 25 mg, 50 mg e 100 mg.
- Posologia:
  - Hipertensão: as doses iniciais e de manutenção são de 50 mg 1 ×/dia, podendo chegar até 100 mg/dia.
  - IC: A dose inicial é de 12,5 mg 1 ×/dia. Geralmente, a dose pode ser titulada até a dose usual de manutenção (50 mg 1 ×/dia), de acordo com a tolerabilidade do paciente.

Apesar da frequência recomendada ser 1 ×/dia, é muito comum a dose total ser fracionada em duas administrações, podendo ser administrada com ou sem alimentos, a fim de evitar escapes da ação do medicamento. Foi o primeiro BRA lançado no mercado.

Valsartana

- Apresentação: comprimidos de 40 mg, 80 mg, 160 mg e 320 mg.
- Posologia:
  - Hipertensão: 80 mg, 160 mg até 320 mg, 1 ×/dia.
  - IC: iniciado com 40 mg 2 ×/dia, podendo ser titulada até 320 mg/dia.
  - Pós-IAM: dose inicial de 20 mg 2 ×/dia, pode ser titulada para 40 mg, 80 mg e 160 mg 2 ×/dia.

Considerado bastante versátil, porque há no mercado apresentações desse princípio ativo associado aos diuréticos, facilitando a administração e adesão do paciente ao tratamento (p. ex.: valsartana + hidroclorotiazida).

IECA ou BRA?

- Os IECA são a primeira escolha para associar ao uso de BB no tratamento da IC. Porém, a tosse seca, principal reação adversa, pode ser um fator limitante para adesão e a causa da descontinuidade do tratamento. Quando o paciente apresenta tosse seca por uso de captopril, deve-se evitar a troca para o enalapril, que também pode apresentar o mesmo efeito. É recomendado a alteração da terapia por BRA.
- Também é importante frisar que, ambas as classes são contraindicadas em pacientes com disfunção renal.
- A literatura mostra que ambas as classes são equivalentes na efetividade, portanto a escolha, geralmente, é feita a critério do médico.

Diuréticos

Agem atuando nos rins, aumentando o volume e o fluxo urinários. Além disso, promovem a eliminação de eletrólitos como o sódio, potássio e o cloro. Esses fármacos são amplamente utilizados para o tratamento da hipertensão arterial, insuficiência renal e IC, uma vez que a diminuição do nível sérico de sódio, provoca redução da quantidade de líquido extracelular e resulta no melhor controle das alterações clínicas do paciente. São divididos, conforme o local de ação no néfron:

- Diuréticos de alça: furosemida e bumetanida.
- Diuréticos tiazídicos: hidroclorotiazida, clortalidona e indapamida.
- Diuréticos poupadores de potássio: espironolactona, amilorida e triantereno.

Abordaremos, a seguir, os principais diuréticos amplamente utilizados no tratamento da IC, conforme preconizado pelas diretrizes da SBC.

Furosemida

É o diurético mais utilizado na linha hospitalar, devido à sua maior potência diurética, para tratar quadros de congestão pulmonar.

- Apresentação: comprimido 40 mg e injetável 20 mg/2 mL.

- Indicação: edemas causados por cardiopatias; ascite resultante de doenças hepáticas; disfunção renal; congestão pulmonar na IC aguda, associada com outras medidas terapêuticas e por fim, nas crises hipertensivas, associada a anti-hipertensivo.
- Posologia: dose usual é de 40 a 80 mg, EV ou VO, fracionados a critério médico até a dosagem máxima de 600 mg/dia.
- Reações adversas: náuseas, vômitos, diarreia, desidratação, hipopotassemia, hipotensão ortostática e hiponatremia.

É importante para o farmacêutico clínico, monitorar os níveis de potássio sérico, uma vez que resulta no aumento da depleção deste eletrólito, podendo trazer consequências para o paciente.

Também é comum encontrarmos associação da furosemida com outra classe de diurético em prescrição, a fim de reduzir a perda de potássio, sem que haja alteração na efetividade do tratamento.

Espironolactona

- Apresentação: comprimidos 25 mg, 50 mg e 100 mg.
- Mecanismo de ação: é um antagonista competitivo da aldosterona, atua principalmente se ligando aos receptores de troca de sódio e potássio aldosterona-dependentes.
- Indicação: hipertensão essencial, edema, insuficiência cardíaca congestiva (ICC), cirrose hepática e síndrome nefrótica e também na profilaxia da hipocalemia e hipomagnesemia.
- Posologia: a dose inicial é 100 mg/dia. Em casos resistentes ou graves de ICC, a dose pode ser gradualmente aumentada até 200 mg/dia.
- Principal interação medicamentosa: quando associados com IECA, pode causar hipercalemia.

Hidroclorotiazida

- Apresentação: comprimidos de 25 mg e 50 mg.
- Mecanismo de ação: atua diretamente no mecanismo de reabsorção dos eletrólitos, que ocorre no túbulo contornado distal, aumentando a depleção de sódio e cloreto, em quantidades aproximadamente equivalentes, e consequentemente, a excreção de água.
- Indicação: tratamento da hipertensão arterial, em monoterapia ou associado a anti-hipertensivos, e no tratamento dos edemas causados pela ICC.
- Posologia:
  - Dose inicial: 50 a 100 mg/dia, 1 ×/dia pela manhã ou em doses fracionadas.
  - Dose de manutenção: 25 a 200 mg/dia ou em dias alternados, de acordo com a resposta do paciente.

Nitratos

Outra classe terapêutica que também pode ser usada no tratamento da IC, são os nitratos, os quais já foram abordados no início deste capítulo. A Tabela 14.1 lista os princípios ativos pertencentes à essa classe, bem como informações sobre as apresentações disponíveis no mercado, posologia e as características farmacocinéticas.

Vasodilatadores periféricos

O uso concomitante de nitratos com a hidralazina como estratégia vasodilatadora pode ser uma alternativa para pacientes com piora da disfunção renal ou para otimização da terapia. Estudos mostram que essa associação também foi capaz de melhorar a qualidade de vida e de reduzir a hospitalização, mas a sua efetividade foi inferior quando comparada ao uso de IECA/BRA. Portanto, essa associação não deve ser a primeira escolha para o tratamento da IC (classe I, nível de evidência B).

Hidralazina

- Apresentação: comprimidos de 25 mg e 50 mg.
- Mecanismo de ação: tem ação relaxante direta sobre a musculatura lisa dos vasos, predominantemente nas arteríolas. Na hipertensão, este efeito resulta na redução da pressão arterial (mais a diastólica do que a sistólica) e no aumento da frequência cardíaca, do volume de ejeção e do débito cardíaco.
- Indicação: tratamentos da hipertensão e da IC, associada a outros medicamentos como betabloqueadores e diuréticos.
- Reações adversas: taquicardia, palpitação, cansaço, tontura, dor de cabeça e vermelhidão da pele.
- Posologia:
  - Hipertensão: iniciada com 25 mg 2 ×/dia, podendo ser titulada até 200 mg/dia.
  - Insuficiência cardíaca: as doses de manutenção usuais são 50 a 75 mg a cada 6 horas ou 100 mg em 2 a 3 ×/dia.

Digitálicos

Os digitálicos também são utilizados como alternativa terapêutica para a insuficiência cardíaca fração de ejeção reduzida (ICFEr), sempre em associação com IECA, BB e espironolactona.

- Indicações: tratamento da IC (efeito inotrópico) e fibrilação atrial (redução da frequência cardíaca).

  Mecanismo de ação:
  - IC: inibição da bomba de sódio/potássio ATPase, aumentado a quantidade de cálcio intracelular e, consequentemente, a contratilidade do músculo cardíaco.

- Fibrilação atrial: agem aumentando a atividade vagal do sistema nervoso central e, com isso, há redução na velocidade de condução da corrente elétrica do nó atrioventricular.

- Posologia:

Tabela 14.7. Posologia dos digitálicos

Princípio ativo	Posologia	Doses utilizadas na prática clínica
Digoxina	Dose de ataque 750 a 1.500 µg (0,75 a 1,5 mg) dose única Dose de manutenção 125 e 150 µg (0,125 – 0,75 mg) /dia	0,125 a 0,25 mg/dia Idosos ou disfunção renal: 0,125 mg em dias alternados
Deslanosídeo	1,6 mg (8 mL) EV dose única ou 2 doses de 0,8 mg (4 mL) com intervalo de 4 a 12 h entre elas	0,4 mg (2 mL) EV em dose única para reverter FA

- Monitorização terapêutica: a digoxina é um fármaco de baixo índice terapêutico, portanto é essencial a monitorização do nível sérico, cujo valor de referência varia conforme a patologia, para avaliar a necessidade de ajuste de dose, a fim de otimizar a terapia e evitar a ocorrência de reações adversas.
  - • IC: 0,5 - 0,8 ng/mL.
  - • Arritmias: 0,8 - 2,0 ng/mL.
- Reações adversas: náuseas, vômitos, confusão mental, diarreia, visão amarelada e borrada, fraqueza e bloqueio atrioventricular.

Inibidores do cotransportador sódio-glicose (SGLT2)

Os inibidores de SGLT2, também conhecidos como gliflozinas, são classificados como antidiabéticos orais, relativamente novos no mercado, cujo mecanismo de ação consiste em aumentar a eliminação de glicose pela urina.

Quando o SGLT2 é impedido de funcionar, a quantidade aproximada de 25 gramas de sódio e 180 gramas de glicose diários, que seriam reabsorvidos para o sangue, são excretados pela urina. Esse mecanismo resulta na redução tanto da glicemia quanto da pressão arterial, devido ao aumento da excreção de sódio, em pacientes com diabetes.

Ultimamente, essa classe terapêutica tem sido introduzida no tratamento dos pacientes com IC de fração de ejeção reduzida (ICFEr), por auxiliarem indiretamente no controle da pressão arterial. Os medicamentos pertencentes são:

- Canagliflozina: dose inicial: 100 mg 1 ×/dia em jejum. Dose máxima: 300 mg 1 ×/dia após 4 a 12 semanas.
- Dapagliflozina: dose inicial: 5 mg 1 ×/dia. Dose máxima: 10 mg 1 ×/dia após 4 a 12 semanas.

- Empagliflozina: dose inicial: 10 mg 1 ×/dia. Dose máxima: 25 mg 1 ×/dia após 4 a 12 semanas.
- Ertugliflozina: dose inicial: 5 mg 1 ×/dia. Dose máxima: 15 mg 1 ×/dia.

As doses iniciais das gliflozinas podem ser tituladas até a dose máxima diária, conforme as metas glicêmicas e a tolerabilidade do paciente.

- Desvantagens:
  - O aumento de excreção de glicose pela urina, pode causar maior incidência de infecções urinárias por fungos e bactérias. Estudos mostram que, houve aumento de 2 a 4 vezes na ocorrência da candidíase vulvovaginal, associada ao uso de gliflozinas, sendo reportada em 10% a 15% das mulheres.
  - O uso dos inibidores de SGLT2 estão relacionados a episódios de cetoacidose diabética.
  - Necessitam de ajuste em casos de pacientes com disfunção renal.

Drogas vasoativas

Outra forma de tratamento da IC descompensada é a utilização de drogas vasoativas. Inclusive, o seu uso é um dos critérios de elegibilidade para que os pacientes tenham prioridade na fila do transplante cardíaco.

Iremos citar as mais utilizadas, para essa cardiopatia, na assistência hospitalar ao paciente grave. A administração das drogas vasoativas deve ser realizada sempre por via EV em BIC, na UTI ou semi-intensiva.

Dobutamina

É a catecolamina mais utilizada para a compensação da IC, devido ao seu menor efeito arritmogênico.

- Apresentação: injetável 250 mg/20 mL.
- Classificação: catecolamina sintética/inotrópico/β^1/β^2.
- Mecanismo de ação: a dobutamina é um agente inotrópico positivo de ação direta. Agonistas dos receptores β^1, atuam aumentando o inotropismo (força) da contratilidade muscular cardíaca.
- Indicação: IC descompensada aguda, IC congestiva, cirurgia cardíaca e choque cardiogênico.
- Posologia: é recomendado iniciar a administração com uma dose mais baixa, equivalente à 2,5 mcg/kg/min, e realizar a titulação, com intervalos de alguns minutos, guiada pela resposta do paciente. As doses mais usuais são entre 2,5 a 10 mcg/kg/min, mas doses de até 20 mcg/kg/min podem ser necessárias para melhora adequada da hemodinâmica. A dobutamina deve ser diluída em SG 5% ou SF 0,9%, com volume final de 250 mL.

Pode ser administrada em pacientes pediátricos, mas o seu uso é limitado, devido ao volume maior de diluição.

Dopamina

Catecolamina que também pode ser utilizada na IC, porém possui menor uso que a dobutamina, por apresentar maior efeito cronotrópico (aumento da FC) que inotrópico. Praticamente, a sua utilização se limita em pacientes que apresentam quadro de IC descompensada associada a bradicardia.

- Apresentação: Dopamina 50 mg/10 mL.
- Classificação: Catecolamina/inotrópica/Dopa/$\beta^1/\beta^2/\alpha^1/\alpha^2$.
- Mecanismo de ação: possui ação agonista em receptores alfa e beta-adrenérgicos.
- Reações adversas: arritmias ventriculares e supraventriculares, dor anginosa, dispneia, hipertensão ou hipotensão arterial, cefaleia, náusea e vômitos.
- Posologia: inicia-se com dose de 5 mcg/kg/min até 20 mcg/kg/min, a dose pode ser titulada até atingir o efeito esperado. A dopamina deve ser diluída em SG 5% ou SF 0,9%, com volume final de 250 mL.

Milrinona

Também é bastante utilizada no tratamento da IC, por apresentar efeito inodilatador, ou seja, inotrópico e vasodilatador. É amplamente utilizada na pediatria, pela possibilidade de o manejo ser realizado em volumes menores de diluição.

- Apresentação: injetável 1,0 mg/mL (frasco com 20 mL).
- Classificação: inodilatador.
- Mecanismo de ação: agente inotrópico positivo e vasodilatador, que apresenta pouca atividade cronotrópica. É inibidor seletivo da isoenzima fosfodiesterase III do AMP cíclico, encontradas na musculatura cardíaca e vascular, responsável por melhorar no relaxamento diastólico do ventrículo esquerdo.
- Indicação: tratamento EV a curto prazo da IC congestiva, inclusive nos casos de baixo débito subsequentes a cirurgia cardíaca.
- Posologia:
  - Dose de ataque: 50 mcg/kg in bolus, em 10 minutos.
  - Dose de manutenção: 0,375 a 0,750 mcg/kg/min, em infusão contínua.

  Pode ser diluída em SG5% ou SF 0,9%, com volume final de 100mL.

Levosimendan

Droga vasoativa indicada quando paciente é refratário ao tratamento realizado com dobutamina. Entretanto, o seu uso é recomendado apenas por 24 horas, uma vez que o seu metabolito ativo pode permanecer circulando, através da corrente sanguínea do paciente, por vários dias. A manutenção da administração por maior tempo, pode exacerbar efeitos indesejados como hipotensão e hipocalemia.

- Apresentação: injetável 2,5 mg/mL (frasco com 5 mL).
- Classificação: sensibilizador dos canais de cálcio.

- Mecanismo de ação: considerado agente cardiotônico, por sensibilizar os canais de cálcio, aumentando a contratilidade cardíaca, sendo seus efeitos inotrópicos positivos independentes dos receptores beta-adrenérgicos ou AMP-cíclicos. É capaz de aumentar o débito cardíaco, o volume sistólico, a fração de ejeção e a frequência cardíaca. Ao mesmo tempo, reduz a pressão a sistólica e diastólica sanguínea, pressão capilar pulmonar, pressão atrial direita e resistência vascular periférica. Os efeitos hemodinâmicos de seus metabólitos ativos persistem por pelo menos 24 horas e podem ser notados até 9 dias, após a descontinuação de uma infusão durante 24 horas.
- Indicação: IC moderada a curto prazo, IC grave e IC crônica.
- Posologia:
  - Dose de ataque: 6 a 12 mcg/kg in bolus, em 10 minutos.
  - Dose de manutenção: 0,05 a 0,2 mcg/kg/min, em infusão contínua.

A dose de ataque recomendada pela bula, quando administrada, pode resultar em hipotensão, devido à sua dose maior associada a infusão mais rápida. O farmacêutico clínico pode intervir para um melhor manejo da dose inicial do medicamento. Uma sugestão é iniciar a administração em 0,05 mcg/kg/min por 6 horas, e se caso o paciente não apresentar hipotensão, aumentar para 0,1 mcg/kg/min até o término da infusão da bolsa única.

Interações medicamentosas: é necessário cautela quando há administração concomitante com outras drogas vasoativas EV, devido ao potencial aumento do risco de hipotensão.

Pontos importantes para análise da prescrição pelo farmacêutico clínico

Dentre as prioridades de um farmacêutico clínico, em qualquer serviço de saúde, que incluem o uso racional de medicamentos, auxílio técnico à equipe multiprofissional e otimização da farmacoterapia, também se faz necessário acompanhar mais atentamente a prescrição, em algumas situações nos casos de pacientes cardiopatas:

Restrição hídrica

Consiste em controlar a quantidade de líquidos administrados, uma vez que resultar na piora da congestão. Para avaliar a possibilidade de redução dos volumes de diluição dos medicamentos endovenosos, deve-se considerar as vias de administrações viáveis, os tipos de acessos vasculares, central ou periférico, disponíveis e a compatibilidade entre os medicamentos.

Ajuste de dose para disfunção renal

Ao longo do capítulo, abordamos alguns medicamentos que são utilizados no tratamento de patologias cardíacas, que necessitam de ajuste de dose ou que são contraindicados em pacientes com disfunção renal, a fim de evitar a ocorrência de danos indesejáveis.

Conformidade com o diagnóstico

É essencial avaliar se os medicamentos prescritos apresentam adequação ao possível diagnóstico, com embasamento nas diretrizes e protocolos, sempre levando em consideração análises dos exames laboratoriais e de imagens e a clínica do paciente.

Comorbidades prévias

É de grande importância saber as doenças prévias do paciente como diabetes, dislipidemia e doença renal, para que o farmacêutico possa avaliar a indicação de reconciliação dos medicamentos de uso domiciliar, conforme o quadro clínico.

Controle de eletrólitos

Como já abordado anteriormente, o controle do nível sério de eletrólitos é uma particularidade bem importante na cardiologia. O cálcio, potássio e magnésio são de utilizados para ajudar no tratamento de algumas patologias como nas arritmias, reposições de magnésio e cálcio podem ser administradas para obter uma melhora da taquicardia. Mas em contrapartida, uma parada cardiorrespiratória pode ser resultante de uma hipercalemia. Portanto, o equilíbrio destes eletrólitos é de vital importância para o funcionamento cardíaco.

Exames laboratoriais

Na medicina, os exames laboratoriais são ferramentas de grande importância para auxiliar a tomada de decisões em várias situações, mas a evolução clínica do paciente sempre será soberana. Nas cardiopatias, a efetividade de certos medicamentos é avaliada conforme os valores séricos atingidos como o RNI e TTPA, ambos utilizados para avaliar a anticoagulação com varfarina e heparina, respectivamente. Assim como, o risco de sangramento pelo uso de anticoagulantes pode ser monitorado através das plaquetas. Os exames também têm papel fundamental para diagnóstico diferencial como é caso da troponina T, marcador para detecção de IAM.

Caso clínico IC

F.T.F., 89 anos, sexo masculino, chega ao hospital relatando falta de ar e início de febre (38,9 °C) há dois dias. Antecedentes pessoais: hipotireoidismo, IC e enfisema pulmonar. Além dos exames de sangue coletados, o médico também solicitou RX de tórax.

- Resultados: PCR 212 mg/dL; leucócitos 28.000/mm^3; BNP: 2.100 pg/mL, Cr 2,5 mg/dL.

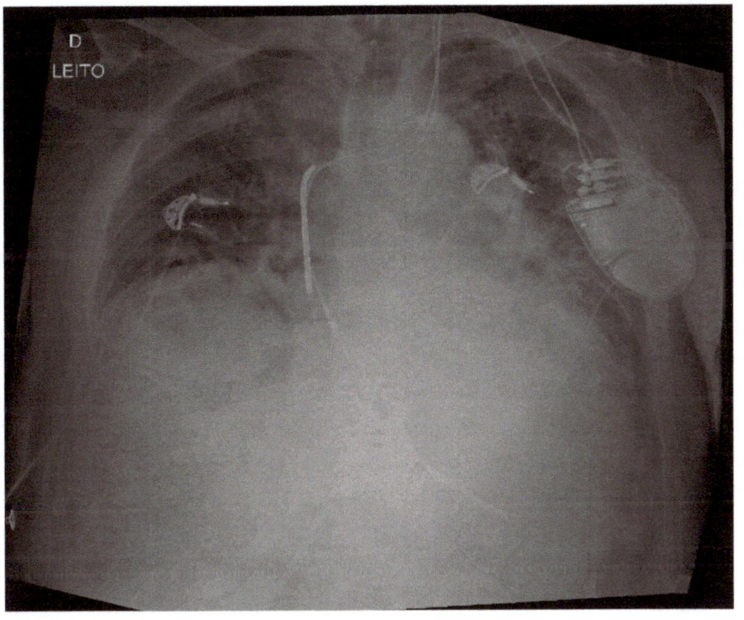

Figura 14.9. Raio-x de tórax caso clínico IC.

Fonte: Acervo pessoal do autor.

Diante dos resultados dos exames e do quadro clínico com sintomas bem definidos, podemos concluir que o motivo da internação do paciente é infecção de foco pulmonar resultante da congestão pulmonar causada pela descompensação da IC.

Diante do caso acima, é muito provável que a prescrição tenha otimização do tratamento da IC com associação de BB, IECA ou BRA e diurético ou até mesmo o uso de dobutamina, além da conciliação de medicamentos de uso habitual que forem possíveis neste momento.

A literatura recomenda qualquer BB, porém, como neste caso, a paciente já apresenta enfisema pulmonar prévio, uma comorbidade importante para definição da terapia, o BB deve ser seletivo, como o bisoprolol, que possui menor risco de atuar no β^2 do pulmão ao longo do tratamento.

Não se deve esquecer de acompanhar atentamente a indicação do uso de BRA ou IECA, uma vez que o paciente apresenta disfunção renal no momento da admissão.

Bibliografia

Angioplastia com stent: o que é, para que serve, como é feita e riscos. ICOR - Instituto do Coração de Santa Maria. [internet]. 2021 [citado 2024 abril 08]. Disponível em: https://www.icor.com.br/compartilhando-conhecimentos/angioplastia-com-stent/.

Como interpretar os peptídeos natriuréticos na insuficiência cardíaca. Cardiopapers. [internet]. Recife; 2024 [2024 abril 09]. Disponível em: https://cardiopapers.com.br/como-interpretar-os-peptideos-natriureticos-na-insuficiencia-cardiaca/.

Nicolau JC, Feitosa-Filho G, Petriz JL, Furtado RHM, Précoma DB, Lemke W, et al. Diretrizes da Sociedade Brasileira de Cardiologia sobre Angina Instável e Infarto Agudo do Miocárdio sem Supradesnível do Segmento ST – 2021. Arq Bras Cardiol. 2021; 117(1):181-264.

Magalhães LP, Figueiredo MJO, Cintra FD, Saad EB, Kuniyoshi RR, Teixeira RA, et al. II Diretrizes Brasileiras de Fibrilação Atrial. Arq Bras Cardiol. [internet] 2016 [citado 2024 abr 10]; 106 (4Supl.2):1-22. Disponível em: https://doi.org/10.5935/abc.20160055.

Nicolau JC, Tarasoutchi F, Rosa LV, Machado FP. Condutas práticas em Cardiologia. Editora Manole – Barueri - SP; 2010. P.292-320.

Como será que ocorre a redução de mortalidade com os inibidores de SGLT2. Cardiopapers [internet]. Recife; 2024 [2024 abril 09]. Disponível em: https://cardiopapers.com.br/reducao-de-mortalidade-com-os-inibidores-de-sglt2/.

Hipersensibilidade à aspirina e coronariográfica urgente. Revista portuguesa de Cardiologia [internet] Portugal; 2016. [2024 abril 04] Disponível: https://www.sciencedirect.com/science/article/pii/S0870255116301482.

Reis HJL, Guimarães HP, Zazula AD, Vasque RG, Lopes RD (2013). ECG manual prático de eletrocardiograma. In ECG manual prático de eletrocardiograma (pp. 121-121).

Joglar JA, Chung MK, Armbruster AL, et al. 2023 ACC/AHA/ACCP/HRS Guideline for the Diagnosis and Management of Atrial Fibrillation: A Report of the American College of Cardiology/American Heart Association Joint Committee on Clinical Practice Guidelines. Circulation. 2024;149:e1–e156.

Caixeta AM, Mariani Jr J, Gatti F, Colombo G. Guia do episódio de cuidado: angioplastia coronária com implante de stent. [internet]. São Paulo: Albert Einstein - Sociedade Beneficente Israelita Brasileira; 2022 [citado 2024 Abr 10]. Disponível em: https://medicalsuite.einstein.br/pratica-medica/Pathways/Angioplastia-Coronaria-com-Implante-de-Stent.pdf.

Franken M. Guia do episódio de cuidado: Infarto Agudo do Miocárdio (IAM) com Supra-ST [internet]. São Paulo: Albert Einstein - Sociedade Beneficente Israelita Brasileira; 2022 [citado 2024 Abr 10]. Disponível em: https://academiadigital.einstein.br/oe/1426/pdf/5.

Marcondes-Braga FG, Moura LAZ, Issa VS, Vieira JL, Rohde LE, Simões MV, et al. Atualização de Tópicos Emergentes da Diretriz de Insuficiência Cardíaca – 2021. Arq Bras Cardiol. [internet] 2021 [citado 2024 Abr 10]; 116(6):1174-1212. Disponível: https://doi.org/10.36660/abc.20210367.

Nicolau JC, Feitosa-Filho G, Petriz JL, Furtado RHM, Précoma DB, Lemke W, et al. Diretrizes da Sociedade Brasileira de Cardiologia sobre Angina Instável e Infarto Agudo do Miocárdio sem Supradesnível do Segmento ST – 2021. Arq Bras Cardiol. [internet] 2021 [citado 2024 Abr 10]; 117(1):181-264. Disponível em: https://doi.org/10.36660/abc.20210180.

Comitê Coordenador da Diretriz de Insuficiência Cardíaca. Diretriz Brasileira de Insuficiência Cardíaca Crônica e Aguda. Arq Bras Cardiol. [internet] 2018 [citado 2024 abril 10]; 111(3):436-539. Disponível em: https://doi.org/10.5935/abc.20180190.

Barbosa WB, Silva PS da, Rodrigues STF de P, Tamanaha JN, Silva J da, Sanches FCP, Nunes CM, Rabelo GN da C, Miranda MFF de, Albuquerque VLN, Costa GA da. Cuidados de Médicos Generalistas para Pacientes com Infarto Agudo do Miocárdio (IAM) Atendidos na Emergência Cardiológica: Breve Estudo. Braz. J. Implantol. Health Sci. [Internet]. 16º de março de 2024 [citado 10º de abril de 2024];6(3):1424-45. Disponível em: https://bjihs.emnuvens.com.br/bjihs/article/view/1700.

Ministério da Saúde. Portaria Conjunta SAES/SECTICS Nº 29, de 12 de dezembro de 2023. Aprova o Protocolo Clínico e Diretrizes Terapêuticas do Acidente Vascular Cerebral Isquêmico Agudo. [Internet] 2023. [citado em 2024 abril 10]. Disponível em: https://www.gov.br/saude/pt-br/assuntos/pcdt/arquivos/2023/avc-isquemico-agudo.

Rosa V, Soares JA. Fibrilação atrial [internet]. São Paulo: Albert Einstein - Sociedade Beneficente Israelita Brasileira; 2023 [citado 2024 abr 10]. Disponível em: https://academiadigital.einstein.br/oe/25/leitura.

Zogheib JB, Altona M. Fibrilação Atrial e Anticoagulação no Idoso [vídeo]. São Paulo: Academia Digital Einstein; 2023 [citado 2024 abr 10]. Disponível em: https://academiadigital.einstein.br/oe/1822/video.

Alves BR. Classificação, Semiologia e Diagnóstico da IC [vídeo]. São Paulo: Academia Digital Einstein; 2023 [citado 2024 abr 10]. Disponível em: https://academiadigital.einstein.br/oe/130/video/126.

Bacal F, Vieira MLC. Insuficiência Cardíaca de Fração de Ejeção Preservada [vídeo]. São Paulo: Academia Digital Einstein; 2023 [citado 2024 abr 10]. Disponível em: https://academiadigital.einstein.br/oe/1432/video/1175.

Mello ES. Guia do episódio de cuidado: insuficiência cardíaca descompensada [internet]. São Paulo: Albert Einstein - Sociedade Beneficente Israelita Brasileira; 2022 [citado 2024 abr 10]. Disponível em: https://academiadigital.einstein.br/oe/1438/pdf/8.

Junqueira D, Bacal F. Transplante como tratamento para insuficiência cardíaca [vídeo]. São Paulo: Academia Digital Einstein; 2023 [citado 2024 abr 10]. Disponível em: https://academiadigital.einstein.br/oe/1144/video/984.

15

Eletrocardiograma para Farmacêuticos

João Severino da Silva, Fernanda Lapa Campos

Conhecimento básico do eletrocardiograma

O coração é capaz de produzir eletricidade de forma fisiológica, com o intuito de estimular o seu próprio músculo a bombear o sangue. Esse órgão é dividido em quatro câmaras, duas atriais, que ficam na parte superior, e duas ventriculares, na parte inferior.

O sangue venoso, rico em gás carbônico, chega ao coração pelo átrio e ventrículo direito, em seguida, é bombeado para os pulmões, onde ocorre a troca gasosa. Esse sangue arterial, rico em gás oxigênio, retorna ao coração pelo átrio esquerdo e, logo após, o ventrículo esquerdo o bombeia novamente para o restante do corpo (Figura 15.1).

Como acontece e qual a sequência desse estímulo elétrico?

A corrente elétrica se origina no nó sinusal, localizado no átrio direito, percorrendo inicialmente por todo esse átrio e após é conduzido em direção ao átrio esquerdo, por meio de fibras, despolarizando-os. Logo em seguida, esse estímulo vai até o nó atrioventricular, estimulando o feixe de his, que desce pelos ramos direito, do ventrículo direito, e pelo esquerdo, até o ventrículo esquerdo (Figura 15.2).

Quando a condução ocorre de forma fisiológica, conforme a sequência descrita anteriormente, é nomeada de **ritmo sinusal** ou ritmo fisiológico.

No início do século XX, foi descoberto que os estímulos elétricos eram passíveis de serem captados, por meio de eletrodos posicionados em pontos estratégicos na região torácica. O eletrocardiograma (ECG) é o único exame que permite captar tais variações elétricas, as quais são responsáveis pela despolarização e repolarização do músculo cardíaco.

O equipamento, utilizado para realizar o exame, possui uma padronização universal e necessita de eletrodos, para captação, e de papel milimetrado, para registro dessa energia.

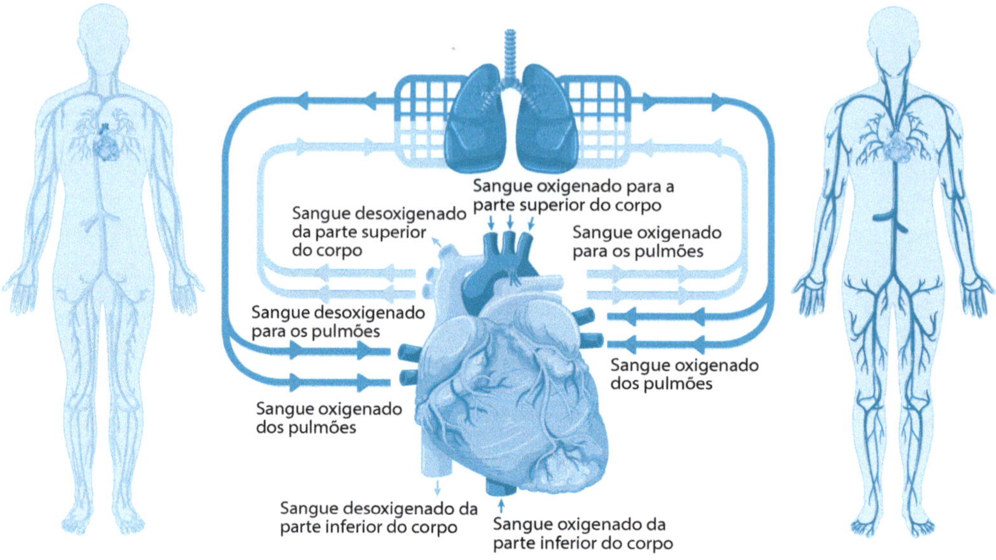

Figura 15.1. Fluxo sanguíneo do coração.

Fonte: Freepik. Diagram showing blood flow of the human heart. Disponível em https://www.freepik.com/free-vector/diagram-showing-blood-flow-human-heart_1046840.htm. Acesso em: 18 mar. 2025.

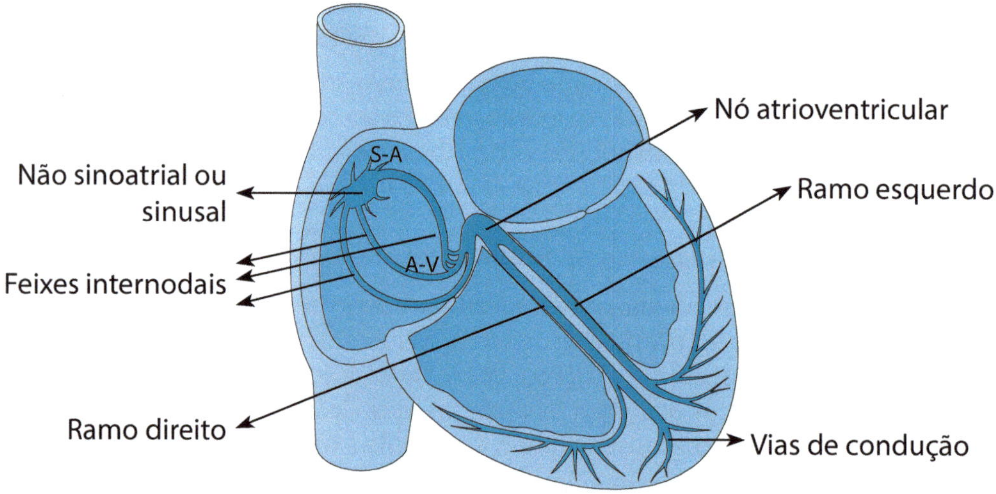

Figura 15.2. Fluxo do estímulo elétrico.

Fonte: Reis HJL, Guimarães HP, Zazula AD, Vasque RG, Lopes RD (2013). ECG manual prático de eletrocardiograma. In ECG manual prático de eletrocardiograma (pp. 121-121) [Citado 2024 abril 06].

Papel milimetrado

Cada quadradinho pequeno do papel milimetrado (Figura 15.3) equivale ao valor de 0,04 segundos, ou seja, esse é o tempo que o equipamento demora para percorrer a distância do quadradinho. Para facilitar a contagem, pode-se destacar

5 quadrados pequenos e agrupá-los em um quadrado maior, que corresponde a 20 segundos.

Para que o resultado da leitura seja fidedigno ao quadro clínico, o equipamento deve estar parametrizado com a velocidade igual a 25 mm/s e em padronização N – 10 mm/ 0,1 mVolt de altura. Caso o equipamento seja configurado fora desses parâmetros, o resultado obtido pode ser completamente diferente.

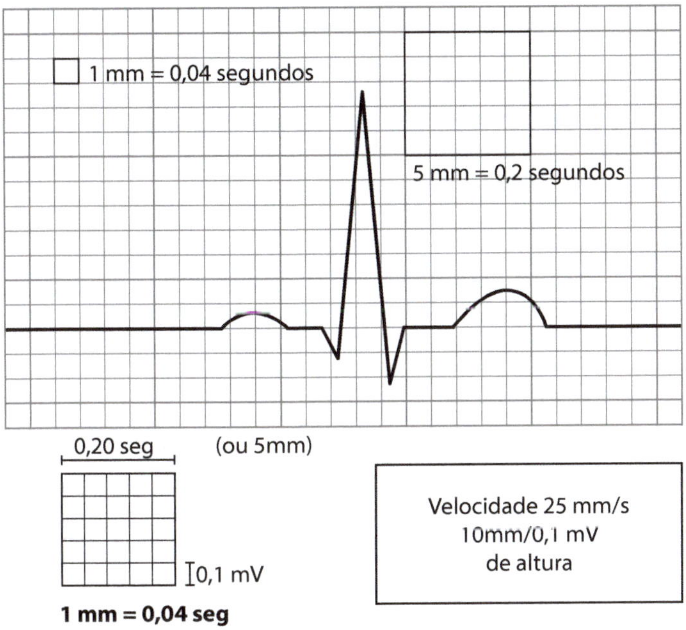

Figura 15.3. Papel milimetrado de ECG com traçado inicial.

Fonte: Adaptada de wikiHow. Read an ekg step 1 version. [Internet]. 2024. [citado 2024 abril 05]. Disponível em: https://www.wikihow.com/images_en/thumb/7/7d/Read-an-EKG-Step-1-Version-2.jpg/v4-460px-Read-an-EKG-Step-1-Version-2.jpg.webp

Como dito anteriormente, os estímulos elétricos são captados por meio de eletrodos, que ficam distribuídos pela superfície corporal. Esses eletrodos são classificados, conforme a sua disposição.

Eletrodos precordiais

São os eletrodos posicionados na região torácica, em seis pontos distintos, representados pela Figura 15.4.

Devido à localização dos mesmos, cada um é responsável pela captação da corrente elétrica nas três principais paredes do músculo cardíaco.

- **Parede septal:**
  - **V1:** no quarto espaço intercostal, na margem direita do esterno.
  - **V2:** no quarto espaço intercostal, na margem esquerda do esterno.

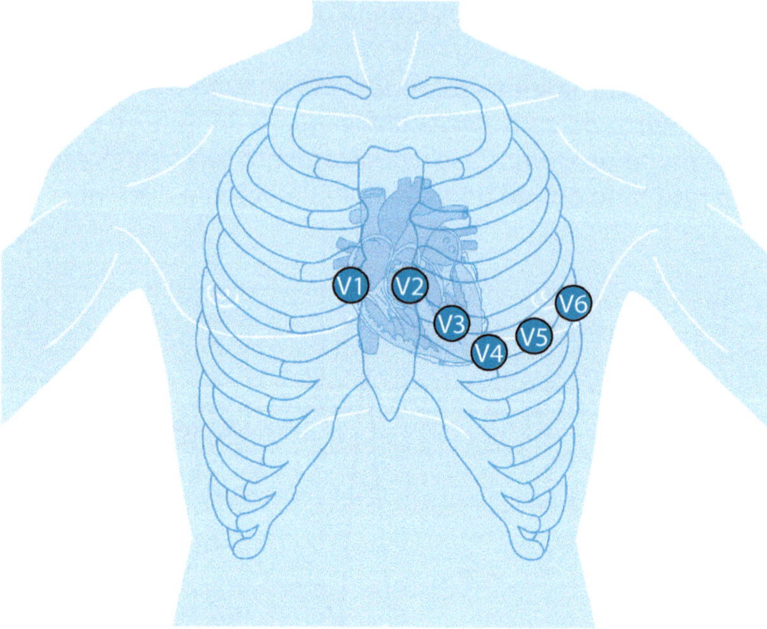

Figura 15.4. Posicionamento dos eletrodos precordiais.

Fonte: Adaptada de Wangenheim AV, Wagner H, Amorim M. Manual – Realização de Exames de Eletrocardiograma (ECG). [Internet]. 2014. [citado 2024 abril 05]. Disponível em: https://www.researchgate.net/profile/Aldo-Von-Wangenheim/publication/266207875_Telemedicina_STTSC_-_Manual_20_-_Realizacao_de_Exames_de_Eletrocardiograma_ECG/links/542a6d090cf29bbc12678faa/Telemedicina-STT-SC-Manual-20-Realizacao-de-Exames-de-Eletrocardiograma-ECG.pdf

- **Parede anterior:**
  - **V3:** a meio caminho entre os eletrodos V2 e V4.
  - **V4:** no quinto espaço intercostal esquerdo, na linha hemiclavicular (baixa a partir do ponto médio da clavícula).
- **Parede lateral:**
  - **V5:** no mesmo nível que o eletrodo V4, na linha axilar anterior (baixa a partir da prega axilar anterior).
  - **V6:** no mesmo nível que os eletrodos V4 e V5, na linha axilar média (baixa a partir do ponto médio da axila).

Eletrodos periféricos

São eletrodos que devem ser posicionados, evitando as proeminências ósseas, nos quatro membros, superiores e inferiores, sendo que cada um deles possui uma cor diferente (Figura 15.5).

- **R:** braço direito (***Right***) – vermelho.
- **L:** braço esquerdo (***Left***) – amarelo.
- **F:** perna esquerda (***Foot***) – verde.
- **N:** perna direita, neutro (***N***) – preto.

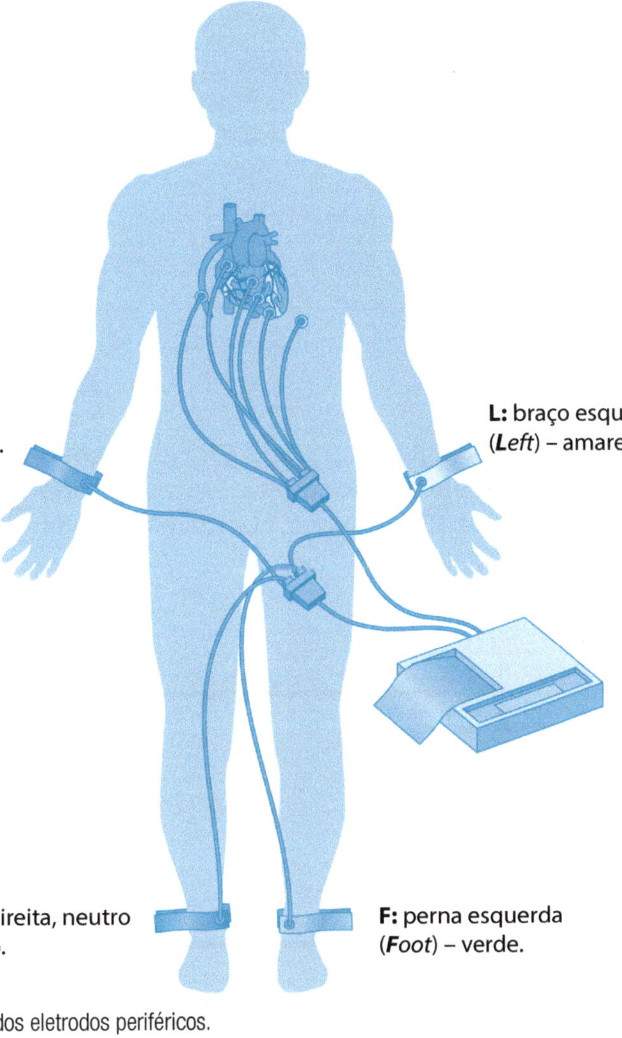

Figura 15.5. Posicionamento dos eletrodos periféricos.

Fonte: Adaptada de Sala de Enfermagem. Posicionamento dos eletrodos periféricos. [Internet]. 2023. [citado 2024 abril 05]. Disponível em: https://saladeenfermagem.files.wordpress.com/2014/11/7aaaf-ecg.jpg?w=290&h=500.

Temos dois macetes que se complementam para não errar na disposição desses eletrodos periféricos. O primeiro consiste em colocar as cores mais claras na parte superior e as cores mais escuras na inferior. Já o segundo, basta colocar os eletrodos com as cores da bandeira do Brasil (verde e amarelo), sempre do lado do coração.

No traçado do ECG, os eletrodos periféricos são sinalizados da seguinte forma:

- **aVR:** Potencial absoluto do braço direito. O vetor é em direção de -150º.
- **aVL:** Potencial absoluto do braço esquerdo. O vetor é em direção de -30º.
- **aVF:** Potencial absoluto da perna esquerda. O vetor é em direção de 90º.

Agora que já foram abordados os tipos de eletrodos, com suas respectivas identificações, visualize na Figura 15.6, um exemplo de ECG completo, com ondas formadas através da captação da corrente elétrica.

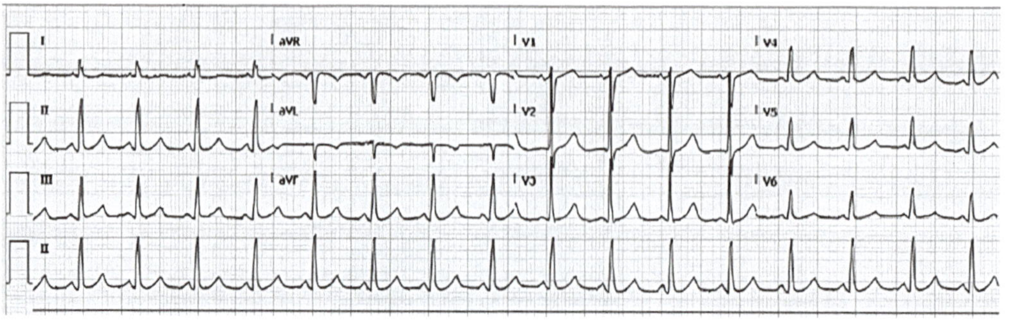

Figura 15.6. ECG em ritmo sinusal.

Fonte: Acervo pessoal do autor.

A fim de facilitar a análise, o traçado é dividido em ondas representadas por letras, que correspondem às atividades elétricas de cada câmara cardíaca, como demonstrado na Figura 15.7. A seguir, abordaremos cada uma delas.

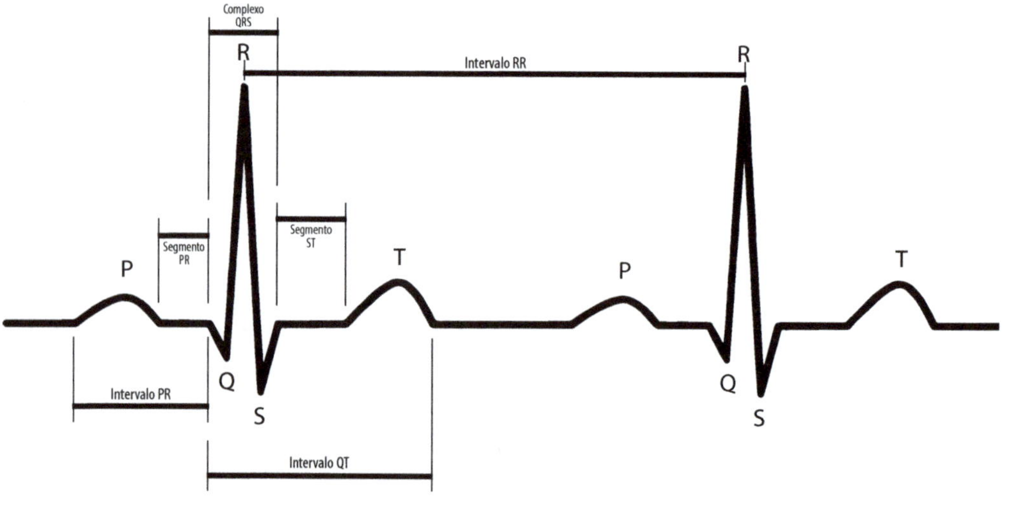

Figura 15.7. Traçado completo do ECG.

Fonte: Anatomia, Papel e Caneta. Eletrocardiograma – traçado completo. [Internet]. 2016. [citado 2024 abril 05]. Disponível em: https://anatomia-papel-e-caneta.com/coracao-complexo-estimulante-eletrocardiograma/

A **letra P** indica a primeira onda do traçado eletrocardiográfico. Esta onda representa o estímulo elétrico referente à somatória da despolarização dos dois átrios, direito e esquerdo (Figura 15.8). Para favorecer a associação da letra com o significado da onda, é possível fazer uma analogia com a anatomia do coração. Ao comparar as câmaras cardíacas, podemos ver que o tamanho dos átrios é menor quando comparado com o dos ventrículos. Portanto, a letra P simboliza o tamanho pequeno dos átrios.

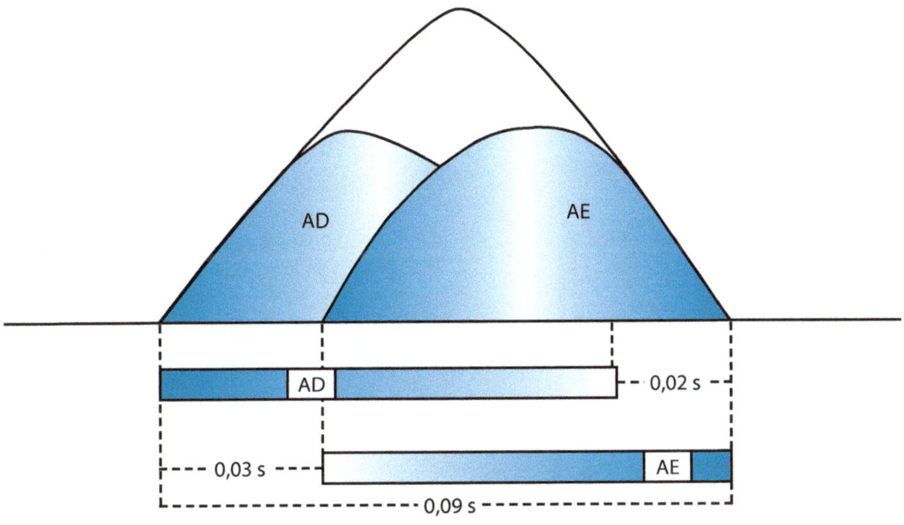

Figura 15.8. Representação gráfica da onda P.

Fonte: Reis HJL, Guimarães HP, Zazula AD, Vasque RG, Lopes RD. ECG: manual prático de eletrocardiograma [internet]. São Paulo: Editora Atheneu; 2013 [citado 2024 abril 05]. Disponível em: http://ole.uff.br/wp-content/uploads/sites/419/2019/04/ECG-Manual-Pr%C3%A1tico-de-Eletrocardiograma-HCor.pdf

Logo em seguida da onda P, é visualizado o **complexo QRS,** que representa o processo elétrico relacionado à despolarização de ambos os ventrículos. Nesse caso, também é possível fazer uma analogia à anatomia, por serem maiores, são identificados por uma quantidade maior de letras.

Na sequência, a **onda T** representa outro tipo de atividade que ocorre nos ventrículos, a qual chamamos de repolarização ventricular. Tanto esse, quanto os outros estímulos elétricos citados anteriormente, estão demonstrados pela Figura 15.9.

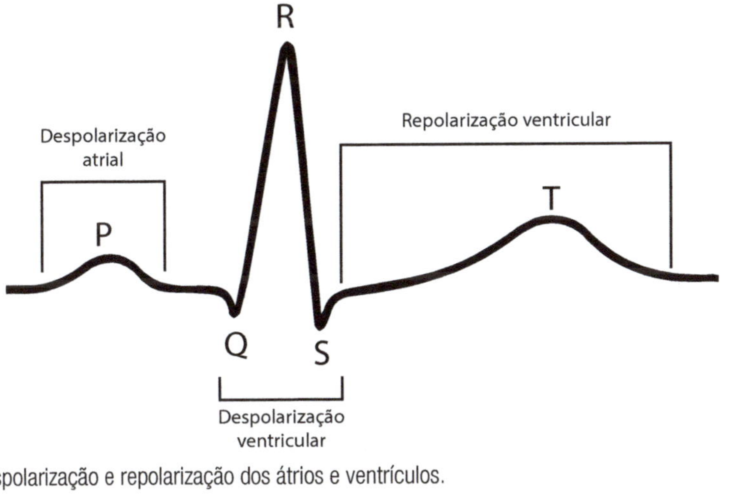

Figura 15.9. Despolarização e repolarização dos átrios e ventrículos.

Fonte: Eigier Diagnósticos. Despolarização e repolarização [Internet]. 2019. [citado 2024 abril 05]. Disponível em: https://eigierdiagnosticos.com.br/blog/wp-content/uploads/2021/03/ADRV.png

Além das letras, também podemos segregar o traçado do ECG, em intervalos específicos (Figura 15.10), os quais auxiliam no diagnóstico de possíveis patologias cardíacas. Cada intervalo representa o tempo que os estímulos elétricos percorrem, por cada região cardíaca.

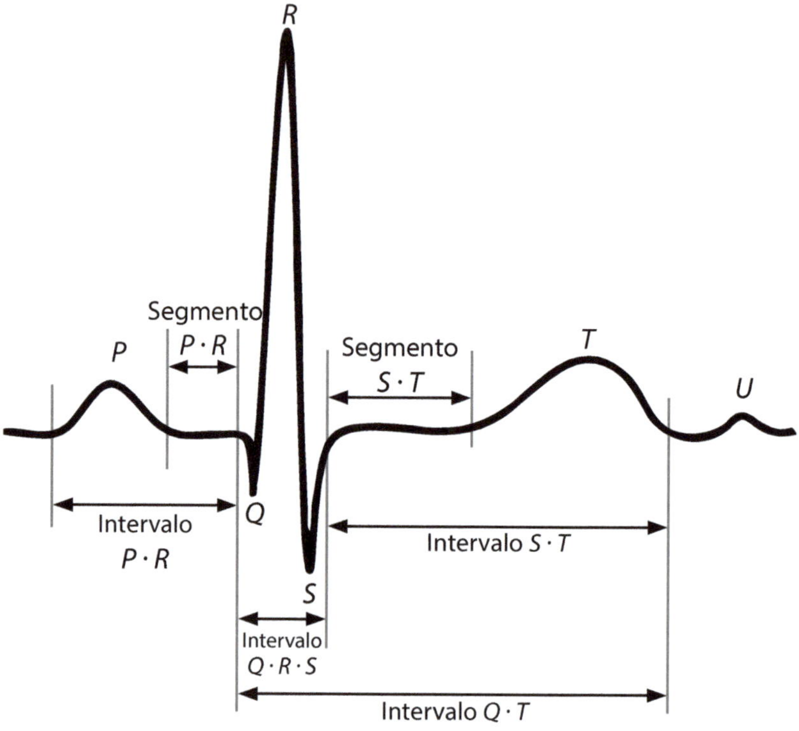

Figura 15.10. Intervalos do ECG.

Fonte: Dantas ECS, Regis CDM, Caldeira LG. Amostragem compressiva aplicada em sinais de eletrocardiograma [Internet]. XXIV Congresso Brasileiro de Engenharia Biomédica – CBEB. 2014 [citado 2024 abril 05]. Disponível em: https://www.canal6.com.br/cbeb/2014/artigos/cbeb2014_submission_364.pdf.

- **Intervalo PR:** percurso do nó sinusal até o nó atrioventricular.
- **Intervalo QRS:** percurso dos ventrículos, direito e esquerdo.
- **Segmento ST:** referente ao tempo gasto para a despolarização e repolarização dos ventrículos.
- **Intervalo QT:** percurso desde o início da onda Q até o final da onda T.

Ritmo cardíaco

Uma vez compreendido o significado de cada onda e dos seus intervalos, iremos apresentar outras análises realizadas no ECG, importantes para o acompanhamento do farmacêutico, que permitem a detecção de alterações na função cardíaca, o diagnóstico de algumas doenças e, até mesmo, a presença de marca-passo.

O primeiro passo é saber identificar o ritmo cardíaco normal ou sinusal, que, como abordado na parte inicial deste capítulo, representa a sequência da condução elétrica fisiológica.

Para o ECG ser considerado sinusal, deve ser avaliada uma das seguintes descrições no traçado (Figura 15.11):

- Em DI, DII e AVF: presença de ondas P positivas, seguidas do complexo QRS. É importante frisar que estas ondas devem ser morfologicamente iguais ou muito parecidas.
- Em DII longo tempo: presença de ondas P positiva, seguidas do complexo de QRS, em **todo** o traçado.

Se for constatado no ECG a presença de ondas P negativas, o ritmo não pode ser considerado sinusal, uma vez que o estímulo elétrico, provavelmente, não se origina no nó sinoatrial.

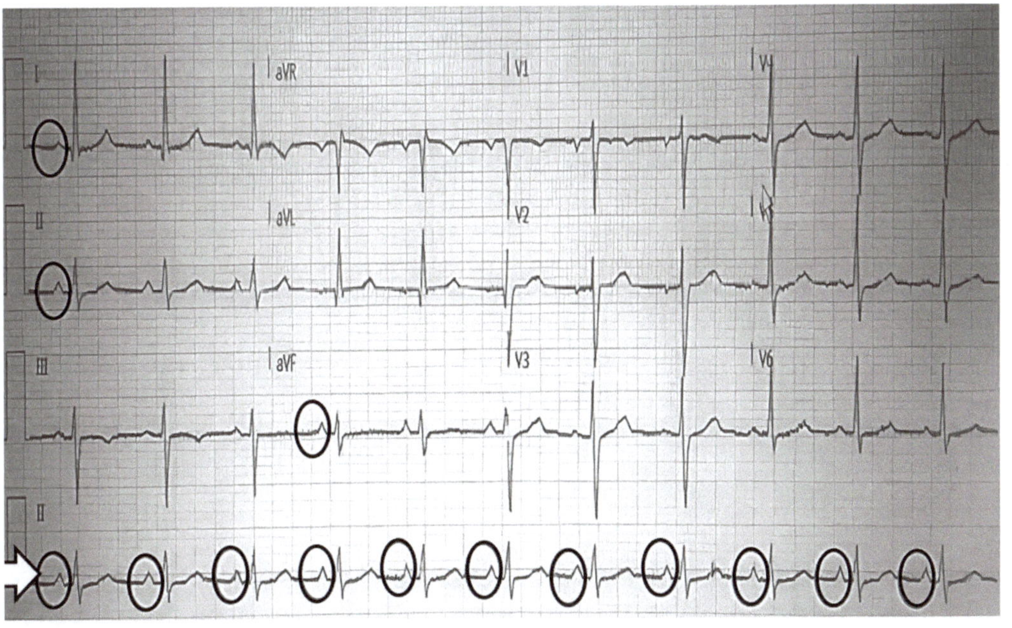

Figura 15.11. ECG com ritmo sinusal regular. Círculos sinalizam as ondas P positivas. Seta: indica DII em tempo longo.
Fonte: Acervo pessoal do autor.

O ritmo sinusal pode ser classificado, conforme a sua velocidade, em bradicardia sinusal ou taquicardia sinusal. O primeiro ocorre quando o paciente apresenta uma frequência cardíaca mais lenta e o segundo, quando a frequência é mais rápida.

Isso não significa, obrigatoriamente, que há um problema no ritmo cardíaco. É normal que, após a realização de atividade física, os batimentos cardíacos estejam mais acelerados que o habitual. Os atletas de alto rendimento possuem tendência em apresentar bradicardia sinusal, devido ao aumento da potência cardíaca promovida pelas horas diárias de prática de atividade física.

Frequência cardíaca

É possível analisar a frequência cardíaca (FC) pelo ECG, por duas maneiras diferentes, seja utilizando uma fórmula ou calculando de maneira estimada.

Em ambos os métodos, primeiramente, é necessário contar a quantidade de quadrados existentes no intervalo, que compreende a distância do R de uma onda até o próximo R.

A maneira mais prática, para estimar a FC, consiste em dividir o número 300, pelo número de quadrados grandes no intervalo R-R, como demonstra o exemplo a seguir (Figura 15.12).

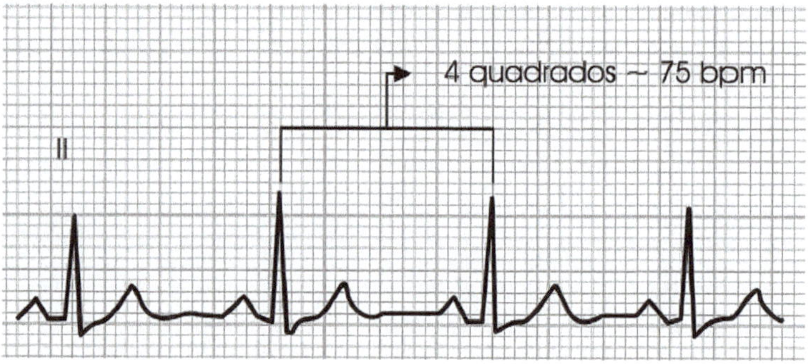

Figura 15.12. ECG com ritmo sinusal regular.

Fonte: Adaptada de CardioPapers. Cálculo do intervalo QT [Internet]. 2022. [citado 2024 abril 06]. Disponível em: https://i2.wp.com/cardiopapers.com.br/wp-content/uploads/2013/10/ecg3.png

Já para realizar o cálculo através da fórmula, devemos contar a quantidade de quadrados pequenos, entre os dois picos.

$$FC = \frac{1.500}{R - R}$$

Utilizando a mesma imagem anterior, o intervalo R-R está sinalizado com o valor igual a 4 quadrados grandes, que são equivalentes a 20 quadrados pequenos. Portanto, ao aplicar essa última quantidade na fórmula, também se obtém o resultado igual a 75 batimentos por minuto (bpm).

$$FC = \frac{1.500}{20} = 75 \text{ bpm}$$

Com esse resultado, por estar dentro da faixa ideal, entre 60 e 80 bpm, o paciente é normocárdico. Consideramos casos de taquicardia, quando os valores de FC são iguais ou superiores a 100 bpm. Já a bradicardia, quando a FC é inferior a 60 bpm. Porém, classificamos em bradicardia severa, quando esses valores são iguais ou menores a 50 bpm e, com isso, o paciente necessita ser tratado.

Seguem mais dois exemplos práticos e reais, com ritmos sinusais e regulares (Figuras 15.13 e 15.14).

Caso 1

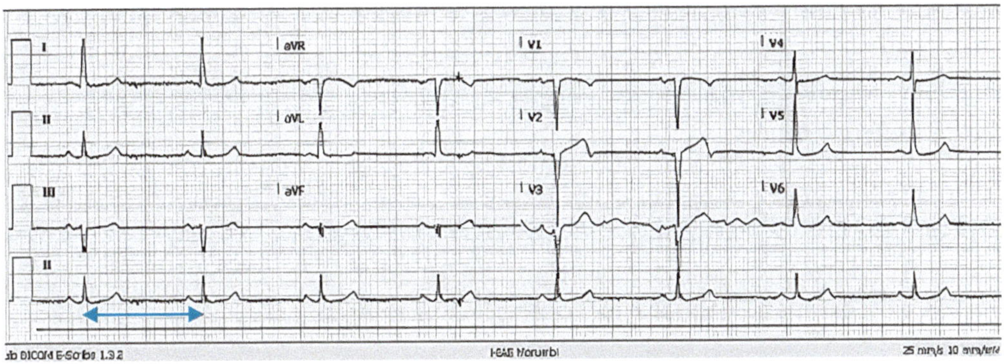

Figura 15.13. Exemplo 1 de ECG com ritmo sinusal regular. A seta indica o intervalo R-R.

Fonte: Acervo pessoal do autor.

FC estimada em 50 bpm (300/6 quadrados grandes). Portanto, podemos considerar que o paciente apresenta uma Bradicardia Sinusal.

Caso 2

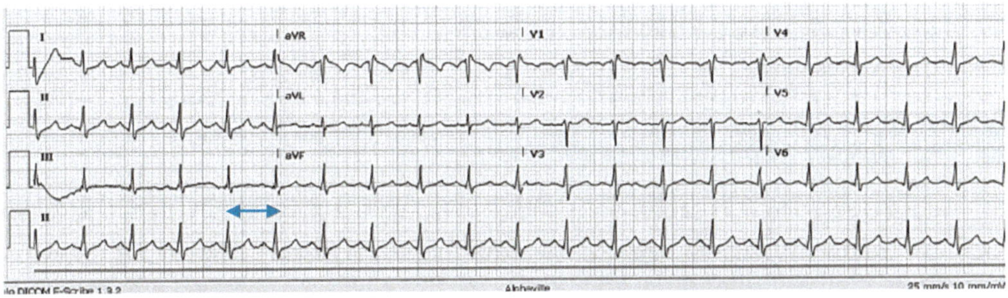

Figura 15.14. Exemplo 2 de ECG com ritmo sinusal regular. A seta indica o intervalo R-R.

Fonte: Acervo pessoal do autor.

FC estimada em 130 bpm (300/2,5 quadrados grandes). Portanto, nesse segundo caso, podemos considerar que o paciente apresenta uma Taquicardia Sinusal.

Todos os três casos, exemplificados anteriormente, são referentes a quadros clínicos de ritmo sinusal regular, no qual a distância dos intervalos R-R é equivalente em todo traçado DII longo. Mas, como calcular a FC, quando o ritmo for sinusal e irregular? Também é possível estimá-la, observe os dois casos nas Figuras 15.15 e 15.16.

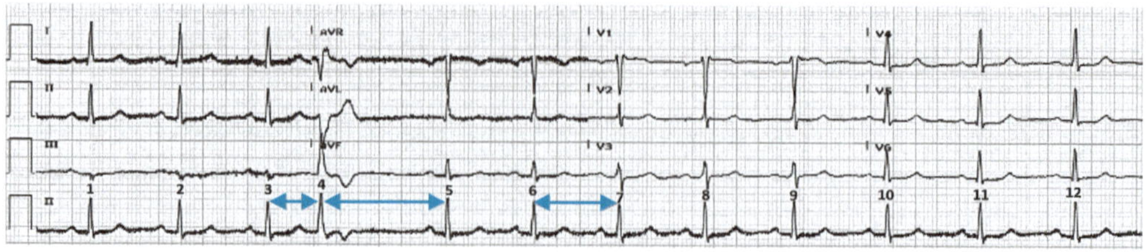

Figura 15.15. Exemplo 1 de ECG com ritmo sinusal irregular. As setas indicam os diferentes tamanhos dos intervalos R-R.

Fonte: Acervo pessoal do autor.

Para estimar a FC, é necessário contar a quantidade de complexo QRS em todo traçado do DII longo e multiplicar por 6. Portanto, podemos concluir que a FC do paciente, do exemplo acima, é em torno de 74 bpm. Já no segundo caso (Figura 15.16), a FC estimada é igual a 150 bpm (25 × 6 = 150).

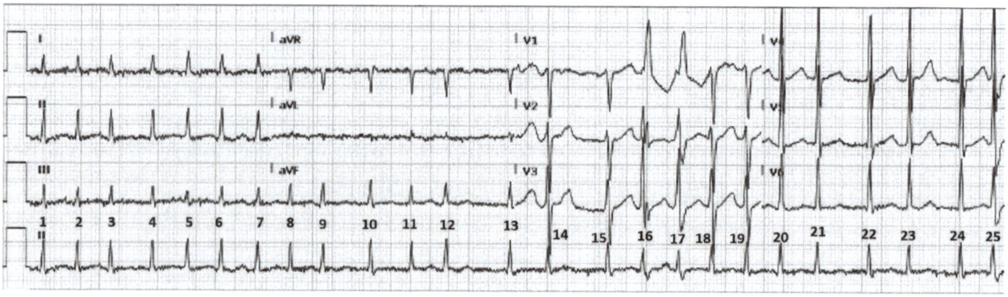

Figura 15.16. Exemplo 2 de ECG com ritmo sinusal irregular.

Fonte: Acervo pessoal do autor.

Identificação de patologias cardíacas

Agora que você já é capaz de detectar o ritmo sinusal e estimar a frequência cardíaca, iremos te ensinar como identificar algumas das patologias do coração, através do eletrocardiograma, analisando as alterações do exame. Para facilitar o entendimento, as patologias foram divididas, conforme as ondas e os segmentos que sofreram alteração.

Onda P

Fibrilação atrial

É a alteração mais comum do ritmo cardíaco, depois da taquicardia sinusal. Na grande maioria das vezes, acomete pacientes idosos e pode se apresentar de forma sintomática ou assintomática.

A fibrilação atrial é uma atividade elétrica desorganizada, que acontece nos átrios. Com isso, os intervalos de R – R, como mostra o ECG a seguir (Figura 15.17), possuem tamanhos irregulares.

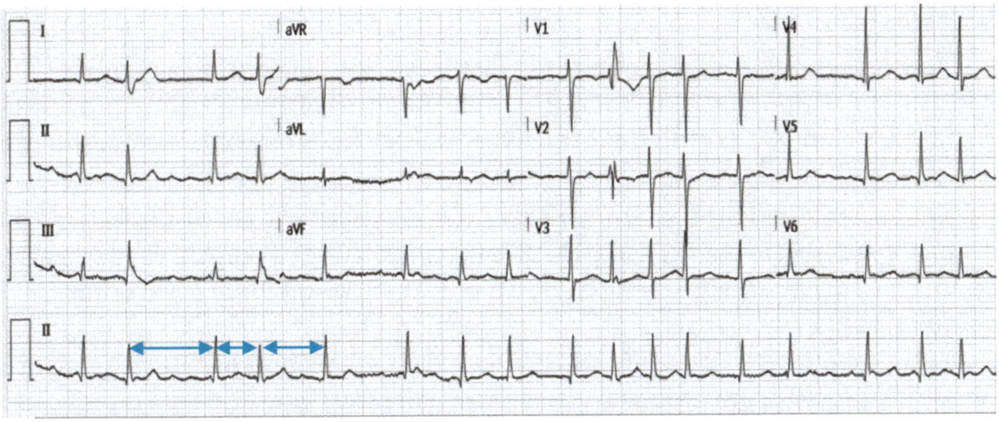

Figura 15.17. ECG com fibrilação atrial. As setas indicam os diferentes tamanhos dos intervalos R-R.

Fonte: Acervo pessoal do autor.

Após a análise, além da irregularidade entre os intervalos R-R, também podemos observar a ausência de ondas P em DI, DII e AVF, portanto, não há ritmo sinusal. Quando o paciente apresenta estas duas alterações simultaneamente, constatamos um quadro de fibrilação atrial.

Flutter atrial

É o segundo tipo de arritmia mais comum no pronto atendimento, ficando atrás apenas da fibrilação atrial.

De forma geral, o *flutter* atrial também é caracterizado pela ausência de ondas P, porém, diferentemente da fibrilação atrial, apresenta intervalos de R – R regulares, demonstrado pela Figura 15.18.

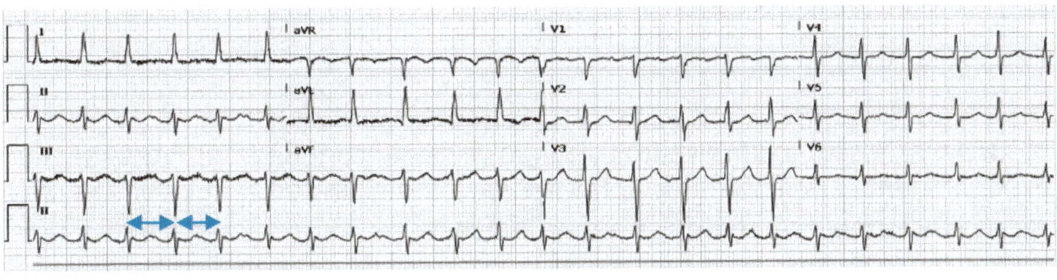

Figura 15.18. ECG com *flutter* atrial. As setas indicam os intervalos R-R.

Fonte: Acervo pessoal do autor.

Pela semelhança das alterações de ambas as patologias, o tratamento consiste em uso de medicamentos, para controle de sinais e sintomas, e realização de procedimentos, como cardioversão e ablação.

Intervalo PR

Como já abordado anteriormente, o intervalo PR, sinalizado na Figura 15.10, consiste no tempo gasto da condução elétrica entre os nós atrial e atrioventricular. Geralmente, o tempo do intervalo é mais curto em crianças e mais longo em pacientes idosos.

Em pacientes adultos, o tempo desse intervalo é considerado normal quando é igual a 0,2 segundos (s) ou 200 milissegundos (ms). Para obter esse valor, conta-se cinco quadrados pequenos, do ponto inicial da onda P até o início do complexo QRS.

Se, porventura, seja identificado qualquer tempo maior que o de referência, o paciente apresenta um bloqueio atrioventricular (BAV), que pode ser classificado em três tipos de graus diferentes, conforme o tipo de interrupção, parcial ou total, do impulso elétrico. As principais causas desses bloqueios são doença do nó sinusal, idade avançada e uso de medicamentos, principalmente, antiarrítmicos e betabloqueadores.

Bloqueio atrioventricular de primeiro grau

No BAV de primeiro grau, o eletrocardiograma detecta o intervalo PR com um tempo fixo, maior que 200 ms, como evidenciado na Figura 15.19. Na maioria dos casos, ocorre no nó atrioventricular e é provocado por processos inflamatórios, isquêmicos ou farmacológicos. Geralmente, por tais processos serem reversíveis, não há necessidade de tratamento e não possui tanta relevância clínica.

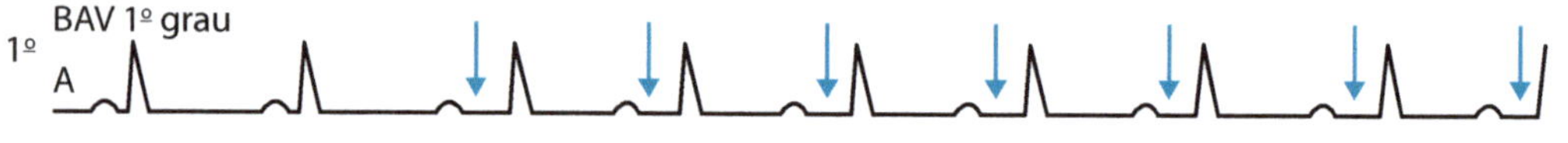

Figura 15.19. Representação gráfica de BAV de 1º grau.

Fonte: Reis HJL, Guimarães HP, Zazula AD, Vasque RG, Lopes RD (2013). ECG manual prático de eletrocardiograma. In ECG manual prático de eletrocardiograma (pp. 121-121) [Citado 2024 abril 06].

Observe, a seguir, um exemplo real do paciente com BAV de 1º grau (Figura 15.20). Podemos perceber que o ECG mostra intervalos PR regulares, em todo traçado DII longo, com tempo acima de 200 ms.

Bloqueio atrioventricular de segundo grau

Já nesse grau da patologia, podemos identificar o bloqueio do impulso elétrico após as ondas P, ou seja, o estímulo é originado na onda P, mas não é conduzido para o complexo QRS. Assim como no BAV de 1º grau, também se localiza no nó atrioventricular. O BAV de 2º grau pode ser dividido em 4 tipos (Figura 15.21).

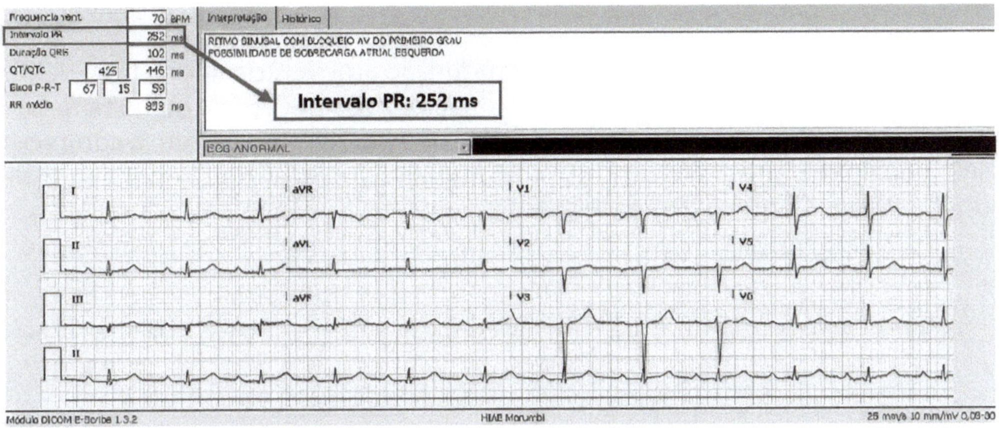

Figura 15.20. ECG com BAV de 1° grau.

Fonte: Acervo pessoal do autor.

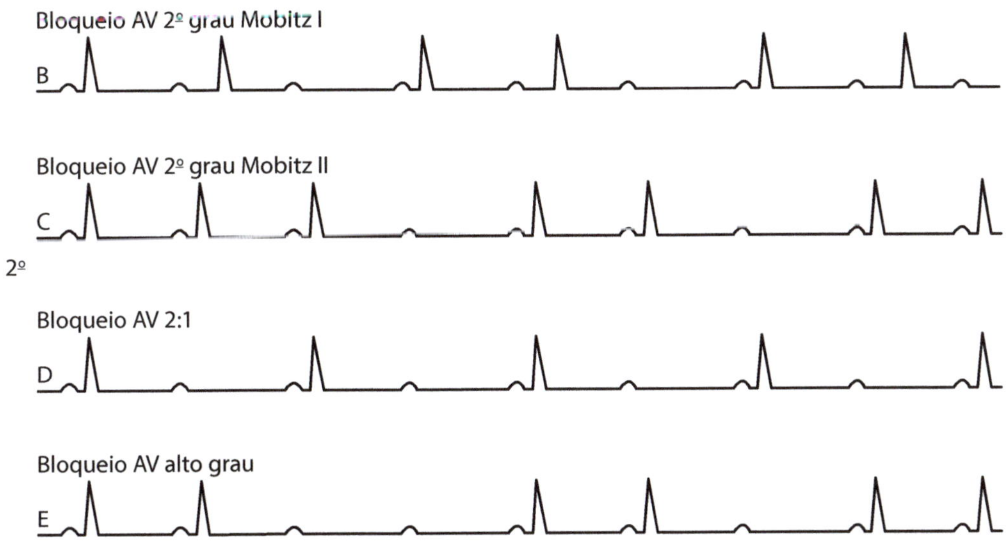

Figura 15.21. Representação gráfica dos tipos de BAV de 2° grau.

Fonte: Reis HJL, Guimarães HP, Zazula AD, Vasque RG, Lopes RD (2013). ECG manual prático de eletrocardiograma. In ECG manual prático de eletrocardiograma (pp. 121-121) [Citado 2024 abril 06].

- Tipo I ou Wenckebach: apresenta aumento gradativo do intervalo PR até surgir uma onda P bloqueada. Logo após, há novamente o encurtamento do intervalo PR.
- Tipo II ou Mobitz II: apresenta onda P bloqueada, mas sem alargamento gradativo prévio do intervalo PR, em outras palavras, o bloqueio acontece de forma inesperada.
- Tipo 2:1 e alto grau: são possíveis variações do tipo II.

Bloqueio atrioventricular de terceiro grau

Já o BAV de 3° grau pode se localizar na junção atrioventricular, no feixe de His ou nos ramos do sistema His-Purkinje. É caracterizado por apresentar o tamanho dos intervalos PR de forma irregular, além de não possuir relação com o complexo QRS, o qual pode se manifestar com picos negativos ou positivos, dependendo da localização do bloqueio (Figura 15.22).

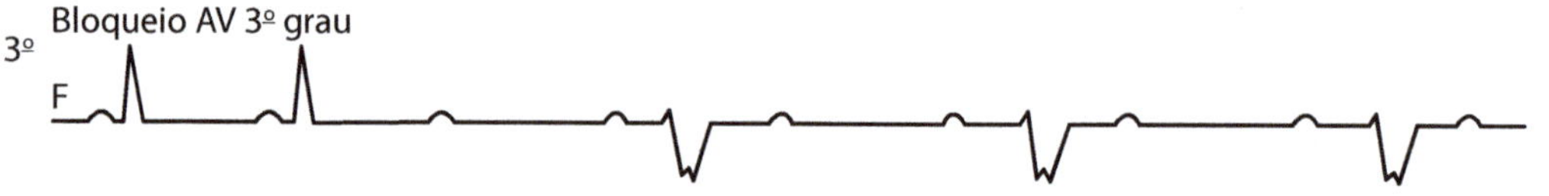

Figura 15.22. Representação gráfica do BAV de 3° grau.

Fonte: Reis HJL, Guimarães HP, Zazula AD, Vasque RG, Lopes RD (2013). ECG manual prático de eletrocardiograma. In ECG manual prático de eletrocardiograma (pp. 121-121) [Citado 2024 abril 06].

O tratamento, tanto para o BAV de 2° quanto para o de 3° grau, consiste na implantação de marca-passo.

Complexo QRS

Representa a despolarização ventricular. Lembrando que a repolarização atrial também ocorre nessa fase, mas como o tamanho do ventrículo é maior, não é possível enxergá-la.

O complexo QRS (Figura 15.10) é considerado normal quando a sua duração for inferior a 120 ms ou 0,12 s (equivalente a três quadrados grandes) e a amplitude estiver entre 5 mm e 20 mm.

Bloqueio de Ramo Esquerdo (BRE)

Ocorre quando há atraso na condução do estímulo elétrico por esse ramo. A incidência de BRE aumenta com a idade e possui correlação com diversas cardiopatias, sendo as principais destas: infarto agudo do miocárdio, miocardite, hipertrofia do ventrículo esquerdo, cardiopatia chagásica.

Uma boa dica para identificá-lo, é através da análise do eletrodo V1. Nesse caso, o ECG apresenta um QRS maior que três quadrados grandes e o seu pico é, predominantemente, negativo, como demonstrado na Figura 15.23.

Bloqueio do Ramo Direito (BRD)

Ocorre quando, o ramo direito não é capaz de conduzir o estímulo elétrico. As suas principais causas são: cardiopatia chagásica, cardiopatia valvar, hipertensão e entre outras patologias.

Para identificar essa patologia no ECG, também iremos observar o V1. O intervalo do QRS é maior que 120 ms, porém ao contrário do BRD, apresenta o pico do complexo, predominantemente, positivo (Figura 15.24).

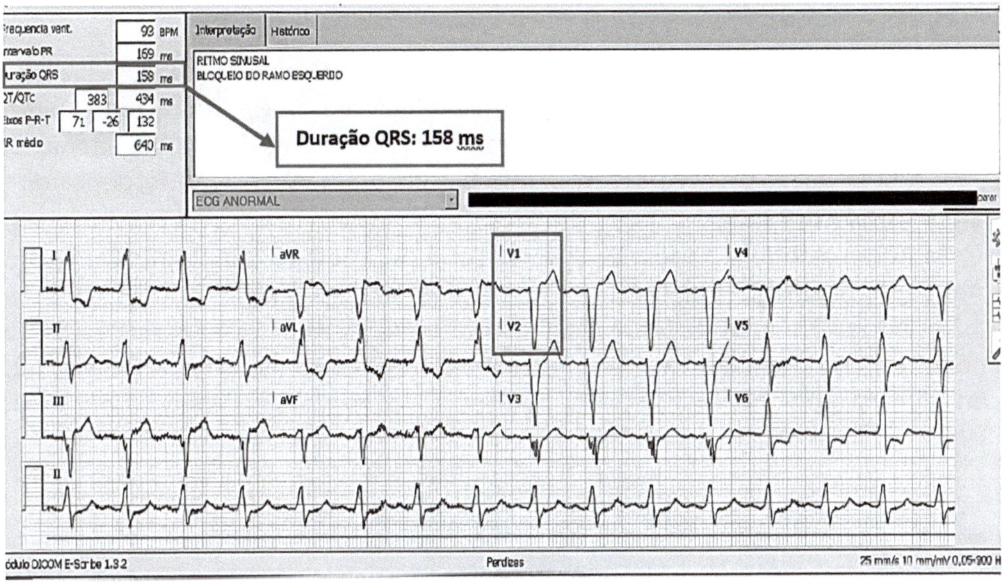

Figura 15.23. ECG com bloqueio de ramo esquerdo.

Fonte: Acervo pessoal do autor.

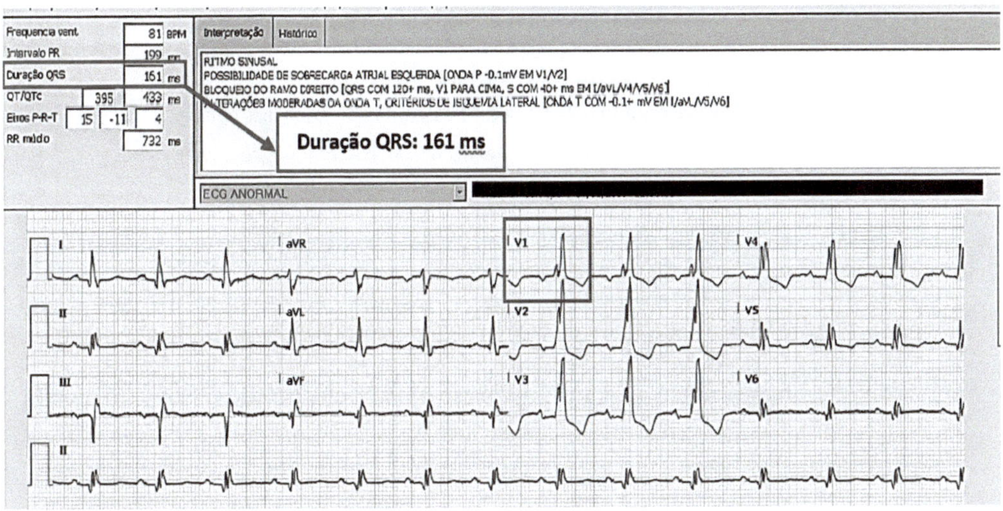

Figura 15.24. ECG com bloqueio de ramo direito.

Fonte: Acervo pessoal do autor.

Segmento ST

O segmento ST, situado entre o complexo QRS e a onda T, acontece logo após a despolarização dos ventrículos (Figura 15.10). Considerado extremamente importante, uma vez que é analisado para diagnosticar o infarto agudo do miocárdio e classificar a sua gravidade.

Supradesnivelamento ST

O supradesnivelamento ST associado à presença de história sugestiva, pode indicar quadro clínico de infarto agudo do miocárdio (IAM). Mas é importante lembrar que existem outras causas que também podem resultar nessa alteração, como: repolarização precoce, hipercalemia, bloqueio de ramo esquerdo, pericardite e síndrome de Brugada.

Na figura a seguir, podemos observar que o lúmen do vaso sanguíneo está totalmente obstruído por um trombo, ou seja, não há fluxo sanguíneo (Figura 15.25). Ao fazer a análise dessa alteração fisiológica no ECG, o segmento ST se encontra com a onda T, acima da linha de base (Figuras 15.25 e 15.26). Nesse caso, considerado muito grave, o paciente apresenta IAM com supradesnivelamento ST.

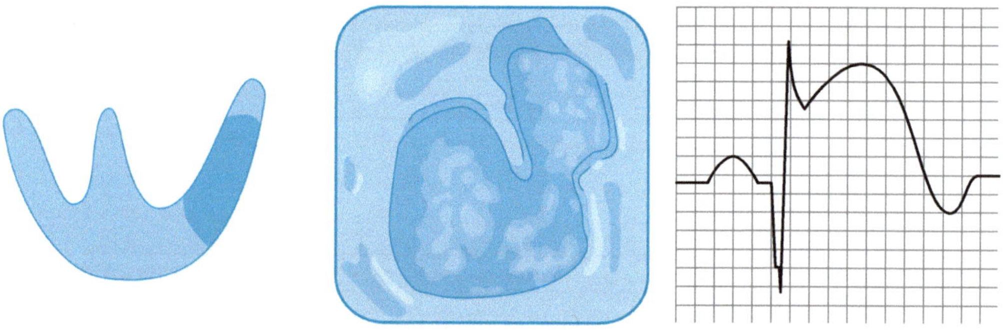

Figura 15.25. Correlação entre a lesão, oclusão trombótica e alteração no ECG com supra ST.

Fonte: Reis HJL, Guimarães HP, Zazula AD, Vasque RG, Lopes RD (2013). ECG manual prático de eletrocardiograma. In ECG manual prático de eletrocardiograma (pp. 121-121) [Citado 2024 abril 06].

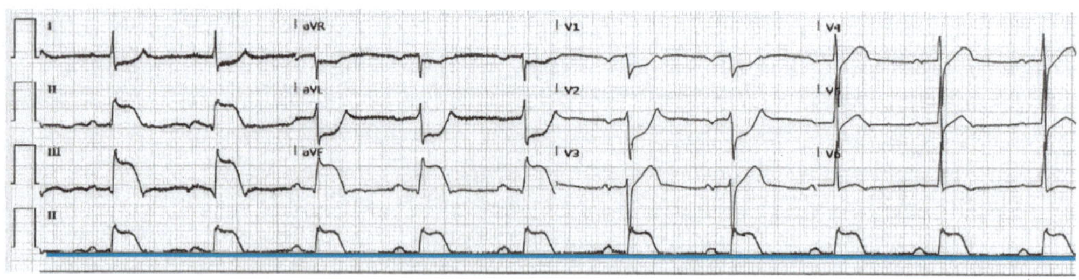

Figura 15.26. ECG com supradesnivelamento ST. A linha azul marca a linha de base do ECG.

Fonte: Acervo pessoal do autor.

Infra desnivelamento ST

O Infra desnivelamento de ST, assim como a citada anteriormente, associado aos esforços e na presença de dor torácica, sugere, em sua grande maioria, o diagnóstico de isquemia miocárdica. Porém, outras cardiopatias também podem causar essa alteração, por exemplo, a hipertrofia de ventrículo esquerdo. A gravidade do infarto é classificada, conforme a dimensão da alteração.

Acontece quando, há interrupção parcial do fluxo sanguíneo, pela presença de um trombo nas coronárias (Figura 15.27). Ao fazer a análise dessa alteração fisiológica no ECG, o segmento ST se encontra com a onda T abaixo da linha de base (Figuras 15.27 e 15.28).

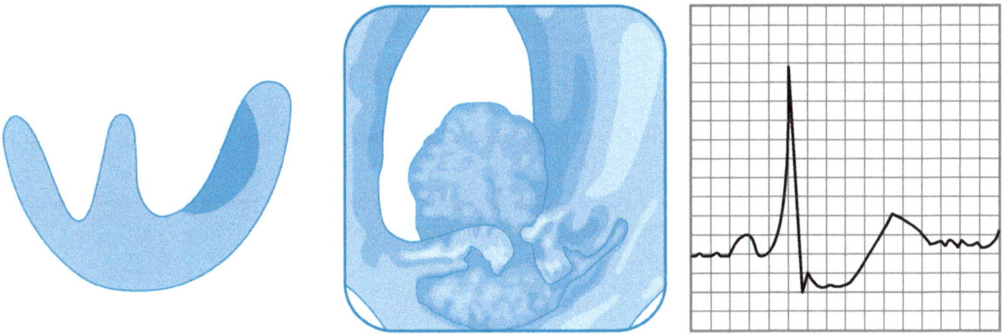

Figura 15.27. Correlação entre a lesão, oclusão trombótica parcial e alteração no ECG com infra ST.

Fonte: Reis HJL, Guimarães HP, Zazula AD, Vasque RG, Lopes RD (2013). ECG manual prático de eletrocardiograma. In ECG manual prático de eletrocardiograma (pp. 121-121) [Citado 2024 abril 06].

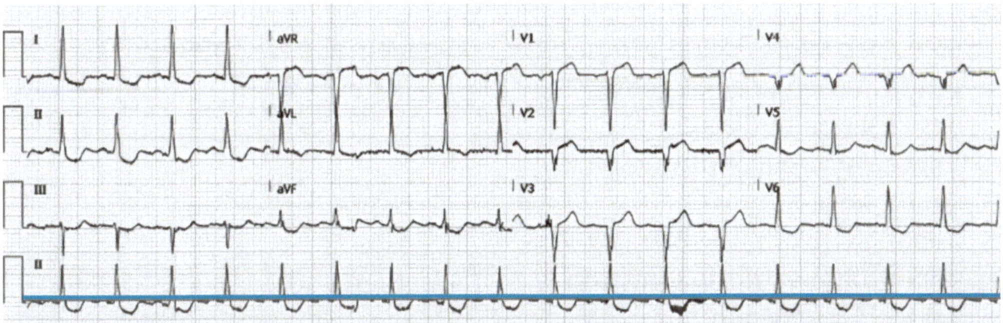

Figura 15.28. ECG com infra desnivelamento ST. A linha azul marca a linha de base do ECG.

Fonte: Acervo pessoal do autor.

Onda T

A onda T é responsável por representar a repolarização ventricular. Consideramos o seu tamanho normal, quando possui aproximadamente um terço da altura do complexo QRS (Figura 15.29A).

Alterações na onda T (Figura 15.29B), podem indicar eventos cerebrais ou cardíacos como, acidente vascular cerebral hemorrágico e isquemia miocárdica, respectivamente. Entretanto, tais alterações presentes no ECG, só possuem relevância clínica quando associadas com sintomas. Caso contrário, há grande possibilidade dessa alteração ser referente a um evento passado.

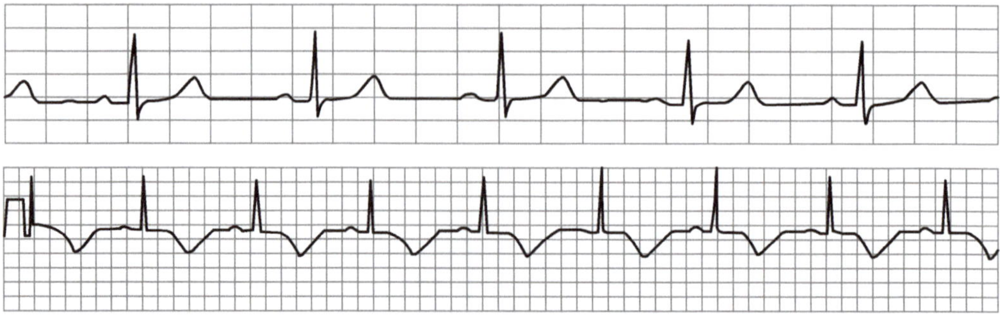

Figura 15.29. Representação gráfica do ECG com onda T normal e alterada. A) ECG com ondas T normais; B) ECG com ondas T alteradas.

Fonte: Reis HJL, Guimarães HP, Zazula AD, Vasque RG, Lopes RD (2013). ECG manual prático de eletrocardiograma. In ECG manual prático de eletrocardiograma (pp. 121-121) [Citado 2024 abril 06].

Intervalo QT

O intervalo QT, que compreende o início da onda Q até o final da onda T, corresponde à duração sistólica total dos ventrículos. Dentre todos os intervalos já citados, é considerado o mais importante, uma vez que qualquer alteração presente nesse, pode levar o paciente a uma parada cardiorrespiratória.

Existem vários fatores de risco, intrínsecos e extrínsecos, que podem provocar o prolongamento do intervalo QT, como medicamentos e algumas patologias.

Principais fatores de risco intrínsecos que podem alterar o intervalo QT:

- Idade maior que de 65 anos.
- Insuficiência cardíaca.
- Hipocalemia e hipomagnesemia.
- Bradicardia.
- Hipertensão arterial sistêmica.
- Hipertrofia ventrículo esquerdo.
- QT longo congênito.

Como citado anteriormente, muitos medicamentos podem causar o prolongamento do intervalo QT. É muito comum, a necessidade de associar alguns deles, para controlar o quadro clínico do paciente. Sendo assim, o acompanhamento do farmacêutico clínico e o monitoramento do ECG são essenciais, em casos que há associação de três ou mais princípios ativos, que podem provocar essa reação adversa. Seguem, algumas classes terapêuticas e seus exemplos:

- **Antibióticos:** claritromicina, ciprofloxacino, moxifloxacino e levofloxacino, azitromicina, fluconazol, eritromicina e sulfametoxazol-trimetoprima.
- **Antiarrítmicos:** amiodarona e propafenona.
- **Antieméticos:** ondansetrona e granisetrona.
- **Antidepressivos:** citalopram, escitalopram, fluoxetina, paroxetina e trazodona.
- **Antipsicóticos:** haloperidol, quetiapina, olanzapina e aripiprazol.
- **Antineoplásicos.**

Para fazer o acompanhamento do intervalo QT no ECG, se deve analisar, preferencialmente, o traçado dos eletrodos V2 e V3. Se não for possível, a avaliação deve ser feita pelo traçado que mais apresentar o intervalo regular. Existem fatores que podem dificultar a leitura e o diagnóstico de prolongamento do intervalo QT, como fibrilação atrial e implante marca-passo.

Há algumas fórmulas disponíveis para realizar o cálculo desse intervalo como a de Bazeet, Fridericia, Hodges e Framingham. Dentre elas, citaremos apenas a de Bazett (Figura 15.30), que é a mais utilizada em pacientes com frequência de 60 a 90 bpm.

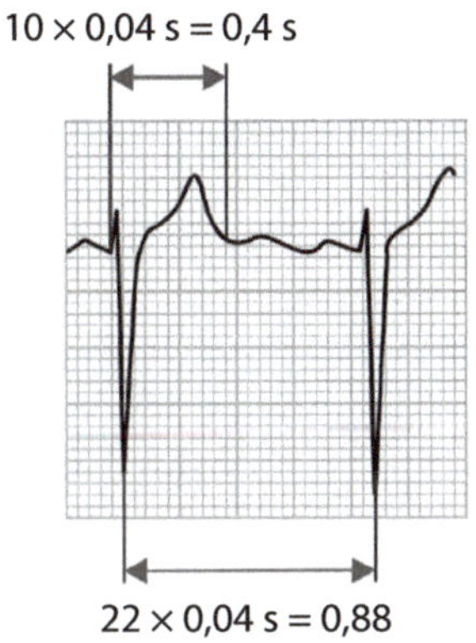

Fórmula de Bazett

$QTc = QT(s)/\sqrt{RR(s)}$

$QTc = 10 \times 0{,}04/\sqrt{22 \times 0{,}04}$

$QTC = 0{,}4/0{,}9380$

$Qtc = 0{,}426\ s = 426\ ms$

Figura 15.30. Cálculo do intervalo QT.

Fonte: CardioPapers. Cálculo do intervalo QT [Internet]. 2022. [citado 2024 abril 06]. Disponível em: https://cardiopapers.com.br/wp-content/uploads/2018/11/QT.png

Os valores de referência, para o tempo do intervalo QT, são de até: 0,45 s ou 450 ms para homens, 0,47 s ou 470 ms para mulheres e 0,46 s ou 460 ms para crianças.

Além das fórmulas, existe uma maneira, mais rápida e simples, de identificar se há prolongamento do intervalo QT. Ao observar os intervalos R – R, é traçado uma linha imaginária, que corta esse intervalo ao meio. Se, por acaso, essa linha passar em cima da onda T, pode-se concluir que há prolongamento do intervalo QT. Analisando o primeiro intervalo R-R da Figura 15.31, pode-se observar que o intervalo QT é normal. Já no segundo, como a linha imaginária passa sobre a onda T, o intervalo QT é prolongado.

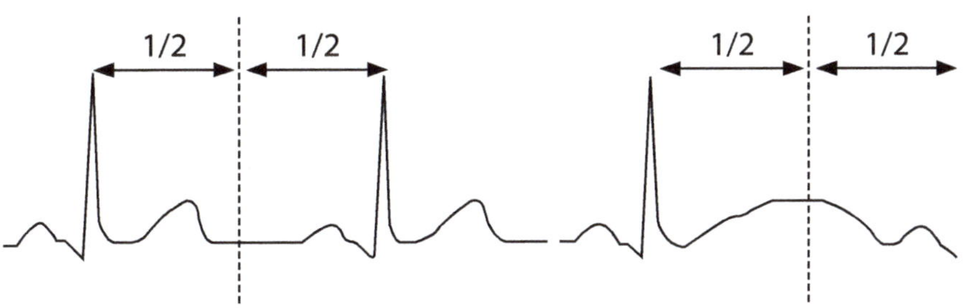

Figura 15.31. Intervalo QT estimado.

Fonte: CardioPapers. Cálculo do intervalo QT [Internet]. 2017. [citado 2024 Abr 06]. Disponível em: https://i2.wp.com/cardiopapers.com.br/wp-content/uploads/2017/09/background-intervalo-qt.jpg?resize=600%2C195&ssl=1

Demonstraremos, agora, dois casos diferentes de ECG com seus respectivos valores de intervalo QT.

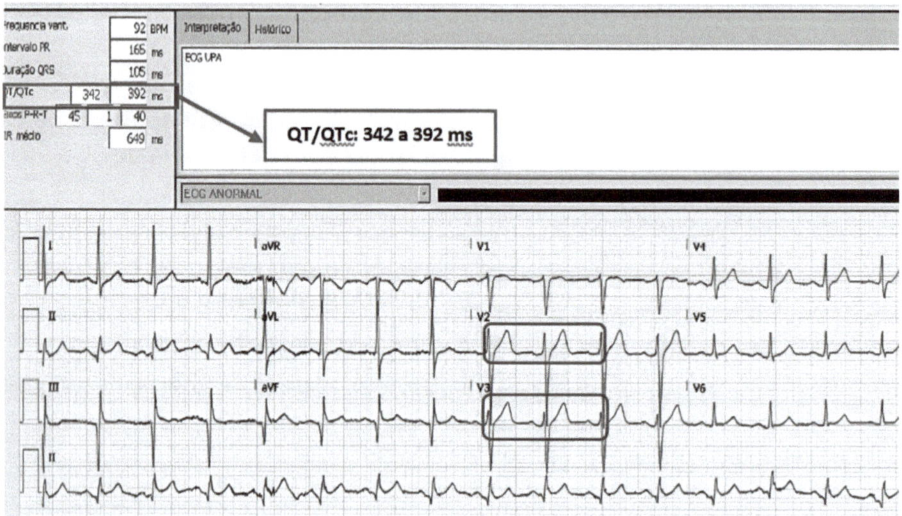

Figura 15.32. Exemplo de ECG com intervalo QT normal.

Fonte: Acervo pessoal do autor.

O exame acima (Figura 15.32) mostra que, o maior valor do intervalo QTc é igual a 392 ms. Independentemente do sexo e da idade do paciente, o valor calculado, utilizando a fórmula de Bazett, é menor que os de referência.

Analise o próximo caso de ECG, a seguir (Figura 15.33).

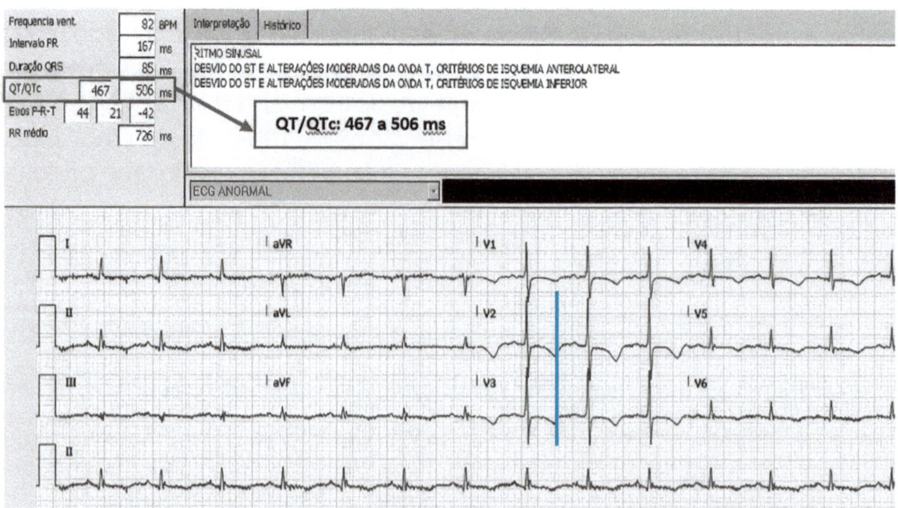

Figura 15.33. Exemplo de ECG com intervalo QT prolongado. A linha imaginária em azul, dividindo o intervalo R-R ao meio.

Fonte: Acervo pessoal do autor.

O exame já traz que valor mais alto do QTc é igual a 506 s. Mas, levando em consideração o método do intervalo QT estimado, também podemos concluir que há prolongamento do intervalo QT. Ao traçar a linha imaginária, sinalizada pela cor azul na Figura 15.33, tanto em V2 quanto em V3, é possível perceber que a mesma passa pela onda T.

Consideramos bastante crítico, qualquer valor de intervalo QT prolongado igual ou maior que 500 ms. Quando um prolongamento desse tipo ocorre, pode evoluir para um quadro clínico de arritmia complexa, denominada de *Torsades de Pointes* (Figura 15.34), e, consequentemente, resultar em uma parada cardíaca.

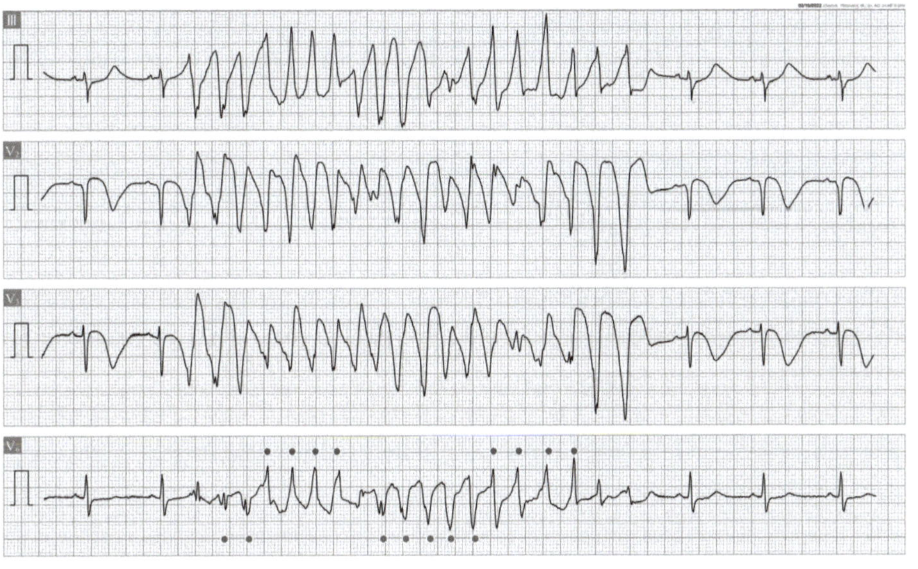

Figura 15.34. ECG com *Torsades de Pointes.*

Fonte: Depositphotos. Torsades de Pointes. Disponível em: https://depositphotos.com/photo/male-years-old-clinically-diagnosed-acute-anterior-septal-myocardial-infarction-569061478.html. Acesso em: 18 mar. 2025.

Implante marca-passo

É um dispositivo utilizado quando o coração que, por algum motivo, não produz o estímulo elétrico. Portanto, o estímulo ausente é estimulado pelo marca-passo, que pode ser implantado nas regiões atriais, ventriculares e atrioventriculares ou bicamerais.

As indicações para a implantação do marca-passo são: bradicardia severa associada a doença do nó sinusal, fibrilação atrial com bradicardia, BAV de segundo e terceiro grau, taquicardia ventricular e BAV congênito.

Ao analisar o ECG de um paciente com marca-passo ativado, o mesmo aparece em forma de uma espícula. Como citado no início, o marca-passo pode ser implantado em diferentes regiões. No primeiro exemplo a seguir, que representa uma implantação de marca-passo atrial, a espícula precede a onda T (Figura 15.35A). Já o segundo, que corresponde ao marca-passo ventricular, a espícula precede o complexo QRS (Figura 15.35B). Por último, a terceira imagem caracteriza o paciente com implante marca-passo atrioventricular, no qual há presença de duas espículas, que precedem as ondas P e os complexos QRS (Figura 15.35C).

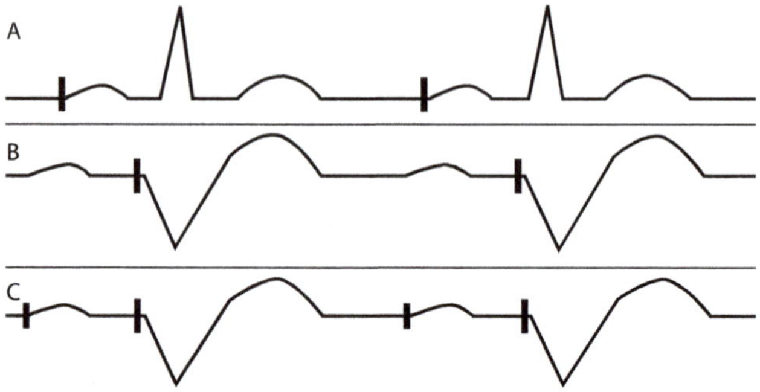

Figura 15.35. Representação gráfica dos tipos de marca-passo no ECG. A) marca-passo atrial; B) marca-passo ventricular; C) marca-passo bicameral.

Fonte: My EKG [Internet].2024. [Citado 2024 abril 06]. Disponível em: https://www.my-ekg.com/imag/marcapasos-auricular.png

Após compreender a identificação do marca-passo nas representações gráficas, observe os eletrocardiogramas, a seguir, referentes aos casos de pacientes com marca-passo:

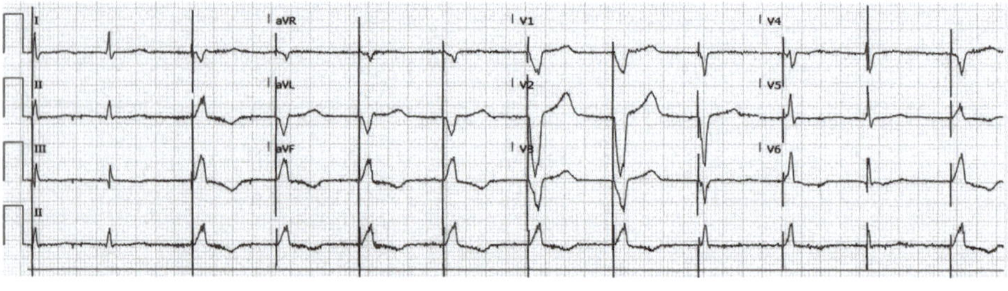

Figura 15.36. ECG de paciente com marca-passo ventricular.

Fonte: Acervo pessoal do autor.

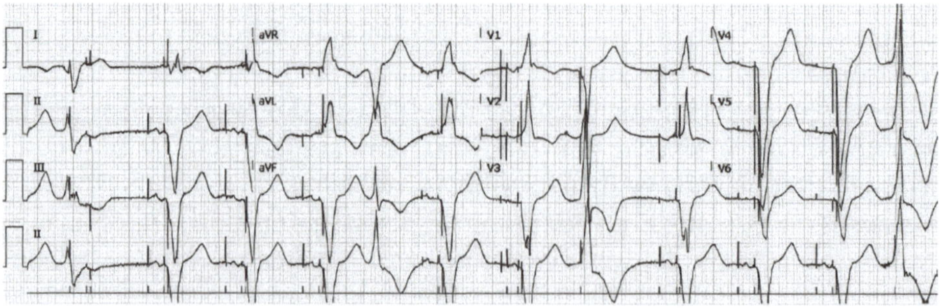

Figura 15.37. ECG de paciente com marca-passo atrioventricular.

Fonte: Acervo pessoal do autor.

No primeiro exame, pode-se perceber que a espícula precede o complexo QRS. Portanto, trata-se de um paciente com marca-passo ventricular (Figura 15.36). Enquanto na Figura 15.37, há espículas que precedem tanto as ondas P quanto o complexo QRS. Dessa maneira, o paciente possui marca-passo bicameral.

A vida útil de um marca-passo é, em média, 10 anos, porém, esse tempo pode ser reduzido, conforme utilização dos estímulos. No caso do paciente, que apresenta o segundo ECG acima, é provável que a duração seja menor.

Além da detecção pelo ECG, também é possível visualizar o dispositivo através do Raio-x de tórax, como mostra a imagem (Figura 15.38), captada por esse exame, a seguir.

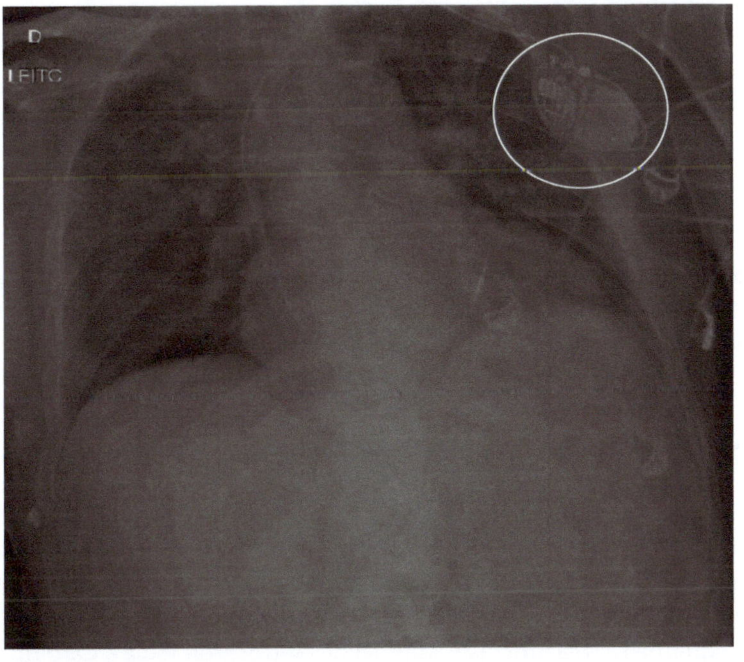

Figura 15.38. Marca-passo detectado pelo raio-x.

Fonte: Acervo pessoal do autor.

Caso clínico

Paciente F.S.S., masculino, 78 anos, 58 kg, 1,68 cm altura, creatinina 0,96, chegou ao pronto atendimento, referindo que, há 20 minutos, iniciou com os seguintes sintomas: dor precordial de forte intensidade irradiada para membro superior esquerdo, sudorese e mal-estar. Paciente nega dor semelhante à anterior, mas afirma que é tabagista e possui dislipidemia e hipertensão arterial.

O médico plantonista solicitou alguns exames e os resultados foram os seguintes: troponina T igual a 180 (referência: 5 a 11), potássio sérico igual a 4,8 (referência: 3 a 5) e eletrocardiograma (Figura 15.39).

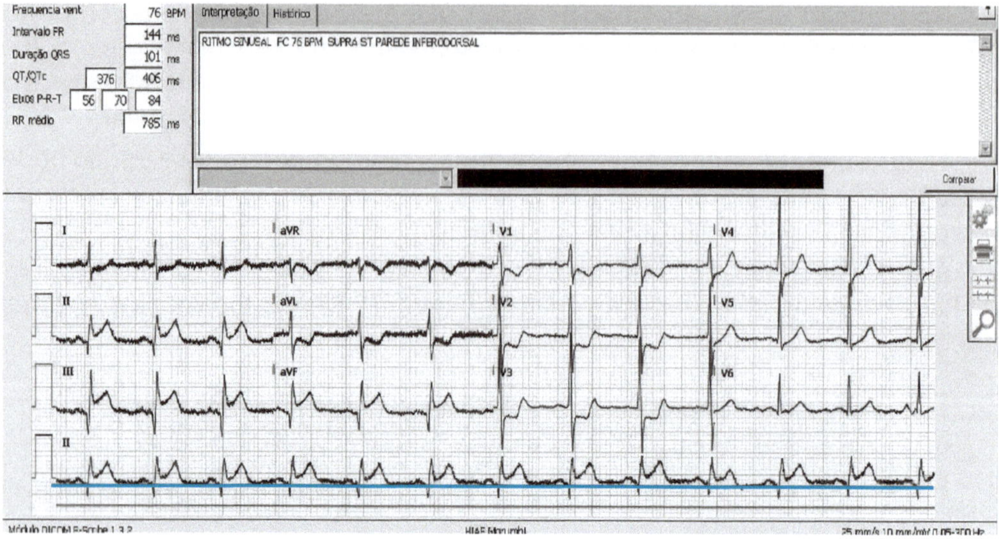

Figura 15.39. ECG com supradesnivelamento ST. A linha azul marca a linha de base do ECG.

Fonte: Acervo pessoal do autor.

Analisando o ECG obtido, observa-se que há alteração de um supradesnivelamento do segmento ST. De acordo com os sintomas relatados e fatores de risco do paciente, podemos dizer que se trata de um diagnóstico de infarto agudo miocárdio.

Bibliografia

Reis HJL, Guimarães HP, Zazula AD, Vasque RG, Lopes RD (2013). ECG manual prático de eletrocardiograma. In ECG manual prático de eletrocardiograma (pp. 121-121).

Magalhães LP, Figueiredo MJO, Cintra FD, Saad EB, Kuniyoshi RR, Teixeira RA, et al. II Diretrizes Brasileiras de Fibrilação Atrial. Arq Bras Cardiol 2016; 106(4Supl.2):1-22.

Santos ECL, Figuinha FC, Mastrocola F. Manual de eletrocardiologia – Cardiopapers. Editora Atheneu – São Paulo; 2017.p.55-249.

Telessaúde, T. E. (2014). Realização de Exames de Eletrocardiograma (ECG).

Samesima N, God EG, Kruse JCL, Leal MG, França FFAC, Pinho C, et al. Diretriz da Sociedade Brasileira de Cardiologia sobre a Análise e Emissão de Laudos Eletrocardiográficos – 2022. Arq Bras Cardiol [internet]. 2022 [citado 2024 abril 05];119(4):638-680. Disponível em: https://doi.org/10.36660/abc.20220623

Dantas ECS, Regis CDM, Caldeira LG. Amostragem compressiva aplicada em sinais de eletrocardiograma [Internet]. XXIV Congresso Brasileiro de Engenharia Biomédica – CBEB. 2014 [citado 2024 abril 10]. Disponível em: https://www.canal6.com.br/cbeb/2014/artigos/cbeb2014_submission_364.pdf.

16

Farmacêutico Clínico em Neurologia

Fernanda Lapa Campos, João Severino da Silva

Nesta unidade, iremos abordar os temas mais importantes relacionados aos pacientes neurológicos, como: conhecimento básico da anatomia do sistema nervoso e sua função, principais patologias e seus respectivos tratamentos e algumas particularidades para atuação do farmacêutico clínico.

Anatomia do sistema nervoso central

O sistema nervoso pode ser classificado em: 1) sistema nervoso central (SNC), responsável pela captação e processo das informações e do envio de comandos; 2) sistema nervoso periférico (SNP), encarregado por transmitir as informações entre os órgãos, músculos, glândulas e o SNC.

O SNC é constituído pelo encéfalo e pela medula espinal e é revestido por três membranas, também conhecidas como meninges, cuja finalidade é reforçar a proteção já existente pelo crânio e pela coluna vertebral: dura-mater (externa), aracnoide e pia-mater (interna). Entre essas duas últimas membranas, há um líquido, denominado líquor, que em adição à função protetora, também está relacionado com a nutrição e excreção do SNC.

O encéfalo é composto pelo cérebro, cerebelo e bulbo, cada um responsável por controlar diferentes funções de órgãos e tecidos do corpo. O primeiro, controla as contrações voluntárias da musculatura esquelética, a memória e a inteligência. O segundo, controla os movimentos e equilíbrio do corpo. Já o terceiro, é responsável por regular os batimentos cardíacos e respiração.

O sistema nervoso do reino animal, de um modo geral, é composto por bilhões de neurônios (Figura 16.1), que são células responsáveis pela recepção e transmissão de informações através de sinapses químicas e elétricas. O neurônio é dividido em três partes distintas: corpo celular (parte mais volumosa), no qual localiza-se o núcleo e a maioria das estruturas citoplasmáticas; dendritos, prolongamentos finos e ramificados, que conduzem os estímulos captados do ambiente ou de outras células

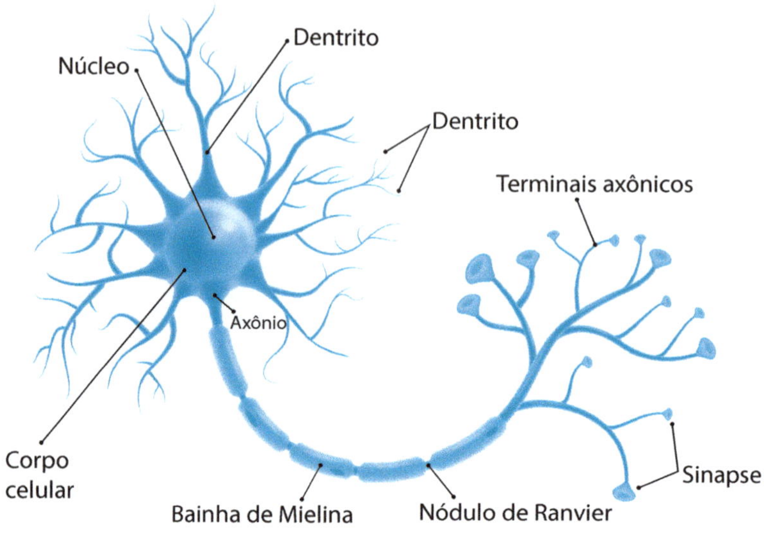

Figura 16.1. Representação da estrutura do neurônio.

Fonte: Freepik. Realistic Neuron Anatomy. Disponível em: https://www.freepik.com/premium-vector/realistic-neuron-anatomy_26760063.htm. Acesso em: 18 mar. 2025.

em direção ao corpo celular; e o axônio, prolongamento fino e longo, cuja função é transmitir os impulsos nervosos, provenientes do corpo celular, para outras células.

Assim como qualquer outro tecido do corpo humano, o SNC também possui vasos sanguíneos, sendo as artérias carótidas e as veias jugulares, os principais. Adicionalmente, também há um conjunto de artérias, denominado como Polígono de Willis, que é responsável por irrigar o cérebro de maneira correlacionada, a fim de evitar isquemia nesse órgão nobre, como mostra a Figura 16.2.

Patologias neurológicas graves

Apesar da importância de todas as patologias neurológicas existentes, iremos abordar brevemente as que são consideradas mais graves, por necessitarem de uma assistência mais imediata e cautelosa e que, geralmente, requerem monitorização do paciente por pelo menos 24 horas após o diagnóstico.

Acidente vascular cerebral

O acidente vascular cerebral (AVC), também conhecido como acidente vascular encefálico (AVE), ocorre quando há algum tipo de problema na irrigação sanguínea da região cerebral, causando a morte dos neurônios, e, consequentemente, faz com que partes do órgão deixem de funcionar devidamente.

Os fatores de risco, para o surgimento dessa doença, são: hipertensão arterial sistêmica (HAS), tabagismo, obesidade, níveis de colesterol elevados, diabetes *mellitus* e fibrilação atrial.

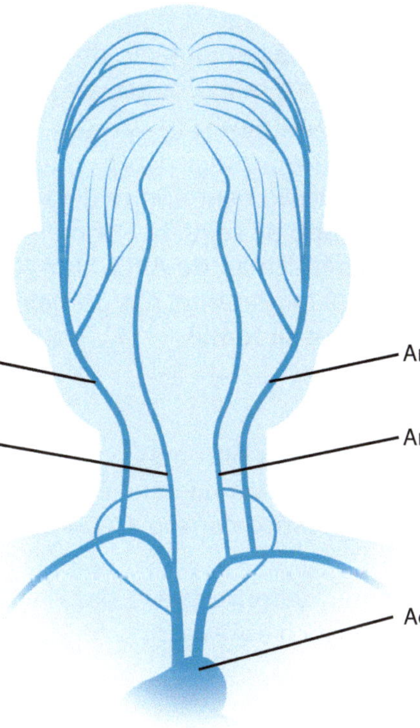

Figura 16.2. Representação do Polígono de Willis.

Fonte: Adaptada de Freepik. Gradient circulatory system infographic. Disponível em: https://www.freepik.com/free-vector/gradient-circulatory-system-infographic_10796230.htm. Acesso em: 18 mar. 2025.

Os pacientes podem apresentar os seguintes sintomas, que são característicos da patologia, mas ao mesmo tempo, são comuns aos tipos de AVC:

- Desvio de rima labial.
- Dificuldade de falar ou entender comandos simples.
- Confusão mental.
- Alteração visual em um ou ambos os olhos.
- Crise convulsiva.
- Cefaleia súbita e intensa.
- Perda da força e/ou sensibilidade de um ou de ambos os lados do corpo.
- Perda do equilíbrio, coordenação ou dificuldade para andar.

Os AVCs podem ser classificados em três tipos:

- **Acidente vascular cerebral isquêmico (AVCI):** ocorre quando uma determinada região cerebral tem fluxo sanguíneo interrompido por obstrução, através de um coágulo ou uma uma placa ateromatosa. Estatísticas mostram que, cerca de 80% dos acidentes vasculares cerebrais diagnosticados são isquêmicos, sendo a maior parte das ocorrências, em pacientes portadores de fibrilação atrial.

- **Acidente vascular cerebral hemorrágico (AVCH):** conhecido popularmente como "derrame", acontece quando há rompimento de um dos vasos cerebrais, seja de grande ou pequeno calibre, e o sangue extravasa para o interstício do tecido cerebral. Esse tipo de AVC é responsável por 20% dos casos diagnosticados.
- **Acidente isquêmico transitório (AIT):** ocorre quando há uma isquemia momentânea, que não causa lesão neurológica definitiva e, portanto, dificilmente o paciente terá algum tipo de sequela. Por mais que, a manifestação inicial do quadro clínico seja idêntica ao de AVCI ou AVCH, o indivíduo apresenta uma evolução de melhora importante, nas primeiras 24 horas ou até mesmo com cessação completa dos sintomas.

Exames de diagnóstico

Como citado anteriormente, os sintomas podem se manifestar clinicamente nos três tipos de AVCs. Portanto, para diferenciá-los, é necessário a realização de exames para auxiliar no diagnóstico correto e, assim, o paciente receber o tratamento adequado.

Exemplificaremos a seguir, de forma breve, os principais exames que são indicados para auxiliar no diagnóstico e até mesmo na identificação da origem dessas patologias neurológicas:

Tomografia computadorizada

A tomografia computadorizada é o principal exame utilizado para diferenciar os tipos de AVC hemorrágico ou trombótico. Diretrizes clínicas recomendam a definição e o início do tratamento, somente após o resultado desse exame.

As imagens obtidas, por casos clínicos reais, que diferem neste diagnóstico de AVCI e AVCH estão demonstradas a seguir, pelas Figuras 16.3 e 16.4, respectivamente.

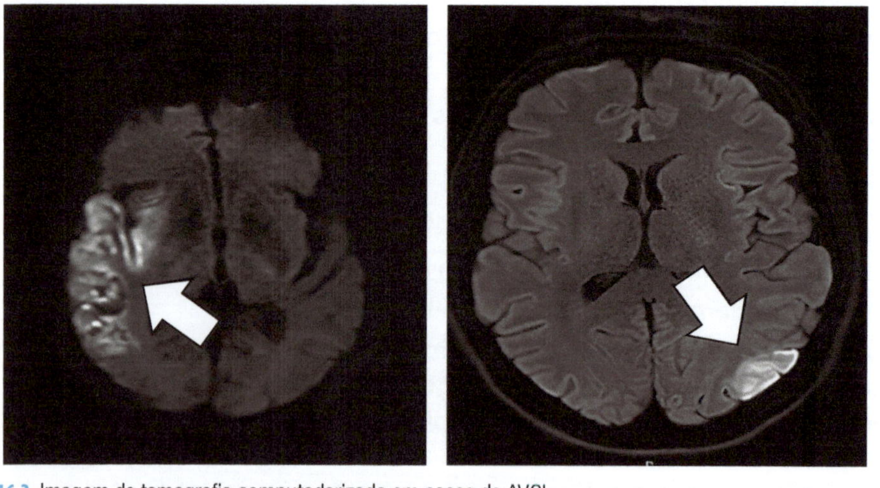

Figura 16.3. Imagem de tomografia computadorizada em casos de AVCI.

Fonte: Acervo pessoal do autor.

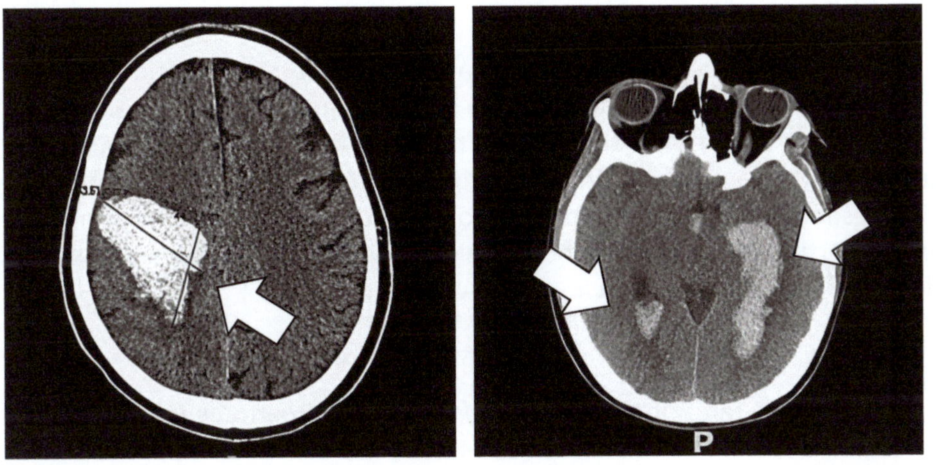

Figura 16.4. Imagem de tomografia computadorizada em casos de AVCH.

Fonte: Acervo pessoal do autor.

Os pacientes com AIT não apresentam alteração na imagem tomográfica. Por isso, são necessários outros exames de imagem complementares, para a confirmação do diagnóstico.

Ressonância magnética nuclear

O exame de ressonância magnética é utilizado, principalmente, nos casos em que há suspeita de AIT. Através deste exame, além de mostrar com definição as estruturas internas dos órgãos, também é possível visualizar os vasos sanguíneos da região, permitindo assim, a identificação pequenos coágulos ou trombos presentes no lúmen dos mesmos.

Angiotomografia

A angiotomografia permite a avaliação do sistema circulatório, trazendo informações para uma análise mais detalhada sobre a estrutura vascular e do fluxo sanguíneo de diversas áreas do corpo. Por ser capaz de mostrar a parte interna dos vasos, é possível detectar obstruções, causadas por trombos, e identificar presença de placas ateromatosas na parede das artérias carótidas, vertebrais e cerebrais. Além de auxiliar no diagnóstico, esse exame também pode comprovar a origem do evento.

Coagulograma

Exame de sangue que identifica disfunção fisiológica de algum dos fatores pertencentes à cascata de coagulação. Sendo que, qualquer alteração na mesma, pode acelerar ou dificultar a formação de coágulos, aumentando assim, o risco de eventos tromboembólicos ou hemorrágicos, respectivamente.

Ecocardiograma transesofágico

Muito utilizado para descobrir a provável origem dessas e de outras patologias, o Ecocardiograma transesofágico avalia de forma aprofundada as estruturas do coração, com maior resolução, devido a maneira de como é realizado. Através da visualização das câmaras cardíacas, principalmente dos átrios, é possível identificar se há presença de coágulos, formados por acúmulo de sangue em decorrência da fibrilação atrial. Tais coágulos, podem cair na corrente sanguínea e serem conduzidos até a região encefálica, causando AVC.

Doppler vascular

Este exame é feito nos membros inferiores ou superiores (pernas e braços), com a finalidade de identificar coágulos que possam causar obstrução do fluxo sanguíneo. Geralmente, os trombos provenientes dos membros inferiores ou superiores, são responsáveis por causar trombose pulmonar.

Epilepsia/crise convulsiva

É um conjunto, comum e diversificado de desordens neurológicas, caracterizado por uma descarga elétrica anormal dos neurônios, provocando crises súbitas, espontâneas, excessivas ou transitórias, as quais podem oscilar desde a perda da consciência, por poucos segundos, até crises generalizadas mais prolongadas.

As crises epilépticas são classificadas em dois tipos, ambos representados na Figura 16.5, de acordo com a sua origem:

- Crises focais ou parciais: originadas apenas em uma área cerebral específica.
- Crises generalizadas: originadas nos dois hemisférios cerebrais, geralmente de forma sincronizada e simétrica.

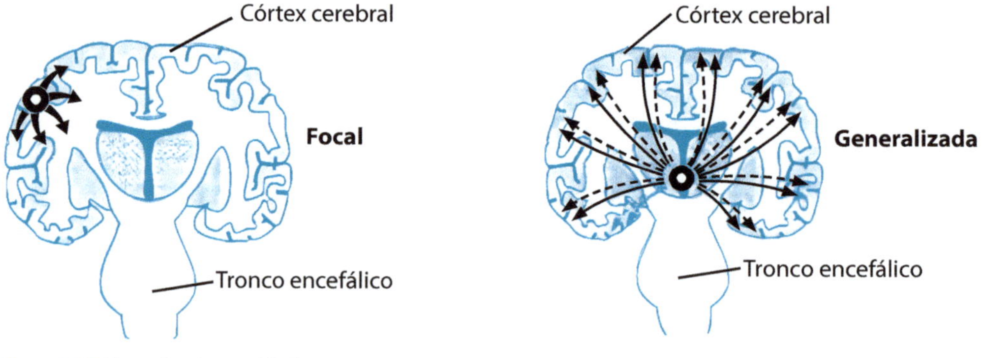

Figura 16.5. Tipos de crises epilépticas.

Fonte: Adaptada de Yacubian EMT. UNASUS – Especialização em Saúde da Família. Epilepsia Caso Complexo 9 – Familia Lima [Internet]. 2023. [Citado 2024 abril 4]. Disponível em: https://www.unasus.unifesp.br/biblioteca_virtual/esf/1/casos_complexos/Familia_Lima/Complexo_09_Familia_Lima_Epilepsia.pdf

As principais causas da epilepsia são: má formação cerebral; danos cerebrais por asfixia no pré-natal ou perinatal; traumas; acidente vascular cerebral; tumores cerebrais e infecções (encefalites, meningites e neurocisticercose).

Não se deve confundir convulsão com epilepsia. As crises epilépticas são provenientes de um quadro patológico, que pode ser reversível ou não. Já a convulsão é um episódio isolado, que pode ocorrer por várias causas como: estresse, abstinência ao álcool, ao uso de drogas ilícitas, quadro febril e hipoglicemia.

O diagnóstico dessa patologia é realizado através dos exames de eletroencefalograma e tomografia computadorizada de crânio.

Aneurisma cerebral

O aneurisma cerebral é uma dilatação anormal da parede de uma artéria do cérebro. Tal dilatação é formada quando o fluxo sanguíneo pressiona uma região arterial mais enfraquecida e origina uma projeção que cresce gradativamente.

Os aneurismas, de acordo com o seu formato, são classificados em: fusiforme, sacular e roto (Figura 16.6).

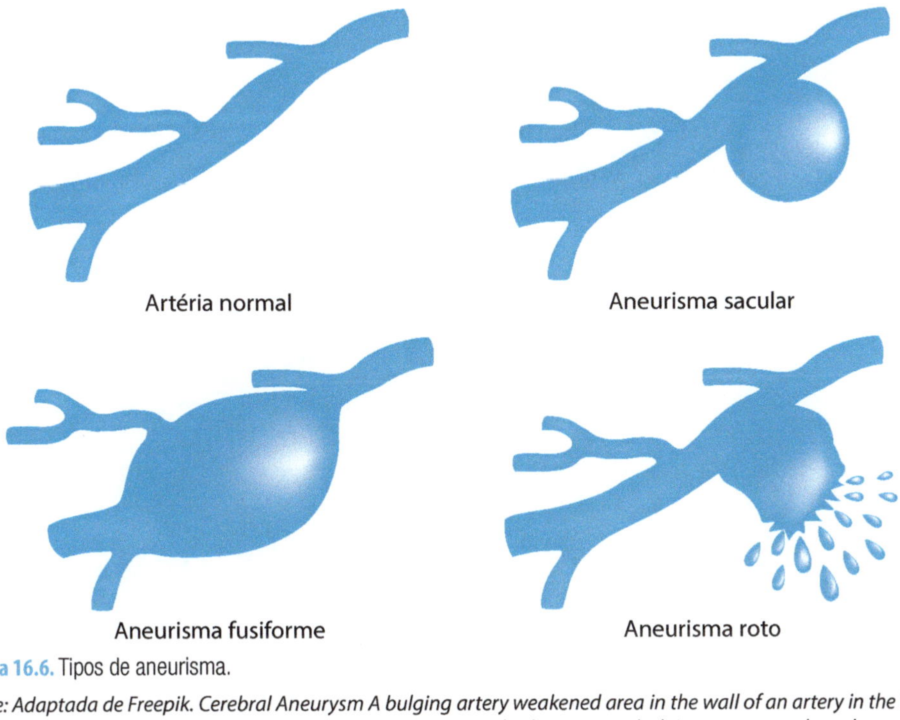

Figura 16.6. Tipos de aneurisma.

Fonte: Adaptada de Freepik. Cerebral Aneurysm A bulging artery weakened area in the wall of an artery in the brain. Disponível em: https://www.freepik.com/premium-vector/cerebral-aneurysm-bulging-artery-weakened-area-wall--artery-brain_368093055.htm. Acesso em: 18 mar. 2025.

As suas causas estão relacionadas com: predisposição genética, hipertensão arterial sistêmica (HAS), diabetes *mellitus*, tabagismo, consumo de bebida alcoólica e traumatismo craniano.

Geralmente, aparece de forma assintomática, mas os pacientes podem apresentar cefaleia, dor nos olhos e visão embaralhada. Por ser, na maioria das vezes, assintomática, a descoberta é feita durante a realização de exames de *check-up* ou para investigação de alguma queixa neurológica. Os exames de imagem, que identificam a localização e tamanho do aneurisma são ressonância magnética, angiotomografia cerebral ou angiografia.

Meningite

A meningite é uma inflamação aguda das meninges, as quais são as membranas protetoras que revestem o encéfalo e a medula espinal, como já abordado anteriormente. Os principais sintomas apresentados são: rigidez de nunca e pescoço, fotofobia, febre, cefaleia intensa, náuseas e vômitos.

O diagnóstico das meningites é feito através da coleta do líquor e podem ser classificadas em viral, quando é detectado no líquido a presença de vírus (Figura 16.7), e em bacteriana, a de bactérias.

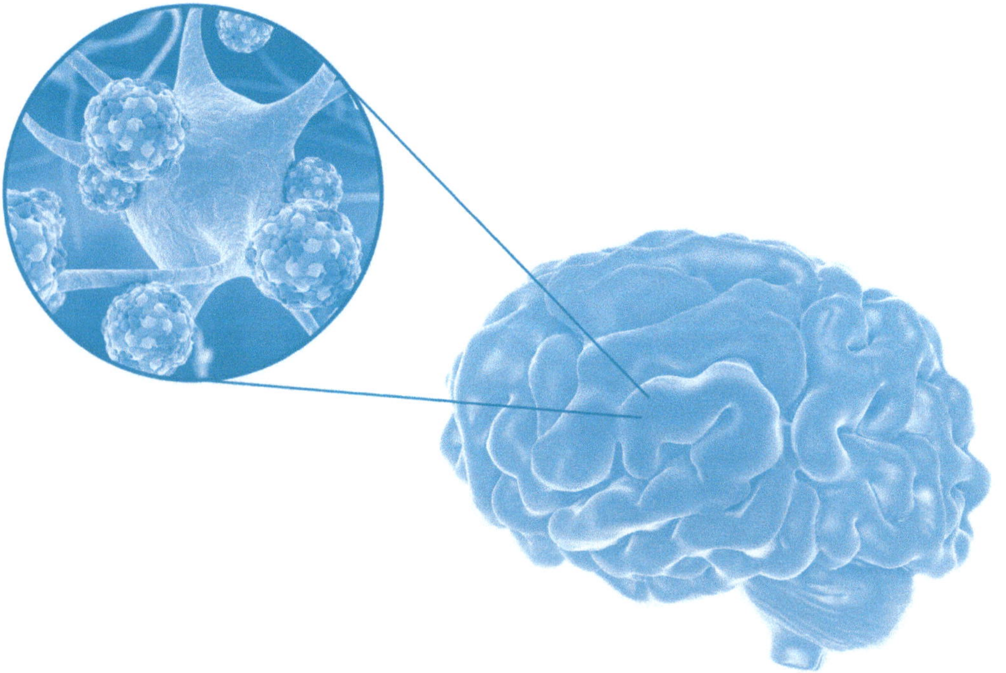

Figura 16.7. Representação da meningite viral.

Fonte: Freepik. Viral encephalitis 3D illustration showing brain and closeup view of viruses and neurons. Disponível em: https://www.freepik.com/premium-photo/viral-encephalitis-3d-illustration-showing-brain-closeup-view-viruses-neurons_115537056.htm. Acesso em: 18 mar. 2025.

Além da diferenciação pela identificação dos patógenos, cada tipo de meningite também apresenta alterações específicas na composição do líquor. Tais características serão detalhadas a seguir:

- **Meningite viral:** glicose normal, celularidade levemente aumentada, aumento da quantidade de linfócitos e monócitos.
- **Meningite bacteriana:** glicose diminuída, proteína aumentada, celularidade aumentada e quantidade de neutrófilos aumentada.

Tratamento das patologias

Daremos ênfase, ao tratamento de cada patologia abordada anteriormente e suas particularidades na visão do farmacêutico clínico, conforme preconizado em protocolos e diretrizes clínicas.

Acidente vascular cerebral isquêmico

Após a confirmação do diagnóstico, através da tomografia, é necessário o início imediato do tratamento com classes terapêuticas específicas, além de monitorar parâmetros clínicos importantes do paciente.

Parâmetros clínicos importantes

- Manter pressão arterial acima de 140 × 90 mmHg nas primeiras 24 horas.
- Manter glicemia até 140 mg/dL.

Farmacoterapia

- Antiagregantes plaquetários:
  - Ácido acetilsalicílico (1ª escolha): 75 mg a 325 mg 1 ×/dia.
  - Clopidogrel: 75 mg 1 ×/dia.
- Anticoagulantes:
  - Heparina sódica não fracionada (1ª escolha): 12.500 unidades em 24 h, utilizando bomba de infusão contínua.
  - Enoxaparina: 1 mg/kg a cada 12 h.
  - Varfarina: 5 mg 1 ×/dia (necessário monitorar valores de RNI – razão normalizada internacional).
  - Anticoagulantes orais de ação direta (DOACs): rivaroxabana, apixabana, edoxabana e dabigatrana.

> **Atenção!**
> Caso o paciente esteja em uso de enoxaparina ou DOACs e apresente piora da função renal, é recomendado avaliar a necessidade de ajuste de dose ou modificação para outro anticoagulante.

- Fibrinolíticos (AVCI agudo):
  - Alteplase (1ª escolha): uso exclusivo na hemodinâmica. Não é recomendado o uso de anticoagulantes ou antiagregantes no dia do procedimento.

- Estatinas:
  - Atorvastatina 40 a 80 mg 1 ×/dia.
  - Rosuvastatina 20 a 40 mg 1 ×/dia.
- Profilaxia gástrica:
  - Sempre recomendada em casos com anticoagulação plena/antiagregação.
  - Famotidina ou pantoprazol (1ª escolha).
- Anticonvulsivantes:
  - Fenitoína ou ácido valproico (1ª escolha).
- Anti-inflamatórios esteroidais:
  - Dexametasona ou metilprednisolona.

As duas últimas classes terapêuticas referidas, para esse tipo de patologia, são consideradas como medicamentos sintomáticos. Os anticonvulsivantes são utilizados apenas quando o paciente apresenta convulsão durante o evento, ou também, como profilaxia no momento agudo, para evitar a ocorrência de convulsão. Já os corticoides, são indicados para reduzir a possibilidade de processo inflamatório na região local.

É importante lembrar que, o farmacêutico clínico deve avaliar e acompanhar diariamente a indicação dos sintomáticos, bem como, o tempo de uso de cada um.

Acidente vascular cerebral hemorrágico

Parâmetros clínicos importantes

- Manter pressão arterial menor que 140 × 90 mmHg nas primeiras 24 horas.
- Manter glicemia até 140 mg/dL.

Farmacoterapia

Geralmente, o tratamento do AVCH é realizado apenas com medicamentos sintomáticos. O uso de anticonvulsivantes é muito mais comum nos pacientes com AVCH, por apresentarem maior risco de convulsão, devido a hemorragia.

O mesmo raciocínio é válido para a utilização de corticoides. O sangue extravasado no tecido cerebral, pode causar processo inflamatório na região e, consequentemente, estimular respostas fisiológicas como calor, rubor e edema local, os quais aumentam a pressão intracraniana. A finalidade do uso do corticoide é para reduzir tais fenômenos, que podem acarretar danos ao paciente.

- Anticonvulsivantes:
  - Fenitoína ou ácido valproico (1ª escolha).
- Anti-inflamatórios esteroidais:
  - Dexametasona ou metilprednisolona.

Acidente isquêmico transitório

É importante lembrar que, os pacientes com AIT não apresentam alteração na tomografia. Portanto, outros exames de imagem devem ser solicitados, para a confirmação diagnóstica.

Na Figura 16.8, temos exemplificado o caso clínico de um paciente com AIT, que realizou dois exames de imagem: tomografia computadorizada (Figura 16.8A) e angiotomografia (Figura 16.8B).

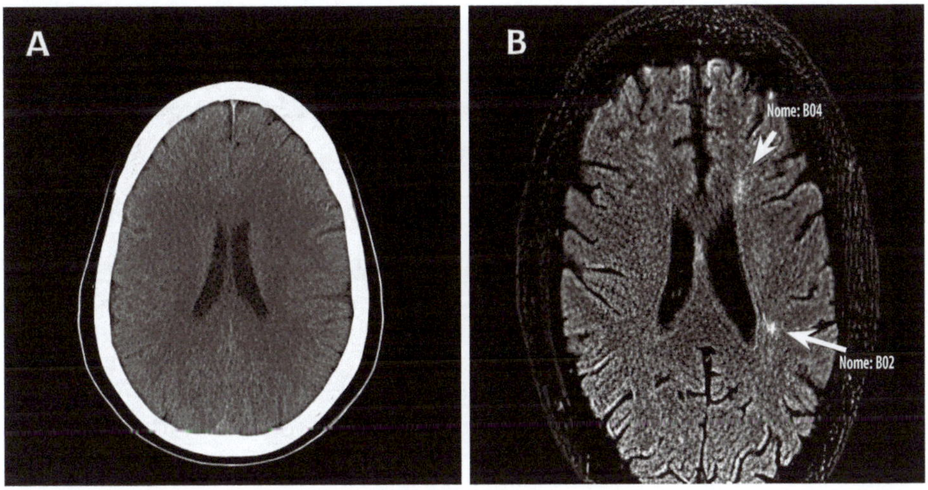

Figura 16.8. Exames de imagem realizados em paciente com AIT. A) Imagem de tomografia computadorizada; B) Imagem de angiotomografia.

Fonte: Acervo pessoal do autor.

Como pode ser analisado, a imagem da tomografia computadorizada é normal, sem alterações fisiológicas. Porém, a presença de pequenos coágulos só foi detectada pela angiotomografia.

Farmacoterapia

O tratamento também é feito com anticoagulantes ou antiagregantes, assim como no AVCI. A decisão é feita pela equipe médica, de acordo com o tamanho do evento.

- Antiagregantes plaquetários:
  - Ácido acetilsalicílico (1ª escolha): 75 mg a 325 mg 1 ×/dia.
  - Clopidogrel: 75 mg 1 ×/dia.
- Anticoagulantes:
  - Heparina sódica não fracionada (1ª escolha): 12.500 unidades em 24h, utilizando bomba de infusão contínua.
  - Enoxaparina: 1 mg/kg a cada 12 h.
  - Varfarina: 5 mg 1 ×/dia (necessário monitorar valores de RNI – razão normalizada internacional).
  - Anticoagulantes orais de ação direta (DOACs): rivaroxabana, apixabana, edoxabana e dabigatrana.

Atenção!

Caso o paciente esteja em uso de enoxaparina ou DOACs e apresente piora da função renal, é recomendado avaliar a necessidade de ajuste de dose ou modificação para outro anticoagulante.

Epilepsia/crise convulsiva

O tratamento da epilepsia pode ser feito de duas maneiras, através de procedimentos cirúrgicos e por medicamentos.

Anticonvulsivantes

Existem no mercado, vários tipos de anticonvulsivantes, portanto, veremos quais são os mais utilizados no momento agudo do evento em pacientes adultos.

- Fenitoína:
  - Apresentação: comprimido 100 mg e injetável 250 mg/5 mL.
  - Mecanismo de ação: bloqueio dos canais de sódio voltagem dependentes, responsáveis por controlar a excitabilidade da membrana neuronal e da permeabilidade iônica.
  - Indicação: usado para todos os tipos de crises parciais e tônico-clônicas.
  - Posologia:
    - Dose de ataque: 750 mg a 1.000 mg endovenoso (20 mg/kg) – diluir em soro fisiológico 250 mL, com utilização de filtro de linha, devido ao risco de precipitação (incompatível com soro glicosado).
    - Dose de manutenção: 100 mg em até 4 ×/dia – realizar ajuste de dose, conforme dosagem de nível sérico.
  - Monitorização terapêutica: a faixa do nível sérico terapêutico é de 10 a 20 mcg/mL. Após atingir o *steady state*, o exame deve ser coletado 1 hora antes da próxima administração (vale). Deve-se calcular a correção de fenitoinemia, em casos de hipoalbuminemia e/ou disfunção renal.
  - Reações adversas graves: *rash* cutâneo, necrólise epidérmica tóxica, dermatose bolhosa, agranulocitose, pancitopenia, hepatite tóxica e nefrotoxicidade.
- Ácido valproico:
  - Apresentação: xarope 50 mg/mL e cápsula 250 mg.
  - Mecanismo de ação: inibição dos canais de sódio e canais de cálcio tipo T.
  - Indicação: crises de ausência, mioclônicas, parciais e tônico clônicas. Bastante utilizado por apresentar maior tolerabilidade aos efeitos colaterais.
  - Posologia:
    - Dose usual: 10 a 15 mg/kg/dia, divididos em 1 a 3 ×/dia – a dose pode ser titulada de 5 a 10 mg/kg/semana até atingir a resposta clínica desejável.
    - Dose máxima: 60 mg/kg/dia.

- Monitorização terapêutica: a faixa do nível sérico terapêutico é de 50 a 100 mcg/mL. Após atingir o *steady state*, exame deve ser coletado 1 hora antes da próxima administração (vale).
- Reações adversas: cefaleia, sonolência, tonturas, alopecia, náusea, vômitos, trombocitopenia, tremor, fraqueza e distúrbios visuais.
- Possui importante interação medicamentosa com carbapenêmicos, a qual reduz a sua eficácia.

- Fenobarbital:
  - Apresentação: comprimido 100 mg, gotas 40 mg/mL e injetável 100 mg/mL.
  - Mecanismo de ação: potencializa o efeito GABA-A (gabamimérgicos), aumentando a atividade inibitória do neurotransmissor.
  - Indicação: crises tônico-clônicas generalizadas e parciais.
  - Posologia: 50 a 100 mg, 2 a 3 ×/dia.
  - Monitorização terapêutica: a faixa do nível sérico terapêutico é de 10 a 40 mcg/mL. Após atingir o *steady state*, o exame deve ser coletado 1 hora antes da próxima administração (vale).
  - Reações adversas: cefaleia, sonolência, sonolência, dificuldade de equilíbrio nos idosos e vertigem.

Há outros tipos de anticonvulsivantes que são utilizados para tratar a epilepsia, como: levetiracetam, lacosamida, lamotrigina, topiramato, divalproato de sódio, carbamazepina, oxcarbazepina e pregabalina.

A carbamazepina e oxcarbazepina são depletores de sódio, portanto, deve-se monitorar o nível sérico deste eletrólito, devido ao maior risco de hiponatremia.

Algum desses anticonvulsivantes, também são bastante utilizados como adjuvantes no tratamento da neuropatia periférica, enxaqueca e fibromialgia: pregabalina, topiramato, divalproato de sódio, carbamazepina e lamotrigina.

Benzodiazepínicos

- Diazepam:
  - Apresentação: comprimido 5 e 10 mg e injetável 10 mg/2 mL.
  - Mecanismo de ação: se liga ao receptor GABA-A, potencializando a atividade inibitória do neurotransmissor.
  - Indicação: utilizado como ansiolítico, anticonvulsivante, hipnótico e em casos de abstinência alcoólica.
  - Posologia:
    - Dose usual: 5 a 20 mg/dia.
    - Dose máxima: 5 a 10 mg, 3 a 4 ×/dia. Doses maiores estão mais associadas ao aparecimento de reações adversas.
  - Reações adversas: sonolência, hipotensão, cefaleia, tonturas, erupções cutâneas, labilidade emocional, astenia e dor abdominal.

- Ponto de atenção: medicamento de primeira escolha na crise convulsiva, administrado por via endovenosa em bolus.
- Antídoto: flumazenil.

Além do diazepam, o midazolam, outro medicamento pertencente à mesma classe, também pode ser usado como opção para reversão de crises epilépticas.

Os benzodiazepínicos mais utilizados como ansiolíticos são: clonazepam, diazepam, alprazolam e bromazepam. Enquanto os mais usados como hipnóticos são nitrazepam, flurazepam, midazolam, flunitrazepam, lorazepam e estazolam.

Aneurisma cerebral

Existem dois tipos tratamentos cirúrgicos para o aneurisma (Figura 16.9), com a finalidade de cessar o fluxo sanguíneo em seu interior. O primeiro, consiste em uma microcirurgia, na qual coloca-se um clipe metálico na base do aneurisma. Já o segundo, é um método endovascular, no qual um minúsculo cateter é inserido pelas artérias da virilha e guiado até o cérebro, posicionado no interior do aneurisma para a implantação micros espirais de platina, com o propósito de preenchê-lo.

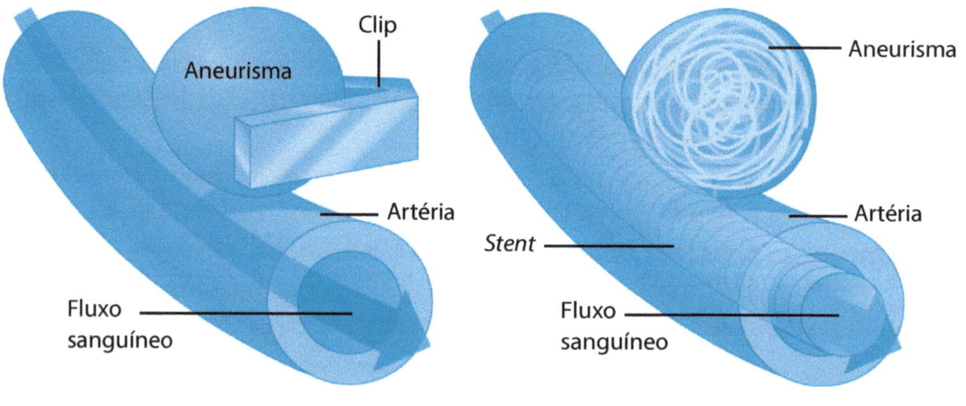

Opção 1
Como se fosse um pequeno pregador (chamado de clip) de roupa. Imagine um pequeno pregador com menos de 2 milímetros que, implantado, age fechando as paredes do aneurisma, permitindo que o fluxo sanguíneo seja preservado no interior da artéria, impedindo que ocorra uma ruptura com consequente hemorragia dentro das cavidades cerebrais.

Opção 2
Um pequeno cateter adentra o aneurisma e o preenchimento com pequenos fios de metal muito flexíveis, que vão se aglomerando e impedindo que o sangue entre, podendo ou não se associar a um *stent*. O objetivo nesse caso, é que o aneurisma não se rompa.

Figura 16.9. Clipagem e embolização do aneurisma.

Fonte: Adaptado de Hospital HCOR [Internet]. 2024. [Citado 2024 abril 4]. Disponível em: https://www.hcor.com.br/wp-content/uploads/2020/01/aneurisma-cerebral-valendo_02.png

Além dos procedimentos invasivos citados, também é preconizada a terapia medicamentosa.

Farmacoterapia

- Dupla antiagregação plaquetária:
  - Ácido acetilsalicílico + clopidrogrel ou prasugrel ou ticagrelor.
- Estatinas:
  - É recomendado o uso de estatina potente em dose alta na fase aguda, como: atorvastatina e rosuvastatina.
- Anti-hipertensivos:
  - É recomendado o uso de anti-hipertensivos para o controle da pressão arterial.
- Sintomáticos:
  - Dependendo do quadro clínico do paciente, talvez seja necessário o uso de anticonvulsivantes e corticoides para controle dos sintomas.

Meningite

Os medicamentos utilizados, para tratar a meningite, variam conforme o patógeno isolado no líquor, mas de uma forma geral, a duração do tratamento é entre 10 a 14 dias.

- Meningite viral: aciclovir endovenoso 750 mg, a cada 8 horas.
- Meningite bacteriana:
  - Bactérias Gram-positivas: ampicilina endovenosa 2 g, a cada 4 horas.
  - Bactérias Gram-negativas: ceftriaxona endovenosa 2 g, a cada 12 horas.

Para a antibioticoterapia ser guiada, é recomendado solicitar cultura da amostra de líquor coletada, a fim de identificar o tipo de bactéria e o seu perfil de sensibilidade.

Além disso, também é indicado dobrar a dose e estender o tempo de infusão de alguns antimicrobianos, como ceftriaxona e meropenem. Essas duas otimizações da terapia, servem para contornar as características físico-químicas dos fármacos, facilitando a ultrapassagem da barreira hematoencefálica do sistema nervoso central e aumentando a efetividade do tratamento.

Bibliografia

Caboclo LOSF, Freitas G. Cannabis Medicinal na Neurologia [podcast]. São Paulo: Academia Digital Einstein; 2024 [citado 2024 abril 04]. Disponível em: https://academiadigital.einstein.br/oe/1721/podcast/

Iquizli R. Papel da imagem na avaliação do risco cardiovascular e etiologia do AVC [vídeo]. São Paulo: Academia Digital Einstein; 2024 [citado 2024 abril 04]. Disponível em: https://academiadigital.einstein.br/oe/1697/video/1239.

Kleindorfer DO, Towfighi A, Chaturvedi S, Cockroft KM, Gutierrez J, Lombardi-Hill D et al. 2021 Guideline for the Prevention of Stroke in Patients With Stroke and Transient Ischemic Attack: A Guideline From the American Heart Association/American Stroke Association. [internet] Stroke. 2021 Jul;52(7):e364-e467. [citado 2024 abril 04]. Disponível em: https://doi.org/10.1161/STR.0000000000000375.

Marques TLMA. AVC isquêmico: janela estendida além das 6 horas [vídeo]. São Paulo: Academia Digital Einstein; 2023 [citado 2024 abril 04]. Disponível em: https://academiadigital.einstein.br/oe/355/video/344.

Hasbun, R. (2022). Initial therapy and prognosis of bacterial meningitis in adults.

Steiner, T., Juvela, S., Unterberg, A., Jung, C., Forsting, M., & Rinkel, G. (2013). European Stroke Organization guidelines for the management of intracranial aneurysms and subarachnoid haemorrhage. Cerebrovascular diseases, 35(2), 93-112.

Pontes, F.G.D.B. Tratamento para aneurisma cerebral não roto: revisão sistemática Cochrane. 2022.

Aneurisma cerebral. Sociedade Brasileira de AVC. [internet]. Campinas; [2024 abril 10]. Disponível em: https://avc.org.br.

Ministério da Saúde. Protocolo Clínico e Diretrizes Terapêuticas do Acidente Vascular Cerebral Isquêmico Agudo. Conitec. Brasília, DF; 2021.

Portaria Conjunta SAES/SECTICS nº 29, de 12 de dezembro de 2023. Protocolo Clínico e Diretrizes Terapêuticas do Acidente Vascular Cerebral Isquêmico Agudo. Brasília, DF; 2023.

17

Transplante de Órgãos Sólidos

Carolina Roberta Tachira, Karine Rodrigues Damacena,
Vanessa Galuppo Bruno, Ernane Jesus Pereira da Silva

A história dos transplantes no mundo inicia-se entre os séculos XV e XVI, porém os transplantadores não obtinham sucesso devido à falta de conhecimento quanto ao controle de infecções e de respostas imunológicas. No Brasil, a realização de transplantes de órgãos iniciou-se na década de 1960, no entanto, sem regulamentação bem fundamentada. Em 1997, foi criada a Lei nº 9.434/1997, que regulamentou a atividade de transplantes de órgãos no Brasil e o Decreto nº 2.268/1997, que criou o Sistema Nacional de Transplantes (STN), responsável pela notificação de doadores, captação e distribuição dos órgãos e tecidos para receptores listados.[1,2]

A doação de órgãos é um ato por meio do qual podem ser retirados órgãos ou tecidos de uma pessoa viva ou falecida (doadores) para serem utilizados no tratamento de outras pessoas (receptores), com a finalidade de reestabelecer as funções de um órgão ou tecido doente. A doação é um ato muito importante, pois pode salvar vidas.[3]

O indivíduo que esteja necessitando do órgão ou tecido o receberá por meio da realização de um processo denominado transplante. O transplante é um procedimento cirúrgico em que um órgão ou tecido presente na pessoa doente (receptor) é substituído por um órgão ou tecido sadio proveniente de um doador.[3]

De um doador é possível obter vários órgãos e tecidos para realização do transplante. Podem ser doados rins, fígado, coração, pulmões, pâncreas, intestino, córneas, valvas cardíacas, pele, ossos e tendões.[3]

Podem ser doados em vida: parte do fígado, um dos rins, parte do pulmão, medula óssea. No caso de doadores falecidos, os órgãos podem ser doados após a confirmação da morte encefálica e mediante autorização dos familiares. Morte encefálica é considerada uma situação irreversível com cessação de todas as funções cerebrais, respiratórias e circulatórias, sendo os critérios de diagnóstico de morte encefálica definidos pelo conselho federal de medicina (CFM nº 1480/97, de 8 de março de 1997).[1,2]

O Brasil possui o maior programa público de transplante de órgãos, tecidos e células do mundo, garantido a toda a população por meio do Sistema Único de Saúde (SUS). O SUS financia cerca de 88% dos transplantes no país.[4] Segundo dados da Associação Brasileira de Transplante de Órgãos (ABTO), o Brasil, em 2022, se tornou o quarto país do mundo em número de transplantes renais e hepáticos, porém, mesmo com esse dado, a necessidade de transplante ainda supera o número de transplantes realizados em 2024, isso se deve aos problemas que o próprio SUS tem em sua estrutura, bem como as questões geográficas que nosso país dispõe, dificultando a oferta dos órgãos, consequentemente, elevando o tempo na lista de espera,[5] conforme Tabela 17.1.

Tabela 17.1. Número de transplantes realizados de 2013 a 2024

Modalidade	2013	2014	2015	2016	2017	2018	2019	2020	2021	2022	2023	2024	Total
Coração	272	311	353	357	380	357	380	308	334	356	431	324	4.163
Coração/ pulmão	0	0	0	0	0	1	2	0	0	3	0	0	6
Fígado	1.726	1.758	1.810	1.882	2.124	2.197	2.259	2.071	2.044	2.137	2.379	1.819	24.206
Intestino	0	0	1	0	1	0	2	1	3	0	0	0	8
Multivisceral	0	4	0	1	0	4	1	0	2	2	1	0	15
Pâncreas	144	128	121	135	113	147	176	146	161	135	117	105	1.628
Pulmão	80	67	74	92	112	121	104	65	83	103	78	66	1.045
Rim	5.467	5.666	5.593	5.531	5.937	5.952	6.303	4.826	4.779	5.319	6.050	4.652	66.075

Atualização de Setembro de 2024 RBT – 2024 – (JAN/SET) – ABTO. Ano XXV Nº 3. www.abto.org.br/rbt

Segundo dados do Ministério da Saúde, em 2023, houve um aumento de 17% nas doações em comparação ao ano anterior, porém, 41.559 pessoas ainda aguardam em lista por um transplante de órgãos, sendo 24.393 são homens e 17.165 são mulheres.[6]

O sucesso do transplante depende de um extenso cuidado, que se estende por toda a vida. Não se pode deixar de educar o paciente a respeito dos cuidados necessários e que o controle inadequado poderá comprometer os resultados. É de extrema importância a realização de exames laboratoriais, a fim de analisar e avaliar todo o estado clínico do paciente, que propiciarão ao médico a oportunidade de diagnóstico precoce dos eventos imunológicos, efeitos adversos ou infecciosos. No caso de pacientes estáveis (sem complicações clínicas e laboratoriais).

O Hospital Israelita Albert Einstein apresenta um amplo e consolidado programa de acesso à transplante de órgão vinculado ao Ministério da Saúde, atualmente, o hospital realiza não somente o transplante de órgão separadamente, mas também, transplante duplo, como fígado-rim, coração-rim, coração-pulmão e multivisceral (que abrange cinco órgãos).

Seguem os números de transplantes realizados pelo Hospital Israelita Albert Einstein nos últimos 11 anos (Figura 17.1).

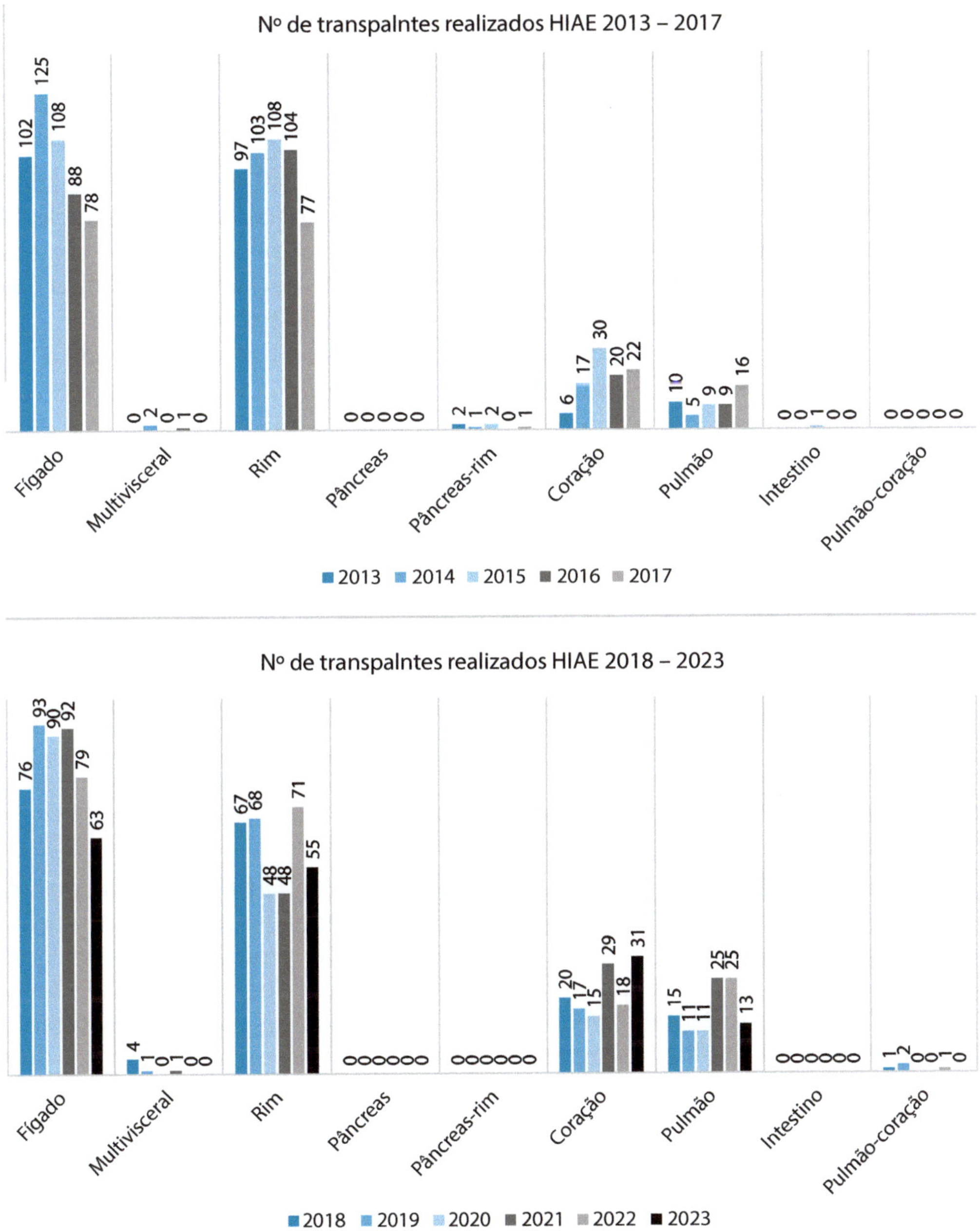

Figura 17.1. Acompanhamento do número de transplantes realizados no Hospital Israelita Brasileiro Albert Einstein.

Fonte: Hospital Israelita Brasileira Albert Einstein, 2024.

Farmácia clínica e a atuação do farmacêutico

A Farmácia Clínica é uma área da farmácia voltada à ciência e prática do uso racional de medicamentos, na qual os farmacêuticos prestam cuidado ao paciente, para otimizar a farmacoterapia, promover saúde e bem-estar e prevenir doenças.[7,8]

O farmacêutico clínico está apto a identificar sinais e sintomas, implementar, monitorar a terapia medicamentosa e orientar o paciente, atuando em conjunto com outros profissionais de saúde visando a efetividade do tratamento. Exige um amplo conhecimento em práticas terapêuticas, aliado a capacidade de julgamento e tomada de decisão.[7,8]

A presença do farmacêutico em unidades de transplantes de órgãos sólidos visa a otimização da terapia medicamentosa proposta pelas equipes médicas, a segurança ao paciente e a educação da equipe multidisciplinar quanto à correta utilização de medicamentos. O farmacêutico atuante em Farmácia Clínica em transplante de órgãos sólidos pode desenvolver as seguintes atividades:

- Avaliação da farmacocinética, farmacodinâmica, monitorização de toda a terapêutica medicamentosa do paciente.
- Realizar anamnese farmacêutica a fim de coletar dados importantes que possam auxiliar na assistência ao paciente e apresentar a melhor terapêutica que atendam ao seu perfil clínico.
- Realização de reconciliação medicamentosa e acompanhamento de todo o processo da terapêutica medicamentosa para melhorar todos os aspectos da eficácia do tratamento.
- Educação e treinamento a toda a equipe envolvida com o cuidado ao paciente transplantado.
- Identificação, gerenciamento e prevenção de eventos adversos relacionados à medicação.
- Realizar revisão continuada da farmacoterapia do transplante.
- Rastreamento e manejo de condições clínicas negativas relacionadas à terapia e ações de farmacovigilância.[11]

A atuação do farmacêutico no pré-transplante, transplante e pós-transplante são essenciais para o desenvolvimento clínico do paciente durante sua internação e principalmente nos pós-alta, para uma boa adesão ao programa, uma vez que muitos pacientes já vêm em uso de medicamentos para doenças de base, como hipertensão, diabetes, depressão, entre outras doenças, será associado nos pós-transplante, medicações profiláticas, imunossupressores e, às vezes, antibióticos, o que ocasiona uma polifarmácia.

Por isso, os pacientes antes de serem aceitos para o programa de transplante, são entrevistados e é explicado e verificado se o paciente durante a internação e principalmente nos pós-transplante, se o mesmo vai ter uma rede de apoio para retirada das medicações nos postos de saúde e farmácia de alto custo, para ajudar na administração dos medicamentos e principalmente se o paciente vai ter uma boa adesão ao programa, uma vez que alguns pacientes chegam a tomar vários comprimidos por dia e alguns vão causar reações adversas, como diarreia, náuseas, entre outros.

É importante conhecer o paciente e os fatores que podem influir positivamente e negativamente no comportamento de uso de medicamentos, os pacientes que compreendem a importância do transplante e o uso dos imunossupressores tendem a ser mais aderentes por enxergarem benefícios para a qualidade de vida desse procedimento e, com isso, fazem uso dos imunossupressores. Identificou-se também que os pacientes que possuem apoio, seja familiar ou até mesmo na religião e na crença, possuem maior chance de adesão. A saúde mental também é apontada como um fator de proteção para a não adesão.[12]

Com base nessas informações observa-se que a participação do farmacêutico clínico tem se mostrado de grande importância tanto nas intervenções realizadas como a atuação educativa dentro da equipe multidisciplinar dos programas de transplantes, têm gerado resultados positivos para esses pacientes, tanto pela questão de qualidade de vida, quanto pela questão econômica.

Atuação na profilaxia antimicrobiana

Analisar se o antibiótico do protocolo foi prescrito na dose, frequência e tempo correto de tratamento, se ocorrer alteração de antibiótico e/ou tempo de tratamento, importante é confirmar com a equipe de infectologia local, uma vez que o trabalho em conjunto com o serviço de Infectologia é importante para evitar as resistências bacterianas e garantir a farmacoterapia adequada.[13]

Na Tabela 17.2, um resumo de antibiótico profilaxia e tempo de tratamento por tipo de transplante, com início na indução anestésica (este esquema pode variar, conforme o protocolo institucional de cada hospital).

Tabela 17.2. Indicação de profilaxia antimicrobiana por tipo de transplante

ATB profilaxia	Rim	Fígado	Coração	Pulmão	Multivisceral
Cefazolina	48 h	–	–	–	–
Amoxacilina + clavulanato	–	48 h	–	–	–
Cefotaxima	–	48 h	–	–	–
Piperacilina/tazobactam	–	–	14 dias	–	10 dias
Vancomicina	–	–	14 dias	–	10 dias
Cefepime	–	–	–	14 dias	–
Ceftarolina	–	Hepatite fulminante	–	–	–
Fluconazol	–	Hepatite fulminante	–	–	10 dias

Obs.: o tempo de tratamento depende do final das culturas da biópsia, broncoscopia e/ou final das culturas do paciente e/ou doador. Sempre discutir com o infectologista, o tempo de tratamento pode aumentar ou diminuir.

Atuação nas demais profilaxias

Se em momento adequado foi prescrito as profilaxias como protetor gástrico, profilaxia para trombo embolismo venoso (TEV), profilaxia para helmínticos/protozoários pré ou pós-transplante, profilaxia para pneumocistose (PCP), profilaxia para cândida oral (monilíase), profilaxia para citomegalovírus (CMV), entre outras profilaxias, que vai variar de órgão para órgão e de hospital para hospital, conforme seus protocolos institucionais.

Na Tabela 17.3, um resumo de indicação de profilaxia por tipo de transplante (este esquema pode variar, conforme o protocolo institucional de cada hospital, assim como o tempo de profilaxia, 30, 60, 90 dias ou mais).

Tabela 17.3. Indicação de profilaxias gerais por tipo de transplante

	Rim	Fígado	Coração	Pulmão	Multivisceral
Protetor gástrico	Sim	Sim	Sim	Sim	Sim
Profilaxia TEV	S/N*	S/N*	S/N*	S/N*	S/N*
Profilaxia PCP	Bactrim	Bactrim	Bactrim	Bactrim	Bactrim
Profilaxia monilíase	S/N	S/N	Nistatina	Nistatina	S/N
Profilaxia estrongiloidiase	Ivermectina	Ivermectina	Ivermectina	Ivermectina	Ivermectina
Profilaxia CMV	S/N	S/N	S/N	Sim	S/N
Profilaxia antifúngica	Não	S/N**	Não	Itraconazol Anfotericina inalatória	Não

S/N: se necessário.
**S/N: a profilaxia é iniciada no POI e se mantém após por tempo necessário e conforme protocolo institucional.*
***S/N: em pacientes do fígado que estejam em hemodiálise (fluconazol 4 mg a 6 mg/kg/dia).*
TEV: tromboembolismo venoso; PCP: Pneumocystis jirovecii; CMV: citomegalovírus.

Atuação farmacêutica nos imunossupressores

A imunossupressão é a parte mais importante de todo o programa, o farmacêutico visa garantir a prescrição na dose, frequência, aprazamento e no momento correto, fazendo toda a diferença no sucesso do transplante.

Imunossupressores

A imunossupressão é a redução da atividade do sistema imunológico, e ela pode ser causada por alguma doença ou farmacologicamente através do uso de medicamentos que tratam alguma condição.

Pacientes portadores de AIDS (síndrome da imunodeficiência humana) possuem um quadro de imunossupressão causada pela destruição dos linfócitos devido à infecção pelo vírus HIV. Já indivíduos transplantados ou portadores de doenças autoimunes, apresentam a imunossupressão devido ao uso direto de fármacos imunossupressores.

E qual a gravidade disso? Por que indivíduos imunossuprimidos são parte dos "grupos de risco"? O maior prejuízo causado pela imunossupressão, é que o indivíduo com a imunidade suprimida não terá capacidade de combater os microrganismos com respostas imunológicas eficazes, o que demanda uma maior atenção quando se trata de infecções.

Sendo assim, é necessário que pacientes imunossuprimidos se exponham o menos possível a agentes infecciosos.[14]

Imunossupressores são fármacos utilizados para inibir as vias da resposta imunológica (tanto para transplante de órgãos quanto para doenças autoimunes), diminuindo as chances de uma rejeição.

Os imunossupressores mais utilizados em Tx de órgãos sólidos são:

1. Glicocorticoides → prednisona, prednisolona, hidrocortisona, succinato sódico de metilprednisolona.
2. Inibidores da calcineurina → ciclosporina e tacrolimo.
3. Antiproliferativos → micofenolatos (mofetila ou sódico), azatioprina.
4. Inibidores da mTOR → everolimus e sirolimus.
5. Anticorpo policlonal/monoclonal → timoglobulina, basiliximabe, rituximabe.
6. Bloqueadores da Co estimulação CTLA4-Ig (belatacepte).

A maioria dos esquemas combina agentes com diferentes sítios de ação na cascata da resposta imunológica, permitindo ajuste nas doses e reduzindo, assim, efeitos adversos e toxicidade dos medicamentos.

O sucesso do transplante depende da capacidade de controle da resposta imunológica do receptor contra o enxerto, para isso são utilizados esquemas imunossupressores visando aumentar a tolerância ao enxerto e consequentemente a sobrevida deste enxerto. Os esquemas habituais de imunossupressão incluem medicamentos que se complementam para controle da resposta imunológica, sendo um inibidor de calcineurina, um agente antiproliferativo e um corticosteroide.

A expressão terapia de indução ou inicial refere-se ao tratamento imunossupressor utilizado no período transoperatório que pode se estender por 7 a 10 dias em âmbito hospitalar. Já a terapia de manutenção refere-se ao esquema imunossupressor utilizado posteriormente a este período.[15]

Segue Tabela 17.4 sobre o perfil de cada imunossupressor e na sequência (Tabela 17.5), um resumo de indicação de imunossupressão indução + manutenção, por tipo de transplante (este esquema pode variar, conforme o protocolo institucional de cada hospital.

Tabela 17.4. Principais Imunossupressores prescritos, seus mecanismos e principais efeitos adversos[16]

Imunossupressor	Mecanismo de ação	Principais efeitos adversos	Indicação
Basiliximabe	Inibição da proliferação de linfócitos T por bloqueio do efeito da IL-2	Infecção, anafilaxia, doenças mieloproliferativas	Principalmente indução
Globulina antilinfocitária (ALG)	Inibição de linfócitos	Anafilaxia, doença do soro, glomerulonefrite induzida por antígeno-anticorpo	Indução, manutenção e tratamento da rejeição aguda
Globulina antitimócitos (ATG)	Inibição das células do timo		
Tacrolimo	Inibição da calcineurina (bloqueio da transcrição de linfócitos T)	Nefrotoxicidade, neurotoxicidade, hiperlipidemia, alopecia, hipertensão, diabetes, gota	Indução, manutenção e tratamento da rejeição aguda e crônica
Ciclosporina		Nefrotoxicidade, neurotoxicidade, hiperlipidemia, hirsutismo, hipertricose, diabetes, hepatotoxicidade, gota tofácea, hipertensão refratária, aumento da incidência de outros tumores, hipertrofia gengival	
Azatioprina	Inibidor metabólico de purina	Mielossupressão e hepatite, comprometimento dos sistemas hematológico, pancreatite, toxicidade para o fígado, predisposição para câncer de pele e de outros órgãos	Manutenção
Belatacepte	Anticorpo que inibe as vias co-estimuladoras dos linfócitos T	Leucoencefalopatia multifocal progressiva, outras infecções virais	
Everolimus	Inibição de mTOR inibindo a resposta dos linfócitos à estimulação de citocinas	Pneumonite intersticial, edema nos membros inferiores, hiperlipidemia, cicatrização de feridas prejudicada, depressão da medula óssea	
Sirolimo			
Micofenolato	Inibidor metabólico de purina	Mielossupressão, náuseas, vômitos e diarreia	
Corticoides	Anti-inflamatórios	Diabetes, hipertensão, osteoporose, aterosclerose	Indução, manutenção e tratamento adjuvante da rejeição aguda

Fonte: Micromedex - ©Merative US L.P. 1973, 2024.

Tabela 17.5. Indicação de imunossupressão indução + manutenção, por tipo de transplante

Imunossupressor	Rim	Fígado	Coração	Pulmão	Multivisceral
Basiliximabe*	Não	S/N	S/N	Sim	Não
Timoglobulina*	Sim	S/N	S/N	Não	Sim
Corticoide	Sim	Sim	Sim	Sim	Sim
Tacrolimo	Sim	Sim	S/N	Sim	Sim
Ciclosporina	S/N	S/N	Sim	S/N	S/N
Micofenolato Sódio	Sim	Sim	Sim	Sim	Sim
Azatioprina	S/N	S/N	S/N	S/N	S/N
Everolimo**	S/N	S/N	S/N	S/N	S/N
Sirolimo**	S/N	S/N	S/N	S/N	S/N

*S/N: em caso de não atingimento de nível terapêutico a imunossupressão pode ser alterada, p. ex.: ciclosporina por tacrolimo, micofenolato de sódio ou mofetila por azatioprina, ou ainda, associar outro imunossupressor como **everolimo, **sirolimo.*

- **Tratamento da rejeição:** uso de agentes imunossupressores em doses elevadas (pulsoterapia com metilprednisolona ou timoglobulina). Com o objetivo de reduzir a agressão da resposta imune celular ou mediada por anticorpos no enxerto.
- **Principais agentes disponíveis:**
  - Metilprednisolona, timoglobulina, imunoglobulina humana e plasmaférese.
  - Avaliar a aderência do receptor de transplante ao esquema de imunossupressão, incluindo as doses diárias e as concentrações sanguíneas recomendadas.
  - A mudança para um esquema de imunossupressão alternativo deve ser individualizada, baseado na análise dos fatores de risco e da segurança do novo esquema.

Monitoramento

É necessária a monitorização do tratamento, bem como a verificação periódica das doses prescritas e dispensadas e a adequação de uso de medicamentos, pois nem sempre o Paciente tem ciência do risco do uso de medicamentos não prescritos, e que muitas vezes podem apresentar interação entre eles, por isso, os pacientes desse grupo devem ser acompanhados regularmente por profissionais extremamente capacitados e preparados.

Os medicamentos imunossupressores têm diferentes perfis de efeitos colaterais, e podem afetar a qualidade de vida. A tomada de decisão em relação à escolha ou a mudanças na imunossupressão após o transplante requer compreensão dos efeitos na qualidade de vida.

O tratamento com os fármacos imunossupressores deve ser mantido enquanto o paciente estiver vivo e com o enxerto funcionante. Após a perda do enxerto, a retirada gradual dos fármacos (semanas a meses) deve ser feita com o objetivo de evitar episódios de rejeição aguda, e o farmacêutico tem um papel de extrema importância nesse processo.[7]

Aprazamentos da prescrição médica

Garantir o correto aprazamento dos inibidores de calcineurina como tacrolimo e ciclosporina, para a correta coleta do nível sérico da medicação, orientamos (6 h e 18 h ou 8 h e 20 h) enquanto internado, variando conforme o horário da coleta de sangue de rotina da instituição. Já os antiproliferativos, como micofenolato de sódio ou mofetila/azatioprina, são aprazados com pelo menos 2 horas de diferença a fim de se evitar as reações adversas quando se administra junto tacrolimo ou ciclosporina com micofenolato de sódio ou mofetila, causando reações adversas como diarreia.

Interações medicamentosas

Interação medicamentosa pode ser descrita quando ocorre uma interferência na ação de um medicamento pela presença de outro medicamento. Essa alteração pode acarretar redução da eficácia ou aumento do efeito farmacodinâmico com potencialização dos efeitos adversos.[15]

Devido às extensas prescrições, ocorrem várias interações medicamentosas em pacientes transplantados que, geralmente, são de alto risco, pois podem levar à perda do enxerto devido à rejeição e devem ser monitoradas pelo farmacêutico clínico uma vez que reduzir a sobrevida do paciente ou aumentar o tempo de internação.

A ciclosporina e o tacrolimo são metabolizados pelo citocromo P-450, que também é responsável pelo metabolismo de outras drogas como bloqueadores de canal de cálcio, corticosteroides e antimicrobianos, dessa maneira a utilização de medicamentos que inibam ou ativam esse sistema, alteram as concentrações sanguíneas de ciclosporina e tacrolimo, e interferem no metabolismo destes dois imunossupressores. Alguns aumentam o nível sanguíneo, como o fluconazol, cetoconazol, claritromicina, eritromicina, diltiazem e anlodipina, e outros o diminuem, como a fenitoína, rifampicina, isoniazida e barbitúricos. O uso concomitante destes medicamentos não está contraindicado, mas exige monitorização criteriosa dos níveis sanguíneos do imunossupressor.[16,18,19]

Precauções devem ser tomadas ao se usar alopurinol em associação com Azatioprina ou 6-mercaptopurina. O bloqueio da enzima xantina oxidase pelo alopurinol reduz o catabolismo da 6-mercaptopurina, propiciando maior formação dos metabólitos 6-tioguanínicos responsáveis pela imunossupressão e mielotoxicidade. Ao serem utilizados Azatioprina e alopurinol, é fundamental que se faça significativa redução da dose destes dois agentes e controles hemáticos próximos, semanais, até estabilização dos leucócitos sanguíneos.[16,20]

Precursores do ácido micofenólico: não são de importância clínica, embora haja relatos que assinalam maior área sob a curva (ASC) de micofenolato em associação com sirolimo do que com ciclosporina. Este dado sugere a necessidade de reduzir a dose do medicamento em pacientes que estiverem também em uso de sirolimo. Em razão do mecanismo de ação do micofenolato, sua associação com azatioprina é contraindicada.[16,21]

Sirolimo/everolimo: a administração concomitante com indutores como anticonvulsivantes, rifampicina, isoniazida, ou inibidores do citocromo P450 3A, como alguns antifúngicos, inibidores dos canais de cálcio, antibióticos macrolídeos, pode ocasionar interações significativas, devendo ser feita com adequado reajuste de dose.[16,22,23]

Validação medicamentosa/orientação para alta

Assim que o paciente é transplantado, com o paciente ainda internado, os familiares são chamados e orientados em relação às medicações de que o paciente irá fazer uso após a alta. Os acompanhantes recebem a documentação necessária para retirada das medicações do posto de saúde e farmácia de alto custo.

Solicitamos que os acompanhantes retirem as medicações e tragam para o farmacêutico para validação do que foi retirado e se ele conseguiu a quantidade necessária para o mês, para que o paciente, ainda internado, inicie com os imunossupressores fornecidos pelo SUS.

O farmacêutico realiza conferência e validação (lote/validade/quantidade) dos imunossupressores fornecidos pelo SUS (ex-tacrolimo, ciclosporina, azatioprina, micofenolato de sódio etc.), e inicia o uso destes, essa parte se faz necessária e importante, a fim de garantir que o paciente manterá o nível sérico da imunossupressão na alta, até seu retorno no ambulatório.

O farmacêutico deve garantir que o paciente vá de alta com medicação suficiente para o mês, uma vez que muitas medicações entram em falta nos postos de saúde e principalmente na farmácia de alto custo e muitos não têm condições financeiras de comprar os medicamentos em falta no posto.

É papel da instituição garantir a continuidade do tratamento e do farmacêutico que o paciente vai conseguir aderir à terapia, uma vez que muitos saem com doses altas de tacrolimo (exemplo – 6 mg) se na farmácia de alto custo não tiver a dose de 5 mg o paciente terá que tomar 6 cp de 1 mg, orientar e garantir que o paciente vai conseguir tomar a medicação é fundamental para o sucesso do transplante e para evitar casos de má adesão ao tratamento e, assim, evitar a rejeição. Pensando nisso, é comum que as equipes de enfermagem, em conjunto com o farmacêutico, orientem os pacientes no momento da alta hospitalar, utilizando uma forma didática para a compreensão de como o tratamento deve ser feito. Segue modelo de sugestão para ser usado de apoio para a educação do paciente (Tabela 17.6).

Tabela 17.6. Tabela de orientação farmacêutica para alta

	Horários								
Nome do medicamento	**Dose**	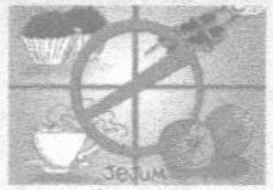 **Jejum 6 h**	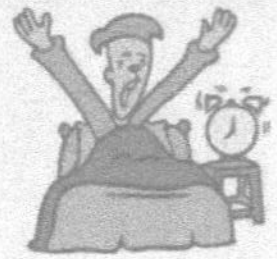 **Manhã 8 h**	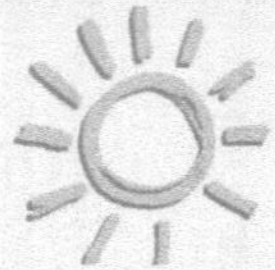 **Manha 10 h**	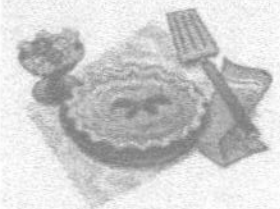 **Almoço**	 **Tarde 14 h**	 **Tarde 18 h**	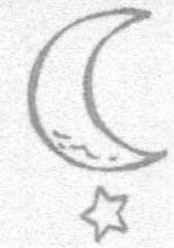 **Noite 20 h**	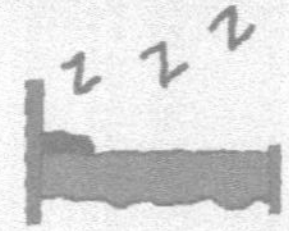 **Ao deitar 22 h**
Pantoprazol – em JEJUM	20 mg	2 cps							
Prednisona (Meticorten)	20 mg		1 pc						
Prednisona (Meticorten)	5 mg	Não utilizar o comprimido de 5 mg							
Tacrolimo (Prograf)	1 mg		4 cps					4 cps	
Tacrolimo (Prograf)	5 mg		1 pc					1 pc	
Nistatina (solução oral)	5 mL		Após o café		Após o almoço		Após o jantar		Ao deitar
Furosemida	40 mg		1 pc			1 pc			
Micofenolato sódico (Myfortic)	360 mg			2 cps					2 cps
Carvedilol	12,5 mg			2 cps					2 cps
Sulfametoxazol/ trimetroprima 400/80 (Bactrim)	1 cp			1 pc					

Fonte: Hospital Israelita Albert Einstein, 2024.

Referências bibliográficas

1. Pereira, DZ. Sete Chefes contra Tebas: A Ponderação dos Interesses nos Transplantes de Órgãos e Tecidos "post mortem", disponível em http://www.portaldeperiodicos.idp.edu.br/index.php/cadernovirtual/article/viewFile/66/43, acesso em 16.03.2024.
2. Knobel E. Condutas no Paciente Grave. 3ª ed. São Paulo: Editora Atheneu, 2006; v. 2.1705 - 1761.
3. https://www.gov.br/saude/pt-br/composicao/saes/snt/doacao-de-orgaos acessado em 16.03.2024.
4. https://www.gov.br/saude/pt-br/composicao/saes/snt/transplantes acessado em 16.03.2024.
5. Associação Brasileira de Transplante de Órgãos - Registro Brasileiro de Transplantes - Ano XXX Nº 4, 2023 (disponível em: www.abto.org.br, acesso em 16.03.2024).
6. https://www.gov.br/saude/pt-br/assuntos/noticias/2024/janeiro/brasil-registra-o--maior-numero-de-transplantes-de-orgaos-em-dez-anos – acessado em 20.03.2024.
7. Portaria Conjunta SAES/SCTIE/MS, nº 01, de 05 de janeiro de 2021. https://www.gov.br/conitec/pt-br/midias/protocolos/
8. 20210113 pcdt imunossupressao_transplante-renal.pdf – acessado em 26.03.2024.
9. https://portal.crfsp.org.br/comissoesassessoras/comissoes/2515-comissao-de-farmacia-clinica.html.
10. https://www.cff.org.br/userfiles/file/resolucoes/585.pdf.
11. Martins BCC. Acompanhamento farmacoterapêutico de pacientes transplantados renais: da descrição do processo aos desfechos clínicos. 93f. Dissertação (Mestrado em Ciências Farmacêuticas) – Faculdade de Farmácia, Odontologia e Enfermagem, Universidade Federal do Ceará, Fortaleza, 2015.
12. https://www.cff.org.br/userfiles/!%20Servi%C3%A7os%20farmac%C3%AAuticos%20destinados%20ao%20paciente%20transplantado%20renal.pdf.
13. https://bjt.emnuvens.com.br/revista/article/view/484/529.
14. https://aplicacoes.einstein.br/manualfarmaceutico/Paginas/Home.aspx.
15. Série "Aprenda Imunologia" – Imunossupressão: o que é e por que é um fator de risco? – Sociedade Brasileira de Imunologia (sbi.org.br).
16. Bachmann KA, Lewins JD, Fuller MA, Bonfiglio MF. Interações Medicamentosas: o novo padrão de interações medicamentosas e fitoterápicas. 2ª edição – Barueri, SP: Manole, 2006.
17. Micromedex® Healthcare Series [intranet database]. ©Merative US L.P. 1973, 2024 – Acessado em 04.04.2024.
18. Martins BCC, Souza TR, Luna AMPT, Fonteles MMF, Firmino PYM, Fernandes PFCBC, Garcia JHP, Oliveira CMC, Néri EDR. Pharmaceutical care in transplant patients in a university hospital: pharmaceutical interventions. Bras J Pharm Sci, v. 49, n. 4, p. 659-68, 2013.
19. Silva P. Farmacologia. 6ª edição. Rio de Janeiro, RJ. Editora Guanabara-Koogan. 2002 (53-54): 517-528.
20. Janssen-Cilag. Prograf®. Irlanda, 2 pág. Bula de Medicamento.
21. GlaxoSmithkline Inc. Imuran®. Alemanha, 2 pág. Bula de Medicamento
22. Roche. Cellcelpt®. F. Hoffman La Roche Ltd, Suíça, 2pág. Bula de Medicamento.
23. Wyeth Pharmaceuticals Inc. Rapamune®. Europa, 2pág. Bula de Medicamento.
24. Novartis Pharma Stein AG. Certican®. Stein, Suíça. 2pág. Bula de Medicamento.

18

Farmácia Clínica na Unidade de Pronto Atendimento

Priscila Santana de Carvalho, Talita Muniz Maloni Miranda

Introdução

Um pronto atendimento é uma unidade de saúde projetada para oferecer assistência médica imediata a pacientes que necessitam de cuidados médicos urgentes ou emergenciais. Essas instalações são geralmente equipadas para lidar com uma variedade de condições médicas, desde lesões traumáticas até doenças agudas. É classificado como setor de atendimento terciário de atenção à saúde e seu objetivo principal é estabilizar o paciente e fornecer tratamento inicial até que possa ser encaminhado para cuidados adicionais, se necessário.

Apesar de um número limitado de farmacêuticos atuar na medicina de emergência, a Farmácia Clínica em pronto atendimento tem sido documentado desde 1970.

No pronto atendimento, o farmacêutico clínico desempenha várias funções cruciais para garantir a segurança, eficácia e racionalidade no uso de medicamentos.

Algumas das principais atuações incluem verificação das prescrições, intervenção farmacêutica, como interações medicamentosas ou alergias, colaboração interprofissional, aconselhamento e educação do paciente, com foco na melhor terapia e na prevenção de erros.

No Brasil, os últimos dados registrados mostram a notificação de 2.119 incidentes ocasionados por falhas envolvendo medicamentos, o que representa 2,05% de todos os incidentes notificados e uma fração de 8,94% incidentes ocorridos em serviços de urgência e emergência.[1,7] Os erros de medicação, como fenômeno de investigação, são amplamente estudados em serviços hospitalares. Contudo, os serviços de urgências e emergências ainda permanecem um campo pouco explorado, principalmente os estabelecimentos de saúde de complexidade intermediária não hospitalar, como as unidades de pronto atendimento. A dinâmica do atendimento de emergência sobrecarrega o sistema de saúde e favorece a ocorrência de erros. Em torno de 25% dos pacientes que utilizaram os serviços de emergência brasileiros sofreram algum dano relacionado a erros de medicação.[1]

A American Society of Health-System Pharmacists (ASHP) acredita que o departamento de Farmácia Hospitalar deveria suprir o pronto atendimento com o serviço de farmácia que é necessário para segurança e efetivo cuidado do paciente.[2]

Neste capítulo, será abordado o papel do farmacêutico clínico na unidade de pronto atendimento, os benefícios do profissional e algumas atividades do farmacêutico clínico no departamento de emergência.

Características da unidade

Uma unidade de pronto atendimento funciona 24 horas por dia, 7 dias por semana, com especialidades de clínico geral, pediatria e ortopedia.

Dispõe de consultórios clínicos, pediátricos e ortopédicos, sala de medicação e inalação, leitos de observação (adultos e pediátrico), sala de curativos, sala de otorrinolaringologia/oftalmologia, área diagnóstica para execução de todos os exames, salas de raio-X, tomografia, serviço de remoção com ambulâncias UTI equipadas e salas de emergência.

Na área de leitos para observação (adultos e infantil), os pacientes permanecem por até 24 horas ou, se necessitarem de internação hospitalar, até que haja leito disponível nas unidades de internação.

As salas de emergência são equipadas com aparelhagem de reanimação, monitores e outros equipamentos essenciais. Nelas, permanecem aqueles que necessitam de cuidados intensivos e ainda aguardam leito na UTI.

Triagem

A triagem consiste em determinar a prioridade clínica de atendimento médico e assistencial, mediante a avaliação inicial do paciente, gravidade clínica, potencial de risco e agravo à saúde, otimizando o tempo de espera e priorizando as emergências.

A classificação de risco é um processo no qual os pacientes são classificados de acordo com a metodologia *Emergency Severety Index* (ESI). O algoritmo (ESI) visa uma estratificação rápida, reprodutível e clinicamente relevante dos pacientes em cinco grupos, desde o nível 1 (paciente instável) até os níveis 4 e 5 (pacientes sem risco de instabilidade – *Super Track*).[3]

Além do critério de urgência (gravidade), esse método de avaliação exige a observação clínica do enfermeiro (processo de triagem), em relação à demanda de recursos necessários para atender ao paciente.

A classificação segundo ESI possui os seguintes níveis:

- Nível 1: emergência absoluta (vários recursos).
- Nível 2: protocolos gerenciados, potencial de internação e dor severa.
- Nível 3: utilização de mais de um recurso.
- Nível 4: utilização de no máximo um recurso.
- Nível 5: sem utilização de recursos.

- **ESI 1:** paciente que apresenta uma emergência que ameaça a vida, por exemplo: parada cardiorrespiratória, traumas graves etc.
- **ESI 2:** paciente com emergência grave, mas não imediatamente ameaçadoras à vida, por exemplo: dor no peito, cólica renal, suspeita de AVC, entre outros.
- **ESI 3:** paciente com condições médicas urgentes que não são emergências imediatas, mas ainda assim requerem atenção rápida, por exemplo: fraturas simples, asma moderada, dor abdominal, entre outras.
- **ESI 4:** paciente com condições médicas menos urgentes que podem aguardar por mais tempo, por exemplo: infecções urinárias simples, cortes superficiais, entre outros.
- **ESI 5:** paciente com condições médicas menos urgentes, por exemplo: dores de cabeça simples, infecções virais leves, entre outros.[3]

Atendimento médico

Os prontos atendimentos contam geralmente com uma variedade de especialidades médicas para atender uma ampla gama de condições médicas.

As principais especialidades são, clínico geral, ortopedia e pediatria, outros, como cardiologia, cirurgia, ginecologia, neurologia, podem ser acionados como retaguarda, profissionais disponíveis 24 horas a distância, havendo a necessidade após avaliação do plantonista, os profissionais serão acionados para comparecer ao pronto atendimento para a avaliação do paciente, mas a disponibilidade pode variar dependendo do hospital ou clínica, em alguns casos podem ser disponibilizados serviços de telemedicina para especialidades médicas adicionais.

O atendimento por especialidade garante um gerenciamento da fila de espera mais otimizado e direcionado e evidentemente uma melhor experiência do paciente ao serviço de saúde. Além disso, garante um tratamento mais personalizado, solicitações de exames mais direcionados e melhor conduta a ser tomada com base nas informações dos exames realizados.

Prescrição médica e a atuação do farmacêutico

Após a avaliação médica, a prescrição é uma etapa crucial no processo de tratamento e é aí que a atuação do farmacêutico clínica é iniciada. Ela é fundamental para garantir todas as etapas de dispensação dentro da farmácia do pronto atendimento e atuar nas intervenções quando necessário.

A avaliação do farmacêutico consiste em analisar:

- Se os medicamentos prescritos são padronizados ou não; caso não seja padrão, sugerir ao médico as opções disponíveis.
- Se a forma farmacêutica está correta com a forma de administração.
- Se a via de administração está adequada.

- Se a dose está dentro do valor terapêutico, considerando pacientes adultos e pediátricos, levando em consideração a idade e o peso do paciente.
- Se a frequência de administração está correta.
- Se o modo de administração está de acordo com o descrito em bula/literatura;
- Em casos de medicamentos IV, checar se a reconstituição e diluição são compatíveis com a medicação.
- Se os medicamentos prescritos concomitantemente são compatíveis para serem administrados no mesmo horário.
- Se há a prescrição de medicamentos com mesma ação farmacológica.
- Medicamentos ilegíveis ou com descrição incompleta; quando prescrições manuais.
- Se o paciente é alérgico ao medicamento prescrito.
- Outras não conformidades que necessitem de esclarecimento junto à equipe médica.[4]

Além das intervenções farmacêuticas, outros benefícios relacionados à atuação do farmacêutico clínico na UPA incluem a participação junto à equipe interdisciplinar, a interação com o paciente para obter história dos medicamentos de uso habitual, promover informação sobre medicamentos, incluindo informações específicas sobre ajuste de dose de medicamentos para insuficiência renal, idade ou peso, informações toxicológicas e farmacológicas, instruções sobre administração e substituição de medicamentos, ou qualquer outra dúvida sobre uso de medicamentos.[4]

Intervenções farmacêuticas são realizadas para obter o uso correto e seguro dos medicamentos.[5]

Prevenção de erros de medicação (EM)

O erro de medicação (EM), de acordo com o National Coordinating Council for Medication Error Reporting and Prevention (NCC MERP), é o uso equivocado ou mesmo a não administração de uma medicação que tenha por resultado o dano ao paciente (independentemente da gravidade).[6]

Conforme divulgado pelo Centers for Disease Control and Prevention (CDC), somente nos Estados Unidos, em 2012, os eventos relacionados ao EM foram responsáveis por mais de 700 mil atendimentos de emergência e 120 mil internações, com gasto estimado de mais de US$ 3,5 bilhões, dos quais cerca de 40% foram eventos evitáveis.[7]

No Brasil, estudo realizado no Distrito Federal (DF), com o objetivo de analisar prescrições medicamentosas, identificou que a maior incidência de erros de prescrição estava relacionada à ausência da forma farmacêutica (57,6%) e ao uso de abreviaturas (97,7%). Identificou, ainda, interações medicamentosas presentes em 56% das prescrições, representando uma média de 2,7 interações por prescrição.[8,10]

Geralmente, os erros de medicação são eventos complexos, que envolvem múltiplas etapas, procedimentos e pessoas. Desse modo, é importante a implantação de estratégias seguras no processo de medicação, ou seja, no modo como os medicamentos são prescritos, dispensados, administrados e monitorados nos estabelecimentos de saúde.[9]

Com o farmacêutico clínico treinado presente no departamento de emergência, o paciente é beneficiado por múltiplas barreiras, com a atenção do farmacêutico voltada à prescrição médica, reduzindo a ocorrência de erros envolvendo o paciente.

O farmacêutico é mais bem preparado para registrar históricos de medicação abrangentes, pois está familiarizado com prescrições, nomes de medicamentos, apresentações e doses.

Principais protocolos de um pronto atendimento

Os protocolos médicos em um pronto atendimento servem para padronizar e otimizar o atendimento médico, garantindo uma resposta rápida e eficaz às emergências com procedimentos bem definidos. Eles fornecem diretrizes claras para os profissionais assistenciais lidarem com as mais variadas situações médicas, com o objetivo de minimizar erros e melhorar os resultados clínicos do paciente.

O papel do farmacêutico nos protocolos médicos de emergência pode incluir várias responsabilidades importantes, como:

- Garantir que os medicamentos essenciais para o atendimento do protocolo estejam prontamente disponíveis, bem como as quantidades por dose/paciente estejam de acordo.
- Colaborar com a equipe médica na seleção adequada de medicamentos para as emergências.
- Fornecer treinamento para a equipe assistencial e de farmácia para a maneira correta de solicitações de medicamentos por ordem verbal durante um atendimento de emergência, garantindo comunicação de alça fechada, evitando erros de dispensação.
- Auxiliar na monitorização dos efeitos dos medicamentos administrados no momento da emergência, auxiliando o médico no ajuste da terapia, se necessário.

Serviço de informações sobre medicamentos (SIM)

O serviço de informações sobre medicamentos é um serviço relevante para a dinâmica de um hospital e consequentemente para uma unidade de pronto atendimento.

O farmacêutico clínico de um pronto atendimento precisa estar atento as atualizações e alertas emitidos pelo SIM sobre as principais informações dos canais de comunicação, como ANVISA (Agência Nacional de Vigilância Sanitária), FDA (Food and Drug Administration), EMA (European Medicine Agency), DOU (Diário Oficial da União) e TGA (Therapeutic Goods Administration – Austrália) entre outros, com o intuído de tomar medidas preventivas como o *recall* de alguma medicação que componha a lista de medicamentos padronizados em sua instituição.

Esse serviço também auxilia o farmacêutico clínico do pronto atendimento com as substituições de medicamentos em falta no mercado, com as intercorrências de farmacovigilância e farmacotécnica e desvios técnicos de materiais médicos hospitalares.

Além disso, esse departamento tem a função de apoiar o farmacêutico clínico do pronto atendimento na promoção e educação das informações sobre medicamentos para os profissionais da saúde por meio de alertas sobre o uso correto dos medicamentos.

Reconciliação medicamentosa no pronto atendimento

A reconciliação medicamentosa é um processo essencial que envolve a comparação dos medicamentos de uso habitual do paciente com os medicamentos prescritos durante sua visita ao serviço de saúde, o objetivo é garantir a segurança do paciente evitando duplicidades, interações medicamento × medicamento, medicamentos × exames, medicamentos × alimentos, entre outros.

A coleta dessas informações é de responsabilidade da equipe de enfermagem durante a triagem do paciente, com auxílio do médico e do farmacêutico quando necessário.

Em situações em que o paciente permanece no pronto atendimento aguardando por uma internação hospitalar, durante o seu período de espera, caso o paciente necessite tomar alguma medicação de uso habitual, esses medicamentos devem ser entregues ao farmacêutico para a validação, analisando as condições físicas do medicamento, quantidade, lote e validade. Essas informações serão inseridas no prontuário do paciente como Termo de Medicamento Próprio para controle e checagem por parte da enfermagem e rastreabilidade por parte da farmácia.

A reconciliação medicamentosa no pronto atendimento ajuda a evitar erros de medicação, reduzir riscos de reações adversas e melhorar a continuidade do cuidado ao paciente.

Casos clínicos

Caso clínico 1 – Intervenções relacionadas à dose do medicamento

Uma das principais intervenções que o farmacêutico pode realizar no departamento de emergência está relacionada com a prescrição de medicamentos sem dose. Aproximadamente 45% das intervenções no pronto atendimento realizadas pelo farmacêutico estão relacionadas à dose, medicamento prescrito sem dose, dose acima ou abaixo do usual, apresentação de dose errada ou indisponível no mercado.

Exemplo: H.S., 5 dias, 2.900 kg, feminino, passou pelo pronto atendimento, pois apresentou febre sem sinais localizatórios. Prescrito paracetamol 3 gotas VO 6/6 h, se febre, ampicilina 145 mg IV 8/8 h, cefotaxima 50 mg IV 8/8 h, SG 5%

280 mL + NaCl 20% 2,8 mL + KCl 19,1% 2,8 mL IV em 24 h, SF 60 mL IV em 1 h. Dose de cefotaxima abaixo da recomendada na literatura (100 a 150 mg/kg/dia, dividido a cada 8 h - 12 h). Após contato do farmacêutico com o médico prescritor foi alterado para: cefotaxima 150 mg IV 12/12 h.

R.M.F. 4 m. masculino. Paciente com diagnóstico de bronquiolite. Prescrito Clavulin® BD 400 mg/5 mL 3 mL VO agora, paciente 7 kg. Dose indicada para criança 7 kg: 1,1 mL a 2,0 mL. Após contato do farmacêutico com o médico prescritor, foi modificado para: Clavulin® BD 400 mg/mL 2 mL VO agora.

H.X.N. 89 anos. feminino. Paciente com diagnóstico de infecção pulmonar. Antecedentes: hipertensão arterial e diabetes. Prescrito: Klaricid® 500 mg VO 12/12 h, Rocefin® 1 g IV 12/12 h, Clexane® 20 mg SC 1 ×/dia, Synthoid® 75 mcg VO manhã (jejum), Cozaar® 50 mg VO 1 ×/dia, Ebix® 10 mg VO 1 ×, Neurontin® 300 mg VO noite e Remeron® 30 mg VO 1 ×. Paciente com ClCr 17,8, recomendado ajuste de dose de claritromicina para ClCr, 30 mL/min: metade da dose ou o dobro do intervalo de administração. Após contato do farmacêutico com o médico, foi alterado para: claritromicina 250 mg VO 12/12 h.

Caso clínico 2 – Intervenções relacionadas à alergia

Intervenções relacionadas à alergia medicamentosa podem ocorrer com frequência, devido à alta rotatividade de pacientes no departamento. Portanto, o farmacêutico clínico da unidade deve estar atendo em relação à alergia que o paciente relata apresentar, e em relação ao registro da alergia na prescrição médica, deve-se avaliar a prescrição médica quanto aos medicamentos prescritos em paralelo à alergia medicamentosa do paciente, e se for necessário realizar intervenção com o médico prescritor.

M.M.B. 35 anos. masculino. Paciente com fratura na mão esquerda, apresentando dor e edema no local. Antecedentes: cálculo renal, relata alergia à piroxicam. Prescrito tenoxicam 20 mg IM agora, de acordo com a literatura, a estrutura química do tenoxicam é similar à estrutura do piroxicam, podendo ocasionar reação alérgica cruzada. Após contato do farmacêutico com o médico prescritor, o medicamento tenoxicam foi suspenso e alterado para Lisador® 1 amp. IM agora.

P.B.V. 41 anos. feminino. Paciente com diagnóstico de lombalgia. Antecedentes: retirada de prótese de mama, relata alergia à penicilina e Tramal®, apresentando reação de edema de glote. Prescrito Tramal® 50 mg + SF 100 mL IV até 6/6 h se necessário. Após contato do farmacêutico com o médico prescritor foi alterado para: Novalgina® 1.000 mg IV até 6/6 h, se necessário.

Caso clínico 3 – Intervenções relacionadas ao tempo de infusão

O tempo de infusão do medicamento deve ser respeitado, uma vez que a administração em tempo de infusão inadequado pode levar a eventos adversos.

C.C.N. 99 anos. feminino. Paciente com diagnóstico de abdome agudo, coagulopatia isquêmica e evolui com sepse. Prescrito noradrenalina 16 mg + SG 5%

250 mL IV ACM, SF 250 mL IV ACM, G 50% 20 mL IV se destro < 70, Pantozol® 40 mg IV 1 ×, Clexane® 20 mg IV 1 ×, SG 5% 500 mL + NaCl 20% 10 mL IV 8/8 h, Rocefin® 500 mg IV 12/12 h, Flagyl® 500 mg IV 12/12 h, Buscopan® 20 mg IV se dor, Novalgina® 1.000 mg IV se dor ou febre, SF 450 mL + NaCl 20% 50 mL IV em 1 h. Na literatura, indica-se que para a administração de soluções hipertônicas (3% ou 5%) não deve exceder a velocidade máxima de 100 mL/hora. Após contato do farmacêutico com o médico prescritor, foi alterado para: SF 450 mL + NaCl 20% IV em 5 horas.

Caso clínico 4 – Intervenções relacionadas à frequência de administração do medicamento

Cada medicamento tem a frequência de administração pertinente, devendo-se respeitar os intervalos para administração do medicamento e a prescrição médica deve conter a informação clara. Caso a frequência do medicamento não esteja adequada, prescrito medicamento com frequência superior ou inferior ao recomendado, ou não conter a informação na prescrição médica, o farmacêutico clínico é responsável por entrar em contato com o médico prescritor para confirmar e alertar quanto à frequência adequada do medicamento.

C.S.B. 73 anos. feminino. Diagnóstico: Lombalgia aguda. Antecedentes: diabetes, hipertensão arterial, síndrome metabólica, nefropatia diabética. Prescrito: Lyrica® 150 mg VO 2 ×/dia, Durogesic® 25 mcg TD 1 ×/dia, Cymbalta® 60 mg VO 1 ×/dia, Tryptanol® 25 mg VO 1 ×/dia, Wellbutrin® 300 mg VO 3 ×/dia, Fluimucil D® 600 mg VO SN, Novalgina ® 1 g IV agora, Synthoid® 100 mcg VO cedo, Pariet® 10 mg VO 1 ×, AAS Prevent 100 mg VO 1 ×/dia, Humulin® R SC conforme glicemia capilar: < 150: 0; 150-250 3UI; > 250 4UI; Dimorf® 2 mg IV agora. É recomendado a troca de Durogesic® transdérmico a cada 72 h. Após contato do farmacêutico com o médico prescritor, foi alterado para: Durogesic® 25 mcg TD 1 × a cada 72 h.

Referências bibliográficas

1. Souza TT, Godoy RR, Rotta I, Pontarolo R, Fernandez-Llimos F, Correr CJ. Morbidade e mortalidade relacionadas a medicamentos no Brasil: revisão sistemática de estudos observacionais. Revista de Ciências Farmacêuticas Básica e Aplicada [Internet]. 2014 [cited 2022 May 11];35(4):519-32. Available from: https://rcfba.fcfar.unesp.br/index.php/ojs/article/view/82.
2. American Society of Health-System Pharmacists. ASHP statement on pharmacy services to the emergency department. Am J Health–Syst Pharm.2008;65:2380-3.
3. The Emergency Severity Index (ESI). Implementation Handbook. Emergency Nurses Association (ENA), 2020.
4. Vasileff HM, Whitten LE, Pink JÁ, et al. The effect on medication errors of pharmacists charting medication in na emergency department. Pharm World Sci, 2009; 31:313-379.
5. Hospital Israelita Albert Einstein - HIAE, São Paulo (SP), Brasil - https://www.scielo.br/j/eins/a/XMgJRsmWhjzJPytVLtGX77L/?lang=pt.

6. National Coordinating Council for Medication Error Reporting and Prevention (NCC MERP). About medication error. What is a medication error [Internet]. 2001 [cited 2005 Jan 10]. Available from: https://www.nccmerp.org/ about-medication-errors
7. Centers for Disease Control and Prevention (CDC). Medication safety program [Internet]. 2010 sep 28 [cited 2013 Apr 3]. Available from: https://www.cdc. gov/medicationsafety/index.html.
8. Soares ACS, Grou VCR, Moura PDL, Ramos LL, Morato SM, Dutra OV. Erros de Prescrição em Uma Farmácia Básica do Distrito Federal. Cienc. enferm. 2019; 25(3). DOI: http://dx.doi.org/10.4067/s0717-95532019000100202.
9. Brasil. Agência Nacional de Vigilância Sanitária. Assistência Segura: Uma Reflexão Teórica Aplicada à Prática Agência Nacional de Vigilância Sanitária. Brasília: Anvisa, 2017.
10. Boletim Segurança do Paciente e Qualidade em Serviços de Saúde nº 20: Incidentes Relacionados à Assistência à Saúde 2018 [Internet]. Brasília - DF: Agência Nacional de Vigilância Sanitária; 2019 Nov [cited 2022 May 11] 7 p. Available from: https://www.gov.br/anvisa/pt-br/centraisdeconteudo/publicacoes/servicosdesaude/boletim-seguranca-do-paciente/boletim-seguranca-do-paciente-e-qualidade-em-servicos-de--saude-n-20-incidentes-relacionados-a-assistencia-a-saude-2018.pdf.
11. Rothschild JM, Churchil W, Erickson A, et al. Medication errors recovered by emergency department pharmacists. Annals of emergency medicine. 2010; vol. 55, nº6, jun.
12. Collignon U, Oborne A, Kostrzewski A. Pharmacy services to UK Emergency Departments: a descriptive study. Pharm World Sci. 2010; 32:90-96.

19

A Função do Farmacêutico nas Clínicas Einstein

Rozel de Campos Lopes Santos, Camila Pontes da Silva, Márcia da Silva Araújo

Introdução

A atenção primária à saúde (APS) caracteriza-se por um conjunto de ações que visa a promoção e a prevenção da saúde de forma individual e coletiva, orientando-se pelos princípios da universalidade, da acessibilidade, continuidade do cuidado, integralidade da atenção, responsabilização, humanização e equidade.

No Brasil, a atenção primária é desenvolvida com intuito de atender à população o mais próximo de sua residência, oferecendo serviços multidisciplinares como: exames, vacinas, consultas, entre outros serviços.

Com foco na atenção primária, gestão coordenada de cuidados e apoio diagnóstico, as Clínicas Einstein foram idealizadas tendo como ponto central a promoção da saúde e a prevenção de doenças, tendo como base o médico de família e uma equipe multidisciplinar.

Esse modelo foi implantado e aprimorado ao longo dos anos e atualmente há cinco Clínicas Einstein distribuídas para abranger todas as regiões de São Paulo: Zona Norte (Clínica Einstein Santana), Zona Sul (Clínicas Einstein Parque da Cidade e Parque Ibirapuera), Zona Leste (Clínica Einstein Anália Franco) e Zona Oeste (Clínica Einstein Alto de Pinheiros).

O papel do farmacêutico na atenção primária é abrangente, pois compreende desde a gestão do medicamento em todas as suas interfaces até uma atuação clínica robusta que visa à construção do cuidado e promoção da saúde do indivíduo.

A gestão do medicamento compreende as atividades relacionadas à disponibilidade, qualidade e integridade dos produtos (materiais e medicamentos). Nesse contexto, estão inseridas atividades de seleção, aquisição, programação, armazenamento e distribuição.

O cuidado farmacêutico constitui a integração entre o farmacêutico e a equipe de saúde, cujo foco está direcionado a promoção da saúde e ao uso racional de medicamentos pela população. Esse cuidado pode ser realizado por meio de serviços clínicos como: dispensação, acompanhamento farmacoterapêutico, educação em saúde, orientação farmacêutica, conciliação medicamentosa, revisão da farmacoterapia, entre outros. Nesse contexto, os farmacêuticos das Clínicas Einstein têm o papel fundamental na gestão de estoque e garantia da promoção da saúde do paciente.

Educação e saúde

Pensando em estratégias educativas a serem trabalhadas pelos farmacêuticos durante a educação à saúde, podemos destacar alguns serviços oferecidos pelas Clínicas Einstein como a confecção de caixas organizadoras de medicamentos e calendários posológicos para pacientes polimedicados com dificuldades na compreensão da terapia farmacológica,guarda e conservação de medicamentos,bem como o uso propriamente dito da terapia medicamentosa prescrita. A educação em saúde farmacêutica visa capacitar os pacientes para que eles se tornem mais conscientes e responsáveis por sua própria saúde, promovendo o bem-estar e prevenindo doenças.

Orientação ao uso de dispositivos inalatórios

Um importante aspecto observado na asma, assim como em outras doenças crônicas é o abandono do tratamento prescrito e o seu seguimento incorreto, causando ônus ao paciente. A não aderência à prescrição médica constitui a causa mais importante de insucesso no tratamento.

A administração de medicamentos inalatórios é elemento fundamental no tratamento clínico de pacientes com doença pulmonar.

Nesse contexto, o farmacêutico das Clínicas Einstein contribui de forma ativa no seguimento desses pacientes.

O médico ou enfermeiro da família aciona o farmacêutico para que esse profissional realize a orientação quanto ao uso adequado do dispositivo inalatório, após identificação de dificuldades do paciente na utilização do medicamento, baixa adesão ao tratamento e falta de melhora do quadro da doença após algum tempo de uso desse medicamento.

O farmacêutico apresenta ao paciente, informações sobre seu medicamento e a importância da aderência ao tratamento. Faz a explicação e demonstração do uso do dispositivo e verifica a compreensão do paciente utilizando o método *teach-back*, como forma de verificar a compreensão do usuário, fazendo com que ele fale com suas próprias palavras como fazer a utilização e se possível, faça a demonstração também.

Também é orientado ao paciente sobre os cuidados de higiene após a utilização do dispositivo e limpeza e conservação do dispositivo e espaçador.

Orientação ao uso de insulinas

O tratamento de diabetes envolve vários níveis de atuação, como a insulinoterapia, aquisição de conhecimentos sobre a doença, orientação alimentar, habilidade de autoaplicação da insulina, monitorização da glicemia e manutenção de atividade física regular, com objetivo de manter os níveis glicêmicos dentro da normalidade. Logo a atuação do farmacêutico das Clínicas Einstein é fator indispensável nessa terapia, tendo como encargo a orientação frente ao uso correto da insulina, locais de aplicação, utilização de canetas e outros materiais, armazenamento, descarte correto dos insumos e obtenção desse gratuitamente se possível.

O farmacêutico realiza a orientação quanto à utilização de canetas ou frascos de insulina utilizando materiais demonstrativos que podem ser manuseados pelo paciente ou cuidador. Temos o apoio do hospital que possibilita aos farmacêuticos a formação em educadores em diabetes para fornecer aos pacientes qualidade e segurança no acompanhamento de seu tratamento.

Acompanhamento farmacêutico no controle da obesidade

A terapia medicamentosa com foco no paciente com sobrepeso tem como propósito central a prevenção, redução e regressão das complicações decorrentes da obesidade.

Identificado a necessidade da terapia medicamentosa, o médico faz a prescrição e direciona o paciente para a farmácia para a primeira orientação.

O farmacêutico será responsável por orientar o paciente no preenchimento do termo de responsabilidade do prescritor, orientar sobre a validade da receita, posologia e possíveis reações adversas que o paciente tenha no início do tratamento.

Após 15 dias do início da terapia o farmacêutico entra em contato com o paciente faz uma segunda abordagem para verificar a adesão ao tratamento, se ainda existem dúvidas não esclarecidas no primeiro encontro além de orientar o paciente a retornar à consulta médica após 30 dias para avaliar a efetividade do tratamento.

O farmacêutico também é responsável pela orientação e demonstração quanto ao uso dos dispositivos em forma de caneta. O paciente é orientado sobre a dose inicial e escalonamento semanal de doses, não devendo ultrapassar a dose recomendada, ressaltando possíveis reações adversas. O armazenamento correto, a validade do medicamento após a abertura da embalagem, método de aplicação e a necessidade do rodízio nos locais de aplicação também serão abordados, sanando todas as dúvidas para uma terapia segura e eficaz.

Atenção farmacêutica ao uso de implante contraceptivo radiopaco de etonogestrel

O conhecimento sobre o funcionamento, eficácia, vantagens e desvantagens dos métodos contraceptivos disponíveis é de extrema importância para que a mulher juntamente com o seu médico faça uma escolha mais assertiva e consciente do método mais adequado e eficaz para a paciente considerando seu organismo e sua rotina, e ofereça a usuária maior conforto e segurança em sua vida sexual.

Nesse contexto, após um grande aumento nas solicitações para utilização do implante de etonogestrel como método contraceptivo de escolha entre as usuárias das Clínicas Einstein, os farmacêuticos perceberam a importância de orientação dessas usuárias e oportunidade para expansão do serviço de farmácia.

Foi elaborado um protocolo de orientação às pacientes que optam pela utilização desse método, bem como um folder informativo e um checklist para ser aplicado durante a orientação farmacêutica sobre o método à paciente.

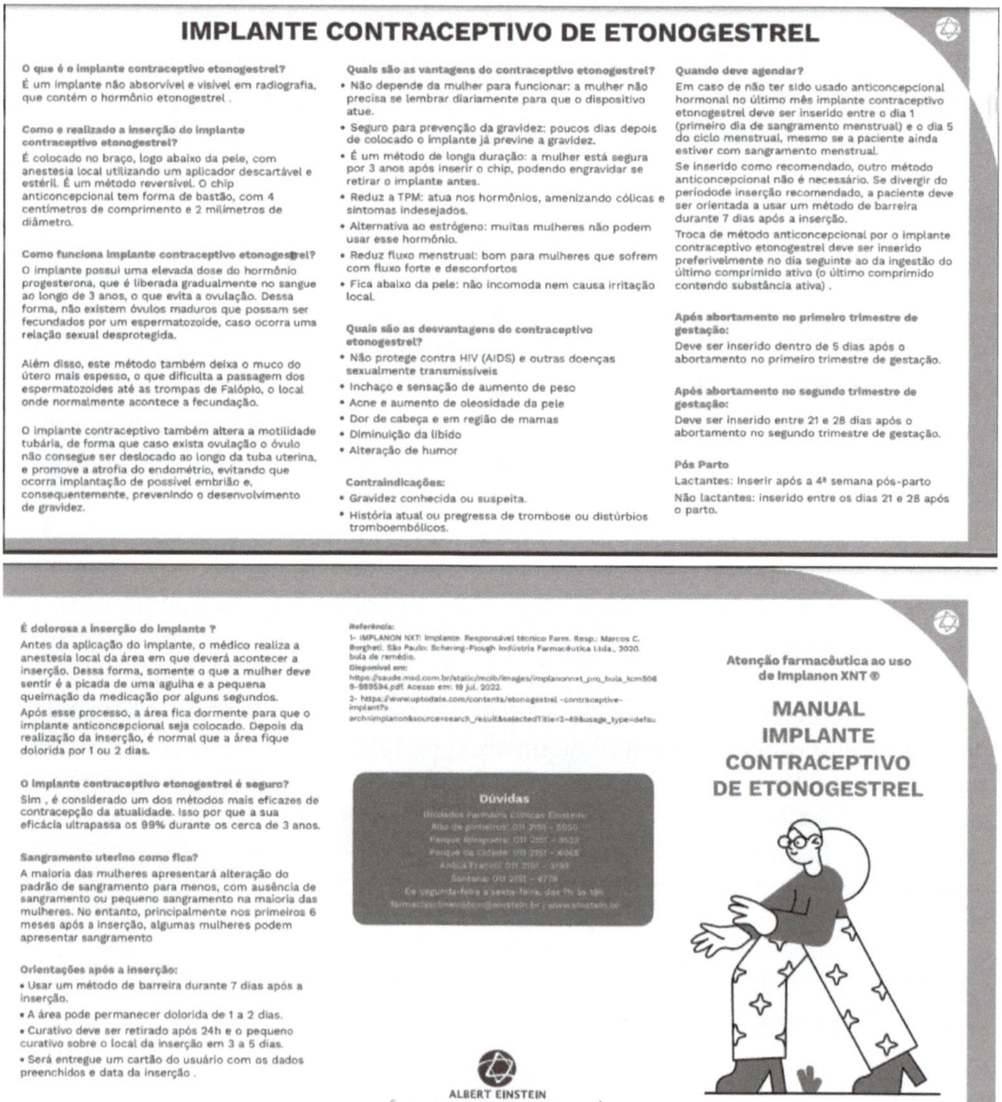

IMPLANTE CONTRACEPTIVO DE ETONOGESTREL

O que é o implante contraceptivo etonogestrel?
É um implante não absorvível e visível em radiografia, que contém o hormônio etonogestrel .

Como e realizado a inserção do implante contraceptivo etonogestrel?
É colocado no braço, logo abaixo da pele, com anestesia local utilizando um aplicador descartável e estéril. É um método reversível. O chip anticoncepcional tem forma de bastão, com 4 centímetros de comprimento e 2 milímetros de diâmetro.

Como funciona implante contraceptivo etonogestrel?
O implante possui uma elevada dose do hormônio progesterona, que é liberada gradualmente no sangue ao longo de 3 anos, o que evita a ovulação. Dessa forma, não existem óvulos maduros que possam ser fecundados por um espermatozoide, caso ocorra uma relação sexual desprotegida.

Além disso, este método também deixa o muco do útero mais espesso, o que dificulta a passagem dos espermatozoides até as trompas de Falópio, o local onde normalmente acontece a fecundação.

O implante contraceptivo também altera a motilidade tubária, de forma que caso exista ovulação o óvulo não consegue ser deslocado ao longo da tuba uterina, e promove a atrofia do endométrio, evitando que ocorra implantação de possível embrião e, consequentemente, prevenindo o desenvolvimento de gravidez.

Quais são as vantagens do contraceptivo etonogestrel?
- Não depende da mulher para funcionar: a mulher não precisa se lembrar diariamente para que o dispositivo atue.
- Seguro para prevenção da gravidez: poucos dias depois de colocado o implante já previne a gravidez.
- É um método de longa duração: a mulher está segura por 3 anos após inserir o chip, podendo engravidar se retirar o implante antes.
- Reduz a TPM: atua nos hormônios, amenizando cólicas e sintomas indesejados.
- Alternativa ao estrógeno: muitas mulheres não podem usar esse hormônio.
- Reduz fluxo menstrual: bom para mulheres que sofrem com fluxo forte e desconfortos
- Fica abaixo da pele: não incomoda nem causa irritação local.

Quais são as desvantagens do contraceptivo etonogestrel?
- Não protege contra HIV (AIDS) e outras doenças sexualmente transmissíveis
- Inchaço e sensação de aumento de peso
- Acne e aumento de oleosidade da pele
- Dor de cabeça e em região de mamas
- Diminuição da libido
- Alteração de humor

Contraindicações:
- Gravidez conhecida ou suspeita.
- História atual ou pregressa de trombose ou distúrbios tromboembólicos.

Quando deve agendar?
Em caso de não ter sido usado anticoncepcional hormonal no último mês implante contraceptivo etonogestrel deve ser inserido entre o dia 1 (primeiro dia de sangramento menstrual) e o dia 5 do ciclo menstrual, mesmo se a paciente ainda estiver com sangramento menstrual.
Se inserido como recomendado, outro método anticoncepcional não é necessário. Se divergir do períodode inserção recomendado, a paciente deve ser orientada a usar um método de barreira durante 7 dias após a inserção.
Troca de método anticoncepcional por o implante contraceptivo etonogestrel deve ser inserido preferivelmente no dia seguinte ao da ingestão do último comprimido ativo (o último comprimido contendo substância ativa) .

Após abortamento no primeiro trimestre de gestação:
Deve ser inserido dentro de 5 dias após o abortamento no primeiro trimestre de gestação.

Após abortamento no segundo trimestre de gestação:
Deve ser inserido entre 21 e 28 dias após o abortamento no segundo trimestre de gestação.

Pós Parto
Lactantes: Inserir após a 4ª semana pós-parto
Não lactantes: inserido entre os dias 21 e 28 após o parto.

É dolorosa a inserção do implante ?
Antes da aplicação do implante, o médico realiza a anestesia local da área em que deverá acontecer a inserção. Dessa forma, somente o que a mulher deve sentir é a picada de uma agulha e a pequena queimação da medicação por alguns segundos.
Após esse processo, a área fica dormente para que o implante anticoncepcional seja colocado. Depois da realização da inserção, é normal que a área fique dolorida por 1 ou 2 dias.

O implante contraceptivo etonogestrel é seguro?
Sim , é considerado um dos métodos mais eficazes de contracepção da atualidade. Isso por que a sua eficácia ultrapassa os 99% durante os cerca de 3 anos.

Sangramento uterino como fica?
A maioria das mulheres apresentará alteração do padrão de sangramento para menos, com ausência de sangramento ou pequeno sangramento na maioria das mulheres. No entanto, principalmente nos primeiros 6 meses após a inserção, algumas mulheres podem apresentar sangramento

Orientações após a inserção:
- Usar um método de barreira durante 7 dias após a inserção.
- A área pode permanecer dolorida de 1 a 2 dias.
- Curativo deve ser retirado após 24h e o pequeno curativo sobre o local da inserção em 3 a 5 dias.
- Será entregue um cartão do usuário com os dados preenchidos e data da inserção .

Referência:
1- IMPLANON NXT: Implante. Responsável técnico Farm. Resp.: Marcos C. Borgheti. São Paulo: Schering-Plough Indústria Farmacêutica Ltda., 2020. bula de remédio.
Disponível em:
https://saude.msd.com.br/static/mcib/images/implanonnxt_pro_bula_tcm5069-989594.pdf. Acesso em: 19 jul. 2022.
2- https://www.uptodate.com/contents/etonogestrel -contraceptive-implant?s
arch=implanon&source=search_result&selectedTitle=2~49&usage_type=defau

Dúvidas

ALBERT EINSTEIN
SOCIEDADE BENEFICENTE ISRAELITA BRASILEIRA

Atenção farmacêutica ao uso de Implanon XNT ®

MANUAL IMPLANTE CONTRACEPTIVO DE ETONOGESTREL

Figura 19.1. *Folder* informativo elaborado pela farmácia das Clínicas Einstein.

Após a consulta com o médico de família, na qual a paciente opta pela inserção do implante de etonogestrel, o médico envia um e-mail para o farmacêutico solicitando que o profissional entre em contato com a paciente para fazer a orientação sobre o método.

O farmacêutico entra em contato com a paciente pelo telefone e explica como é feita a aplicação do dispositivo, possíveis efeitos colaterais, verifica se a paciente já faz uso de algum outro método e orienta a conduta após a inserção para não ocorrer gravidez indesejada durante o período de adaptação ao implante. A paciente também expõe possíveis dúvidas e é orientada a realizar o agendamento para inserção do implante após a orientação do farmacêutico.

O *folder* com as informações sobre o método é enviado para a paciente via e-mail.

A atenção farmacêutica no esclarecimento de dúvidas e na orientação correta a respeito desse método contraceptivo, além de garantir a adesão e eficácia terapêutica, beneficia a saúde e qualidade de vida da paciente.

Orientação ao uso de insulina e enoxaparina na gestação

Com objetivo de oferecer apoio à equipe de enfermagem e maior segurança na utilização de insulina e enoxaparina pelas gestantes do programa institucional Engravida, o farmacêutico se tornou parte crucial na orientação dessas pacientes.

Quando a paciente recebe o diagnóstico de diabetes gestacional e é indicado o uso de insulina, a gestante adquire novos medos e insegurança para iniciar o tratamento. O enfermeiro ou médico da paciente encaminha a mesma para que ela seja orientada pelo farmacêutico quanto à utilização da insulina, cuidados, locais de aplicação, armazenamento, descarte e outras informações pertinentes ao tratamento. Essa orientação é muito importante para que a gestante se sinta segura e continue o tratamento adequadamente até o final da gestação.

Do mesmo modo, quando uma paciente gestante necessita utilizar enoxaparina, o farmacêutico realiza as orientações não somente sobre o uso do medicamento, mas também para obtenção do medicamento em farmácias de alto custo.

Revisão farmacoterapêutica

A revisão farmacoterapêutica é um procedimento no qual o farmacêutico realiza uma avaliação estruturada e crítica dos medicamentos em uso pelo paciente, incluindo os prescritos, utilizados por automedicação, fitoterápicos, suplementos etc.

Os farmacêuticos das clínicas realizam revisão farmacoterapêutica sendo os pacientes em uso de polifarmácia os maiores beneficiários do programa.

Através da revisão farmacoterapêutica é possível identificar problemas relacionados à medicação, como reações adversas, interações medicamentosas, erros de dosagens, oportunidade de redução de custos do tratamento e a necessidade de acompanhamento farmacológico.

Durante o processo de revisão, são aplicados questionários específicos que visam avaliar o grau de entendimento do paciente em relação aos medicamentos em uso e o grau de adesão ao tratamento medicamentoso.

Com base nessa avaliação e na identificação dos problemas relacionados aos medicamentos (PRMs), o farmacêutico poderá sugerir intervenções, como ajustes de doses, substituição de medicamentos e monitoramento mais frequente.

Análise das prescrições médicas antes da dispensação

Os farmacêuticos das Clínicas Einstein avaliam as prescrições médicas quanto a dose, via de administração, alergias, interações medicamentosas, frequência de administração, forma farmacêutica, diluente e incompatibilidade intervindo junto ao médico prescritor quando necessário, proporcionando um uso seguro e racional dos medicamentos.

Conciliação de medicamentos

Serviço realizado pelos farmacêuticos das Clínicas Einstein, utilizando o prontuário eletrônico onde são registradas as informações dos medicamentos usados pelos pacientes. Durante esse processo, os registros são comparados e reconciliados para garantir que os medicamentos estejam prescritos corretamente. O farmacêutico poderá intervir quando houver discrepâncias, sinalizando o médico prescritor, garantindo que o tratamento seja adequado e seguro.

Acompanhamento farmacêutico no centro infusional

O papel do farmacêutico das Clínicas Einstein no centro infusional é de otimizar a farmacoterapia, resolvendo e prevenindo problemas relacionados a medicamentos e assim garantindo maior segurança e qualidade na aplicação de imunobiológicos e demais medicamentos quer seja por via intravenosa, subcutânea ou intramuscular em pacientes que necessitam de tratamentos em diversas especialidades.

O farmacêutico é responsável por realizar a análise do receituário/prescrição trazida pelo paciente quanto à: dose, posologia, tempo de tratamento, diluente, alergias, e se o tratamento está de acordo com a indicação. Realiza intervenções ao tratamento e prescrições quando necessário, além de acompanhar o paciente durante a sua jornada até o final do tratamento. A inserção do farmacêutico no centro infusional proporciona ao paciente maior confiança e melhores resultados em seu tratamento.

Grupos multidisciplinares

A participação ativa do farmacêutico nas equipes multiprofissionais é vista como uma necessidade para o redesenho do modelo de atenção às condições crônicas e para melhoria dos resultados em saúde, particularmente nos níveis de cuidados primários.

Nas clínicas Einstein os farmacêuticos estão inseridos em alguns grupos multiprofissionais, contribuindo com informações a respeito de medicamentos, qualidade de vida, saúde e bem-estar. Dentre esses grupos destacam-se:

- **Longevidade e envelhecimento:** voltado para o público 50+ visa promover a saúde, bem-estar e longevidade, abordando assuntos como: alimentação saudável, cuidados com medicamentos, importância da atividade física, meditação e outros.
- **Saúde da mulher:** com intuito de promover atenção integral à mulher em todos os ciclos de sua vida, abordando assuntos como sexualidade, contracepção e qualidade de vida.
- **Conversando sobre a ansiedade:** com objetivo de educar e disseminar informações como forma de melhorar o bem-estar mental para pessoas com sintomas característicos de ansiedade, abordando temas como, exercícios para diminuir a ansiedade, informações sobre medicamentos utilizados no contro le da ansiedade.
- **Respirando novos ares (tabagismo):** o grupo de tabagismo tem como enfoque principal a promoção da saúde que visa auxiliar no combate aos fatores de risco ocasionados pelo uso de tabaco, bem como o incentivo para que os participantes consigam cessar com o hábito de fumar. Um dos temas abordados pelo farmacêutico é a terapia de reposição de nicotina e outros medicamentos que auxiliam na cessação do tabagismo.

Ações farmácia

Em parceria com a equipe multidisciplinar e em comemoração ao dia internacional das mulheres, os farmacêuticos das Clínicas Einstein vêm promovendo há alguns anos "A semana da mulher nas Clínicas Einstein" que objetiva ressaltar o foco na saúde da mulher e oferecer informações e reflexões as mulheres colaboradoras das Clínicas Einstein. Nessa semana, são organizadas palestras, dinâmicas e atividades de bem-estar para a comemoração da data.

Papel do farmacêutico na gestão de estoque

A atuação do farmacêutico nas Clínicas Einstein na gestão de estoque assegura melhores resultados em todas as etapas logísticas de seleção, aquisição, recebimento, armazenamento e dispensação, garantindo qualidade e segurança para o paciente, promovendo o uso racional de medicamentos e economia no custo final de cada operação.

Nas clínicas Einstein o farmacêutico também é responsável pelo gerenciamento de materiais e medicamentos na farmácia, realizando contagens periódicas, controle de validade, remanejamento de itens com validade próxima para reduzir a perda por vencimento, controle da curva A e medicamentos controlados pela portaria 344. Também é realizada a verificação de rotatividade de estoque sinalizada por uma ferramenta que faz a análise dos itens com relação a excessos no estoque, cobertura de dias, estoque X consumo e disponibilidade de estoque.

Bibliografia

Conselho Federal de Farmácia. https://www.cff.org.br/userfiles/file/resolucoes/585.pdf. Acesso em 17/03/20234.

Conselho Federal de Farmácia. https://www.cff.org.br/userfiles/file/resolucoes/357.pdf. Acesso 17/03/2024.

Conselho Federal de Farmácia. https://www.cff.org.br/userfiles/Profar_Arcabouco.pdf. Acesso 17.03.2024.

Ministério da Saúde — gov.br. O que é atenção primária. Disponível em: https://www/.gov.br/saude/pt-br/composicao/saps/o-que-e-atencao-primaria, acesso em 18/03/2024.

SciELO Brasil, Serviços farmacêuticos clínicos na atenção primária à saúde no Brasil. Disponível em: https://www.scielo.br/j/tes/a/Z8nY8RZDgvtDZNS3RTPHMCM/, acesso em 18/03/2024.

Medicinasa. Disponível em: https://medicinasa.com.br/einstein-clinicaatencaoprimaria/, acesso em 19/03/2024.

Atenção farmacêutica ao portador de asma persistente: avaliação da aderência ao tratamento e da técnica de utilização dos medicamentos inalatórios. Disponível em: https://www.scielo.br/j/jbpneu/a/RRzF4McFC6jBkg5HhDWnYqz/, acesso em 22/03/2024.

Assistência farmacêutica na obesidade. Disponível em: https://www.monografias.ufop.br/bitstream/35400000/1057/1/MONOGRAFIA_Assist%C3%AAnciaFarmac%C3%AAuticaObesidade.pdf, acesso em 22/03/2024.

A importância do farmacêutico na gestão de suprimentos hospitalar. Disponível em: https://www.unifaccamp.edu.br/repository/artigo/arquivo/08122021084024.pdf, acesso em 22/03/2024.

Diabetes mellitus e a importância do farmacêutico no tratamento: uma revisão de literatura. Disponível em: https://www.repositorio.ufal.br/jspui/bitstream/123456789/11747/3/Diabetes%20mellitus%20e%20a%20import%C3%A2ncia%20do%20farmac%C3%AAutico%20no%20tratamento%3A%20uma%20revis%C3%A3o%20de%20literatura.pdf, acesso em 22/03/2024.

A atuação do farmacêutico clínico no combate ao tabagismo no Brasil. Disponível em: https://ictq.com.br/farmacia-clinica/3691-a-atuacao-do-farmaceutico-clinico-no-combate-ao-tabagismo-no-brasil#:~:text=O%20farmac%C3%AAutico%20pode%20propor%20a,aos%20servi%C3%A7os%20de%20cessa%C3%A7%C3%A3o%20tab%C3%A1gica, acesso em 22/03/2024.

Atuação do farmacêutico na equipe multidisciplinar. Disponível em: https://crfrn.org.br/wp-content/uploads/2023/08/Atuacao-do-Farmaceutico-na-equipe-multidisciplinar.pdf, acesso em 22/03/2024.

20

Consultório Farmacêutico

Ingrid Ambrósio Valverde Cremonezi, Juliana dos Santos de Oliveira,
Nathalia Zardo, Dayseanne Lucy Bugarim da Silva

Introdução

O modelo de atuação farmacêutica e suas competências passaram por inúmeras mudanças ao longo dos anos. O profissional farmacêutico vinha de uma formação basicamente técnica, com uma ligação muito maior com o produto (medicamento ou material biológico) do que direcionada ao cuidado com o paciente.

A farmácia era vista como um comércio e o farmacêutico possuía o papel de dispensar o medicamento e não com a função de educador em saúde. Além disso, o foco era em atribuições voltadas para a indústria ou análises clínicas, com isso o farmacêutico não trabalhava diretamente com o paciente, distanciando-se do cuidado direto.

A profissão passou por um caminho sem interações com outros profissionais e com o paciente, mas hoje está em construção de um novo modelo, muito mais voltado para a atenção ao cuidado do paciente e com atuação multiprofissional.

As transformações que a prática farmacêutica vem sofrendo fizeram com que o farmacêutico buscasse uma formação mais clínica para um acompanhamento de qualidade. Foi necessário que aspectos qualitativos, como qualidade de vida e satisfação do paciente, fossem uma preocupação e o olhar humanizado estivesse presente no cotidiano do profissional.

Uma das evoluções da profissão foi a implantação de consultórios farmacêuticos e a prática da consulta farmacêutica em locais de saúde, regulamentados pela Resolução nº 720, de 24 de fevereiro de 2022. Essa prática reforça a importância do farmacêutico na atenção e promoção de saúde.

Leis Norteadores

Resolução nº 585, de 29 de agosto de 2013

Regulamenta as atribuições clínicas do farmacêutico, estabelecendo uma relação de cuidado centrado no paciente.

As atribuições clínicas do farmacêutico visam desenvolver ações de promoção, proteção e recuperação da saúde, além de prevenir doenças e outros problemas de saúde, sempre em colaboração com os demais membros da equipe de saúde.

Entre as atribuições clínicas, podemos destacar:

- Participar do planejamento e da avaliação da farmacoterapia.
- Analisar a prescrição de medicamentos quanto aos aspectos legais e técnicos.
- Realizar intervenções farmacêuticas.
- Participar e promover discussões de casos clínicos juntamente com a equipe de saúde.
- Realizar a anamnese farmacêutica.
- Acessar e conhecer as informações do prontuário do paciente.
- Avaliar resultados de exames clínicos e laboratoriais.
- Monitorar níveis terapêuticos de medicamentos.
- Determinar parâmetros bioquímicos e fisiológicos do paciente para fins de acompanhamento da farmacoterapia e rastreamento em saúde.
- Prevenir, identificar, avaliar e intervir nos incidentes relacionados aos medicamentos.
- Identificar, avaliar e intervir nas interações medicamentosas indesejadas e clinicamente significativas.
- Elaborar o plano de cuidado farmacêutico do paciente.
- Realizar e registrar as intervenções farmacêuticas junto ao paciente, família, cuidadores e sociedade.
- Avaliar, periodicamente, os resultados das intervenções farmacêuticas realizadas, construindo indicadores de qualidade dos serviços clínicos prestados.
- Realizar, no âmbito de sua competência profissional, administração de medicamentos ao paciente.
- Orientar e auxiliar pacientes, cuidadores e equipe de saúde quanto à administração de formas farmacêuticas.
- Fazer a evolução farmacêutica e registrar no prontuário do paciente.
- Elaborar uma lista atualizada e conciliada de medicamentos em uso pelo paciente.
- Prescrever, conforme legislação específica, no âmbito de sua competência profissional.
- Avaliar e acompanhar a adesão dos pacientes ao tratamento e realizar ações para a sua promoção.

Resolução nº 720, de 24 de fevereiro de 2022

Em 2013, entre as atribuições clínicas do farmacêutico, já estava incluída a realização da consulta farmacêutica em consultório farmacêutico ou em ambiente adequado. Entretanto, somente em 2022 o registro de clínicas e de consultórios farmacêuticos foi regulamentado.

Conforme a Resolução nº 720, de 24 de fevereiro de 2022, seguem considerações relevantes:

- Todo estabelecimento classificado como clínica ou consultório, no qual o farmacêutico é o responsável técnico, deve ser registrado no Conselho Regional de Farmácia (CRF).
- O formulário de requerimento de registro do CRF deve ser preenchido com a descrição das atividades, serviços e procedimentos que serão realizados pelo farmacêutico na clínica ou no consultório.
- É facultada a declaração do horário de assistência no consultório farmacêutico, observando-se que a realização de atividades, serviços e procedimentos está condicionada à presença do profissional.
- As clínicas e os consultórios farmacêuticos devem estar registrados no Cadastro Nacional de Estabelecimentos de Saúde (CNES).
- A clínica ou o consultório autônomo poderão ser compartilhados por diferentes profissionais e especialidades.
- O farmacêutico somente poderá realizar as atividades, serviços e procedimentos regulamentados pelo Conselho Federal de Farmácia (CFF).

Consultório farmacêutico

Conforme o Consenso Brasileiro de Assistência Farmacêutica (2002), o acompanhamento/seguimento farmacoterapêutico é definido como o "processo no qual o profissional é responsável pelas necessidades do paciente referente ao medicamento, por meio da detecção, prevenção e resolução de problemas relacionados aos medicamentos, de forma sistemática, continua e documentada, a fim de alcançar resultados definidos, com a finalidade de melhoria da qualidade de vida do paciente".

Assim sendo, a atenção farmacêutica baseia-se em um acordo entre o farmacêutico e o paciente, uma vez que se cria um vínculo que sustenta a relação terapêutica, identificando as funções comuns e responsabilidades de cada parte e a importância da participação ativa. O consultório farmacêutico vem reforçar a importância do acompanhamento e atenção farmacêutica para a saúde dos pacientes que são atendidos.

A Resolução nº 720, de 2022, define consultório farmacêutico como o lugar de trabalho do farmacêutico para o atendimento de pacientes, familiares e/ou cuidadores. Nesse local, é necessária privacidade para a consulta farmacêutica ser realizada.

O consultório farmacêutico pode ser criado tanto em serviços públicos, como privados. Também é possível ser implantado de maneira autônoma.

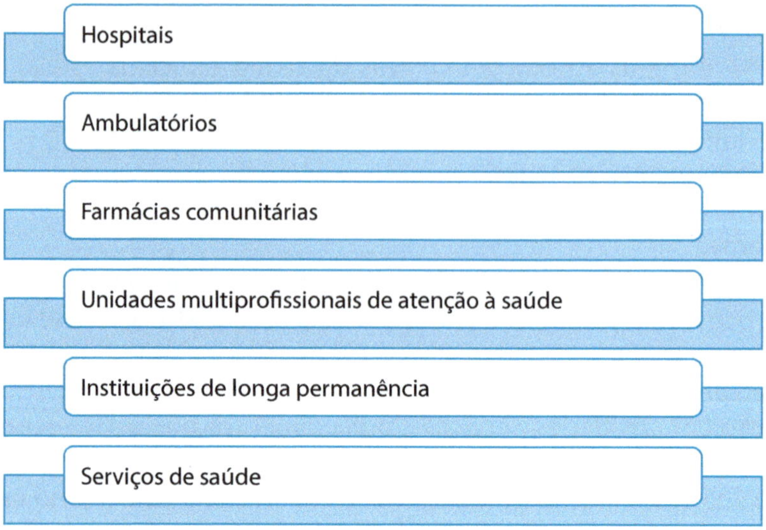

Figura 20.1. Locais para implantação de um consultório farmacêutico.

Consulta farmacêutica

Conforme a Resolução nº 585, de 2013, o termo consulta farmacêutica refere-se "ao atendimento realizado pelo farmacêutico ao paciente, respeitando os princípios éticos e profissionais, com a finalidade de obter os melhores resultados com a farmacoterapia e promover o uso racional de medicamentos e de outras tecnologias em saúde".

O uso do termo consulta pode ser utilizado tanto para descrever um episódio entre o paciente e o profissional quanto para referir um tipo de serviço prestado. A definição da palavra consulta, conforme o dicionário Michaelis, é "1. Ação de consultar; pedido de opinião ou conselho. (...) 3. Exame ou atendimento médico em consultório; solicitação de receita ou diagnóstico. (...) 4. Pedido de parecer ou opinião dirigido a um especialista em determinado assunto (...)".

O objetivo de uma consulta é obter os melhores resultados possíveis da farmacoterapia e promover o uso racional e seguro dos medicamentos e outras tecnologias de saúde. Durante a consulta farmacêutica, ações de promoção, proteção e recuperação da saúde são realizadas, objetivando a prevenção de doenças e de outros problemas de saúde.

Inicialmente, é necessário conhecer o público que será atendido, quais suas especificidades para então elaborar um roteiro de consulta. O atendimento de pessoas idosas será diferente de um consultório que atende crianças, por exemplo, a abordagem, o material educativo, o foco da conversa e as ações realizadas não serão as mesmas.

Uma consulta organizada traz resultados positivos na farmacoterapia, porém não devemos esquecer que mesmo com um roteiro pronto, cada paciente vai ter sua individualidade, interferindo diretamente na elaboração do seu plano de cuidado.

O plano de cuidado consiste nas orientações feitas com o paciente e para o paciente, sempre de acordo com suas necessidades e expectativas. O plano sempre será individualizado, mutável a cada retorno e elaborado juntamente com o paciente e/ou familiar.

Por meio do plano de cuidado é possível garantir a real necessidade das ações. O tempo do monitoramento do paciente é individual e atingindo o objetivo final do plano sabemos que as ações farmacêuticas foram efetivas.

Anamnese farmacêutica

O ponto inicial da consulta farmacêutica é conhecer o paciente que será atendido. Para tal objetivo, é realizada a coleta de dados por meio da anamnese farmacêutica.

Por meio dessa anamnese é possível conhecer a história de saúde do paciente, seus antecedentes de doenças, histórico familiar, hábitos de vida, grau de entendimento e rede de apoio familiar. Além disso, esse é o momento de questionar os medicamentos utilizados por ele e assim iniciar o processo de otimização da farmacoterapêutica.

Tabela 20.1. Exemplo de anamnese farmacêutica

Nome do paciente
Idade
Escolaridade
Reside com quais pessoas?
Histórico familiar de doenças?
Tabagista? Álcool? Determinar as quantidades
Relate como é sua alimentação e horários?
Atividade física? Qual periodicidade?
Medicamentos em uso (dose, via e posologia)
Alergia medicamentosa ou alimentar?

A lista de medicamentos deve ser completa e atualizada a cada consulta: medicamentos prescritos, não prescritos, plantas medicinais, suplementos e demais produtos com finalidade terapêutica são incluídos. Com a lista atualizada, o farmacêutico iniciará a análise técnica da terapia medicamentosa.

Com a anamnese farmacêutica é possível conhecer e entender o paciente e assim garantir a otimização da farmacoterapia. Conhecer seus hábitos, lista de medicamentos, expectativas, condições de saúde, contexto sociocultural e determinantes de saúde tornam possível a organização da terapia medicamentosa e das ações que serão realizadas pelo farmacêutico durante as consultas.

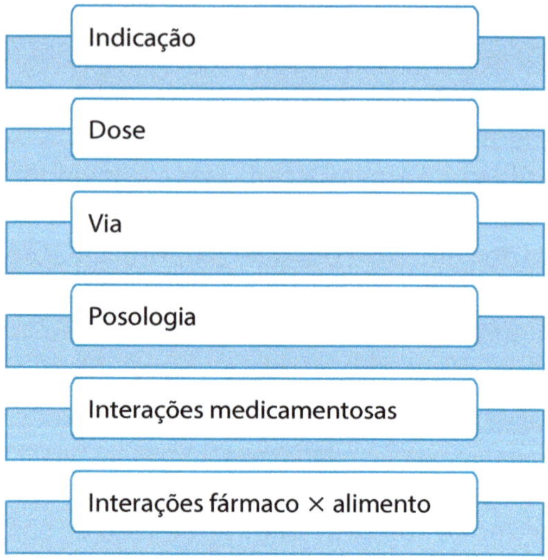

Figura 20.2. Pontos para análise da lista de medicamentos.

Ferramentas para a consulta

No roteiro da consulta é possível contar com ferramentas que contribuem no sucesso do plano de cuidado, uma vez que facilitam o entendimento do paciente e auxiliam o farmacêutico no acompanhamento do sucesso das suas intervenções.

Materiais educativos

O objetivo da entrega de um material educativo é que os pacientes e/ou familiares tenham de forma escrita as orientações realizadas, durante a consulta, de forma verbal e assim possam consultá-las a qualquer momento.

O material pode ser elaborado de forma impressa ou digital, sempre respeitando as particularidades e condições de acesso dos pacientes. O assunto pode ser abordado tanto de forma escrita como por meio de imagens para melhor compreensão.

Os materiais educativos podem abordar temas como: condição de saúde, importância do tratamento e da adesão, modo de administração do medicamento, efeitos colaterais e forma de amenizá-los, o uso seguro dos medicamentos e o seu descarte correto. Enfim, o material pode ser elaborado para qualquer necessidade apresentada pelo paciente.

No momento do desenvolvimento, é importante utilizar fontes seguras de informações e elaborar o material em uma linguagem clara para o paciente e/ou familiar, não fazendo uso de termos técnicos. A organização do material deve facilitar o entendimento e esse deve ser apresentado de uma forma visualmente interessante.

Sempre ao entregar um material educativo, é necessário realizar a orientação dele, assim o paciente consegue compreender todas as informações e quando for preciso retomá-las, será mais fácil o entendimento.

Hospital Municipal
Vila Santa Catarina

ORIENTAÇÕES FARMACÊUTICAS

CAPECITABINA

(Xeloda®)

500MG

DOSE DIÁRIA	ORIENTAÇÕES
____mg	Tomar ____ comprimidos pela manhã e ____ comprimidos à noite

Próxima retirada: ___/____/____

Em caso de dúvida, ligar 11 2151-7884

Av. Santa Catarina, 2785 - Vila Santa Catarina

São Paulo - SP - Brasil

CEP: 04377-035 | Tel: (11) 2151 - 7884

Hospital Municipal
Vila Santa Catarina

ALBERT EINSTEIN
HOSPITAL ISRAELITA

PREFEITURA DE SÃO PAULO · SUS · MINISTÉRIO DA SAÚDE

CUIDADOS COM SEU MEDICAMENTO

- Armazenar os comprimidos à temperatura ambiente, longe de calor, luz e umidade.
- Este medicamento pode provocar alguns distúrbios visuais.
- Manter longe do alcance de crianças.
- Não quebrar, esmagar ou mastigar os comprimidos.

NÃO TRITURAR

ORIENTAÇÕES

→ Tomar trinta minutos após as refeições, pela manhã e pela noite, durante **14 dias.**;

→ Tomar os comprimidos somente com **água**, com pelo menos um copo cheio, aproximadamente 250 ml, **sempre no mesmo horário**, num intervalo de 12 horas entre um e outro;

→ Em caso de esquecimento, pule a dose esquecida e volte a tomar no próximo horário normal. **Não tome duas doses ao mesmo tempo ou doses extras.**

→ Na ocorrência de vômito após a tomada, consultar imediatamente o médico;

→ Evite o uso de antiácidos dentro de 2 horas após tomar capecitabina.

→ Capecitabina pode ser desaconselhado caso esteja tomando anticoagulantes ou fenitoína. Converse com seu médico.

→ **Não interromper o tratamento sem o conhecimento do seu médico.**

MANEJO DE REAÇÕES

→ Evite exposição solar. Utilize bloqueador solar fator 30 ou superior e roupas de proteção. A exposição pode causar manchas e escurecimento da pele;

→ Durante o tratamento com capecitabina é recomendada a utilização de hidratantes nas mãos e pés (à base de aloe vera), evitar o aquecimento e fricção das extremidades e evitar exercícios de impacto.

→ Para reduzir diarreia, náuseas, vômitos e estomatite, evite alimentos gordurosos e fritos, alimentos condimentados, picantes e com odor forte. Coma pequenas quantidades com frequência e mastigue devagar. Beba bastante água, porém evite líquidos durante as refeições. As bebidas devem ser frescas ou geladas.

CHEQUE O DIA E HORÁRIO DO SEU MEDICAMENTO AQUI !

D1		
D2		
D3		
D4		
D5		
D6		
D7		
D8		
D9		
D10		
D11		
D12		
D13		
D14		

Figura 20.3. Folder de orientação de medicamento.

Fonte: HMVSC.

Organização dos medicamentos

Com a lista de medicamentos organizada, conhecendo as interações medicamentosas, as interações com alimentos, a rotina e os hábitos do paciente, é possível iniciar a organização dos medicamentos. Sempre lembrando da importância de conhecer o grau de entendimento do paciente, o apoio familiar e o acesso ao tratamento.

Alguns pacientes não necessitam de ações de melhoria para o uso correto dos medicamentos e outros conseguem melhorar o uso somente incluindo um alarme ou solicitando ajuda de um familiar. Entretanto, existem casos nos quais é necessário pensar em estratégias mais elaboradas para melhorar a adesão medicamentosa.

Para desenvolver uma estratégia é necessário entender as necessidades e o motivo da dificuldade desse paciente. Ele esquece porque não possui entendimento do tratamento? É um paciente polimedicado? A rotina atrapalha? Ele não possui nenhum apoio familiar? Não sabe ler? Após a análise da situação juntamente com o paciente, elabora-se a ferramenta a ser utilizada para melhorar a adesão ao tratamento.

É possível organizar os medicamentos da seguinte forma:

- Tabela de orientação de medicamentos com horários e modo de administração.
- Porta-comprimidos.
- Caixas com os medicamentos separados por horário.
- Sinalização de cores nas caixas dos medicamentos para aqueles pacientes que não sabem ler.
- Utilização de aplicativos para o uso de medicamentos.

O farmacêutico deve utilizar a imaginação para elaborar a melhor forma do paciente lembrar de usar seus medicamentos e claro, sempre deve acompanhar o sucesso da ação.

Controle de parâmetros fisiológicos

O parâmetro que será acompanhado vai depender da patologia que o paciente apresenta. Para conseguir controlar a melhora dos parâmetros fisiológicos, o farmacêutico necessita de acesso aos exames, aos registros de consultas médicas e aos controles que podem ser realizados pelo próprio paciente. Além disso, deve sempre analisar sinais e sintomas apresentados pelo paciente durante a consulta.

Para um melhor acompanhamento o farmacêutico pode desenvolver materiais nos quais o paciente possa preencher seus resultados de exames e trazer preenchido na próxima consulta, como aferições da pressão arterial (Figura 20.5) ou glicemia, assim é possível criar um histórico de acompanhamento da situação de saúde.

- Paciente com diabetes *mellitus* – controle da glicemia
- Paciente com hipertensão arterial – controle de pressão arterial
- Paciente com o vírus da imunodeficiência humana – acompanhamento da carga viral
- Paciente com gripe – melhora dos sintomas gripais
- Paciente com dor – utilizar a escala da dor

Figura 20.4. Parâmetros que podem ser acompanhados em determinadas patologias.

Dia	Manhã 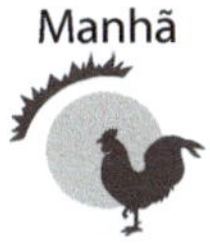	Tarde 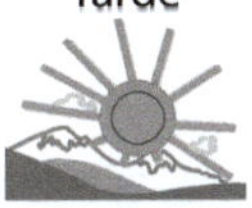	Noite 

Figura 20.5. Controle da pressão arterial de preenchimento do paciente.

Organização de consultas e exames

Muitos pacientes realizam acompanhamento em várias especialidades médicas e profissionais, assim o número de consultas e exames é elevado, o que pode gerar confusão nas datas agendadas. O não comparecimento pode afetar a continuidade do tratamento medicamentoso e o acompanhamento da situação de saúde do paciente.

O farmacêutico pode auxiliar orientando o paciente quanto às suas consultas. Elaborar uma caderneta com horários e datas também é uma ferramenta que pode ajudar nesse controle. Acompanhar a presença nas consultas e exames é importante para elaborar novas ações que possam levar ao sucesso do comparecimento e, por consequência, o sucesso farmacoterapêutico.

Telefarmácia

A telefarmácia é o exercício da Farmácia Clínica mediado por tecnologia da informação e de comunicação de forma remota. Em junho de 2022, ela passa a ser regulamentada, em todos os níveis de atenção à saúde, por meio da Resolução do Conselho Federal de Farmácia de nº 727.

Por meio da comunicação remota, é possível promover, proteger, monitorar e recuperar a saúde dos pacientes. Conversas remotas podem prevenir doenças e outros problemas de saúde. Também é possível resolver problemas relacionados à farmacoterapia, como o uso incorreto dos medicamentos.

A telefarmácia é um canal de dúvidas para o paciente e pode ser uma ferramenta útil para o acompanhamento de reações adversas, para o manejo de sintomas e para o acompanhamento da adesão. Por meio das ligações e consultas remotas é possível aumentar a interação do farmacêutico com o paciente e criar uma relação de confiança; além de ser uma ótima ferramenta em casos de pacientes com dificuldade locomotora e com condições sociais que não permitam a consulta presencial com a frequência desejada, podendo-se intercalar as duas modalidades como uma estratégia para esse perfil de pacientes.

Para o exercício da telefarmácia é interessante definir o objetivo do contato, realizar um roteiro e sempre registrar as informações coletadas para futuras consultas com o paciente.

Acompanhamento da adesão

A adesão pode ser definida como o comportamento do paciente frente às ações propostas. Quando se fala em medicamentos, pode-se classificar o paciente como aderente, quando ele utiliza em pelo menos 80% o tratamento correto, observando horários, doses e tempo de tratamento.

Um paciente não aderente pode ser aquele que abandonou o tratamento sem orientação médica. Ou que utiliza de forma irregular o tratamento, seja na prática de atrasar o horário de administração do medicamento ou de realizar pequenas interrupções.

Já uma baixa adesão pode ocorrer por motivos não intencionais, como: esquecimento, compreensão, habilidades físicas e cognitivas reduzidas, equívocos ou às vezes por falta de recurso para a aquisição do tratamento.

Alguns pacientes não aderem ao tratamento de forma intencional, muitas vezes por não estarem motivados. Outros possuem crenças ou experiências negativas (próprias ou alheias) com o uso do medicamento.

A adesão pode ser medida por métodos diretos ou indiretos. O método direto é realizado por meio da dosagem do fármaco ou metabólitos no plasma, saliva ou urina. Já o método indireto é executado por meio de perguntas ao paciente, contagem de medicamentos, avaliação dos resultados terapêuticos e pela opinião do próprio profissional.

Existem alguns instrumentos validados para medir a adesão ao tratamento medicamentoso, como o teste de Haynes e Sackett, *Adherence to Refills and Medications Scale*, teste de Morisky-Green e *Beliefs About Medications*.

Prescrição farmacêutica

Seguindo tendências mundiais e valorizando o conhecimento técnico científico do farmacêutico, a prescrição farmacêutica foi regulamentada pela Resolução nº 586, de 29 de agosto de 2013.

A prescrição farmacêutica é realizada conforme autonomia do farmacêutico dentro do serviço prestado. É necessário que haja formação e certificação para tal atividade, e que somente produtos autorizados pelo órgão sanitário sejam prescritos.

O processo da prescrição, segundo a Resolução nº 586, ocorre da seguinte maneira:

- Identificação das necessidades do paciente relacionadas à saúde.
- Definição do objetivo terapêutico.
- Seleção da terapia ou intervenções relativas ao cuidado à saúde, com base em sua segurança, eficácia, custo e conveniência, dentro do plano de cuidado.
- Redação da prescrição.
- Orientação ao paciente.
- Avaliação dos resultados.
- Documentação do processo de prescrição.

No momento de prescrever é necessário utilizar evidências científicas de qualidade. Condições clínicas existentes, uso de outros medicamentos e hábitos de vida devem ser considerados para a decisão da terapia a ser prescrita. Além disso, toda e qualquer decisão deve ser compartilhada e centrada no paciente.

O farmacêutico precisa estar atento aos aspectos legais e éticos relativos aos documentos que serão entregues ao paciente e sempre deve explicar adequadamente ao paciente ou a seu responsável no cuidado suas decisões e recomendações de forma que garanta a compreensão completa. Além disso, o farmacêutico deve adotar medidas que acompanhem e avaliem os resultados decorrentes da prescrição farmacêutica.

Serviços farmacêuticos

No consultório farmacêutico, é possível oferecer serviços farmacêuticos, sempre respeitando as legislações atuais. Entre esses serviços podemos destacar:

- Aferição e monitoramento da pressão arterial e glicemia capilar.
- Monitoramento de temperatura.
- Realização de curativos.
- Perfuração de lóbulo auricular.
- Teste de COVID.

Consulta farmacêutica personalizada

Problemas relacionados ao uso inadequado de medicamentos, como automedicação, intoxicações, interações medicamentosas e a falta de adesão a esquemas terapêuticos, vêm aumentando significativamente nos últimos anos. Desse modo, a consulta farmacêutica desempenha um papel fundamental frente a essa demanda, uma vez que o profissional farmacêutico apresenta habilidade na promoção, prevenção e recuperação da saúde, tanto no nível coletivo quanto no individual.

Atualmente, o atendimento clínico vem ganhando mais espaço devido aos serviços prestados estarem mais acessíveis aos pacientes, não se limitando apenas à área hospitalar. Essa acessibilidade permite que o profissional desempenhe ações voltadas ao uso racional de medicamento, promoção de saúde, acompanhamento farmacoterapêutico, conciliação medicamentosa, revisão da farmacoterapia, entre outros.

A partir dessas ações, os serviços farmacêuticos tendem a ser mais eficazes em pacientes que apresentam maior chance para ocorrência de problemas da farmacoterapia, como pacientes com polifarmácia, em uso de terapia antineoplásica, pacientes idosos, de baixo entendimento e pacientes com doenças crônicas. Dessa maneira, as consultas farmacêuticas assumem um papel relevante nesse cenário.

Polifarmácia

A Organização Mundial da Saúde (OMS) adota como definição para polifarmácia "o uso de quatro ou mais medicamentos de forma simultânea, e possui relação com o aumento do risco e da gravidade das reações adversas a medicamentos". Essa prática tem relação direta com o aumento da gravidade e ocorrência de interações medicamentosas. Também pode estar relacionada com uma possível toxicidade cumulativa, com a ocorrência de erros de medicação e com a baixa adesão ou abandono do tratamento, além de elevar a morbimortalidade e aumentar os riscos de internações.

Dessa maneira, o profissional farmacêutico torna-se indispensável para promover orientações e incentivar uma farmacoterapia racional, visto que o uso de vários medicamentos é clinicamente indicado, efetivo e seguro, quando utilizado de forma correta.

O ato de parar ou diminuir algum dos medicamentos utilizados é um importante auxílio no controle da polifarmácia. A desprescrição (suspensão de uma prescrição) é uma tarefa ainda não tão comum ao farmacêutico, devendo ser necessário desmitificar tabus por parte do paciente e prescritor.

Sendo assim, a consulta farmacêutica é uma prática que exige muita atenção, uma vez que pacientes polimedicados nem sempre tomam apenas o que está prescrito, ora se automedicam, ora fazem uso de produtos fitoterápicos, que muitas vezes não são relatados em consultas. Desse modo, a anamnese deve ser feita de maneira minuciosa.

Baixa compreensão

Durante as consultas farmacêuticas, o farmacêutico utiliza diferentes ferramentas para a promoção de saúde, a que mais se destaca é a comunicação. Nesse processo, o profissional deve utilizar a linguagem que mais se aproxima da realidade do seu paciente. O uso de termos técnicos pode ser empregado desde que seja de forma adequada e compreensível. O uso de analogias, comparações e metáforas pode ser um apoio para esse diálogo.

Além da habilidade de comunicação, o ato de acolher, escutar ativamente, ter empatia e ser assertivo também são atributos que fazem a diferença durante um atendimento. Ademais, o uso da comunicação não verbal também se faz necessário, uma vez que pacientes com algum grau de deficiência (auditiva, visual ou cognitiva) exigem do farmacêutico uma orientação e informação diferenciada.

Ao iniciar um atendimento, é importante que o profissional analise o grau de conhecimento e entendimento do seu paciente, para que a comunicação seja efetiva desde o início. Uma das maneiras de confirmar se a informação e orientação foram compreendidas é realizar um *teach-back*, ou seja, solicitar ao paciente que explique, com suas palavras, o que ele precisa saber ou fazer.

Idosos

Os idosos são o grupo de pacientes que mais apresentam riscos de interações medicamentosas. Primeiro, pelo fato de a grande maioria fazer uso de polifarmácia e, em segundo, por apresentarem alterações fisiológicas. Essas mudanças envolvem, principalmente, a redução da funcionalidade dos rins e do fígado. Por consequência, a metabolização e/ou excreção dos medicamentos é mais lenta, interferindo na eficácia medicamentosa e até em uma possível toxicidade.

Vale lembrar que, além das alterações fisiológicas, o processo de senescência pode acometer a visão, esquecimento, incapacidade e/ou limitações físicas, interferindo na administração e adesão terapêutica.

Desse modo, o farmacêutico deve atentar-se durante as orientações, principalmente se o paciente fizer uso de medicamentos com tempo de meia-vida curta ou com baixo índice terapêutico, que comprometa ou cause risco à sua integridade física. Além disso, situações como a automedicação, o uso de fitoterápicos, a interrupção por conta e a administração de forma simultânea de medicamentos, exigem do farmacêutico uma educação e orientação bem individualizada.

Oncologia

O paciente oncológico apresenta uma maior complexidade frente a sua farmacoterapia, visto que, além dos tratamentos quimioterápicos, alguns apresentam outras comorbidades e consequentemente, fazem uso de mais medicamentos. Dessa maneira, o desenvolvimento de inúmeras reações adversas é maior, aumentando a chance de abandono de tratamento e danos graves ao paciente.

O acompanhamento farmacêutico quando realizado desde o início do tratamento, de forma individualizada e especializada, aumenta a chance de adesão, uma vez que o paciente tem ciência das possíveis reações que a sua terapia pode causar e quais as medidas e manejos pode fazer para minimizar tais efeitos. O farmacêutico deve reforçar o uso seguro e consciente dos medicamentos sintomáticos, como antieméticos, laxantes, anti-histamínicos, antidiarreicos, corticoides, entre outros.

A orientação ao paciente em tratamento com quimioterapia oral requer maior atenção, uma vez que o paciente leva para casa seu medicamento. Nesses casos, o farmacêutico, além de orientar sobre a importância do seguimento terapêutico, deve frisar que tal medicamento possui risco ocupacional, ou seja, envolve risco associado ao seu manuseio e manipulação. Assim, é necessário salientar a necessidade de manter um cuidado especial no momento da administração, por exemplo, a higienização das mãos antes e após o uso, além de orientações quanto à forma de armazenamento, visto que alguns exigem a conservação em refrigeração.

Registro em prontuário

Toda a consulta farmacêutica deve ser registrada, seja de forma eletrônica ou manual. É muito importante para o acompanhamento que o registro, a evolução farmacêutica, seja redigida com clareza e objetividade.

A evolução deve conter informações relevantes da consulta, tornando possível a construção de um histórico do paciente. O registro é um guia para as consultas posteriores do farmacêutico e dos demais membros da equipe de saúde.

Incluir a percepção clínica do paciente, seus parâmetros fisiológicos, os resultados de exames, os medicamentos (inclusões, modificações e suspensões) e o grau de adesão, torna o registro uma fonte de informação. Além disso, sempre que o farmacêutico realizar intervenções, mudanças no plano de cuidado ou encaminhamentos, deve incluir no registro.

Um ponto crucial na evolução farmacêutica é o direcionamento para as próximas consultas. Sempre que houver pontos de acompanhamento, devem estar sinalizados na evolução. Por exemplo: Na próxima consulta, revisar os exames laboratoriais solicitados, confirmar adesão, questionar se o paciente foi na consulta externa. Um registro bem elaborado é uma ferramenta para o sucesso do plano de cuidado do paciente.

Casos clínicos de um consultório farmacêutico

Os casos apresentados abaixo são relatos de vivências do farmacêutico oncológico em um consultório farmacêutico (os dados dos pacientes são fictícios).

- L.R., 67 anos. Carcinoma renal. Em uso de pazopanibe 800 mg. Na consulta farmacêutica, paciente foi questionada quanto ao uso do medicamento e relata estar administrando 1 comprimido por dia. A apresentação padronizada e dispensada é de 400 mg, assim, o paciente está fazendo uso de dose abaixo da recomendada. Farmacêutico orienta e entrega folder educativo com informações do uso correto.
- J.L.C., 82 anos. Tumor estromal gastrointestinal. Em uso de imatinibe 400 mg. Relata administrar o comprimido de estômago vazio e estar sentido muitas náuseas. Na consulta farmacêutica, paciente é orientada a tomar após o almoço, e em seu retorno relata melhora no controle de náuseas.
- L.C., 36 anos. Câncer de mama. Em uso de tamoxifeno 20 mg. Durante o momento da conciliação medicamentosa, paciente relata que foi prescrito: iniciar o uso de sertralina. A associação do antidepressivo com a hormonioterapia pode resultar na redução da absorção do tamoxifeno. Farmacêutico entra em contato com médico e solicita a troca da classe do antidepressivo.
- N.S., 69 anos. Câncer de intestino. Em uso de capecitabina 3.500 mg. Ao verificar o cálculo da superfície corpórea, o farmacêutico percebe divergência na altura, o que resultou em dose incorreta da quimioterapia, uma vez que o cálculo da dose é baseado na altura e peso do paciente. Solicitado ajuste de altura pela equipe de enfermagem e posterior ajuste de dose ao prescritor.
- F.C., 57 anos. Câncer de mama. Em uso de anastrozol 1 mg. Paciente recebe prescrição de gabapentina 900 mg, porém, o farmacêutico nota que não foi entregue a documentação para retirada no Sistema Único de Saúde (SUS). Solicitado ao médico o preenchimento dos documentos e realizada orientação ao paciente quanto ao local de retirada.
- F.D., 46 anos. Câncer de próstata. Em uso de abiraterona 1.000 mg. Farmacêutico entra em contato via telefone para acompanhamento de início de tratamento. Paciente é questionado quanto à forma de administração e relata o uso de 1 comprimido de 250 mg de 12/12 h. Farmacêutico reorienta sobre o uso correto do medicamento – 4 comprimidos 1 vez ao dia.
- K.S., 28 anos. Câncer de mama. Em uso de tamoxifeno 20 mg. Paciente não comparece ao consultório farmacêutico para a retirada do medicamento. Farmacêutico entra em contato para confirmar ausência e adesão ao tratamento. Paciente relata que o medicamento terminou e não foi possível o comparecimento no consultório farmacêutico para a retirada do tratamento. Farmacêutico reforça a importância da adesão ao tratamento para o sucesso da terapia medicamentosa, e solicita a vinda ao consultório o quanto antes.

Considerações finais

A consulta farmacêutica proporciona um atendimento mais humanizado, uma vez que, o profissional a realiza de forma individualizada. Por meio de orientações quanto à medicação (posologia, dosagem e horário), da escuta de relatos de possíveis interações e desconfortos inerentes ao medicamento e à doença, e da avaliação da prescrição médica, o farmacêutico consegue otimizar o tratamento.

Durante essas consultas, tanto os pacientes quanto seus cuidadores e/ou familiares têm a possibilidade de esclarecer as suas principais dúvidas e inseguranças acerca do tratamento. Além disso, a consulta farmacêutica também tem a finalidade de educar a respeito dos medicamentos utilizados e seus problemas relacionados, com o intuito de promover autonomia, autocuidado, adesão, prevenção e identificação de interações.

Em uma consulta farmacêutica, compete ao profissional atuar de acordo com suas atribuições clínicas relativas ao cuidado à saúde e executar as atividades conforme as diretrizes da profissão vigente.

A orientação farmacêutica durante as consultas proporciona diversos pontos positivos, dentre eles se destacam, a redução da necessidade de assistência médica e a detecção e resolução de problemas relacionados a medicamentos, resultando em economia para o sistema público e privado de saúde e em segurança para o paciente.

Além disso, pacientes que optam pelas consultas referem sentir-se seguros, uma vez que essa é realizada de forma privada, individual e eficaz, construindo um elo entre paciente/farmacêutico.

Bibliografia

Resolução do Conselho Federal de Farmácia – CFF nº 585, de 29 de agosto de 2013.

Resolução do Conselho Federal de Farmácia – CFF nº 586, de 29 de agosto de 2013.

Resolução do Conselho Federal de Farmácia – CFF nº 720, de 24 de fevereiro de 2022.

Resolução do Conselho Federal de Farmácia – CFF nº 727, de 30 de junho de 2022.

21

Farmácia Clínica em Cuidados Paliativos

Carolina Pereira Rodrigues Vitor, Gabriela Guerini Martinez, Natalie Botelho Borges

Introdução

Segundo a Organização Mundial da Saúde (OMS), "cuidados paliativos é uma abordagem que melhora a qualidade de vida dos pacientes (adultos e crianças) e suas famílias que estão enfrentando problemas associados a doenças que ameaçam a vida. Ela previne e alivia o sofrimento por meio da identificação precoce, da avaliação correta e do tratamento da dor e outros problemas, sejam eles físicos, psicossociais ou espirituais".[1]

Doença grave ou ameaçadora à vida é qualquer doença aguda, ou crônica, ou diversas condições de saúde, associadas a alta mortalidade.[2] Dentre elas podemos citar doenças cardiovasculares, câncer, doenças respiratórias crônicas, AIDS, diabetes, insuficiência renal, doença hepática crônica, esclerose múltipla, doença de Parkinson, artrite reumatoide, doença neurológica, demência, anomalias congênitas, tuberculose resistente a medicamentos, entre outras condições.[1]

A abordagem em cuidados paliativos pode ser aplicada concomitante aos tratamentos modificadores de doença, e não somente mediante a tratamentos refratários ou doenças sem possibilidade de cura.[2] A relação entre terapia modificadora de doença e cuidados paliativos ocorrerá de maneira diferente de acordo com características socioeconômicas, sistema de saúde, valores e preferências dos pacientes e familiares.[2]

Nas últimas semanas a meses de vida, período caracterizado como fase final de vida, muitos pacientes evoluem com piora funcional progressiva, aumento de sofrimentos físicos, sociais, psíquicos e espirituais.[2] O período mais avançado da fase final de vida, representado pelos últimos dias e horas que antecedem o óbito, pode ser definido como processo ativo de morte.[2] Este último é caracterizado pelo declínio irreversível das funções fisiológicas e aumento da intensidade do sofrimento físico, social, espiritual e emocional.[3]

A abordagem terapêutica para o manejo de sintomas nas diferentes fases de evolução da doença será direcionada pelo princípio da proporcionalidade. Isso é, por meio de uma avaliação individualizada, baseada em múltiplos fatores como necessidade, funcionalidade, preferências e valores do paciente, prognóstico das doenças de base, efetividade clínica e riscos associados ao tratamento, as possíveis medidas terapêuticas aplicáveis serão definidas como apropriadas ou não para aquele momento.[2,4]

Atuação do farmacêutico clínico em cuidados paliativos

O farmacêutico clínico atuante em cuidados paliativos é o profissional responsável por fornecer informações especializadas sobre a terapia medicamentosa, baseadas em evidências e centradas no paciente, para otimização dos resultados no gerenciamento de sintomas, como parte integrante de uma equipe multidisciplinar.[5]

O bom resultado no controle de sintomas depende de múltiplos fatores como recursos disponíveis (medicamentos, apresentações e materiais necessários para administração), armazenamento/conservação do medicamento, indicação adequada, posologia, via de administração, modo de preparo e administração, interações medicamentosas, adesão ao tratamento, resposta individual do paciente, entre outros. Portanto, para atingir melhores resultados, o farmacêutico deve atuar muito além da análise da farmacoterapia, em parceria com as equipes responsáveis pela logística de medicamentos, equipe multidisciplinar, paciente e cuidadores buscando otimizar todos os aspectos que podem interferir na efetividade dos medicamentos.

A disponibilidade de recursos é um fator estratégico para o manejo de sintomas. Para pacientes ambulatoriais, é necessário compreender o contexto socioeconômico do paciente/família, a fim de adequar a farmacoterapia proposta aos recursos financeiros disponíveis. Já no contexto hospitalar, é essencial o conhecimento da relação de itens padronizados na instituição e a participação na Comissão de Farmácia e Terapêutica para reavaliações periódicas. Em ambos os segmentos, o conhecimento sobre acesso a medicamentos nos diferentes componentes da assistência farmacêutica do Sistema Único de Saúde (SUS) pode ser determinante, tanto para otimizar o uso do recurso financeiro de algumas famílias, permitindo investimento em outras terapias, quanto para viabilizar a possibilidade de alta hospitalar para pacientes totalmente dependentes do SUS.

A interface com a equipe multidisciplinar está relacionada principalmente ao gerenciamento e melhorias no processo de uso de medicamentos. Muitos pacientes podem apresentar alterações orais com a evolução da doença tornando a administração de medicamentos por essa via insegura.[4] O fonoaudiólogo é o profissional de referência para orientação sobre a segurança da ingesta oral, capaz de recomendar a forma mais adequada para administração de medicamentos (sólido oral ou líquido oral) ou ainda a impossibilidade da administração de modo seguro por essa via. A partir dessas recomendações, o farmacêutico deve avaliar a compatibilidade dos medicamentos com a forma de administração prescrita. Quando recomendada a administração de medicamentos exclusivamente na forma líquida, deve-se avaliar a disponibilidade de medicamentos nessa forma ou a possibilidade de preparar uma apresentação líquida a partir de outras formas farmacêuticas disponíveis. Considerando que em algumas situações em cuidados paliativos a instituição de uma via artificial de alimentação não será considerada proporcional, quando a administração via oral for considerada insegura o farmacêutico tem o desafio de explorar vias de administração alternativas como a transdérmica, inalatória, endovenosa e hipodermóclise, frente às apresentações de medicamentos compatíveis com essas vias. A via intramuscular ou múltiplas aplicações subcutâneas são evitadas devido ao maior desconforto gerado pela aplicação.

Para promover maior segurança e efetividade de medicamentos injetáveis, o farmacêutico deve atuar em parceria com a equipe de enfermagem nas múltiplas etapas do processo de preparo e administração. Informações técnicas como reconstituinte recomendado, volume de reconstituição, volume de expansão após reconstituição, diluentes compatíveis, concentrações recomendadas, vias compatíveis e estabilidade físico-química nas diferentes condições de preparo devem ser disponibilizadas para a equipe responsável pelo preparo dos medicamentos. Outro ponto importante a ser considerado é o tempo/velocidade de administração, que deve estar descrito na prescrição do medicamento[7], e a instituição deve dispor de materiais que viabilizem o controle do tempo de administração (equipo macro ou microgotas, equipo de bomba, *dial-a-flow*, bomba infusora).

Muitos pacientes em cuidados paliativos podem apresentar sintomas de difícil controle, sendo a administração de medicamentos em infusão contínua um importante recurso, porém a compatibilidade entre medicamentos para administração concomitante deve ser avaliada com cautela. O farmacêutico é o profissional de referência para avaliar as potenciais incompatibilidades, deve fornecer informações técnicas e atuar na conscientização da equipe a respeito dos possíveis efeitos indesejados provenientes do contato entre diferentes medicamentos na linha de infusão ou em solução, como alterações organolépticas (formação de precipitado, de gás, mudança de cor ou consistência), redução da atividade ou inativação dos fármacos, ou formação de um novo composto tóxico. Em conjunto com a equipe médica e de enfermagem, deve avaliar as vias e tipos de acesso disponíveis a fim de encontrar alternativas que estejam de acordo com o plano de cuidados, que proporcionem segurança e efetividade no uso dos medicamentos (ajustes de aprazamento, via de administração, volume de diluição e tempo de infusão). Frequentemente, pacientes em cuidados paliativos, com a evolução da doença, passam a apresentar restrição de vias de administração de injetáveis por complicações como anasarca e fragilidade de rede venosa, tornando a busca por alternativas ainda mais desafiadora.

Um bom controle de sintomas também está associado à adesão ao tratamento. O farmacêutico deve monitorar a adesão ao tratamento por meio dos recursos disponíveis; ao identificar problemas de adesão, deve investigar as causas para propor alternativas que favoreçam a adesão. Frequentemente os problemas de adesão estão associados à compreensão e adaptação ao tratamento.[8] O farmacêutico pode atuar na educação do paciente e cuidadores sobre a farmacoterapia, utilizando linguagem simples e clara, sendo interessante o uso da ferramenta *teach-back* para reavaliar a compreensão após orientações. A "não adaptação" ao tratamento está geralmente associada ao desenvolvimento de reações adversas, dificuldade em conciliar o uso do medicamento com a rotina diária ou até mesmo com a palatabilidade. Esses problemas muitas vezes podem ser gerenciados com alterações na posologia, no modo de administração ou até mesmo com a substituição do medicamento, portanto, o farmacêutico deve conhecer a farmacocinética, farmacodinâmica, potenciais interações medicamentosas e fármaco-alimento, principais reações adversas do medicamento e como gerenciá-las a fim de propor mudanças que melhorem a adesão o tratamento. Mudanças como administração em dose única diária ou associação do medicamento com alimentos, quando viáveis, podem proporcionar ótimos resultados.

O uso correto dos medicamentos é fundamental para um controle adequado de sintomas, nesse cenário, as medicações inalatórias usadas para manejo de desconforto respiratório, sintoma apresentado com frequência nessa população, é uma excelente opção, entretanto, erros no uso de dispositivos inalatórios como não fazer a vedação adequada ao redor do bocal, não inspirar da forma recomendada ou não prender a respiração por um período após a administração são frequentes.[6] Esses erros podem estar associados à falta de conhecimento sobre o modo de administração correto ou à capacidade física do paciente realizar o procedimento conforme preconizado. Para minimizar os erros relacionados à falta de conhecimento, o farmacêutico deve atuar na educação de pacientes, cuidadores e equipe assistencial; em relação a erros associados à capacidade física do paciente, o farmacêutico deve avaliar em conjunto com a equipe de fisioterapia, médica e de enfermagem qual a forma farmacêutica e modo de administração mais adequados de acordo com o quadro clínico do paciente (solução para nebulização, inalador pressurizado, inalador de pó seco e indicação de uso de espaçador quando compatível com a apresentação farmacêutica).

Outra demanda importante do farmacêutico paliativista é o monitoramento da farmacoterapia ao longo das transições de cuidado, reavaliando periodicamente a atual necessidade/indicação de medicamentos em uso, sendo um facilitador da desprescrição. Com a evolução da doença, a relação risco x benefício dos medicamentos pode mudar, e alguns fármacos podem passar a ser considerados potencialmente inadequados: medicamentos cujo tempo de uso necessário para o benefício ultrapassa a esperança de vida do paciente, ou que não proporcionem aumento da sobrevida, alívio sintomático e melhoria da qualidade de vida. A avaliação para a descontinuação de prescrição deve ser individualizada, porém, as classes de medicamentos mais frequentemente sujeitos à desprescrição são inibidores da bomba de prótons, anti-hipertensivos, hipoglicemiantes, estatinas e antiagregantes plaquetários.[9]

Em síntese, a avaliação farmacoterapêutica de pacientes em cuidados paliativos deverá incluir a avaliação dos medicamentos prescritos (dose, frequência, via de administração, apresentação, diluição, tempo de infusão, tempo de tratamento, interações medicamentosas, compatibilidades medicamentosas, aprazamento), monitoramento da adesão, efetividade, reações adversas e de resultados laboratoriais, favorecendo medidas que ofereçam conforto e qualidade de vida, em alinhamento com o plano de cuidados e fase atual do paciente.

Manejo de sintomas

A autoavaliação dos pacientes perante os sintomas é a evidência mais confiável e necessária para compreensão da intensidade dos sintomas.[10] Quando o paciente não consegue expressar seus sintomas, a percepção dos principais cuidadores pode ser de grande contribuição. Em um paciente com uma doença avançada e/ou que estejam experienciando a aproximação da morte, o alívio dos sintomas é um sinal de descanso, paz e conforto.

Os sintomas mais relatados por pacientes em cuidados paliativos são náuseas e vômitos, constipação ou diarreia, dispneia, tosse, fadiga, depressão, ansiedade, tristeza, irritabilidade e dor, sendo esse último sintoma o mais indicado pelos pacientes.[2,4,10]

Manejo da dor

A dor é o sintoma físico que mais prevalece nos relatos dos pacientes em cuidados paliativos, acarretando a redução da qualidade de vida e adesão ao tratamento. A intensidade da dor pode ser avaliada por meio de escala visual (o paciente demonstra por meio de uma linha onde indica o "máximo de dor" e "sem dor"), numérica (atribui uma nota de zero a dez), verbal (sem dor, dor leve, moderada, intensa ou insuportável), facial ou comportamental.[2]

A dor também pode ser classificada por meio do seu mecanismo fisiopatológico como nociceptiva, neuropática ou mista.[4] A dor nociceptiva está relacionada a um dano tecidual, é transmitida por um sistema nervoso intacto, e pode ser classificada em somática ou visceral. A somática está relacionada ao estímulo de receptores localizados na pele, músculo ou ossos (metástases ósseas, fraturas, lesões por pressão); a visceral está associada a órgãos internos (dor difusa em órgãos ocos, em pontada em órgãos sólidos).[2]

A dor neuropática está associada a alterações na estrutura ou função das vias nociceptivas, sendo resultante de lesão seletiva do trato neuroespinotalâmico ou do sistema nervoso periférico[4], e geralmente é descrita como queimação, sensação de choque, fisgada, alodinia, formigamento, agulhada ou prurido.[2]

É importante considerar também o conceito de 'dor total' concebido por Cicely Saunders que reconhece a influência de fatores físicos, psicológicos, sociais, familiares e espirituais na experiência de dor do paciente. Desse modo, concluímos que a terapia farmacológica deve ser acompanhada de suporte psicológico, social e espiritual ao paciente.[2]

Para o manejo farmacológico da dor, utilizam-se analgésicos não opioides, opioides e adjuvantes, cuja escolha deve seguir a classificação da dor. Quanto à intensidade, recomenda-se: não opioides para dor leve (escala 1 a 3), opioides fracos para dor moderada (escala 4 a 6) e opioides fortes para dor forte (escala ≥ 7), podendo associar adjuvantes em qualquer intensidade.[10,11] Quanto ao mecanismo, para dor nociceptiva recomendam-se analgésicos simples, anti-inflamatórios não esteroidais (AINEs), opioides e, eventualmente, medicamentos específicos como bisfosfonatos (alendronato, pamidronato, ácido zoledrônico) para dor óssea metastática. Para dor neuropática, a principal recomendação é o uso de adjuvantes, podendo ser associados opioides.[10,11]

Dentre os analgésicos simples, temos dipirona e paracetamol, sendo esses utilizados até suas doses máximas. A dipirona é mais versátil pelas múltiplas vias de administração possíveis (oral em forma líquida e sólida, retal, endovenosa, hipodermóclise)[12] e baixo custo, enquanto o paracetamol possui algumas restrições associadas ao maior custo da apresentação injetável e recomendação de cautela em pacientes com insuficiência hepática.[13]

A gama de AINEs disponíveis no mercado nacional é ampla, sendo os mais frequentemente utilizados cetoprofeno, ibuprofeno, diclofenaco, naproxeno, tenoxicam e trometamol cetorolaco. As vias de administração permitidas são diversificadas (oral, sublingual, endovenosa, intramuscular), porém estudos sobre administração via hipodermóclise com apresentações disponíveis no mercado nacional brasileiro ainda são restritos. Demandam atenção especial pelo risco de lesão do trato gastrintestinal e renal[2,13], sendo considerados medicamentos potencialmente inapropriados para idosos, principalmente em caso de uso prolongado.[14]

Como adjuvantes, podem ser utilizados antidepressivos tricíclicos (amitriptilina e nortriptilina), inibidores da recaptação da serotonina e noradrenalina (venlafaxina e duloxetina), alguns anticonvulsivantes (gabapentina, carbamazepina, pregabalina) e corticoides.[2,4,10]

Entre os opioides fracos, temos a codeína e o tramadol. Ambos disponíveis para uso oral (sólido e líquido) e injetável, o tramadol se destaca pela possibilidade de administração via hipodermóclise.[12] Demandam cautela na insuficiência renal e são transformados em metabólitos ativos por metabolismo hepático, portanto sua efetividade pode ser reduzida em pacientes com insuficiência hepática. O tramadol já foi associado com redução do limiar convulsivo, principalmente quando associado com inibidores de recaptação da serotonina e compostos tricíclicos (antidepressivos tricíclicos, ciclobenzaprina, prometazina), ou outras situações que aumentem o risco de convulsões.[13]

Os principais opioides fortes são morfina, metadona, fentanil, buprenorfina e oxicodona. Dentre esses, o mais utilizado é a morfina pela versatilidade de vias de administração (sólido e líquido oral, endovenoso, hipodermóclise, peridural), porém demanda cautela para pacientes com insuficiência renal. Ela apresenta início de ação rápido, sendo interessante para manejo de dor não controlada e meia-vida curta, mostrando-se como boa opção para doses de resgate. Após a identificação da dose diária ideal, a transição para apresentação de liberação prolongada pode proporcionar maior conforto posológico ao paciente e consequentemente maior adesão ao tratamento.

A metadona é uma alternativa interessante para pacientes com insuficiência renal, também possui versatilidade de vias de administração (oral, endovenosa, hipodermóclise). Possui meia-vida longa e pico de efeito após 3 a 5 dias, portanto requer cautela na titulação de dose. Estudos sugerem melhor ação na dor neuropática[2] e pode prolongar o intervalo QT.[13]

O fentanil pode ser usado via endovenosa, hipodermóclise ou transdérmica. A transdérmica tem como fator restritivo o elevado custo do tratamento, enquanto as vias parenterais demandam assistência de enfermagem para administração e dispositivos para controle da velocidade de infusão. Boa alternativa para pacientes com insuficiência renal.[13]

Oxicodona tem vantagem no manejo da dor visceral, porém também demanda cautela em pacientes com insuficiência renal.[4] A buprenorfina é uma alternativa para pacientes com insuficiência renal e a disponibilidade da apresentação transdérmica é um recurso interessante para pacientes com restrição de via oral. O custo do tratamento pode ser um pouco mais acessível quando comparado ao fentanil transdérmico, porém quando considerada a equipotência analgésica as apresentações de buprenorfina disponíveis não atendem pacientes com demanda de doses mais elevadas de opioide (equivalente a mais de 160 mg/dia de morfina oral).[11]

A prescrição de opioides geralmente associa uma dose de horário, para evitar o ressurgimento da dor, e uma dose de resgate, caso o paciente tenha algum escape de dor mesmo com o uso do medicamento de horário. Para doses de resgate, são preferidos opioides de início de ação rápido e meia-vida curta em dose equivalente a 1/6 a 1/10 da dose total diária de opioide que o paciente utiliza[2,11]. A demanda de doses de resgate frequentes pode sugerir uma necessidade de ajuste na analgesia de horário.[2]

Alguns pacientes podem apresentar efeitos colaterais com o uso de opioides. Náuseas e vômitos são comuns no início do tratamento, podem ser manejadas com antieméticos e tendem a melhorar com o tempo. Sonolência costuma ocorrer no início da terapia ou após ajustes posológicos, caso não melhorem após alguns dias é recomendado considerar a troca do opioide ou redução de dose.[2,4] Constipação é uma reação que normalmente persiste por todo o tratamento, demandando atenção para prescrição precoce de laxativos, sendo mais efetivos os irritativos (bisacodil, picossulfato, senna e cáscara sagrada). O prurido pode estar associado com o modo de administração, porém, caso não melhore após ajustes no modo de administração e uso de anti-histamínicos, é recomendado considerar a rotação de opioide. Em caso de hiperalgesia é recomendado rotação de opioide. Mioclonias podem ser sinal de neurotoxicidade, caso não melhore com hidratação e redução de dose, é recomendada rotação de opioide.[2]

A equipe assistencial deve estar atenta a sinais de intoxicação por essa classe de medicamentos (bradicardia, hipotensão, bradipneia, hipotermia, rebaixamento do nível de consciência, pupilas mióticas) para reconhecimento e intervenção precoce, sendo uma ferramenta importante para segurança a disponibilidade de seu antídoto, a naloxona.

A rotação de opioide consiste na substituição de um opioide por outro, com objetivo de otimizar analgesia e minimizar reações adversas, ou alterar a via de administração por demanda do contexto clínico do paciente. Para realizar a rotação é necessário determinar a dose diária total do opioide em uso, considerando-se tanto a medicação de horário, quanto todas as doses de resgate utilizadas nas últimas 24 horas, e considerar a equipotência analgésica dos opioides envolvidos.[2,11] É recomendada redução de 25% a 50% na dose calculada do novo opioide como margem de segurança devido a variabilidades na resposta individual e desenvolvimento de tolerância com o uso prolongado do opioide anterior.[2]

Para pacientes com resposta insatisfatória ou intolerância a opioides apesar das otimizações sugeridas, um recurso pode ser o uso de escetamina em infusão contínua.[4,10] Nos casos em que apesar das medidas farmacológicas e não farmacológicas otimizadas o paciente persistir com dor não controlada pode ser avaliado início de sedação paliativa.

Desconforto respiratório e hipersecreção de vias aéreas

O desconforto respiratório pode estar associado a diversas causas como congestão pulmonar, infecção, broncoespasmo, tromboembolismo pulmonar, anemia, entre outros. O tratamento da causa deve ser sempre ponderado considerando o plano de cuidados do paciente.[2]

Para alívio sintomático, podem ser usados opioides como codeína e morfina que atuam na redução da percepção central da dispneia, da sensibilidade à hipercapnia, do consumo de oxigênio e aumento da função cardiovascular. Quando o paciente apresentar quadro de ansiedade associado à dispneia podem ser associados ansiolíticos como clonazepam, lorazepam ou diazepam.[2,4]

Quando em processo ativo de morte, muitos pacientes apresentam broncorreia (aumento da secreção de vias respiratórias baixas) e sororoca (ruído produzido pelo acúmulo de secreção na orofaringe devido à incapacidade de deglutição). Para minimizar esses sintomas, é recomendado o uso de escopolamina (endovenosa ou hipodermóclise), atropina sublingual, propantelina (oral ou tópica) e a redução da infusão de fluidos (soros de manutenção e diluentes de medicamentos).[2]

Delirium

Delirium é uma alteração no nível de consciência acompanhada por um déficit de atenção e alteração na cognição. Está relacionado com múltiplos fatores, sendo mais comum em pacientes idosos que estão hospitalizados, podendo ou não se sobrepor a quadros preexistentes de demência, mas que é potencialmente reversível. O *delirium* quando não tratado está associado a um período maior de hospitalização, pior desfecho cognitivo e funcional e um alto risco de institucionalização se comparados a pacientes que possuem somente demência[2,15]; pode ser caracterizado como um marcador de gravidade, estando relacionado de maneira não causal a uma maior mortalidade.[2]

Os fatores de risco para o *delirium* são idade avançada, déficit cognitivo, imobilidade, demência, déficit sensorial, desnutrição, desidratação, uso de psicofármacos e multimorbidade. Os fatores desencadeantes do *delirium* podem ser clínicos (infecção, dor, impactação fecal, imobilidade, distúrbios metabólicos e eletrolíticos, desidratação, hipóxia, falência orgânica); procedimentos cirúrgicos (principalmente cirurgias mais longas); medicamentos (de ação central são mais prevalentes); abstinência de álcool ou drogas ilícitas; ambientais (mudança de ambiente, hospitalização em UTI, uso de cateteres e sondas, múltiplos procedimentos); outros (privação sensorial e privação de sono, estresse).

O diagnóstico é clínico, porém podem ser usadas ferramentas já validadas e traduzidas para o português, como o *Confusion Assessment Method* (CAM) para auxiliar no diagnóstico. Há três tipos de classificação do *delirium*: hipoativo (paciente fica apático, rebaixado, confuso); hiperativo (paciente fica agitado, inquieto, com discurso desconexo e agressivo); e misto (quando o paciente oscila entre os dois estados anteriores). Independentemente do tipo de *delirium* identificar o agente desencadeante é peça fundamental na escolha do tratamento.

Medidas não farmacológicas podem ser aplicadas em todos os tipos de *delirium*: suspensão de medicamentos potencialmente causadores de *delirium*, permitir que familiares ou pessoas conhecidas fiquem junto do paciente, manter o uso de óculos e aparelhos auditivos, manter o ambiente com luz durante o dia, correção de desidratação, entre outros.

No *delirium* hipoativo, uma das principais complicações é a impossibilidade de administração de medicamentos pela via oral. O uso de medidas farmacológicas é menos comum, existem relatos de uso de haloperidol e metilfenidato, mas não há uma recomendação formal para seu uso.

No *delirium* hiperativo ou misto, o tratamento visa controlar a agitação, proporcionando conforto a pacientes e familiares, e evitar danos como quedas, lesões e retirada inadvertida de dispositivos. Para seu manejo podem ser utilizados antipsicóticos como risperidona, quetiapina, olanzapina, haloperidol e clorpromazina.[2] Em cuidados paliativos são priorizadas vias de administração que causem menos desconforto ao paciente, portanto uma prática comum é o uso de haloperidol e clorpromazina via endovenosa ou hipodermóclise. Os benzodiazepínicos só são indicados em casos de abstinência alcoólica ou de benzodiazepínicos.[2] Caso o paciente mantenha *delirium* não controlado mesmo com as medidas farmacológicas e não farmacológicas otimizadas, a sedação paliativa pode ser uma opção.

Síndrome da obstrução intestinal

A síndrome da obstrução intestinal ocorre quando há interrupção do fluxo normal do conteúdo intestinal, fezes e gases, podendo ser total ou parcial, e multifatorial englobando causas mecânicas e funcionais. Dentre as causas mecânicas estão aderências ou bridas pós-operatórias, neoplasias e inflamações intestinais.[13] Enquanto as causas funcionais estão relacionadas a distúrbios metabólicos ou condições sistêmicas que afetam a motilidade intestinal, como o uso de opioides, essencial para o controle da dor, mas que pode aumentar os riscos de obstrução intestinal, principalmente se a constipação não for prevenida.[13]

Para muitos pacientes em cuidados paliativos o manejo cirúrgico pode não ser viável ou proporcional, portanto, o objetivo do tratamento é o alívio de sintomas como cólica, dor abdominal, vômito ou distensão abdominal. Os principais medicamentos utilizados são anti-secretivos como octreotida, escopolamina para dor abdominal e medicamentos com ação antiemética como ondansetrona, haloperidol, clorpromazina, metoclopramida, olanzapina e dexametasona.[13] Nos casos de obstrução intestinal completa e mecânica o uso de procinéticos pode ocasionar maior desconforto abdominal, portanto devem ser evitados.[2,4]

Não é incomum encontrar a associação de glicocorticoides, anti-secretivos e antieméticos, pois atuam de forma sinérgica utilizando diferentes mecanismos de ação. Em casos de difícil controle dos vômitos, busca-se reduzir o volume de fluidos infundidos, e associação de anticolinérgicos como escopolamina.

Sangramentos

Pacientes com câncer possuem maior probabilidade de desenvolver problemas relacionados com tromboembolismo e eventos hemorrágicos devido às alterações nas vias trombóticas e hemostáticas, em comparação a pacientes em geral.[15] Os sangramentos podem ocorrer por diversas complicações como invasão tumoral de vasos, destruição tecidual e inflamação causada pelo câncer (principalmente em lesões de cabeça e pescoço, bexiga, vagina e pulmão), insuficiência hepática, infiltração medular (que pode evoluir com trombocitopenia e coagulação intravascular disseminada), toxicidade medicamentosa (cistite hemorrágica com uso de ciclofosfamida ou ifosfamida) ou pela radioterapia (cistite actínica).[4]

O manejo medicamentoso do sangramento deve ser iniciado pela descontinuação do uso de anticoagulantes, antiagregantes plaquetários e antitrombóticos.[4] Em caso de sangramento gastrintestinal deve ser avaliada a descontinuação de medicamentos que aumentam o risco de lesão como anti-inflamatórios não esteroidais ou corticoides em dose elevada.[4]

Para pacientes previamente em uso de anticoagulantes cumarínicos, hepatopatas ou com deficiência nutricional, quando apresentarem alteração de INR, pode ser considerado o uso da vitamina K.[4] Nesses casos não é recomendada a administração via subcutânea, devido absorção errática, ou intramuscular, devido risco de formação de hematoma[13], portanto as vias oral e endovenosa são preferidas. Para sangramentos associados ao uso de heparinas pode ser utilizado o antídoto protamina, e para inibidores do fator Xa o antídoto alfa adexanete.[13]

Em alguns casos, podem ser utilizadas medidas locais para controle de sangramento, como ácido tranexâmico ou epinefrina tópicos para sangramento de feridas tumorais, soluções com alumínio via irrigação vesical para hematúria e nebulização com ácido tranexâmico para hemoptise.[4,13,16,17] Quando as medidas locais não forem suficientes, ou a localização no sangramento não permitir a sua aplicação, podem ser utilizadas medidas sistêmicas como os antifibrinolíticos ácido tranexâmico e ácido aminocaproico.[4,18] Sangramentos não controlados com medidas locais e sistêmicas são considerados emergências e indicam o uso da sedação paliativa.[4]

Sedação paliativa

Apesar das diversas medidas discutidas anteriormente, alguns pacientes podem evoluir com sintomas refratários. A sedação paliativa consiste no uso de medicamentos que reduzem o nível de consciência, objetivando alívio de um ou mais sintomas refratários, em pacientes com doenças avançadas e progressivas com indicação de cuidados paliativos. É utilizada como um recurso nos cuidados de fim de vida, sempre com objetivo da sedação menos profunda possível para atingir um controle satisfatório do sintoma.[2] Recomenda-se que a decisão pelo início da sedação paliativa seja compartilhada entre prescritor, equipe multiprofissional, paciente e familiares sempre que possível.[2,4]

Os principais medicamentos utilizados para sedação paliativa são benzodiazepínicos (midazolam, diazepam, lorazepam, clonazepam), antipsicóticos (haloperidol, clorpromazina), barbitúricos (fenobarbital) e anestésicos (propofol, escetamina). Dentre esses o mais utilizado é o midazolam pela possibilidade de administração via endovenosa ou hipodermóclise, de forma contínua ou intermitente, pois apresenta um rápido início de ação e curta duração, fácil titulação[4] e compatibilidade com opioides (morfina e fentanil)[19], os quais são frequentemente usados em infusão contínua no fim de vida. Quando o midazolam em dose otimizada não oferece controle satisfatório de sintomas, é recomendada a associação de outras classes de sedativos.

Os medicamentos utilizados para sedação paliativa são considerados potencialmente perigosos[20], e seu uso está geralmente restrito a unidades de terapia intensiva com monitoramento hemodinâmico. Porém, quando utilizados com intuito de sedação paliativa essa restrição não se aplica, uma vez que não há indicação de monitorização contínua de sinais vitais em pacientes em fim de vida.[2] Após o início da sedação o paciente deve ser avaliado em relação ao alívio do sintoma, nível de sedação e reações adversas a cada 20 minutos até atingir sedação adequada, e posteriormente três vezes ao dia.[21]

Hipodermóclise

A hipodermóclise é uma técnica antiga que perdeu visibilidade com o avanço das técnicas endovenosas, retornando à tona com o envelhecimento da população e o aumento das doenças crônico-degenerativas, levando a uma maior procura por cuidados paliativos. Os pacientes em cuidados paliativos muitas vezes não possuem condições de administração de medicações por via oral, devido rebaixamento do nível de consciência, náuseas ou vômitos incontroláveis, disfagias, obstrução intestinal maligna, nem por via endovenosa devido à fragilidade dessa rede, ou mesmo contraindicação de procedimentos invasivos sendo necessário vias alternativas para suporte clínico.[12,22,23]

A hipodermóclise é uma das principais vias alternativas utilizadas em cuidados paliativos, sendo uma via menos invasiva do que a endovenosa, segura e com menos complicações, podendo ser realizada em ambientes hospitalar, em instituições de longa permanência ou mesmo residencial.[12,25,26]

Estudo realizado com pacientes oncológicos em cuidados paliativos comparando a via endovenosa e a subcutânea mostrou que a via subcutânea apresenta menos eventos adversos que a via endovenosa e esses são menos graves.[24] Os eventos observados com mais frequência em hipodermóclise foram sinais flogísticos e edema ao redor da inserção do cateter[24,27], e os principais motivos para punção foram necessidade de antimicrobianos, analgesia e hidratação.[24]

Apesar de ser uma técnica emergente, há poucos estudos sobre a farmacocinética e a segurança de diversos medicamentos, assim como recomendações claras sobre seu uso, sendo necessária uma avaliação individualizada do uso do medicamento pelo farmacêutico que atua em cuidados paliativos.

Referências bibliográficas

1. Organização Mundial da Saúde (OMS). Cuidados paliativos. Disponível em: https://www.who.int/news-room/fact-sheets/detail/palliative-care. Acesso em: 21 mar. 2024.
2. D'Alessandro MPS (Ed.). Manual de cuidados paliativos. 2. ed. São Paulo: Hospital Sírio-Libanês; Ministério da Saúde, 2023.
3. Hui D, Dev R, Bruera E. The Last Days of Life: Symptom Burden and Impact on Nutrition and Hydration in Cancer Patients. Curr Opin Support Palliat Care. 2015 Dez; 9(4): 346–354. doi: 10.1097/SPC.0000000000000171.
4. Carvalho RT, Parsons HA. Manual de Cuidados Paliativos ANCP, Ampliado e atualizado. 2. ed. 2012.
5. Herndon CM et al. ASHP Guidelines on the Pharmacist's Role in Palliative and Hospice Care. American Journal of Health-System Pharmacy, v. 73, n. 17, p. 1351-1367, 2016. DOI: 10.2146/ajhp160244.
6. ISMP Brasil. Prevenção de erros relacionados ao uso de dispositivos inalatórios em pacientes com doença respiratória crônica. ISSN: 2317-2312, v. 10, n. 6, novembro 2021.
7. BRASIL. Ministério da Saúde. ANVISA. Protocolo de segurança na prescrição, uso e administração de medicamentos. Atualizado em 15 dez. 2020. Disponível em: https://www.gov.br/anvisa/pt-br/centraisdeconteudo/publicacoes/servicosdesaude/publicacoes/protocolo-de-seguranca-na-prescricao-uso-e-administracao-de-medicamentos/view. Acesso em: 06 abr. 2024.
8. Araújo NCF et al. Avaliação da Adesão ao Tratamento em Condições Crônicas de Saúde por Meio do Cuidado Farmacêutico. Revista Brasileira de Farmácia Hospitalar e Serviços de Saúde, v. 8, n. 3, p. 37-41, 2017. DOI: 10.30968/rbfhss.2017.083.007.

9. Caramelo JSCC. A desprescrição em fim de vida: uma abordagem centrada no doente. Abril 2020. Dissertação (Mestrado integrado em Medicina) - Universidade de Lisboa.
10. BRASIL. Ministério da Saúde. Instituto Nacional de Câncer (INCA). Cuidados paliativos oncológicos: controle da dor. Rio de Janeiro, 2001.
11. Wiermann EG et al. Consenso Brasileiro sobre Manejo da Dor Relacionada ao Câncer. Revista Brasileira de Oncologia Clínica, v. 10, n. 38, out./nov./dez. 2014.
12. Azevedo DL (Org.). O uso da via subcutânea em geriatria e cuidados paliativos. Rio de Janeiro: SBGG, 2016.
13. Up to Date. Disponível em: https://www.uptodate.com/. Acesso em: 06 e 07 abr. 2024.
14. American Geriatrics Society. 2023 updated AGS Beers Criteria® for potentially inappropriate medication use in older adults. Journal of the American Geriatrics Society, 2023, p. 1–30.
15. Han QYC, Rodrigues NG, Klainin-Yobas P, Haugan G, Wu XV (2022). Prevalence, Risk Factors, and Impact of Delirium on Hospitalized Older Adults With Dementia: A Systematic Review and Meta-Analysis. Journal of the American Medical Directors Association, 23(1), 23-32.e27. https://doi.org/10.1016/j.jamda.2021.09.008.
16. The Palliative Care Handbook. A Good Practice Guide. (9ª ed.). Wessex Palliative Physicians. (2019).
17. Alabdrabalnabi et al. (2020). Nebulized tranexamic acid for recurring hemoptysis in critically ill patients: case series. International Journal of Emergency Medicine, 13(45). https://doi.org/10.1186/s12245-020-00304-x.
18. Ministério da Saúde, Instituto Nacional de Câncer - INCA. (2009). Tratamento e controle de feridas tumorais e úlceras por pressão no câncer avançado. Série Cuidados Paliativos. Rio de Janeiro, RJ.
19. Micromedex®. (s.d.). IV Compatibility. Disponível em: https://www.micromedexsolutions.com/micromedex2/librarian/cs/e4ccc1/nd_pr/evidencexpert/nd_p/evidencexpert/duplicationshieldsync/05cf73/nd_pg/evidencexpert/nd_b/evidencexpert/nd_appproduct/evidencexpert/nd_t/evidencexpert/pfactionid/evidencexpert.findivcompatibility?navitem=topiv&istoolpage=true#/ Acesso em 06 de abril de 2024.
20. ISMP Brasil. Medicamentos potencialmente perigosos de uso hospitalar - Lista atualizada 2019. ISSN: 2317-2312, v. 8, n. 1, fevereiro 2019.
21. Cherny NI, Radbruch L. European Association for Palliative Care (EAPC) recommended framework for the use of sedation in palliative care. Palliative Medicine, v. 23, n. 7, p. 581–593, 2009. DOI: 10.1177/0269216309107024.
22. Broadhurst D, Cooke M, Sriram D, Gray B (2020). Subcutaneous hydration and medications infusions (effectiveness, safety, acceptability): A systematic review of systematic reviews. PLoS One, 15(8), e0237572. https://doi.org/10.1371/journal.pone.0237572.
23. Braz CL, Pereira RCC, Costa JM (2015). Administração de medicamentos por hipodermóclise: uma revisão da literatura. Revista Brasileira de Farmácia Hospitalar e Serviços de Saúde, 6(1), 6-12.
24. Bolela F, Lima R, Souza AC, Moreira MR, Lago AJO, Simino GPR, Araújo JS (2022). Pacientes oncológicos sob cuidados paliativos: ocorrências relacionadas à punção venosa e hipodermóclise. Revista Latino-americana de Enfermagem, 30, e3623. https://doi.org/10.1590/1518-8345.5825.3623.

25. Sasson M, Shvartzman P (2001). Hypodermoclysis: an alternative infusion technique. American Family Physician, 64(9), 1575-1578. PMID: 11730312.

26. Adem S, ALMouaalamy N (2021). Effectiveness and Safety of Hypodermoclysis Patients With Cancer: A Single-Center Experience From Saudi Arabia. Cureus, 13(3), e13785. https://doi.org/10.7759/cureus.13785. PMID: 33728227; PMCID: PMC7946612.

27. de Souza RE, Quispe Mendoza IY, Reis AMM, Tavares JPA, Guimarães GL, Simino GPR, Moura RRA, da Silva SM (2023). Factors Associated With the Occurrence of Adverse Effects Resulting From Hypodermoclysis in Older Adults in Palliative Care: A Cohort Study. Journal of Infusion Nursing, 46(2), 107-115. https://doi.org/10.1097/NAN.0000000000000496. PMID: 36853873.

22

Stewardship no Uso de Antimicrobianos em Ambiente Hospitalar

Fernanda Lapa Campos, Gabriela Guerini Martinez, Sheila Cristina dos Santos Lopes, Tatiana Aporta Marins

Introdução

Os medicamentos antimicrobianos desempenham um papel crucial na preservação da saúde humana, transformando infecções que costumavam ser letais, em doenças tratáveis. Sua ampla utilização em hospitais os coloca como a segunda classe de medicamentos mais utilizada, além de serem frequentemente encontrados entre os insumos terapêuticos hospitalares de alto custo, correspondendo de 20% a 50% do total das despesas farmacoterapêuticas nesses serviços.[1,2]

O início de tratamento antimicrobiano imediato é essencial para reduzir a mortalidade em casos de sepse, a qual é uma condição potencialmente fatal. Em contrapartida, a prescrição inadequada desses medicamentos pode contribuir para o desenvolvimento de resistência microbiana, à medida que favorece a seleção de microrganismos multirresistentes.[2]

A resistência microbiana é um processo natural de adaptação dos microrganismos, que pode ocorrer por meio de estratégias genéticas e bioquímicas. Embora seja um fenômeno natural, a crescente prevalência da resistência é atribuída, em grande parte, ao uso inadequado de antimicrobianos, incluindo indicação incorreta, duração excessiva do tratamento e subdosagem.[2-4]

Como resultado direto da resistência microbiana, a eficácia dos antimicrobianos para prevenção e tratamento de infecções é reduzida ou eliminada, levando ao prolongamento das doenças, aumento por demanda por leitos hospitalares e, consequentemente, maior morbidade e mortalidade. Esse cenário representa uma séria ameaça à sustentabilidade de sistemas de saúde eficazes.[3-5]

O fenômeno da resistência está se tornando cada vez mais prevalente em todo o mundo, afetando uma ampla variedade de microrganismos e representando uma ameaça significativa para a humanidade. Um relatório divulgado pela Organização Mundial da Saúde (OMS) em 2022, revelou níveis alarmantes de resistência (acima de 50%) em bactérias frequentemente associadas às sepses intra-hospitalares, como a *Klebsiella pneumoniae* ou *Acinetobacter spp.*, exigindo o uso de antibióticos de última linha para tratamento dessas infecções.[5,6]

No mesmo ano, um estudo publicado na revista The Lancet analisou os dados de 204 países e estimou em 4,95 milhões o número de mortes atribuídas à resistência antimicrobiana no ano de 2019, e em 1,27 milhões o número de mortes associadas diretamente a infecções por microrganismos resistentes a essa classe de medicamentos. Essa situação ressalta a urgência de abordagens abrangentes e coordenadas para combater o problema da resistência microbiana e preservar a eficácia dos antimicrobianos para as gerações futuras.[7]

Segundo relatório do Centers for Disease Control and Prevention (CDC) do ano de 2019, estima-se que mais de 2,8 milhões de infecções são causadas por bactérias resistentes a antibióticos e 35.900 mortes ocorrem a cada ano nos Estados Unidos. Além disso, traz a estimativa de quase 224 mil casos de *Clostridioides difficile* relacionados ao uso de antibióticos em pacientes hospitalizados no ano de 2017, levando a 12.800 mortes.[8]

A implementação de Programas de Gerenciamento de Antimicrobianos nos serviços de saúde é uma estratégia necessária, reduzindo o uso irracional desses medicamentos através da identificação de prescrições inadequadas. Como resultado, há aumento na segurança do paciente e redução importante dos custos para os serviços hospitalares.[2,9]

O que é *stewardship* de antimicrobianos?

O termo em inglês *antimicrobial stewardship* está relacionado à gestão clínica do uso de antimicrobianos, sendo incorporado no Brasil para tratar sobre o gerenciamento de antimicrobianos. O objetivo é garantir o efeito farmacoterapêutico, por meio da otimização da terapia, relacionada à dose, duração e via de administração, para contribuir com a redução de eventos adversos nos pacientes e com a redução de disseminação de microrganismos resistentes e, consequentemente, contribuir para a diminuição dos custos da assistência à saúde.[1,2,10,11]

A Sociedade Americana de Doenças Infecciosas (Infectious Disease Society of America – IDSA) define o Programa de Gerenciamento de Antimicrobianos como um conjunto de ações coordenadas e sistêmicas, destinadas a otimizar e medir o uso adequado dos antimicrobianos por meio da implementação de intervenções baseadas em evidências.[2,11,12]

O Programa de Gerenciamento de Antimicrobianos deve ser moldado conforme as características da instituição de saúde, não existindo um modelo único, mas um modelo que se adeque às necessidades conforme o tipo de assistência prestada. O Centers for Disease Control and Prevention (CDC), órgão americano de controle e prevenção de doenças, com intuito de guiar e orientar a implementação de um Programa de Gerenciamento de Antimicrobianos, elencou os principais aspectos estruturais e funcionais, definidos como elementos essenciais.[1-3]

Elementos essenciais para os programas de gerenciamento de antimicrobianos

- Apoio das lideranças.
- Responsabilidades.
- Educação.
- Ações.
- Monitoramento.
- Divulgação dos resultados.

Apoio das lideranças

É necessário o apoio da alta liderança do serviço de saúde, assim como das lideranças de áreas como controle de infecção hospitalar, farmácia, laboratório e enfermagem. A disponibilização de recursos humanos, financeiros e tecnológicos são primordiais para a implementação e sustentação do Programa de Gerenciamento de Antimicrobianos.

A alta liderança deve promover o engajamento e o comprometimento das áreas, uma excelente alternativa é inserir o Programa de Gerenciamento de Antimicrobianos nos objetivos estratégicos da instituição.

Responsabilidades

É de extrema importância a nomeação de uma equipe gestora e de uma equipe operacional, assim como a definição de responsabilidades, e a nomeação de um líder para cada uma das equipes. O ideal é que os membros da equipe operacional possuam horas de trabalho dedicadas para essas atividades.

A definição da política e normativas institucionais sobre o uso racional de antimicrobianos, definição e monitoramento do cumprimento das metas, análise contínua ou redirecionamento das estratégias, são de responsabilidade da equipe gestora. Essa equipe deve ser composta pela alta liderança do serviço de saúde, como: diretor do serviço médico e assistencial, liderança do Serviço de Controle de Infecção Hospitalar (SCIH), liderança da Farmácia Clínica, liderança do laboratório de microbiologia, liderança do núcleo de qualidade e segurança do paciente e coordenação de setores estratégicos (exemplos: unidade de terapia intensiva, pronto atendimento, centro cirúrgico).

A equipe operacional é responsável pela elaboração, execução e monitoramento das ações do programa, trabalhando em paralelo com SCIH e Comissão de Farmácia e Terapêutica (CFT), de acordo com os antimicrobianos padronizados na instituição. Essa equipe deve ser composta por médico infectologista, enfermeiro, farmacêutico clínico, preferencialmente com conhecimento em doenças infecciosas e uso de antimicrobianos, e microbiologista clínico.

A efetividade do Programa de Gerenciamento de Antimicrobianos dependerá da interação e ação conjunta das diferentes áreas citadas acima, sendo primordial o papel das equipes de gestão e operacional na coordenação das atividades. Lembrando que, a formação da equipe pode variar de uma instituição para a outra, conforme a disponibilidade dos profissionais, assim como os protocolos devem ser adaptados para a realidade do hospital. A seguir, citaremos o papel de cada profissional e área envolvidos.[1-3]

- **SCIH:**
  - Por meio de auditorias e análise de relatórios, monitorar e reportar a etiologia das infecções relacionadas à assistência à saúde (IRAS).
  - Vigilância do perfil dos patógenos multirresistentes.
  - Elaborar treinamentos para prescritores e equipe multiprofissional.
  - Implementar políticas estratégicas e elaboração de diretrizes clínicas.
  - Recomendar testes diagnósticos adequados para detecção de infecção.
  - Aconselhamento especializado sobre a antibioticoterapia adequada e o manejo das infecções.
  - Participar da construção de indicadores.
  - Promover medidas de prevenção de IRAS e higiene das mãos.
- **Farmacêutico:**
  - Avaliar e auditar prescrições.
  - Assegurar acesso à terapia e dispensação correta dos medicamentos.
  - Participar de visitas multidisciplinares, principalmente das unidades mais críticas.
  - Reavaliar a evolução clínica do paciente, em conjunto com os resultados de exames a cada 48-72 horas.
  - Identificar casos que necessitam ser acompanhados pelo infectologista.
  - Sugerir e desenvolver melhorias no sistema para facilitar prescrição.
  - Aconselhamento especializado sobre otimização de antimicrobianos.
  - Participar da elaboração e divulgação de diretrizes clínicas e protocolos institucionais.
  - Aumentar a adesão às ações de melhoria e boas práticas.
  - Medir e monitorar indicadores.
  - Notificar erros de medicação.
- **Laboratório de microbiologia:**
  - Reportar a identificação dos microrganismos e o perfil de sensibilidade.
  - Viabilizar resultados de qualidade em menor tempo possível.
  - Comunicar rapidamente resultados de pânico.
  - Orientar sobre implementação de testes de diagnóstico rápido e novos critérios interpretativos dos antibiogramas.
  - Redigir manual da fase pré-analítica dos exames microbiológicos, contemplando informações sobre coleta, transporte e armazenamento das amostras.

- **Médicos:**
  - Identificar com precisão alergias a medicamentos.
  - Prescrever antimicrobianos adequadamente, de acordo com diretrizes e protocolos.
  - Solicitar exames apropriados para auxiliar no diagnóstico correto.
  - Reavaliar a evolução clínica do paciente a cada 48h-72 horas.
  - Avaliar possibilidade de descalonamento ou necessidade de ajuste da terapia, conforme resultados de culturas.
- **Enfermeiros:**
  - Triar e fazer o isolamento apropriado do paciente.
  - Confirmar, documentar e revisar alergias.
  - Identificar os medicamentos de uso domiciliar.
  - Revisar a prescrição médica.
  - Garantir que as culturas sejam coletadas de maneira correta e no tempo certo.
  - Iniciar adequadamente a antibioticoterapia e garantir a administração de todas as doses prescritas.
  - Monitorar o aparecimento de reações adversas e mudanças no quadro clínico do paciente.
  - Garantir monitoramento terapêutico adequado.
  - Sinalizar possibilidade de transição de vias de administração.
- **Núcleo de qualidade e segurança:**
  - Auxiliar na promoção de boas práticas de prescrição, promovendo o uso racional de antimicrobianos, a fim de aumentar a qualidade das prescrições, gestão de recursos e redução de custos.
- **Tecnologia da informação:**
  - Possibilitar integração entre sistemas para facilitar a prescrição, dispensação e distribuição dos medicamentos.
  - Disponibilizar protocolos e ferramentas sistêmicas para apoio à decisão clínica.
  - Desenvolver ferramentas para registrar recomendações e intervenções realizadas.
  - Auxiliar no desenvolvimento de relatórios sobre consumo de antimicrobianos.

Perante a complexidade do processo em mudar a prática de prescrição dos antimicrobianos, é imprescindível a personalização do programa, diante da análise do tipo de serviço de saúde oferecido, o perfil do público atendido, os problemas atuais, epidemiologia dos principais patógenos e os recursos disponíveis, para a definição de metas, além de abordagens educativas contínuas com as equipes direta e indiretamente envolvidas na assistência ao paciente.

Educação

A educação é fundamental para conscientizar sobre o uso racional de antimicrobianos e gerar mudança de comportamento nas equipes médicas e assistenciais, e nos pacientes e acompanhantes.

Para direcionar as ações de educação, é necessário identificar as principais dificuldades e problemas relacionados ao uso de antimicrobianos na instituição.

A educação das equipes médicas e assistenciais deve ser contínua e abordar os principais temas que envolvem os antimicrobianos, como: farmacologia, prescrição apropriada, perfil epidemiológico, medidas de prevenção e controle de infecções, interpretação de antibiogramas, mecanismos de resistência dos microrganismos. Sempre adaptando o conteúdo ao público a que se destina.

A capacitação dos profissionais de saúde também deve envolver a divulgação e treinamento sobre os protocolos clínicos institucionais, para consequentemente aumentar a adesão e taxa de conformidade.

A educação de pacientes e acompanhantes deve abordar o uso racional de antimicrobianos com uma linguagem adaptada e simples, para facilitar o entendimento deste público. A orientação durante a internação e na alta hospitalar deve esclarecer pontos, como: indicação, via e frequência de administração, duração do tratamento, alertar sobre possíveis reações adversas e interações medicamentosas, reforçar que antibióticos devem ser utilizados somente sob prescrição médica e para seguirem sempre as orientações do profissional de saúde envolvido no seu cuidado.

Ações

Cada instituição deve identificar e definir as ações e intervenções que serão incorporadas em seu Programa de Gerenciamento de Antimicrobianos. As ações podem envolver desde abordagens de educação até medidas restritivas, a depender da estrutura do serviço de saúde, recursos e objetivos elencados pela equipe gestora e operacional.

Estudos indicam que a presença de um farmacêutico clínico, com treinamento em doenças infecciosas dedicado ao programa de gerenciamento, colabora para o aumento e melhor adesão às boas práticas de uso de antimicrobianos.[2,13,14]

Entre as ações primordiais destacam-se as seguintes: auditoria da prescrição de antimicrobianos, medidas restritivas e disponibilização de protocolos clínicos para as principais síndromes infecciosas.

A auditoria das prescrições de antimicrobianos é uma estratégia que tem sido cada vez mais utilizada, podendo ser realizada pelo infectologista ou farmacêutico clínico. Consiste na revisão da prescrição médica, que avalia indicação, dose, frequência, via de administração e duração da terapia antimicrobiana, podendo ser feita de forma prospectiva ou retrospectiva.

A auditoria prospectiva com *feedback* é realizada por meio de visitas periódicas em conjunto com a equipe assistencial, médica e equipe operacional do Programa de Gerenciamento de Antimicrobianos. A visita engloba a revisão e discussão dos casos dos pacientes, em uso de antimicrobianos da unidade assistencial. Uma variação, desse tipo de auditoria, é baseada no modelo *handshake stewardship* ou "gerenciamento de aperto de mão", que consiste na revisão das prescrições de antimicrobianos pela equipe operacional do programa e realização de visitas diárias com as equipes médicas para fornecer *feedback* sobre o uso.[1,15]

A auditoria retrospectiva deve ser realizada em até 48 ou 72 horas após a prescrição, pois nesse período já há uma melhor definição do quadro clínico do paciente e, possivelmente, resultados de exames e culturas, proporcionando uma maior assertividade na abordagem, para adequação junto a equipe médica.

Independente do formato da auditoria, é importante definir as prioridades conforme recursos humanos disponíveis, podendo ser analisado todos os antibióticos prescritos, ou apenas os definidos como estratégicos para a instituição, como antibióticos de amplo espectro como carbapenêmicos e/ou glicopeptídeos, antimicrobianos de alto custo, ou para tratamento de infecções por microrganismos multirresistentes, ou ainda auditar pelo tempo de tratamento.

Outra estratégia utilizada é a definição de medidas restritivas, por meio de formulários de restrição ou pré-autorização, para determinadas classes de antimicrobianos. Nesses casos, se faz necessário a justificativa médica ou análise prévia do SCIH, para que o antimicrobiano seja liberado e dispensado pela farmácia. É importante que o trâmite definido para liberação do antimicrobiano, não atrase o início do tratamento do paciente, independente do dia ou horário da prescrição. Sendo esse, um ponto bastante sensível e que se não cumprido, pode gerar uma percepção negativa do programa.

A elaboração de protocolos clínicos, com foco nas síndromes infecciosas, é importante para orientação do corpo clínico. Dessa forma, a prescrição inicial do antimicrobiano já ocorre dentro do preconizado pela instituição conforme o perfil microbiológico local. Devem ser baseados em evidências científicas, consensos de órgãos nacionais ou internacionais e, claro, adaptados conforme perfil epidemiológico e arsenal terapêutico disponível. Além de estabelecer o regime terapêutico de escolha, é importante conter também as abordagens diagnósticas. Essa medida visa padronizar as condutas, possibilitando melhor avaliação dos processos e resultados, fato que aumenta a qualidade e segurança da assistência prestada ao paciente.

Dessa maneira, podem ser elaborados protocolos clínicos de tratamento de pneumonia comunitária, infecção urinária, sepse, neutropenia febril e guia de antibioticoprofilaxia cirúrgica. Outro ponto importante é que a elaboração de determinados protocolos seja realizada em conjunto com as especialidades médicas ou cirúrgicas, para melhor adesão. Após a elaboração, seguir com a divulgação dos protocolos clínicos e o treinamento da equipe médica e assistencial.

Além das ações primordiais, existem diversas ações complementares que também podem ser implementadas, para compor o Programa de Gerenciamento de Antimicrobianos. Entre elas, temos ações que podem ser realizadas pela equipe de enfermagem, como:

1. Otimização de coleta de culturas microbiológicas: através da utilização de técnicas adequadas para reduzir a contaminação de amostras e assegurar o momento correto para coleta, a qual deve ser realizada em momentos que antecedem o início da administração da antibioticoterapia.
2. Sinalização de oportunidade de revisão da prescrição, a partir da liberação de novos resultados de exames e culturas microbiológicas.
3. Monitoramento e comunicação de provável aparecimento de reações adversas a medicamentos.

Há também ações diretamente interligadas com as intervenções realizadas pela equipe da Farmácia Clínica, que serão abordadas no tópico seguinte.

Principais tipos de intervenções realizadas pelo farmacêutico clínico [2,3,16-18]

Estudos realizados em hospitais de diversos países mostram que, as intervenções realizadas pelos farmacêuticos são capazes de aumentar o uso racional de antimicrobianos, diminuir o tempo de internação e a mortalidade dos pacientes e, consequentemente, resultar na redução de custos.

O acompanhamento diário pelo farmacêutico clínico é de extrema importância, uma vez que, através dele, é possível avaliar criteriosamente a prescrição médica e monitorar os resultados de exames. Além disso, a participação do farmacêutico clínico em visitas multidisciplinares promove a interação e discussão do caso, entre os profissionais responsáveis pelo cuidado do paciente, e facilita a realização de algumas das intervenções listadas abaixo, de acordo com a indicação e evolução clínica do paciente:

- **Ajuste e otimização de doses**

Quando ocorre a falência de vários órgãos, isso pode afetar a maneira como um medicamento é absorvido, distribuído, metabolizado e excretado pelo corpo. No contexto de ajustes de dosagem, é crucial considerar as disfunções orgânicas, como as hepáticas e renais.

O farmacêutico deve identificar a necessidade de ajuste de dose em pacientes com insuficiência renal, e se está sendo utilizada alguma terapia renal substitutiva. O comprometimento do *clearance* de creatinina, quando apresentado valor abaixo de 50 mL/min, é um ponto importante para o monitoramento do ajuste, visto que muitos antimicrobianos são excretados via renal, a fim de evitar efeitos adversos.

Fatores como fluxo sanguíneo e enzimas do citocromo P450 influenciam na capacidade de metabolização hepática, principalmente quando resultam em menores concentrações de proteínas plasmáticas. Em casos de insuficiência hepática, não encontramos muitas referências na literatura para ajustes na posologia dos antimicrobianos, mas tenta-se ajustar doses de forma inversamente proporcional ao grau de insuficiência hepática.

Já em relação à otimização de doses, deve-se analisar as características farmacocinéticas e farmacodinâmicas (PK/PD) dos antimicrobianos prescritos, os quais se diferem no seu tipo de comportamento, visando aumentar a efetividade da farmacoterapia.

Entre os perfis existentes, temos os antibióticos tempo-dependente, que possuem sua atividade influenciada pelo tempo em que as concentrações plasmáticas são mantidas acima da concentração inibitória mínima bacteriana (ƒT>CIM). Nesse caso, a estratégia a ser utilizada deve ser a infusão prolongada ou contínua. Os antibióticos mais estudados com esse perfil são meropenem e piperacilina/ tazobactam. Já os antimicrobianos concentração-dependente possuem sua atividade determinada pelo pico de concentração (Cmáx/CIM), nesse caso, o objetivo é manter a concentração plasmática máxima acima da CIM e a estratégia adotada deve ser concentrar a dose em uma única administração diária, os aminoglicosídeos são os principais representantes. Há também antimicrobianos com características mistas, onde o determinante é a razão entre a área total sob a curva concentração (AUC:CIM), sendo a vancomicina um exemplo clássico de antibiótico com esse perfil.

Além do índice PK/PD dos antimicrobianos, também é necessário levar em consideração alguns outros fatores relacionados ao medicamento e ao paciente, como:

- Fatores do paciente:
    - Volume de distribuição (VD).
    - Função renal.
    - Ligação de proteína reduzida.
    - Sítio de infecção.
- Fatores do antimicrobiano:
    - Hidrofilicidade ou lipofilicidade.
    - Taxa de ligação a proteínas plasmáticas.
    - Atividade bactericida ou bacteriostática.

- **Monitoramento terapêutico**

Para alguns medicamentos é indicado o monitoramento do nível sérico, para avaliar se estão dentro da sua faixa terapêutica, a fim de acompanhar a necessidade de ajustes na posologia para otimização e individualização da terapia e visando evitar possíveis danos futuros, caso o medicamento alcance seu nível tóxico. O farmacêutico deve avaliar, com a equipe médica presente no caso, sobre a indicação de coleta de nível sérico, e orientar a equipe de enfermagem em relação ao horário adequado da coleta, conforme as características da droga a ser monitorada. Seguem alguns exemplos de antimicrobianos que podem ser monitorados: vancomicina, amicacina, gentamicina, voriconazol e meropenem.

- **Interações medicamentosas com alimentos**

Os alimentos, quando administrados com medicamentos, podem afetar tanto a farmacocinética e farmacodinâmica de alguns princípios ativos quanto o estado nutricional do paciente, tal como alterações na metabolização e na excreção dos fármacos e na motilidade gastrintestinal.

As interações com antimicrobianos, podem variar de acordo com cada fármaco. Alguns, como cefuroxima, albendazol, claritromicina e eritromicina na presença de alimentos, apresentam um aumento de absorção, enquanto a ampicilina, azitromicina e cefalexina, podem sofrer um retardo em sua absorção.

- **Efeitos adversos aos antimicrobianos**

Os efeitos adversos, em muitas vezes, relacionados aos antimicrobianos, são insuficiência renal, hepatotoxicidade, hipersensibilidade e mielotoxicidade. Tais efeitos, podem ser caracterizados como leves, moderados e graves, sendo os últimos considerados os mais raros, como, por exemplo, a anafilaxia. A maioria dos antimicrobianos causa sintomas gastrintestinais como náuseas, vômitos, perda de apetite, distensão abdominal e diarreia.

Alguns antimicrobianos de amplo espectro, podem proporcionar crescimento de espécies secundárias de *Candida*, enquanto outros aumentam o risco de infecções por *Clostridioides difficile*, principalmente em cursos longos de tratamento. A ocorrência de reações adversas aumenta em pacientes com maior tempo de internação.

As reações de hipersensibilidade, também conhecidas como alergias, se desenvolvem com maior frequência, com o uso de antimicrobianos prescritos em ambulatórios, como a amoxicilina, que pode causar *rash* cutâneo. Bem como podem ocorrer durante a administração de antimicrobianos de uso hospitalar. A vancomicina, se administrada rapidamente, também pode provocar *rash* cutâneo e até anafilaxia.

O farmacêutico deve analisar as queixas do paciente ou histórico prévio e evidenciá-los para a equipe, auxiliando na otimização da assistência, minimizando os danos ao paciente e potencializando os benefícios do tratamento.

- **Revisão da antibioticoterapia**

Os antimicrobianos de amplo espectro, na maioria dos casos, são prescritos empiricamente nas primeiras horas de internação, quando há suspeita de infecção. Isso ocorre porque os resultados microbiológicos das culturas coletadas demandam tempo para serem liberados. Assim, os médicos optam por iniciar a antibioticoterapia que tenha uma cobertura sobre uma ampla variedade de bactérias, enquanto aguardam os resultados definitivos, como a associação da vancomicina com piperacilina-tazobactam.

No entanto, é importante considerar o desenvolvimento da resistência microbiana, ao utilizar esses medicamentos de forma empírica. Com isso, a prática de revisão da antibioticoterapia é de alta relevância.

Após a liberação do resultado da cultura com o microrganismo isolado e o perfil de sensibilidade, deve-se avaliar a possibilidade de descalonamento conforme condições clínicas do paciente. O farmacêutico pode atuar em conjunto a equipe multidisciplinar, nesse caso, auxiliando em relação a dose, tempo de infusão, frequência, tempo de duração do tratamento e o antimicrobiano a ser escolhido, de acordo com os princípios de PK/PD, a fim de otimizar a terapia e o uso racional.

- **Antimicrobianos em cirurgias**

Os antimicrobianos profiláticos são aqueles utilizados em procedimentos cirúrgicos, com o objetivo de reduzir a ocorrência de infecção no local que foi abordado. A escolha do antimicrobiano se faz levando em consideração o sítio a ser operado e a dose, geralmente calculada com base no peso do paciente, para atingir concentrações adequadas. As classes terapêuticas mais utilizadas em cirurgias são as cefalosporinas de baixo espectro, como cefazolina e cefotaxima, mas pode-se utilizar também a clindamicina e cefuroxima.

O farmacêutico deve verificar posologia, indicação conforme sítio cirúrgico e tipo de cirurgia, tempo de início e monitorar o tempo de duração da antibioticoprofilaxia.

- **Terapia sequência (*switch therapy*)**

Consiste na transição do antimicrobiano administrado por via endovenosa (EV) para via oral. Para que essa prática seja realizada, devem-se considerar diversos fatores, não somente do paciente como também do medicamento, para ser seguro a continuidade e a efetividade da terapia antimicrobiana, como:

  - Viabilidade da deglutição do medicamento pelo paciente ou da compatibilidade de administração do mesmo por sonda nasoenteral.
  - Espectro de ação, o qual deve ser baseado nos principais patógenos de ambiente hospitalar, ou no patógeno isolado em cultura e seu perfil de sensibilidade.
  - Biodisponibilidade do princípio ativo após a absorção pelo trato gastrintestinal.
  - Eficácia de penetração no sítio de infecção.
  - Minimização da resistência bacteriana.
  - Segurança do medicamento.
  - Relação entre custo – benefício.

Esta prática, visa a diminuição da taxa de infecção, a redução do tempo de internação hospitalar, a farmacoeconomia, o conforto do paciente, a redução de reações alérgicas e riscos de flebite.

Monitoramento

As ações implementadas no Programa de Gerenciamento de Antimicrobianos devem ser monitoradas para avaliação do impacto das intervenções, identificação das áreas que requerem melhoria, além de promover a divulgação para as equipes assistenciais dos dados do período anterior e posterior as ações realizadas.

Para essa avaliação, devem ser estabelecidos indicadores mensuráveis, os principais são classificados em indicadores de processo e indicadores de desfecho.[1,3,19]

Os indicadores de processo mensuram a qualidade na utilização de antimicrobianos. Para a avaliação do consumo em hospitais, várias medidas podem ser utilizadas, como a dose diária definida (*Defined Daily Dose* – DDD), dias de terapia (*Days of Therapy* – DOT), duração de terapia (*Length of Therapy* – LOT).

- DDD: é a dose média diária de manutenção do antimicrobiano, expressa em gramas, habitualmente usada por um adulto de 70 kg, para a principal indicação terapêutica daquele medicamento.[20] Essa medida é preconizada pela Organização Mundial de Saúde (OMS) para realização de estudos comparativos entre diferentes instituições de saúde, e pela vigilância sanitária brasileira para fins de reporte de consumo mensal das unidades de terapia intensiva adulto.

- DOT: é o número de dias em que um paciente recebe um agente antimicrobiano, independentemente da dose. Qualquer dose de um antimicrobiano recebida durante um período de 24 horas representa 1 DOT. Essa medida tem sido apontada como a mais adequada para avaliar o impacto dos Programas de Gerenciamento de Antimicrobianos, podendo ser aplicada para qualquer população, inclusive pediátrica.[21]
- LOT: é o número de dias em que o paciente recebe antimicrobianos sistêmicos, independentemente do número de fármacos. Essa medida pode ser útil em conjunto com o DOT, sendo possível realizar o cálculo da razão DOT/LOT e desta forma avaliar a frequência de uso de terapia combinada *vs.* monoterapia.

Tabela 22.1. Fórmulas para cálculo das métricas de consumo de antimicrobianos

Métrica	Fórmula
DDD	$\frac{A/B \times 1000}{P}$ A = total do antimicrobiano consumido em gramas B = dose diária padrão definida pela OMS P = pacientes-dia, no período considerado
DOT	$\frac{\text{Número total de dias de uso de cada antimicrobiano} \times 1000}{\text{Total de pacientes-dia}}$
LOT	$\frac{\text{Número total de dias de uso de todos os antimicrobianos juntos} \times 1000}{\text{Total de pacientes-dia}}$

As três medidas relatadas possuem limitações, cada medida permite uma leitura sobre o uso de antimicrobianos, a junção dessas leituras possibilita uma melhor interpretação do consumo e uso de antimicrobianos na sua instituição. Vale ressaltar que nenhuma delas fornece informações sobre a indicação adequada dos antimicrobianos. Por esse motivo, outros indicadores de processo também devem ser utilizados para avaliação do Programa de Gerenciamento de Antimicrobianos, como: percentual de adequação da antibioticoterapia empírica, percentual de adequação da antibioticoterapia cirúrgica, percentual de descalonamento da antibioticoterapia inicial, percentual de adesão ao tempo de tratamento do antibiótico terapêutico, percentual de adesão aos protocolos clínicos.

Já os indicadores de desfecho visam mensurar o impacto do programa nos desfechos ou resultados, podendo ser categorizados em microbiológicos, clínicos e financeiros.

- Microbiológicos: recomenda-se analisar as taxas de incidência de infecção por *Clostridioides difficile* e por bactérias multirresistentes relevantes.
- Clínicos: recomenda-se analisar as taxas de mortalidade global e específica relacionada a microrganismos multirresistentes, duração da hospitalização, taxa de melhora clínica ou cura, taxa de readmissão relacionada a diagnósticos infecciosos, taxas de reações adversas aos antibióticos.

- Financeiros: recomenda-se uma abordagem visando a minimização de custos, comparando os custos de tratamentos antimicrobianos, através da medida denominada custo da terapia (*Cost Of Therapy* – COT), podendo ser calculada para a instituição em geral, por unidade específica ou para tratamentos específicos.

Resultados

Para encerrar os elementos essenciais que devem conter um Programa de Gerenciamento de Antimicrobianos, após todo o trabalho de divisão de responsabilidades, educação, elaboração, implementação, monitoramento das ações e identificação das oportunidades de melhoria, é extremamente importante que os resultados obtidos sejam amplamente divulgados para todos os profissionais da instituição, com foco nos gestores, prescritores e equipes assistenciais envolvidas no cuidado do paciente.

O objetivo da divulgação dos resultados, além de mostrar os pontos a serem melhorados, deve-se mostrar as ações que geraram resultados positivos e desta forma contribuir para um maior engajamento das áreas envolvidas, podendo ser realizada de várias formas, relatórios, boletins informativos, páginas eletrônicas ou reuniões estratégicas.

Este capítulo buscou sintetizar de forma simples e objetiva quais são os elementos essenciais para compor o programa de *stewardship* de antimicrobianos. Ao implantar as ações abordadas, adequando-as com a realidade de sua instituição, com certeza colaborará para o uso racional e, consequentemente, para a redução das taxas de resistência antimicrobiana.

Referências bibliográficas

1. CDC. Core Elements of Hospital Antibiotic Stewardship Programs. Atlanta, GA: US Department of Health and Human Services, CDC; 2019. Disponível em: https://www.cdc.gov/antibiotic-use/core-elements/hospital.html.
2. ANVISA. Diretriz Nacional para Elaboração de Programa de Gerenciamento de Antimicrobianos em Serviços de Saúde; Revisão 2023.
3. BSAC. British Society for Antimicrobial Chemotherapy. Antimicrobial Stewardship from principles to practice. 2018.
4. Almeida ML, Almeida ML, Nery KL de FB, de Melo DS, da Cruz AS, Fortes ABPL, da Silva AWN, de Lima NBB, Alencar PLP. Resistência bacteriana: uma ameaça global. Braz. J. Hea. Rev. [Internet]. 2023 Sep. 6 [cited 2024 Apr. 9];6(5):19741-8. Available from: https://ojs.brazilianjournals.com.br/ojs/index.php/BJHR/article/view/62740
5. WHO. Global Action Plano n Antimicrobial Resistance. Geneva, Switzerland, 2015.
6. WHO. Global Antimicrobial Resistance and Use Surveillance System (GLASS) Report 2022. Geneva, Switzerland, 2022.
7. Ministério da Saúde. Boletim Epidemiológico: Microrganismos resistentes aos carbapenêmicos e sua distribuição no Brasil, 2015 a 2022. 2024; 55(2). Disponível em:

https://www.gov.br/saude/pt-br/centrais-de-conteudo/publicacoes/boletins/epidemiologicos/edicoes/2024/boletim-epidem-vol-55-n-2.

8. CDC. Antibiotic Resistance Threats in the United States, 2019. Atlanta, GA: U.S. Department of Health and Human Services, CDC; 2019. Disponível em: www.cdc.gov/DrugResistance/Biggest-Threats.html.
9. Donà D, Barbieri E, Daverio M, Lundin R, Giaquinto C, Zaoutis T, Sharland M. Implementation and impact of pediatric antimicrobial stewardship programs: a systematic scoping review. Antimicrob Resist Infect Control. 2020 Jan 3;9(1):3. doi: 10.1186/s13756-019-0659-3. Erratum in: Antimicrob Resist Infect Control. 2020 May 7;9(1):59. PMID: 31911831; PMCID: PMC6942341.
10. WHO. Polity Guidance on Integrated Antimicrobial Stewardship Activities. Geneva: World Health Organization: 2021. Licence: CC BY-NC-SA 3.0 IGO.
11. Tamar F. Barlam, Sara E. Cosgrove, et al. Implementing an Antibiotic Stewardship Program: Guidelines by the Infectious Diseases Society of America and the Society for Healthcare Epidemiology of America, Clinical Infectious Diseases, Volume 62, Issue 10, 15 May 2016, Pages e51–e77. DOI: doi.org/10.1093/cid/ciw118.
12. WHO. Antimicrobial stewardship programmes in health-care facilities in low- and middle-income countries. A practical toolkit. Geneva, 2019. Licence: CC BY-NC-AS 3.0 IGO.
13. Bessesen MT, Ma A, Clegg D, Fugit RV, Pepe A, Goetz MB, Graber CJ. Antimicrobial Stewardship Programs: Comparison of a Program with Infectious Diseases Pharmacist Support to a Program with a Geographic Pharmacist Staffing Model. Hosp Pharm. 2015 Jun;50(6):477-83.
14. Yu K, Rho J, Morcos M, Nomura J, Kaplan D, Sakamoto K, Bui D, Yoo S, Jones J. Evaluation of dedicated infectious diseases pharmacists on antimicrobial stewardship teams. Am J Health Syst Pharm. 2014 Jun 15;71(12):1019-28.
15. Zembles TR, Nakra N,Parker SK. Extending the Reach of Antimicrobial Stewardship to Pediatric Patients. Infect Dis Ther (2022) 11:101–110. DOI: 10.1007/s40121-022-00590-3.
16. Simões, A. S., Gregório, J., Póvoa, P., & Lapão, L. V. (2015). Practical guide for the implementation of Antibiotic Stewardship Programs. Lisboa: Instituto de Higiene e Medicina Tropical.
17. Mendelson, M., Morris, A. M., Thursky, K., & Pulcini, C. (2020). How to start an antimicrobial stewardship programme in a hospital. Clinical Microbiology and Infection, 26(4), 447-453.
18. Australian Commission on Safety and Quality in Health Care. (2018). Antimicrobial stewardship in Australian health care.
19. Akpan M, Ahmad R, Shebl N, Ashiru-Oredope D. A Review of Quality Measures for Assessing the Impact of Antimicrobial Stewardship Programs in Hospitals. Antibiotics. 2016;5(1):5.
20. WHO Collaborating Centre for Drug Statistics Methodology, Guidelines for ATC classification and DDD assignment 2021. Oslo, Norway, 2021.
21. Morris A, Brener S, Dresser L, Daneman N, Dellit T, Avdic E, et al. Use of a Structured Panel Process to Define Quality Metrics for Antimicrobial Stewardship Programs. Infection Control & Hospital Epidemiology. 2012;33(05):500-506.

23

Noções Básicas para Acreditação e/ou Certificação em Farmácia Hospitalar

Fábio Teixeira Ferracini, Helena Cristina Kirchner, Leandro Teixeira Ferracini

Neste capítulo mostramos a vivência de acreditações e/ou certificações diante de nossas experiências, portanto, leiam com este intuito.

O gerenciamento de medicamentos em um hospital é uma das normas importantes em qualquer processo de certificação ou acreditação. Ele é visto desde sua organização e gerenciamento, seleção de medicamentos, processo de aquisição, recebimento, armazenamento, prescrição, transcrição, preparo, dispensação, administração, documentação e no monitoramento do efeito dos medicamentos.

Evidentemente, todas as documentações legais devem estar de acordo com todas as legislações vigentes.

Para começarmos, a Farmácia Hospitalar deve ter o farmacêutico responsável e os corresponsáveis técnicos de modo a cobrir 24 horas por dia, sete dias por semana. Nesse caso, devemos ter a Licença Sanitária emitida pela Vigilância Sanitária do município ou da região à qual o hospital pertence e a Certidão de Regularidade Técnica emitida pelo Conselho Regional de Farmácia (CRF). Esses dois itens são os básicos para começarmos.

Todos os farmacêuticos da Farmácia Hospitalar devem estar incluídos na estrutura organizacional da instituição com funções definidas.

Todas as movimentações de medicamentos descritas acima devem ser supervisionadas pelo farmacêutico e devemos ter:

- Livro de controlados autorizado pela Vigilância Sanitária.
- Autorização da Polícia Federal (PF), Polícia Civil e Exército com seus devidos mapas.
- Solicitações de inutilização ou descarte de medicamentos controlados, seja por vencimento e avarias.

Os livros devem estar impressos e de fácil consulta para os auditores, bem como a Licença de Funcionamento e a Certidão de Regularidade Técnica. Essas duas últimas devem estar visíveis e de fácil acesso ao auditor.

A instituição deve ter formalmente constituída a Comissão de Farmácia e Terapêutica (CFT). As reuniões devem ocorrer com periodicidade determinada. Deve-se registrar o número de princípios ativos padronizados, bem como o número de novas padronizações e despadronizações. Nesse caso, os auditores solicitam as últimas atas das reuniões da CFT. Deve-se ter o estudo farmacoeconômico dos medicamentos recém-padronizados.

A instituição tem que ter conhecimento da lista de medicamentos padronizados. A padronização deve ser conforme as características do hospital e não podemos esquecer aqueles que devem ser padronizados por lei ou regulamentos vigentes, como dantroleno, que é um medicamento específico para hipertermia maligna, bem como os outros antídotos que se fizerem necessários.

A CFT deve obrigatoriamente ser multiprofissional, na qual todas as categorias profissionais da assistência ao paciente devem estar representadas. Nela devem participar médicos, farmacêuticos, enfermeiros, fonoaudiólogos, dentistas etc.

Em caso de falta de medicamentos no mercado, os profissionais de saúde, principalmente do corpo clínico, devem ser avisados de forma formal e por escrito.

Os medicamentos recém-padronizados na instituição devem ser monitorados, principalmente seus efeitos colaterais e suas reações adversas. Deve-se evidenciar esse monitoramento. Em casos de não conformidades, essas devem ser evidenciadas e mostrar qual a ação que foi realizada para mitigar essa ação.

Todos os medicamentos devem ser adquiridos de fornecedores que foram previamente avaliados.

A farmácia deve funcionar 24 horas por dia, 7 dias por semana. Nos casos em que essa prática não é possível, deve-se evidenciar como os medicamentos são dispensados e, em casos de novas admissões de pacientes, como esses medicamentos serão dispensados e qual a segurança do processo. Também deve-se evidenciar como a farmácia adquire medicamentos fora da lista de padronização nos casos de prescrições de medicamentos não padronizados ou em falta no estoque por ruptura. Todos os profissionais ou aquele que é o responsável por essa aquisição devem conhecer o fluxo. Deve-se ter uma lista de fornecedores e quais as instituições com as quais temos relacionamento no caso de necessidade de empréstimos, por exemplo, no período noturno, finais de semana e feriados, quando os fornecedores estão fechados.

Armazenamento de medicamentos

Os medicamentos devem ser armazenados de forma segura quanto à sua estabilidade farmacotécnica de acordo com suas características.

Os medicamentos controlados pela Portaria nº 344/98 devem estar armazenados em local trancado, separado dos demais medicamentos. Não deve ser armazenado nenhum outro tipo de medicamento nesse local. O que acontece na prática é que as instituições, por receio de perda ou furto, começam a armazenar os medicamentos de alto custo na sala de controlados e isso é contra as leis e regulamentos. A sala de controlados deve ter acesso restrito e funcionários preferencialmente dedicados. Também deve-se ter contagens diárias deles. O auditor, nesse caso, costuma solicitar a contagem de um item ou mais e confere com o sistema de estoque no ato da contagem. A contagem física e sistêmica tem que estar exatamente igual.

Os medicamentos com substâncias químicas devem ser armazenados em armários exclusivos e os inflamáveis em armários corta-fogo. Deve-se ter todas as fichas de informações de segurança de produtos químicos (FISPQS) de todos em local de fácil consulta.

Para os medicamentos de alta vigilância, o armazenamento deve ser distinto dos demais e definido o processo de identificação dos mesmos pela instituição. Os eletrólitos de alta concentração devem ser preferencialmente manipulados e quando não houver na instituição uma área limpa, o processo de dispensação deve ser exclusivo e totalmente diferenciado dos demais medicamentos. Esses não devem ser armazenados nas enfermarias ou mesmo nos carros de emergência. Nos casos de instituições onde não temos a área limpa para manipulá-los, podemos colocar os eletrólitos de alta concentração em sacos plásticos diferenciados, juntamento com a solução diluente prescrita, lacrar e identificar o paciente. Lembramos que nunca o leito pode ser uma identificação. Deve-se ter no mínimo duas identificações, que podem ser, por exemplo, nome e prontuário do paciente.

Deve-se ter evidência do controle de validade de todos os medicamentos da instituição e uma política de quanto tempo antes de expirar o prazo de validade serão descartados.

Outra realidade são os medicamentos trazidos pelo paciente. A instituição tem que definir qual a política de averiguação dos mesmos pelo farmacêutico (exemplo temperatura, validade, aspetos físicos, e se não existe interdição pelos orgãos responsáveis) e como eles devem ser armazenados. Evidentemente, o mais seguro é que esse medicamento fique sob a guarda da enfermagem para evitar autoadministração, dose extra ou mesmo *overdose* desses medicamentos. Esses devem estar obrigatoriamente prescritos pelo médico titular do paciente.

A instituição deve ter uma política de medicamentos amostra grátis e deve ser cumprida por todos os locais e todos os profissionais. O que pode acontecer é que o paciente recebeu uma amostra grátis de um medicamento de alto custo, e quer utilizar durante o seu período de internação. Nesses casos, devemos tratar como medicamentos trazidos pelo paciente e não como amostra grátis, apesar de ser um medicamento que está identificado em sua embalagem como amostra grátis.

Os itens para nutrição devem ser armazenados de forma exclusiva dentro da farmácia central. A rotulagem dos mesmos deve obedecer às normas e regulamentos. No caso de nutrição parenteral, seja manipulada dentro da instituição ou terceirizada, a farmácia deve ter todos os controles dela, bem como amostras no caso de suspeita de reação pirogênica. Deve-se ter os controles da área de manipulação disponíveis para consulta com análise microbiológica. Nos casos de suspeita de contaminação, deve-se ter política específica para verificar se houve ou não reação pirogênica, de interdição, se for o caso, e solicitação de exames laboratoriais em conjunto com o Serviço de Controle de Infecção Hospitalar (SCIH). Para a nutrição parenteral manipulada, deve-se ter evidência de conferência do produto acabado com a prescrição médica.

Se a farmácia armazenar medicamentos radioativos, deve-se ter controle específico sobre os mesmos e política muito bem definida. Também deve-se ter área específica para a manipulação desses medicamentos e qual o profissional que o fará.

Quando ocorrem emergências nas unidades de internação, os medicamentos devem estar prontamente disponíveis. Nesse contexto, não podemos confundir medicamentos de emergência com medicamentos de urgência. Os medicamentos de urgência devem ser obrigatoriamente dispensados pela farmácia mediante prescrição médica.

Nas situações que se exija o uso IMEDIATO de algum medicamento, deve-se utilizar o carro de emergência (CE) que deve ser auditado mensalmente ou quando for aberto. Todas as vezes que o CE for aberto por algum motivo, ele deve ser conferido em 100%. O CE não pode ser banalizado, ou seja, não pode ser aberto para uma urgência. Todos os profissionais que utilizam o CE devem estar treinados e conhecer exatamente a localização de cada medicamento ou material dentro dele.

Os carros devem estar protegidos contra roubo ou furto de medicamentos, e os lacres devem ser monitorados rotineiramente. A instituição deve utilizar lacres diferentes para que o profissional de saúde possa identificar se o CE está completo e conferido ou se aguarda reabastecimento completo, nos casos em que foi utilizado recentemente.

Nos casos de falta de medicamentos no mercado para aquisição, onde eles foram "zerados" na instituição e não existir substituto similar, essa informação deve estar evidente no CE.

Geralmente, os profissionais de enfermagem devem conferir o CE, pois, em caso de uma parada cardiorrespiratória, o profissional que estará à frente, juntamente com o médico e o fisioterapeuta, é justamente o profissional de enfermagem, e esse deve estar extremamente treinado quanto à localização e quantidade dos itens do CE.

A farmácia tem que conferir o CE também com toda a certeza, mas deve fazer de maneira amostral e passar as não conformidades para a enfermagem, depois é claro de ter segurança de que o CE está completo e com todos os itens dentro da validade.

Vale lembrar que o melhor treinamento para os profissionais de enfermagem quanto à localização e aos itens que compõem o CE é a conferência.

A posição dos medicamentos no CE deve ser igual para todos os CE para facilitar o uso pelos profissionais envolvidos, utilizando-se de estratégia para os CE adultos, pediátricos, neonatais ou mistos.

Não deve ter em hipótese alguma, medicamentos armazenados nos postos de enfermagem das unidades de internação. Os medicamentos devem ser dispensados de forma individualizada para o paciente em horários preestabelecidos. Os eletrólitos de alta concentração não podem estar, em hipótese alguma, armazenados fora da farmácia.

Deve-se ter evidenciado o controle de validade e conferência de todos os CEs.

Os medicamentos armazenados fora da farmácia, por exemplo, em maletas de ambulância, a instituição deve ter uma política e uma avaliação de riscos dos mesmos e os mesmos controles dos demais medicamentos.

No caso de alertas de segurança e desvios de qualidade de medicamentos, a instituição deve ter política específica e realizar busca ativa para eles. Caso haja desvio de qualidade de medicamentos, a instituição tem que ter rastreabilidade dos pacientes que utilizaram o lote específico do medicamento e o farmacêutico deve verificar em prontuário se houve alguma reação ou dano ao paciente e se necessário, entrar em contato com o médico.

O recolhimento desse medicamento deve ser realizado prontamente em todas as unidades de estoque, e a farmácia deve ter local específico para o armazenamento deles, impossibilitando que sejam dispensados para o paciente.

A instituição deve realizar busca ativa dos medicamentos quanto ao uso e eficácia. Em casos de desvio de qualidade, deve-se reportar à Agência Nacional de Vigilância Sanitária (ANVISA) em site específico.

Quanto à prescrição médica (PM), ela deve seguir os seguintes passos obrigatoriamente:

- Deve ser legível, nos casos de PM manuscrita, e não deve conter rasuras (no caso de qualquer alteração, o item deve ser suspenso/modificado e incluído no final da prescrição). Todos os itens da PM devem ser numerados.
- Tem que ter no mínimo duas identificações do paciente e uma delas não pode ser de forma alguma o leito.
- Deve conter data, horário, dieta, medicamento, dose, via e frequência.
- A prescrição deve ser sempre por dose: nunca utilizar um frasco, um comprimido etc. Já para os medicamentos em gotas via oral, essa deve ser realizada em número de gotas para se evitar erros de cálculos pelos profissionais de enfermagem.
- A padronização de medicamentos deve ser respeitada e prescritos medicamentos fora da padronização apenas para casos raros ou específicos.
- A alergia deve estar presente em todas as folhas da PM ou em toda vez que o prontuário é acessado na PM eletrônica.
- Medicamentos prescritos no regime se necessário (indicação, frequência e escore).
- Ter mecanismos consistentes para os medicamentos com nome, sons e grafia semelhantes, como utilizar caixa alta na grafia dos prontuários eletrônicos.
- Medicamentos prescritos por ordem telefônica devem ser validados pelo médico prescritor no prazo máximo de 24 horas. Segundo o Conselho Federal de Enfermagem (COFEN), o enfermeiro não pode mais receber ordem telefônica, devendo essa ser recebida pelo farmacêutico caso a instituição não tenha um médico hospitalista.

A instituição deve identificar, por licença, certificação, leis ou regulamentos, quais profissionais podem prescrever medicamentos, por exemplo, medicamentos oncológicos. A lista deve estar disponível para consulta por todos os profissionais da assistência.

Toda instituição deve ter fontes fidedignas para a consulta de medicamentos disponíveis para os profissionais.

A instituição deve ter obrigatoriamente um setor ou um comitê de erros de medicação. Os erros devem ser notificados preferencialmente em sistema ou de forma anônima, e a instituição deve manter uma cultura não punitiva.

Os erros devem ser classificados e todos devem ser analisados pela área que recebeu a notificação, inclusive os *near miss* ou quase erros, pois por meio da análise destes que poderemos implantar melhorias e barreiras evitando que o uso de medicamentos cause danos os pacientes.

Os eventos adversos graves ou catastróficos devem obrigatoriamente ter análise de causa raiz.

Toda a prescrição médica deve ser avaliada pelo farmacêutico antes da dispensação de medicamentos.

O farmacêutico deve avaliar se:

- Tem dois identificadores.
- Existe algum medicamento prescrito via sonda quando há absorção ou obstrução dela.
- O paciente é alérgico a algum medicamento prescrito.
- Verificar a diluição dos medicamentos prescritos na via parenteral.
- Verificar a compatibilidade dos medicamentos prescritos ou aprazados para o mesmo horário.
- Verificar o tempo de infusão para evitar flebites.
- O antimicrobiano é prescrito com finalidade terapêutica (suspensão em 10 dias) ou profilática (suspensão em 24 horas).
- Ajustar as doses de acordo com a função renal do paciente.
- Verificar se existem duas ou mais drogas que agem no mesmo sítio receptor.
- Verificar se existe algum medicamento que possa causar hipotensão postural ou sonolência, para evitar o risco de queda.
- Verificar o aprazamento de medicamentos, principalmente os indutores do sono.
- Verificar se algum medicamento pode causar constipação (por exemplo, opioides) e caso o paciente não esteja evacuando, avisar o médico responsável para a prescrição de um laxante.
- Verificar se existe profilaxia para tromboembolismo venoso.
- Verificar se existe protetor gástrico e medicamentos para dor.
- Verificar todos os exames laboratoriais e de imagem se pertinentes.
- Verificar legibilidade da prescrição médica se manuscrita.

- Se prescrito medicamento no regime "se necessário" verificar a indicação e se for para dor, se está com o escore.
- Realizar o descalonamento de carbapenêmicos.
- Verificar se existem combinações de medicamentos que podem aumentar o risco de sangramento.
- Verificar as interações medicamentosas.
- Receber as ordens telefônicas.
- Realizar a conciliação medicamentosa.
- Se necessário, verificar possíveis reações pirogênicas.

Caso a instituição manipule medicamentos injetáveis, isso deve ser feito em um ambiente limpo e seguro, e deve haver controle microbiológico da área limpa, bem como dos processos realizados pelos manipuladores. Os manipuladores devem ser treinados pela instituição e validados para a manipulação de forma asséptica. Todas as capelas de fluxo laminar devem, também, ser validadas em testes microbiológicos. Essa metodologia também deve ser aplicada à área de manipulação de quimioterápicos. Para os quimioterápicos, a manipulação deve ser realizada exclusivamente por farmacêuticos.

Caso a instituição tenha a manipulação de medicamentos manipulados orais, ela deve seguir a RDC vigente, obedecendo todos os parâmetros para que o produto seja seguro para os pacientes. Para isso, o fornecedor da matéria-prima também deve ser validado e a instituição deve seguir com os seguintes testes:

- Verificar características organolépticas.
- Validade da matéria-prima.
- Realizar o peso médio das cápsulas.
- Ter a análise e laudos das matérias-primas.
- Ter o recebimento de inspeção de matéria-prima.
- Para as matérias-primas de medicamentos controlados pela Portaria nº 344/98, deve-se fazer a inspeção com pesagem dela.
- Verificar lote para evitar mistura da matéria-prima com outros lotes se houver em estoque.
- Ter obrigatoriamente o desvio padrão das cápsulas já manipuladas.
- A água potável deve ser analisada pelo menos duas vezes ao ano.
- Já a água deionizada deve ser analisada mensalmente.
- As bases galênicas mensalmente.
- A instituição deve ter cabines separadas para a manipulação de medicamentos citostáticos, hormônios e controlados.
- Deve-se ter rastreabilidade de todas as etapas do processo de manipulação, bem como de qual paciente a utilizou.
- Exigir do fornecedor o certificado de análise das matérias-primas.

Os medicamentos devem ser dispensados da forma mais pronta possível da forma prescrita.

A instituição também deve ter quais profissionais são habilitados a administrar medicamentos, como exemplo quimioterápicos.

Toda a administração de medicamentos deve ser registrada, seja em prontuário eletrônico ou manual. Deve-se evidenciar o horário e quem administrou o medicamento. Os pacientes devem ser informados quanto à indicação dos medicamentos antes da administração.

Todos os efeitos dos medicamentos devem ser monitorados pelo farmacêutico, principalmente aqueles que têm ajustes de doses conforme a clínica do paciente. Todos os eventos adversos devem ser notificados no sistema da instituição.

Bibliografia

Manual da Joint Commission Internacional – 7ª Edição.

Manual Qmentum.

Manual de Serviços para a Saúde Selo de Qualificação ONA.

24

Segurança no Processo de Medicamentos

Fábio Teixeira Ferracini

Com o avanço da medicina moderna e a descoberta de novos medicamentos, e com diagnósticos cada vez melhores, seja por exames de imagem e/ou laboratoriais, o cuidado ao paciente vem se tornando cada vez mais complexo, o que pode propiciar o aumento do número de erros de medicação. Estudos indicam que 1,3 milhão de pessoas são atingidas anualmente por erros de medicação, e que a maioria desses eventos poderia ser evitada. Esses eventos adversos a medicamentos aumentam os custos relacionados à saúde. Considerando as deficiências do sistema de saúde brasileiro, pode-se supor que os eventos adversos com medicamentos tenham uma dimensão importante, com prejuízos materiais e, principalmente, humanos.

A grande perspectiva para o serviço de Farmácia Hospitalar no Brasil para esse século é a introdução e/ou a afirmação da Farmácia Clínica. Cada vez mais a diretoria dos hospitais está solicitando esse tipo de atenção farmacêutica, por julgar necessária para o aumento da qualidade dos serviços prestados pelo hospital, evitando-se erros de medicações, medicamentos prescritos desnecessariamente, diminuição de custos na terapia medicamentosa, e diminuição de tempo de internação de pacientes. A tendência atual é que a prática farmacêutica se direcione para o paciente, tendo o medicamento como um instrumento e não mais como meio. Com a incorporação de avanços tecnológicos no serviço de Farmácia Hospitalar, é essencial que essa tecnologia contribua para a qualidade da assistência prestada ao paciente, contribuindo para que a Farmácia Clínica promova o uso seguro e racional de medicamentos.

No entanto, o farmacêutico clínico nunca deverá deixar de atentar-se com todas as fases da Farmácia Clínica, pois essa inicia-se no recebimento dos medicamentos, no seu correto armazenamento e controle e na dispensação correta, para o paciente certo, na dose prescrita no horário correto, pois se não observarmos essa premissa, de nada adiantará que o farmacêutico desenvolver a parte clínica, se não conseguir manter as atividades básicas e fundamentais de um serviço de Farmácia Hospitalar.

Já possuímos evidências das intervenções do farmacêutico e o impacto que essas causam na prescrição médica no Brasil. Alguns hospitais brasileiros já apresentam um serviço de Farmácia Clínica atuando, e que a cada dia que passa estamos ganhando mais espaços dentre os diversos hospitais brasileiros, sejam eles privados ou públicos.

O número de erros de medicação que ocorrem mundialmente é cada vez maior e é mais percebido pela equipe assistencial e pelos próprios pacientes e familiares. Os erros são extremamente comuns e, se não houver uma modificação no processo, podem voltar a ocorrer. Nos Estados Unidos, estudos indicam que diariamente ocorre pelo menos uma morte ocasionada por erros de medicação e aproximadamente 1,3 milhão de pessoas são afetadas anualmente. Pesquisas demonstram que a maioria dos eventos adversos pode ser evitada, demonstrando a possibilidade de vidas serem salvas, sofrimentos serem evitados e de proporcionar significativa economia de recursos.

Na última década, aumentou o número de publicações sobre erros de medicação, demonstrando a importância mundial sobre o assunto. Sabemos que mundialmente os erros de medicação são subnotificados. Se houvesse programas de incentivo e não punição para que os erros fossem notificados, com certeza a taxa de erros de medicação seria bem mais alta.

Vulnerabilidade do sistema de medicação

O sistema de medicação, composto por vários processos interligados e interdependentes, envolvendo multiplicidade de planejamento e implementação de ações pela equipe de saúde, produz um contexto entrelaçado de situações que podem ser facilitadoras para erros.

Quando um paciente entra em um hospital, ele vai passar por no mínimo cinco profissionais de saúde com conhecimentos distintos e específicos, mas com uma finalidade que é a retirada do indivíduo do estado de doença e deixá-lo apto para suas atividades laborais.

Em 1999, o Institute of Medicine dos Estados Unidos publicou o estudo *"To Err is Human"*, demonstrando que mais de 98 mil pessoas no país morriam anualmente como resultado de erros de profissionais assistenciais que deveriam ser controlados mediante ações sistêmicas em vez de individuais:

- Lesões não intencionais associadas à terapia medicamentosa têm afetado 1,3 milhão de pessoas por ano nos Estados Unidos da América.
- O custo relacionado à hospitalização do paciente devido ao efeito adverso chega a atingir, anualmente, 76,6 bilhões de dólares.
- O número de pacientes atingidos anualmente representa um montante de 60 mil a 140 mil pacientes.

Em 2012, a revista *Patient Safety* publicou o artigo *"A New, Evidence-based Estimate of Patient Harms Associated with Hospital Care"*, de John T. James, em que esse número de pacientes atingidos sobe de 140 mil pacientes para 400 mil pacientes. Isso significa que qualquer paciente internado em qualquer hospital do mundo terá, no mínimo, quatro erros de medicação por dia.

Como estamos 17 anos após a publicação do Institute of Medicine dos Estados Unidos "*To Err is Human* (1999)" até os dias atuais:

- Progresso em reduzir os danos nos cuidados à saúde tem acontecido (2,5% a 3,5%/ano), mas tem se mostrado lento e difícil.

  Quais são as razões:

- Faltam mecanismos robustos para medir o problema.
- Há lenta mudança da cultura médica.
- Faltam incentivos ou recompensas aos que melhoram.
- Há necessidade de um redesenho radical dos sistemas de saúde.

Um breve contexto da segurança do paciente no Brasil, segundo a Faculdade de Medicina da Universidade Federal de Minas Gerais (FM/UFMG). Instituto de Estudos de Saúde Suplementar (10/2016):

- A mortalidade associada aos EA está entre a 1ª à 5ª causas de óbito no Brasil.
- 104.187 a 434.112 possíveis óbitos associados a eventos adversos hospitalares/ano.
- R$ 15,57 bilhões gastos pela insegurança assistencial hospitalar.

Definições

Segundo encarte do Conselho Federal de Farmácia (CFF), publicado em 2010, um dos obstáculos encontrados para estudar e para prevenir os erros de medicação é a falta de padronização e a multiplicidade da terminologia utilizada para classificá-los, embora já exista uma proposta para harmonizar o tema. A falta dessa padronização prejudica a comparação entre os estudos sobre o tema e retarda o conhecimento epidemiológico sobre esse importante assunto.

A Organização Mundial da Saúde (OMS) está em busca de uma taxonomia internacional para erros de medicação, contudo, ela ainda não foi concluída e publicada. É importante ressaltar que não é possível prever se essas definições que estão sendo preparadas serão adequadas para pesquisadores, profissionais de saúde, agências reguladoras governamentais, indústria farmacêutica e outros. Isso porque as exigências conceituais de cada área muitas vezes diferem e talvez não seja conseguida uma padronização universal adequada a todos. Por exemplo, as exigências de terminologia utilizadas na pesquisa de erros de medicação geralmente são bem mais detalhadas do que aquelas requeridas para registro desses eventos para os órgãos de vigilância sanitária. O fato da inexistência de taxonomia universal e o uso de diversos delineamentos diferentes para pesquisa, não diminui a importância dos problemas provocados pelos medicamentos (reações adversas e erros de medicação e outros) em todo o mundo.

- **Erro de medicação:** segundo o National Coordinating Council for Medication Error Reporting and Prevention (NCC MERP), o erro de medicação é definido como qualquer evento evitável que pode ser causado ou surgir do uso inconveniente ou da falta de uma medicação, podendo ou não causar dano ao paciente, enquanto a medicação está sob o controle dos profissionais de saúde, pacientes ou consumidores. Tais eventos podem estar relacionados à prática profissional, aos produtos para o cuidado à saúde, procedimentos e sistemas, incluindo a prescrição, a comunicação da prescrição, o rótulo do produto, a embalagem e a nomenclatura; à composição, à distribuição, à administração; à educação dos enfermeiros e dos pacientes; à supervisão e ao uso de medicamentos.
- **Evento adverso relacionado ao uso de medicamento:** é qualquer dano apresentado pelo paciente que possa ser imputado aos medicamentos.
- **Reação adversa ao medicamento:** é definida pela OMS como qualquer efeito prejudicial ou indesejado que se apresente após a administração de doses de medicamentos normalmente utilizadas para profilaxia, diagnóstico e tratamento de uma enfermidade.
- ***Near miss*:** trajetórias de erros recuperáveis a tempo e, portanto, que não chegam a se traduzir em acidentes: são os chamados *near miss* ou quase erros.
- **Diferenças entre erros de medicação e reações adversas:** os eventos adversos preveníveis e potenciais relacionados a medicamentos são produzidos por erros de medicação, e a possibilidade de prevenção é uma das diferenças marcantes entre as reações adversas e os erros de medicação. A reação adversa a medicamento é considerada como um evento inevitável, ainda que se conheça a sua possibilidade de ocorrência, e os erros de medicação são, por definição, preveníveis.
- **Erro de prescrição:** erro de prescrição com significado clínico é definido como um erro de decisão ou de redação, não intencional, que pode reduzir a probabilidade de o tratamento ser efetivo ou aumentar o risco de lesão no paciente, quando comparado com as práticas clínicas estabelecidas e aceitas.
- **Erro de dispensação:** são apresentadas três definições. Entretanto, é preciso ressaltar que essas definições não abordam a possibilidade de a prescrição médica estar errada e o atendimento de uma prescrição incorreta é também considerado erro de dispensação. Definido como a discrepância entre a ordem escrita na prescrição médica e o atendimento dessa ordem. São erros cometidos por funcionários da farmácia quando realizam a dispensação de medicamentos para as unidades de internação. Esse erro é definido como o desvio de uma prescrição médica escrita ou oral, incluindo modificações escritas feitas pelo farmacêutico após contato com o prescritor ou cumprindo normas, ou protocolos preestabelecidos.
- **Erro de administração:** qualquer desvio no preparo e na administração de medicamentos mediante prescrição médica, não observância das recomendações ou guias do hospital, ou das instruções técnicas do fabricante do produto.

Considera-se ainda que não houve erro se o medicamento foi administrado de forma correta, mesmo que a técnica utilizada contrarie a prescrição médica ou os procedimentos do hospital.

Causas dos erros de medicação

O Instituto de Práticas Seguras no Uso de Medicamentos (ISMP) identificou dez elementos-chave que têm grande influência no sistema de utilização de medicamentos e podem estar diretamente relacionados aos pontos fracos e às falhas nesses, são eles:

1. Informação relacionada ao paciente: para orientar a terapêutica adequada ao paciente, os profissionais de saúde necessitam de ter prontamente as informações demográficas (idade, peso) e clínicas (histórico de alergias, gravidez) relacionadas ao paciente, além dos dados de monitoramento (exames laboratoriais, sinais vitais) dos medicamentos utilizados e da evolução da doença.
2. Informação relacionada ao medicamento: para minimizar o risco de erros, os profissionais de saúde devem ter acesso (rápido) à informação atualizada sobre os medicamentos por meio de textos de referência, protocolos, sistemas informatizados com informação dos medicamentos, além de registro da administração dos medicamentos e perfil dos pacientes e atividade clínica regular dos farmacêuticos.
3. Comunicação relacionada aos medicamentos: as falhas de comunicação são causas importantes de erros de medicação. As organizações de saúde devem promover a redução das barreiras de comunicação entre os profissionais de saúde, por exemplo, padronizando formas de prescrição e demais informações sobre medicamentos, para evitar erros de interpretação.
4. Rotulagem, embalagem e nome dos medicamentos: para facilitar a adequada identificação e uso dos medicamentos, fabricantes, agências regulatórias, organizações de saúde e especialmente as farmácias devem assegurar que todos os medicamentos tenham rótulos claros, identificações diferenciadas para medicamentos com nomes e pronúncia semelhantes.
5. Dispensação, armazenamento e padronização dos medicamentos: muitos erros podem ser prevenidos com a redução da disponibilidade dos medicamentos (por exemplo, nos postos de enfermagem), restringindo o acesso a medicamentos de alta vigilância utilizando sistemas de dispensação que disponibilizem o medicamento no momento do uso. O uso de soluções injetáveis prontas para uso e com concentrações padronizadas contribuem na prevenção dos erros.
6. Aquisição, uso e monitoramento de dispositivos para administração dos medicamentos: a elaboração de protocolos para uso de alguns dispositivos e bombas utilizados para administração (infusão) dos medicamentos pode facilitar a ocorrência de erros. Como, por exemplo, bombas de infusão com fluxo livre para administração de medicamentos intravenosos, conexão de tubos e cateteres compatíveis para administração de medicamentos intravenosos e dietas.

7. Fatores ambientais: Fatores ambientais como baixa luminosidade, espaços de trabalho desorganizados, barulho, distrações e interrupções, carga de trabalho excessiva podem contribuir para aumentar a taxa de erros.
8. Educação e competência dos profissionais: embora a educação dos profissionais isoladamente não seja suficiente para a redução dos erros, tem um papel importante quando associada às diversas estratégias adotadas pelas instituições para prevenção de erros. As mais efetivas atividades educativas são aquelas relacionadas aos novos medicamentos, medicamentos de alta vigilância e estratégias de prevenção.
9. Educação do paciente: o paciente pode ter um papel vital na prevenção de erros, se receber informação sobre os medicamentos que utiliza e for encorajado a perguntar e a buscar respostas satisfatórias relacionadas a seu tratamento. Pacientes que conhecem os nomes e as doses de seus medicamentos, a razão de estar usando cada um deles, e como devem ser tomados, estão em uma excelente posição para reduzir a chance de ocorrência de erros. Os profissionais de saúde devem não só ensinar os pacientes a se proteger dos erros de medicação, como também a buscar a promoção da melhoria da qualidade dos serviços.
10. Gerenciamento de risco e processos de qualidade: as organizações de saúde, incluindo farmácias comunitárias e farmácias com atendimento virtual necessitam de sistemas para identificar, relatar, analisar e reduzir os riscos de erros de medicação. A cultura de segurança não punitiva deve ser cultivada para encorajar a sincera divulgação de erros e oportunidades de erros, estimular a discussão produtiva e identificar efetivas soluções para os problemas do sistema. Estratégias de controle são necessárias para a qualidade dos sistemas de utilização de medicamentos, simples redundâncias como duplas checagens de medicamentos de alta vigilância e regras para uso de informações passadas por telefone podem detectar e interceptar erros antes que atinjam e lesem os pacientes.

Ainda segundo o ISMP os erros de medicação podem estar relacionados a:

- Prática profissional.
- Características de apresentação do produto.
- Procedimentos operacionais.
- Problemas de comunicação, incluindo prescrição ou outra forma de comunicação.
- Rótulos de produtos, embalagens, nomes, preparação, dispensação, distribuição, administração.
- Educação/treinamento.
- Uso e monitoramento de medicamentos.

Quais são os tipos de erro de medicação:

1. Medicamento errado:
   - Indicação.

- Alergia ou Reação Adversa a Medicamentos (RAM).
- Interação Medicamentosa (IM) contraindicadas.
- Idade do paciente.
- Duplicidade terapêutica.

2. Omissão:
   - Falta de Prescrição Médica (PM).
   - Transcrição.
   - Dispensação.
   - Administração.
3. Dose:
   - *Overdose*.
   - Subdose.
   - Dose extra.
4. Frequência errada:
   - Administração fora do horário aprazado ou requerido.
5. Forma farmacêutica errada:
   - Medicamento Via Sonda (VS).
6. Erro de preparo, dispensação ou armazenamento.
7. Administração errada:
   - Procedimento ou técnica imprópria.
   - Fracionar ou macerar certas formas farmacêuticas.
8. Via de administração errada.
9. Tempo de infusão.
10. Horário de administração errado.
11. Paciente errado:
    - Mudança de leito.
    - Erro na identificação do medicamento.
    - Identificação errada do paciente.
    - Dispensação errada.
12. Duração do tratamento.
13. Monitorização insuficiente:
    - Falta de revisão clínica.
    - IM droga × droga/droga × alimento/droga × exame laboratorial (ex. lab.).
14. Medicamento deteriorado:
    - Vencido, mal armazenado etc.
15. Falta de adesão do paciente:
    - Comportamento inapropriado.
    - Recusa.
    - Não adesão ao tratamento.

Tabela 24.1. Classificação de erros de medicação quanto a sua categoria segundo o NCC MERP

Categoria A	O evento poderia ter causado um erro de administração de medicamentos.
Categoria B	O erro ocorreu, mas não houve nenhum dano ao paciente.
Categoria C	O erro de medicação levou a uma perda temporária ou exagero do efeito medicamentoso.
Categoria D	O erro de medicação levou a uma perda temporária da função secundária
Categoria E	O erro de medicação levou a uma perda súbita de função secundária e necessita de vigilância.
Categoria F	O erro de medicação levou a uma perda de função secundária, com necessidade de monitoramento aumentando o tempo de internação.
Categoria G	O erro de medicação levou a uma perda de função principal localizada e necessita de antídotos ou vigilância, interferindo no tratamento de base.
Categoria H	O erro de medicação levou a uma perda gradual de função de segurança (risco de óbito/sequelas) e necessita de monitoramento e medidas especiais – UTI.
Categoria I	O erro pode ter causado a morte do paciente.

Resumindo

Categoria A: o erro foi barrado antes da dispensação. Foi separado errado, mas no momento da conferência na farmácia o erro foi corrigido.

Categoria B: o medicamento foi dispensado errado, mas a enfermagem barrou antes da administração do medicamento e o erro foi corrigido.

Categoria C: houve o erro, mas não casou dano. Foi prescrito 500 mg de dipirona EV para um paciente de 35 anos. A enfermagem não se ateve e foi administrado 1 g de dipirona, que também é uma dose habitual.

Categoria D: o erro atinge o paciente, mas não causa danos, mas é necessário monitoramento para verificar que não causou danos. Foi prescrito 2,5 mg de varfina e foi dispensado e administrado 5 mg. Foi solicitado a RNI do paciente que estava dentro dos parâmetros desejados.

Categoria E: o erro atinge o paciente e causa danos, sendo necessário monitoramento. Foi prescrito 2,5 mg de varfina e foi dispensado e administrado 5 mg. Foi solicitado a RNI do paciente que estava fora dos parâmetros desejados. Foi administrado antídoto

Categoria F: o erro atinge o paciente e aumenta o tempo de internação. Foi prescrito 12 UI de insulina NPH e foi administrado insulina R; o paciente iria receber alta, faz hipoglicemia e aumenta um dia de internação.

Categoria G: paciente teve um acidente vascular encefálico isquêmico. Foi prescrito nimodipina 30 mg e foi dispensado e administrado nifedipina 40 mg. O paciente faz um acidente vascular encefálico hemorrágico e fica com o lado esquerdo do corpo paralisado.

Categoria H: paciente necessita de cuidados de terapia intensiva

Categoria I: o paciente vai a óbito.

Na sua opinião qual seria o limite para um erro de medicação lembrando que todos os processos são falíveis:

- **Qual seria o limite para o erro? Vamos pensar em assertividade...**
- 70%
- 75%
- 80%
- 85%
- 90%
- 95%
- 99%

  Caso você tenha pensado em 99,0% de assertividade, veja esses números:
  Vocês comeriam nesse restaurante?
- Atende mais de cinco mil clientes por mês. É um dos melhores do Brasil, e na frente dele tem uma placa:
  - **Apenas 1% de nossos clientes tem problemas com intoxicação alimentar**
- Alguns dados internacionais:
  - **Assertividade de 99,9%.**

  84 pousos forçados por dia nos Estados Unidos.
  Correios: 3.650 cartas entregues em endereços errados por dia no Brasil.
  - Transações bancárias: 32 mil movimentações bancárias erradas por dia.

Relembrando

GERHUS

Erro e Consequência

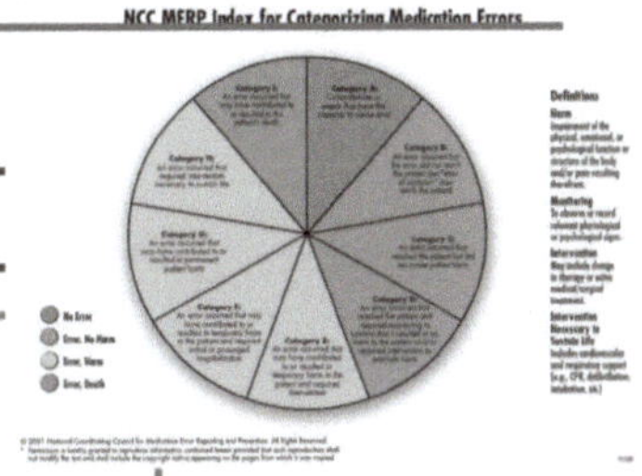

A – situação capaz de causar erro

B - não atinge o paciente
C - não causa mal ao paciente
D - requer monitoração ou intervenção verificativa

E – dano temporário com intervenção
F - requer hospitalização
G - lesão permanente
H - ameaça a vida do paciente

I - causa morte

GERHUS

Erro e Consequência

A – situação capaz de causar erro

B - não atinge o paciente

C - não causa mal ao paciente

D - requer monitoração ou intervenção verificativa

84%

E – dano temporário com intervenção - 63%

F - requer hospitalização - 19%

G - lesão permanente - 6%

H - ameaça a vida do paciente - 6%

I - causa morte - 6%

16%

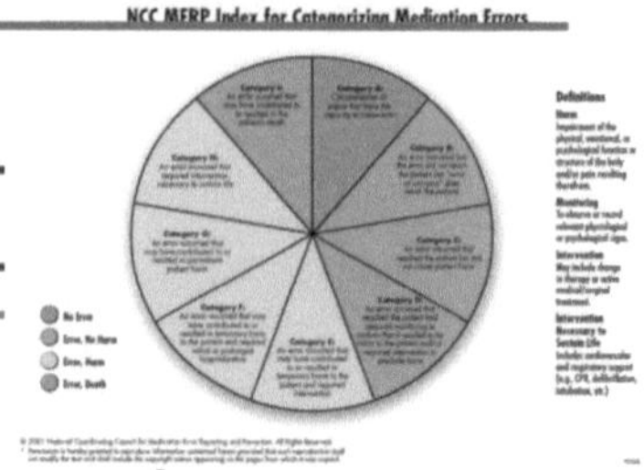

Cohen Medication Errors, APA, 2007

GERHUS

Erro e Consequência

Consequências para o paciente:

A – situação capaz de causar erro ← Não há erro

B - não atinge o paciente

C - não causa mal ao paciente

D - requer monitoração ou intervenção verificativa

← Erro sem dano ao paciente

84%

E – dano temporário com intervenção - 63%

F - requer hospitalização - 19%

G - lesão permanente - 6%

H - ameaça a vida do paciente - 6%

I - causa morte - 6%

← Erro com dano ao paciente

16%

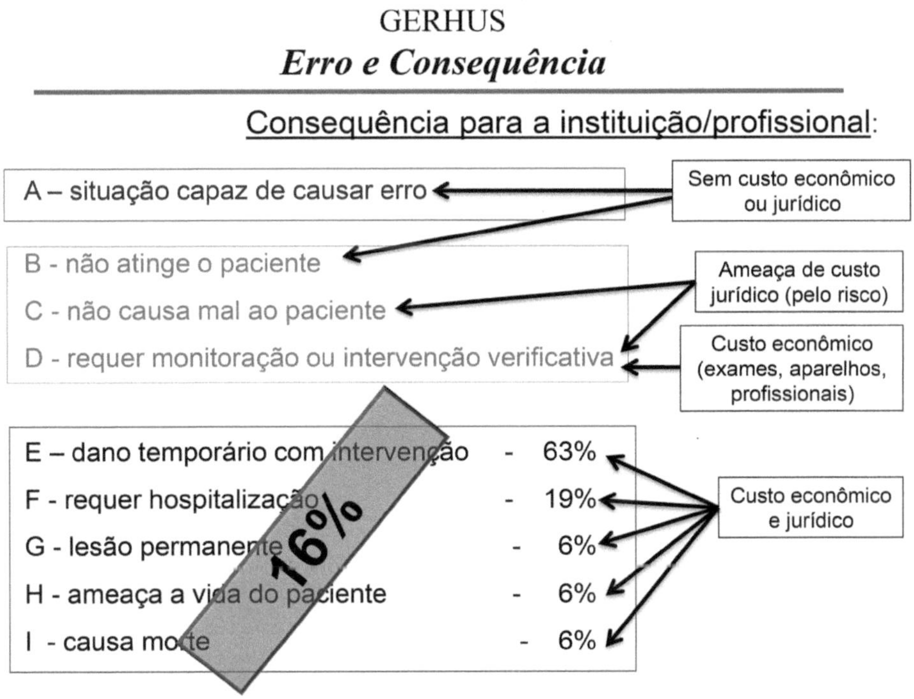

Chegamos à conclusão de que os erros de medicação as unidades hospitalares têm que manter obrigatoriamente até a categoria D do NCC MERP.

Isso é responsabilidade do farmacêutico!!

Quais as ações que devemos implantar na instituição para minimizar os erros de medicação:

- Notificar os erros.
- Reconhecer e analisar os erros como prevenção de sua repetição.
- Cercar sistematicamente os erros e os fatores de não qualidade.
- Despersonalizar os erros, pois só a análise coletiva é produtiva.
- Aproveitar os erros como fonte de ensinamentos.
- Identificar erros para pôr em ação medidas corretivas ou preventivas.
- Avaliar a eficácia dessas medidas e difundi-las, se pertinentes.
- A partir dos erros, progredir no sentido da qualidade
- Redesenhar procedimentos de acordo com o paradigma das condutas baseadas em evidência mais provavelmente conduz a um ambiente livre de erros.

Segundo o Department of Health (2000), *"An Organisation with a Memory: Report of an Expert Group on Learning from Adverse Events in the NHS"*. The Stationery Office, London.

Estima-se:

- Em 850 mil eventos adversos/ano com danos ao paciente: 10% das admissões.
- Em 2 bilhões de libras/ano os custos de permanência adicional, sem considerar outros custos (humanos/econômicos).

- Que pelo menos 13 pacientes morreram ou déficit motor desde 1985, porque um medicamento foi administrado erroneamente por via espinhal.

  Na verdade, só amostralmente sabemos o que ocorre dentro de um hospital.

Segundo a American Society of Health-System Pharmacists (ASHP), os erros de medicação ocorrem:

- 39% no ato da prescrição.
- 12% na transcrição do pedido médico.
- 11% na dispensação.
- 38% na administração dos medicamentos.

Para obtermos maior segurança no processo de medicamentos, o farmacêutico deve:

- Revisar a prescrição médica (PM) antes da dispensação de medicamentos.
- Revisar diariamente a PM.
- Monitorar a resposta terapêutica do paciente.
- Ajuste das doses de acordo com o medicamento ou de acordo com a resposta clínica do paciente e/ou características farmacocinéticas do medicamento.
- Monitorar as soluções de medicamentos de alta vigilância e outros medicamentos com análises laboratoriais e clínicas.
- Tem a responsabilidade profissional de garantir a segurança do paciente através do uso de intervenções baseadas em evidências a das melhores práticas.

Devemos levar em consideração os seis princípios do Institute of Medicine:

- **Assistência focada no paciente:** prover a assistência que atenda e respeite as preferências, necessidades e valores dos pacientes.
- **Promover a assistência no tempo adequado:** reduzir esperas e atrasos, por vezes prejudiciais, àqueles que recebem e prestam os cuidados.
- **Eficiência:** evitar desperdícios e mau uso de suprimentos, equipamentos, ideias e energia.
- **Equidade:** respeito à igualdade de direito de cada um. Prover assistência cuja finalidade não varie em função de características pessoais, como: gênero, etnia, condições socioeconômicas ou localização geográfica.
- **Efetividade:** prover serviços adequados àqueles que deles se beneficiarão. Uso responsável dos recursos – evitar o uso excessivo ou insuficiente.
- **Segurança do paciente:** evitar que a assistência prestada resulte em dano ao paciente.

Imagine em sua prática real:

- 1,0 g de ciclofosfamida.
- 10 g de ciclofosfamida.

- 9,0 mg de vancomicina.
- 90 mg de vancomicina.

Manipular 10 g de ciclofosfamida para quem já trabalhou em oncologia se torna uma coisa improvável, mas imagine você que o médico prescreveu 9 mg de vancomicina para um neonato que pesa 450 g e ele prescreve 9,0 e você entende 90 mg. Isso com certeza levaria ao óbito o neonato.

No Brasil, ela tem o início da Farmácia Hospitalar, aproximadamente, na década de 1990 e a Farmácia Clínica está em desenvolvimento.

No Brasil, ela começa em 15 de janeiro de 1979, com o Professor Tarcísio Palhano, no Hospital Universitário Onofre Lopes, em Natal, Rio Grande do Norte (fonte: *Pharmacia Brasileira* - maio/junho 2010).

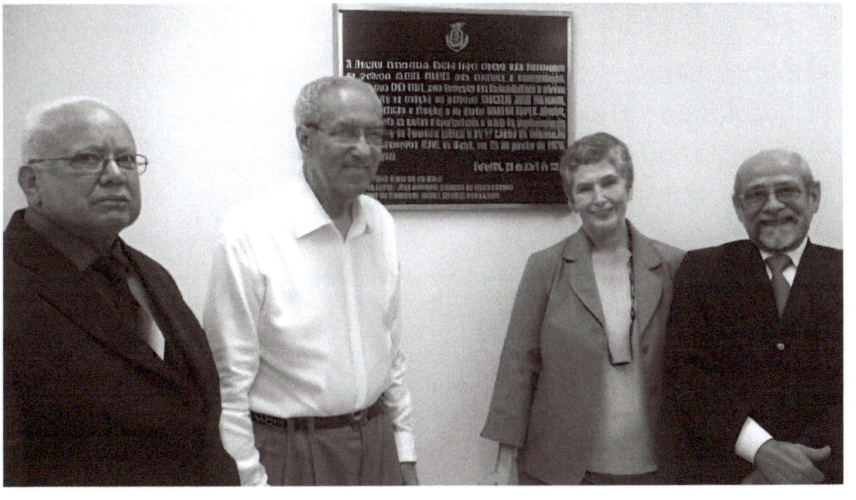

No Einstein:

- Farmácia Clínica: 1999
- Expansão da Farmácia Clínica: 2005
- Criação curso de Especialização: 2006

Hoje no Hospital Israelita Albert Einstein são mais de 75 farmacêuticos clínicos, fora das unidades externas hospitais públicos administrados pelo Einstein.

Desenvolvimento escalonado da Farmácia Clínica necessitamos seguir as seguintes fases:

- **Fase I:**
  - Seleção de medicamentos.
  - Organização da Comissão de Farmácia e Terapêutica.
  - Gerenciamento de estoque.
  - Distribuição de medicamentos.
  - Produção.

- **Fase II:**
  - Sistema de dispensação de medicamentos.
  - CIM.
  - CFT.
  - Editar manual farmacêutico.
  - Comissões.
- **Fase III:**
  - Central de preparo de quimioterapia.
  - Central de manipulação de injetáveis e NPT.
  - Controle de qualidade.
- **Fase IV:**
  - Estudo de utilização de medicamentos.
  - Farmacoeconomia.
  - Farmacocinética.
  - Protocolos de estudos clínicos.
  - Sistema de apoio a decisão.
  - Farmácia Clínica.

Quando não existir um sistema de apoio à decisão a instituição deve ter critérios para a escolha de pacientes

Critérios de inclusão de pacientes se não houver sistema de apoio a decisão

- Casos selecionados pela equipe médica.
- Gravidade/patologias não conhecidas.
- Número de itens prescritos.
- Utilização de medicamentos recém-lançados no mercado.
- Paciente selecionado em protocolos.
- Função renal ou hepática comprometida.

O farmacêutico deve realizar diariamente

- Análise diária de prescrições.
- Monitorização terapêutica.
- Antibiótico profilático.
- Antibiótico terapêutico.
- Solicitações de pesquisa.
- Auditoria descarte de controlados.
- Critérios da prescrição da albumina.
- Medicamentos via sonda.
- Opioides × constipação.

- Diluições de antimicrobianos.
- Suporte CFT, SCIH, EMTN.
- Participação em comissões.
- Aprazamento.
- Auditoria da política de prescrição médica.
- Solicitação de Med/Mat não padronizados.
- Pesquisa clínica.
- Reconciliação medicamentosa.
- Anticoagulantes (heparina e anticoagulantes orais).
- Interações medicamentosas.
- Termo medicamento próprio.
- Farmacovigilância ("gatilhos").
- Hipoglicemiantes.
- Descalonamento de carbapenêmicos.
- Reconciliação medicamentosa.
- Risco de sangramento.
- Como realizar a evolução no prontuário do paciente.

Uma prescrição médica deve conter

- Identificação do paciente.
- Deve conter data, horário, dieta, medicamento, dose, via e frequência.
- Todos os itens da PM devem ser numerados.
- Se manuscrita não deve conter rasuras (no caso de qualquer alteração o item deve ser suspenso/modificado e incluído no final da prescrição).
- Prescrever sempre por dose.
- Para medicamentos em gotas via oral a PM deve ser realizada em número de gotas.
- Seguir a padronização de medicamentos.
- A alergia deve estar presente em todas as folhas da PM ou em toda vez que o prontuário é acessado na PM eletrônica.
- Medicamentos prescritos no regime se necessário (indicação, frequência e score.
- Tomar muito cuidado com medicamentos com nome, sons e grafia semelhantes.

Referências bibliográficas

1. Ferracini FT, Marra AR, Schvartsman C et al. Using Positive Deviance to reduce medication errors in a tertiary care hospital. BMC Pharmacol Toxicol 17, 36 (2016). https://doi.org/10.1186/s40360-016-0082-9.

2. Ferracini FT, Borges Filho WM. Farmácia Clinica – Segurança Na Prática Hospitalar. 544 páginas; I.S.B.N.9788538802600.1 ª Edição - Ano 2011.
3. Ferracini FT, Wladimir Filho MB, Almeida SM. Atenção à prescrição médica. 272 páginas; ISBN: 9788538805441. 1ª Edição, Ano. 2014.
4. Coimbra JAH. Prevenção e Detecção de Erros de Medicação. Ciência, cuidado e saúde. v. 5, Supl., p. 142-148. 2006.
5. Seeley CE, Nicewander D, Page R, Dysert II PA. A baseline study of medication error rates at Baylor University Medical Center in preparation for implementation of a computerized physician order entry system. Proc (Bayl Univ Med Cent). v.17, n.3, p 357 -361, 2007.
6. World Health Organization. The Second Global Patient Safety Challenge: Safe Surgery Saves Lives. Genebra: World Health.
7. Organization; 2008. World Health Organization. WHO launches global effort to halve medication-related errors in 5 years. Geneva: World Health Organization, 2017.
8. Nebeker JR, Hoffman JM, Weir CR, Bennett CL, Hurdle JF. High rates of adverse drug events in a highly computerized hospital. Arch Intern Med 2005; 165(10): 1111-1116.
9. Latif A, Rawat N, Pustavoitau A, Pronovost PJ, Pham JC. National Study on the Distribution, Causes, and Consequences of Voluntarily Report Medication Errors Between the ICU and Non- ICU settings. Critical Care Medicine. 2013;41:389–98.
10. Kohn LT, Corrigan J, Donaldson MS. To err is human: Building a safer health system. Washington D.C.: National Academy Press, Institute of Medicine; 2000.

25

Material de Apoio para Farmácia Clínica

Fábio Teixeira Ferracini, Silvana Maria de Almeida, Wladmir Mendes Borges Filho

Neste capítulo, inserimos várias tabelas para facilitar o trabalho do farmacêutico clínico. A intenção dessas tabelas é ser uma fonte de consulta rápida para o farmacêutico clínico desenvolver suas atividades.

Tabela 25.1. Tabela de diluição de medicamentos intravenosos

Princípio ativo	Apresentação comercial	Volume reconstituição	Estabilidade reconstituído	Solução p/ infusão	Volume de diluição	Estabilidade diluído	Conc. máx. adm.	Velocidade/tempo de infusão	pH	Observação	Flebite
Abatacepte[1,3,5]	Orencia® 250 mg Fap	10 mL AD	24 h TA ou Ref	SF	100 mL QSP	24 h TA ou Ref	–	Infusão: 30 min	7,2-7,8	Utilizar filtro de 0,2-1,2 µm para administração IV	–
Aciclovir[1-3]	Aciclovir® 250 mg Fap (Teuto)	10 mL AD	12 h TA	SF, SG 5%	100 mL (250-500 mg)	12 h TA	5 mg/mL	> 1 h	11	–	XX
Acetilcisteína[3]	Fluimucil® 10% Ap 3 mL (100 mg/mL)	–	–	SF 0,45%, SG 5%	100 mL	24 h TA	–	> 1 h	6-7,5	–	–
Ácido épsilon-aminocaproíco[1,2]	Ipsilon® 1 g Fap 20 mL	–	–	SF, SG 5%	250-500 mL	–	–	Infusão: 50 mg/min	6,8-7,6	–	–
Ácido clavulânico + amoxicilina[1]	Ácido clavulânico + amoxicilina 1 g (Eurofarma)	20 mL AD	20 min	SF	100 mL	4 h TA 8 h Ref	–	IV direto: 3-4 min Infusão: 30-40 min	–	Volume final após reconstituição é 20,9 mL	XX
Ácido fólico[1]	Ácido fólico 0,1% Ap 1 mL (Centro Paulista)	–	–	SG 5%, SF	–	Imediato	–	–	–	–	–
Ácido tranexâmico[1,6,9]	Transamin® 250 mg Ap 5 mL	–	–	SF, SG 5%	100 mL	–	50 mg/mL	IV direto: 1 mL/min Infusão: 30 min	6,5-8	–	–
Ácido zoledrônico[1]	Azentex® 5 mg Fr 100 mL	–	–	–	Solução pronta para uso	Uso imediato. 24 h Ref 2 °C-8 °C	–	IV lento: no mínimo 15 min	6-7	Doses fracionadas manipulação na oncologia	–
Ácido zoledrônico[1]	Zometa® 4 mg Fr 100 mL	–	–	–	Solução pronta para uso	Uso imediato	–	IV lento: no mínimo 15 min	–	Doses fracionadas manipulação na oncologia	–
Adenosina[1]	Adenosina 3 mg/mL Ap 2 mL (Hipolabor)	–	–	–	–	–	3 mg/mL	IV direto: em bolus de 1-2 seg	4,5-7,5	Não refrigerar devido à cristalização	–
Adrenalina (cloridrato)[1,2]	Adren® 1 mg Ap 1 mL	–	–	SF, SG 5%	250 mL	24 h TA Ref 5 °C	–	1-10 mcg/min	2,2-5	Para a administração utilizar bolsa protetora + equipo fotossensível	–
Albumina[1]	Albumina humana 20% Fap 50 mL (Grifols)	–	–	Pronta para uso	–	4 h	Não exceder 30 mL/min no caso de substituição do plasma	1-2 mL/min	6,4-7,4	A Albumina deve ser utilizada em até 4 horas depois de aberta. *Atenção à quantidade de sódio presente nas formulações	–
Alfaepoetina humana[3]	Eprex® Sga 4.000 UI 0,4 mL 10.000 UI 1 mL 40.000 UI 1 mL	–	–	–	–	–	–	IV direto: 1-5 min	5,8-6,4	–	–
Alfentanila[1]	Rapifen® 0,5 mg/mL Ap 5 mL	–	–	SF, SG 5%, ringer	–	–	–	IV direto: bolus lento (3 min)	–	–	–
Alprostadil[1]	Alprostadil 500 mcg Ap 1 mL (Flukka)	–	–	SF, SG 5%	–	24 h TA	–	–	–	–	–
Alteplase[1,2]	Actilyse® 50 mg Fap	50 mL AD	24 h Ref ou 8 h TA	SF	< 250 mL ou 1:5	24 h Ref ou 8 h TA	–	–	7,3	–	–
Alteplase[1,2]	Actilyse® 20 mg Fap	20 mL AD	24 h Ref ou 8 h TA	SF	< 250 mL ou 1:5	24 h Ref ou 8 h TA	–	–	7,3	–	–
Amicacina (sulfato)[1]	Amicacina 500 mg Ap 2 mL (Teuto)	–	–	SF, SG 5%	100 mL ou 200 mL	24 h TA	5 mg/mL	30-60 min	3,5-5,5	–	–
Aminofilina[1-3]	Aminofilina 24 mg/mL Ap 10 mL (Teuto)	–	–	SF, SG 5%	50 mL	24 h TA	–	Não exceder 25 mg/min	8,6-9	A via IM é dolorosa e só deve ser considerada se absolutamente necessária; nesse caso as injeções devem ser profundas	–
Amiodarona[1-3]	Cloridrato de amiodarona 150 mg Ap 3 mL (Hipolabor)	–	–	SG 5%	Periférico: 500 mL Central: 250 mL	24 h TA	0,6 mg/mL	IV direto: > 3 min Infusão: 20 min-2 h	4,08	Incompatível com PVC. Utilizar frasco de polietileno de baixa densidade	XX

Continua...

Continuação...

Princípio ativo	Apresentação comercial	Volume reconstituição	Estabilidade reconstituído	Solução p/ infusão	Volume de diluição	Estabilidade diluído	Conc. máx. adm.	Velocidade/tempo de infusão	pH	Observação	Flebite
Ampicilina[1-4,9]	Cilinon 1 g Fap	3 mL AD	Uso imediato	SF, SG 5%	30-250 mL	8 h TA em SF 0,9% e Uso imediato em SG 5% 24 h Ref em SF 0,9%	IV direto: 250 mg/mL Infusão: 30 mg/mL	IV direto: 3-5 min (500 mg) ou 10-15 min (1 g) Infusão: > 30 min	–	Volume final após reconstituição: 3,4 mL	XX
Ampicilina[1]	Ampicilina 1 g Fap (Teuto)	3 mL AD	Uso imediato	–	–	–	IV direto: lentamente 10-15 min (1 g)	–	–	Volume final após reconstituição: 3,4 mL	–
Ampicilina + sulbactam[1]	Sulbactam sódico/ ampicilina sódica 1,5 g Fap (Mylan)	3,2 mL AD volume final após reconstituição: 4 mL	8 h TA ou 48 h a 4 °C	SF	50-100 mL	8 h TA ou 48 h Ref 4 °C	-	IV direto: > 3 min Infusão: 15-30 min	–	–	XX
Anfotericina[1,2]	Anforicin B® 50 mg Fap	10 mL AD	24 h TA 7 dias ref[2]	SG 5%	500 mL QSP	Uso imediato	1,5 mg/mL	2-6 h	7,2-8	Soluções de cloreto de sódio ou conservantes não devem ser usadas – podem causar precipitação. Para a administração utilizar bolsa protetora + equipo fotossensível[1]	XX
Anfotericina B lipossomal[1,2]	Ambisome® 50 mg Fap	12 mL AD	24 h Ref	SG 5%	25-250 mL (1:1-1:19 a partir do reconstituído)	24 h Ref	2 mg/mL (1:2)	Infusão: 30-60 min Bomba de infusão: 2 h	–	Incompatível com SF e eletrólitos	XX
Anidulafungina[1]	Ecalta® 100 mg Fap	30 mL (diluente próprio)	Máx 1 h Ref	SF, SG 5%	100 mL	24 h Ref	0,77 mg/mL	> 90 min	–	–	XX
Atosibana[1,3]	Tractocile® 7,5 mg/mL Fap 5 mL	–	–	SF, SG 5%, ringer lactato	*Vide anexo	–	–	*Vide anexo	4,5	–	–
Atropina[5]	Atrofarma® 0,25 mg Ap 1 mL	–	–	SF ou SG 5% (se necessário)	–	–	–	IV direto > 1 min	3-6,5	A administração lenta pode provocar bradicardia paradoxal. Pode ocorrer aumento da temperatura corporal após a administração	–
Azul de metileno	Azul de metileno 10% 5 mL (500 mg/5 mL) (Healtch Tech)	–	Imediato	SG 5%	Metemoglobinemia EV 1-2 mg/kg ou 25-50 mg/m² Tempo de infusão: acima de 1 hora (lenta)	–	–	Infusão lenta e contínua na concentração de 50 mg em 500 mL (100 mcg por 1 mL). Concentração máxima é de 7 mg/kg	3-4,5	–	–
Belimumabe[1]	Benlysta 120 mg Fap	1,5 mL AD	8 h Ref	SF	250 mL QSP	8 h Ref	–	60 min	–	–	XX
Belimumabe[1]	Benlysta 400 mg Fap	4,8 mL AD	8 h Ref	SF	250 mL QSP	8 h Ref	–	60 min	–	–	XX
Benzilpenicilina potássica[1,2]	Aricilina 5.000.000 UI Fap	10 mL AD	24 h TA 7 dias Ref	SF, SG 5%	100 mL	24 h TA 7 dias Ref	–	30-60 min	–	Volume final após a reconstituição é 12 mL	–
Bromoprida[1]	Bromoprida 10 mg Ap 2 mL (Hipolabor)	–	24 h TA	SF, SG 5%	15 mL	24 h TA	5 mg/mL	IV direto: lento (>3 min)		–	–
Cloranfenicol[1,2]	Arifenicol® 1 g Fap	5 mL AD	24 h TA/Ref	SF, SG 5%	50 mL	24 h TA/Ref	IV direta 100 mg/mL	IV direto:> 1 min Infusão:> 30 min (dose até 2 g) e 60 min (dose > 2 g)	6,4-7	–	–
Carboximaltose ferrica[1]	Ferinject® 500 mg/10 mL	–	–	SF	*Vide anexo	–	–	*Vide anexo	–	–	–
Cafeína citrato	Peyona 20 mg/mL Ap 1 mL	–	–	SF, SG 5%	–	–	–	Dose de ataque: 30 min Dose de manutenção: > 10 min	4,2-5,2	Utilizar bomba de infusão	–

Continua...

Continuação...

Princípio ativo	Apresentação comercial	Volume reconstituição	Estabilidade reconstituído	Solução p/ infusão	Volume de diluição	Estabilidade diluído	Conc. máx. adm.	Velocidade/tempo de infusão	pH	Observação	Flebite
Caspofungina[1,3]	Cancidas® 50 mg Fap	10,5 mL AD	24 h TA	SF	100 mL	24 h TA ou 48 h Ref	0,5 mg/mL	Infusão lenta por 1 hora	6,6	Podem ser usadas infusões de volume reduzido em 100 mL, para as doses de 50 mg e 35 mg	XX
Caspofungina[1,3]	Cancidas® 70 mg Fap	10,5 mL AD	24 h TA	SF	250 mL	24 h TA ou 48 h Ref	0,5 mg/mL	Infusão lenta por 1 hora	6,6	Podem ser usadas infusões de volume reduzido em 100 mL, para as doses de 50 mg e 35 mg	XX
Cefalotina[1,3]	Keflin® 1 g Fap	10 mL AD	2 h TA ou 48 h Ref	SF, SG 5%	100 mL	2 h TA ou 48 h Ref	100 mg/mL	Infusão: 30 min	6-8,5	Volume final aproximado após reconstituição: 10,7 mL e concentração aproximadamente 93 mg/mL	XX
Cefazolina[1-3]	Kefazol® 1 g Fap	10 mL AD	12 h TA ou 24 h Ref	SF, SG 5%	50-100 mL	12 h TA ou 24 h Ref	77 mg/mL (SG 5%) 69 mg/mL (SF)	IV direto: 3-5 min Infusão: 30-60 min	4,5-6	Volume final aproximado após reconstituição: 10,6 mL e concentração aproximadamente 94 mg/mL. Obs.: manipulado pela farmácia com bolsa fotoprotetora (finalidade armazenamento). Não é necessário equipo fotossensível	XX
Cefepima[1] (cloridrato)	Cefepima 1 g Fap (ABL)	10 mL AD	4 h TA 3 dias Ref	SF, SG 5%	50-100 mL	4 h TA 3 Dias Ref	IV direto: 90 mg/mL Infusão: 40 mg/mL	IV direto: 3-5 min Infusão: 30 min	–	Volume final aproximado após reconstituição: 11,4 mL e a concentração aproximada de 90 mg/mL	XX
Ceftriaxona Sódica[1,3]	Keftron® 1 g Fap	10 mL AD	6 h TA 24 h Ref	SF, SG 5%	100-200 mL	6 h TA ou 24 h Ref	–	Infusão: > 30 min	–	Cada Fap contém 83 mg de sódio. Não deve ser reconstituído/diluído em soluções contendo cálcio. Volume final aproximado após-reconstituição: 11 mL	XX
Ceftriaxona sódica[1,3]	Rocefin® 500 mg	5 mL AD	6 h TA 24 h Ref	SF, SG 5%	50 mL	6 h TA ou 24 h Ref	IV direto: 100 mg/mL Infusão: 50 mg/mL	IV direto: 2-4 min Infusão contínua: > 30 min	–	Não infundir em soluções que contenham cálcio. Volume final após reconstituição: 500 mg = 5,36 mL. Incompatível com soluções contendo cálcio (precipitação)	XX
Cefoxitina[1,2]	Kefox® 1 g Fap	10 mL AD	6 h TA 48 h Ref	SF, SG 5%	50-100 mL	18 h TA ou 48 h Ref	62 mg/mL (SG 5%) 56 mg/mL (SF)	IV direto: >3-5 min Infusão: 20-30 min	4,2-7	Volume final após reconstituição de 10,9 mL e concentração aproximada de 92 mg/mL	XX
Ceftarolina fosamida[1]	Zinforo® 600 mg Fap	20 mL AD	Máx 30 min	SF, SG 5%	50-250 mL	6 h TA ou 24 h Ref	12 mg/mL	Infusão: 5-60 min	4,8-6,5	–	XX
Ceftolozana + tazobactam sódico[1]	Zerbaxa® 1500 mg Fap	10 mL AD	1 h TA	SF, SG 5%	100 mL	24 h TA 7 dias Ref	–	Infusão: 60 min	–	Volume final aproximado após a reconstituição: 11,4 mL	–
Cefotaxima[1]	Cetazima 1 g Fap	4 mL AD	–	SF, SG 5%	2 g infusão curta (40 mL em 20 min) 2 g infusão gotejamento contínuo (100 mL em 60 min)	–	–	–	–	–	XX

Continua...

Continuação...

Princípio ativo	Apresentação comercial	Volume reconstituição	Estabilidade reconstituído	Solução p/ infusão	Volume de diluição	Estabilidade diluído	Conc. máx. adm.	Velocidade/tempo de infusão	pH	Observação	Flebite
Ceftazidima[1]	Kefadin® 1 g Fap	10 mL AD	2 h (15 °C-30 °C) 24 h (2 °C-8 °C)	SF, SG 5% e SG 10%	IV direto: 10 mL infusão: 50 mL	–	IV direto: 90 mg/mL Infusão: 20 mg/mL	IV direto: 3-5 min Infusão: 15-30 min	–	Volume final aproximado após reconstituição: 10,6 mL	XX
Ceftazidima[1] + avibactam	Torgena® 2,5 g Fap	10 mL AD	Imediato	SF, SG 5%	100 mL	12 h TA ou 24 h Ref	8-40 mg/mL	Infusão: 120 min	–	Volume final aproximado após reconstituição: 12 mL	XX
Cefuroxima[1]	Keroxime® 750 mg Fap	8 mL AD	3 h TA 48 h Ref	SF, SG 5%	50-100 mL	3 h TA ou 48 h Ref	76 mg/mL (SG 5%) 68 mg/mL (SF)	30 min	6-8,5	Volume final aproximado após reconstituição: 8,6 mL e concentração aproximada: 87 mg/mL	XX
Cetorolaco de trometamina[1]	Cetrolac® 30 mg/mL Ap 1 mL	–	–	SF, SG 5%	Infusão: 50 mL	24 h TA	30 mg/ 50 mL	IV direto: bolus (mínimo de 15 seg)	6,9-7,9	–	–
Cetoprofeno[1]	Artrinid® 100 mg Fap	–	Imediato	SF, SG 5%	100-150 mL	Imediato	1 mg/mL	20 min	6,5-7,5	–	–
Ciclosporina[1]	Sandimmun® 50 mg Ap 1 mL	–	Imediato	SF, SG 5%	19-99 mL (1:20-1:100)	24 h TA	2,5 mg/mL (1:20)	2-6 h	–	–	–
Ciprofloxacino[1]	Ciprofloxacino® 200 mg bolsa 100 mL (Isofarma)	–	–	–	–	Imediato (apenas tempo da infusão)	–	60 min	3,5-4,6	Pronta para uso. Retirar da embalagem no momento da administração, devido fotossensibilidade	–
Cisatracúrio[1,3]	Nimbium® 2 mg/mL Ap 5 mL	–	–	SF, SG 5%	100 mL	24 h TA ou Ref	IV direto: 2 mg/mL Infusão: 0,1-0,2 mg/mL	–	–	–	–
Complexo protombínico[1,3] Fator II, VII, IX, X	Beriplex® P/N 500 UI	20 mL (diluente próprio)	24 h TA	–	–	–	–	8 mL/min	6,5-7,5	–	–
Claritromicina[1]	Klaricid® 500 mg Fap	10 mL AD	24 h TA 48 h Ref	SF, SG 5%	> 250 mL	6 h TA ou 48 h Ref	2 mg/mL	> 60 min	4,8-6	–	XX
Cloreto de cálcio[1]	Cloreto de cálcio 100 mg/mL Ap 5 mL (manipulado)	–	–	SF, SG 5%	50-100 mL	24 h TA	–	500 mg em 30 min 1.000 mg em 60 min	5,5-7,5	Não exceder 50-100 mL/min	XX
Clindamicina[1] (fosfato)	Fosfato de clindamicina 150 mg/mL Ap 4 mL (União Química)	–	–	SF, SG 5%	Ver anexo*	24 h TA ou 48 h Ref	18 mg/mL	Ver anexo*	6-6,3	Para neonatos: recomenda-se o uso da (6 mg/mL). Não administrar em bolus	XX
Cloreto de potássio[2,3]	Cloreto de potássio 19,1% Ap 10 mL (Isofarma)	–	–	SF, SG 5%	–	48 h TA	VP = 50 mEq/L VC = 200 mEq/L	VP = 10 mEq/L VC = 40 mEq/L	–	Diluir antes da administração	XX
Dantrolene[1]	Dantrolen® 20 mg Fap	60 mL AD	6 h TA	AD (sem conservantes)	60 mL	6 h TA	0,33 mg/mL	Infusão: 1 h	9,5	Incompatível com SG 5%, SF e outras soluções ácidas. A solução reconstituída é incompatível com vidro	XX
Cloridrato de dexmedetomedina[1]	Simbilex® 200 mg Ap 2 mL	48 mL SF	24 h Ref	–	–	–	–	–	–	–	–
Cloreto de sódio[1,3]	Cloreto de sódio 20% Ap 10 mL (Hypofarma)	–	–	SF, SG 5%	–	48 h TA	–	1 mEq/kg/h	4,5-7	Diluir antes da administração	–
Daptomicina[1]	Cubicin® 500 mg Fap	10 mL SF	Condições de assepsia: 12 h TA 48 Ref Bancada: uso imediato	SF	50 mL	Condições de assepsia: 12 h TA ou 48 Ref Bancada: uso imediato	IV direto: 50 mg/mL Infusão: < 20 mg/mL	Reconstituído: injeção IV em 2 min Diluído: infusão 30 min		Não é compatível com diluentes que contenham glicose	–
Dexametasona[1,5,6]	Decadron® 2 mg/mL Ap 1 mL	–	–	–	–	24 h TA	–	IV direto: lento	7-8,5	–	–

Continua...

Continuação...

Princípio ativo	Apresentação comercial	Volume reconstituição	Estabilidade reconstituído	Solução p/ infusão	Volume de diluição	Estabilidade diluído	Conc. máx. adm.	Velocidade/tempo de infusão	pH	Observação	Flebite
Dexametasona[1]	Decadron® 4 mg/mL Fap 2,5 mL	–	–	SF, SG 5%	50-100 mL	24 h TA	4 mg/mL	Infusão: gota a gota	7-8,5	–	–
Desferoxamina[1,3]	Mesilato de desferroxamina 500 mg Fap	5 mL (diluente próprio)	24 h TA	SF, SG 5%	150 mL	24 h TA	–	Velocidade máxima: 15 mL/kg/h Deve ser reduzido assim que a situação permitir (depois de 4-6 horas)	3,7-5,5	Volume final aproximado após reconstituição: 5,3 mL	–
Derisomaltose férrica[1]	Monofer® 100 mg/mL Ap 5 mL	–	–	SF	IV direto: (bolus máximo) 20 mL Infusão: (máximo) 500 mL	Uso imediato	Mínimo 1 mg/mL- máxima 20 mg/mL	Infusão dose: < 1.000 mg, mais de 15 min. Infusão dose: > 1.000 mg, 30 min ou mais	5,0-7,0	Pode ser administrado puro ou diluído. Frequência 1-3 vezes por semana	–
Desmopressina[1,3] (acetado de)	DDAVP® 4 mcg/mL Ap 1 mL	–	–	SF	> 10 kg – 50 mL < 10 kg – 10 mL	Uso imediato	–	15-30 min	–	–	–
Diazepam[1,2]	Compaz® 10 mg Ap 2 mL	–	–	–	–	–	5 mg/min	2-5 mg/min	6,2-6,9	Incompatível com volume > 250 com filtro de linha	XX
Difenidramina[1]	Difenidrin® 50 mg/mL Ap 1 mL	–	–	SF, SG 5%	Concentração máxima: 0,1 mg/mL	24 h TA	50 mg/mL	IV: 3-5 min	4-6,5	–	–
Dimenidrinato, cloridrato de piridoxina, glicose e frutose[1,3]	Dramin® B6 DL Ap 10 mL	–	–	SF, SG 5%	IV direto: 10 mL Infusão: 100 mL	–	3 mg/mL	IV direto: > 2 min Infusão: 30 min	6,4-7,2	–	–
Dipiridamol[1]	Persantin® 10 mg Ap 2 mL	–	–	SF, SG 5%	20-50 mL (mínimo 1:2)	24 h TA	–	4-10 min	2,5-3,0	A infusão não diluída pode provocar irritação local	–
Dipiridamol[1]	Dipiridamol 10 mg Ap 2 mL	–	–	SF, SG 5%	20-50 mL (mínimo 1:2)	24 h TA	–	4-10 min	2,5-3,0	–	–
Dipirona sódica[1]	Novalgina® 500 mg/mL Ap 2 mL	–	–	SF, SG 5%	-	Imediato	500 mg/mL	IV direto: 1 mL/min	–	–	XX
Dobutamina[1,2]	Dobutrex® 250 mg Ap 20 mL	–	–	SF, SG 5%	> 50 mL	24 h TA 48 h ref[2]	5 mg/mL	Recomenda-se iniciar com a dose < 2,5-10 mcg/kg/min	2,5-5,5 SG 5%	–	XX
Droperidol[1,3,5]	Droperdal® 2,5 mg/mL Ap 1 mL	–	–	SF, SG 5%	50-100 mL	7 dias TA	2,5 mg/mL	IV direto 2-5 min Infusão: 30 min	3-3,8	–	–
Dopamina[1,3] (cloridrato)	Dopacris® 50 mg Ap 10 mL	–	–	SF, SG 5%	> 250 mL	24 h TA	1,6 mg/mL	*Vide anexo	2,5-4,5	Em soluções alcalinas a droga é inativada. Após diluído, utilizar bolsa fotoprotetora[1]	XX
Escopolamina (brometo N-Butil)[1]	Buscopan® 20 mg/mL Ap 1 mL	–	8 h TA	SF, SG 5%	50-100 mL	–	20 mg/mL	IV direto lento Infusão: 30 min	3,5-6,5	–	–
Efedrina (sulfato de)[1,3]	Efedrin® 5% Ap 1 mL (50 mg/mL)	–	–	SF, SG 5%	–	4 h TA[1,3] 24 h Ref	–	–	4,5-7	–	–
Ergometrina (maleato de)[1,5]	Ergometrin® 0,2 mg Ap 1 mL	–	–	–	–	–	–	IV direto: > 60 seg (pode ser diluído em 5 mL SF)	2,7-3,5	Administração IV. Utilizar com extremo cuidado ao administrar IV. Risco de indução de acidentes hipertensivos e cerebrovasculares súbitos	XX
Eritromicina[1,3]	Tromaxil® 1 g Fap	20 mL AD	24 h TA	SF	230 ou 480 mL	8 h TA	0,40%	Infusão: 60 min	6,5-7,5	–	XX
Ertapenem[1]	Invanz® 1 g	10 mL AD	6 h TA 24 h Ref	SF	40 mL	6 h TA	–	Infusão: > 30 min	–	–	XX
Esomeprazol[1] (sódico)	Nexium® 40 mg Fap	5 mL SF	12 h TA	SF	100 mL	–	8 mg/mL	IV direto: > 3 min Infusão: 10-30 mim	–	–	–
Fator recombinante de coagulação VIIa[1]	NovoSeven® 1 mg Fap	–	6 h TA 24 h 5 °C	–	–	–	–	IV direto: em bolus (2-5 min)	–	–	XX

Continua...

Continuação...

Princípio ativo	Apresentação comercial	Volume reconstituição	Estabilidade reconstituído	Solução p/ infusão	Volume de diluição	Estabilidade diluído	Conc. máx. adm.	Velocidade/tempo de infusão	pH	Observação	Flebite
Fenitoína[1]	Fenital® 50 mg/mL Ap 5 mL	–	–	SF	50 mL	Imediato	–	IV direto: 50 mg/mL (não exceder 50 mg/min) Infusão: 60 min	–	A infusão deve ser realizada por curtos períodos utilizando filtro de 0,22 micras (utilizado entre o equipo e o paciente, para retirar os cristais que possivelmente tenham se formado em consequência de precipitação). Soluções glicosadas normalmente precipitam o produto e não estão indicadas	XX
Fenobarbital[1,2]	Fenocris® 100 mg/mL Ap 2 mL	–	–	SF, SG 5%	100 mL	–	10 mg/mL	IV direto: 3-5 min, não exceder 60 mg/min	9,2-10,2	–	XX
Fentanila citrato[1]	Fentanest® 0,0785 mg/mL equivale 0,05 mg = 50 mcg fentanila Ap 5 mL	–	–	SF, SG 5%	–	24 h	–	–	–	–	XX
Fitomenadiona[1]	Fitomenadiona 10 mg Ap 1 mL	–	–	SF, SG 5%	10 ml	Uso imediato	–	Lenta, em 10 min não exceder 1 mg/mL	5,0 7,0	Se a infusão for prolongada, proteger a bag do diluente utilizado (não é necessário equipo fotossensível)	XX
Folinato de cálcio[1]	Legifol® 10 mg/mL Ap 5 mL	–	–	SF, SG 5%	50 mL	24 h Ref	–	IV não exceder 160 mg/min	–	-	–
Fosfato de potássio[1]	Fosfato de potássio 2 mEq (CP)	–	–	SF, SG 5%	250 mL ou 500 mL	–	–	> 4 h	–	Nota importante: diluir antes da administração Infusão intermitente: não recomendado. Incompatível: ringer e ringer lactato – ocorrendo precipitação	–
Filgrastim[1,2]	Granulokine® 300 mcg/mL Fap	–	–	SG 5%	–	24 h Ref	15 mcg/mL	30 min	4	Incompatível com SF	–
Filgrastim[1]	Tevagrastim 300 mcg/mL Sga 0,5 mL	–	–	SG 5%	–	24 h Ref	15 mcg/mL	30 min	4	Incompatível com SF	–
Fibrogênio humano[1,3]	Haemocomplettan® P 1 g Fap	50 mL AD	Uso imediato	–	–	–	–	Não exceder 5 mL/min	6,5-7,5	A solução deve ser administrada a temperatura ambiente. Linha de infusão separada	–
Furosemida[1-3]	Lasix® 20 mg Ap 2 mL	–	–	SF	–	24 h TA ou Ref protegido da luz	10 mg/mL	IV direto: < 2 min Infusão: 4 mg/min	8-9,3	Para a administração utilizar bolsa protetora[5]	–
Foscarnet trissódico hexahidratado[1,2]	Foscavir® 24 mg/mL Fr 250 mL	–	24 h TA	SF, SG 5%	AVP: 250 mL (12 mg/mL) AVC: sem diluição (24 mg/mL)	24 h TA	AVP: 12 mg/mL (1 mL: 1 mL) AVC: 24 mg/mL (sem diluição)	> 2 h	–	Não administrar em bolus	–
Fluconazol[1,2]	Zoltec® 2 mg/mL 100 mL	–	–	–	–	–	–	60 min	4-8 (SF)	Não exceder 10 mL/min	–
Flumazenil[1]	Lanexat® 0,1 mg/mL Ap 5 mL	–	–	SF, SG 5%	–	24 h TA	–	IV direto: 15-30 seg	4	–	–
Ganciclovir[1,2]	Cymevene® 500 mg Fap 10 mL	10 mL AD	12 h TA	SF, SG 5%	100 mL	24 h Ref	10 mg/mL	1 h	11	–	XX
Gentamicina[1-3]	Gentamicin® 40 mg/mL Ap 1 mL	–	–	SF, SG 5%	50-200 mL	2 h TA	1 mg/mL	Infusão: 30 min-2 h	3-5,5	–	XX

Continua...

Continuação...

Princípio ativo	Apresentação comercial	Volume reconstituição	Estabilidade reconstituído	Solução p/ infusão	Volume de diluição	Estabilidade diluído	Conc. máx. adm.	Velocidade/tempo de infusão	pH	Observação	Flebite
Gluconato de cálcio[2,3]	Gluconato de cálcio 10% Ap 10 mL (Fresenius)	–	–	SF, SG 5%	100 mL	24 h TA	–	60 min	6-8,2	–	–
Granisetrona[1,2]	Kytril® 1 mg/mL Ap 1 mL	–	–	SF, SG 5%	IV direto: 1 mg/5 mL Infusão: 3 mg de 20-50 mL	24 h TA	0,2 mg/mL	IV direto: > 30 seg Infusão: 5 min	4,7-7,3	–	–
Hidralazina[1]	Nepresol® 20 mg/mL Ap 1 mL	–	–	SF	50 mL	10 h TA Protegida da luz	–	IV direto: 3-5 min Infusão contínua: 50-200 mcg/min	3,4-4,4	Não utilizar SG 5% pois haverá decomposição, com alteração de cor para o amarelo	–
Hidrocortisona (succinato sódico de)[1-3]	Cortisonal® 500 mg Fap	4 mL AD, SF	24 h TA 72 h Ref	SF, SG 5%	500-1.000 mL	24 h TA 72 h Ref	IV direto: 50 mg/mL Infusão: 1 mg/mL	IV direto: 10 min Infusão: > 30 min	–	–	–
Hidrocortisona (succinato sódico de)[1-3]	Cortisonal® 100 mg Fap	2 mL AD, SF	24 h TA 72 h Ref	SF, SG 5%	100-1.000 mL	24 h TA 72 h Ref	IV direto: 50 mg/mL Infusão: 1 mg/mL	IV direto: 30 seg Infusão: > 30 min	–	–	–
Hidróxido férrico (sacarato de)[1]	Noripurum® 100 mg Ap 5 mL	–	–	SF	*Vide anexo	12 h TA	IV direto: 20 mg/mL Infusão: 1 mg/mL	*Vide anexo	10,5-11	–	XX
Imipenem/ cilastatina[1]	Imipenem/ cilastatina 500 mg (ABL)	–	–	SF, SG 5%	100 mL	4 h TA 24 h Ref	5 mg/mL	Dose ≤ 500 mg: 20-30 min Dose > 500 mg: 40-60 min	6,5-8,5	–	XX
Imunoglobulina antitimocito[1]	Thymoglobulina® 25 mg Fap	5 mL AD	Uso imediato	SF	50 mL/frasco	Uso imediato	–	6 horas	–	Administrar através de filtro de linha de 0,2 micro em bomba de infusão	–
Imunoglobulina G humana[1]	Endobulin Kiovig® 5 g/50 mL	–	–	SG 5%, SG 10%	–	24 h TA	100 mg/mL	0,5 mL/kg/hora nos primeiros 30 min, se bem tolerada aumentar gradualmente até no máx 6 mL/kg/hora	4,6-5,1	Não utilizar SF como diluente. Se necessário pode ser diluído em SG 5% em 1:1	–
Imunoglobulina G humana[1]	Endobulin Kiovig® 2,5 g/25 mL	–	–	SG 5%, SG 10%	–	24 h TA	100 mg/mL	0,5 mL/kg/hora nos primeiros 30 min, se bem tolerada aumentar gradualmente até no máx 6 mL/kg/hora	4,6-5,1	Não utilizar SF como diluente. Se necessário, pode ser diluído SG 5% em 1:1	–
Imunoglobulina humana[1]	Flebogamma® 0,5 g Fap 10 mL 5 g Fap 100 mL 10% DIF 50 mL (5 g)	–	–	–	–	24 h TA	–	0,01-0,02 mL/kg/ min nos primeiros 30 min, se bem tolerada aumentar a velocidade gradualmente até no máx 0,1 mL/kg/min	–	–	–
Imunoglobulina humana[1]	Sandoglobulina® Privigen® 0,1 g/mL Fap 2,5 g 0,1 g/mL Fap 5 g 0,1 g/mL Fap 10 g	–	12 h TA 24 h Ref	SG 5%	–	–	50 mg/mL	0,3 mL/kg/h nos primeiros 30 min, se bem tolerada aumentar a velocidade gradativamente até 4,8 mL/kg/h	4,6-5	Não utilizar SF como diluente	–
Infliximab[1]	Remicade® 100 mg Fap	10 mL AD	–	SF	250 mL	3 h TA 24 h Ref	–	>2 h (não mais que 2 mL/min)	6,9-7,5	A estabilidade é garantida durante o período de infusão, utilizar equipo com filtro	–
Isoxsuprina[1]	Inibina® 10 mg Ap 2 mL	–	–	SG 5%	50 mL 100 mg/500 mL	24 h TA (SG 5%)	0,2 mg/mL	20-50 gts/min	4,5-6	Fabricante não recomenda a diluição em SF	XX

Continua...

Continuação...

Princípio ativo	Apresentação comercial	Volume reconstituição	Estabilidade reconstituído	Solução p/ infusão	Volume de diluição	Estabilidade diluído	Conc. máx. adm.	Velocidade/tempo de infusão	pH	Observação	Flebite
Isoprenalina[1,2]	Isoprenalina cloridrato 0,2 mg/mL Ap 1 mL (HT)	–	–	SF, SG 5%	IV direto: 10 mL Infusão: 500 mL (BI)	24 h TA 24 h Ref	–	Adultos: síndrome Stroke-Adams, parada cardíaca 5 mcg/min (1,25 mL de solução diluída por minuto) Crianças: 0,1 mcg/kg/min, sendo a faixa habitual de 0,1-1 mcg/kg/min	–	Dosagem recomendada para adultos em estado de choque e hipoperfusão: Infusão intravenosa (BI) Diluir 5 mL (1 mg) em 500 mL de Dextrose 5% 0,5-5 mcg por minuto (0,25-2,5 mL de solução diluída). Dosagem recomendada para adultos com broncoespasmo decorrente durante anestesia: IV-bolus diluir 1 mL (0,2 mg) para 10 mL com solução fisiológica ou Dextrose 5% 0,01-0,02 mg (0,5-1 mL da solução diluída). A dose inicial poderá ser repetida, se necessário	–
Letermovir[1]	Privymtra® 240 mg Fap 12 mL	–	–	SF 0,9%, SG 5%	250 mL	24 h TA 48 h Ref	20 mg/mL	60 min	7,5	–	–
Levofloxacino[1]	Levofloxacino 500 mg bolsa 100 mL (Sofarma)	–	–	–	–	–	–	60-90 min	4,6-4,7	Solução pronta para uso SG 5%	–
Levotiroxina[1]	Levothyroxine 100 mcg Fap importada (Fresenius Kabi)	5 mL (diluente próprio)	Uso imediato	–	–	–	–	–	–	–	–
Levosimendana[1]	Simdax® 2,5 mg/mL Fap 5 mL	–	–	SG 5%	500 mL	24 h TA	–	Início: 6-12 µg/kg por 10 min seguida de infusão de 0,1 µg/kg/min, se tolerado, pode aumentar para 0,2 µg/kg/min	8	A infusão via intravenosa periférica ou central	–
Linezolida[1]	Lynoz® 2 mg/mL bolsa 300 mL	–	–	–	–	–	–	30-120 min	–	–	–
Meropenem[1,2]	Meronem® 500 mg Fap	10 mL AD	3 h TA 16 h Ref	SF, SG 5%	100 mL	3 h TA 15 h Ref	Direto: 50 mg/mL Infusão: 20 mg/mL	IV direto: 5 min Infusão: 15-30 min	7,3-8,3	–	XX
Meropenem[1,2]	Meronem® 1 g Fap	20 mL AD	3 h TA 16 h Ref	SF, SG 5%	100 mL	3 h TA 15 h Ref	Direto: 50 mg/mL Infusão: 20 mg/mL	IV direto: 5 min Infusão: 15-30 min	7,3-8,3	–	XX
Metaraminol[1-3]	Aramin® 10 mg Ap 1 mL	–	–	SF, SG 5%	500 mL	24 h	1 mg/mL	–	3,2-4,5	No choque grave pode ser administrado IV direto 0,5-5 mg	–
Metoclopramida[1,2]	Plasil® 5 mg/mL Ap 2 mL	–	–	SF, SG 5%	Infusão: 50 mL	24 h TA	5 mg/mL	IV direto: 3 min Infusão: >15 min	3-6,5	–	–
Metronidazol[1,2]	Metronack® 500 mg bolsa 100 mL	–	–	Bolsa pronta para uso em SF	–	–	5 mg/mL	20 min (5 mL/min)	–	–	XX
Micafungina[1-3]	Mycamine® 50 mg Fap	5 mL SF	24 h TA	SF, SG 5%	100 mL	24 h TA (Protegido da luz)	–	60 min		Para a administração utilizar bolsa protetora[5]	XX

Continua...

Continuação...

Princípio ativo	Apresentação comercial	Volume reconstituição	Estabilidade reconstituído	Solução p/ infusão	Volume de diluição	Estabilidade diluído	Conc. máx. adm.	Velocidade/tempo de infusão	pH	Observação	Flebite
Midazolam[1]	Dormire® 5 mg/mL Ap 3 mL	–	–	SF, SG 5%, SG 10%, ringer e ringer lactato	100-1.000 mL	24 h TA ou 3 dias a 5 °C	IV direto: 5 mg/mL	ACM	–	–	–
Milrinona[1]	Milrinona 1 mg/mL Fap 10 mL (Flukka)	–	–	SF, SG 5%	Dose de ataque: 50 mcg/mL qsp 10-20 mL. 100 mcg/mL= 180 mL 150 mcg/mL= 113 mL 200 mcg/ mL=80 mL	24 h TA	–	Dose de ataque: 50 mcg/kg em 10 min Dose de manutenção: 0,375-0,750 mcg/kg/min em infusão contínua A dose total diária máxima é 1,13 mg/kg	3,2-4,0	Não pode ser diluído em infusão intravenosa de bicarbonato de sódio	–
Morfina[1-3]	Dimorf® 10 mg/mL Ap 1 mL	–	24 h	SF, SG 5%	–	96 h (PCA e bolsas padronizadas). 24 h TA p/ infusão concentrações não padronizadas	0,1-1 mg/ mL	IV direto: 3-5 min	2,5-6	–	–
Moxifloxacino[1]	Avalox® 400 mg 250 mL	–	–	SF, SG 5%	250 mL (Bag própria)	24 h TA	–	60 min	4,1-4,6	–	–
Nalbufina[1,3]	Nubain® 10 mg Ap 1 mL	–	–	SF, SG 5%	30-50 mL	48 h TA	–	10-15 min	3,5-3,7	–	–
Naloxona[1]	Narcan® 0,4 mg Ap 1 mL	–	–	SF, SG 5%	100 mL	24 h TA	–	-		–	–
Natalizumabe[1]	Tysabri® 300 mg Fap 15 mL	–	–	SF	100 mL	8 h Ref	–	60 min	-	Não pode ser administrado em bolus	–
Nitroglicerina[1,2]	Tridil® 5 mg/mL Fap 10 mL	–	–	SF, SG 5%	500 mL	48 h TA 7 dias Ref	–	*Vide anexo	3-6,5	Incompatível com PVC. Compatível em frasco de polietileno de baixa densidade e vidro	XX
Nitroprussiato de sódio[1]	Nitroprus® 50 mg Fap	2 mL SG 5% (diluente próprio)	4 h TA (protegido da luz)	SG 5%	250-1.000 mL	24 h TA (protegido da luz)	0,2 mg/mL	Inicial: 0,3-1 mcg/kg/min Dose média: 3 mcg/kg/min Dose máxima adultos: 8 mcg/kg/min Dose máxima crianças: 10 mcg/kg/min	–	Para a administração utilizar bolsa protetora + equipo fotossensível[5]	–
Norepinefrina[1-3]	Norepinefrina 2 mg/mL Ap 4 mL (Hipolabor)	–	–	SG 5%	1.000 mL	24 h TA 90 dias Ref[2]	–	Início: 2-3 mL/min Manutenção: 0,5-1 mL/min	3-4,5	A ampola possui 8 mg/4 mL de hemitartarato de norepinefrina que corresponde a 4 mg de norepinefrina base. Para a administração utilizar equipo âmbar ou proteção e bolsa protetora[5]	–
Octreotida[1-3,5]	Sandostatin® 0,1 mg Ap 1 mL	–	–	SF, SG 5%	50-200 mL	24 h TA	0,1 mg/mL	IV direto: 3 min Infusão: 15-30 min	3,9-4,5	–	–
Ondansetrona[1-3]	Ansentron® 2 mg/mL Ap 2 mL	–	–	SF, SG 5%	50 mL	48 h TA	–	IV direto: 2-5 min Infusão: > 15 min	3,3-4	–	–
Ornitina (aspartato de)[1]	Hepa Merz® 5 g Ap 10 mL	–	–	SF, SG 5%	100 mL	24 h TA	–	60 min	–	Não exceder 6 ampolas em 500 mL de SF	–
Oxacilina sódica[1,4]	Oxacilina 500 mg Fap (Blau)	5 mL AD.SF	6 hTA Ref 2 ºC-8 ºC	SF, SG 5% SG 10%, ringer	100-250 mL	24 TA	0,5-40 mg/mL	IV direto: 10 min Infusão: acima 30 min	–	–	XX
Oxitocina[1,2]	Oxiton® 5 UI Ap 1 mL	–	–	SF, SG 5%	500 mL	24 h TA	–	Velocidade inicial: 2-8 gotas/min e aumentar gradativamente a cada 20 min. Velocidade máx 40 gotas/min	–	–	–

Continua...

Continuação...

Princípio ativo	Apresentação comercial	Volume reconstituição	Estabilidade reconstituído	Solução p/ infusão	Volume de diluição	Estabilidade diluído	Conc. máx. adm.	Velocidade/tempo de infusão	pH	Observação	Flebite
Piridoxina (vitamina B6)	Piridoxina (vitamina B6) 100 mg Ap 5 mL (HT)	–	–	SF, SG 5%	500 mL	–	–	–	–	–	–
Polivitaminico[1]	Cerne® 12 Fap 5 mL	5 mL AD	–	SF, SG 5%	–	–	–	IV lento: mínimo 10 min	–	–	–
Pamidronato dissódico[1,3]	Pamidron® 60 mg Fap	10 mL AD	24 h Ref	SF, SG 5%	250 mL	24 h TA	–	1 mg/min	–	–	XX
Pantoprazol[1]	Pantocal® 40 mg Fap	10 mL SF	12 h TA	SF, SG 5% SG 10%	100 mL	12 h TA	–	IV direto: 2 min infusão: 15 min	–	–	XX
Pentoxifilina[1]	Pentoxifilina® 100 mg Ap 5 mL (Farmatec)	–	–	SF, ringer	250-500 mL (200-300 mg)	24 h TA	–	Infusão: 60 min (100 mg)	4,5-7,5	–	–
Piperacilina sódica + tazobactam[1-3]	Tazocin® 2,25 g Fap	AD, SF ou SG 5% 10 mL	24 h TA 48 h Ref	SF, SG 5%	50-150 mL	24 h TA	–	IV direto: 5-10 min Infusão: 30 min	4,5-6,8	Após reconstituição resulta em um volume final aproximado 11,5 mL	XX
Piperacilina sódica + tazobactam[1-3]	Tazocin® 4,5 g Fap	AD, SF ou SG 5% 20 mL	24 h TA 48 h Ref	SF, SG 5%	50-150 mL	24 h TA	–	IV direto: 5-10 min Infusão: 30 min	4,5-6,8	Após reconstituição resulta em um volume final aproximado 23 mL	XX
Polimixina B[1,2] (sulfato de)	Sulfato de polimixina 500.000 UI Fap (Eurofarma)	AD 2 mL SF 10 mL	72 h sob Ref (2 °C-8 °C)	SF ou SG 5%	300-500 mL	24 h TA ou 72 h sob Ref (2 °C-8 °C)	–	60-90 min	–	–	–
Rituximab[1,3]	Mabthera® 100 mg Fr 10 mL 500 mg Fr 50 mL	–	–	SF, SG 5%	–	12 h TA 24 h Ref	1-4 mg/mL	Infusão: 50 mg/h aumentado 50 mg/h a cada 30 min até no máximo 400 mg/h	6,5-6,8	–	–
Rocurônio[3,7]	Esmeron® 50 mg Fap 5 mL	–	–	SF, SG 5%	–	24 h TA	0,5-2 mg/mL	–	4	–	–
Sulfametoxazol[1] (400 mg)+ trimetropima (80 mg)	Bac Sulfitrin® 400/80 mg Ap 5 mL	–	–	SF, SG 5%, SG 10% e ringer lactato	1 amp (5 mL) 125 mL 2 amp (10 mL) 250 mL 3 amp (15 mL) 500 mL	2 h (para restrição de líquidos) ou 6 h TA	–	60-90 min	–	Restrição hídrica: 1 ampola com 75 mL SG 5%, SF ou ringer	XX
Sulfato de magnésio[1]	Sulfato de magnésio 50% Ap 10 mL	–	–	SF, SG 5%	250 mL	–	–	Infusão: 30-60 min	–	Nota importante: diluir antes da administração	–
Teicoplanina[1]	Targocid® 200 mg Fap	3 mL AD	24 h Ref	SF, SG 5%	100 mL	–	–	IV direto 3-5 min Infusão: 30 min	7,2-7,8	–	XX
Tenecteplase[1]	Metalyse® 10.000 U (50 mg) Fap	10 mL AD	8 h TA 24 h Ref	–	–	–	–	IV direto: < 1 min	7-7,6	–	–
Terbutalina[1]	Terbutil® 0,5 mg Ap 1 mL	-	-	SG 5%	100 mL	12 h TA	5 mcg/mL	20-30 gts/min	3,0-5	SF pode aumentar o risco de edema pulmonar	–
Tenoxican[1,2]	Teflan® 20 mg Fap	2 mL de AD	Uso imediato	–	–	–	–	IV direto	8,5-9,5	Não é recomendado a administração por infusão	–
Terlipressina[1-3] (acetado)	Glypressin® 1 mg Fap	5 mL diluente próprio ou 10 mL SF	48 h ref[2,3]	–	–	–	–	–	–	–	–
Tiamina[1]	Tiamina	–	–	SF	10-20 mL lentamente, mínimo 5 min 100 mL	–	–	infusão: 30 min	2,5-4,5	O produto é fotossensível, porém, não é necessário equipo especial. Não deixar o produto sob luz direta, permitido luz indireta ou fluorescente, porém não ultrapassar período de 8 horas	–
Tigeciclina[1,3]	Tygacil® 50 mg	5,3 mL SF	6 h TA	SF, SG 5%	100 mL	48 h Ref	1 mg/mL	Infusão: 30-60 min	4,5-5,5	–	XX

Continua...

Continuação...

Princípio ativo	Apresentação comercial	Volume reconstituição	Estabilidade reconstituído	Solução p/ infusão	Volume de diluição	Estabilidade diluído	Conc. máx. adm.	Velocidade/tempo de infusão	pH	Observação	Flebite
Tobramicina[1]	Tobramina® 75 mg Ap 1,5 mL	–	–	SF, SG 5%	50-100 mL	24 h TA	–	20-60 min	5-6,5	–	–
Tocilizumabe[1]	Actemra® 80 mg/4 mL Fap 200 mg/10 mL Fap	–	–	SF	qsp 100 mL	24 h Ref (microbiológico) ou 24 h TA (físico-química)	–	Infusão: 60 min	–	Nunca deve ser administrado em bolus	–
Tramadol[1]	Tramal® 50 mg Ap 1 mL 100 mg Ap 2 mL	–	–	SF, SG 5%	100 mL	Uso imediato	–	IV direto: 1 mL/min Infusão: gotejamento	6,2-7	–	XX
Vancomicina[1]	Vancocina 500 mg Fap	10 mL AD	24 h TA 14 dias Ref	SG 5%, SF	100 mL	24 h TA ou 14 dias Ref	5 mg/mL	> 60 min	2,5-4,5	–	XX
Vasopressina[1]	Encrise® 20 UI/mL Ap 1 mL	–	–	SF, SG 5%	100 mL ou 500 mL	18 h TA ou 24 h sob Ref	1 UI/mL (100 UI/100 mL ou 0,1 UI/mL (50 UI/500 mL)	–	2,5-4,5	–	–
Valproato de sódio[1,3]	Depacon® 100 mg/mL Fap	–	–	SF, SG 5%	50 mL	24 h	–	60 min	–	Velocidade máxima de infusão 20 mg/min	–
Verapamil[1,2]	Verapamil 5 mg Ap 2 mL	–	–	SG 5%	150 ou 250 mL	24 h	2,5 mg/mL	IV direto: 2 min	4,1-6	–	–
Voriconazol[1]	Micend® 200 mg Fap	19 mL AD	24 h Ref (2 ºC-8 ºC)	SF, SG 5% e RL	20 mL	24 h Ref (2 ºC-8 ºC)	5 mg/mL	3 mg/kg/h durante 1-3 h	–	Após reconstituição resulta em um volume final aproximado 20 mL	XX

Referências bibliográficas

1. Bulas dos medicamento.
2. Trissel L.A Handbook on Injetable Drugs.18º ed. Bethesda: American Society of Health-System Pharmacists; 2015.
3. Healthcare Series Micromedex. USA. 2023.
4. Drug Information Handbook for Oncology. 3º ed. 2003.
5. Up to Date on line 2023.
6. Lexi Comp de Medicamentos Manole 1ºed. 2009.
7. Sweetman S.C. Martidale The Complete Drug Reference. 36° ed. Pharmaceutical Press; 2009.
8. Pediatric Dosage Handbook 2021-2022.

Bibliografia

Ácido clavulânico + amoxicilina 1 g (bula do remédio) (Eurofarma). Responsável técnico subst.: Dra. Ivanete A. Dias Assi – CRF-SP 41.116 2022.

Ácido fólico (bula do remédio). Responsável técnico: Luciano. São Paulo: Farmácia Centro Paulista de Desenvolvimento Farmacotécnico Ltda; 2023.

Aclasta®: ácido zoledrônico (bula do remédio). Responsável técnico: Flavia Regina Pegorer. São Paulo: Novartis Biociências S.A – CRF-SP 18.150; 2022.

Actilyse®: alteplase (bula do remédio). Responsável técnico: Helena M. O. S. Costa – CRF-SP nº 25.099 São Paulo: Boehringer Ingelheim do Brasil Quím. e Farm. Ltda. 2023.

Adenosina (bula do remédio) (Hipolabor). Responsável técnico: Dr. Renato Silva – CRF-MG: n° 10.042; 2023.

Adren®: epinefrina (bula do remédio). Responsável técnico: Dr. Renato Silva – CRF-MG: n° 10.042; 2023.

Albumina humana®: albumina humana (bula do remédio). Responsável técnico Luiz C. de Almeida. Pinhais – Paraná: Grifols Brasil, Ltda; 2017.

Alprostadil (bula do remédio). Responsável técnico. São Paulo: Farmácia Flukka Ltda; 2023.

Azentex®: ácido zoledrônico (bula do remédio). Responsável técnico: Dr. José Carlos Módolo – CRF--SP nº 10.446. Cristália – Produtos Químicos farmacêuticos Ltda 2023.

Eprex®: alfaepoetina humana (bula do remédio). Responsável técnico Erika Diago Rufino – CRF/SP n° 57.310. São Paulo: Janssen-Cilag Farmacêutica Ltda. 2021.

Fluimucil®: acetilcisteína (bula do remédio). Responsável técnico Erica Maluf. São Paulo: Zambon Laboratórios Farmacêuticos Ltda. .2022.

Ipsilon®: ácido épsilon-aminocapróico (bula do remédio). Responsável técnico Roberta Lopes Nazareth – CRF-RJ 12.133 2022.

Orencia®: abatacept (bula do remédio). Responsável técnico: Tais Helena Daronco Conti – CRF-SP 35.315.; 2021.

Rapifen®: alfentanila (bula do remédio). Responsável técnico Sidnei Bianchini Junior – CRF-SP nº 63.058 São Paulo: Janssen-Cilag Farmacêutica Ltda.

Transamin®: ácido tranexâmico (bula do remédio). Responsável técnico: Roberta Lopes Nazareth – CRF-RJ nº 12.133 Zydus Nikkho Farmacêutica Ltda.; 2022.

Uni-Vir®: aciclovir (bula do remédio). Responsável técnico: farm. resp.: Florentino de Jesus Krencas CRF-SP: 49136 2022.

Zometa®: ácido zoledrônico (bula do remédio). Responsável técnico: Flavia Regina Pegorer. São Paulo: Novartis Biociência CRF-SP 18.150; 2022.

*Referente ao Alproxy®	
Adicionar 1 ampola (500 mcg) de alprostadil para	**Concentração aproximada da solução resultante (mcg/mL)**
100 mL	5
100 mL	5
250 mL	2

*Referente ao Ferinject®	
Concentração/Diluição	**Tempo de infusão**
100-200 mg/50 mL	100 mg/min
200-500 mg/100 mL	6 min
500-1.000 mg/250 mL	15 min

*Referente ao Noripurum®	
Concentração/Diluição	**Tempo de infusão**
100 mg/100 mL	1 hora
200 mg/200 mL	1 hora
300 mg/300 mL	1,5 hora
400 mg/400 mL	2,5 hora
500 mg/500 mL	3,5 hora

*Referente ao fosfato de clindamicina	
Concentração/Diluição	**Tempo de infusão**
300 mg/50 mL	10 min
600 mg/50 mL	20 min
900 mg/50-100 mL	30 min
1200 mg/100 mL	40 min

*Referente Solumedrol®		
Dose	**Diluição**	**Tempo de infusão**
40 mg	50 mL	30 min
250 mg	100 mL	60 min
500 mg	250 mL	120 min
1.000 mg	500 mL	120-240 min

*Referente ao Tractocile®		
Fases	**Dose**	**Tempo de infusão**
1° Fase	6,75 mg = 0,9 mL	*Bolus* lento (< 1 min)
2° Fase	Diluir 2 ampolas de 7,5 mg/mL (5 mL) em 90 mL de diluente (SF ou SG 5%)	Infundir a 24 mL/h por 3 horas
3° Fase		Após 3 horas diminuir a velocidade de infusão para 8 mL/h por até 45 horas (conforme avaliação médica)

** Referência Nepresol®			
Gupta V.D. Chemical stability of hydralazine hydrochloride after reconstitution in 0,9% sodium chloride injection or 5% dextrose injection for infusion. Int J Pharm Compound; 9, 5: 399-401. 2005. Disponível em: http://www.stabilis.org/Bibliographie.php?IdBiblio=2367.			
Via de administração	**Concentração**	**Tempo**	**Temperatura**
IV SF	0,2 mg/mL	12 horas	25 °C

*** Referência Nitropus®			
(1 mL = 17 gotas = 50 microgotas)			
50 mg de Nitroprus dissolvido em:	Quantidade de substância ativa contida em dissolvido em		
	1 mL	1 gota	1 microgota
1.000 mL de glicose a 5%	50 mcg	3 mcg	1 mcg
500 mL de glicose a 5%	100 mcg	6 mcg	2 mcg
250 mL de glicose a 5%	200 mcg	12 mcg	4 mcg

***Tabela de diluição e administração de Tridil			
Cada mL de Tridil = 5 mg de nitroglicerina			
Diluição			
5 mL de Tridil em 250 mL ou 10 mL de Tridil em 500 mL	10 mL de Tridil em 250 mL ou 20 mL de Tridil em 500 mL		20 mL de Tridil em 250 mL ou 40 mL de Tridil em 500 mL
A ser administrado			
100 mcg/mL	200 mcg/mL		400 mcg/mL
Índice do fluxo da diluição em microgotas/minuto = mL/hora	Índice de Tridil administrado em mcg/minuto		
3	5	10	20
6	10	20	40
12	20	40	80
24	40	80	160
48	80	160	320
72	120	240	480
96	160	320	640

***Tabela infusão Dobutrex®			
Dobutrex®	Concentração da solução		
Dose desejada (dobutamina) mcg/kg/min	250 mcg/mL	500 mcg/mL	1.000 mcg/mL
	Velocidade de infusão (mL/kg/min)**		
2,5	0,01	0,005	0,0025
5	0,02	0,01	0,005
7,5	0,03	0,015	0,0075
10	0,04	0,02	0,01
12,5	0,05	0,025	0,0125
15	0,06	0,03	0,015
**É a velocidade (em mL/kg/min) necessária para proporcionar a dose desejada de dobutamina referida na coluna da esquerda. Observar que são fornecidos números (mL/kg/min) para cálculo das velocidades para as três principais diluições utilizadas de dobutamina (250 mcg/mL; 500 mcg/mL e 1.000 mcg/mL).			

AD: água destilada; Ap: ampola; Fap: frasco-ampola; Fr: frasco; g: gramas; h: hora; IV: intravenoso; kg: quilograma; min: minutos; mcg: micrograma; mg: miligramas; mL: mililitro; seg: segundos; SF: soro fisiológico; SG 5%: soro glicosado 5%; Sga: seringa; TA: temperatura ambiente; Ref: refrigeração; UI: unidade internacional; XX: existem relatos de flebite

Tabela 25.2. Tabela de diluição de medicamentos intravenosos para pacientes pediátricos

Princípio ativo	Apresentação comercial	Volume p/ reconstituição	Estabilidade após reconstituição	Solução p/ infusão	Concentração usual/volume de diluição usual	Concentração máxima/volume mínimo para diluição	Velocidade de administração	pH	Observações
Acetilcisteína	Flucistein® 10% AP 3 mL (100 mg/mL)	–	–	SG 5%	250 mL*	150 mL*	> 1 h	5,8-6,4	–
Aciclovir	Zovirax® 250 mg FAP	10 mL AD	12 h TA	SF 0,9%	4 mg/mL	7 mg/mL	60 minutos	10,5-11,6	Para casos de restrição hídrica severa e presença de acesso venoso central a concentração de 10 mg/mL pode ser usada. Esta droga possui alto risco de flebite quando usada na concentração de 10 mg/mL
Ac. Clavulânico + Amoxicilina	Clavulin® 500 mg FAP	10 mL AD	4 h TA	SF 0,9%	10 mg/mL	50 mg/mL	30-40 minutos	8-10	O volume final após reconstituição é 10,5 mL. Após diluição o medicamento possui estabilidade de 4 h em TA ou 8 h a 5 °C
Ácido tranexâmico	Transamin® 250 mg AP 5 mL	–	–	SF 0,9%, SG 5%	–	–	IV direto: 100 mg/minuto	–	–
Adenosina	Adenocard® 3 mg/mL AP 2 mL	–	–	SF 0,9%	–	3 mg/mL	Bolus rápido (1-2 segundos)	–	–
Albumina	Albumina Humana 20%® Solução Frasco 50 mL	–	–	SF 0,9%, SG 5%	1:4	–	Hipoproteinemia: 2-4 horas; hipovolemia: 30-60 minutos (porém administrações mais rápidas podem ser necessárias); velocidade máxima para administração após a reposição de volume inicial: 1 mL/min	6,4-7,4	A Albumina deve ser utilizada em até 4 horas após a abertura do frasco
Alfentanila	Rapifen® 0,5 mg/mL AP 5 mL	–	–	SF 0,9%, SG 5%	Conforme prescrição médica	Conforme prescrição médica	Conforme prescrição médica (80 mcg/mL)	4-6	Pode ser administrado IV direto: lentamente de 3-5 minutos. Pode ser administrado em infusão contínua
Alprostadil	Prostin® 500 mcg AP 1 mL	–	–	SF 0,9%, SG 5%	Conforme prescrição médica (2 mcg/mL)	Conforme prescrição médica (20 mcg/mL)	Conforme prescrição médica	–	–
Amicacina	Novamin® 500 mg AP 2 mL	–	–	SF 0,9%, SG 5%	5 mg/mL	10 mg/mL (vide observações)	60-120 minutos	4,5	Para pacientes com restrição hídrica severa, função renal normal e acesso venoso central a concentração de 10 mg/mL pode ser utilizada. Cefalosporinas e Penicilinas devem ser administrados 1 h antes ou 1 h depois da administração de amicacina
Aminofilina	Hyfilina 24 mg/mL AP 10 mL	–	–	SF 0,9%, SG 5%	1 mg/mL	25 mg/mL	Na concentração recomendada 20-30 minutos. Se concentração máxima 0,36 mg/kg minuto	8,6-9	–
Amiodarona	Atlansil® 150 mg AP 3 mL	–	–	SG 5%	Conforme prescrição médica	Conforme prescrição médica	Conforme prescrição médica	4	Compatível em frasco soro Ecoflac Plus® (polietileno de baixa densidade)
Anfotericina B	Fungizon® 50 mg FAP	10 mL AD	24 h TA	SG 5%	0,1 mg/mL	0,25 mg/mL (acesso venoso periférico) 0,5 mg/mL (acesso venoso central)	2-6 horas	7,2-8,0	A concentração de 0,5 mg/mL deve ser utilizada somente em casos de restrição hídrica severa
Anfotericina B Lipossomal	Ambisome® 50 mg FAP	12 mL AD	24 h REF	SG 5% (atenção: usar filtro de linha, 5 micron, para aspirar a dose prescrita do frasco reconstituído)	0,2 mg/mL (acesso venoso periférico) 1 mg/mL (acesso venoso central)	0,5 mg/mL (acesso venoso periférico) 2 mg/mL (acesso venoso central)	2-3 horas	5-6	Incompatível com SF 0,9%. Após diluição o medicamento possui estabilidade de 6 h em TA

Continua...

Continuação...

Princípio ativo	Apresentação comercial	Volume p/ reconstituição	Estabilidade após reconstituição	Solução p/ infusão	Concentração usual/volume de diluição usual	Concentração máxima/ volume mínimo para diluição	Velocidade de administração	pH	Observações
Ampicilina	Amplacilina® 500 mg FAP/ Amplacilina 1.000 mg FAP	2 mL AD/ 3 mL AD	1 h TA	SF 0,9%	10 mg/mL	30 mg/mL	15-30 minutos	8,0-10,0	Após diluição o medicamento possui estabilidade de 8 h em TA
Ampicilina/ Sulbactam	Unasyn® 1,5 g FAP (Ampicilina 1 g/500 mg Sulbactam)	3,2 mL AD	8 h TA	SF 0,9%	15 mg/mL	45 mg/mL	15-30 minutos	8,0-10,0	–
Aztreonam	Azactam® 1 g FAP	3 mL AD	24 h TA/3 dias REF	SF 0,9%, SG 5%	10 mg/mL**	20 mg/mL	20-60 minutos	9,6	–
Benzilpenicilina Potássica	Cristalpen® 5.000.000 UI FAP	8 mL AD (vide observações)	24 h TA/7 dias REF	SF 0,9%, SG 5%	50.000 UI/mL (neonatos a 1 ano). 100.000 UI/mL (acima de 1 ano)	500.000 UI/mL (acima de 1 ano)	15-60 minutos	6,0-8,5	Atenção: medicamento sofre expansão portanto após reconstituição o volume final é de 10 mL
Bicarbonato de Sódio 8,4%	Bicarbonato de Sódio® 8,4% AP 10 mL (1 mEq/mL)	–	–	SF 0,9%, SG 5%	–	0,5 mEq/mL até 2 anos de idade; 1 mEq/mL acima de 2 anos de idade	30-120 minutos	7-8,5	Realizar flush na via de administração antes e depois da infusão de bicarbonato de sódio
Brometo de N-butilescopolamina	Buscopan® 20 mg/mL AP 1 mL	–	–	SF 0,9%, SG 5%	1 mg/mL**	2 mg/mL**	10-30 minutos**	3,7-5,5	Pode ser administrado IV direto de 2-5 minutos
Bromoprida	Digesan® Ap 10 mg 2 mL	–	–	SF 0,9%, SG 5%	0,5 mg/mL**	1 mg/mL**	15 minutos**	3-5	Pode ser feito IV direto em 2 minutos
Caspofungina	Cancidas® 50 e 70 mg FAP	10,5 mL AD	24 h TA	SF 0,9%	0,2 mg/mL	0,47 mg/mL	1 hora	5-7	Para restrição hídrica Infusões com volume de 100 mL podem ser utilizadas somente para as doses diárias de 50 mg ou 35 mg
Cefalotina	Keflin® 1 g FAP	4 mL AD	12 h TA	SF 0,9%, SG 5%	10 mg/mL	20 mg/mL	10-60 minutos	4,5-7	–
Cefazolina	Kefazol® 1 g FAP	10 mL AD	12 h TA/ 24 h REF	SF 0,9%, SG 5%	20 mg/mL	138 mg/mL	10-60 minutos	4,5-6	–
Cefepima	Maxcef® 1 g FAP	10 mL AD (vide observações)	24 h TA/ 7 dias REF	SF 0,9%, SG 5%	10 mg/mL	40 mg/mL	20-30 minutos	4-6	Atenção: medicamento sofre expansão portanto após reconstituição o volume final é de 11,11 mL (90 mg/mL)
Cefotaxima	Claforan® 1 g FAP	4 mL AD	12 h TA/ 24 h REF	SF 0,9%, SG 5%	20 mg/mL	60 mg/mL	15-30 minutos	5-7,5	A administração rápida pode causar arritmias. Após diluição o medicamento possui estabilidade de 6 h em TA e protegido da luz
Cefoxitina	Kefox® 1 g IV FAP	10 mL AD	6 h TA/ 48 h REF	SF 0,9%, SG 5%	10 mg/mL	40 mg/mL	10-60 minutos	4,2-7,0	–
Ceftazidima	Fortaz® 1 g FAP	10 mL AD	18 h TA/ 7 dias REF	SF 0,9%, SG 5%	10 mg/mL	40 mg/mL	15-30 minutos	5-8	–
Ceftriaxona	Rocefin® 500 mg FAP Rocefin® 1 g FAP	5 mL AD/ 10 mL AD	6 h TA/ 24 h REF	SF 0,9%, SG 5%	10 mg/mL	40 mg/mL	30 minutos	6,7	A administração do medicamento está relacionada ao risco de flebite. Rocefin® não deve ser misturado ou administrado simultaneamente com soluções ou produtos que contenham cálcio, mesmo por diferentes cateteres de infusão. Produtos ou soluções que contenham cálcio não devem ser administrados durante as últimas 48 horas da última administração de ceftriaxona
Cefuroxima	Zinacef® 750 mg FAP	6 mL AD	5 h TA/ 48 h REF	SF 0,9%, SG 5%	7,5 mg/mL	30 mg/mL	15-60 minutos	6-8,5	Em pacientes com restrição hídrica severa a concentração de 137 mg/mL pode ser utilizada
Cetamina	Ketamin-S® 50 mg/mL FAP 10 mL	–	–	SF 0,9%, SG 5%	Conforme prescrição médica (infusão contínua: 1 mg/mL)	Conforme prescrição médica (infusão contínua: 2 mg/mL)	Conforme prescrição médica	3,5-5,5	Pode ser administrado IV direto na concentração máxima de 50 mg/mL lentamente (acima de 1 minuto). Não exceder 0,5 mg/kg/min
Cetoprofeno	Profenid® 100 mg FAP	5 mL AD	8 h TA protegido da luz	SF 0,9%, SG 5%	0,66 mg/mL	1 mg/mL	20-60 minutos**	6,5-7,5	Após diluição possui estabilidade de 8 h em TA, protegido da luz. Administrar separadamente de outros medicamentos.

Continua...

Continuação...

Princípio ativo	Apresentação comercial	Volume p/ reconstituição	Estabilidade após reconstituição	Solução p/ infusão	Concentração usual/volume de diluição usual	Concentração máxima/ volume mínimo para diluição	Velocidade de administração	pH	Observações
Cetorolaco de trometamina	Toradol® 30 mg AP 1 mL	–	–	SF 0,9%, SG 5%	0,6 mg/mL	–	15-30 minutos	6,5-7,5	Pode ser feito EV direto de 1-5 minutos
Ciclosporina	Sandimmun® 50 mg AP 1 mL	–	–	SF 0,9%, SG 5%	0,5 mg/mL	2,5 mg/mL	2-8 horas	6,5-8	Reações de anafilaxia podem ocorrer com o uso do medicamento
Cimetidina	Ulcimet® 300 mg AP 2 mL	–	–	SF 0,9%, SG 5%	3 mg/mL	6 mg/mL	15-30 minutos	3,8-6	A administração IV direto não é recomendada para crianças
Ciprofloxacina	Cipro® 200 mg FR. 100 mL	–	–	–	–	–	60 minutos	3,9-4,5	Solução pronta para uso
Cisatracúrio	Nimbium® 2 mg/mL AP 5 mL	–	–	SF 0,9%, SG 5%	Infusão contínua: 0,1 mg/mL	Infusão contínua: 0,4 mg/mL	IV direto: (rápido) 5-10 segundos	3-3,8	–
Claritromicina	Klaricid® 500 mg FAP	10 mL AD	24 h TA/48 h a 5 °C	SF 0,9%, SG 5%	2 mg/mL	5 mg/mL	60-120 minutos	4,8-6,0	Utilizar a concentração máxima somente em casos de restrição hídrica severa. Droga comumente relacionada a dor e flebite
Clindamicina	Dalacin C® 300 mg AP 2 mL	–	–	SF 0,9%, SG 5%	6 mg/mL	18 mg/mL	10-60 minutos (não exceder 30 mg/minuto)	5,5-7	Tromboflebite e eritema podem ocorrer com a administração
Cloranfenicol	Vixmicina® 1 g FAP	5 mL AD	–	SF 0,9%, SG 5%	10 mg/mL	20 mg/mL	30-60 minutos	6,4-7	–
Cloreto de potássio	Cloreto de potássio 19,1%® AP (2,56 mEq/mL)	–	–	SF 0,9%, SG 5%	Conforme prescrição médica. Acesso venoso periférico: 0,08 mEq/mL; acesso venoso central: 0,15 mEq/mL.	Conforme prescrição médica (somente acesso venoso central: 0,2 mEq/mL)	0,3-0,5 mEq/ kg/hora. (Dose máxima: 1 mEq/kg/hora). Conforme prescrição médica	4-8	Nota Importante: o cloreto de potássio deve ser diluído antes da administração
Cloreto de sódio	Cloreto de sódio 20%® AP 10 mL (200 mg/mL)	–	–	SF 0,9%, SG 5%	Conforme prescrição médica	Conforme prescrição médica	1 mEq/kg/hora. Conforme prescrição médica	5,0	Nota Importante: o cloreto de sódio deve ser diluído antes da administração
Dantrolene	Dantrolen® 20 mg FAP	60 mL AD	6 h TA	AD (sem conservante)	–	0,33 mg/mL	60 minutos	9,5	As soluções reconstituídas são incompatíveis com o vidro. Incompatível com SG 5%, SF 0,9%
Dexametasona	Decadron® 2 mg/mL AP 1 mL; Decadron® 4 mg/mL FAP 2,5 mL	–	–	SF 0,9%, SG 5%	50 mL*	20 mL*	15-30 minutos	7-8,5	Doses de até 4 mg podem ser realizadas IV direto de 1-4 minutos
Dexmetomidina	Precedex® 100 mcg AP 2 mL	–	–	SF 0,9%	–	48 mL* (qsp 50 mL)	Conforme prescrição médica	4,5-7	A estabilidade do medicamento após diluição é de 24 h em TA. A administração do medicamento em bolus não é indicada
Diazepam	Valium® 10 mg AP 2 mL	–	–	–	–	–	IV direto: 1-2 mg/minuto	6,2-6,9	Incompatível com soluções aquosas de outros medicamentos. Em casos específicos em que exista a necessidade de diluição, utilizar SF 0,9% ou SG 5% em volume > 250 mL
Difenidramina	Difenidrin® 50 mg/mL AP 1 mL	–	–	SF 0,9%, SG 5%	1 mg/mL **	25 mg/mL	10-15 minutos	5-6	–
Dimenidrinato	Dramin® B6 DL 30 mg AP 10 mL	–	–	SF 0,9%, SG 5%	0,3 mg/mL**	3 mg/mL**	20-60 minutos**	6,4-7,2	A administração IV direto é permitida, porém em pacientes pediátricos é recomendada somente se administração em acesso venoso central. Existem relatos de ardor e queimação com infusão rápida em acesso periférico
Dipiridamol	Persantin® 10 mg AP 2 mL	–	–	SF 0,9%, SG 5%	0,5 mg/mL	1,7 mg/mL	< 0,2 mg/min	2,5-3	Não deve ser misturado com outros medicamentos na mesma seringa
Dipirona	Novalgina® 500 mg/mL AP 2 mL	–	–	SF 0,9%, SG 5%	25 mg/mL**	50 mg/mL**	10-20 minutos**	6-8	Pode ser administrado IV direto lentamente, 1 mL/minuto

Continua...

Continuação...

Princípio ativo	Apresentação comercial	Volume p/ reconstituição	Estabilidade após reconstituição	Solução p/ infusão	Concentração usual/volume de diluição usual	Concentração máxima/ volume mínimo para diluição	Velocidade de administração	pH	Observações
Dopamina	Revivan® 50 mg AP 10 mL	–	–	SF 0,9%, SG 5%	Conforme prescrição médica	Conforme prescrição médica	Conforme prescrição médica	3,3	Em soluções alcalinas a droga é inativada
Dobutamina	Dobutrex® 250 mg AP 20 mL	–	–	SF 0,9%, S G 5%	Conforme prescrição médica	Conforme prescrição médica	Conforme prescrição médica	2,5-5,5 (SG 5%)	Devido a meia-vida curta deve-se administrar em infusão contínua
Droperidol	Droperdal® 2,5 mg/mL AP 1 mL	–	–	SF 0,9%, SG 5%	–	2,5 mg/mL	IV direto: (lento) 2-5 minutos.	3-3,8	-
Epinefrina	Adrenalina® 1 mg AP 1 mL	–	–	SF 0,9%, SG 5%	Conforme prescrição médica	Conforme prescrição médica	Conforme prescrição médica	2,5-5,0	Proteger da luz. IV direto: diluir na concentração máxima de 100 mcg/mL
Eritromicina	Tromaxil® 1 g FAP	20 mL AD	8 h REF	SF 0,9%, SG 5%	1-2,5 mg/mL	5 mg/mL	20-60 minutos	6,5-7,5	Administrar preferencialmente em 1 h ou mais para diminuir os efeitos cardiotóxicos da eritromicina
Eritropoetina humana	Eprex® 4.000 UI SG A 0,4 mL/ Recormon 10.000 UI FAP/ Eprex 40.000 UI SG A 1 mL	–	–	–	–	–	IV direto: 1-5 minutos	5,8-6,4	Medicamento não possui conservante na formulação não acrescentar nenhum tipo de diluente. Não é recomendada a administração em infusão. Atenção: em TA o medicamento possui estabilidade de 1 hora
Esomeprazol	Nexium® 40 mg EV FAP	5 mL SF 0,9%	12 h TA	SF 0,9%	–	0,4 mg/mL	10-30 minutos	10-11	Pode ser feito IV direto em 3 minutos
Fenitoína	Hidantal® 50 mg/mL AP 5 mL	–	–	SF 0,9%	2 mg/mL	4 mg/mL	15-60 minutos** (1-3 mg/kg/min)	10,0-12,3	Devido à sua baixa solubilidade a diluição de Hidantal pode causar precipitação. USAR FILTRO DE LINHA PARA ADMINISTRAÇÃO. A administração rápida pode causar hipotensão severa e colapso cardiovascular
Fenobarbital	Fenobarbital Sódico® 10 mg/mL AP 5 mL	–	–	SF 0,9%, SG 5%	1 mg/mL**	5 mg/mL**	30 minutos**	9,2-10,2	–
Fentanila	Fentanil® s/ cons. 50 mcg/mL AP 5 mL	–	–	SF 0,9%, SG 5%	Conforme prescrição médica	Conforme prescrição médica	Conforme prescrição médica	4,5-7,5	A administração IV direto deve ser realizada de 3-5 minutos
Ferro (hidróxido de ferro III)	Noripurum® 100 mg AP 5 mL	–	–	SF 0,9%	–	1 mg/mL	100 mL-15 min 200 mL-30 min 300 mL-1,5 h 400 mL-2,5 h 500 mL-3,5 h	12	Após diluição possui estabilidade de 12 h em TA. Podem ocorrer reações no local da injeção
Fluconazol	Zoltec® 2 mg/mL bolsa 100 mL	–	–	–	–	–	1-2 horas	4,0-8,0 (em SF 0,9%)/3,5-6,5 (em SG 5%)	Solução pronta para uso
Flumazenil	Lanexat® 0,5 mg AP 5 mL	–	–	SF 0,9%, SG 5%	Conforme prescrição médica	Conforme prescrição médica	Conforme prescrição médica	4	Pode ser administrado em bolus rápido (15-30 segundos). Não exceder 0,2 mg/minuto. A administração em acesso central minimiza a ocorrência de dor e flebite
Filgrastima	Granulokine® SG A 300 mcg/mL	–	–	SG 5%	–	15 mcg/mL	30 minutos	4	Incompatível com SF 0,9%
Fitomenadiona (Vitamina K)	Kanakion® 10 mg AP 1 mL	–	–	–	–	–	IV direto: acima de 30 segundos	3,5-7,0	Medicamento não possui conservante na formulação não acrescentar nenhum tipo de diluente. A administração em infusão não é recomendada
Folinato Cálcico	Fauldleuco® 10 mg/mL FAP 5 mL (Refr.)	–	–	SF 0,9%, SG 5%	0,5 mg/mL**	1 mg/mL**	30 minutos**	6,5-8,5	Não administrar via intratecal

Continua...

Continuação...

Princípio ativo	Apresentação comercial	Volume p/ reconstituição	Estabilidade após reconstituição	Solução p/ infusão	Concentração usual/volume de diluição usual	Concentração máxima/ volume mínimo para diluição	Velocidade de administração	pH	Observações
Fosfato de Potássio	Fosfato de potássio 2 mEq/mL® AP 10 mL	–	–	SF 0,9%, SG 5%	Conforme prescrição médica	Conforme prescrição médica	Conforme prescrição médica	7-7,8	Nota Importante: o fosfato de potássio deve ser diluído antes da administração
Foscarnet	Foscavir® 24 mg/mL FR 250 mL e 500 mL	–	–	SF 0,9%, SG 5%	–	Acesso periférico: 12 mg/mL. Acesso central: 24 mg/mL	1-2 horas	–	–
Furosemida	Lasix® 20 mg AP 2 mL	–	–	SF 0,9%	1 mg/mL	2 mg/mL	10-15 minutos	8,0-8,3	Pode ser feito IV direto respeitando-se a velocidade de 4 mg/minuto. Em pacientes com insuficiência renal administrar IV direto na velocidade de 2,5 mg/minuto. Não deve ser administrado em bolus
Ganciclovir	Cymevene® 500 mg FAP 10 mL	10 mL AD	12 h TA	SF 0,9%, SG 5%	5 mg/mL	10 mg/mL	1-2 horas	11	Medicamento deve ser reconstituído e diluído na farmácia da quimioterapia
Gentamicina	Garamicina® 40 mg AP 1 mL/ Garamicina® 80 mg AP 2 mL	–	–	SF 0,9%, SG 5%	5 mg/mL	10 mg/mL	30-120 minutos	3-5,5	–
Gluconato de Cálcio	Gluconato de Cálcio 10% AP 10 mL (100 mg/mL)	–	–	SF 0,9%, SG 5%	Conforme prescrição médica	Conforme prescrição médica	Conforme prescrição médica	6-8,2	–
Granisetrona	Kytril® 1 mg/mL AP 1 mL	–	–	SF 0,9%, SG 5%	50 mL*	20 mL*	30-60 minutos	4,7-7,3	Pode ser feito IV direto acima de 30 segundos
Haloperidol	Haldol® 5 mg AP 1 mL	–	–	SF 0,9%, SG 5%	SF 0,9%: 0,75 mg/mL	SF 0,9%: 1 mg/mL SG 5%: 3 mg/mL	IV direto: (lento) 2-5 minutos** Infusão: 10-15 minutos**	3-3,8	–
Hidralazina	Nepresol® 20 mg AP 1 mL	–	–	SF 0,9%	–	20 mg/mL	IV direto: 0,2 mg/kg/min	3,4-4	SG 5% causa decomposição com alteração da cor para amarelo. Reage com metais
Hidrocortisona (succinato sódico)	Cortisonal® 100 mg FAP	2 mL AD	–	SF 0,9%, SG 5%	1 mg/mL	5 mg/mL	20-30 minutos	7,5-8,5	–
Imipenem/Cilastatina	Tienam® Monovial 500 mg FR 100 mL	–	–	SF 0,9%, SG 5%	5 mg/mL	7 mg/mL	15-30 minutos	6,5-7,5	Após diluição o medicamento possui estabilidade de 4h em TA ou 24 h REF. Doses maiores que 500 mg devem ser administradas de 40-60 minutos
Imunoglobulina humana	Endobulin® 5 g FAP (Refr.)	100 mL AD	–	SF 0,9%, SG 5%	–	–	Velocidade inicial: 0,5 mL/kg/hora. Se bem tolerado: 8 mL/kg/hora até o término da infusão	6,4-6,8	O medicamento possui estabilidade de 24 h em TA após diluição
Imunoglobulina humana	Flebogamma® 5 g FAP	100 mL AD	–	SF 0,9%, SG 5%	–	–	Velocidade inicial: 0,01-0,02 mL/ kg/min durante 30 min. Se bem tolerado: 0,04 mL/kg/min até o término da infusão	6,4-6,8	O medicamento possui estabilidade de 24 h em TA após diluição
Infliximab	Remicade® 100 mg FAP	10 mL AD	3 h TA/24 h REF	SF 0,9%	0,4 mg/mL	4 mg/mL	2-3 horas	7,2	Após diluição possui estabilidade de 3 h em TA ou 24 h REF. Não infundir em Y com outros medicamentos. Utilizar equipo com filtro
Levofloxacina	Levaquin® 500 mg FR 100 mL	–	–	–	–	–	60-90 minutos	4,5	Solução pronta para uso em SG 5%
Levotiroxina	Levothyroxine® 200 mcg FAP	5 mL SF 0,9%	Uso imediato	–	–	–	IV direto 2-3 minutos	–	Não adicionar nenhum tipo de diluente para administração. A administração em infusão não é recomendada

Continua...

Continuação...

Princípio ativo	Apresentação comercial	Volume p/ reconstituição	Estabilidade após reconstituição	Solução p/ infusão	Concentração usual/volume de diluição usual	Concentração máxima/ volume mínimo para diluição	Velocidade de administração	pH	Observações
Linezolida	Zyvox® 600 mg Bolsa 300 mL	–	–	–	–	-	30-120 minutos	3-9	Solução pronta para uso
Meropenem	Meronem® IV 1 g FAP	20 mL AD	8 h TA/48 h 4 °C	SF 0,9%, SG 5%	10 mg/mL	50 mg/mL	15-30 minutos	7,3-8,3	–
Mesna	Mitexan® 400 mg AP 4 mL	–	–	SF 0,9%, SG 5%	1 mg/mL	20 mg/mL	15-30 minutos	6,5-8,5	Também pode ser administrado, quando prescrito, em infusão contínua por 24 h
Metadona	Mytedon® 10 mg AP 1 mL	–	–	SF 0,9%, SG 5%	0,5 mg/mL**	5 mg/mL**	15-30 minutos**	–	–
Metilprednisolona (succinato sódico)	Solu-Medrol® 125 mg FAP/ Solu-Medrol® 500 mg FAP	125 mg – 2 mL AD; 500 mg – 8 mL AD	48 h TA	SF 0,9%, SG 5%	1 mg/mL	2,5 mg/mL	20-60 minutos	7,0-8,0	A estabilidade do medicamento após diluição é de 6 h em TA
Metoclopramida	Plasil® 10 mg AP 2 mL	–	–	SF 0,9%, SG 5%	0,5 mg/mL**	1 mg/mL**	15-30 minutos	3,0-6,5	A administração IV direto não é recomendado para crianças. Em adultos 10 mg podem ser administrados de 1-2 minutos
Metronidazol	Metroniflex® 500 mg Bolsa 100 mL	–	–	–	–	–	30-60 minutos	5-7	–
Midazolam	Dormonid® 5 mg/mL AP 3 mL	–	–	SF 0,9%, SG 5%, SG 10%	Conforme prescrição médica	Conforme prescrição médica	–	3	Pode ser feito IV direto 1-5 mg/mL (concentração máxima 5 mg/mL) de 2-5 minutos
Milrinone	Primacor® IV 1 mg/mL FAP 20 mL	–	–	SF 0,9%, SG 5%	Conforme prescrição médica	Conforme prescrição médica	Conforme prescrição médica	3,2-4	–
Morfina	Dimorf® 10 mg/mL AP 1 mL	–	–	SF 0,9%, SG 5%	0,5 mg/mL	5 mg/mL	15-30 minutos	2,5-6,0	A administração rápida pode causar hipotensão e aumento dos efeitos adversos
Multivitamina	Cerne® 12 FAP	5 mL AD	–	SF 0,9%. SG 5%	100 ml *	–	–	–	–
Nalbufina	Nubain® 10 mg AP 1 mL	–	–	SF 0,9%	0,5 mg/mL**	1 mg/mL**	15 minutos	3,5-3,7	Doses de até 10 mg podem ser feitas IV direto de 5-10 minutos
Naloxona	Narcan® 0,4 mg AP 1 mL	–	–	SF 0,9%, SG 5%	–	–	IV direto: acima de 30 segundos	3-4	Pode ser administrado em Infusão Contínua com a concentração máxima de 4 mcg/mL
Nitroglicerina	Tridil® 5 mg/mL FAP 10 mL	–	–	SF 0,9%, SG 5%	Conforme prescrição médica (infusão contínua: 50-100 mcg/mL)	Conforme prescrição médica (infusão contínua: 400 mcg/mL)	Conforme prescrição médica	3-6,5	Utilizar frasco Ecoflac Plus® para diluição e administração
Nitroprussiato de sódio	Nipride® 50 mg AP	2 mL SG 5%	4 h TA	SG 5%	Conforme prescrição médica (infusão contínua: 200 mcg /mL)	Conforme prescrição médica (infusão contínua: 1.000 mcg/mL)	Conforme prescrição médica	4-6	Após diluição a solução é estável por 24 horas, protegido da luz. Somente o frasco contendo a solução deve ser protegido da luz. Pode causar irritação no local da aplicação
Norepinefrina	Levophed® 1 mg/mL AP 4 mL	–	–	SG 5%	Conforme prescrição médica (4 mcg/mL)	Conforme prescrição médica (16 mcg/mL)	Conforme prescrição médica	3-4,5	Não é recomendada a diluição com SF 0,9%
Octreotida	Sandostatin® 0,1 mg/mL AP 1 mL	–	–	SF 0,9%, SG 5%	200 mL*	50 mL*	15-30 minutos	3,9-4,5	Em casos de EMERGÊNCIA pode ser administrado IV direto em 3 minutos. Pode ser administrado, quando prescrito em infusão contínua por 24 h. Por afetar a homeostase da glicose deve-se preferir a diluição em SF 0,9%
Omeprazol	Victrix®/Losar® 40 mg FAP	10 mL – diluente próprio		–	–	–	IV direto: 3 minutos	10,1-11,1	Não diluir após reconstituição. A administração por infusão não é recomendada
Ondansetrona	Ansentron® 2 mg/mL AP 2 mL	–	–	SF 0,9%, SG 5%	–	50 mL*	15 minutos	3,3-4,0	Pode ser feito IV direto de 2-5 minutos

Continua...

Continuação...

Princípio ativo	Apresentação comercial	Volume p/ reconstituição	Estabilidade após reconstituição	Solução p/ infusão	Concentração usual/volume de diluição usual	Concentração máxima/ volume mínimo para diluição	Velocidade de administração	pH	Observações
Oxacilina sódica	Staficilin-N® 500 mg FAP	5 mL AD ou SF 0,9%	3 dias TA/ 1 semana REF	SF 0,9%, SG 5%	10 mg/mL	40 mg/mL. Somente em acesso venoso central	15-30 minutos	6-8,5	Após diluição o medicamento possui estabilidade de 6 h em TA. Caso haja dor ou ardor durante a administração utilizar a concentração de 5 mg/mL e aumentar o tempo de infusão para 1 hora
Pantoprazol	Pantozol® 40 mg FAP	10 mL SF 0,9%	12 h TA	SF 0,9%, SG 5%	0,4 mg/mL	0,8 mg/mL	15 minutos	9,0-10,0	Pode ser feito IV direto acima de 2 minutos
Pentoxifilina	Pentox® 100 mg Ap 5 mL	–	–	SF 0,9%, SG 5%	0,2 mg/mL	0,4 mg/mL	90-180 minutos	5-7	Pode ser utilizado em infusão contínua por 24 horas. Para infusão contínua não exceder 1.200 mg
Petidina	Dolantina® 50 mg/mL AP 2 mL	–	–	SF 0,9%	1 mg/mL	10 mg/mL	15-30 minutos	3,5-6,0	Para evitar precipitação em cateteres heparinizados realizar flush de SF antes e após administração. Soluções decimais devem ser administradas acima de 5 minutos
Piperacilina sódica/ Tazobactam	Tazocin® 4,5 g FAP	20 mL AD, SF 0,9% ou SG 5% (vide observações)	24 h TA/48 h REF	SF 0,9%, SG 5%	20 mg/mL	200 mg/mL	30 minutos	5,5-7,5	Atenção: medicamento sofre expansão portanto após reconstituição o volume final é de 23 mL (195 mg/mL). Caso haja prescrição de aminoglicosídeos administrar Tazocin® com um intervalo de 30-60 minutos
Polimixina B Sulfato	Bedfordpoly B® 500.000 UI FAP	10 mL SF 0,9%	72 h REF	SG 5%	1.000 UI/mL	1.667 UI/mL	60-90 minutos	5-7,5	Também pode ser administrado, quando prescrito, em infusão contínua por 24 h
Propofol	Diprivan® AP 20 mL	–	–	SG 5%	Conforme prescrição médica	Conforme prescrição médica (2 mg/mL)	Conforme prescrição médica	7-8,5	Pode ser administrado IV direto de 20-30 segundos. O medicamento não contém conservantes por isso deve ser utilizado imediatamente após a abertura do frasco. Quando diluído com SG 5% a solução possui estabilidade de 6 horas
Prometazina	Fenergan® 50 mg AP 2 mL	–	–	SF 0,9%, SG 5%	2,5 mg/mL	5 mg/mL	15 minutos**	4-5,5	A administração rápida pode causar hipotensão
Ranitidina	Antak® 50 mg AP 2 mL	–	–	SF 0,9%, SG 5%	0,5 mg/mL	2,5 mg/mL	15-30 minutos	6,7-7,3	A administração rápida pode causar bradicardia
Rocurônio	Esmeron® 50 mg FAP 5 mL	–	–	SF 0,9%, SG 5%	Infusão contínua: 0,5 mg/mL	Infusão contínua: 1 mg/mL	IV direto: (rápido) 5-10 segundos	4	As soluções para infusão contínua após diluição possuem estabilidade de 24 horas em TA
Sulfametoxazol (400 mg) + Trimetoprima (80 mg)	Bactrim® IV AP 5 mL	–	–	SF 0,9%, S G 5%	30 mL* de diluente para cada mL do medicamento	15 mL* de diluente para cada mL do medicamento	60-90 minutos	10	A diluição com concentração máxima está relacionada ao risco de flebite e tromboflebite
Sulfato de magnésio	Sulfato de magnésio® 10% AP 10 mL (100 mg/mL)	–	–	SF 0,9%, SG 5%	Conforme prescrição médica (60 mg/mL)	Conforme prescrição médica (200 mg/mL)	Conforme prescrição médica (2-4 horas)	5,5-7	–
Sulfato de magnésio	Sulfato de magnésio® 50% AP 10 mL (500 mg/mL)	–		SF 0,9%, SG 5%	Conforme prescrição médica (250 mL*)	Conforme prescrição médica	Conforme prescrição médica (30-60 minutos)	5,5-7	Nota importante: o sulfato de magnésio 50% deve ser diluído antes da administração
Tacrolimus	Prograf 5 mg AP	–	–	SF 0,9%, SG 5%	0,004 mg/mL	0,02 mg/mL	Não há dados para tempo de infusão em administração intermitente	–	Conforme instruções do fabricante o medicamento deve ser administrado em infusão contínua. Devido à incompatibilidade do medicamento com materiais contendo PVC deve-se utilizar para administração frascos Ecoflac Plus® e Equipo Macro Sem PVC
Teicoplamina	Targocid® 200 mg FAP	3 mL AD	48 h TA/21 dias a 5 °C	SF 0,9%, SG 5%	4 mg/mL	10 mg/mL	30 minutos	7,2-7,8	-
Tenoxicam	Teflan® 20 mg FAP/Tilatil® 20 mg FAP	2 mL AD	Uso imediato	–	–	–	IV direto: 3-5 minutos	4-6	Não diluir após reconstituição. A administração por infusão não é recomendada

Continua...

Continuação...

Princípio ativo	Apresentação comercial	Volume p/ reconstituição	Estabilidade após reconstituição	Solução p/ infusão	Concentração usual/volume de diluição usual	Concentração máxima/ volume mínimo para diluição	Velocidade de administração	pH	Observações
Terbutalina	Terbutil® 0,5 mg AP 1 mL	–	–	SG 5%	Conforme prescrição médica	Conforme prescrição médica	Conforme prescrição médica	3-5	Após diluição o medicamento possui estabilidade de 12 h em TA. Pode ser administrado IV direto de 5-10 minutos. A diluição com SF 0,9% pode aumentar o risco de edema pulmonar
Ticarcilina + Ácido Clavulânico[1/2]	Timentin® 3,1 g FAP	13 mL de AD ou SF 0,9%	72 h REF	SF 0,9%, SG 5%	50 mg/mL	100 mg/mL	40-60 minutos	6-8	Caso haja prescrição de aminoglicosídeos administrar Timentin® com um intervalo de 30-60 minutos
Tigeciclina	Tygacil® 50 mg FAP	5,3 mL SF 0,9% ou SG 5%	–	SF 0,9%, SG 5%	–	100 mL*	30-60 minutos	–	A solução deve ter cor amarelo alaranjada
Tobramicina	Tobramina® 75 mg AP 1,5 mL	–	–	SF 0,9%, SG 5%	0,75 mg/mL	1,5 mg/mL	30-60 minutos	5-6,5	Para pacientes com restrição hídrica severa, função renal normal e acesso venoso central a concentração de 10 mg/mL pode ser utilizada. Administrar penicilinas e cefalosporinas com intervalo de 1 hora antes ou depois da tobramicina
Tramadol	Tramal® 100 mg AP 1 mL	–	–	SF 0,9%, SG 5%	–	1 mg/mL	15-60 minutos**	5,5-6,5	Pode ser feito IV direto: 0,5 mL/minuto**. Não armazenar após diluição, uso imediato
Verapamil	Dilacoron® 5 mg AP 2 mL	–	–	SG 5%	Conforme prescrição médica (infusão contínua: 0,5 mg/mL)	Conforme prescrição médica (infusão contínua: 2,5 mg/mL)	IV direto: 2-3 minutos	4,1-6,0	–
Vancomicina	Vancocin® 500 mg FAP	10 mL AD	14 dias REF	SF 0,9%, SG 5%	2,5 mg/mL	5 mg/mL	60 minutos	2,5-4,5	Para pacientes com restrição hídrica severa, função renal normal e acesso venoso central a concentração de 10 mg/mL pode ser utilizada. Caso haja reação cutânea aumentar o volume de diluição e o tempo de infusão para 90 ou 120 minutos
Voriconazol	Vfend® 200 mg Fap	19 mL AD	24 h REF	SF 0,9%, SG 5%	0,5 mg/mL	5 mg/mL	1-2 horas ou (3 mg/kg/hora)	5,5-7,5	–

Referências bibliográficas

1. Bulas dos medicamentos.
2. Trissel L.A Handbook on Injetable Drugs.10º ed. Bethesda: American Society of Health-System Pharmacists; 1998.
3. Micromedex Healthcareseries. 117.USA 2008.
4. Pediatric Dosage Handbook. 12° ed. 2007.
5. Informação do fabricante.
6. Up to Date.
7. Pediatric Injectable Drugs (Teddy Bear Book). 1996.

Tabela 25.3. Tabela de diluição de medicamentos intravenosos UTI neonatal

Princípio ativo	Apresentação	Volume reconstituição	Estabilidade reconstituído	Solução p/ infusão	Conc. máx. adm.	Estabilidade diluído	Velocidade/tempo de infusão	pH	Observações	Flebite
Aciclovir[2,4,7]	Aciclovir 250 mg Fap (Teuto)	AD 10 mL	12 h TA	SF, SG 5%	≤ 5 mg/mL (máx: 7 mg/mL)	12 h TA	≥ 60 min	10,5 a 11,6	Concentrações > 10 mg/mL aumentam o risco de flebite. IV direto não recomendado. Para diminuir a nefrotoxicidade ≥ receber hidratação adequada durante a infusão. Em 250 mg de aciclovir = 1,05 mEq de sódio	■■ Vesicante
Adenosina[1]	Adenosina 3 mg/mL Ap 2 mL (Hipolabor)	–	–	SF, SG 5%	300 mcg	Uso imediato	Injeção "*bolus*" IV rápida	–	–	–
albumina[4,6]	albumina humana® 20% 10 mL Fap (Grifols)	–	–	Pronta para uso	–	4 h TA	Hipovolemia = 30 a 60 min Hipoproteinemia = 2 a 4 h	6,4 a 7,4	Após abertura do frasco, utilizar em até 4 horas. Não diluir com água destilada. Proteína: 200 g/L Na+ 130-160 mmol/L K+ máx 2 mmol/L	–
Alprostadil[1,3]	Alproxy® 500 mcg Ap	–	–	SF, SG 5%	10 mcg/mL (ideal) Máx: 20 mcg/mL	24 h TA	0,6 mL/kg/h 0,1 mcg/kg/min	4,0 a 4,5	–	■■ Irritante
Amicacina[2-7]	Amicacina sulfato 500 mg 2 mL Ap (Teuto)	–	–	SF, SG 5%, SG 10%	Infusão: 2,5 a 10 mg/mL	24 h TA	60 a 120 min	3,5 a 5,5	Administração de outros antibióticos deverá ser feita 1 h antes ou 1 h depois da amicacina. IV direto: não recomendado, mas pode ser feito de 3-5 min. As ampolas podem ser rediluídas com AD para doses mais precisas	■■ Irritante
Aminofilina[1,3,4]	Aminofilina 24 mg/mL 10 mL Ap (Teuto)	–	–	SF, SG 5%, SG 10%	Infusão: 1 mg/mL até no máximo 25 mg/mL	24 h TA	Infusão: 30 a 60 min	8,6 a 9	Não administrar IM	–
Amiodarona[1,3,4,7]	Amiodarona 150 mg 3 mL Ap Cloridrato (Hipolabor)	–	–	SG 5% exclusivo	6 mg/mL – catéter central 2 mg/mL – catéter periférico	24 h TA	IV direto: 3 min Infusão: 60-120 min	4,1	Compatível em frasco de soro Ecoflac Plus (polietileno de baixa densidade). A injeção jamais deverá ser inferior a 3 min. Se possível, administrar em CVC. Acima de 2,5 mg/mL pode causar flebite em infusão periférica	■■ Irritante
Ampicilina + sulbactam[1,2,4]	Ampicilina 1 g + sulbactam 0,5 g 1,5 g Fap (Mylan)	AD 10 mL	8 h TA ou 48 h ref 4 °C	SF	Infusão: 45 mg/mL (30 mg ampicilina + 15 mg sulbactam)	8 h TA ou 48 h a 4 °C ref	Infusão: > 15-30 min	8 a 10	Administração de outros antibióticos deverá ser feita 1 h antes ou 1 h depois do Unasyn. Em 1,5 g de Unasyn tem 115 mg de sódio	■■
Ampicilina[4,5,7]	Cilinon 1 g Fap	AD 3 mL Expansão 3,4 mL	1 h TA	SF SG 5%	Infusão: 30 mg/mL IV direto: não exceder 100 mg/mL	8 h TA em SF 0,9% e uso imediato em SG 5% 24 h ref em SF 0,9%	Infusão: > 15-30 min IV direto: até 500 mg: 3 a 5 min > 500 mg: 10-15 min. Não exceder 100 mg/min	8 a 10	–	■■ Irritante
Anfotericina B[2-4]	Anforicin® B 50 mg Fap	AD 10 mL	24 h TA 7 dias ref	SG 5% exclusivo	0,1 mg/mL (cateter venoso periférico) 0,5 mg/mL (cateter venoso central)	Uso imediato	De 2 a 6 h	7,2 a 8,5	Não fazer IV direto. Não usar em soluções salinas. Infusões em concentrações > 0,25 mg/mL devem ser limitadas a pacientes com grande necessidade de restrição de volume. Concentrações maiores aumentam o risco de flebite. Fazer flush de SG 5% antes e após a infusão	■■ Vesicante
Anfotericina B lipossomal[4]	Ambisome® 50 mg Fap	AD 12mL (4 mg/mL). Agitar vigorosamente por 30 segundos	24 h ref	SG 5% exclusivo	0,2-0,5 mg/mL	6 h TA	Acima 2 h	5 a 6	Incompatível fisicamente com SF e eletrólitos. Homogeneizar após 2 h para evitar depósito. Não fazer IV direto. Fazer *flush* de SG 5% antes e após a infusão	■■
Atropina[5,6]	Atrofarma® 0,25 mg 1 mL Ap	–	–	SF ou SG 5% (se necessário)	0,1 mg/mL a 1 mg/mL	–	IV direto > 1 min	3 a 6,5	A administração lenta pode provocar bradicardia paradoxal. Pode ocorrer aumento da temperatura corporal após a administração	–

Continua...

Continuação...

Princípio ativo	Apresentação	Volume reconstituição	Estabilidade reconstituído	Solução p/ infusão	Conc. máx. adm.	Estabilidade diluído	Velocidade/tempo de infusão	pH	Observações	Flebite
Azitromicina[1]	Azitromicina 500 mg Fap (ABL)	AD 4,8mL (100mg/mL)	24 h TA	SF, SG 5%	1-2 mg/mL	24 h TA 7 dias ref	Infusão: > 60 min	6,4 a 6,6	–	–
Bicarbonato de sódio[1,4]	Bicarbonato de sódio 8,4%Ap 10 mL (1 mEq/mL) (Farmatec)	–	–	SF, SG 5%, SG 10%	0,5 mEq/mL	-	30 a 120 min (velocidade máx: 1 mEq/kg/hora)	6 a 8,5	–	–
Bromoprida[1]	Bromoprida 10 mg 2 mL Ap (Hipolabor)	–	–	SF, SG 5%	IV direto: 5 mg/mL	24 h TA	IV direto: < 1 min	3 a 5	–	–
Cafeína Citrato[1,3,4]	Peyona® 20 mg/mL 1 mL Ap	–	–	SF, SG 5%, SG 10%	10 mg/mL	–	≥ 30 min	4,3	–	–
Cefalotina[1]	Keflin® 1 g Fap	AD 10 mL	12 h TA ou 96 h ref	SF, SG 5%	< 100 mg/mL	12 h TA ou 7 dias ref	Infusão: > 30 min IV direto: 3-5 min	4,5 a 7	1 g contém = 2,8 mEq de sódio	■■ Irritante
Cefazolina[2,4,7]	Kefazol® 1 g Fap	AD 10 mL	12 h TA ou 24 h ref	SF, SG 5% SG 10%	Infusão: 20 mg/mL IV direto: 100 mg/mL	12 h TA ou 24 h ref	Infusão: > 10 a 60 min IV direto: 3-5 min	4,5 a 6	Pacientes com restrição hídrica = 138 mg/mL EV direto 1 g contém 2 mEq de sódio. Atenção: cada 1 g de cefazolina reconstituído com 10 mL de AD, expande para 10,6 mL Obs.: manipulado pela farmácia com bolsa fotoprotetora (finalidade armazenamento) Não é necessário equipo fotossensível	■■ Irritante
Cefepima[1,4,7]	Cefepima 1 g Cloridrato Fap (ABL)	AD 10 mL	4 h TA 3 dias ref	SF, SG 5%, SG 10%	Infusão: 40 mg/mL IV direto: 100 mg/mL	4 h TA 3 dias ref	Infusão: 20-30 min IV direto: 3-5 min	4 a 6	Atenção: cada 1 g de cefepima reconstituído com 10 mL de AD, expande e obtém-se uma concentração final de 90 mg/mL	■■ Irritante
Cefotaxima[2-5]	Cetazima® 1 g Fap	AD 4 mL	Uso imediato	SF SG 5% e Ringer	Infusão: 20 a 60 mg/mL IV direto: 100 mg/mL	12 h TA ou 24 h ref	Infusão: 20-60 min IV direto: 3-5 min	5 a 7,5	Volume final após diluição: expande para 4,63 mL (216 mg/mL). Paciente c/ restrição hídrica: até 150 mg/mL EV direto. Incompatível com soluções de bicarbonato. EV direto < 1 minuto: pode causar arritmias	■■
Cefoxitina[1,4]	Kefox® 1 g Fap	AD 10 mL	6 h TA ou 48 h ref	SF, SG 5%, SG 10%	Infusão: 40 mg/mL IV direto: 200 mg/mL	18 h TA ou 48 h ref	Infusão: > 10-60 min IV direto: 3-5 min	4,2 a 7	Não deve ser injetado em menos de 3 min. Em 1 g de cefoxitina contém 53 mg de sódio	■■
Ceftazidima[4]	Fortaz® 1 g Fap	AD 10 mL	18 h TA ou 7 dias ref	SF, SG 5%, SG 10%	Infusão: < 40 mg/mL IV direto: 180 mg/mL	18 h TA ou 7 dias ref	Infusão: 15-30 min IV direto: 3 a 5 min	5 a 8	Em 1 g de ceftazidima contém 2,3 mEq de sódio	■■ Irritante
Ceftriaxona[2-6]	Keftron® 1 g Fap	AD 10 mL	6 h TA ou 24 h ref	SF, SG 5%, SG 10%	Infusão: 40 mg/mL IV direto: 40 mg/mL	6 h TA ou 24 h ref	Infusão: > 60 min IV direto: 2 a 4 min	6,7 a 7,3	Não recomendado o uso em neonatos com hiperbilirrubinemia	■■ Irritante
Cefuroxima[2,5]	Keroxime® 750 mg Fap	AD 8 mL	3 h TA ou 48 h ref	SF, SG 5%, SG 10%	Infusão: 30 mg/mL IV direto: 100 mg/mL (em SF)	3 h TA ou 48 h ref	Infusão: 15-30 min IV direto: 3-5 min	6 a 8,5	Pacientes com restrição hídrica = 137 mg/mL EV direto. 750 mg contém 1,8 mEq de sódio	■■ Irritante
Ciprofloxacino[4]	Ciprofloxacino 200 mg bolsa 100 mL (Isofarma)	–	–	–	2 mg/mL	Imediato (apenas o momento da infusão)	> 60 min	3,3 a 4,6	Solução pronta para uso. Retirar da embalagem apenas no momento da administração, devido à fotoproteção	■■ Irritante
Claritromicina[1,7]	Klaricid® 500 mg Fap	AD 10 mL	24 h TA ou 48 h ref	SF, SG 5%	2 mg/mL	6 h TA ou 48 h ref	60 a 120 min	4,8 a 6	–	■■ Irritante
Clindamicina[4]	Fosfato de Clindamicina 150 mg/mL 4 mL Ap (União Química)	–	–	SF SG 5%	Infusão: 18 mg/mL	16 dias TA 32 dias ref	Infusão: 10-60 min. Não exceder 30 mg/min	5,5 a 7	Eritema local, dor, tromboflebite. Não administrar EV direto. Pode ocorrer hipotensão e parada cardiorespiratória com infusão rápida	■■
Cloranfenicol[4]	Arifenicol® 1 g Fap	AD 10 mL. Agitar vigorosamente	–	SF SG 5% SG 10%	Infusão: < 20 mg/mL IV direto: 100 mg/mL	–	Infusão: 15-30 min IV direto: 5 min	6,4 a 7	Administração IM não recomendada. 1 g contém 2,25 mEq de sódio	–

Continua...

Continuação...

Princípio ativo	Apresentação	Volume reconstituição	Estabilidade reconstituído	Solução p/ infusão	Conc. máx. adm.	Estabilidade diluído	Velocidade/tempo de infusão	pH	Observações	Flebite
Cloreto de potássio[3,5,7]	Cloreto de potássio 19,1% 10 mL Ap (Isofarma)	–	–	SF, SG 5%, SG 10%	Veia periférica: 80 mEq/L veia central: 150 mEq/L ou 15 mEq/100 mL. Para paciente com restrição hídrica: 200 mEq/L	48 h TA	Veia periférica: 10 mEq/h veia central: 40 mEq/h	4 a 8	Nota importante: o cloreto de potássio deve ser diluído antes da administração. Medicamento de alta vigilância	■■ Vesicante
Cloreto de sódio[7]	Cloreto de sódio 20% 10 mL Ap	–	–	SF, SG 5%, SG 10%	–	48 h TA	1 mEq/kg/h	–	Nota importante: o cloreto de sódio deve ser diluído antes da administração. Medicamento de alta vigilância	■■ Vesicante
Dexametasona[4]	Decadron® 2 mg/mL Ap 1 mL Decadron® 2,5 mg/mL 4 mL Fap	–	–	SF, SG 5%	IV direto: 4 mg/mL	24 h TA	IV direto: 1-4 min infusão de 15 a 30 min	7 a 8,5	–	–
Diazepam[4,6]	Compaz® 10 mg 2 mL Ap	–	–	–	5 mg/mL	–	IV lento em 3 minutos. Não exceder 1-2 mg/min	6,2 a 6,9	Administração rápida pode causar apneia, depressão respiratória e hipotensão. Incompatível com as demais soluções aquosas. Segurança e eficácia não estabelecida e neonatos	■■ Vesicante
Dipirona[1,5]	Novalgina® 500 mg/mL 2 mL Ap	–	–	SF, SG 5%	25 mg/mL	–	IV direto: < 1 mL/min	6 a 8	A administração deve ser bem lenta. Administrar separadamente a outros medicamentos	■■
Eritromicina lactobionato[1,2,4]	Tromaxil® 1 g Fap	AD 20 mL	24 h TA	SF, SG 5%	Infusão: 1 a 2,5 mg/mL	8 h TA	Infusão: 20-60 min	6,5 a 7,5	IV direto: não recomendado. Não exceder 5 mg/mL São reportadas bradicardia e hipotensão. Prolongamento da infusão para período > 60 min diminuem os efeitos cardiotóxicos da eritromicina	■■ Irritante
Eritropoetina humana[4]	Eprex® 4.000 UI Sga, 4 mL	–	–	SF exclusivo	IV direto: 10.000 UI/mL	–	1-3 min	5,8 a 6,4	*Flush* com SF 0,9% antes e após administração. Não administrar com outras drogas	■■
Esomeprazol[1,3,4]	Nexium® 40 mg Fap	5 mL SF	12 h TA	SF SG 5%	0,4-0,8 mg/mL	12 h TA SF e 6 h TA SG 5%	Infusão 10 a 30 min	9 11	Indicação: > 1 mês de vida. NÃO administrar EV direto. Fazer *flush* com SF antes e após.	■■ Irritante
Fenitoína[1,4]	Fenital® 50 mg/mL 5 mL Ap	–	–	SF exclusivo	1-5 mg/mL	Imediato	0,5 mg/kg/min	10 a 12,3	Correr com filtro de linha 0,22 micras. Após a administração realizar flush com SF 0,9% para reduzir irritação. Administração rápida pode ocasionar hipotensão, colapso cardiovascular e depressão do SNC. Pode causar irritação local e necrose	■■ Vesicante
Fenobarbital[4]	Fenocris® 200 mg 2 mL Ap	–	–	SF, SG 5%, SG 10%	10 mg/mL	–	IV direto: 3-5 min. Não exceder 30 mg/min	9,2 a 10,2	A solução pode causar dano tecidual devido à alcalinidade. Administração rápida pode causar dilatação, queda da PA, depressão respiratória e/ou laringoespasmo	■■ Irritante
Fentanil[2,4]	Fentanil® s/ conservante 50 mcg/mL a 5 mL Ap	–	–	SF, SG 5%, SG 10%	Infusão contínua: 1-2 mcg/kg/dose IV direto: 50 mcg/mL	24 h TA	IV direto: 1-3 min	4,5 a 7,5	Ampola contém 78,5 mcg de citrato de fentanila que equivale à 50 mcg de fentanila base. Injeção rápida pode ocasionar apneia	■■
Ferro[1]	Noripurum® 20 mg/mL 5 mL Ap	–	–	SF exclusivo	Infusão: < 1 mg/mL	12 h TA	60 min	12	Reações no local da injeção	■■
Fibrinogênio humano[1]	Haemocomplettan® P 1 g Fap	50 mL AD	Uso imediato	–	–	–	Conforme prescrição médica (máximo: 5 mL/min)	6,5 7,5	Não agitar o frasco durante a reconstituição, o pó poderá ser completamente reconstituído após 5 a 10 minutos	–

Continua...

Continuação...

Princípio ativo	Apresentação	Volume reconstituição	Estabilidade reconstituído	Solução p/ infusão	Conc. máx. adm.	Estabilidade diluído	Velocidade/tempo de infusão	pH	Observações	Flebite
Filgrastima[4]	Granulokine® 300 mcg Sga 0,5 mL	–	–	SG 5% exclusivo	Ideal: 15 mcg/mL	24 h ref	Infusão: 60 min	4	SF 0,9% causa precipitação. Para administração SC, não diluir. Para concentrações maiores que 5 mcg/mL e menores que 15 mcg/mL, é necessário adicionar 2 mg de albumina humana 20% (0,01 mL) para cada mL da solução. Por exemplo, para um volume de injeção final de 40 mL, devem ser adicionados 0,4 mL de uma solução de albumina humana 20%. Não é recomendado que a concentração final da solução seja inferior a 5 mcg/mL	–
Fluconazol[4]	Zoltec® 200 mg bolsa 100 mL	–	–	–	Infusão: 2 mg/mL	–	Infusão: 1- 2 horas	4 a 8	Não exceder 200 mg/hora IV direto: não recomendado Solução pronta para uso	■■ Irritante
Fosfato de potássio	Fosfato de potássio 2 mEq/mL 10 mL Ap (Centro Paulista)	–	–	SF, SG 5%	5,4 mL/100 mL	24 h TA	0,9 mL/h a 2,7 mL/h	7 a 7,8	Nota importante: o fosfato de potássio deve ser diluído antes da administração. Medicamento de alta vigilância	–
Furosemida[4]	Lasix® 20 mg 2 mL Ap	–	–	SF, SG 5%	10 mg/mL contínuo 2 mg/mL	24 h TA ou ref protegido da luz	IV direto: 0,5 mg/kg/min (para doses menor 120 mg) IV direto: 1-2 min Infusão: 10 a 15 min	8 a 8,3	–	–
Ganciclovir[1]	Cymevene® 500 mg Fap	AD 10 mL	12 h TA	SF, SG 5%	≤ 10 mg/mL	24 h ref	> 60 min	11	Não administrar EV rápido/ *bolus* 1 g contém = 4 mEq de sódio	■■ Irritante
Gentamicina[4]	Gentamicin® 40 mg/mL 1 mL Ap	–	–	SF, SG 5%, SG 10%	Infusão: 10 mg/mL	2 h TA	Infusão: 30-60 min	3 a 5,5	Administração de outros antimicrobianos 1 h antes ou 1 h depois da gentamicina. Monitorar sinais para toxicidade renal e otológica	■■ Irritante
Hidralazina[3]	Nepresol® 20 mg/mL Ap 1 mL	–	–	SF	IV direto: 1 mg/mL	Uso imediato	IV direto: 30 seg a 2 min	–	–	–
Hidrocortisona[4]	Cortisonal® 100 mg Fap	AD 2 mL	24 h TA 72 h ref	SF, SG 5%, SG 10%	IV direto: 50 mg/mL Infusão: 1 mg/mL até 5 mg/mL	24 h TA 72 h ref	IV direto: 1 min Infusão de 20 a 30 min	6,5 a 7,5	–	■■ Irritante
Imipenem/ cilastatina[2,4]	Tienam® 500 mg Fap	SF 10 mL	–	SF, SG 5%, SG 10%	5 mg/mL	4 h TA 24 h ref	Dose ≤ 500 mg: 15 a 30 min Dose > 500 mg: 40 a 60 min	6,5 a 8,5	IV direto: não recomendado. Pacientes com restrição hídrica: 7 mg/mL. Contém 3,2 mEq de sódio	■■
Levotiroxina[1]	Levothyroxine® 100 mcg Fap (importada)	SF 5 mL	Uso imediato	SF	20 mcg/mL (máx 100 mcg/mL)	4 h TA	EV direto: 2 a 3 min	–	Agite o frasco. Use imediatamente. O produto reconstituído é livre de conservantes e estável por 4 horas. Use imediatamente após a reconstituição e descarte qualquer porção não utilizada	–
Levolisinato de Ibuprofeno[1]	NeoProfen® 10 mg/mL 2 mL Fap	–	–	SF e SG 5%	4-5 mg/mL	Uso imediato – 30 minutos após diluição	Infusão: 15-30 min	7,4	Descartar qualquer solução restante após a primeira retirada do frasco para injetáveis. Não administrar em linha arterial umbilical. Monitorar efeitos adversos no trato gastrointestinal. Proteger da luz (durante o armazenamento)	■■ Irritante
Linezolida[3,4]	Lynox® 600 mg bolsa 300 mL	–	–	–	2 mg/mL	–	30 a 120 min	3 a 9	Atenção: a solução contém açúcar. Não misturar com outras medicações. Solução pronta para uso. Lavar com SF 0,9% antes e depois da infusão	■■ Irritante

Continua...

Continuação...

Princípio ativo	Apresentação	Volume reconstituição	Estabilidade reconstituído	Solução p/ infusão	Conc. máx. adm.	Estabilidade diluído	Velocidade/tempo de infusão	pH	Observações	Flebite
Meropenem[4]	Meronem® 1 g Fap Meronem® 500 mg Fap	AD 20 mL AD 10 mL (500 mg)	3 h TA 16 h ref	SF, SG 5%, SG 10%	EV direto: 50 mg/mL Infusão: 1 a 20 mg/mL	3 h TA 15 h ref	IV direto: 3-5 min Infusão: 15 a 30 min	7,3 a 8,3	1 g contém = 3,92 mEq de sódio	■■
Metadona[1]	Mytedon® 10 mg 1 mL Ap	-	-	SF, SG 5%	–	–	30 min	3 a 6,5	–	■■ Irritante
Metronidazol[1,4,5]	Metronack® 500 mg bolsa 100 mL	–	–	–	Infusão: 5 a 8 mg/mL	–	Infusão: 30-60 min	4,5 a 7	Solução pronta para uso	■■ Irritante
Midazolam[4]	Dormonid® 15 mg 3 mL Ap	–	–	SF, SG 5%	IV direto ou infusão: 1-5 mg/mL – máx: 5 mg/mL	24 h TA ou 3 dias a 5 °C ref	IV direto: 2-5 min Infusão contínua: 10-60 mcg/kg/h 0,4-8,3 mcg/kg/min	2,9 a 3,7	–	■■ Irritante
Micafungina[1,3]	Mycamine® 50 mg Fap	SF ou SG 5% 5 mL	24 h TA < 25 ºC	SF, SG 5% e RL	Intermitente: 0,5 e 1,5 mg / mL Central: 1,5-4 mg/mL	24 h TA < 25 ºC	Intermitente 1 hora	5 a 7 (reconstituído em SF)	Após diluído proteger a bolsa da luz	■■ Irritante
Milrinona[1]	Milrinone 1 mg/mL IV 10 mL Fap (Flukka)	–	–	SF, SG 5%	≤ 200 mcg/mL	24 h TA	Dose inicial: 75 mcg/kg a 60 min Dose manutenção: 0,25 a 0,75 mcg/kg/min em infusão intravenosa contínua por um período de até 35 horas	–	Incompatível com furosemida. Não administrar na mesma via (nem em Y)	■■ Irritante
Morfina [4]	Dimorf® 2 mg 1 mL Ap Dimorf® 10 mg 1 mL Ap	–	–	SF, SG 5% SG 10%	0,5-5 mg/mL	24 h TA p/ infusão concentrações não padronizadas	IV direto: 3-5 min	2,5 a 6	Administração rápida pode causar rigidez torácica	■■ Irritante
Octreotida[4]	Sandostatin® 0,1 mg 1 mL Ap	–	–	SF, SG 5%	0,1 mg/mL	24 h TA	IV direto: 10-20 min Infusão: 2-4 h (25-50 mcg/h) IV contínua: de 1 mcg/kg/hora	3,9 a 4,5	Pode causar cálculos biliares. Uso SC e EV Em emergências pode ser administrado IV direto, sem diluir, em 3 min	■■ Irritante
Oxacilina[1-4]	Oxanon® 500 mg Fap	AD 5 mL	6 h TA ou ref	SF, SG 5%, SG 10%	Infusão: ≤ 40 mg/mL IV direto: 100 mg/mL	Imediato	Infusão: 15-30 min IV direto: 10 min	6 a 8,5	Administração muito rápida pode causar crises convulsivas. 1 g contém = 2,5 mEq de sódio	■■ Irritante
Penicilina G potássica[4]	Aricilin® 5.000.000 UI Fap	AD 10 mL	24 h TA 7 dias ref	SF, SG 5%	50.000 UI/mL	24 h TA 7 dias ref	30-60 min	5,5 a 8,5	Atenção: cada 5.000.000 UI de penicilina reconstituído em 10 mL de AD fornece 5.000.000 UI de penicilina em um volume final de 12 mL = 500.000 UI/mL. 1 milhão de UI = 1,7 mEq potássio e 0,3 mEq de sódio	■■ Irritante
Piperacilina 2 g + tazobactam 0,25 g[4]	Tazocin® 2,25 g Fap	AD, SF ou SG 5% 10 mL	24 h TA 48 h ref	SF, SG 5%	Infusão: ≤ 20 mg/mL – ideal (máximo de 200 mg/mL de piperacilina)	–	Infusão: 30 min	4,5 a 6,8	As doses são calculadas sempre em relação à piperacilina. Administração de outros antimicrobianos 1 h antes ou 1 h depois do Tazocin. Após reconstituído com 10 mL de AD, o volume final é de 11,5 mL. 1 g de piperacilina contém = 2,79 mEq de sódio	■■ Irritante
Piperacilina 4 g + tazobactam 0,5 g[4]	Tazocin® 4,5 g Fap	AD, SF ou SG 5% 20 mL	24 h TA 48 h ref	SF, SG 5%	Infusão: ≤ 20 mg/mL – ideal (máximo de 200 mg/mL de piperacilina)	–	Infusão: 30 min	4,5 a 6,8	As doses são calculadas sempre em relação à piperacilina. Administração de outros antimicrobianos 1 h antes ou 1 h depois do Tazocin. Após reconstituído com 20 mL de AD, o volume final é de 23 mL. 1 g de piperacilina contém = 2,79 mEq de sódio	■■ Irritante
Remifentanil[1,3]	Ultiva® 2 mg Fap	2 mL AD	–	SF 0,9%; SG 5%, SG F	20 mcg/mL	24 h TA	IV direto (*bolus*) 1 a 3 minutos	2,5 a 3,5	Uso: intubação endotraqueal	

Continua...

Continuação...

Princípio ativo	Apresentação	Volume reconstituição	Estabilidade reconstituído	Solução p/ infusão	Conc. máx. adm.	Estabilidade diluído	Velocidade/tempo de infusão	pH	Observações	Flebite
Sulfametoxazol (400 mg) + trimetropima (80 mg)[1]	Bactrimel® 400/80 mg IV 5 mL Ap	–	–	SF, SG 5% e SG 10%	diluição mínima de 1:10 diluição ideal: 1:25	2 h (para restrição de líquidos) ou 6 h TA	Infusão: 60-90 min	–	Contraindicado para prematuros e recém-nascidos nas primeiras 6 semanas de vida. A administração deve ser sempre diluída, na proporção mínima de 1:10. Há riscos de precipitação	■■
Teicoplanina[1]	Targocid® 200 mg Fap	AD 3 mL	24 h ref	SF, SG 5% SG 10%	10 mg/mL	–	Infusão: 30 min IV direto: 3-5 min	7,2 a 7,8	Expande para 3,2 mL após reconstituição	■■
Tobramicina[1,4]	Tobramina® 75 mg 1,5 mL Ap	–	–	SF, SG 5% SG 10%	Infusão: 10 mg/mL	24 h TA	Infusão: 30-60 min	3 a 6,5	IV direto: não recomendado. Administração de outros antimicrobianos 1 h antes ou 1 h após a tobramicina	■■ Vesicante
Tramadol	Tramal® 100 mg 2 mL Ap	–	–	SF, SG 5%	1 mg/mL	Uso imediato	IV lento: 0,5 mL/min	6,2 a 7	Uso imediato	■■ Vesicante
Vancomicina[1-6]	Vancocina® 500 mg Fap	AD 10 mL	24 h TA ou 14 dias ref	SF SG 5% SG 10% 3	5 mg/mL (central) 2,5 mg/mL (periférico)	24 h TA ou 14 dias ref	> 60 min (central) > 90 min (periférico)	2,5 a 4,5	A infusão rápida pode gerar reações anafilactóides. O extravasamento pode levar a irritação e possível necrose do tecido. O volume de diluição e o tempo de infusão deve ser aumentado para 2 h e em caso de reações	Sim Vesicante

Medicamentos irritante: que possuem o pH < 5 ou > 9 e /ou extrema osmolaridade (600 mosmol/L). Pode causar prurido, flebites ou reações no local da infusão. Se extravasamento pode causar necrose.

Medicamentos vesicante: provocam a formação de bolhas com descamação dos tecidos, podendo causar necrose tecidual.

Referências bibliográficas

1. Bulas dos medicamentos.
2. Guidelines for Administration of Intravenous Medications to Pediatric Patients – fifth edition – 1996.
3. Neofax – eighteenth edition – 2017.
4. Pediatric dosage handbook 2012 -2013.
5. Guia de Bolso para Fármacos Injetáveis – 14ª ed./2008.
6. Guia de Remédios 2008/2009 – 9ª ed. Atualizada e Ampliada.
7. Protocolo de Flebite – Hospital Albert Einstein.

Tabela 25.4. Tabela de medicamentos via sonda

Apresentação comercial	Princípio ativo	O comprimido pode ser macerado ou a cápsula aberta?		Observações
		Sim	Não	
Adalat cap[2]	Nifedipina		x	As cápsulas são gelatinosas
Adalat Oros cp[1]	Nifedipina		x	Os comprimidos possuem revestimento não absorvível pelo organismo, o que permite a liberação lenta da nifedipina
Adalat Retard cp[2]	Nifedipina		x	O Princípio ativo é fotossensível
Akineton cp[2]	Biperideno		x	Não há estudos sobre estabilidade e biodisponibilidade
Aldactone cp[1]	Espironolactona	x		Pode ser preparada uma suspensão triturando os comprimidos com algumas gotas de glicerina e acrescentando líquido com sabor
Aldomet cp[3]	Metildopa	x		**
Amaryl cp[2]	Glimepirida		x	Os comprimidos são sulcados e podem ser partidos ao meio, mas não devem ser macerados pois o Princípio ativo fica exposto ao meio ambiente, podendo ocorrer alterações em sua ação farmacológica, além da perda de substâncias para o meio
Aminofilina cp[2]	Aminofilina		x	
Anafranil dg[2]	Clomipramina		x	
Apresolina dg[2]	Hidralazina		x	
Aromasin dg[2]	Exemestano		x	
Arovit dg[2]	Retinol		x	
Asalit cp[2]	Mesalazina		x	
Ascaridil cp[2]	Levamisol		x	Aspectos como ação, eficácia e segurança podem ser comprometidos
Aspirina Prevent cp[2]	Ácido Acetilsalicílico		x	Os comprimidos possuem revestimento ácido-resistente de liberação entérica
Atenol cp[2]	Atenolol		x	
Atlansil cp[4]	Amiodarona	x		**
Azulfin cp[1]	Sulfasalazina		x	
Bactrim cp e Bactrim F cp[2]	Sulafmetoxazol + Trimetoprima		x	
Benerva cp[2]	Tiamina (vit B1)		x	
Bufedil cp[2]	Buflomedil		x	Não há estudos sobre estabilidade e biodisponibilidade
Bufferin cp[2]	Ácido Acetilsalicílico		x	Não há estudos sobre estabilidade
Buscopan dg[2]	Escopolamina		x	Não há ensaios demonstrando a manutenção ou o prejuízo das propriedades farmacológicas
Calcort cp[2]	Deflazacorte		x	O Princípio ativo fica exposto ao meio ambiente, podendo ocorrer alterações em sua ação farmacológica, além da perda de substâncias para o meio
Capoten cp[3]	Captopril	x		**
Carbolitium cp[2]	Carbonato de Lítio	x		
Cardizem cp[1/2]	Diltiazem		x	Os comprimidos são de liberação lenta
Cefamox cap[2]	Cefadroxila		x	Não há estudos sobre estabilidade
Celance cp[2]	Pergolida		x	Pode ocorrer alteração nas características organolépticas, farmacocinéticas e farmacológicas do medicamento
Celebra cap[2]	Celecoxib		x	
Cellcept mg cp[1/2]	Mofetila		x	
Cewin cp[2]	Ácido Ascórbico		x	Os comprimidos são de liberação prolongada, além de possuir hidroxipropilmetilcelulose (quando misturada em água confere viscosidade) e ácido áscorbico (pode sofrer degradação na presença de umidade) em sua composição
Cipramil cp[2]	Citalopram	x		Administrar em sonda gástrica ou enteral
Cipro cp[2]	Ciprofloxacina	x		
Citalor cp[2]	Atorvastatina		x	
Citoneurin dg[2]	Polivitamínico		x	
Claritin cp[2]	Loratadina		x	
Clavulin cp[1]	Ácido Clavulânico + Amoxicilina		x	Os comprimidos são revestidos
Clorana cp[4]	Hidroclorotiazida	x		**
Coreg cp[2]	Carvedilol		x	
Corgard cp[2]	Nadolol		x	Não há estudos sobre estabilidade
Cotazym F cap[1]	Pancrelipase			As cápsulas podem ser abertas e o seu conteúdo misturado a alimentos pastosos, tomando-se o cuidado de não triturar ou mastigar os grânulos para se manter a integridade do revestimento entérico; evitar alimentos alcalinos, como leite e sorvete
Cozaar cp[2]	Losartan		x	A solubilização dos comprimidos resulta em precipitação do losartan
Cronomet cp[1]	Carbidopa + Levodopa		x	Os comprimidos são de liberação prolongada
Cymevene cap[2]	Ganciclovir		x	Medicamento potencialmente teratogênico e carcinogênico
Dactil-ob dg[2]	Piperidolato + Hisperidina + Ácido Ascórbico		x	O Princípio ativo fica exposto ao meio ambiente, podendo ocorrer alterações em sua ação farmacológica, além da perda de substâncias para o meio
Dalacin cap[2]	Clindamicina		x	

Continua...

Continuação...

Apresentação comercial	Princípio ativo	O comprimido pode ser macerado ou a cápsula aberta?		Observações
		Sim	Não	
Dalmadorm cp[2]	Flurazepam	x		
Daonil cp[2]	Glibenclamida		x	Os comprimidos são sulcados e podem ser partidos ao meio, mas não devem ser macerados pois o Princípio ativo fica exposto ao meio ambiente, podendo ocorrer alterações em sua ação farmacológica, além da perda de substâncias para o meio
DDAVP cp[2]	Desmopressina		x	A desmopressina é uma cadeia de aminoácidos e, em meio ácido, ocorre a quebra de algumas ligações, portanto, se o comprimido for macerado, a área de contato e a quebra de ligações será maior
Decadron cp[4]	Dexametasona	x		**
Depakote cp[2]	Divalproato de Sódio		x	Não há estudos sobre estabilidade e biodisponibilidade
Detrusitol cp[2]	Tolterodina		x	Não há estudos sobre eficácia, segurança e farmacocinética
Diabinese cp[2]	Clorpropramida			
Digesan cap[2]	Bromoprida		x	
Dilacoron cp[2]	Verapamil		x	Não há estudos sobre estabilidade e biodisponibilidade
Dimorf cp[2]	Morfina	x		Os comprimidos podem ser triturados e misturados a aproximadamente 20 ml de água, obtendo-se uma suspensão
Diovan cp[2]	Valsartan		x	
Donaren 50 mg cp[2]	Trazodona		x	
Dormonid cp[2]	Midazolam		x	
Dostinex cp[2]	Cabergolina		x	Não há estudos sobre eficácia, segurança e farmacocinética
Dramin B6 cp[2]	Dimenidrinato + Piridoxina	x		O revestimento dos comprimidos não afeta a biodisponibilidade do Princípio ativo
Dulcolax dg[2]	Bisacodil		x	Não há ensaios demonstrando a manutenção ou prejuízo das propriedades farmacológicas
Efexor cp[2]	Venlafaxina	x		
Efexor XR cap[1]	Venlafaxina		x	As cápsulas são de liberação controlada
Emend cp[2]	Aprepitante		x	Pode ocorrer alteração na biodisponibilidade de fármaco
Entocort cap[1/2]	Budesonida	x		As cápsulas podem ser abertas no momento do uso e dispersas em água, porém o grânulos não podem ser macerados, pois o medicamento é de liberação prolongada ileal
Ephynal cap[1]	Tocoferol		x	As cápsulas são gelatinosas
Eranz cp[2]	Donepezil	x		
Excelon cap[2]	Rivastigmina		x	
Euloxin cp[2]	Flutamida		x	
Fenergan cp[2]	Prometazina		x	O Princípio ativo fica exposto ao meio ambiente, podendo ocorrer alterações em sua ação farmacológica, além da perda de substâncias para o meio
Flagyl cp[4]	Metronidazol	x		**
Floratil cap[1]	Saccharomyces boulardii	x		O conteúdo da cápsula pode ser adicionado a líquidos ou alimentos semi-sólidos
Florinefe cp[2]	Fludrocortisona		x	Não há estudos sobre estabilidade
Flunarin cap[2]	Flunarizina		x	
Fosamax cp[2]	Alendronato Dissódico		x	Não há estudos sobre farmacocinética e biodisponibilidade
Frisium cp[2]	Clobazam		x	O Princípio ativo fica exposto ao meio ambiente, podendo ocorrer alterações em sua ação farmacológica, além da perda de substâncias para o meio
Frontal cp[3]	Alprazolam	x		**
Gardenal cp[2]	Fenobarbital		x	O Princípio ativo fica exposto ao meio ambiente, podendo ocorrer alterações em sua ação farmacológica, além da perda de substâncias para o meio
Genurin S dg[2]	Flavoxato		x	O Princípio ativo fica exposto ao meio ambiente, podendo ocorrer alterações em sua ação farmacológica, além da perda de substâncias para o meio
Glucoformin cp[2]	Metformina	x		
Haldol cp[2]	Haloperidol		x	Aspectos de ação, eficácia e segurança podem ser comprometidos
Hidantal cp[2]	Fenitoína		x	O Princípio ativo fica exposto ao meio ambiente, podendo ocorrer alterações em sua ação farmacológica, além da perda de substâncias para o meio
Higroton cp[2]	Clortalidona		x	
Hydrea cap[1]	Hidroxiuréia	x		O conteúdo da cápsula pode ser transferido para um copo de água e ingerido imediatamente
Iberin Fólico cp[2]	Ácido Fólico + Sulfato Ferroso + Ácido Ascórbico			Não há estudos sobre estabilidade e biodisponibilidade
Ilosone dg[2]	Eritromicina	x		
Imigran cp[3]	Sumatriptana	x		***
Imosec cp[2]	Loperamida		x	Aspectos como ação, eficácia e segurança podem ser comprometidos
Imovane cp[2]	Zoplicona		x	O Princípio ativo fica exposto ao meio ambiente, podendo ocorrer alterações em sua ação farmacológica, além da perda de substâncias para o meio

Continua...

Continuação...

Apresentação comercial	Princípio ativo	O comprimido pode ser macerado ou a cápsula aberta?		Observações
		Sim	Não	
Inderal cp[4]	Propranolol	x		**
Indocid cap[3]	Indometacina	x		**
Inibina cp[2]	Isoxsuprina		x	
Ipsilon cp[2]	Ácido Aminocapróico	x		
Iridux F cap[2]	Naftidrofurila		x	O Princípio ativo fica exposto ao meio ambiente, podendo ocorrer alterações em sua ação farmacológica, além da perda de substâncias para o meio
Isordil cp[2]	Isossorbida (mononitrato)	x		
Kaletra cap[2]	Lopinavir + Ritonavir		x	Não há estudos sobre estabilidade e biodisponibilidade
Keflex dg[2]	Cefalexina		x	Pode ocorrer alteração nas características organolépticas, farmacocinéticas e farmacológicas do medicamento
Klaricid cp[2]	Claritromicina		x	Não há estudos sobre estabilidade e biodisponibilidade
Lasix cp[2]	Furosemida		x	O Princípio ativo fica exposto ao meio ambiente, podendo ocorrer alterações em sua ação farmacológica, além da perda de substâncias para o meio
Levaquin cp[2]	Levofloxacina		x	Aspectos como ação, eficácia e segurança podem ser comprometidos
Lexapro cp[2]	Escitalopram	x		Administrar em sonda gástrica ou enteral
Lexotan cp[2]	Bromazepam		x	
Liberan cp[2]	Betanecol Cloreto		x	
Lioram cp[2]	Zolpidem		x	
Lioresal cp[1]	Baclofeno	x		Os comprimidos podem ser dissolvidos em água imediatamente antes de sua administração
Lisador cp[2]	Adifenina + Prometazina + Dipirona		x	Os comprimidos possuem revestimento para proteção do núcleo contra absorção de umidade, reações de oxidação e/ou sabores indesejáveis
Lopid cp[2]	Genfibrozila		x	
Lorax cp[2]	Lorazepam	x		
Losec Mups cp[1]	Omeprazol	x		Os comprimidos podem ser dispersos em água sem gás ou suco de fruta e a dispersão deve ser ingerida ou administrada através de sonda naso-faríngea em até 30 min
Ludiomil cp[2]	Maprotilina		x	
Luftal cp[2]	Dimeticona		x	Não há estudos sobre estabilidade
Macrodantina cap[2]	Nitrofurantoína		x	
Megestat cp[2]	Megestrol		x	Não há estudos sobre estabilidade
Melleril dg[2]	Tioridazina		x	
Mestinon cp[2]	Piridostigmina	x		
Metadon cp[2]	Metadona	x		
Methergin dg[2]	Metilergometrina		x	
Meticorten cp[3]	Prednisona	x		**
Miosan cp[2]	Ciclobenzaprina		x	
Moduretic cp[2]	Amilorida + Hidroclorotiazida		x	Não há estudos sobre farmacocinética e biodisponibilidade
Monocordil cp[2]	Isossorbida (mononitrato)	x		
Motilium cp[2]	Domperidona		x	Aspectos como ação, eficácia e segurança podem ser comprometidos
Myleran cp[1]	Busulfano		x	
Naprosyn cp[2]	Naproxeno		x	
Neosaldina dg[2]	Isometepteno+Cafeína+Dipirona			Não há estudos sobre estabilidade e biodisponibilidade
Neurontin cap[3]	Gabapentina	x		**
Neutrofer cp[2]	Sulfato Ferroso	x		
Niar cp[2]	Seleginina			Não há estudos sobre estabilidade e biodisponibilidade
Nimotop cp[2]	Nimodipino		x	
Nizoral cp[3]	Cetoconazol	x		**
Nolvadex D cp[2]	Tamoxifeno		x	
Norvasc cp[3]	A mLodipina	x		**
Novalgina cp[2]	Dipirona		x	O Princípio ativo fica exposto ao meio ambiente, podendo ocorrer alterações em sua ação farmacológica, além da perda de substâncias para o meio

Continua...

Continuação...

Apresentação comercial	Princípio ativo	O comprimido pode ser macerado ou a cápsula aberta?		Observações
		Sim	Não	
Os-cal cp[2]	Carbonato de Cálcio		x	O Princípio ativo fica exposto ao meio ambiente, podendo ocorrer alterações em sua ação farmacológica, além da perda de substâncias para o meio
Oxycontin cp[1]	Oxicodona		x	Os comprimidos são de liberação controlada e não devem ser mastigados, moídos ou partidos, pois se ingeridos assim, podem levar a uma rápida absorção de uma dose potencialmente tóxica
Pamelor cap[2]	Nortriptilina		x	
Pantozol cp[1]	Pantoprazol		x	
Parlodel cp[2]	Bromocriptina		x	
Pentox cp[2]	Pentoxifilina		x	Os comprimidos possuem núcleo que impede a liberação imediata da pentoxifilina
Plasil cp[2]	Metoclopramida		x	O Princípio ativo fica exposto ao meio ambiente, podendo ocorrer alterações em sua ação farmacológica, além da perda de substâncias para o meio
Plavix cp[2]	Clopidogrel		x	
Polaramine cp[2]	Maleato de Dexclorfeniramina		x	
Prepulsid cp[3]	Cisaprida	x		**
Prevax cp[2]	Folinato Cálcico		x	Não há garantia da eficácia terapêutica e da biodisponibilidade e não se pode assegurar que o nível plasmático efetivo será atingido
Prinivil cp[4]	Lisinopril	x		**
Procin cp[2]	Ciprofloxacina		x	
Profenid cap[2]	Cetoprofeno		x	O Princípio ativo fica exposto ao meio ambiente, podendo ocorrer alterações em sua ação farmacológica, além da perda de substâncias para o meio
Prograf cap[3]	Tacrolimus	x		**
Prolopa cp[1/2]	Benserazida + Levodopa		x	Os comprimidos podem ser partidos mas não devem ser macerados
Proscar cp[2]	Finasterida		x	Não há estudos sobre farmacocinética e biodisponibilidade, além de existir o risco de manipulação por parte de mulheres grávidas
Psicosedin cp[2]	Clordiazepóxido		x	Os comprimidos possuem revestimento que mascara o gosto amargo e evita a formação de pó durante o processo de fabricação
Puri-Nethol cp[3]	Mercaptopurina	x		***
Pyridium dg[4]	Fenazopiridina	x		**
Quemicetina dg[4]	Cloranfenicol	x		**
Reminyl cp[2]	Galantamina		x	Aspectos como ação, eficácia e segurança podem ser comprometidos
Renitec cp[3]	Enalapril	x		**
Retemic cp[2]	Oxibutinina		x	
Rifaldin cap[3]	Rifampicina	x		**
Risperdal cp[2]	Risperidona		x	Aspectos como ação, eficácia e segurança podem ser comprometidos
Ritmonorm cp[2]	Propafenona		x	Não há estudos sobre estabilidade e biodisponibilidade
Rivotril cp[3]	Clonazepam	x		**
Rocaltrol cap[2]	Calcitriol		x	Medicamento sensível à oxidação e à luz
Rohypnol cp[2]	Flunitrazepam		x	
Sabril cp[2]	Vigabatrina		x	O Princípio ativo fica exposto ao meio ambiente, podendo ocorrer alterações em sua ação farmacológica, além da perda de substâncias para o meio
Sandimmun Neoral cap[2]	Ciclosporina		x	As cápsulas são gelatinosas
Secotex cap[2]	Tamsulosina		x	Não há ensaios demonstrando a manutenção ou prejuízo das propriedades farmacológicas
Seloken cp[3]	Metoprolol	x		**
Seroquel cp[2]	Quetiapina		x	
Sinemet cp[4]	Carbidopa + Levodopa	x		Porém o fabricante não recomenda devido à maceração acelerar a oxidação da levodopa, o que poderia estimular o escurecimento da saliva, dos dentes e da língua
Singulair cp[2]	Montelucaste		x	Não há estudos sobre farmacocinética e biodisponibilidade
Sirdalud cp[2]	Tizanidina		x	
Slow-K dg[1]	Cloreto de potássio		x	As drágeas são de liberação gradativa
Sotacor cp[2]	Sotalol		x	Não há estudos sobre estabilidade
Sporanox cap[3]	Itraconazol	x		**
Stugeron cp[2]	Cinarizina		x	Aspectos como ação, eficácia e segurança podem ser comprometidos
Supradyn dg[2]	Polivitamínico		x	
Talofilina [1/2]	Teofilina		x	As cápsulas são de ação prolongada
Tamiflu cap[2]	Oseltamivir		x	
Tavanic cp[2]	Levofloxacina		x	O Princípio ativo fica exposto ao meio ambiente, podendo ocorrer alterações em sua ação farmacológica, além da perda de substâncias para o meio

Continua...

Continuação...

Apresentação comercial	Princípio ativo	O comprimido pode ser macerado ou a cápsula aberta?		Observações
		Sim	Não	
Tegretol cp[3]	Carbamazepina	x		**
Te mgesic cp[2]	Buprenorfina		x	
Temodal cap[2]	Temozolamida		x	
Tequin cp[2]	Gatifloxacino		x	Não há estudos sobre estabilidade
Thiaben cp[1]	Tiabendazol	x		
Ticlid cp[2]	Ticlopidina		x	O Princípio ativo do medicamento é irritante
Tilatil cp[2]	Tenoxicam		x	
Tofranil dg[2]	Imipramina		x	
Topamax cp[2]	Topiramato		x	Aspectos como ação, eficácia e segurança podem ser comprometidos
Tramal cap[2]	Tramadol		x	
Transamin cp[2]	Ácido Tranexâmico	x		
Triatec cp[2]	Ramipril		x	Os comprimidos são sulcados e podem ser partidos ao meio, mas não devem ser macerados pois o Princípio ativo fica exposto ao meio ambiente, podendo ocorrer alterações em sua ação farmacológica, além da perda de substâncias para o meio
Trileptal cp[2]	Oxacarbazepina		x	
Tryptanol cp[2]	Amitriptilina		x	Não há estudos sobre farmacocinética e biodisponibilidade
Tylenol cp[2]	Paracetamol		x	Aspectos como ação, eficácia e segurança podem ser comprometidos
Tylex cp[2]	Codeína + Paracetamol		x	Aspectos como ação, eficácia e segurança podem ser comprometidos
Valium cp[3]	Diazepam	x		**
Valtrex cp[4]	Valaciclovir	x		***
Vesanoid cap[2]	Tretinoína		x	Medicamento sensível à oxidação e à luz
Viagra cp[2]	Sildenafil		x	O fabricante não recomenda porém informa que existem estudos da maceração do Sildenafil para uso em sonda nasogástrica em terapia de hipertensão pulmonar
Vibramicina dg[2]	Doxilicina			
Virazole cap[2]	Ribavirina	x		O pó apresenta baixa higroscopicidade, mas a água não degrada a substância ativa e a Ribavarina não é inativada pelo suco gástrico
Visken cp[2]	Pindolol		x	
Voltaren cp[1/2]	Diclofenaco sódico		x	Os comprimidos possuem revestimento entérico
Xeloda cp[2]	Capecitabina		x	
Zentel cp[1]	Albendazol	x		
Zestril cp[4]	Lisinopril	x		**
Zitromax cap[2]	Azitromicina			
Zocor cp[2]	Sinvastatina		x	Não há estudos sobre farmacocinética e biodisponibilidade
Zofran cp[3]	Ondansetrona	x		***
Zoloft cp[2]	Sertralina		x	não há estudos de eficácia, segurança e farmacocinética
Zoltec cap[2]	Fluconazol			
Zyban cp[1]	Bupropiona		x	os comprimidos são de liberação lenta
Zyloric cp[3]	Alopurinol	x		***
Zyprexa cp[4]	Olanzapina	x		o fabricante não recomenda porque o Princípio ativo é fotossensível

***Não recomendado pelo fabricante.*

****Sem informações do fabricante.*

Referências bibliográficas

1. Bula.
2. Fabricante.
3. Souza GB. Manipulação Farmacêutica – Estabilidade de Formulações de uso Hospitalar, Rio de Janeiro – 2000.
4. Micromedex Helthcare Series.
5. Bradnan V, White R. Handbook of drug administration via enteral feeding tubes: Phamaceutical Press.3. ed. Great Britain: 2007.
6. Lima G, Negrini NMM. Assistência farmacêutica na administração de medicamentos via sonda: escolha de uma forma farmacêutica adequada. Einstein, 2009.

Tabela 25.5. Medicamentos que alteram a cor da urina

Coloração preta	
1. Agentes causadores da coloração preta	
Princípio ativo	**Nome comercial**
Dextrano	Trisorb, Isodex, Lacrima Plus, Rheomacrodex
Fenol (OS)	Auris-Sedina, Otoloide, Timpanol
Levodopa (OS)	Stalevo, Carbidopa + Levodopa, Cronomet, Levocarb, Prolopa, Sinemet , Parkidopa
Metildopa (OS)	Aldomet, Angimet, Dopametil, Funed Metildopa, Metildopa, Metil-DT, Tensioval
Quinina (H)	Monotrean
Sulfa (H)	Assepium, Azulfin, Bacris, Bactrim, Bactrisan, Bactropin, Batrox, Clotrizonal, Dientrin, Dimicin, Dispeptrin, Espectroprima, Fansidar, Infectrin, Metoprin, Quiftrin, Selectrin, Septiolan, Sulfadiazina, Triglobe
Timol (OS)	Angino-Rub Pastilhas, Superhist
Coloração azul	
1. Agentes causadores da coloração azul	
Princípio ativo	**Nomes comerciais**
Nitrofurantoina	Hantina, Macrodantina
Timol	Angino-Rub Pastilhas, Superhist
2. Agentes causadores da coloração azul-verde	
Princípio ativo	**Nomes comerciais**
Amitriptilina	Amytril, Amitriptilina, Tryptanol, Limbitrol
Ácido Borico	Ácido Bórico, Dinill, Fungol, Lucretin, Senophile, Visionom, Visiplex, Visual
Timol	Angino-Rub Pastilhas, Superhist
Triantereno	Iguassina
Coloração marrom	
1. Agentes causadores da coloração marrom	
Princípio ativo	**Nomes comerciais**
Cloroquina	Palustar, Quinacris
Dipirona	Algirona, Anador, Baralgin M, Conmel, Difebril, Dipimax, Dipiran, Dipirona, Dipirona Sódica, Dornal, Dorostil, Dorpinon, Findor, Lomdor, Magnopyrol, Maxiliv, Novalgex, Novalgina <u>Associações:</u> Adegrip, Algexin Composto, Bromalgina, Buscopan Composto, Buscoveran Composto, Butilamin, Cefaliv, Dalgex, Dexalgen, Dorflex, Flexdor, Lisador, Neosaldina, Sedalene
Levodopa (OS)	Stalevo, Carbidopa + Levodopa, Cronomet, Levocarb, Prolopa, Sinemet , Parkidopa
Metildopa (OS)	Aldomet, Angimet, Dopametil, Funed Metildopa, Metildopa, Metil-DT, Tensioval
Metronidazol (H)	Dazolston, Flagyl, Gelmin, Metronidazol, Metronac, Metroniflex, Metronin, Metroval, Odonid, Polibiotic, Tricomin
Nitrofurantoina	Hantina, Macrodantina
Quinina (H)	Monotrean
Sulfa (H)	Assepium, Azulfin, Bacris, Bactrim, Bactrisan, Bactropin, Batrox, Clotrizonal, Dientrin, Dimicin, Dispeptrin, Espectroprima, Fansidar, Infectrin, Metoprin, Quiftrin, Selectrin, Septiolan, Sulfadiazina, Triglobe
Timol	Angino-Rub Pastilhas, Superhist
2. Agentes causadores da coloração marrom-Laranja	
Princípio ativo	**Nomes comerciais**
Furazolidona	Colestase, Giarlam
3. Agentes causadores da coloração marrom-Vermelho	
Princípio ativo	**Nomes comerciais**
Aloina (AL)	Pílulas de Vida do Dr. Ross, Pílulas De-Lussen
Dipirona	Algirona, Anador, Baralgin M, Conmel, Difebril, Dipimax, Dipiran, Dipirona, Dipirona Sódica, Dornal, Dorostil, Dorpinon, Findor, Lomdor, Magnopyrol, Maxiliv, Novalgex, Novalgina <u>Associações:</u> Adegrip, Algexin Composto, Bromalgina, Buscopan Composto, Buscoveran Composto, Butilamin, Cefaliv, Dalgex, Dexalgen, Dorflex, Flexdor, Lisador, Neosaldina, Sedalene
Metildopa (OS)	Aldomet, Angimet, Dopametil, Funed Metildopa, Metildopa, Metil-DT, Tensioval
Fenilbutazona	Butazolidina, Butazona Cálcica, Mioflex
Fenitoína	Epelin, Fenital, Fenitoína, Hidantal, Unifenitoin
Propifenazona	Saridon, Tonopan
4. Agentes causadores da coloração escura	
Princípio ativo	**Nomes comerciais**
Furazolidona	Colestase, Giarlam
Levodopa (OS)	Stalevo, Carbidopa + Levodopa, Cronomet, Levocarb, Prolopa, Sinemet , Parkidopa
Metronidazol (H)	Dazolston, Flagyl, Gelmin, Metronidazol, Metronac, Metroniflex, Metronin, Metroval, Odonid, Polibiotic, Tricomin
Timol	Angino-Rub Pastilhas, Superhist

Continua...

Continuação...

Coloração verde	
1. Agentes causadores da coloração verde	
Princípio ativo	**Nomes comerciais**
Hidroquinona	Clariderm, Claripel, Glyquin, Leucodin, Solaquin
Indometacina	Indocid, Indocid PDA
Timol	Angino-Rub Pastilhas, Superhist
2. Agentes causadores da coloração verde-azul	
Princípio ativo	**Nomes comerciais**
Amitriptilina	Amytril, Amitriptilina, Tryptanol, Limbitrol
Ácido Borico	Ácido Bórico, Dinill, Fungol, Lucretin, Senophile, Visionom, Visiplex, Visual
Timol	Angino-Rub Pastilhas, Superhist
3. Agentes causadores da coloração verde-amarelo	
Princípio ativo	**Nomes comerciais**
Bromoformio	Gotas Nican
Coloração leitosa	
1. Agentes causadores da coloração leitosa	
Princípio ativo	**Nomes comerciais**
Fosfatos	Calcigenol, Deficical, Triocálcio
Coloração laranja	
1. Agentes causadores da coloração laranja	
Princípio ativo	**Nomes comerciais**
Clorzoxazona	Paralon
Fenazopiridina	Pyridium
Rifampicina	Monicil, Rifaldin, Rifampicina, Isoniaton, Isoniazida+Rifampicina
Varfarina (AL)	Marevan, Coumadin, Warfarin
2. Agentes causadores da coloração laranja-marrom	
Princípio ativo	**Nomes comerciais**
Furazolidona	Colestase, Giarlam
3. Agentes causadores da coloração laranja-vermelho	
Princípio ativo	**Nomes comerciais**
Clorzoxazona	Paralon
Fenazopiridina	Pyridium
Rifampicina	Monicil, Rifaldin, Rifampicina, Isoniaton, Isoniazida+Rifampicina
Coloração pink	
1. Agentes causadores da coloração pink	
Princípio ativo	**Nomes comerciais**
Deferoxamina	Desferal
Dipirona	Algirona, Anador, Baralgin M, Conmel, Difebril, Dipimax, Dipiran, Dipirona, Dipirona Sódica, Dornal, Dorostil, Dorpinon, Findor, Lomdor, Magnopyrol, Maxiliv, Novalgex, Novalgina Associações: Adegrip, Algexin Composto, Bromalgina, Buscopan Composto, Buscoveran Composto, Butilamin, Cefaliv, Dalgex, Dexalgen, Dorflex, Flexdor, Lisador, Neosaldina, Sedalene
Doxorrubicina	Adriblastina, Biorrub, Doxo-Big, Doxofil, Doxolem, Faudoxo, Rubex, Rubidox
Fenitoína	Epelin, Fenital, Fenitoína, Hidantal, Unifenitoin
Ibuprofeno	Actiprofen, Advil, Alivium, Artril, Dalsy, Ibuprofan, Motrin, Spidufen, Uniprofen
2. Agentes causadores da coloração pink- amarelo	
Princípio ativo	**Nomes comerciais**
Aloina (AL)	Pílulas de Vida do Dr. Ross, Pílulas De-Lussen
3. Agentes causadores da coloração púrpura-vermelho	
Princípio ativo	**Nomes comerciais**
Clorzoxazona	Paralon
Ibuprofeno	Actiprofen, Advil, Alivium, Artril, Dalsy, Ibuprofan, Motrin, Spidufen, Uniprofen

Continua...

Continuação...

Coloração púrpura	
1. Agentes causadores da coloração púrpura	
Princípio ativo	**Nomes comerciais**
Clorzoxazona	Paralon
Coloração vermelha	
A. Agentes causadores da coloração vermelha	
Princípio ativo	**Nomes comerciais**
Deferoxamina	Desferal
Dipirona	Algirona, Anador, Baralgin M, Conmel, Difebril, Dipimax, Dipiran, Dipirona, Dipirona Sódica, Dornal, Dorostil, Dorpinon, Findor, Lomdor, Magnopyrol, Maxiliv, Novalgex, Novalgina Associações: Adegrip, Algexin Composto, Bromalgina, Buscopan Composto, Buscoveran Composto, Butilamin, Cefaliv, Dalgex, Dexalgen, Dorflex, Flexdor, Lisador, Neosaldina, Sedalene
Doxorrubicina	Adriblastina, Biorrub, Doxo-Big, Doxofil, Doxolem, Faudoxo, Rubex, Rubidox
Ibuprofeno	Actiprofen, Advil, Alivium, Artril, Dalsy, Ibuprofan, Motrin, Spidufen, Uniprofen
Metildopa (OS)	Aldomet, Angimet, Dopametil, Funed Metildopa, Metildopa, Metil-DT, Tensioval
Fenazopiridina	Pyridium
Fenilbutazona	Butazolidina, Butazona Cálcica, Mioflex
Fenitoína	Epelin, Fenital, Fenitoína, Hidantal, Unifenitoin
Propifenazona	Saridon, Tonopan
Rifampicina	Monicil, Rifaldin, Rifampicina, Isoniaton, Isoniazida+Rifampicina
2. Agentes causadores da coloração vermelho-marrom	
Princípio ativo	**Nomes comerciais**
Aloina (AL)	Pílulas de Vida do Dr. Ross, Pílulas De-Lussen
Cloroquina	Palustar, Quinacris
Deferoxamina	Desferal
Dipirona	Algirona, Anador, Baralgin M, Conmel, Difebril, Dipimax, Dipiran, Dipirona, Dipirona Sódica, Dornal, Dorostil, Dorpinon, Findor, Lomdor, Magnopyrol, Maxiliv, Novalgex, Novalgina Associações: Adegrip, Algexin Composto, Bromalgina, Buscopan Composto, Buscoveran Composto, Butilamin, Cefaliv, Dalgex, Dexalgen, Dorflex, Flexdor, Lisador, Neosaldina, Sedalene
Ibuprofeno	Actiprofen, Advil, Alivium, Artril, Dalsy, Ibuprofan, Motrin, Spidufen, Uniprofen
Levodopa (OS)	Stalevo, Carbidopa + Levodopa, Cronomet, Levocarb, Prolopa, Sinemet , Parkidopa
Metildopa (OS)	Aldomet, Angimet, Dopametil, Funed Metildopa, Metildopa, Metil-DT, Tensioval
Metronidazol (H)	Dazolston, Flagyl, Gelmin, Metronidazol, Metronac, Metroniflex, Metronin, Metroval, Odonid, Polibiotic, Tricomin
Fenazopiridina	Pyridium
Rifampicina	Monicil, Rifaldin, Rifampicina, Isoniaton, Isoniazida+Rifampicina
3. Agentes causadores da coloração vermelho-laranja	
Princípio ativo	**Nomes comerciais**
Clorzoxazona	Paralon
Oxamniquina	Mansil
Rifampicina	Monicil, Rifaldin, Rifampicina, Isoniaton, Isoniazida+Rifampicina
4. Agentes causadores da coloração vermelho-púrpura	
Princípio ativo	**Nomes comerciais**
Clorzoxazona	Paralon
Ibuprofeno	Actiprofen, Advil, Alivium, Artril, Dalsy, Ibuprofan, Motrin, Spidufen, Uniprofen
5. Agentes causadores da coloração de ferrugem	
Princípio ativo	**Nomes comerciais**
Aloina (AL)	Pílulas de Vida do Dr. Ross, Pílulas De-Lussen
Cloroquina	Palustar, Quinacris
Furazolidona	Colestase, Giarlam
Metronidazol (H)	Dazolston, Flagyl, Gelmin, Metronidazol, Metronac, Metroniflex, Metronin, Metroval, Odonid, Polibiotic, Tricomin
Nitrofurantoina	Hantina, Macrodantina

Continua...

Continuação...

Coloração amerela	
1. Agentes causadores da coloração amarela	
Princípio ativo	**Nomes comerciais**
Bromoformio	Gotas Nican
Nitrofurantoina	Hantina, Macrodantina
2. Agentes causadores da coloração amarelo-marrom	
Princípio ativo	**Nomes comerciais**
Aloina (AL)	Pílulas de Vida do Dr. Ross, Pílulas De-Lussen
Cloroquina	Palustar, Quinacris
Furazolidona	Colestase, Giarlam
Metronidazol (H)	Dazolston, Flagyl, Gelmin, Metronidazol, Metronac, Metroniflex, Metronin, Metroval, Odonid, Polibiotic, Tricomin
Nitrofurantoina	Hantina, Macrodantina
Sulfa (H)	Assepium, Azulfin, Bacris, Bactrim, Bactrisan, Bactropin, Batrox, Clotrizonal, Dientrin, Dimicin, Dispeptrin, Espectroprima, Fansidar, Infectrin, Metoprin, Quiftrin, Selectrin, Septiolan, Sulfadiazina, Triglobe
3. Agentes causadores da coloração amarelo-verde	
Princípio ativo	**Nomes comerciais**
Bromoformio	Gotas Nican
4. Agentes causadores da coloração amarelo-laranja	
Princípio ativo	**Nomes comerciais**
Fenazopiridina	Pyridium
Sulfasalazina (AL)	Azulfin
Varfarina (AL)	Marevan, Coumadin, Warfarin
5. Agentes causadores da coloração amarelo-pink	
Princípio ativo	**Nomes comerciais**
Aloina (AL)	Pílulas de Vida do Dr. Ross, Pílulas De-Lussen

AC: urina ácida; AL: urina alcalina; F: fluorescente; H: hematuria; M: metabólito; OS: on standing.

Tabela 25.6. Medicamentos *versus* compatibilidade com nutrição parenteral total

Compatibilidade de drogas com nutrição parenteral**** (NP) e emulsão lipídica ***** (EL)			
Princípio ativo	Nome comerial	NP	EL
Aciclovir	Zorivax®	X	X
Ácido fólico	Ácido Fólico 0,1% ap; 5 mg cp	C	C
Albumina	Albumina Humana 20% sol.	C	X
Amicacina	Novamin®	C	X
Aminofilina	Aminofilina	C	X
Ampicilina	Amplacilina®	X	C
Anfotericina B	Fungison®	X	X
Aztreonam	Azactam®	C	C
Cefazolina	Kefazol®	X	C
Cefotetan	NP	C	X
Cefoxitina	Mefoxin®	C	C
Ceftriaxona	Rocefin®	C	X
Cianocobalamina (B12)	NP	C	C
Ciclofosfamida	Genuxal®	C	X
Ciclosporina **	Sandimmun®	C	X
Cimetidina	Ulcimet®	C	C
Clindamicina	Dalacin®	C	C
Cloranfenicol	Quemicetina®	C	C
Cloreto de potássio	Cloreto de Potássio 19% ap	C	C
Clorpromazina	Amplictil®	C	X
Co-trimoxazole	NP	X	X
Dexametasona	Decadron®	X	X
Diazepam	Valium®	X	X
Difenidramina	Difenidrin®	X	C
Digoxina	Digoxina	C	C
Dopamina ***	Revivan®	C	X
Doxiciclina	Vibramicina®	C	X
Doxorrubicina	Adriblastina®	X	X
Eritromicina	Ilosone®; Erythromycin®	X	C
Fenobarbital	Gardenal®	X	X
Fentalina	Durogenic®; Fentanil®	C	X
Ferro dextrano *	NP	C	X
Filgrastim	Granulokine®	X	C
Fitonadiona	Kanakion®	C	C
Fluconazol	Zoltec®	C	X
Fluorouracil	Fluoro-Uracil®	C	X
Foscarnet	Foscavir®	X	X
Fosfato de potássio	Fosfato de potássio 2 mEq/mL ap	C	C
Fosfato de sódio	Fleet Enema® solução	C	C
Furosemida	Lasix®	C	C
Gamma-globulina	Octagan®; Sandoglobulina®	X	C
Ganciclovir	Cymevene®	X	X
Gentamicina	Garamicina®	C	C
Gluconato de cálcio *	Gluconato de cálcio 10% ap	C	X
Heparina	Heparina 5.000 UI/mL, Hep-Lock® 100 UI/mL	C	X
Hidralazina	Nepresol®	X	X
Hidrocortisona	Cortiston®	C	C
Hidromorfina	NP	C	C
Hidroxizine	Hidroxizine®	X	X
Ig anti-timócito	Lymphoglobulina®	X	U
Imipenem/cilastatina	Tienam® Monovial	X	X

Continua...

Continuação...

Compatibilidade de drogas com nutrição parenteral**** (NP) e emulsão lipídica ***** (EL)			
Insulina regular	Biohulin®R; Humulin®R, Novolin® R	C	C
Isoprenalina	Isoproterenol 0,2 mg/mL ap	C	X
Lidocaína	Xylocaína®	C	C
Lorazepam	NP	X	X
Meperidina	NP	C	C
Metildopa	Aldomet®	C	X
Metilprednisolona	Depo-medrol®; Solu-medrol®	X	X
Metoclopramida	Plasil®	C	C
Metronidazol	Metroniflex®	X	X
Midazolam	Dormonid®	X	X
Morfina, sulfato de	Dimorf®	C	C
Multivitamínico	multivitamínico	C	C
Naloxona	Narcan®	X	X
Norepinefrina ***	Levophed®	C	X
ondansetrona	Zofran®	C	C
oxacilina	Staficilin® N	C	C
penicilina G potássica	Pen-syn®	C	C
pentamidina	NP	C	C
proclorperazina	NP	C	C
prometazina	Fenergan®	C	C
ranitidina	Antak®	C	C
sargramostina	NP	C	C
sulfato de magnésio *	Sulfato de Magnésio 10% ap	C	X
tiamina	Benerva®; Vitamina B1 100 mg/mL ap	C	C
ticarcilina/ácido clavulânico	Timenin®	C	C
tiotepa	Thioplex®	X	X
tobramicina	Tobramina®	C	C
vancomicina	Vancocid®	C	X
vimblastina	Velban®	X	X
VP-16	NP	X	X
LEGENDAS:			
X : não administrar			
C : compatível via Y			
U: não se sabe			

**A incompatibilidade é dependente da concentração; essas drogas podem ser compatíveis quando misturadas em soluções de nutrição parenteral (NP) e infundido via Y com soluções lipídicas IV.*

***Extraído da revisão do Trissel com as seguintes exceções: ciclosporina é um composto altamente lipofílico. Embora não sejam fisicamente incompatíveis, emulsões lipídicas IV tem efeito significativo no clearance total do corpo e do volume de distribuição desse medicamento. Coadministração tem que se contínua para minimizar o rompimento dos parâmetros farmacocinéticos.*

****Extraído da revisão do Trissel com as seguintes exceções: catecolaminas, dopamina, norepinefrina e epinefrina. Ph alcalino deprime a atividade dessas medicações. Emulsões lipídicas IV são fisicamente compatíveis com esses medicamentos. Entretanto, a elevação do Ph pode acarretar em resultados imprevisíveis quando cada droga é administrada IVPB.*

*****Dextrose e amino ácidos misturados administrados simultaneamente.*

******Por co-infusão ou parte do total dos nutrientes misturados.*

Tabela 25.7. Interações medicamentosas

Princípio ativo	Princípio ativo	Gravidade	Descrição
Acetazolamida	Ácido Acetilsalicílico	Médio	Toxicidade do salicilato (vômito, taquicardia, hiperneia, confusão mental) ou toxicidade da acetazolamida (fatiga, letargia, sonolência, confusão, Ácidose metabólica hiperclorêmica). Mecanismo provável: concentração de acetazolamida aumentada e transferência de salicilatos do plasma para os tecidos. Se usados concomitantemente (especialmente em paciente com disfunção renal ou recebendo grandes doses de aspirina), monitorar quanto a toxicidade de salicilatos.
Aciclovir	Ácido Valproico	Médio	Concentração plasmática de ácido valproico diminuída e potencial aumento da atividade convulsiva. Orientações/sugestões: monitorar os pacientes quanto à redução dos níveis plasmáticos de antiepilético. Considerar alternativas para a terapia antiviral. Mecanismo provável: aumento do trânsito gastrointestinal ou mudança no pH do fluido gastrointestinal.
Ácido Acetilsalicílico	Ácido Valproico	Médio	Aumento da concentração de ácido valproico livre. Orientações/sugestões: uma dose única ocasional de aspirina não deveria apresentar problemas; entretanto, com rdoses repetidas, monitoração das concentrações de ácido valproico deve ser considerada. Um analgésico alternativo como acetaminofeno deve ser considerado se apropriado. Mecanismo provável: metabolismo e ligação alterados.
Alfentanil	Alprazolam	Alto	Depressão respiratória aditiva. Orientações/sugestões: monitorar a depressão respiratória quando usando esta combinação. A redução da dose de uma das drogas pode ser necessária. Mecanismo provável: depressão do SNC.
Abciximab	Alteplase	Alto	Risco aumentado de sangramento. Mecanismo provável: anticoagulação aditiva. Orientações/sugestões: monitorar tempo de protrombina ou utilizar outro teste de anticoagulação adequado em intervalos próximos caso um anticoagulante e um trombolítico sejam administrados concomitantemente.
Ácido Clavulanico/ Amoxicilina	Amicacina	Baixo	Perda do efeito do aminoglicosídeo. Orientações/sugestões: a eficácia do aminoglicosídeo deve ser monitorada. Mecanismo provável: inativação química do aminoglicosídeo.
Aminofilina	Amiodarona	Médio	Toxicidade da teoflina (náusea, vômitos, palpitações, convulsões). Orientações/sugestões: concentrações séricas de teofilina devem ser atentamente monitoradas quando amiodarona é adicionada, descontinuada, ou quando ocorrerem mudanças na dose. Ajustes de dose de teofilina podem ser necessárias. Mecanismo provável: redução do metabolismo hepático da teofilina pela amiodarona.
Amiodarona	Amitriptilina	Alto	Risco aumentado de cardiotoxicidade (prolongação intervalo QT, torsade de pointes, parada cardíaca).
Ácido Valproico	Amitriptilina	Médio	Aumento da concentração plasmática de amitriptilina e seu metabólito nortriptilina.
Amicacina	Amoxicilina	Baixo	Perda do efeito do aminoglicosídeo. Orientações/sugestões: a eficácia do aminoglicosídeo deve ser monitorada. Mecanismo provável: inativação química do aminoglicosídeo.
Alopurinol	Amoxicilina	Médio	Maior probabilidade de ocorrência de erupção cutânea. Orientações/sugestões: pacientes devem ser alertados sobre a maior incidência de erupção cutânea com esta combinação. Mecanismo provável: desconhecido.
Amicacina	Ampicilina	Baixo	Perda do efeito do aminoglicosídeo. Orientações/sugestões: a eficácia do aminoglicosídeo deve ser monitorada. Mecanismo provável: inativação química do aminoglicosídeo.
Alopurinol	Ampicilina	Baixo	Maior probabilidade de ocorrência de erupção cutânea. Orientações/sugestões: pacientes devem ser alertados sobre a maior incidência de erupção cutânea com esta combinação. Mecanismo provável: desconhecido.
Amiodarona	Anlodipino	Alto	Bradicardia, bloqueio atrioventricular e/ou bloqueio sinoatrial.
Alprazolam	Aprepitante	Médio	Maior exposição sistêmica a benzodiazepínicos.
Amiodarona	Atenolol	Alto	Hipotensão, bradicardia, ou parada cardíaca.
Anlodipino	Atenolol	Médio	Hipotensão e/ou bradicardia.
Ampicilina	Atenolol	Baixo	Redução na eficácia do atenolol. Orientações/sugestões: se usados concomitantemente, monitorar pressão sanguínea ajustar a dosagem de atenolol se necessário. Mecanismo provável: redução da biodisponibilidade do atenolol.
Amiodarona	Atorvastatina	Alto	Risco aumentado de miopatia ou rabdomiólise.
Alopurinol	Azatioprina	Alto	Toxicidade da azatioprina (náusea, vômitos, leucopenia, anemia).
Amiodarona	Azitromicina	Alto	Risco aumentado de cardiotoxicidade (prolongação intervalo QT, torsade de pointes, parada cardíaca)
Aminofilina	Azitromicina	Médio	Aumento das concentrações da teoflina. Orientações/sugestões: monitoração cuidadosa de concentrações plasmáticas de teofilina é requerida em pacientes recebendo azitromicina e teofilina concomitantemente. Mecanismo provável: desconhecido.
Amitriptilina	Baclofeno	Baixo	Perda de memória e tônus muscular. Gravidade baixa. Orientações/sugestões: devido ao efeito aditivo das duas drogas, monitorar quanto a atividade anticolinérgica excessiva e efeitos relaxantes musculares com terapia concomitante. Mecanismo provável: desconhecido.
Anfotericina b Lipossomal	Betametasona	Médio	Risco aumentado de hipocalemia.
Ácido Acetilsalicílico	Betametasona	Baixo	Risco aumentado de ulceração gastrointestinal e concentrações subterapêuticas de aspirina. Orientações/sugestões: monitorar os pacientes quanto a efeitos colaterais gastrointestinais excessivos (estresse gastrointestinal, sangramento gastrointestinal, ulceração gástrica) e quanto à diminuição da eficácia da aspirina. Mecanismo provável: efeitos adversos aditivos; aumento do clearance de aspirina.

Continua...

Continuação...

Princípio ativo	Princípio ativo	Gravidade	Descrição
Ácido Acetilsalicílico	Bicarbonato de Sódio	Médio	Eficácia do salicilato diminuída. Orientações/sugestões: monitorar quanto a redução da eficácia da aspirina quando iniciar a administração de produtos contendo alumínio, cálcio ou magnésio, ou quanto a possível toxicidade da aspirina quando da retirada desses produtos. Ajuste a dose conforme necessário. Sugerido o uso de aspirina tamponada para limitar a alcalinização da urina. Mecanismo provável: aumento do clearance renal e menor absorção (devido ao aumento do pH urinário).
Aminofilina	Bromazepam	Médio	Redução da eficácia do benzodiazepínico. Orientações/sugestões: monitorar o paciente quanto à eficácia clínica do benzodiazepínico.Uma dose de benzodiazepínico maior que a usual pode ser necessária em um paciente tratado com teofilina. Toxicidade do benzodiazepínico (depressão respiratória, sedação, tontura, ataxia, fraqueza, problemas cognitivos ou de performance motora) pode ocorrer se teofilina é descontinuada sem uma subsequente redução na dose de benzodiazepínico. Mecanismo provável: bloqueio da teofilina sobre os receptores de adenosina.
Alfentanil	Bromazepam	Alto	Depressão respiratória aditiva. Orientações/sugestões: monitorar a depressão respiratória quando usando esta combinação. A redução da dose de uma das drogas pode ser necessária. Mecanismo provável: depressão do SNC.
Amiodarona	Budesonida	Baixo	Risco elevado de desenvolvimento de síndrome de Cushing.
Anlodipino	Buflomedil	Médio	Hipotensão.
Betametasona	Bupropiona	Alto	Limiar convulsivo diminuído.
Atenolol	Calcio	Baixo	Redução da eficácia do atenolol.
Bisacodil	Calcio	Baixo	Eficácia reduzida do bisacodil. Orientações/sugestões: orientar o paciente a não tomar bisacodil durante uma hora antes ou após tomar um antiácido. Mecanismo provável: desconhecido.
Ácido Acetilsalicílico	Calcio	Médio	Eficácia do salicilato diminuída. Orientações/sugestões: monitorar quanto a redução da eficácia da aspirina quando iniciar a administração de produtos contendo alumínio, cálcio ou magnésio, ou quanto a possível toxicidade da aspirina quando da retirada desses produtos. Ajuste a dose conforme necessário. Sugerido o uso de aspirina tamponada para limitar a alcalinização da urina. Mecanismo provável: aumento do clearance renal e menor absorção (devido ao aumento do pH urinário).
Alendronato Sódico	Calcio	Baixo	Absorção reduzida do alendronato. Orientações/sugestões: administrar alendronato no mínimo meia hora antes de cálcio. Mecanismo provável: ligação do alendronato a cátions multivalentes no intestino.
Calcio	Captopril	Médio	Redução do efeito do captopril.
Azatioprina	Captopril	Alto	Mielossupressão. Orientações/sugestões: evitar esta combinação. Se estas drogas forem administradas concomitantemente, monitorar a mielossupressão no paciente (anemia, leucopenia). Mecanismo provável: desconhecido.
Bupivacaina	Captopril	Médio	Bradicardia e hipotensão com perda de consciência. Orientações/sugestões: A supressão do sistema renina-angiotensina pode magnificar a bradicardia e hipotensão num paciente sob anestesia com bupivacaína e que está sob tratamento com inibidores da ECA. Terapia com inibidores da ECA pode ser continuada até o momento da cirurgia, entretanto, tais pacientes devem ser fortemente monitorados e a instabilidade hemodinâmica deve ser tratada apropriadamente. Mecanismo provável: supressão do sistema renina-angiotensina.
Bupivacaina/ Epinefrina	Captopril	Médio	Bradicardia e hipotensão com perda de consciência. Orientações/sugestões: a supressão do sistema renina-angiotensina pode magnificar a bradicardia e hipotensão num paciente sob anestesia com bupivacaína e que está sob tratamento com inibidores da ECA. Terapia com inibidores da ECA pode ser continuada até o momento da cirurgia, entretanto, tais pacientes devem ser fortemente monitorados e a instabilidade hemodinâmica deve ser tratada apropriadamente. Mecanismo provável: supressão do sistema renina-angiotensina.
Bupivacaina/ Glicose	Captopril	Médio	Bradicardia e hipotensão com perda de consciência. Orientações/sugestões: a supressão do sistema renina-angiotensina pode magnificar a bradicardia e hipotensão num paciente sob anestesia com bupivacaína e que está sob tratamento com inibidores da ECA. Terapia com inibidores da ECA pode ser continuada até o momento da cirurgia, entretanto, tais pacientes devem ser fortemente monitorados e a instabilidade hemodinâmica deve ser tratada apropriadamente. Mecanismo provável: supressão do sistema renina-angiotensina.
Amilorida	Captopril	Alto	Hipercalemia. Orientações/sugestões: apesar destas elevações serem usualmente transitórias, monitorar os níveis de potássio sérico em elevações de potássio persistentes com esta combinação, especialmente em pacientes com insuficiência renal ou diabetes e os idosos. Arritmias severas e morte foram relatados devido à hipercalemia com tais combinações. Mecanismo provável: maior retenção de potássio secundária à diminuição dos níveis de aldosterona.
Alopurinol	Captopril	Alto	Reações de hipersensibilidade (Síndrome de Stevens-Johnson, erupção cutâneas). Orientações/sugestões: se estas drogas forem usadas simultaneamente, monitorar quanto a reações de hipersensibilidade. Mecanismo provável: desconhecido.
Ácido Acetilsalicílico	Captopril	Médio	Ácido acetilsalicílico, quando utilizado em doses anti-inflamatórias (de 1-2 gramas), reduz os efeitos anti-hipertensivos do captopril em 40% a 50% dos pacientes. Mecanismo provável: inibição da síntese de prostaglandina. Orientações/sugestões: apesar dos estudos sugerirem uma interação entre inibidores da ECA e a aspirina, os médicos devem avaliar riscos e benefícios na administração destes dois agentes, particularmente em hipertensos de renina baixa.
Ácido Acetilsalicílico	Captopril	Médio	Ácido acetilsalicílico, quando utilizado em doses anti-inflamatórias (de 1-2 gramas), diminuem os efeitos anti-hipertensivos do captopril em 40% a 50% dos pacientes. Mecanismo provável: inibição da síntese de prostaglandina. Orientações/sugestões: apesar dos estudos sugerirem uma interação entre inibidores da acetilcolina e a aspirina, os médicos devem avaliar riscos e benefícios na administração destes dois agentes.
Aprepitante	Carbamazepina	Médio	Concentrações plasmáticas do aprepitante reduzidas e diminuição da eficácia.
Azitromicina	Carbamazepina	Baixo	Concentrações plasmáticas elevadas de carbamazepina.
Betametasona	Carbamazepina	Médio	Eficácia reduzida da betametasona.

Continua...

Continuação...

Princípio ativo	Princípio ativo	Gravidade	Descrição
Bupropiona	Carbamazepina	Baixo	Eficácia da bupropiona reduzida.
Aminofilina	Carbamazepina	Médio	Redução da eficácia da teofilina Gravidade moderada. Orientações/sugestões: concentrações séricas de teofilina e carbamazepina devem ser atentamente monitoradas quando carbamazepina é adicionada, descontinuada, ou quando mudanças de dose de uma destas drogas ocorrerem. Ajustes de dose de teofilina podem ser necessárias. Mecanismo provável: aumento do metabolismo da teofilina.
Amitriptilina	Carbamazepina	Médio	Eficácia da amitriptilina reduzida.
Alprazolam	Carbamazepina	Médio	Eficácia reduzida do alprazolam
Acetilcisteína	Carbamazepina	Médio	Níveis subterapêuticos de carbamazepina. Orientações/sugestões: monitorar atenciosamente os níveis de carbamazepina em pacientes recebendo acetilcisteína. Mecanismo provável: maior clearance de carbamazepina
Ácido Valproico	Carbamazepina	Médio	Toxicidade da carbamazepina (ataxia, nistagmo, diplopia, dor de cabeça, vômitos, apnéia, convulsões, coma) e/ou eficácia reduzida do ácido valproico
Adenosina	Carbamazepina	Alto	Maior grau de bloqueio cardíaco. Orientações/sugestões: se possível, carbamazepina deve ser interrompida por pelo menos 5 meia-vidas (aprox. 4 dias) antes do uso de adenosina. Mecanismo provável: efeitos aditivos.
Amicacina	Carboplatina	Médio	Ototoxicidade. Orientações/sugestões: se clinicamente aceitável, um antibiótico alternativo (não aminoglicosídeo) pode ser preferível. Mecanismo provável: efeitos ototóxicos aditivos.
Anlodipino	Carvedilol	Médio	Hipotensão e/ou bradicardia.
Amiodarona	Carvedilol	Alto	O uso concomitante de Amiodarona com beta bloqueadores adrenérgicos pode resultar em hipotensão, bradicardia ou parada cardíaca. Mecanismo provável: efeitos cardíacos aditivos. Orientações/sugestões: monitorar as funções cardíacas cuidadosamente. Amiodarona deve ser usada com cautela em pacientes recebendo beta bloqueador particularmente se há suspeita de disfunção do nodo sinusal, tais como bradicardia ou síndrome da doença sinusal, ou se há bloqueio parcial AV.
Carbamazepina	Caspofungina	Médio	Níveis plasmáticos de caspofungina reduzidos.
Calcio	Ceftriaxona	Alto	Formação de precipitados de ceftriaxona-cálcio e contraindicação em neonatos
Calcio	Cetoconazol	Médio	Eficácia reduzida do cetoconazol. Orientações/sugestões: administração concomitante de cetoconazol e produtos contendo alumínio, cálcio ou magnésio não é recomendada. Se o uso conjunto não puder ser evitado, cetoconazol deve ser tomado pelo menos duas horas antes de produtos contendo alumínio, cálcio ou magnésio. Como a administração intermitente pode não ser completamente confiável, monitorar a eficácia antifúngica nestes pacientes. Mecanismo provável: reduzida absorção do cetoconazol.
Carbamazepina	Cetoconazol	Médio	Concentrações plasmáticas de carbamazepina elevadas.
Aprepitante	Cetoconazol	Alto	Concentrações plasmáticas elevadas de aprepitante.
Atorvastatina	Cetoconazol	Alto	Risco aumentado de miopatia ou rabdomiólise.
Bicarbonato de Sódio	Cetoconazol	Médio	Eficácia reduzida do cetoconazol. Orientações/sugestões: administração concomitante de cetoconazol e produtos contendo alumínio, cálcio ou magnésio não é recomendada. Se o uso conjunto não puder ser evitado, cetoconazol deve ser tomado pelo menos duas horas antes de produtos contendo alumínio, cálcio ou magnésio. Como a administração intermitente pode não ser completamente confiável, monitorar a eficácia antifúngica nestes pacientes. Mecanismo provável: reduzida absorção do cetoconazol.
Budesonida	Cetoconazol	Médio	Concentrações plasmáticas de budesonida elevadas. Orientações/sugestões: como cetoconazol significantemente aumenta os níveis plasmáticos de budesonida quando administrado concomitantemente este aumento pode ser evitado respeitando-se um intervalo de 12 entre a administração de ambos. Mecanismo provável: inibição do metabolismo da budesonida mediado pelo citocromo P450 3A4 pelo cetoconazol.
Anlodipino	Cetoconazol	Médio	Concentrações de a mLodipino aumentadas e toxicidade (tontura, hipotensão, vermelhidão, dor de cabeça, edema periférico).
Alprazolam	Cetoconazol	Alto	Concentrações de alprazolam elevadas e potencial toxicidade (sedação excessiva e efeitos hipnóticos prolongados). Orientações/sugestões: administração concomitante de alprazolam e cetoconazol é contraindicado. Mecanismo provável: inibição pelo cetoconazol do metabolismo do alprazolam mediado pelo P450 3A4.
Captopril	Cetoprofeno	Baixo	Efeitos anti-hipertensivos e natriuréticos reduzidos.
Carvedilol	Cetoprofeno	Baixo	Efeito anti-hipertensivo diminuído.
Atenolol	Cetoprofeno	Baixo	Efeito anti-hipertensivo diminuído.
Ácido Acetilsalicílico	Cetoprofeno	Alto	Risco aumentado de efeitos adversos gastrointestinais sérios (ulceração, sangramento, perfuração). Orientações/sugestões: administração concomitante de aspirina e cetoprofeno resulta numa redução da ligação do cetoprofeno a proteínas e um aumento no clearance plasmático. Apesar de o mecanismo ser desconhecido, coadministração de aspirina e cetoprofeno pode resultar em risco aumentado de efeitos adversos gastrointestinais graves como ulceração, sangramento, e perfuramento e, portanto, é geralmente não recomendada. Mecanismo provável: irritação gastrointestinal aditiva.
Amilorida	Cetoprofeno	Médio	Redução da eficácia diurética, hipercalemia ou possível nefrotoxicidadee. Orientações/sugestões: quando administrando agentes anti-inflamatórios não esteroidais (AINEs) e diuréticos poupadores de potássio concomitantemente, monitorar o paciente quanto à diminuição da eficácia do diurético e hipercalemia. Monitorar pressão sanguínea, variações de peso, débito urinário, níveis de potássio, e níveis de creatinina. Mecanismo provável: síntese renal de prostaglandina reduzida.
Anlodipino	Cetoprofeno	Baixo	Risco aumentado de hemorragia gastrointestinal e/ou antagonismo do efeito hipotensivo.
Captopril	Cetorolaco tometamina	Baixo	Efeitos anti-hipertensivos e natriuréticos reduzidos.
Carvedilol	Cetorolaco tometamina	Baixo	Efeito anti-hipertensivo diminuído.

Continua...

Continuação...

Princípio ativo	Princípio ativo	Gravidade	Descrição
Cetoprofeno	Cetorolaco tometamina	Alto	Efeitos adversos gastrointestinais exacerbados (úlceras pépticas, sangramento gastrointestinal e/ou perfuramento).
Atenolol	Cetorolaco tometamina	Baixo	Efeito anti-hipertensivo diminuído.
Amilorida	Cetorolaco tometamina	Médio	Redução da eficácia diurética, hipercalemia ou possível nefrotoxicidadee. Orientações/sugestões: quando administrando agentes anti-inflamatórios não esteroidais (AINEs) e diuréticos poupadores de potássio concomitantemente, monitorar o paciente quanto à diminuição da eficácia do diurético e hipercalemia. Monitorar pressão sanguínea, variações de peso, débito urinário, níveis de potássio, e níveis de creatinina. Mecanismo provável: síntese renal de prostaglandina reduzida.
Anlodipino	Cetorolaco tometamina	Baixo	Risco aumentado de hemorragia gastrointestinal e/ou antagonismo do efeito hipotensivo.
Ácido Acetilsalicílico	Cetorolaco tometamina	Alto	Efeitos adversos gastrointestinais aumentados (úlcera péptica, sangramento ou perfuração) e possível aumento do nível de cetorolaco. Orientações/sugestões: uso concomitante de cetorolaco e aspirina é contraindicado. Mecanismo provável: irritação gastrointestinal aditiva e reduzida ligação do cetorolaco a proteínas.
Alopurinol	Ciclofosfamida	Alto	Toxicidade da ciclofosfamida (supressão da medula óssea, náusea, vômitos).
Captopril	Ciclosporina	Médio	Insuficiência renal aguda.
Carvedilol	Ciclosporina	Médio	Risco aumentado de toxicidade da ciclosporina (insuficiência renal, colestase, parestesias).
Caspofungina	Ciclosporina	Alto	Níveis plasmáticos elevados de caspofungina e risco aumentado de elevação das enzimas hepáticas.
Cetoprofeno	Ciclosporina	Médio	Risco aumentado de toxicidade da ciclosporina (insuficiência renal, colestase, parestesias).
Cetorolaco tometamina	Ciclosporina	Médio	Risco aumentado de toxicidade da ciclosporina (insuficiência renal, colestase, parestesias).
Ciclofosfamida	Ciclosporina	Alto	Redução da concentração sérica de ciclosporina.
Anfotericina b Lipossomal	Ciclosporina	Médio	Risco aumentado de toxicidade da ciclosporina (insuficiência renal, colestase, parestesias).
Atorvastatina	Ciclosporina	Médio	Risco aumentado de miopatia.
Azatioprina	Ciclosporina	Médio	Menores níveis plasmáticos de ciclosporina.
Azitromicina	Ciclosporina	Médio	Concentrações plasmáticas elevadas de ciclosporina.
Bromocriptina	Ciclosporina	Médio	Risco aumentado de toxicidade da ciclosporina (insuficiência renal, colestase, parestesias).
Amicacina	Ciclosporina	Médio	Disfunção renal ou nefrotoxicidade. Orientações/sugestões: se ciclosporina e antibiótico aminoglicosídeo forem usados juntos, níveis sanguíneos de ambas as drogas devem ser cuidadosamente monitorados, com ajustes conforme necessário. Atenção particular à monitoração da função renal. Mecanismo provável: efeitos nefrotóxicos aditivos ou sinergísticos.
Amilorida	Ciclosporina	Médio	Hipercalemia. Orientações/sugestões: uso concomitante deve ser evitado. Se a terapia concomitante for necessária, monitorar os níveis de potássio sérico em elevações de potássio persistentes com esta combinação. Mecanismo provável: desconhecido.
Anfotericina b	Ciclosporina	Médio	Insuficiência renal.
Alopurinol	Ciclosporina	Médio	Risco aumentado de toxicidade da ciclosporina (disfunção renal, colestase, parestesias). Orientações/sugestões: monitorar os níveis circulantes de ciclosporina e ajustar a dose conforme necessário, monitorar quanto a toxicidade da clclosporina (disfunção renal, neurotoxicidade). Mecanismo provável: metabolismo da cicosporina diminuído.
Alprazolam	Ciclosporina	Médio	Maior biodisponibilidade e efeitos farmacodinâmicos de alprazolam.
Acetazolamida	Ciclosporina	Médio	Risco aumentado de toxicidade da ciclosporina (disfunção renal, colestase, parestesias). Orientações/sugestões: se clinicamente possível, evitar esta combinação. Se estas drogas forem usadas concomitantemente, monitorar os níveis circulantes de ciclosporina e ajustar a dose conforme necessário, monitorar quanto a toxicidade da clclosporina (disfunção renal, neurotoxicidade). Mecanismo provável: clearance de ciclosporina diminuído.
Carbamazepina	Ciclosporina	Médio	Em grande número de casos reportados, o uso concomitante da ciclosporina e carbamazepina resultou um baixo nível de ciclosporina. Mecanismo provável: aumento do metabolismo da ciclosporina. Orientações/sugestões: durante as primeiras três a quatro semanas do início ou termino da terapia com carbamazepina, monitorar os níveis e ajustar as doses de ciclosporina quando for necessário; terapias com níveis na faixa de 150 mcg/L inicialmente pós transplante, e 50-100 mcg/L, também monitorar sinais de rejeição do órgão.
Ceftriaxona	Ciclosporina	Médio	A administração de ceftriaxona tem sido associada ao aumento dos níveis de ciclosporina em pacientes de transplante renal, aumentando o risco de toxicidade a ciclosporina ??? disfunção renal, colestasia e parestesia Mecanismo provável: diminuição do metabolismo. Orientações/sugestões: monitorar os níveis circulantes de ciclosporina e ajustar as doses de ciclosporina conforme necessário; os pacientes também devem ser monitorados quanto ao aumento da toxicidade da ciclosporina (disfunção renal, nefrotoxicidade).
Anlodipino	Ciclosporina	Médio	Tem sido reportado que a anlodipina aumentam o nível sanguíneo de ciclosporina de 25% a 40%. Mecanismo provável: inibição do metabolismo da ciclosporina pela anlodipina. Orientações/sugestões: as concentrações de ciclosporina devem ser monitoradas após o início da terapia com anlodipina. Também deve ser monitorado o paciente quanto aos sinais de toxicidade da ciclosporina, incluindo disfunção renal, colestase e parestesias. Um ajuste da dose, para menos, deve ser considerada se sinais de toxicidade estiverem presentes.
Amiodarona	Ciclosporina	Médio	O uso concomitante de ciclosporina e amiodarona pode resultar em elevação das concentrações de ciclosporina com aumento do risco de toxicidade (disfunção renal, colestase e parestesia). Mecanismo provável: inibição do CYP 3A4 pela amiodarona. Orientações/sugestões: monitorar os níveis de ciclosporina e ajustar a dose quando necessário. Monitorar os pacientes quanto à toxicidade de ciclosporina (disfunção renal, neurotoxicidade) durante a terapia concomitante. Se a amiodarona for descontinuada, monitor os níveis de ciclosporina por algumas semanas após a descontinuação.

Continua...

Continuação...

Princípio ativo	Princípio ativo	Gravidade	Descrição
Amicacina	Cidofuvir	Alto	Nefrotoxicidade. Orientações/sugestões: o fabricante de cidofovir recomenda que aminoglicosídeos não sejam administrados concomitantemente com cidofovir. Caso seja clinicamente necessário co-administrar amicacina com cidofovir, monitorar a função renal cuidadosamente. Mecanismo provável: efeitos adversos aditivos.
Ciclosporina	Cilastatina/Imipenem	Médio	O uso concomitante de Imipenem/Cilastatina e Ciclosporina pode resultar em neurotoxicidade (confusão mental, agitação e tremores). Mecanismo provável: redução do metabolismo com consequente aumento da toxicidade. Orientações/sugestões: se essas duas drogas forem administradas concomitantemente, sugere-se monitorar os níveis plasmáticos de ciclosporina e ajustar a dose segundo a necessidade. É necessário também monitorar os pacientes em relação ao aumento de toxicidade da ciclosporina, especialmente neurotoxicidade.
Bupivacaina	Cilazapril	Médio	Bradicardia e hipotensão com perda de consciência. Orientações/sugestões: a supressão do sistema renina-angiotensina pode magnificar a bradicardia e hipotensão num paciente sob anestesia com bupivacaína e que está sob tratamento com inibidores da ECA. Terapia com inibidores da ECA pode ser continuada até o momento da cirurgia, entretanto, tais pacientes devem ser fortemente monitorados e a instabilidade hemodinâmica deve ser tratada apropriadamente. Mecanismo provável: supressão do sistema renina-angiotensina.
Bupivacaina/ Epinefrina	Cilazapril	Médio	Bradicardia e hipotensão com perda de consciência. Orientações/sugestões: a supressão do sistema renina-angiotensina pode magnificar a bradicardia e hipotensão num paciente sob anestesia com bupivacaína e que está sob tratamento com inibidores da ECA. Terapia com inibidores da ECA pode ser continuada até o momento da cirurgia, entretanto, tais pacientes devem ser fortemente monitorados e a instabilidade hemodinâmica deve ser tratada apropriadamente. Mecanismo provável: supressão do sistema renina-angiotensina.
Bupivacaina/ Glicose	Cilazapril	Médio	Bradicardia e hipotensão com perda de consciência. Orientações/sugestões: a supressão do sistema renina-angiotensina pode magnificar a bradicardia e hipotensão num paciente sob anestesia com bupivacaína e que está sob tratamento com inibidores da ECA. Terapia com inibidores da ECA pode ser continuada até o momento da cirurgia, entretanto, tais pacientes devem ser fortemente monitorados e a instabilidade hemodinâmica deve ser tratada apropriadamente. Mecanismo provável: supressão do sistema renina-angiotensina.
Alteplase	Cilostazol	Alto	Risco aumentado de sangramento. Orientações/sugestões: monitorar tempo de protrombina ou utilizar outro teste de anticoagulação adequado em intervalos próximos caso um anticoagulante e um trombolítico sejam administrados concomitantemente. Mecanismo provável: anticoagulação aditiva.
Abciximab	Cilostazol	Alto	Risco aumentado de sangramento. Mecanismo provável: anticoagulação aditiva. Orientações/sugestões: anticoagulantes não devem ser usados concomitantemente com outros anticoagulantes, a menos que o benefício potencial exceda o risco de sangramento. Observar os paciente quanto a sangramento externo e estar alerta a sinais e sintomas de sangramento interno. Acompanhamento clínico e laboratorial é recomendado.
Carbamazepina	Cimetidina	Médio	Toxicidade da carbamazepina (ataxia, nistagmo, diplopia, dor de cabeça, vômitos, apneia, convulsões, coma).
Carvedilol	Cimetidina	Médio	Aumento dos efeitos adversos do carvedilol (tontura, insônia, sintomas gastrointestinais, hipotensão postural).
Ciclosporina	Cimetidina	Médio	Risco aumentado de toxicidade da ciclosporina (insuficiência renal, colestase, parestesias).
Bisacodil	Cimetidina	Baixo	Eficácia reduzida do bisacodil. Orientações/sugestões: orientar o paciente a não tomar bisacodil durante uma hora antes ou após tomar um bloqueador H2. Mecanismo provável: desconhecido.
Bromazepam	Cimetidina	Baixo	Toxicidade do bromazepam (depressão do SNC).
Bupropiona	Cimetidina	Baixo	Risco aumentado de efeitos adversos da bupropiona.
Amiodarona	Cimetidina	Baixo	Concentrações plasmáticas elevadas de amiodarona e risco de toxicidade (bradicardia, bloqueio cardíaco, hipotensão).
Aminofilina	Cimetidina	Alto	Toxicidade da teoflina (náusea, vômitos, palpitações, convulsões). Orientações/sugestões: concentrações séricas de teofilina devem ser atentamente monitoradas quando cimetidina é adicionada, descontinuada, ou quando ocorrerem mudanças na dose. Ajustes de dose de teofilina podem ser necessárias. Níveis plasmáticos de teofilina são entre 10-20 mg/L geralmente. Mecanismo provável: redução do metabolismo da teofilina.
Amitriptilina	Cimetidina	Médio	Toxicidade da amitriptilina (boca seca, visão embaçada, retenção urinária).
Alprazolam	Cimetidina	Médio	Risco aumentado de toxicidade do alprazolam (Depressão do SNC).
Calcio	Ciprofloxacina	Médio	Eficácia da ciprofloxacina reduzida.
Ciclosporina	Ciprofloxacina	Médio	Aumento dos níveis de ciclosporina no sangue, perda do efeito terapêutico da cliclosporina ou elevação transitória da creatinina sérica.
Betametasona	Ciprofloxacina	Médio	Risco aumentado de ruptura de tendão.
Amiodarona	Ciprofloxacina	Alto	Risco aumentado de cardiotoxicidade (prolongação intervalo QT, torsade de pointes, parada cardíaca).
Aminofilina	Ciprofloxacina	Alto	Concentrações plasmáticas da teofilina elevadas, prolongação da meia-vida, e toxicidade da teoflina (náusea, vômitos, palpitações, convulsões). Orientações/sugestões: se o uso concomitante não puder ser evitado, níveis séricos de teofilina devem ser monitorados e ajustes de dosagem feitos conforme apropriado. Mecanismo provável: redução do clearance da teofilina.
Carbidopa/ Levodopa	Cisaprida	Baixo	Risco aumentado de efeitos adversos da levodopa (movimentos involuntários anormais, tremor, náusea e vômitos, estimulação cardiovascular).
Benserazida/ Levodopa	Cisaprida	Baixo	Risco aumentado de efeitos adversos da levodopa (movimentos involuntários anormais, tremor, náusea e vômitos, estimulação cardiovascular).
Biperideno	Cisaprida	Baixo	Perda de eficácia da cisaprida.
Brometo de Ipratropio	Cisaprida	Baixo	Perda de eficácia da cisaprida. Orientações/sugestões: os se espera uma grande perda dos efeitos benéficos da cisaprida se uma medicação anticolinérgica como ipratropium é usada concomitantemente. Mecanismo provável: antagonismo farmacodinâmico.
Carbamazepina	Cisatracurio	Baixo	Resistência a ação bloqueadora neuromuscular.

Continua...

Continuação...

Princípio ativo	Princípio ativo	Gravidade	Descrição
Betametasona	Cisatracurio	Médio	Eficácia do cisatracúrio reduzida; fraqueza muscular prolongada e miopatia.
Bupivacaina	Cisatracurio	Médio	Maior ação bloqueadora neuromuscular.
Bupivacaina/ Epinefrina	Cisatracurio	Médio	Maior ação bloqueadora neuromuscular.
Bupivacaina/ Glicose	Cisatracurio	Médio	Maior ação bloqueadora neuromuscular.
Amicacina	Cisatracurio	Alto	Bloqueio neuromuscular exacerbado ou prolongado, o que pode levar a depressão respiratória e paralisia. Orientações/sugestões: evitar uso concomitante de aminoglicosídeos e agentes bloqueadores neuromusculares não despolarizantes se possível. Uso conjunto de aminoglicosídeos e agentes bloqueadores neuromusculares não despolarizantes requere monitoração atenta da condição clínica do paciente, especialmente o status respiratório e de oxigenação. Íons cálcio devem ser dados de alguma forma, particularmente se grandes quantidades de sangue foram transfundidas. Edrofônio, neostigmina ou atropina podem oferecer reversão parcial da hipoventilação. Como o bloqueio é reversível com o tempo, respiração artificial pode ser requerida e deve ser mantida até a respiração adequada retornar. Mecanismo provável: bloqueio neuromuscular aditivo ou sinergístico.
Carbamazepina	Cisplatina	Médio	Níveis plasmáticos de carbamazepina reduzidos.
Cetoprofeno	Citalopram	Médio	Risco aumentado de sangramento.
Cetorolaco tometamina	Citalopram	Médio	Risco aumentado de sangramento. Orientações/sugestões: quando um ISRS e um AINE são usados concomitantemente, monitorar o paciente para sinais de aumento do sangramento. Mecanismo provável: desconhecido.
Ácido Acetilsalicilico	Citalopram	Médio	Risco aumentado de sangramento. Orientações/sugestões: quando um ISRS e um AINE são usados concomitantemente, monitorar o paciente para sinais de aumento do sangramento. Mecanismo provável: desconhecido.
Cilostazol	Claritromicina	Médio	Maior exposição sistêmica ao Cilostazol.
Carbamazepina	Claritromicina	Médio	Risco aumentado de toxicidade da carbamazepina (ataxia, nistagmo, diplopia, dor de cabeça, vômitos, apneia, convulsões, coma).
Ciclosporina	Claritromicina	Médio	Risco aumentado de toxicidade da ciclosporina (insuficiência renal, colestase, parestesias).
Aprepitante	Claritromicina	Alto	Concentrações plasmáticas elevadas de aprepitante.
Atorvastatina	Claritromicina	Alto	Maior exposição à atorvastatina e risco aumentado de miopatia ou rabdomiólise.
Bromocriptina	Claritromicina	Médio	Níveis plasmáticos elevados de bromocriptina.
Budesonida	Claritromicina	Médio	Concentrações plasmáticas de budesonida elevadas. Orientações/sugestões: Claritromicina pode inibir o metabolismo e aumentar a exposição sistêmica a budesonida quando administrado concomitantemente. Recomenda-se cautela com the use de budesonida e inibidores potentes do CYP3A4, como claritromicina. Mecanismo provável: inibição do metabolismo da budesonida mediado pelo citocromo P450 3A4 pela claritromicina.
Amiodarona	Claritromicina	Alto	Cardiotoxicidade (prolongamento do intervalo QT, torsades de pointes, parada cardíaca).
Aminofilina	Claritromicina	Baixo	Toxicidade da teofilina (náusea, vômitos, palpitações, convulsões). Orientações/sugestões: concentrações séricas de teofilina devem ser atentamente monitoradas quando claritromicina é adicionada, descontinuada, ou quando ocorrerem mudanças na dose. Ajustes de dose de teofilina podem ser necessárias. Mecanismo provável: redução do metabolismo da teofilina.
Amitriptilina	Claritromicina	Alto	Risco aumentado de cardiotoxicidade (prolongação intervalo QT, torsade de pointes, parada cardíaca).
Alprazolam	Claritromicina	Médio	Maior toxicidade do benzodiazepínico (depressão do SNC, ataxia, letargia).
Ácido Valproico	Claritromicina	Médio	Aumento nos níveis séricos de valproato.
Alfentanil	Claritromicina	Médio	Aumento dos níveis plasmáticos de alfentanil. Orientações/sugestões: monitorar atentamente o paciente quando administrando concomitantemente claritromicina e alfentanil. Mecanismo provável: inibição do metabolismo de alfentanil mediado pelo citocromo P450.
Cisatracurio	Clindamicina	Médio	Maior ação bloqueadora neuromuscular. Orientações/sugestões: a dose de cisatracúrio pode ter que ser reduzida em pacientes concomitantemente recebendo clindamicina. Mecanismo provável: desconhecido.
Ciclosporina	Clindamicina	Médio	Redução da biodisponibilidade da ciclosporina.
Carbamazepina	Clobazam	Baixo	Redução da concentração de carbamazepina e/ou aumento da concentração do metabólito ativo.
Aminofilina	Clobazam	Médio	Redução da eficácia do benzodiazepínico. Orientações/sugestões: monitorar o paciente quanto à eficácia clínica do benzodiazepínico. Uma dose de benzodiazepínico maior que a usual pode ser necessária em um paciente tratado com teofilina. Toxicidade do benzodiazepínico (depressão respiratória, sedação, tontura, ataxia, fraqueza, problemas cognitivos ou de performance motora) pode ocorrer se teofilina é descontinuada sem uma subsequente redução na dose de benzodiazepínico. Mecanismo provável: bloqueio da teofilina sobre os receptores de adenosina.
Alfentanil	Clobazam	Alto	Depressão respiratória aditiva. Orientações/sugestões: monitorar a depressão respiratória quando usando esta combinação. A redução da dose de uma das drogas pode ser necessária. Mecanismo provável: depressão do SNC.
Ácido Valproico	Clomipramina	Médio	Risco aumentado de toxicidade da clomipramina (agitação, confusão, halucinações, retenção urinária, taquicardia, convulsões, coma).
Cimetidina	Clomipramina	Médio	Toxicidade da clomipramina (boca seca, visão embaçada, retenção urinária).
Carbamazepina	Clomipramina	Médio	Redução da eficácia da clomipramina.
Cimetidina	Clonazepam	Médio	Toxicidade do clonazepam (depressão do SNC).
Carbamazepina	Clonazepam	Médio	Redução das concentrações plasmáticas de clonazepam.

Continua...

Continuação...

Princípio ativo	Princípio ativo	Gravidade	Descrição
Aminofilina	Clonazepam	Médio	Redução da eficácia do benzodiazepínico. Orientações/sugestões: monitorar o paciente quanto à eficácia clínica do benzodiazepínico. Uma dose de benzodiazepínico maior que a usual pode ser necessária em um paciente tratado com teofilina. Toxicidade do benzodiazepínico (depressão respiratória, sedação, tontura, ataxia, fraqueza, problemas cognitivos ou de performance motora) pode ocorrer se teofilina é descontinuada sem uma subsequente redução na dose de benzodiazepínico. Mecanismo provável: bloqueio da teofilina sobre os receptores de adenosina.
Amiodarona	Clonazepam	Alto	Toxicidade do clonazepam(confusão, fala descordenada, enurese).
Alfentanil	Clonazepam	Alto	Depressão respiratória aditiva. Orientações/sugestões: monitorar a depressão respiratória quando usando esta combinação. A redução da dose de uma das drogas pode ser necessária. Mecanismo provável: depressão do SNC.
Clomipramina	Clonidina	Alto	Efeito anti-hipertensivo diminuído.
Carvedilol	Clonidina	Alto	Exacerbação da resposta à retirada da clonidina (hipertensão aguda).
Ciclosporina	Clonidina	Médio	Risco aumentado de toxicidade da ciclosporina (insuficiência renal, colestase, parestesias).
Atenolol	Clonidina	Alto	Exacerbação da resposta à retirada da clonidina (hipertensão aguda).
Amitriptilina	Clonidina	Alto	Efeito anti-hipertensivo diminuído.
Cilostazol	Clopidogrel	Alto	Risco aumentado de sangramento. Orientações/sugestões: anticoagulantes não devem ser usados concomitantemente com outros a menos que os benefícios potenciais superem os riscos de sangramento. Observar os pacientes quanto a sangramento externo e estar atento a sinais e sintomas de sangramento interno. Acompanhamento clínico e laboratorial é recomendado. Mecanismo provável: anticoagulação aditiva.
Cetoprofeno	Clopidogrel	Médio	Risco aumentado de sangramento.
Cetorolaco tometamina	Clopidogrel	Médio	Risco aumentado de sangramento.
Amiodarona	Clopidogrel	Médio	Inibição plaquetária ineficaz.
Alteplase	Clopidogrel	Alto	Risco aumentado de sangramento. Orientações/sugestões: monitorar tempo de protrombina ou utilizar outro teste de anti-coagulação adequado em intervalos próximos caso um anticoagulante e um trombolítico sejam administrados concomitantemente. Mecanismo provável: anticoagulação aditiva.
Ácido Acetilsalicílico	Clopidogrel	Baixo	Risco aumentado de sangramento. Orientações/sugestões: apesar de clopidogrel e aspirina terem sido administrados juntos por até um ano, pacientes ainda devem ser monitorados para sinais e sintomas de sangramento. Pacientes devem relatar ao médico imediatamente qualquer sinal de sangramento. Mecanismo provável: inibição da agregação plaquetária.
Abciximab	Clopidogrel	Alto	Risco aumentado de sangramento. Mecanismo provável: anticoagulação aditiva. Orientações/sugestões: anticoagulantes não devem ser usados concomitantemente com outros anticoagulantes, a menos que o benefício potencial exceda o risco de sangramento. Observar os pacientes quanto a sangramento externo e estar alerta a sinais e sintomas de sangramento interno. Acompanhamento clínico e laboratorial é recomendado.
Ceftazidima	Cloranfenicol	Médio	Redução da eficácia de ceftazidima.
Ciclofosfamida	Cloranfenicol	Médio	Redução da eficácia de ciclofosfamida.
Biperideno	Cloreto Potassio	Alto	Risco de lesões gastrointestinais.
Captopril	Cloreto Potassio	Alto	O uso concomitante de captopril com potássio pode resultar em hipercalemia. Orientações/sugestões: embora os aumentos sejam usualmente transitórios, monitorar os níveis séricos de potássio para persistente elevação em pacientes com essa combinação, especialmente aqueles pacientes com disfunção renal e idoso. Pacientes em terapia com inibidor da enzima conversora de angiotensina devem ser alertados quanto ao risco potencial de excesso de potássio na dieta, incluindo substitutos de sal que contenham potássio ou dietas suplementares. Mecanismo provável: diminuição dos níveis de aldosterona.
Clindamicina	Cloreto de Mivacúrio	Médio	Bloqueio neuromuscular exacerbado ou prolongado.
Betametasona	Cloreto de Mivacúrio	Médio	Eficácia do mivacúrio reduzida; fraqueza muscular prolongada e miopatia.
Amicacina	Cloreto de Mivacúrio	Alto	Bloqueio neuromuscular exacerbado ou prolongado, o que pode levar a depressão respiratória e paralisia. Orientações/sugestões: evitar uso concomitante de aminoglicosídeos e agentes bloqueadores neuromusculares não despolarizantes se possível. Uso conjunto de aminoglicosídeos e agentes bloqueadores neuromusculares não despolarizantes requere monitoração atenta da condição clínica do paciente, especialmente o status respiratório e de oxigenação. Íons cálcio devem ser dados de alguma forma, particularmente se grandes quantidades de sangue foram transfundidas. Edrofônio, neostigmina ou atropina podem oferecer reversão parcial da hipoventilação. Como o bloqueio é reversível com o tempo, respiração artificial pode ser requerida e deve ser mantida até a respiração adequada retornar. Mecanismo provável: bloqueio neuromuscular aditivo ou sinergístico.
Claritromicina	Clorpromazina	Alto	Risco aumentado de cardiotoxicidade (prolongação intervalo QT, torsade de pointes, parada cardíaca). Orientações/sugestões: a administração concomitante de agentes que prolongam o intervalo QT, como claritromicina e fenotiazinas, não é recomendada. Mecanismo provável: efeitos aditivos na prolongação do intervalo QT.
Cimetidina	Clorpromazina	Baixo	Redução da eficácia da clorpromazina
Cabergolina	Clorpromazina	Médio	Redução do efeito terapêutico de ambas as drogas. Orientações/sugestões: Cabergolina, um agonista dos receptores 2 da dopamina, não deve ser usado concomitantemente com um antagonista dopamina-2, como clorpromazina. Mecanismo provável: efeitos farmacológicos antagonistas.
Captopril	Clorpromazina	Médio	Hipotensão.
Carbidopa/ Levodopa	Clorpromazina	Médio	Perda de eficácia da levodopa

Continua...

Continuação...

Princípio ativo	Princípio ativo	Gravidade	Descrição
Atenolol	Clorpromazina	Médio	Hipotensão e/ou toxicidade da fenotiazina.
Benserazida/ Levodopa	Clorpromazina	Médio	Perda de eficácia da levodopa.
Amiodarona	Clorpromazina	Alto	Risco aumentado de cardiotoxicidade (prolongação intervalo QT, torsade de pointes, parada cardíaca).
Cloranfenicol	Clorpropamida	Médio	Hipoglicemia (Depressão do SNC, convulsões).
Ciprofloxacina	Clorpropamida	Alto	Variação da glicose sanguínea e risco de hipoglicemia ou hiperglicemia.
Carvedilol	Clorpropamida	Médio	Hipoglicemia, hiperglicemia ou hipertensão.
Cetoprofeno	Clorpropamida	Médio	Risco aumentado de hipoglicemia.
Cetorolaco tometamina	Clorpropamida	Médio	Risco aumentado de hipoglicemia.
Bicarbonato de Sodio	Clorpropamida	Médio	Eficácia reduzida da clorpropamida. Orientações/sugestões: administração concomitante de clorpropamida e bicarbonato de sódio não é recomendada. Se o uso conjunto não puder ser evitado, monitorar a glicose sanguínea quando iniciar o bicarbonato de sódio. Em pacientes que rotineiramente tomam bicarbonato de sódio, a dose de clorpropamida pode ter que ser aumentada com base no nível de glicose sanguínea. Mecanismo provável: aumento do clearance renal (pH urinário acima de 7).
Atenolol	Clorpropamida	Médio	Hipoglicemia, hiperglicemia ou hipertensão.
Bicarbonato de Sodio	Clorpropamida	Médio	Eficácia reduzida da clorpropamida
Ácido Acetilsalicilico	Clorpropamida	Médio	Hipoglicemia (depressão do SNC, convulsões). Orientações/sugestões: em pacientes recebendo altas doses de aspirina, monitorar os pacientes quanto à glicose no sangue e sinais de hipoglicemia. Ajuste a dose de clorpropamida se necessário. Mecanismo provável: efeito hipoglicêmico aditivo
Calcio	Clortalidona	Médio	Síndrome do leite alcalino (hipercalcemia, alcalose metabólica, falência renal)
Calcitriol	Clortalidona	Médio	Hipercalcemia. Orientações/sugestões: precaução deve ser tomada quando calcitriol e diuréticos tiazídicos forem co-administrados uma vez que hipercalemia pode ocorrer. Mecanismo provável: efeitos aditivos
Captopril	Clortalidona	Médio	Hipotensão postural (primeira dose)
Cetoprofeno	Clortalidona	Médio	Eficácia diurética e anti-hipertensiva diminuída.
Cetorolaco tometamina	Clortalidona	Médio	Eficácia diurética e anti-hipertensiva diminuída.
Clonazepam	Codeina	Alto	Depressão respiratória aditiva. Orientações/sugestões: monitorar a depressão respiratória quando usando esta combinação. A redução da dose de uma das drogas pode ser necessária. Mecanismo provável: depressão do SNC.
Clobazam	Codeina	Alto	Depressão respiratória aditiva. Orientações/sugestões: monitorar a depressão respiratória quando usando esta combinação. A redução da dose de uma das drogas pode ser necessária. Mecanismo provável: depressão do SNC.
Bromazepam	Codeina	Alto	Depressão respiratória aditiva. Orientações/sugestões: monitorar a depressão respiratória quando usando esta combinação. A redução da dose de uma das drogas pode ser necessária. Mecanismo provável: depressão do SNC.
Alprazolam	Codeina	Alto	Depressão respiratória aditiva. Orientações/sugestões: monitorar a depressão respiratória quando usando esta combinação. A redução da dose de uma das drogas pode ser necessária. Mecanismo provável: depressão do SNC.
Alfentanil	Codeina	Alto	Depressão respiratória aditiva. Orientações/sugestões: monitorar a depressão respiratória quando usando esta combinação. A redução da dose de uma das drogas pode ser necessária. Mecanismo provável: depressão do SNC.
Claritromicina	Colchicina	Alto	Níveis plasmáticos elevados de colchicina e maior risco de toxicidade.
Ciclosporina	Colchicina	Alto	Risco aumentado de toxicidade da ciclosporina (insuficiência renal, colestase, parestesias); disfunção gastrointestinal, hepatonefropatia e neuromiopatia.
Cefalexina	Colestiramina	Médio	Redução da eficácia de cefalexina.
Amiodarona	Colestiramina	Médio	Redução da eficácia da amiodarona.
Ácido Valproico	Colestiramina	Médio	Concentrações séricas de ácido valproico reduzidas.
Codeina	Dantrolene	Alto	Depressão respiratória aditiva.
Clonazepam	Dantrolene	Alto	Depressão respiratória aditiva. Orientações/sugestões: monitorar a depressão respiratória quando usando esta combinação. A redução da dose de uma das drogas pode ser necessária. Mecanismo provável: depressão do SNC.
Clobazam	Dantrolene	Alto	Depressão respiratória aditiva. Orientações/sugestões: monitorar a depressão respiratória quando usando esta combinação. A redução da dose de uma das drogas pode ser necessária. Mecanismo provável: depressão do SNC.
Bromazepam	Dantrolene	Alto	Depressão respiratória aditiva. Orientações/sugestões: monitorar a depressão respiratória quando usando esta combinação. A redução da dose de uma das drogas pode ser necessária. Mecanismo provável: depressão do SNC.

Continua...

Continuação...

Princípio ativo	Princípio ativo	Gravidade	Descrição
Alprazolam	Dantrolene	Alto	Depressão respiratória aditiva. Orientações/sugestões: monitorar a depressão respiratória quando usando esta combinação. A redução da dose de uma das drogas pode ser necessária. Mecanismo provável: depressão do SNC.
Alfentanil	Dantrolene	Alto	Depressão respiratória aditiva. Orientações/sugestões: monitorar a depressão respiratória quando usando esta combinação. A redução da dose de uma das drogas pode ser necessária. Mecanismo provável: depressão do SNC.
Ciprofloxacina	Deflazacorte	Médio	Risco aumentado de ruptura de tendão.
Anfotericina b Lipossomal	Deflazacorte	Médio	Risco aumentado de hipocalemia.
Bupropiona	Deflazacorte	Alto	Limiar convulsivo diminuído.
Ácido Acetilsalicílico	Deflazacorte	Médio	Risco aumentado de ulceração gastrointestinal e concentrações subterapêuticas de aspirina. Orientações/sugestões: monitorar os pacientes quanto a efeitos colaterais gastrointestinais excessivos (estresse gastrointestinal, sangramento gastrointestinal, ulceração gástrica) e quanto à diminuição da eficácia da aspirina. Mecanismo provável: efeitos adversos aditivos; aumento do clearance de aspirina.
Cloreto de Mivacúrio	Deltametrina	Médio	Eficácia do mivacúrio reduzida; fraqueza muscular prolongada e miopatia.
Clortalidona	Deslanosídeo	Alto	Toxicidade do digitálico (náusea, vômito, arritmias).
Anfotericina b Lipossomal	Deslanosídeo	Médio	Hipocalemia e toxicidade do digitálico (náusea, vômitos, distúrbios visuais, arritmias cardíacas).
Anfotericina b	Deslanosídeo	Médio	Hipocalemia e toxicidade do digitálico (náusea, vômitos, distúrbios visuais, arritmias cardíacas).
Cisatracurio	Dexametasona	Médio	Eficácia do cisatracúrio reduzida; fraqueza muscular prolongada e miopatia.
Ciprofloxacina	Dexametasona	Médio	Risco aumentado de ruptura de tendão.
Carbamazepina	Dexametasona	Médio	Redução da eficácia da dexametasona.
Carbamazepina	Dexametasona	Médio	Redução das eficácia da dexametasona.
Caspofungina	Dexametasona	Médio	Níveis plasmáticos de caspofungina reduzidos.
Anfotericina b Lipossomal	Dexametasona	Médio	Risco aumentado de hipocalemia.
Aprepitante	Dexametasona	Médio	Exposição sistêmica à dexametasona aumentada.
Bupropiona	Dexametasona	Alto	Limiar convulsivo diminuído.
Ácido Acetilsalicílico	Dexametasona	Médio	Risco aumentado de ulceração gastrointestinal e concentrações subterapêuticas de aspirina. Orientações/sugestões: monitorar os pacientes quanto a efeitos colaterais gastrointestinais excessivos (estresse gastrointestinal, sangramento gastrointestinal, ulceração gástrica) e quanto à diminuição da eficácia da aspirina. Mecanismo provável: efeitos adversos aditivos; aumento do clearance de aspirina.
Albendazol	Dexametasona	Baixo	Risco aumentado de efeitos adversos do albendazol. Orientações/sugestões: monitorar pacientes quanto a excessivos efeitos adversos do albendazol (náusea, vômitos, tontura, e testes de função do fígado anormais). Mecanismo provável: desconhecido.
Codeina	Diazepam	Alto	Depressão respiratória aditiva. Orientações/sugestões: monitorar a depressão respiratória quando usando esta combinação. A redução da dose de uma das drogas pode ser necessária. Mecanismo provável: depressão do SNC.
Dantrolene	Diazepam	Alto	Depressão respiratória aditiva.
Claritromicina	Diazepam	Médio	Maior toxicidade do benzodiazepínico (depressão do SNC, ataxia, letargia).
Cimetidina	Diazepam	Baixo	Toxicidade do diazepam (depressão do SNC).
Aminofilina	Diazepam	Médio	Redução da eficácia do benzodiazepínico. Orientações/sugestões: monitorar o paciente quanto à eficácia clínica do benzodiazepínico. Uma dose de benzodiazepínico maior que a usual pode ser necessária em um paciente tratado com teofilina. Toxicidade do benzodiazepínico (depressão respiratória, sedação, tontura, ataxia, fraqueza, problemas cognitivos ou de performance motora) pode ocorrer se teofilina é descontinuada sem uma subsequente redução na dose de benzodiazepínico. Mecanismo provável: bloqueio da teofilina sobre os receptores de adenosina.
Amitriptilina	Diazepam	Médio	Déficit psicomotor (maior tempo de reação, vigilância diminuída).
Alfentanil	Diazepam	Alto	Depressão respiratória aditiva. Orientações/sugestões: monitorar a depressão respiratória quando usando esta combinação. A redução da dose de uma das drogas pode ser necessária. Mecanismo provável: depressão do SNC.
Clorpropamida	Diclofenaco Potassico	Médio	Risco aumentado de hipoglicemia.
Clortalidona	Diclofenaco Potassico	Médio	Eficácia diurética e anti-hipertensiva diminuída.
Colestiramina	Diclofenaco Potassico	Médio	Biodisponibilidade de diclofenaco reduzida.
Clopidogrel	Diclofenaco Potassico	Médio	Risco aumentado de sangramento. Orientações/sugestões: pacientes recebendo clopidogrel e um AINE concomitantemente devem ser monitorados atentamente quanto a sangramentos. Sangramento gastrointestinal é de particular preocupação com esta combinação. Clopidogrel e AINEs devem ser administrados com cautela. Mecanismo provável: diminuição da função plaquetária, redução da coagulação.
Citalopram	Diclofenaco Potassico	Médio	Risco aumentado de sangramento Orientações/sugestões: quando um ISRS e um AINE são usados concomitantemente, monitorar o paciente para sinais de aumento do sangramento. Mecanismo provável: desconhecido.

Continua...

Continuação...

Princípio ativo	Princípio ativo	Gravidade	Descrição
Captopril	Diclofenaco Potassico	Baixo	Efeitos anti-hipertensivos e natriuréticos reduzidos.
Carvedilol	Diclofenaco Potassico	Baixo	Efeito anti-hipertensivo diminuído.
Cetorolaco tometamina	Diclofenaco Potassico	Alto	Efeitos adversos gastrointestinais exacerbados (úlceras pépticas, sangramento gastrointestinal e/ou perfuramento).
Ciclosporina	Diclofenaco Potassico	Médio	Risco aumentado de toxicidade da ciclosporina (insuficiência renal, colestase, parestesias).
Atenolol	Diclofenaco Potassico	Baixo	Efeito anti-hipertensivo diminuído.
Amilorida	Diclofenaco Potassico	Médio	Redução da eficácia diurética, hipercalemia ou possível nefrotoxicidadee. Orientações/sugestões: quando administrando agentes anti-inflamatórios não esteroidais (AINEs) e diuréticos poupadores de potássio concomitantemente, monitorar o paciente quanto à diminuição da eficácia do diurético e hipercalemia. Monitorar pressão sanguínea, variações de peso, débito urinário, níveis de potássio, e níveis de creatinina. Mecanismo provável: síntese renal de prostaglandina reduzida.
Anlodipino	Diclofenaco Potassico	Baixo	Risco aumentado de hemorragia gastrointestinal e/ou antagonismo do efeito hipotensivo.
Ácido Acetilsalicilico	Diclofenaco Potassico	Médio	Eficácia do diclofenaco reduzida. Orientações/sugestões: o uso concomitante de aspirina e diclofenaco não é recomendado. Além da aspirina deslocar o diclofenaco dos sítios de ligação. ambas as drogas têm o potencial de induzir irritação gastrointestinal, possivelmente levando a sangramento gastrointestinal. Mecanismo provável: deslocamento do diclofenaco dos sítios de ligação.
Clorpropamida	Diclofenaco Sodico	Médio	Risco aumentado de hipoglicemia.
Clortalidona	Diclofenaco Sodico	Baixo	Eficácia diurética e anti-hipertensiva diminuída.
Colestiramina	Diclofenaco Sodico	Baixo	Biodisponibilidade de diclofenaco reduzida.
Clopidogrel	Diclofenaco Sodico	Médio	Risco aumentado de sangramento. Orientações/sugestões: pacientes recebendo clopidogrel e um AINE concomitantemente devem ser monitorados atentamente quanto a sangramentos. Sangramento gastrointestinal é de particular preocupação com esta combinação. Clopidogrel e AINEs devem ser administrados com cautela. Mecanismo provável: diminuição da função plaquetária, redução da coagulação.
Citalopram	Diclofenaco Sodico	Médio	Risco aumentado de sangramento. Orientações/sugestões: quando um ISRS e um AINE são usados concomitantemente, monitorar o paciente para sinais de aumento do sangramento. Mecanismo provável: desconhecido.
Captopril	Diclofenaco Sodico	Baixo	Efeitos anti-hipertensivos e natriuréticos reduzidos.
Carvedilol	Diclofenaco Sodico	Baixo	Efeito anti-hipertensivo diminuído.
Cetorolaco tometamina	Diclofenaco Sodico	Alto	Efeitos adversos gastrointestinais exacerbados (úlceras pépticas, sangramento gastrointestinal e/ou perfuramento).
Ciclosporina	Diclofenaco Sodico	Médio	Risco aumentado de toxicidade da ciclosporina (insuficiência renal, colestase, parestesias).
Atenolol	Diclofenaco Sodico	Baixo	Efeito anti-hipertensivo diminuído.
Amilorida	Diclofenaco Sodico	Médio	Redução da eficácia diurética, hipercalemia ou possível nefrotoxicidadee. Orientações/sugestões: quando administrando agentes anti-inflamatórios não esteroidais (AINEs) e diuréticos poupadores de potássio concomitantemente, monitorar o paciente quanto à diminuição da eficácia do diurético e hipercalemia. Monitorar pressão sanguínea, variações de peso, débito urinário, níveis de potássio, e níveis de creatinina. Mecanismo provável: síntese renal de prostaglandina reduzida.
Anlodipino	Diclofenaco Sodico	Baixo	Risco aumentado de hemorragia gastrointestinal e/ou antagonismo do efeito hipotensivo.
Ácido Acetilsalicilico	Diclofenaco Sodico	Médio	Eficácia do diclofenaco reduzida. Orientações/sugestões: o uso concomitante de aspirina e diclofenaco não é recomendado. Além da aspirina deslocar o diclofenaco dos sítios de ligação. ambas as drogas têm o potencial de induzir irritação gastrointestinal, possivelmente levando a sangramento gastrointestinal. Mecanismo provável: deslocamento do diclofenaco dos sítios de ligação.
Clomipramina	Difenidramina	Médio	Efeitos anticolinérgicos exacerbados (boca seca, retenção urinária).
Amitriptilina	Difenidramina	Médio	Efeitos anticolinérgicos exacerbados (boca seca, retenção urinária).
Clortalidona	Digoxina	Alto	Toxicidade do digitálico (náusea, vômito, arritmias).
Colestiramina	Digoxina	Médio	Níveis de digoxina diminuídos.
Diazepam	Digoxina	Médio	Toxicidade da digoxina (náusea, vômitos, arritmias cardíacas).
Diclofenaco Potassico	Digoxina	Médio	Risco aumentado de toxicidade da digoxina (náusea, vômitos, arritmias).
Claritromicina	Digoxina	Alto	Toxicidade da digoxina (náusea, vômitos, arritmias).
Cimetidina	Digoxina	Baixo	Alteração da concentração de digoxina.
Calcio	Digoxina	Alto	Risco sério de arritmias e colapso cardiovascular.
Carvedilol	Digoxina	Médio	Bloqueio atrioventricular e toxicidade da digoxina.
Ciclofosfamida	Digoxina	Médio	Redução da eficácia da digoxina.
Ciclosporina	Digoxina	Médio	Toxicidade da digoxina (náusea, vômitos, arritmias cardíacas).
Anfotericina b Lipossomal	Digoxina	Baixo	Hipocalemia e toxicidade do digitálico (náusea, vômitos, distúrbios visuais, arritmias cardíacas).
Atenolol	Digoxina	Médio	Bloqueio atrioventricular e toxicidade da digoxina.
Atorvastatina	Digoxina	Médio	Concentrações plasmáticas elevadas de digoxina.
Azitromicina	Digoxina	Médio	Toxicidade da digoxina (vômitos, arritmias cardíacas).

Continua...

Continuação...

Princípio ativo	Princípio ativo	Gravidade	Descrição
Amilorida	Digoxina	Médio	Redução da eficácia da digoxina. Orientações/sugestões: monitorar pacientes quanto a efeito terapêutico reduzido da digoxina. Mecanismo provável: desconhecido.
Anfotericina b	Digoxina	Médio	Hipocalemia e toxicidade do digitálico (náusea, vômitos, distúrbios visuais, arritmias cardíacas).
Alprazolam	Digoxina	Alto	Toxicidade da digoxina (náusea, vômitos, arritmias).
Acetazolamida	Digoxina	Médio	Toxicidade do digitálico (náusea, vômito, arritmias). Orientações/sugestões: se a terapia concomitante for necessária, monitorar o paciente quanto a eletrólitos, particularmente potássio, e verificar a necessidade de terapia repositora de eletrólitos. Mecanismo provável: hipocalemia induzida por diuréticos causa estado pró-arrítmico.
Amiodarona	Digoxina	Alto	O uso concomitante de digoxina e amiodarona pode resultar em toxicidade digitálica (náusea, vômito, arritmia cardíaca). O uso de amiodarona com digoxina, aumenta em até 70% a concentração sérica de digoxina após um dia de tratamento. Mecanismo provável: inibição da glicoproteína p pela amiodarona e diminuição do clearance (depuração) de digoxina. Orientações/sugestões: aconselha-se descontinuar a terapia com digoxina ou reduzir sua dose em 50% quando amiodarona for administrada. Se a terapia não for suspensa, aconselha-se monitorar os níveis séricos da digoxina e sinais clínicos de intoxicação digitálica.
Clorpropamida	Diltiazem	Baixo	Hipoglicemia.
Colestiramina	Diltiazem	Médio	Biodisponibilidade de diltiazem reduzida.
Diclofenaco Potassico	Diltiazem	Baixo	Risco aumentado de hemorragia gastrointestinal e/ou antagonismo do efeito hipotensivo.
Diclofenaco Sodico	Diltiazem	Baixo	Risco aumentado de hemorragia gastrointestinal e/ou antagonismo do efeito hipotensivo.
Cimetidina	Diltiazem	Médio	Aumento da concentração de diltiazem e possível toxicidade cardiovascular.
Cilostazol	Diltiazem	Médio	Risco aumentado de efeitos adversos do cilostazol (dor de cabeça, diarreia, fezes anormais).
Carbamazepina	Diltiazem	Médio	Toxicidade da carbamazepina (ataxia, nistagmo, diplopia, dor de cabeça, vômitos, apneia, convulsões, coma).
Carvedilol	Diltiazem	Alto	Risco aumentado de hipotensão, bradicardia, disturbâncias da condução AV.
Cetoprofeno	Diltiazem	Baixo	Risco aumentado de hemorragia gastrointestinal e/ou antagonismo do efeito hipotensivo.
Cetorolaco tometamina	Diltiazem	Baixo	Risco aumentado de hemorragia gastrointestinal e/ou antagonismo do efeito hipotensivo.
Aprepitante	Diltiazem	Alto	Concentrações plasmáticas elevadas de aprepitante.
Atenolol	Diltiazem	Alto	Risco aumentado de hipotensão, bradicardia, disturbâncias da condução AV.
Atorvastatina	Diltiazem	Alto	Risco aumentado de rabdomiólise.
Buflomedil	Diltiazem	Médio	Hipotensão. Orientações/sugestões: é necessário cautela se buflomedil e um bloqueador do canal de cálcio devem ser co-administrados. Caso o uso concomitante seja necessário, monitorar atentamente a pressão sanguínea e batimentos cardíacos e ajustar doses conforme necessário. Mecanismo provável: desconhecido.
Aminofilina	Diltiazem	Médio	Concentrações plasmáticas elevadas de teofilina e risco de toxicidade (náusea, vômitos, palpitações, convulsões). Orientações/sugestões: concentrações séricas de teofilina devem ser monitorados quando diltiazem é adicionado, descontinuado, ou quando ocorrerem mudanças na dose. Ajustes da dose de teofilina podem ser necessárias. Mecanismo provável: redução do metabolismo da teofilina.
Amiodarona	Diltiazem	Alto	Bradicardia, bloqueio atrioventricular e/ou bloqueio sinoatrial.
Alprazolam	Diltiazem	Médio	Maior biodisponibilidade e efeitos farmacodinâmicos de alprazolam.
Ácido Acetilsalicilico	Diltiazem	Médio	Prolongação no tempo de sangramento. Orientações/sugestões: monitorar os pacientes quanto a sinais ou sintomas de sangramento anormal, especialmente do trato gastrointestinal. Mecanismo provável: inibição da agregação plaquetária induzida por ADP.
Alfentanil	Diltiazem	Alto	Depressão respiratória aditiva. Orientações/sugestões: monitorar a depressão respiratória quando usando esta combinação. A redução da dose de uma das drogas pode ser necessária. Mecanismo provável: depressão do SNC.
Ciclosporina	Diltiazem	Médio	Diltiazem tem mostrado grande aumento dos níveis sanguíneos de ciclosporina. Este aumento pode levar a toxicidade a ciclosporina, disfunção renal, colestasia e parestesia. Orientações/ sugestões: a interação das drogas pode ser usada intencionalmente para reduzir a dose de eficácia da ciclosporina como uma medida de diminuição de custos. Se esta interação não for desejada, use alternadamente um bloqueador do canal de cálcio, que tenha um impacto mínimo nos níveis de ciclosporina. Se a ciclosporina e diltiazem são dados concomitantemente, monitorar os níveis de ciclosporina circulante e ajustar as doses se necessário. Monitorar também os pacientes quanto ao aumento da toxicidade da ciclosporina (disfunção renal, colestases, parestesias). Mecanismo provável: inibição do citocromo P450 3A4 mediando o metabolismo da ciclosporina pelo diltiazem.
Digoxina	Diltiazem	Médio	O uso concomitante de digoxina e diltiazem pode resultar em aumento das concentrações séricas de digoxina e intoxicação (náusea, vômito, arritmias) Orientações/sugestões: monitorar os níveis de digoxina quando iniciar, ajustar ou descontinuar a terapia com diltiazem para evitar possível aumento ou redução da digitalização. Monitorar o paciente quanto a sinais e sintomas de intoxicação digitálica (náusea, vômito e distúrbios do ritmo cardíaco) e evidências laboratoriais de aumentos inaceitáveis nas concentrações séricas de digoxina. Ajuste da dose pode ser necessário. Mecanismo provável: inibição do clearance de digoxina renal e/ou extra-renal.
Diltiazem	Dipirona	Baixo	Risco aumentado de hemorragia gastrointestinal e/ou antagonismo do efeito hipotensivo.
Clorpropamida	Dipirona	Médio	Risco aumentado de hipoglicemia.
Clortalidona	Dipirona	Médio	Eficácia diurética e anti-hipertensiva diminuída.

Continua...

Continuação...

Princípio ativo	Princípio ativo	Gravidade	Descrição
Clopidogrel	Dipirona	Médio	Risco aumentado de sangramento. Orientações/sugestões: pacientes recebendo clopidogrel e um AINE concomitantemente devem ser monitorados atentamente quanto a sangramentos. Sangramento gastrointestinal é de particular preocupação com esta combinação. Clopidogrel e AINEs devem ser administrados com cautela. Mecanismo provável: diminuição da função plaquetária, redução da coagulação.
Citalopram	Dipirona	Médio	Risco aumentado de sangramento Orientações/sugestões: quando um ISRS e um AINE são usados concomitantemente, monitorar o paciente para sinais de aumento do sangramento. Mecanismo provável: desconhecido.
Captopril	Dipirona	Baixo	Efeitos anti-hipertensivos e natriuréticos reduzidos.
Carvedilol	Dipirona	Baixo	Efeito anti-hipertensivo diminuído.
Cetorolaco tometamina	Dipirona	Alto	Efeitos adversos gastrointestinais exacerbados (úlceras pépticas, sangramento gastrointestinal e/ou perfuramento).
Atenolol	Dipirona	Baixo	Efeito anti-hipertensivo diminuído.
Amilorida	Dipirona	Médio	Redução da eficácia diurética, hipercalemia ou possível nefrotoxicidadee. Orientações/sugestões: quando administrando agentes anti-inflamatórios não esteroidais (AINEs) e diuréticos poupadores de potássio concomitantemente, monitorar o paciente quanto à diminuição da eficácia do diurético e hipercalemia. Monitorar pressão sanguínea, variações de peso, débito urinário, níveis de potássio, e níveis de creatinina. Mecanismo provável: síntese renal de prostaglandina reduzida.
Anlodipino	Dipirona	Baixo	Risco aumentado de hemorragia gastrointestinal e/ou antagonismo do efeito hipotensivo.
Ciclosporina	Dipirona	Médio	O uso concomitante de ciclosporina e anti-inflamatório não hormonal pode resultar em elevação das concentrações de ciclosporina com aumento do risco de toxicidade (disfunção renal, colestase e parestesia). Orientação/sugestões: monitorar os níveis de ciclosporina e ajustar a dose quando necessário. Monitorar os pacientes quanto a toxicidade de ciclosporina (disfunção renal, neurotoxicidade) durante a terapia concomitante. Monitorar a função renal do paciente e descontinuar a dipirona se ocorrer nefrotoxicidade. Mecanismo provável: desconhecido.
Captopril	Dipirona/Cafeína/ Isometepteno	Baixo	Efeitos anti-hipertensivos e natriuréticos reduzidos.
Carvedilol	Dipirona/Cafeína/ Isometepteno	Baixo	Efeito anti-hipertensivo diminuído.
Cetorolaco tometamina	Dipirona/Cafeína/ Isometepteno	Alto	Efeitos adversos gastrointestinais exacerbados (úlceras pépticas, sangramento gastrointestinal e/ou perfuramento).
Atenolol	Dipirona/Cafeína/ Isometepteno	Baixo	Efeito anti-hipertensivo diminuído.
Amilorida	Dipirona/Cafeína/ Isometepteno	Médio	Redução da eficácia diurética, hipercalemia ou possível nefrotoxicidadee. Orientações/sugestões: quando administrando agentes anti-inflamatórios não esteroidais (AINEs) e diuréticos poupadores de potássio concomitantemente, monitorar o paciente quanto à diminuição da eficácia do diurético e hipercalemia. Monitorar pressão sanguínea, variações de peso, débito urinário, níveis de potássio, e níveis de creatinina. Mecanismo provável: síntese renal de prostaglandina reduzida.
Anlodipino	Dipirona/Cafeína/ Isometepteno	Baixo	Risco aumentado de hemorragia gastrointestinal e/ou antagonismo do efeito hipotensivo.
Carvedilol	Dobutamina	Médio	Redução da eficácia de dobutamina.
Cisplatina	Docetaxel	Médio	Maior risco de neuropatia.
Ciclosporina	Docetaxel	Médio	Risco aumentado de toxicidade do docetaxel (anemia, leucopenia, trombocitopenia, febre, diarreia).
Bethanechol	Dopenezil	Médio	Efeitos adversos colinérgicos (bradiarritmia, broncoespasmo, hiperidrose, diarreia, vômitos).
Carvedilol	Doxazocina	Médio	Resposta exagerada à primeira dose do alfa bloqueador.
Atenolol	Doxazocina	Médio	Resposta exagerada à primeira dose do alfa bloqueador.
Digoxina	Doxiciclina	Alto	Níveis aumentados de digoxina e toxicidade da digoxina (náusea, vômito, arritmias cardíacas).
Cisatracurio	Doxiciclina	Médio	Maior ação bloqueadora neuromuscular. Orientações/sugestões: a dose de cisatracúrio pode ter que ser reduzida em pacientes concomitantemente recebendo doxiciclina. Mecanismo provável: desconhecido.
Calcio	Doxiciclina	Médio	Eficácia das tetraciclinas reduzida.
Docetaxel	Doxorrubicina	Alto	Icterícia colestática e colite pseudomembranosa.
Cisplatina	Doxorrubicina	Alto	Leucemia. Orientações/sugestões: ter extremo cuidado quando administrando a combinação altamente tóxica, cisplatina e doxorubicina. Considerar os riscos e benefícios. Mecanismo provável: desconhecido.
Carbamazepina	Doxorrubicina	Médio	Níveis plasmáticos de carbamazepina reduzidos.
Clorpromazina	Duloxetina	Baixo	Maiores concentrações de fenotiazina e potencial toxicidade (sedação, confusão, arritmias cardíacas, hipotensão ortostática, hipertermia, efeitos extrapiramidais).
Clorpromazina	Duloxetina	Médio	Maiores concentrações de fenotiazina e potencial toxicidade (sedação, confusão, arritmias cardíacas, orthostatic hipotensão, hipertermia, efeitos extrapiramidais).
Clomipramina	Duloxetina	Médio	Maiores concentrações séricas do antidepressivo tricíclico e potencial toxicidade (efeitos anticolinérgicos, sedação, confusão, arritmias cardíacas).
Citalopram	Duloxetina	Alto	Risco aumentado de síndrome da serotonina.
Ciprofloxacina	Duloxetina	Médio	Aumento da biodisponibilidade da duloxetina e risco de efeitos adversos.
Ciclobenzaprina	Duloxetina	Alto	Risco aumentado de síndrome da serotonina.

Continua...

Continuação...

Princípio ativo	Princípio ativo	Gravidade	Descrição
Amineptina	Duloxetina	Médio	Concentrações plasmáticas elevadas do antidepressivo tricíclico e potencial toxicidade (efeitos anticolinérgicos, sedação, confusão, arritmias cardíacas). Orientações/sugestões: se a terapia concomitante com duloxetina e a antidepressivo tricíclico for inevitável, concentrações plasmáticas do antidepressivo tricíclico devem ser atentamente monitoradas e a dose ajustada de acordo. Também monitorar pacientes quanto a sinais e sintomas de toxicidade tricíclica (efeitos anticolinérgicos, sedação, confusão, arritmias cardíacas). Mecanismo provável: inibição pela duloxetina do metabolismo do agente tricíclico mediado pelo citocromo P450-2D6.
Amitriptilina	Duloxetina	Médio	Concentrações plasmáticas elevadas de antidepressivo tricíclico e potencial toxicidade (efeitos anticolinérgicos, sedação, confusão, arritmias cardíacas).
Diltiazem	Dutasterida	Médio	Aumento da concentração plasmática de dutasterida.
Ciprofloxacina	Dutasterida	Médio	Aumento da concentração plasmática de dutasterida.
Cimetidina	Dutasterida	Médio	Aumento da concentração plasmática de dutasterida.
Bicarbonato de Sodio	Efedrina	Médio	Toxicidade da efedrina (hipertensão, taquicardia). Orientações/sugestões: monitorar quanto a possível toxicidade da efedrina (eg, hipertensão e taquicardia) e diminuir a dose se necessário. Pacientes em uso de efedrina que frequentemente requerem um alcalinizante urinário podem necessitar da redução das doses de ambas as drogas. Mecanismo provável: excreção renal reduzida.
Bicarbonato de Sodio	Efedrina	Médio	Toxicidade da efedrina (hipertensão, taquicardia).
Aminofilina	Efedrina	Médio	Um aumento no risco ou gravidade dos efeitos colaterais (náusea, nervosismo, insônia). Orientações/sugestões: monitorar quanto a efeitos adversos do sistema nervoso central e gastrointestinais. Mecanismo provável: efeitos adversos aditivos.
Bupivacaina	Enalapril	Médio	Bradicardia e hipotensão com perda de consciência. Orientações/sugestões: A supressão do sistema renina-angiotensina pode magnificar a bradicardia e hipotensão num paciente sob anestesia com bupivacaína e que está sob tratamento com inibidores da ECA. Terapia com inibidores da ECA pode ser continuada até o momento da cirurgia, entretanto, tais pacientes devem ser fortemente monitorados e a instabilidade hemodinâmica deve ser tratada apropriadamente. Mecanismo provável: supressão do sistema renina-angiotensina.
Bupivacaina/ Glicose	Enalapril	Médio	Bradicardia e hipotensão com perda de consciência. Orientações/sugestões: a supressão do sistema renina-angiotensina pode magnificar a bradicardia e hipotensão num paciente sob anestesia com bupivacaína e que está sob tratamento com inibidores da ECA. Terapia com inibidores da ECA pode ser continuada até o momento da cirurgia, entretanto, tais pacientes devem ser fortemente monitorados e a instabilidade hemodinâmica deve ser tratada apropriadamente. Mecanismo provável: supressão do sistema renina-angiotensina.
Bupivacaina/ Epinefrina	Enalapril	Médio	Bradicardia e hipotensão com perda de consciência. Orientações/sugestões: a supressão do sistema renina-angiotensina pode magnificar a bradicardia e hipotensão num paciente sob anestesia com bupivacaína e que está sob tratamento com inibidores da ECA. Terapia com inibidores da ECA pode ser continuada até o momento da cirurgia, entretanto, tais pacientes devem ser fortemente monitorados e a instabilidade hemodinâmica deve ser tratada apropriadamente. Mecanismo provável: supressão do sistema renina-angiotensina.
Ácido Acetilsalicilico	Enalapril	Médio	Eficácia do enalapril reduzida. Orientações/sugestões: embora estudos sugiram uma interação entre o enalapril e a aspirina, o médico deve avaliar os riscos e benefícios da combinação destes dois agentes. Mecanismo provável: inibição da síntese de prostaglandinas.
Dipiridamol	Enoxaparina	Médio	Risco aumentado de sangramento e risco aumentado de hematoma quando anestesia neuraxial é usada.
Dipirona	Enoxaparina	Alto	Risco aumentado de sangramento.
Diclofenaco Potassico	Enoxaparina	Alto	Risco aumentado de sangramento.
Diclofenaco Sodico	Enoxaparina	Alto	Risco aumentado de sangramento.
Cetorolaco tometamina	Enoxaparina	Alto	Risco aumentado de sangramento.
Alteplase	Enoxaparina	Alto	Risco aumentado de sangramento.
Ácido Acetilsalicilico	Enoxaparina	Médio	Risco aumentado de sangramento e risco aumentado de hematoma quando anestesia neuraxial é usada. Orientações/sugestões: salicilatos devem ser descontinuados antes do início da terapia com uma heparina de baixo peso molecular ou heparinoides. Caso isso não seja possível, pacientes devem ser monitorados atenciosamente quanto a sangramento, que pode ser grave. Sangramento gastrointestinal é uma preocupação em particular com esta combinação. Médicos devem estar cientes de que o maior risco de sangramento com esta combinação não será totalmente refletido pelo tempo de tromboplastina. Mecanismo provável: diminuição da função plaquetária, redução da coagulação.
Abciximab	Enoxaparina	Alto	Risco aumentado de sangramento. Orientações/sugestões: anticoagulantes devem ser descontinuados antes do início da terapia com heparinas de baixo peso molecular. Caso isso não seja possível, o paciente deve ser monitorado quanto a sangramentos, que podem ser sérios. Sangramento gastrointestinal é de particular preocupação nesta interação, assim como o desenvolvimento de hematoma espinhal ou epidural em pacientes que recebem anestesia espinhal ou epidural, ou punção espinhal antes da terapia com heparina de baixo peso molecular. O médico deve estar atento ao fato de que o risco de sangramento resultante desta interação não será totalmente refletido pelo tempo de tromboplastina parcial. Mecanismo provável: anticoagulação aditiva.
Cetoprofeno	Enoxaparina	Alto	O uso concomitante de enoxaparina (heparina de baixo peso molecular) e cetoprofeno deve ser monitorado atentamente pelo aumento de risco de sangramento. Sangramento gastrintestinal é uma preocupação importante com a combinação destes medicamentos. Orientações/sugestões: a terapia com cetoprofeno deve ser descontinuada dias antes de cirurgias. O tempo parcial de tromboplastina não reflete totalmente o aumento do risco de sangramentos. Pacientes que necessitem de analgesia devem utilizar preferencialmente paracetamol ou analgésicos narcóticos. Mecanismo provável: diminuição da coagulação, pela diminuição da atividade das plaquetas.
Clopidogrel	Enoxaparina	Alto	O uso concomitante de clopidogrel com enoxaparina pode resultar em um aumento transitório do risco de sangramento. Orientações/sugestões: descontinuar o uso do anticoagulante antes de iniciar a terapia com a heparina de baixo peso molecular. Caso não seja possível, monitorar o risco de sangramento. Mecanismo provável: aumento da anticoagulação.

Continua...

Continuação...

Princípio ativo	Princípio ativo	Gravidade	Descrição
Dobutamina	Entacarpone	Alto	Risco aumentado de taquicardia, hipertensão e arritmias.
Dopamina	Entacarpone	Alto	Risco aumentado de taquicardia, hipertensão e arritmias.
Colestiramina	Entacarpone	Baixo	Aumento dos efeitos adversos do entacapone (diarreia, discinesia). Gravidade moderada. Orientações/sugestões: se colestiramina e entacapone forem co-administrados, monitorar o paciente quanto a sinais de excessivos efeitos adversos do entacapone. Mecanismo provável: redução da excreção biliar do entacapone.
Cloranfenicol	Entacarpone	Médio	Risco aumentado de aumento dos efeitos adversos do entacapone (diarreia, discinesia). Orientações/sugestões: se entacapone e cloranfenicol forem coadministrados, monitorar o paciente quanto a sinais de excessivos efeitos adversos do entacapone. Mecanismo provável: redução da excreção biliar do entacapone.
Ampicilina	Entacarpone	Médio	Risco aumentado de aumento dos efeitos adversos do entacapone (diarreia, discinesia). Orientações/sugestões: se entacapone e ampicilina forem co-administrados, monitorar o paciente quanto a sinais de excessivos efeitos adversos do entacapone. Mecanismo provável: redução da excreção biliar do entacapone.
Clorpromazina	Epinefrina	Médio	Hipotensão e taquicardia.
Clomipramina	Epinefrina	Alto	Hipertensão, arritmias cardíacas, e taquicardia.
Carvedilol	Epinefrina	Alto	Hipertensão, bradicardia, resistência anafilática à epinefrina.
Amitriptilina	Epinefrina	Alto	Hipertensão, arritmias cardíacas, e taquicardia.
Diltiazem	Epirubicina	Baixo	Risco aumentado de falência cardíaca.
Anlodipino	Epirubicina	Baixo	Risco aumentado de falência cardíaca.
Dopamina	Ergotamina	Alto	Vasoconstrição periférica e gangrena Gravidade: contraindicado.
Claritromicina	Ergotamina	Alto	Risco aumentado de ergotismo agudo (náusea, vômitos, isquemia vasoespástica).
Azitromicina	Ergotamina	Alto	Risco aumentado de ergotismo agudo (náusea, vômitos, isquemia vasoespástica).
Alprazolam	Ergotamina	Médio	Maior biodisponibilidade e efeitos farmacodinâmicos de alprazolam.
Digoxina	Eritromicina	Alto	Níveis aumentados de digoxina e toxicidade da digoxina (náusea, vômito, arritmias cardíacas).
Diltiazem	Eritromicina	Alto	Risco aumentado de cardiotoxicidade (prolongação intervalo QT, torsade de pointes, parada cardíaca).
Docetaxel	Eritromicina	Médio	Risco aumentado de toxicidade do docetaxel (anemia, leucopenia, trombocitopenia, febre, diarreia).
Colchicina	Eritromicina	Alto	Níveis plasmáticos elevados de colchicina e maior risco de toxicidade.
Diazepam	Eritromicina	Médio	Maior toxicidade do benzodiazepínico (depressão do SNC, ataxia, letargia).
Clorpromazina	Eritromicina	Alto	Risco aumentado de cardiotoxicidade (prolongação intervalo QT, torsade de pointes, parada cardíaca).
Clindamicina	Eritromicina	Alto	Efeitos antimicrobianos antagonistas e/ou risco aumentado de cardiotoxicidade (prolongação intervalo QT, torsade de pointes, parada cardíaca). Orientações/sugestões: a administração concomitante de eritromicina e clindamicina não é recomendada.
Claritromicina	Eritromicina	Alto	Risco aumentado de cardiotoxicidade (prolongação intervalo QT, torsade de pointes, parada cardíaca).
Cilostazol	Eritromicina	Médio	Risco aumentado de efeitos adversos do cilostazol (dor de cabeça, diarreia, fezes anormais).
Carbamazepina	Eritromicina	Médio	Toxicidade da carbamazepina (ataxia, nistagmo, diplopia, dor de cabeça, vômitos, apneia, convulsões, coma).
Ciclosporina	Eritromicina	Médio	Risco aumentado de toxicidade da ciclosporina (insuficiência renal, colestase, parestesias).
Atorvastatina	Eritromicina	Alto	Maior exposição à atorvastatina e risco aumentado de miopatia ou rabdomiólise.
Budesonida	Eritromicina	Médio	Concentrações plasmáticas de budesonida elevadas. Orientações/sugestões: eritromicina pode inibir o metabolismo e aumentar a exposição sistêmica a budesonida quando administrado concomitantemente. Recomenda-se cautela com the use de budesonida e inibidores potentes do CYP3A4, como eritromicina. Mecanismo provável: inibição do metabolismo da budesonida mediado pelo citocromo P450 3A4 pela eritromicina.
Aminofilina	Eritromicina	Alto	Toxicidade da teofilina ou eficácia da eritromicina reduzida. Orientações/sugestões: concentrações séricas de teofilina devem ser atentamente monitoradas quando eritromicina é adicionada, descontinuada, ou quando ocorrerem mudanças na dose. Ajustes de dose de teofilina podem ser necessárias. Mecanismo provável: redução do metabolismo da teofilina; aumento do clearance de eritromicina.
Amiodarona	Eritromicina	Alto	Risco aumentado de cardiotoxicidade (prolongação intervalo QT, torsade de pointes, parada cardíaca).
Amitriptilina	Eritromicina	Alto	Risco aumentado de cardiotoxicidade (prolongação intervalo QT, torsade de pointes, parada cardíaca).
Alfentanil	Eritromicina	Médio	Clearance da alfentanila reduzido. Orientações/sugestões: monitorar pacientes recebendo alfentanil e eritromicina quanto a sedação e depressão respiratória aumentadas. Doses de alfentanil podem ter que ser reduzidas. Mecanismo provável: inibição das enzimas citocromo P450 pela eritromicina.
Alprazolam	Eritromicina	Médio	Maior toxicidade do benzodiazepínico (depressão do SNC, ataxia, letargia).
Ácido Valproico	Eritromicina	Médio	Toxicidade do ácido valproico (depressão do SNC, convulsões).
Claritromicina	Erlotinibe	Médio	Maior exposição ao erlotinibe.
Carbamazepina	Erlotinibe	Alto	Maior clearance e menor exposição sistêmica ao erlotinibe.
Digoxina	Esmolol	Médio	Bloqueio atrioventricular e toxicidade da digoxina.
Diltiazem	Esmolol	Alto	Risco aumentado de hipotensão, bradicardia, disturbâncias da condução AV.
Dipirona	Esmolol	Baixo	Efeito anti-hipertensivo diminuído.
Doxazocina	Esmolol	Médio	Resposta exagerada à primeira dose do alfa bloqueador.
Clorpropamida	Esmolol	Médio	Hipoglicemia, hiperglicemia ou hipertensão.

Continua...

Continuação...

Princípio ativo	Princípio ativo	Gravidade	Descrição
Diclofenaco Potassico	Esmolol	Baixo	Efeito anti-hipertensivo diminuído.
Diclofenaco Sodico	Esmolol	Baixo	Efeito anti-hipertensivo diminuído.
Cetoprofeno	Esmolol	Baixo	Efeito anti-hipertensivo diminuído.
Cetorolaco tometamina	Esmolol	Baixo	Efeito anti-hipertensivo diminuído.
Amiodarona	Esmolol	Alto	Hipotensão, bradicardia, ou parada cardíaca.
Anlodipino	Esmolol	Médio	Hipotensão e/ou bradicardia.
Digoxina	Esomeprazol	Médio	Risco aumentado de toxicidade da digoxina (náusea, vômitos, arritmias).
Dipirona	Espironolactona	Médio	Redução da eficácia diurética, hipercalemia ou possível nefrotoxicidadee.
Ciclosporina	Espironolactona	Médio	Hipercalemia.
Cetoprofeno	Espironolactona	Médio	Redução da eficácia diurética, hipercalemia ou possível nefrotoxicidadee.
Cetorolaco tometamina	Espironolactona	Médio	Redução da eficácia diurética, hipercalemia ou possível nefrotoxicidadee. Orientações/sugestões: quando administrando agentes anti-inflamatórios não esteroidais (AINEs) e diuréticos poupadores de potássio concomitantemente, monitorar o paciente quanto à diminuição da eficácia do diurético e hipercalemia. Monitorar pressão sanguínea, variações de peso, débito urinário, níveis de potássio, e níveis de creatinina. Mecanismo provável: síntese renal de prostaglandina reduzida.
Ácido Acetilsalicilico	Espironolactona	Médio	Diminuição da eficácia da espironolactona. Orientações/sugestões: evitar doses maiores que 650 mg diários em adultos recebendo espironolactona. Mecanismo provável: alteração do efeito.
Captopril	Espironolactona	Alto	O uso concomitante de espironolactona e captopril pode resultar em hipercalemia. Orientações/sugestões: muitas vezes o aumento dos níveis de potássio é transitório, mas devem ser monitorados quando persistirem e especialmente em pacientes com disfunção renal, diabetes e no idoso. Mecanismo provável: aumento da retenção de potássio, secundário a diminuição dos níveis de aldosterona.
Cloreto Potassio	Espironolactona	Alto	O uso concomitante de espironolactona e cloreto de potássio pode resultar em hipercalemia. Orientações/sugestões: aconselha-se monitorar os níveis séricos de potássio. Mecanismo provável: diminuição do clearance renal do potássio.
Digoxina	Espironolactona	Alto	O uso concomitante de espironolactona e digoxina pode resultar em toxicidade digitálica (náuseas, vômitos, arritmias cardíacas). Orientações/sugestões: durante o uso concomitande de digoxina e espironolactona, monitorar a resposta clínica do paciente e os níveis de digoxina para ajustar a dose, diminuição da dose pode ser necessária. Mecanismo provável: aumento dos níveis de digoxina devido à diminuição do clearance renal de digoxina.
Enalapril	Espironolactona	Alto	O uso concomitante de diuréticos poupadores de potássio e inibidores da enzima conversora de angiotensina (IECA) pode resultar em hipercalemia (??? potássio). Orientações/sugestões: o aumento do nível sérico de potássio é frequentemente transitório, monitorar quando o aumento for persistente, especialmente em pacientes com disfunção renal ou diabetes e pacientes idosos. Arritmias severas e morte têm sido reportadas. Mecanismo provável: os IECA diminuem os níveis de aldosterona e consequentemente pode causar retenção de potássio.
Dipiridamol	Estreptoquinase	Alto	Risco aumentado de sangramento.
Clopidogrel	Estreptoquinase	Alto	Risco aumentado de sangramento. Orientações/sugestões: monitorar tempo de protrombina ou utilizar outro teste de anticoagulação adequado em intervalos próximos caso um anticoagulante e um trombolítico sejam administrados concomitantemente. Mecanismo provável: anticoagulação aditiva.
Cilostazol	Estreptoquinase	Alto	Risco aumentado de sangramento. Orientações/sugestões: monitorar tempo de protrombina ou utilizar outro teste de anticoagulação adequado em intervalos próximos caso um anticoagulante e um trombolítico sejam administrados concomitantemente. Mecanismo provável: anticoagulação aditiva.
Alteplase	Estreptoquinase	Alto	Risco aumentado de sangramento. Orientações/sugestões: agentes trombolíticos só devem ser usados em combinação com outros trombolíticos se os potenciais benefícios superarem o risco de sangramento. Observar os pacientes quanto a sangramento externo e estar atento a sinais e sintomas de sangramento interno. Acompanhamento clínico e laboratorial é recomendado. Mecanismo provável: anticoagulação aditiva.
Ácido Acetilsalicilico	Estreptoquinase	Médio	Risco aumentado de complicações hemorrágicas. Orientações/sugestões: uso de aspirina deve ser evitado em pacientes de derrame isquêmico até a trombólise ser alcançada. Mecanismo provável: prolongação do tempo de sangramento.
Abciximab	Estreptoquinase	Alto	Risco aumentado de sangramento. Orientações/sugestões: monitorar tempo de protrombina ou utilizar outro teste de anticoagulação adequado em intervalos próximos caso um anticoagulante e um trombolítico sejam administrados concomitantemente. Mecanismo provável: anticoagulação aditiva.
Aprepitante	Etoposido	Alto	Concentrações plasmáticas de etoposido elevadas.
Ciclosporina	Ezetimibe	Médio	Maior concentração plasmática de ezetimibe e ciclosporina.
Clomipramina	Fenilefrina	Alto	Hipertensão, arritmias cardíacas, e taquicardia.
Amitriptilina	Fenilefrina	Alto	Hipertensão, arritmias cardíacas, e taquicardia.
Diltiazem	Fenitoina	Médio	Risco aumentado de toxicidade da fenitoína (ataxia, hiperreflexia, nistagmo, tremor).
Dopamina	Fenitoina	Alto	Hipotensão e/ou parada cardíaca.
Clorpropamida	Fenitoina	Baixo	Eficácia reduzida da Clorpropamida.

Continua...

Continuação...

Princípio ativo	Princípio ativo	Gravidade	Descrição
Deflazacorte	Fenitoina	Médio	Redução da eficácia do deflazacorte.
Clorpromazina	Fenitoina	Baixo	Níveis de fenitoína alterados e possivelmente níveis reduzidos de fenotiazina.
Clopidogrel	Fenitoina	Médio	Risco aumentado de toxicidade da fenitoína (ataxia, hiperreflexia, nistagmo, tremor).
Cloranfenicol	Fenitoina	Médio	Risco aumentado de toxicidade da fenitoína (ataxia, hiperreflexia, nistagmo, tremor).
Clorpropamida	Fenitoina	Médio	Risco aumentado de toxicidade da fenitoína (ataxia, hiperreflexia, nistagmo, tremores).
Clonazepam	Fenitoina	Baixo	Concentrações alteradas de ambas as drogas.
Clobazam	Fenitoina	Médio	Risco aumentado de toxicidade da fenitoína (ataxia, hiperreflexia, nistagmo, tremor).
Cisplatina	Fenitoina	Médio	Concentrações plasmáticas de fenitoína reduzidas.
Claritromicina	Fenitoina	Médio	Maior risco de toxicidade da fenitoína (ataxia, hiperreflexia, nistagmo, tremor).
Ciprofloxacina	Fenitoina	Médio	Níveis de fenitoína alterados.
Cisatracurio	Fenitoina	Médio	Resistência a ação bloqueadora neuromuscular. Orientações/sugestões: a dose de cisatracúrio pode ter que ser reduzida em pacientes concomitantemente recebendo fenitoína. Mecanismo provável: desconhecido.
Cimetidina	Fenitoina	Médio	Risco aumentado de toxicidade da fenitoína (ataxia, hiperreflexia, nistagmo, tremor).
Ciclosporina	Fenitoina	Médio	Níveis séricos de ciclosporina aumentados e maior risco potencial de rejeição de órgão.
Capecitabina	Fenitoina	Médio	Concentrações plasmáticas elevadas de fenitoína associadas a toxicidade da fenitoína.
Carbamazepina	Fenitoina	Médio	Maior concentração de fenitoína e menor concentração de carbamazepina.
Carbidopa/ Levodopa	Fenitoina	Médio	Menor eficácia da levodopa.
Carboplatina	Fenitoina	Médio	Eficácia da fenitoína reduzida.
Carmustina	Fenitoina	Médio	Eficácia da fenitoína reduzida.
Caspofungina	Fenitoina	Médio	Níveis plasmáticos de caspofungina reduzidos.
Aprepitante	Fenitoina	Baixo	Redução da eficácia e concentrações de aprepitante.
Azitromicina	Fenitoina	Médio	Concentrações plasmáticas elevadas de fenitoína.
Benserazida/ Levodopa	Fenitoina	Médio	Menor eficácia da levodopa.
Betametasona	Fenitoina	Médio	Eficácia reduzida da betametasona.
Bleomicina	Fenitoina	Médio	Eficácia da fenitoína reduzida.
Bupropiona	Fenitoina	Baixo	Eficácia da bupropiona reduzida.
Busulfano	Fenitoina	Médio	Concentrações plasmáticas de busulfano diminuídas.
Aminofilina	Fenitoina	Médio	Redução da eficácia da teofilina. Orientações/sugestões: monitoração das concentrações séricas de teofilina e fenitoína é recomendada. Ajustes de dosagem de uma destas drogas podem ser necessárias. Mecanismo provável: aumento do metabolismo da teofilina.
Amiodarona	Fenitoina	Médio	Risco aumentado de toxicidade da fenitoína (ataxia, hiperreflexia, nistagmo, tremor) e/ou concentrações diminuídas de amiodarona.
Amitriptilina	Fenitoina	Médio	Risco aumentado de toxicidade da fenitoína (ataxia, hiperreflexia, nistagmo, tremor).
Aciclovir	Fenitoina	Médio	Concentração plasmática de fenitoína diminuída e potencial aumento da atividade convulsiva. Orientações/sugestões: monitorar os pacientes quanto à redução dos níveis plasmáticos de antiepilético. Considerar alternativas para a terapia antiviral. Mecanismo provável: aumento do trânsito gastrointestinal ou mudança no pH do fluido gastrointestinal.
Ácido Acetilsalicílico	Fenitoina	Baixo	Concentração de fenitoína reduzida. Orientações/sugestões: com dosagens mais baixas de aspirina, não é necessário monitoração. Em pacientes recebendo dosagens altas de aspirina (mais de 2 g/dia), deve ser considerada a monitoração da concentração de fenitoína. Níveis de fenitoína livre são provavelmente os melhores indicadores nesta situação para prever a eficácia terapêutica. Mecanismo provável: deslocamento dos sítios de ligação às proteínas.
Ácido Folico	Fenitoina	Médio	Eficácia da fenitoína reduzida. Orientações/sugestões: se ácido fólico for adicionado à terapia com fenitoína, monitorar o paciente quanto à redução do controle anticonvulsivo. Fenitoína pode reduzir as concentrações de ácido fólico e, portanto, deve ser evitada durante a gravidez. Mecanismo provável: metabolismo da fenitoína aumentado.
Ácido Valproico	Fenitoina	Médio	Alterações dos níveis de fenitoína ou de valproato.
Acetazolamida	Fenitoina	Médio	Risco aumentado de osteomalacia. Orientações/sugestões: se acetazolamida e fenitoína devem ser coadministradas, monitorar o paciente para sintomas iniciais de osteomalacia. O tratamento da osteomalácia inclui a interrupção da acetazolamida e administração de Vit. D e fosfato. Mecanismo provável: efeitos adversos aditivos incluindo excreção urinária excessiva de cálcio e fosfato, acidose sistêmica e/ou hipofosfatemia.
Atorvastatina	Fenitoina	Médio	A Fenitoina pode diminuir a eficácia da atorvastatina, baseada em pacientes com hipercolesterolemia familiar, que foram tratados com medicação concorrente Orientações/sugestões: pacientes recebendo fenitoina e atorvastatina devem ser monitorados quanto a eficácia da atorvastina, bem como quanto aos níveis de colesterol e triglicérides. Mecanismo provável: indução pela fenitoina do citocromo P450 3A4 mediando o metabolismo da atorvastatina.

Continua...

Continuação...

Princípio ativo	Princípio ativo	Gravidade	Descrição
Dexametasona	Fenitoína	Médio	O uso concomitante de dexametasona e fenitoína pode resultar em uma diminuição da eficácia da dexametasona. Orientações/sugestões: monitorar a eficácia terapêutica do agente corticoesteroide; uma dose em dobro ou um aumento maior da dose de esteroide pode ser requerido quando houver uma terapia concomitante de dexametasona e fenitoína. Considerar monitorização periódica dos níveis de fenitoína, aumento da dose de fenitoína também podem ser necessárias. Mecanismo provável: aumento do metabolismo da dexametasona.
Diazepam	Fenitoína	Baixo	O uso concomitante de fenitoína e diazepam pode resultar em alterações nos níveis plasmáticos de fenitoína. Orientações/sugestões: monitoração dos pacientes para verificar sinais clínicos de eficácia da fenitoína ou ainda a toxicidade da mesma. Os exames para obtenção dos níveis plasmáticos de fenitoína devem ser obtidos uma semana após a adição ou retirada do diazepam da terapia. Mecanismo provável: desconhecido.
Doxiciclina	Fenobarbital	Médio	Redução das eficácia da doxiciclina.
Codeína	Fenobarbital	Alto	Depressão respiratória aditiva. Orientações/sugestões: Monitorar a depressão respiratória quando usando esta combinação. A redução da dose de uma das drogas pode ser necessária. Mecanismo provável: depressão do SNC.
Colestiramina	Fenobarbital	Médio	Redução da absorção de fenobarbital.
Dantrolene	Fenobarbital	Alto	Depressão respiratória aditiva. Orientações/sugestões: monitorar a depressão respiratória quando usando esta combinação. A redução da dose de uma das drogas pode ser necessária. Mecanismo provável: depressão do SNC.
Deflazacorte	Fenobarbital	Médio	Redução da eficácia do corticosteroide.
Dexametasona	Fenobarbital	Médio	Redução das eficácia da dexametasona.
Diazepam	Fenobarbital	Alto	Depressão respiratória aditiva. Orientações/sugestões: monitorar a depressão respiratória quando usando esta combinação. A redução da dose de uma das drogas pode ser necessária. Mecanismo provável: depressão do SNC.
Clorpromazina	Fenobarbital	Médio	Redução da eficácia da clorpromazina.
Cloranfenicol	Fenobarbital	Médio	Toxicidade do fenobarbital ou redução da eficácia do cloranfenicol.
Clomipramina	Fenobarbital	Baixo	Possível diminuição da concentração do antidepressivo tricíclico e possíveis efeitos adversos aditivos.
Clobazam	Fenobarbital	Alto	Depressão respiratória aditiva. Orientações/sugestões: monitorar a depressão respiratória quando usando esta combinação. A redução da dose de uma das drogas pode ser necessária. Mecanismo provável: depressão do SNC.
Ciclosporina	Fenobarbital	Médio	Redução da eficácia de ciclosporina.
Betametasona	Fenobarbital	Médio	Eficácia reduzida da betametasona.
Bromazepam	Fenobarbital	Alto	Depressão respiratória aditiva. Orientações/sugestões: monitorar a depressão respiratória quando usando esta combinação. A redução da dose de uma das drogas pode ser necessária. Mecanismo provável: depressão do SNC.
Bupropiona	Fenobarbital	Baixo	Eficácia da bupropiona reduzida.
Aminofilina	Fenobarbital	Médio	Redução da eficácia da teofilina. Orientações/sugestões: concentrações séricas de teofilina devem ser atentamente monitoradas quando um barbitúrico é adicionado, descontinuado, ou quando ocorrerem mudanças na dose. Ajustes de dose de teofilina podem ser necessárias. Mecanismo provável: aumento do metabolismo da teofilina.
Alfentanil	Fenobarbital	Alto	Depressão respiratória aditiva. Orientações/sugestões: monitorar a depressão respiratória quando usando esta combinação. A redução da dose de uma das drogas pode ser necessária. Mecanismo provável: depressão do SNC.
Alprazolam	Fenobarbital	Alto	Depressão respiratória aditiva. Orientações/sugestões: monitorar a depressão respiratória quando usando esta combinação. A redução da dose de uma das drogas pode ser necessária. Mecanismo provável: depressão do SNC.
Ácido Valproico	Fenobarbital	Médio	Toxicidade do fenobarbital ou eficácia reduzida do ácido valproico.
Clonazepam	Fenobarbital	Alto	O uso concomitante de barbituricos e benzodiazepinicos pode resultar em depressão respiratória aditiva. Orientações/sugestões: monitorar a depressão respiratória quando estas drogas forem utilizadas em combinação. Redução de dose de uma ou de ambas as drogas pode ser necessária. Mecanismo provável: depressão do sistema nervoso central.
Fenitoína	Fenobarbital	Baixo	O uso concomitante de fenitoína e fenobarbital pode resultar em aumento ou diminuição dos níveis de fenitoína. Orientações/sugestões: pacientes recebendo terapia combinada devem ter as concentrações das drogas monitoradas periodicamente e as doses ajustadas. Mecanismo provável: indução ou inibição do metabolismo de fenitoína.
Carbamazepina	Fenobarbital	Médio	O uso concomitante de fenobarbital e carbamazepina pode resultar em diminuição da eficácia da carbamazepina com consequente perda do controle da convulsão. Orientações/sugestões: na terapia com carbamazepima e fenobarbita, monitorar a ocorrência de convulsão, especialmente em pacientes pediátricos, e ajustar as doses. Mecanismo provável: indução das enzimas microssomais e consequente alteração do metabolismo da carbamazepima.
Carvedilol	Fenoterol	Alto	Eficácia reduzida do bloqueador beta-adrenergico e/ou do beta-2 agonista.
Atenolol	Fenoterol	Alto	Eficácia reduzida do bloqueador beta-adrenergico e/ou do beta-2 agonista.
Diltiazem	Fentanil	Alto	Hipotensão severa e risco aumentado de toxicidade da fentanila (depressão respiratória).
Codeína	Fentanil	Alto	Depressão respiratória aditiva. Orientações/sugestões: monitorar a depressão respiratória quando usando esta combinação. A redução da dose de uma das drogas pode ser necessária. Mecanismo provável: depressão do SNC.
Dantrolene	Fentanil	Alto	Depressão respiratória aditiva.

Continua...

Continuação...

Princípio ativo	Princípio ativo	Gravidade	Descrição
Diazepam	Fentanil	Alto	Depressão respiratória aditiva. Orientações/sugestões: monitorar a depressão respiratória quando usando esta combinação. A redução da dose de uma das drogas pode ser necessária. Mecanismo provável: depressão do SNC.
Clorpromazina	Fentanil	Alto	Um aumento na depressão do SNC e respiratório.
Clonazepam	Fentanil	Alto	Depressão respiratória aditiva. Orientações/sugestões: monitorar a depressão respiratória quando usando esta combinação. A redução da dose de uma das drogas pode ser necessária. Mecanismo provável: depressão do SNC.
Clobazam	Fentanil	Alto	Depressão respiratória aditiva. Orientações/sugestões: monitorar a depressão respiratória quando usando esta combinação. A redução da dose de uma das drogas pode ser necessária. Mecanismo provável: depressão do SNC.
Carbamazepina	Fentanil	Médio	Concentrações plasmáticas diminuídas de fentanila.
Carvedilol	Fentanil	Alto	Hipotensão severa.
Aprepitante	Fentanil	Médio	Risco aumentado de toxicidade da fentanila (depressão do SNC, depressão respiratória).
Atenolol	Fentanil	Médio	Hipotensão severa.
Azitromicina	Fentanil	Médio	Efeitos opioides aumentados ou prolongados (depressão do SNC, depressão respiratória).
Bromazepam	Fentanil	Alto	Depressão respiratória aditiva. Orientações/sugestões: monitorar a depressão respiratória quando usando esta combinação. A redução da dose de uma das drogas pode ser necessária. Mecanismo provável: depressão do SNC.
Amiodarona	Fentanil	Médio	Toxicidade cardíaca (baixo débito cardíaco).
Anlodipino	Fentanil	Alto	Hipotensão severa.
Alfentanil	Fentanil	Alto	Depressão respiratória aditiva. Orientações/sugestões: monitorar a depressão respiratória quando usando esta combinação. A redução da dose de uma das drogas pode ser necessária. Mecanismo provável: depressão do SNC.
Alprazolam	Fentanil	Alto	Depressão respiratória aditiva. Orientações/sugestões: monitorar a depressão respiratória quando usando esta combinação. A redução da dose de uma das drogas pode ser necessária. Mecanismo provável: depressão do SNC.
Claritromicina	Fentanil	Médio	O uso concomitante de fentanila e claritromicina pode aumentar ou prolongar os efeitos dos opioides (depressão do SNC e depressão respiratória). Orientações/sugestões: monitorar cuidadosamente os pacientes recebendo concomitantemente fentanila e antibióticos macrolídeos. O ajuste de dose pode ser necessário. Mecanismo provável: inibição do citocromo P450 3A4, mediador do metabolismo da fentanila.
Fenitoina	Fentanil	Médio	Redução da concentração plasmática de fentanil. Orientações/sugestões: precaução é recomendada no uso concomitante de fenitoína e fentanil. Ajuste de dose deve ser considerado se necessário. Mecanismo provável: indução do metabolismo do fentanil mediado pelo citocromo P450.
Carvedilol	Fentolamina	Médio	Resposta exagerada à primeira dose do alfa bloqueador.
Atenolol	Fentolamina	Médio	Resposta exagerada à primeira dose do alfa bloqueador.
Doxiciclina	Ferro	Médio	Redução da eficácia de tetraciclina e ferro.
Colestiramina	Ferro	Baixo	Eficácia reduzida do ferro.
Cloranfenicol	Ferro	Baixo	Eficácia reduzida do ferro.
Ciprofloxacina	Ferro	Médio	Redução da eficácia de ciprofloxacina.
Calcio	Ferro	Baixo	Eficácia reduzida do ferro. Orientações/sugestões: administração concomitante de sais de ferro e produtos contendo alumínio, cálcio ou magnésio não é recomendada. Se o uso conjunto não puder ser evitado, sais de ferro devem ser tomados pelo menos uma hora antes ou duas horas depois de produtos contendo alumínio, cálcio ou magnésio. Mecanismo provável: redução da absorção do ferro.
Calcio	Ferro	Baixo	Eficácia reduzida do ferro.
Carbidopa/ Levodopa	Ferro	Médio	Menor eficácia da levodopa.
Benserazida/ Levodopa	Ferro	Baixo	Menor eficácia da levodopa.
Bicarbonato de Sodio	Ferro	Baixo	Eficácia reduzida do ferro. Orientações/sugestões: administração concomitante de sais de ferro e produtos contendo alumínio, cálcio ou magnésio não é recomendada. Se o uso conjunto não puder ser evitado, sais de ferro devem ser tomados pelo menos uma hora antes ou duas horas depois de produtos contendo alumínio, cálcio ou magnésio. Mecanismo provável: redução da absorção do ferro.
Claritromicina	Fluconazol	Alto	O uso concomitante de claritromicina com fluconazol pode resultar em um aumento do risco de cardiotoxicidade, com prolongamento do intervalo QT, torsades de pointes e parada cardíaca. Orientações/sugestões: não é recomendada a administração concomitante de claritromicina e fluconazol. Requer atenção e monitoramento quanto aos efeitos cardiotóxicos quando administrados conjuntamente. Mecanismo provável: efeitos sinérgicos de prolongamento do intervalo QT.
Clorpromazina	Fluconazol	Alto	Risco aumentado de cardiotoxicidade (prolongação intervalo QT, torsade de pointes, parada cardíaca). Orientações/sugestões: a administração concomitante de fluconazol e a fenotiazina não é recomendada. Mecanismo provável: efeitos aditivos na prolongação do intervalo QT.
Cimetidina	Fluconazol	Médio	Redução da eficácia do fluconazol.
Atorvastatina	Fluconazol	Alto	Risco aumentado de miopatia ou rabdomiólise.

Continua...

Continuação...

Princípio ativo	Princípio ativo	Gravidade	Descrição
Amitriptilina	Fluconazol	Alto	Risco aumentado de toxicidade da amitriptilina e risco aumentado de cardiotoxicidade (prolongação intervalo QT, torsade de pointes, parada cardíaca).
Alfentanil	Fluconazol	Médio	Efeito prolongado da alfentanila. Orientações/sugestões: pacientes que estão recebendo fluconazol devem ter a dose de alfentanil reduzida a aproximadamente 60%. Mecanismo provável: inibição do metabolismo de alfentanil mediado pelo citocromo P450.
Alprazolam	Fluconazol	Alto	Concentrações de alprazolam elevadas e potencial toxicidade (sedação excessiva e efeitos hipnóticos prolongados.
Claritromicina	Fluconazol	Alto	O uso concomitante de claritromicina com fluconazol pode resultar em um aumento do risco de cardiotoxicidade, com prolongamento do intervalo QT, torsades de pointes e parada cardíaca. Orientações/sugestões: não é recomendada a administração concomitante de claritromicina e fluconazol. Requer atenção e monitoramento quanto aos efeitos cardiotóxicos quando administrados conjuntamente. Mecanismo provável: efeitos sinérgicos de prolongamento do intervalo QT.
Amiodarona	Fluconazol	Alto	O uso concomitante de fluconazol e antiarrítmicos classe III pode resultar em aumento do risco de cardiotoxicidade (prolongamento QT, torsades de pointes, parada cardíaca). Mecanismo provável: efeitos aditivos no prolongamento QT Orientações/Sugestão: O uso concomitante dos antiarrítmicos classe III e agentes que prolongam o intervalo QT, como fluconazol, não é recomendado.
Ciclosporina	Fluconazol	Médio	O uso concomitante de fluconazol e ciclosporina pode resultar em um aumento do risco de toxicidade da ciclosporina (disfunção renal, colestase e parestesia). Orientações/sugestões: o metabolismo da ciclosporina mostra-se inibido de forma máxima, cerca de 4 dias após o início da administração concomitante com fluconazol. Os níveis de ciclosporina e a função renal, devem ser monitorados e um ajuste de dose da ciclosporina é necessário (níveis terapêuticos normais 50-150 mcg/L). Uma redução de dose da ciclosporina de 50% foi sugerida em pacientes recebendo fluconazol, embora exista uma grande variabilidade no grau de interação da droga para cada paciente. Mecanismo provável: inibição pelo fluconazol do citocromo P450 3A4, mediador do metabolismo da ciclosporina.
Fentanil	Fluconazol	Médio	O uso concomitante de fluconazol e fentanila pode resultar em aumento ou prolongamento dos efeitos dos opióides (depressão SNC e depressão respiratória). Orientações/sugestões: monitorar cuidadosamente os pacientes recebendo fentanila concomitantemente com fluconazol. Os ajustes de dose devem ser feitos como medida de segurança. Mecanismo provável: Inibição do citocromo P450 3A4, mediador do metabolismo da fentanila.
Carbamazepina	Fluconazol	Médio	Vários casos de toxicidade atribuídos a administração concomitante com fluconazol tem sido reportados. Orientações/sugestões: monitorar os níveis de carbamazepina e os sintomas de intoxicação seguidos da introdução de fluconazol a terapia. Mecanismo provável: fluconazol inibe o citocromo P450 3A 4 mediando o metabolismo da carbamazepina
Anlodipino	Fluconazol	Médio	O uso concomitante de fluconazol e a mLodipina pode resultar em um aumento do nível sérico de a mLodipina e toxicidade (vertigem, hipotensão, vermelhidão, dor de cabeça e edema periférico). Orientações/sugestões: observar o desenvolvimento de toxicidade associada ao uso de bloqueadores do canal de cálcio (edema periférico, vertigem, hipotensão, vermelhidão, dor de cabeça). Considerar a redução de dose da mLodipina. Mecanismo provável: a inibição da isoenzima hepática CYP3A4 resulta em uma diminuição do metabolismo da mLodipina.
Ciprofloxacina	Fludrocortisona	Médio	Risco aumentado de ruptura de tendão.
Anfotericina b Lipossomal	Fludrocortisona	Médio	Risco aumentado de hipocalemia.
Bupropiona	Fludrocortisona	Alto	Limiar convulsivo diminuído.
Dipirona	Flunarizina	Baixo	Risco aumentado de hemorragia gastrointestinal e/ou antagonismo do efeito hipotensivo.
Diclofenaco Potassico	Flunarizina	Baixo	Risco aumentado de hemorragia gastrointestinal e/ou antagonismo do efeito hipotensivo.
Diclofenaco Sodico	Flunarizina	Baixo	Risco aumentado de hemorragia gastrointestinal e/ou antagonismo do efeito hipotensivo
Carbamazepina	Flunarizina	Médio	Concentrações plasmáticas de carbamazepina elevadas e possível toxicidade (ataxia, nistagmo, diplopia, dor de cabeça, vômitos, apneia, convulsões, coma).
Carvedilol	Flunarizina	Médio	Hipotensão, bradicardia, e disturbâncias da condução AV.
Cetoprofeno	Flunarizina	Baixo	Risco aumentado de hemorragia gastrointestinal e/ou antagonismo do efeito hipotensivo.
Cetorolaco tometamina	Flunarizina	Baixo	Risco aumentado de hemorragia gastrointestinal e/ou antagonismo do efeito hipotensivo.
Atenolol	Flunarizina	Médio	Hipotensão, bradicardia, e disturbâncias da condução AV.
Amiodarona	Flunarizina	Alto	Bradicardia, bloqueio atrioventricular e/ou bloqueio sinoatrial.
Codeina	Flunitrazepam	Alto	Depressão respiratória aditiva. Orientações/sugestões: monitorar a depressão respiratória quando usando esta combinação. A redução da dose de uma das drogas pode ser necessária. Mecanismo provável: depressão do SNC.
Dantrolene	Flunitrazepam	Alto	Depressão respiratória aditiva.
Aminofilina	Flunitrazepam	Médio	Redução da eficácia do benzodiazepínico. Orientações/sugestões: monitorar o paciente quanto à eficácia clínica do benzodiazepínico. Uma dose de benzodiazepínico maior que a usual pode ser necessária em um paciente tratado com teofilina. Toxicidade do benzodiazepínico (depressão respiratória, sedação, tontura, ataxia, fraqueza, problemas cognitivos ou de performance motora) pode ocorrer se teofilina é descontinuada sem uma subsequente redução na dose de benzodiazepínico. Mecanismo provável: bloqueio da teofilina sobre os receptores de adenosina.
Alfentanil	Flunitrazepam	Alto	Depressão respiratória aditiva. Orientações/sugestões: monitorar a depressão respiratória quando usando esta combinação. A redução da dose de uma das drogas pode ser necessária. Mecanismo provável: depressão do SNC.
Cimetidina	Fluoruracil	Baixo	Risco aumentado de toxicidade do fluoruracil.
Diazepam	Fluoxetina	Baixo	Maiores concentrações séricas de Diazepam.
Diclofenaco Potassico	Fluoxetina	Médio	Risco aumentado de sangramento. Orientações/sugestões: quando um ISRS e um AINE são usados concomitantemente, monitorar o paciente para sinais de aumento do sangramento. Mecanismo provável: desconhecido.

Continua...

Continuação...

Princípio ativo	Princípio ativo	Gravidade	Descrição
Diclofenaco Sodico	Fluoxetina	Médio	Risco aumentado de sangramento. Orientações/sugestões: quando um ISRS e um AINE são usados concomitantemente, monitorar o paciente para sinais de aumento do sangramento. Mecanismo provável: desconhecido.
Clorpromazina	Fluoxetina	Alto	Risco aumentado de cardiotoxicidade (prolongação intervalo QT, torsade de pointes, parada cardíaca). Orientações/sugestões: a administração concomitante de fluoxetina e fenotiazina não é recomendada. Mecanismo provável: efeitos aditivos na prolongação do intervalo QT.
Claritromicina	Fluoxetina	Alto	Delírio e psicose. Orientações/sugestões: Claritromicina deve ser evitada em pacientes tratados com fluoxetina. Mecanismo provável: toxicidade da fluoxetina devido ao metabolismo reduzido.
Carbamazepina	Fluoxetina	Médio	Toxicidade da carbamazepina (ataxia, nistagmo, diplopia, dor de cabeça, vômitos, apneia, convulsões, coma).
Cetoprofeno	Fluoxetina	Médio	Risco aumentado de sangramento. Orientações/sugestões: quando um ISRS e um AINE são usados concomitantemente, monitorar o paciente para sinais de aumento do sangramento. Mecanismo provável: desconhecido.
Cetorolaco tometamina	Fluoxetina	Médio	Risco aumentado de sangramento. Orientações/sugestões: quando um ISRS e um AINE são usados concomitantemente, monitorar o paciente para sinais de aumento do sangramento. Mecanismo provável: desconhecido.
Ciclobenzaprina	Fluoxetina	Médio	Risco aumentado de prolongação do intervalo QT.
Bupropiona	Fluoxetina	Médio	Concentrações plasmáticas elevadas de fluoxetina.
Amiodarona	Fluoxetina	Alto	Risco aumentado de cardiotoxicidade (prolongação intervalo QT, torsade de pointes, parada cardíaca).
Ácido Acetilsalicilico	Fluoxetina	Médio	Risco aumentado de sangramento. Orientações/sugestões: quando um ISRS e um AINE são usados concomitantemente, monitorar o paciente para sinais de aumento do sangramento. Mecanismo provável: desconhecido.
Amitriptilina	Fluoxetina	Alto	O uso concomitante de fluoxetina e antidepressivos tricíclicos pode resultar em toxicidade ao antidepressivo (boca seca, retenção urinária, sedação) e aumento do risco de cardiotoxicidade (prolongamento do intervalo QT, torsades pointes, parada cardíaca). Orientações/sugestões: o uso concomitante de fluoxetina e antidepressivos tricíclicos não é recomendado. Mecanismo provável: diminuição do metabolismo dos antidepressivos tricíclicos. Efeitos aditivos no prolongamento do intervalo QT.
Alprazolam	Fluoxetina	Médio	O uso concomitante de fluoxetina e alprazolam pode aumentar o risco de toxicidade do alprazolam (sonolência, vertigem, ataxia, alterações na fala, hipotensãoe disfunção psicomotora). Orientações/sugestões: controle dos pacientes em relação a sinais e sintomas de intoxicação por alprazolam (sonolência, vertigem, ataxia, alterações na fala, hipotensão, e disfunção psicomotora). As doses de Alprazolam podem ter de ser reduzidas. Como alternativa pode-se considerar a substituição por um benzodiazepínico, como lorazepam ou oxazepam, que possua um potencial menor de interação com a fluoxetina. Mecanismo provável: inibição do citocromo P450 3A4 mediador do metabolismo do alprazolam.
Codeina	Flurazepam	Alto	Depressão respiratória aditiva. Orientações/sugestões: monitorar a depressão respiratória quando usando esta combinação. A redução da dose de uma das drogas pode ser necessária. Mecanismo provável: depressão do SNC.
Dantrolene	Flurazepam	Alto	Depressão respiratória aditiva. Orientações/sugestões: monitorar a depressão respiratória quando usando esta combinação. A redução da dose de uma das drogas pode ser necessária. Mecanismo provável: depressão do SNC.
Cimetidina	Flurazepam	Baixo	Toxicidade do flurazepam (Depressão do SNC).
Aminofilina	Flurazepam	Médio	Redução da eficácia do benzodiazepínico. Orientações/sugestões: monitorar o paciente quanto à eficácia clínica do benzodiazepínico. Uma dose de benzodiazepínico maior que a usual pode ser necessária em um paciente tratado com teofilina. Toxicidade do benzodiazepínico (depressão respiratória, sedação, tontura, ataxia, fraqueza, problemas cognitivos ou de performance motora) pode ocorrer se teofilina é descontinuada sem uma subsequente redução na dose de benzodiazepínico. Mecanismo provável: bloqueio da teofilina sobre os receptores de adenosina.
Bupropiona	Fluticasona	Alto	Limiar convulsivo diminuído.
Clomipramina	Formoterol	Médio	Risco aumentado de excitação cardiovascular.
Carvedilol	Formoterol	Alto	Eficácia reduzida do bloqueador beta-adrenérgico e/ou do beta-2 agonista.
Atenolol	Formoterol	Alto	Eficácia reduzida do bloqueador beta-adrenérgico e/ou do beta-2 agonista.
Amitriptilina	Formoterol	Baixo	Risco aumentado de excitação cardiovascular.
Calcio	Fosfato de Potassio Monobasico	Médio	Absorção do fosfato reduzida.
Digoxina	Furosemida	Médio	Toxicidade da digoxina (náusea, vômito, arritmias cardíacas).
Colestiramina	Furosemida	Médio	Redução da eficácia de furosemida.
Diclofenaco Potassico	Furosemida	Médio	Eficácia diurética e anti-hipertensiva diminuída.
Diclofenaco Sodico	Furosemida	Médio	Eficácia diurética e anti-hipertensiva diminuída.
Cetoprofeno	Furosemida	Médio	Eficácia diurética e anti-hipertensiva diminuída. Orientações/sugestões: quando administrando diuréticos de alça e agentes anti-inflamatórios não esteroidais (AINEs) concomitantemente, monitorar pressão sanguínea e peso. Também, acompanhar a diminuição do débito urinário e aumento de edema. Mecanismo provável: redução da produção renal de prostaglandina.
Captopril	Furosemida	Médio	Hipotensão postural (primeira dose).

Continua...

Continuação...

Princípio ativo	Princípio ativo	Gravidade	Descrição
Cetoprofeno	Furosemida	Médio	Eficácia diurética e anti-hipertensiva diminuída. Orientações/sugestões: quando administrando loop diuréticos e agentes anti-inflamatórios não esteroidais (AINEs) concomitantemente, monitorar pressão sanguínea e peso. Também, acompanhar a diminuição do débito urinário e aumento de edema. Mecanismo provável: redução da produção renal de prostaglandina.
Cetorolaco tometamina	Furosemida	Médio	Eficácia diurética e anti-hipertensiva diminuída.
Amicacina	Furosemida	Médio	Ototoxicidade e/ou nefrotoxicidade. Orientações/sugestões: considerar testes periódicos de audição for patients em dosagens altas de uma destas drogas. Também monitorar a função renal. Mecanismo provável: toxicidade aditiva ou sinergística.
Aminofilina	Furosemida	Baixo	Concentrações de teofilina alteradas. Orientações/sugestões: concentrações séricas de teofilina devem ser atentamente monitoradas quando furosemida é adicionada, descontinuada, ou quando ocorrerem mudanças na dose. Ajustes de dose de teofilina podem ser necessárias. Mecanismo provável: desconhecido.
Ácido Acetilsalicilico	Furosemida	Médio	Efeito diurético da furosemida reduzido. Orientações/sugestões: em adultos, evitar doses diárias de aspirina acima de 650 mg quando administrado concomitantemente a furosemida. Mecanismo provável: inibição da secreção tubular proximal de furosemida.
Dipirona	Furosemida	Médio	Uso concomitante de dipirona e diuréticos de alça pode resultar em diminuição da ação diurética e anti-hipertensiva. Orientações/sugestões: quando administrados diuréticos de alça concomitantemente com anti-inflamatórios não hormonais (AINH), monitorar a pressão sanguínea e peso. Também acompanhar os pacientes quanto à diminuição do volume urinário e surgimento ou aumento de edema. Mecanismo provável: diminuição da prostaglandina renal.
Digoxina	Furosemida	Médio	O uso concomitante de furosemida e digoxina pode resultar em toxicidade digitálica (náusea, vômitos e arritmias cardíacas). Orientações/sugestões: monitorar o potássio e magnésio. É recomendado reposição apropriada. Educar os pacientes sobre a importância da manutenção do potássio através de dietas e/ou suplementos. Mecanismo provável: depleção de potássio e magnésio.
Doxiciclina	Galato Basico de Bismuto	Médio	Redução da eficácia da doxiciclina.
Calcio	Galato Basico de Bismuto	Baixo	Redução da eficácia do galato de bismuto.
Cilastatina/ Imipenem	Ganciclovir	Alto	Toxicidade do SNC (convulsões).
Cilastatina	Ganciclovir	Alto	Toxicidade do SNC (convulsões).
Cisatracurio	Gentamicina	Alto	Bloqueio neuromuscular exacerbado ou prolongado, o que pode levar a depressão respiratória e paralisia.
Cidofuvir	Gentamicina	Alto	Nefrotoxicidade. Orientações/sugestões: o fabricante de cidofuvir recomenda que aminoglicosídeos não seja administrado concomitantemente com cidofuvir. Caso seja clinicamente necessário co-administrar gentamicina com cidofuvir, monitorar a função renal cuidadosamente. Mecanismo provável: efeitos adversos aditivos.
Carboplatina	Gentamicina	Médio	Ototoxicidade. Orientações/sugestões: se clinicamente aceitável, um antibiótico alternativo (não aminoglicosídeo) pode ser preferível. Mecanismo provável: efeitos ototóxicos aditivos.
Ciclosporina	Gentamicina	Médio	Risco aumentado de nefrotoxicidade.
Amoxicilina	Gentamicina	Baixo	Perda do efeito do aminoglicosídeo. Orientações/sugestões: a eficácia do aminoglicosídeo deve ser monitorada. Mecanismo provável: inativação química do aminoglicosídeo.
Ampicilina	Gentamicina	Baixo	Perda do efeito do aminoglicosídeo. Orientações/sugestões: a eficácia do aminoglicosídeo deve ser monitorada. Mecanismo provável: inativação química do aminoglicosídeo.
Ácido Clavulanico/ Amoxicilina	Gentamicina	Baixo	Perda do efeito do aminoglicosídeo. Orientações/sugestões: a eficácia do aminoglicosídeo deve ser monitorada. Mecanismo provável: inativação química do aminoglicosídeo.
Ceftazidima	Gentamicina	Médio	O uso concomitante de gentamicina e ceftazidima pode ocasionar um aumento no risco de nefrotoxicidade. Orientações/sugestões: a co-administração de antibióticos aminoglicosídeos com cefalosporinas pode produzir um efeito aditivo nefrotóxico. O uso desses agentes deve ser evitado em pacientes com insuficiência renal. Se a administração concomitante dessas duas classes de antibióticos for necessária, os pacientes devem ser controlados para a evidência de nefrotoxicidade. Mecanismo provável: efeito nefrotóxico aditivo.
Furosemida	Gentamicina	Médio	O uso concomitante de gentamicina e furosemida pode resultar em ototoxicidade e/ou nefrotoxicidade além de níveis plasmáticos alterados de gentamicina. Orientações/sugestões: exames auditivos periódicos para pacientes com disfunção renal, ou para pacientes com altas doses de qualquer uma, das duas drogas acima citadas. É recomendável a controle da função renal e dos níveis plasmáticos de gentamicina. Mecanismo provável: desconhecido (provavelmente toxicidade aditiva/sinérgica).
Dipirona	Glidazida	Médio	Risco aumentado de hipoglicemia.
Diclofenaco Potassico	Glidazida	Médio	Risco aumentado de hipoglicemia.
Diclofenaco Sodico	Glidazida	Médio	Risco aumentado de hipoglicemia.
Ciprofloxacina	Glidazida	Alto	Variação da glicose sanguínea e risco de hipoglicemia ou hiperglicemia.

Continua...

Continuação...

Princípio ativo	Princípio ativo	Gravidade	Descrição
Cimetidina	Glidazida	Médio	Hipoglicemia.
Carvedilol	Glidazida	Médio	Hipoglicemia, hiperglicemia ou hipertensão.
Cetoprofeno	Glidazida	Médio	Risco aumentado de hipoglicemia.
Cetorolaco tometamina	Glidazida	Médio	Risco aumentado de hipoglicemia.
Atenolol	Glidazida	Médio	Hipoglicemia, hiperglicemia ou hipertensão.
Dipirona	Glimepirida	Médio	Risco aumentado de hipoglicemia.
Diclofenaco Potassico	Glimepirida	Médio	Risco aumentado de hipoglicemia.
Diclofenaco Sodico	Glimepirida	Médio	Risco aumentado de hipoglicemia.
Cloranfenicol	Glimepirida	Médio	Hipoglicemia.
Ciprofloxacina	Glimepirida	Alto	Variação da glicose sanguínea e risco de hipoglicemia ou hiperglicemia.
Carvedilol	Glimepirida	Médio	Hipoglicemia, hiperglicemia ou hipertensão.
Cetoprofeno	Glimepirida	Médio	Risco aumentado de hipoglicemia.
Cetorolaco tometamina	Glimepirida	Médio	Risco aumentado de hipoglicemia.
Atenolol	Glimepirida	Médio	Hipoglicemia, hiperglicemia ou hipertensão.
Dipirona	Glipizida	Médio	Risco aumentado de hipoglicemia.
Colestiramina	Glipizida	Baixo	Redução da eficácia de glipizida; elevação da glicose do sangue.
Diclofenaco Potassico	Glipizida	Médio	Risco aumentado de hipoglicemia.
Diclofenaco Sodico	Glipizida	Médio	Risco aumentado de hipoglicemia.
Claritromicina	Glipizida	Médio	Risco aumentado de hipoglicemia.
Ciprofloxacina	Glipizida	Alto	Variação da glicose sanguínea e risco de hipoglicemia ou hiperglicemia.
Cimetidina	Glipizida	Médio	Hipoglicemia.
Carvedilol	Glipizida	Médio	Hipoglicemia, hiperglicemia ou hipertensão.
Cetoprofeno	Glipizida	Médio	Risco aumentado de hipoglicemia.
Cetorolaco tometamina	Glipizida	Médio	Risco aumentado de hipoglicemia.
Ciclosporina	Glipizida	Médio	Risco aumentado de toxicidade da ciclosporina (insuficiência renal, colestase, parestesias).
Atenolol	Glipizida	Médio	Hipoglicemia, hiperglicemia ou hipertensão.
Clorpromazina	Haloperidol	Alto	Risco aumentado de cardiotoxicidade (prolongação intervalo QT, torsade de pointes, parada cardíaca). Orientações/sugestões: a administração concomitante de agentes que prolongam o intervalo QT, como fenotiazinas e antipsicóticos, não é recomendada. Mecanismo provável: efeitos aditivos na prolongação do intervalo QT.
Claritromicina	Haloperidol	Alto	Risco aumentado de cardiotoxicidade (prolongação intervalo QT, torsade de pointes, parada cardíaca). Orientações/sugestões: a administração concomitante de claritromicina e agentes que prolongam o intervalo QT, como antipsicóticos, não é recomendada. Mecanismo provável: efeitos aditivos na prolongação do intervalo QT.
Cabergolina	Haloperidol	Médio	Redução do efeito terapêutico de ambas as drogas. Orientações/sugestões: Cabergolina, um agonista dos receptores 2 da dopamina, não deve ser usado concomitantemente com um antagonista dopamina-2, como haloperidol. Mecanismo provável: efeitos farmacológicos antagonistas.
Carbamazepina	Haloperidol	Médio	Redução da eficácia do haloperidol.
Carbidopa/ Levodopa	Haloperidol	Médio	Menor eficácia da levodopa.
Benserazida/ Levodopa	Haloperidol	Médio	Menor eficácia da levodopa.
Bupropiona	Haloperidol	Médio	Concentrações plasmáticas elevadas de haloperidol.
Amitriptilina	Haloperidol	Alto	Risco aumentado de cardiotoxicidade (prolongação intervalo QT, torsade de pointes, parada cardíaca).
Amiodarona	Haloperidol	Alto	O uso concomitante de agentes antiarrítmicos classe III (amiodarona) e antipsicóticos (haloperidol) pode resultar em aumento do risco de cardiotoxicidade (prolongamento do intervalo QT, torsades pointes, parada cardíaca). Orientações/sugestões: o uso concomitante de agentes antiarrítmicos classe III (amiodarona) e antipsicóticos (haloperidol) não é recomendado. Mecanismo provável: efeitos aditivos no prolongamento do intervalo QT.
Clopidogrel	Heparina	Alto	Risco aumentado de sangramento. Orientações/sugestões: anticoagulantes não devem ser usados concomitantemente com outros a menos que os benefícios potenciais superem os riscos de sangramento. Observar os pacientes quato a sangramento externo e estar atento a sinais e sintomas de sangramento interno. Acompanhamento clínico e laboratorial é recomendado. Mecanismo provável: anticoagulação aditiva.
Cilostazol	Heparina	Alto	Risco aumentado de sangramento. Orientações/sugestões: anticoagulantes não devem ser usados concomitantemente com outros a menos que os benefícios potenciais superem os riscos de sangramento. Observar os pacientes quanto a sangramento externo e estar atento a sinais e sintomas de sangramento interno. Acompanhamento clínico e laboratorial é recomendado. Mecanismo provável: anticoagulação aditiva.

Continua...

Continuação...

Princípio ativo	Princípio ativo	Gravidade	Descrição
Alteplase	Heparina	Alto	Risco aumentado de sangramento. Orientações/sugestões: monitorar tempo de protrombina ou utilizar outro teste de anticoagulação adequado em intervalos próximos caso um anticoagulante e um trombolítico sejam administrados concomitantemente. Mecanismo provável: anticoagulação aditiva.
Alprostadil	Heparina	Alto	Risco aumentado de sangramento. Orientações/sugestões: pacientes recebendo heparina e alprostadil concomitantemente devem ser cuidadosamente monitorados quanto a alterações no controle trombolítico. Mecanismo provável: desconhecido.
Ácido Acetilsalicílico	Heparina	Alto	Risco aumentado de sangramento. Orientações/sugestões: heparina e aspirina apenas devem ser usadas concomitantemente quando os benefícios em potencial superam or riscos de sangramento associados a esta combinação. Se usadas, monitorar o tempo de tromboplastina parcial atentamente. Acetaminofeno, que não afeta a função plaquetária, é uma alternativa segura para analgesia leve e antipirese. Mecanismo provável: redução da função plaquetária.
Abciximab	Heparina	Alto	Risco aumentado de sangramento. Orientações/sugestões: anticoagulantes não devem ser usados concomitantemente com outros anticoagulantes, a menos que o benefício potencial exceda o risco de sangramento. Observar os paciente quanto a sangramento externo e estar alerta a sinais e sintomas de sangramento interno. Acompanhamento clínico e laboratorial é recomendado. Mecanismo provável: anticoagulação aditiva.
Bupivacaína	Hialuronidase	Alto	Maior incidência de reação sistêmica ao anestésico.
Bupivacaína/ Epinefrina	Hialuronidase	Alto	Maior incidência de reação sistêmica ao anestésico.
Bupivacaína/ Glicose	Hialuronidase	Alto	Maior incidência de reação sistêmica ao anestésico.
Fluoxetina	Hidrato de Cloral	Alto	Risco aumentado de cardiotoxicidade (prolongação intervalo QT, torsade de pointes, parada cardíaca). Orientações/sugestões: uso concomitante de hidrato de cloral e fluoxetina não é recomendada. Mecanismo provável: efeitos aditivos na prolongação do intervalo QT.
Flurazepam	Hidrato de Cloral	Alto	Depressão respiratória aditiva. Orientações/sugestões: Monitorar a depressão respiratória quando usando esta combinação. A redução da dose de uma das drogas pode ser necessária. Mecanismo provável: Depressão do SNC.
Furosemida	Hidrato de Cloral	Baixo	Toxicidade cardiovascular (diaforése, hipertensão, taquicardia).
Haloperidol	Hidrato de Cloral	Alto	Risco aumentado de cardiotoxicidade (prolongação intervalo QT, torsade de pointes, parada cardíaca). Orientações/sugestões: A administração concomitante de hidrato de cloral e antipsicóticos não é recomendada. Mecanismo provável: efeitos aditivos na prolongação do intervalo QT.
Fenobarbital	Hidrato de Cloral	Alto	Depressão respiratória aditiva. Orientações/sugestões: monitorar a depressão respiratória quando usando esta combinação. A redução da dose de uma das drogas pode ser necessária. Mecanismo provável: depressão do SNC.
Clonazepam	Hidrato de Cloral	Alto	Depressão respiratória aditiva. Orientações/sugestões: monitorar a depressão respiratória quando usando esta combinação. A redução da dose de uma das drogas pode ser necessária. Mecanismo provável: depressão do SNC.
Clorpromazina	Hidrato de Cloral	Alto	Risco aumentado de cardiotoxicidade (prolongação intervalo QT, torsade de pointes, parada cardíaca). Orientações/sugestões: a administração concomitante de hidrato de cloral e a fenotiazina não é recomendada. Mecanismo provável: efeitos aditivos na prolongação do intervalo QT.
Codeína	Hidrato de Cloral	Alto	Depressão respiratória aditiva. Orientações/sugestões: monitorar a depressão respiratória quando usando esta combinação. A redução da dose de uma das drogas pode ser necessária. Mecanismo provável: depressão do SNC.
Dantrolene	Hidrato de Cloral	Alto	Depressão respiratória aditiva. Orientações/sugestões: monitorar a depressão respiratória quando usando esta combinação. A redução da dose de uma das drogas pode ser necessária. Mecanismo provável: depressão do SNC.
Diazepam	Hidrato de Cloral	Alto	Depressão respiratória aditiva. Orientações/sugestões: monitorar a depressão respiratória quando usando esta combinação. A redução da dose de uma das drogas pode ser necessária. Mecanismo provável: depressão do SNC.
Eritromicina	Hidrato de Cloral	Alto	Risco aumentado de cardiotoxicidade (prolongação intervalo QT, torsade de pointes, parada cardíaca). Orientações/sugestões: recomenda-se cautela se eritromicina e hidrato de cloral forem usados concomitantemente. Monitorar o intervalo QT de base e periodicamente durante o tratamento. Mecanismo provável: efeitos aditivos na prolongação do intervalo QT.
Fentanil	Hidrato de Cloral	Alto	Depressão respiratória aditiva. Orientações/sugestões: monitorar a depressão respiratória quando usando esta combinação. A redução da dose de uma das drogas pode ser necessária. Mecanismo provável: depressão do SNC.
Fluconazol	Hidrato de Cloral	Alto	Risco aumentado de cardiotoxicidade (prolongação intervalo QT, torsade de pointes, parada cardíaca). Orientações/sugestões: recomenda-se cautela se fluconazol e hidrato de cloral forem usados concomitantemente. Mecanismo provável: efeitos aditivos na prolongação do intervalo QT.
Flunitrazepam	Hidrato de Cloral	Alto	Depressão respiratória aditiva. Orientações/sugestões: monitorar a depressão respiratória quando usando esta combinação. A redução da dose de uma das drogas pode ser necessária. Mecanismo provável: depressão do SNC.
Clobazam	Hidrato de Cloral	Alto	Depressão respiratória aditiva. Orientações/sugestões: monitorar a depressão respiratória quando usando esta combinação. A redução da dose de uma das drogas pode ser necessária. Mecanismo provável: depressão do SNC.

Continua...

Continuação...

Princípio ativo	Princípio ativo	Gravidade	Descrição
Claritromicina	Hidrato de Cloral	Alto	Risco aumentado de cardiotoxicidade (prolongação intervalo QT, torsade de pointes, parada cardíaca). Orientações/sugestões: A administração concomitante de hidrato de cloral e claritromicina não é recomendada. Mecanismo provável: efeitos aditivos na prolongação do intervalo QT.
Bromazepam	Hidrato de Cloral	Alto	Depressão respiratória aditiva. Orientações/sugestões: monitorar a depressão respiratória quando usando esta combinação. A redução da dose de uma das drogas pode ser necessária. Mecanismo provável: depressão do SNC.
Amiodarona	Hidrato de Cloral	Alto	Risco aumentado de cardiotoxicidade (prolongação intervalo QT, torsade de pointes, parada cardíaca).
Amitriptilina	Hidrato de Cloral	Alto	Risco aumentado de cardiotoxicidade (prolongação intervalo QT, torsade de pointes, parada cardíaca).
Alprazolam	Hidrato de Cloral	Alto	Depressão respiratória aditiva. Orientações/sugestões: monitorar a depressão respiratória quando usando esta combinação. A redução da dose de uma das drogas pode ser necessária. Mecanismo provável: depressão do SNC.
Alfentanil	Hidrato de Cloral	Alto	Depressão respiratória aditiva. Orientações/sugestões: monitorar a depressão respiratória quando usando esta combinação. A redução da dose de uma das drogas pode ser necessária. Mecanismo provável: depressão do SNC.
Carbidopa/ Levodopa	Hidrazida	Alto	Deterioração sintomática do mal de Parkinson.
Dipirona	Hidroclorotiazida	Médio	Eficácia diurética e anti-hipertensiva diminuída.
Clorpropamida	Hidroclorotiazida	Médio	Eficácia reduzida da Clorpropamida.
Colestiramina	Hidroclorotiazida	Médio	Redução da eficácia de hidroclorotiazida.
Deslanosideo	Hidroclorotiazida	Alto	Toxicidade do digitálico (náusea, vômito, arritmias).
Diclofenaco Potassico	Hidroclorotiazida	Médio	Eficácia diurética e anti-hipertensiva diminuída.
Diclofenaco Sodico	Hidroclorotiazida	Médio	Eficácia diurética e anti-hipertensiva diminuída.
Calcio	Hidroclorotiazida	Médio	Síndrome do leite alcalino (hipercalcemia, alcalose metabólica, falência renal).
Calcitriol	Hidroclorotiazida	Médio	Hipercalcemia. Orientações/sugestões: precaução deve ser tomada quando calcitriol e diuréticos tiazídicos forem co-administrados uma vez que hipercalemia pode ocorrer. Mecanismo provável: efeitos aditivos.
Captopril	Hidroclorotiazida	Médio	Hipotensão postural (primeira dose).
Carbamazepina	Hidroclorotiazida	Médio	Hiponatremia.
Cetoprofeno	Hidroclorotiazida	Médio	Eficácia diurética e anti-hipertensiva diminuída.
Cetorolaco tometamina	Hidroclorotiazida	Médio	Eficácia diurética e anti-hipertensiva diminuída.
Ciclofosfamida	Hidroclorotiazida	Médio	Mielossupressão (granulocitopenia).
Digoxina	Hidroclorotiazida	Alto	O uso concomitante de glicosídeos digitálicos (digoxina) e diuréticos tiazídicos (hidroclorotiazida) pode resultar em intoxicação digitálica (náusea, vômitos, arritmias). Orientações/sugestões: pacientes utilizando diuréticos e digitálicos devem iniciar reposição de potássio em sua dieta ou utilizar suplementos de potássio, de forma a regular o nível sérico de potássio dentro da faixa normal. O uso combinado de diuréticos poupadores de potássio e depletores de potássio é também uma combinação racional. Deve-se incluir doses extras de potássio na dieta. Mecanismo provável: hipocalemia induzida por diurético e hipomagnesemia devido aumento da inibição de Na-K-ATPase por glicosídeos cardíacos.
Calcitriol	Hidroclorotiazida/ espironolactona	Médio	Hipercalcemia. Orientações/sugestões: precaução deve ser tomada quando calcitriol e diuréticos tiazídicos forem co-administrados uma vez que hipercalemia pode ocorrer. Mecanismo provável: efeitos aditivos.
Captopril	Hidroclorotiazida/ espironolactona	Médio	Hipotensão postural (primeira dose).
Carbamazepina	Hidroclorotiazida/ espironolactona	Médio	Hiponatremia.
Cetoprofeno	Hidroclorotiazida/ espironolactona	Médio	Eficácia diurética e anti-hipertensiva diminuída.
Cetorolaco tometamina	Hidroclorotiazida/ espironolactona	Médio	Eficácia diurética e anti-hipertensiva diminuída.
Ciclofosfamida	Hidroclorotiazida/ espironolactona	Médio	Mielossupressão (granulocitopenia).
Clortalidona	Hidrocortisona	Médio	Hipocalemia.
Cisatracurio	Hidrocortisona	Médio	Eficácia do cisatracúrio reduzida; fraqueza muscular prolongada e miopatia.
Ciprofloxacina	Hidrocortisona	Médio	Risco aumentado de ruptura de tendão.
Carbamazepina	Hidrocortisona	Médio	Redução da eficácia da hidrocortisona.
Anfotericina b Lipossomal	Hidrocortisona	Médio	Risco aumentado de hipocalemia.
Bupropiona	Hidrocortisona	Alto	Limiar convulsivo diminuído.

Continua...

Continuação...

Princípio ativo	Princípio ativo	Gravidade	Descrição
Ácido Acetilsalicilico	Hidrocortisona	Baixo	Risco aumentado de ulceração gastrointestinal e concentrações subterapêuticas de aspirina. Orientações/sugestões: monitorar os pacientes quanto a efeitos colaterais gastrointestinais excessivos (estresse gastrointestinal, sangramento gastrointestinal, ulceração gástrica) e quanto à diminuição da eficácia da aspirina. Mecanismo provável: efeitos adversos aditivos; aumento do clearance de aspirina.
Clorpromazina	Hidroxido Aluminio e Magnesio/Simeticone	Baixo	Redução da eficácia de fenotiazina.
Ciprofloxacina	Hidroxido Aluminio e Magnesio/Simeticone	Médio	Redução da eficácia de ciprofloxacina.
Cimetidina	Hidroxido Aluminio e Magnesio/Simeticone	Baixo	Redução da eficácia da cimetidina.
Captopril	Hidroxido Aluminio e Magnesio/Simeticone	Médio	Redução do efeito do captopril. Orientações/sugestões: administração concomitante de antiácidos e captopril não é recomendada. Se o uso conjunto não puder ser evitado, captopril deve ser tomado pelo menos duas horas antes da administração de antiácidos. Mecanismo provável: absorção do captopril reduzida.
Calcitriol	Hidroxido Aluminio e Magnesio/Simeticone	Baixo	Hipermagnesemia. Orientações/sugestões: administração concomitante de calcitriol e antiácidos contendo magnésio não é recomendada. Se o uso concomitante não puder ser evitado, monitorar o paciente quanto a intoxicação por magnésio (letargia, fraqueza, hiporreflexia e hipertensão). Mecanismo provável: desconhecido.
Captopril	Hidroxido Aluminio e Magnesio/Simeticone	Médio	Redução do efeito do captopril. Orientações/sugestões: administração concomitante de antiácidos e captopril não é recomendada. Se o uso conjunto não puder ser evitado, captopril deve ser tomado pelo menos duas horas antes de antiácidos are administered. Mecanismo provável: absorção do captopril reduzida.
Galato Basico de Bismuto	Hidroxido Aluminio e Magnesio/Simeticone	Baixo	Redução da eficácia do galato de bismuto.
Atenolol	Hidroxido Aluminio e Magnesio/Simeticone	Baixo	Redução da eficácia do atenolol.
Azitromicina	Hidroxido Aluminio e Magnesio/Simeticone	Médio	Menor eficácia da azitromicina.
Bisacodil	Hidroxido Aluminio e Magnesio/Simeticone	Baixo	Eficácia reduzida do bisacodil. Orientações/sugestões: orientar o paciente a não tomar bisacodil durante uma hora antes ou após tomar um antiácido. Mecanismo provável: desconhecido.
Alopurinol	Hidroxido Aluminio e Magnesio/Simeticone	Médio	Eficácia do alopurinol reduzida. Orientações/sugestões: administração concomitante de allopurinol e hidróxido de alumínio resultou numa abilidade menor do alopurinol em reduzir os níveis de ácido úrico. É recomendado tomar o hidróxido de alumínio pelo menso três horas após o alopurinol. Mecanismo provável: decreased allopurinol absorption.
Ácido Acetilsalicilico	Hidroxido Aluminio e Magnesio/Simeticone	Médio	Eficácia do salicilato diminuída. Orientações/sugestões: monitorar quanto a redução da eficácia da aspirina quando iniciar a administração de produtos contendo alumínio, cálcio ou magnésio, ou quanto a possível toxicidade da aspirina quando da retirada desses produtos. Ajuste a dose conforme necessário. Sugerido o uso de aspirina tamponada para limitar a alcalinização da urina. Mecanismo provável: aumento do clearance renal e menor absorção (devido ao aumento do pH urinário).
Alendronato Sodico	Hidroxido Aluminio e Magnesio/Simeticone	Baixo	Absorção reduzida do alendronato. Orientações/sugestões: pacientes usando alendronato devem aguardar no mínimo meia hora após a ingestão de alendronato antes de consumir antiácidos cálcio, alumínio ou magnésio. Mecanismo provável: ligação do alendronato a cátions multivalentes no intestino.
Clorpromazina	Hidroxido Carbonato e Aluminio	Baixo	Redução da eficácia de fenotiazina.
Ciprofloxacina	Hidroxido Carbonato e Aluminio	Médio	Redução da eficácia de ciprofloxacina.
Captopril	Hidroxido Carbonato e Aluminio	Médio	Redução do efeito do captopril. Orientações/sugestões: administração concomitante de antiácidos e captopril não é recomendada. Se o uso conjunto não puder ser evitado, captopril deve ser tomado pelo menos duas horas antes da administração de antiácidos. Mecanismo provável: absorção do captopril reduzida.
Captopril	Hidroxido Carbonato e Aluminio	Médio	Redução do efeito do captopril. Orientações/sugestões: administração concomitante de antiácidos e captopril não é recomendada. Se o uso conjunto não puder ser evitado, captopril deve ser tomado pelo menos duas horas antes de antiácidos are administered. Mecanismo provável: absorção do captopril reduzida.
Galato Basico de Bismuto	Hidroxido Carbonato e Aluminio	Baixo	Redução da eficácia do galato de bismuto.
Atenolol	Hidroxido Carbonato e Aluminio	Baixo	Redução da eficácia do atenolol.
Azitromicina	Hidroxido Carbonato e Aluminio	Médio	Menor eficácia da azitromicina.
Bisacodil	Hidroxido Carbonato e Aluminio	Baixo	Eficácia reduzida do bisacodil. Orientações/sugestões: orientar o paciente a não tomar bisacodil durante uma hora antes ou após tomar um antiácido. Mecanismo provável: desconhecido.

Continua...

Continuação...

Princípio ativo	Princípio ativo	Gravidade	Descrição
Alendronato Sodico	Hidroxido Carbonato e Aluminio	Baixo	Absorção reduzida do alendronato. Orientações/sugestões: pacientes usando alendronato devem aguardar no mínimo meia hora após a ingestão de alendronato antes de consumir antiácidos cálcio, alumínio ou magnésio. Mecanismo provável: ligação do alendronato a cátions multivalentes no intestino.
Digoxina	Hidroxido de Aluminio	Médio	Níveis de digoxina diminuídos.
Doxiciclina	Hidroxido de Aluminio	Médio	Eficácia das tetraciclinas reduzida.
Clorpromazina	Hidroxido de Aluminio	Baixo	Redução da eficácia de fenotiazina.
Ciprofloxacina	Hidroxido de Aluminio	Médio	Redução da eficácia de ciprofloxacina.
Captopril	Hidroxido de Aluminio	Médio	Redução do efeito do captopril. Orientações/sugestões: administração concomitante de antiácidos e captopril não é recomendada. Se o uso conjunto não puder ser evitado, captopril deve ser tomado pelo menos duas horas antes da administração de antiácidos. Mecanismo provável: absorção do captopril reduzida.
Galato Basico de Bismuto	Hidroxido de Aluminio	Baixo	Redução da eficácia do galato de bismuto.
Atenolol	Hidroxido de Aluminio	Baixo	Redução da eficácia do atenolol.
Azitromicina	Hidroxido de Aluminio	Médio	Menor eficácia da azitromicina.
Bisacodil	Hidroxido de Aluminio	Baixo	Eficácia reduzida do bisacodil. Orientações/sugestões: orientar o paciente a não tomar bisacodil durante uma hora antes ou após tomar um antiácido. Mecanismo provável: desconhecido.
Alopurinol	Hidroxido de Aluminio	Médio	Eficácia do alopurinol reduzida. Orientações/sugestões: administração concomitante de allopurinol e hidróxido de alumínio resultou numa abilidade menor do alopurinol em reduzir os níveis de ácido úrico. É recomendado tomar o hidróxido de alumínio pelo menso três horas após o alopurinol. Mecanismo provável: decreased allopurinol absorption.
Ácido Acetilsalicilico	Hidroxido de Aluminio	Médio	Eficácia do salicilato diminuída. Orientações/sugestões: monitorar quanto a redução da eficácia da aspirina quando iniciar a administração de produtos contendo alumínio, cálcio ou magnésio, ou quanto a possível toxicidade da aspirina quando da retirada desses produtos. Ajuste a dose conforme necessário. Sugerido o uso de aspirina tamponada para limitar a alcalinização da urina. Mecanismo provável: aumento do clearance renal e menor absorção (devido ao aumento do pH urinário).
Alendronato Sodico	Hidroxido de Aluminio	Baixo	Absorção reduzida do alendronato. Orientações/sugestões: pacientes usando alendronato devem aguardar no mínimo meia hora após a ingestão de alendronato antes de consumir antiácidos cálcio, alumínio ou magnésio. Mecanismo provável: ligação do alendronato a cátions multivalentes no intestino.
Digoxina	Hidroxido de Magnesio	Médio	Níveis de digoxina diminuídos.
Doxiciclina	Hidroxido de Magnesio	Médio	Eficácia das tetraciclinas reduzida.
Clorpromazina	Hidroxido de Magnesio	Baixo	Redução da eficácia de fenotiazina.
Ciprofloxacina	Hidroxido de Magnesio	Médio	Redução da eficácia de ciprofloxacina.
Cimetidina	Hidroxido de Magnesio	Baixo	Redução da eficácia da cimetidina
Calcitriol	Hidroxido de Magnesio	Médio	Hipermagnesemia. Orientações/sugestões: administração concomitante de calcitriol e antiácidos contendo magnésio não é recomendada. Se o uso concomitante não puder ser evitado, monitorar o paciente quanto a intoxicação por magnésio (letargia, fraqueza, hiporreflexia e hipertensão). Mecanismo provável: desconhecido.
Captopril	Hidroxido de Magnesio	Médio	Redução do efeito do captopril. Orientações/sugestões: administração concomitante de antiácidos e captopril não é recomendada. Se o uso conjunto não puder ser evitado, captopril deve ser tomado pelo menos duas horas antes da administração de antiácidos. Mecanismo provável: absorção do captopril reduzida.
Galato Basico de Bismuto	Hidroxido de Magnesio	Baixo	Redução da eficácia do galato de bismuto.
Atenolol	Hidroxido de Magnesio	Baixo	Redução da eficácia do atenolol.
Azitromicina	Hidroxido de Magnesio	Médio	Menor eficácia da azitromicina.
Bisacodil	Hidroxido de Magnesio	Baixo	Eficácia reduzida do bisacodil. Orientações/sugestões: orientar o paciente a não tomar bisacodil durante uma hora antes ou após tomar um antiácido. Mecanismo provável: desconhecido.
Amicacina	Hidroxido de Magnesio	Médio	Fraqueza neuromuscular.
Ácido Acetilsalicilico	Hidroxido de Magnesio	Médio	Eficácia do salicilato diminuída. Orientações/sugestões: monitorar quanto a redução da eficácia da aspirina quando iniciar a administração de produtos contendo alumínio, cálcio ou magnésio, ou quanto a possível toxicidade da aspirina quando da retirada desses produtos. Ajuste a dose conforme necessário. Sugerido o uso de aspirina tamponada para limitar a alcalinização da urina. Mecanismo provável: aumento do clearance renal e menor absorção (devido ao aumento do pH urinário).

Continua...

Continuação...

Princípio ativo	Princípio ativo	Gravidade	Descrição
Alendronato Sodico	Hidroxido de Magnesio	Baixo	Absorção reduzida do alendronato. Orientações/sugestões: pacientes usando alendronato devem aguardar no mínimo meia hora após a ingestão de alendronato antes de consumir antiácidos cálcio, alumínio ou magnésio. Mecanismo provável: ligação do alendronato a cátions multivalentes no intestino.
Diltiazem	Ibuprofeno	Baixo	Risco aumentado de hemorragia gastrointestinal e/ou antagonismo do efeito hipotensivo.
Clorpropamida	Ibuprofeno	Médio	Risco aumentado de hipoglicemia.
Clortalidona	Ibuprofeno	Médio	Eficácia diurética e anti-hipertensiva diminuída.
Citalopram	Ibuprofeno	Médio	Risco aumentado de sangramento. Orientações/sugestões: quando um ISRS e um AINE são usados concomitantemente, monitorar o paciente para sinais de aumento do sangramento. Mecanismo provável: desconhecido.
Captopril	Ibuprofeno	Baixo	Efeitos anti-hipertensivos e natriuréticos reduzidos.
Carvedilol	Ibuprofeno	Baixo	Efeito anti-hipertensivo diminuído.
Cetorolaco tometamina	Ibuprofeno	Alto	Efeitos adversos gastrointestinais exacerbados (úlceras pépticas, sangramento gastrointestinal e/ou perfuramento).
Ciclosporina	Ibuprofeno	Médio	Risco aumentado de toxicidade da ciclosporina (insuficiência renal, colestase, parestesias).
Atenolol	Ibuprofeno	Baixo	Efeito anti-hipertensivo diminuído.
Amicacina	Ibuprofeno	Médio	Exposição à amicacina elevada Mecanismo provável: desconhecido.
Anlodipino	Ibuprofeno	Baixo	Risco aumentado de hemorragia gastrointestinal e/ou antagonismo do efeito hipotensivo.
Ácido Acetilsalicilico	Ibuprofeno	Médio	Redução do efeito antiplaquetário da aspirina. Orientações/sugestões: em pacientes tomando aspirina diariamente pelos efeitos cardioprotetores e que usam ibuprofeno ocasionalmente, aspirina deve ser tomada pelo menos 30 minutos antes do ibuprofeno ou pelo menos 8 horas após o ibuprofeno (US Food e Drug Administration, 2006). Considerar a troca de ibuprofeno por acetaminofeno, ou um inibidor COX-2, para pacientes com alto risco cardiovascular. Mecanismo provável: competição pelo sítio de ligação na COX-1.
Aprepitante	Ifosfamida	Alto	Níveis plasmáticos de ifosfamida elevados.
Dexametasona	Imatinib	Alto	Redução dos níveis plasmáticos de imatinibe.
Claritromicina	Imatinib	Médio	Níveis plasmáticos elevados de imatinib.
Aprepitante	Imatinib	Alto	Níveis plasmáticos de imatinibe elevados.
Aminofilina	Imipenem	Alto	Toxicidade da teofilina (náusea, vômitos, palpitações, convulsões). Orientações/sugestões: se a terapia concomitante for necessária, monitorar o paciente atentamente quanto a efeitos adversos no SNC. Mecanismo provável: aumento dos efeitos no SNC
Diltiazem	Imipramina	Baixo	Toxicidade da imipramina (boca seca, sedação).
Clonidina	Imipramina	Alto	Efeito anti-hipertensivo diminuído.
Hidrato de Cloral	Imipramina	Alto	Risco aumentado de cardiotoxicidade (prolongação intervalo QT, torsade de pointes, parada cardíaca). Orientações/sugestões: a administração concomitante de hidrato de cloral e antidepressivo tricíclico não é recomendada. Mecanismo provável: efeitos aditivos na prolongação do intervalo QT.
Citalopram	Imipramina	Médio	Aumento da biodisponibilidade e meia-vida da desipramina, o principal metabólito da imipramina.
Claritromicina	Imipramina	Alto	Risco aumentado de cardiotoxicidade (prolongação intervalo QT, torsade de pointes, parada cardíaca). Orientações/sugestões: a administração concomitante de antidepressivos tricíclicos e agentes que prolongam o intervalo QT, como claritromicina, não é recomendada. Mecanismo provável: efeitos aditivos na prolongação do intervalo QT.
Cimetidina	Imipramina	Médio	Toxicidade da imipramina (boca seca, retenção urinária, visão embaçada).
Carbamazepina	Imipramina	Médio	Redução da eficácia da imipramina.
Bupropiona	Imipramina	Médio	Concentrações plasmáticas elevadas de imipramina.
Amiodarona	Imipramina	Alto	Risco aumentado de cardiotoxicidade (prolongação intervalo QT, torsade de pointes, parada cardíaca).
Alprazolam	Imipramina	Médio	Concentrações plasmáticas elevadas de imipramina.
Diltiazem	Indinavir	Médio	Aumento da concentração plasmática de bloqueador do canal de cálcio.
Dexametasona	Indinavir	Médio	Concentrações plasmáticas de indinavir reduzidas.
Claritromicina	Indinavir	Médio	Maiores concentrações de claritromicina e/ou indinavir.
Carbamazepina	Indinavir	Médio	Concentrações plasmáticas de indinavir reduzidas e risco aumentado de falha da terapia antiretroviral.
Carbidopa/ Levodopa	Indinavir	Médio	Efeito aumentado da levodopa, manifestado como discinesia severa.
Ciclosporina	Indinavir	Médio	Risco aumentado de toxicidade da ciclosporina (insuficiência renal, colestase, parestesias).
Atorvastatina	Indinavir	Alto	Risco aumentado de miopatia ou rabdomiólise.
Benserazida/ Levodopa	Indinavir	Baixo	Efeito aumentado da levodopa, manifestado como discinesia severa.
Amiodarona	Indinavir	Alto	Risco aumentado de toxicidade da amiodarona (hipotensão, bradicardia, bloqueio sinoatrial).
Anlodipino	Indinavir	Médio	Concentrações plasmáticas elevadas do bloqueador do canal de cálcio.

Continua...

Continuação...

Princípio ativo	Princípio ativo	Gravidade	Descrição
Alprazolam	Indinavir	Médio	Risco aumentado de efeitos adversos sérios do alprazolam (sedação prolongada, depressão respiratória).
Dipiridamol	Indometacina	Médio	Distúrbios de fluidos e eletrólitos.
Clorpropamida	Indometacina	Médio	Risco aumentado de hipoglicemia.
Clortalidona	Indometacina	Médio	Eficácia diurética e anti-hipertensiva diminuída.
Clopidogrel	Indometacina	Médio	Risco aumentado de sangramento. Orientações/sugestões: pacientes recebendo clopidogrel e um AINE concomitantemente devem ser monitorados atentamente quanto a sangramentos. Sangramento gastrointestinal é de particular preocupação com esta combinação. Clopidogrel e AINEs devem ser administrados com cautela. Mecanismo provável: diminuição da função plaquetária, redução da coagulação.
Citalopram	Indometacina	Médio	Risco aumentado de sangramento. Orientações/sugestões: quando um ISRS e um AINE são usados concomitantemente, monitorar o paciente para sinais de aumento do sangramento. Mecanismo provável: desconhecido.
Ciprofloxacina	Indometacina	Alto	Formação de depósitos de precipitado indometacina-ciprofloxacina nos olhos.
Captopril	Indometacina	Baixo	Efeitos anti-hipertensivos e natriuréticos reduzidos.
Carvedilol	Indometacina	Baixo	Efeito anti-hipertensivo diminuído.
Cetorolaco tometamina	Indometacina	Alto	Efeitos adversos gastrointestinais exacerbados (úlceras pépticas, sangramento gastrointestinal e/ou perfuramento).
Ciclofosfamida	Indometacina	Baixo	Retenção de fluidos.
Ciclosporina	Indometacina	Médio	Risco aumentado de toxicidade da ciclosporina (insuficiência renal, colestase, parestesias).
Atenolol	Indometacina	Baixo	Efeito anti-hipertensivo diminuído.
Amicacina	Indometacina	Médio	Toxicidade da amicacina (disfunção renal, ototoxicidade).
Amilorida	Indometacina	Médio	Redução da eficácia diurética, hipercalemia ou possível nefrotoxicidadee. Orientações/sugestões: quando administrando agentes anti-inflamatórios não esteroidais (AINEs) e diuréticos poupadores de potássio concomitantemente, monitorar o paciente quanto à diminuição da eficácia do diurético e hipercalemia. Monitorar pressão sanguínea, variações de peso, débito urinário, níveis de potássio, e níveis de creatinina. Mecanismo provável: síntese renal de prostaglandina reduzida.
Anlodipino	Indometacina	Baixo	Risco aumentado de hemorragia gastrointestinal e/ou antagonismo do efeito hipotensivo
Ácido Acetilsalicílico	Indometacina	Médio	Irritação gástrica aumentada e possível variação na concentração plasmática de indometacina. Orientações/sugestões: monitorar quanto a sinais e sintomas de irritação gastrointestinal excessiva; considerar a monoterapia na ausência de evidência clínica de melhora terapêutica com uso concomitante. Mecanismo provável: irritação gastrointestinal aditiva
Digoxina	Indometacina	Baixo	O uso concomitante de digoxina e indometacina pode resultar em um aumento do risco de intoxicação por digoxina (náusea, vômito, arritmias cardíacas). Orientações/sugestões: quando incluir a terapia com indometacina, monitorar níveis séricos de digoxina e sinais de intoxicação como náusea, vômitos ou alterações no status mental. Quando usar esta combinação em prematuros, monitorar os níveis séricos de digoxina e frequentemente realizar ECGs para detectar intoxicação por digoxina no início. Mecanismo provável: redução do clearance renal da digoxina.
Carvedilol	Insulina Humana Recombinante r	Médio	Hipoglicemia, hiperglicemia ou hipertensão.
Atenolol	Insulina Humana Recombinante r	Médio	Hipoglicemia, hiperglicemia ou hipertensão.
Ácido Acetilsalicílico	Insulina Humana Recombinante r	Médio	Hipoglicemia (depressão do SNC, convulsões). Orientações/sugestões: monitorar a glicose sanguínea e sinais clínicos de hipoglicemia no paciente. Substituir a aspirina por acetaminofeno se relevante clinicamente e/ou apropriado. Mecanismo provável: pode aumentar a resposta à insulina.
Ciprofloxacina	Insulina Humana Recombinante r	Alto	O uso concomitante de Fluorquinolona e agente antidiabéticos pode resultar em mudanças na glicose sanguínea e aumento do risco de hipoglicemia ou hiperglicemia. Orientações/sugestões: se for necessária terapia concomitante de uma Fluorquinolona e agente antidiabético, monitorar o nível de glicose sanguínea e ajustar a dose do agente antidiabético como indicado; ajuste da dose pode ser requerido após descontinuação de uma fluorquinolona. Se uma reação de hipoglicemia ocorrer, o paciente deve iniciar terapia apropriada imediatamente, descontinuar a fluorquinolona e contatar o médico. Mecanismo provável: desconhecido.
Carvedilol	Insulina Humana mc Lenta	Médio	Hipoglicemia, hiperglicemia ou hipertensão.
Atenolol	Insulina Humana mc Lenta	Médio	Hipoglicemia, hiperglicemia ou hipertensão.
Ácido Acetilsalicílico	Insulina Humana mc Lenta	Médio	Hipoglicemia (depressão do SNC, convulsões). Orientações/sugestões: monitorar a glicose sanguínea e sinais clínicos de hipoglicemia no paciente. Substituir a aspirina por acetaminofeno se relevante clinicamente e/ou apropriado. Mecanismo provável: pode aumentar a resposta à insulina.
Ciprofloxacina	Insulina Humana mc Lenta	Alto	O uso concomitante de Fluorquinolona e agente antidiabéticos pode resultar em mudanças na glicose sanguínea e aumento do risco de hipoglicemia ou hiperglicemia. Orientações/sugestões: se for necessária terapia concomitante de uma Fluorquinolona e agente antidiabético, monitorar o nível de glicose sanguínea e ajustar a dose do agente antidiabético como indicado; ajuste da dose pode ser requerido após descontinuação de uma fluorquinolona. Se uma reação de hipoglicemia ocorrer, o paciente deve iniciar terapia apropriada imediatamente, descontinuar a fluorquinolona e contatar o médico. Mecanismo provável: desconhecido.
Carvedilol	Insulina Humana mc Nph	Médio	Hipoglicemia, hiperglicemia ou hipertensão.

Continua...

Continuação...

Princípio ativo	Princípio ativo	Gravidade	Descrição
Atenolol	Insulina Humana mc Nph	Médio	Hipoglicemia, hiperglicemia ou hipertensão.
Ácido Acetilsalicílico	Insulina Humana mc Nph	Médio	Hipoglicemia (depressão do SNC, convulsões). Orientações/sugestões: monitorar a glicose sanguínea e sinais clínicos de hipoglicemia no paciente. Substituir a aspirina por acetaminofeno se relevante clinicamente e/ou apropriado. Mecanismo provável: pode aumentar a resposta à insulina.
Ciprofloxacina	Insulina Humana mc Nph	Alto	O uso concomitante de Fluorquinolona e agente antidiabéticos pode resultar em mudanças na glicose sangüínea e aumento do risco de hipoglicemia ou hiperglicemia. Orientações/sugestões: se for necessária terapia concomitante de uma Fluorquinolona e agente antidiabético, monitorar o nível de glicose sanguínea e ajustar a dose do agente antidiabético como indicado; ajuste da dose pode ser requerido após descontinuação de uma fluorquinolona. Se uma reação de hipoglicemia ocorrer, o paciente deve iniciar terapia apropriada imediatamente, descontinuar a fluorquinolona e contatar o médico. Mecanismo provável: desconhecido.
Carvedilol	Insulina Humana mc Regular	Médio	Hipoglicemia, hiperglicemia ou hipertensão.
Atenolol	Insulina Humana mc Regular	Médio	Hipoglicemia, hiperglicemia ou hipertensão.
Ácido Acetilsalicílico	Insulina Humana mc Regular	Médio	Hipoglicemia (depressão do SNC, convulsões). Orientações/sugestões: monitorar a glicose sanguínea e sinais clínicos de hipoglicemia no paciente. Substituir a aspirina por acetaminofeno se relevante clinicamente e/ou apropriado. Mecanismo provável: pode aumentar a resposta à insulina.
Ciprofloxacina	Insulina Humana mc Regular	Alto	O uso concomitante de Fluorquinolona e agente antidiabéticos pode resultar em mudanças na glicose sangüínea e aumento do risco de hipoglicemia ou hiperglicemia. Orientações/sugestões: se for necessária terapia concomitante de uma Fluorquinolona e agente antidiabético, monitorar o nível de glicose sangüínea e ajustar a dose do agente antidiabético como indicado; ajuste da dose pode ser requerido após descontinuação de uma fluorquinolona. Se uma reação de hipoglicemia ocorrer, o paciente deve iniciar terapia apropriada imediatamente, descontinuar a fluorquinolona e contatar o médico. Mecanismo provável: desconhecido.
Carvedilol	Insulina Humana mc Ultralenta	Médio	Hipoglicemia, hiperglicemia ou hipertensão.
Atenolol	Insulina Humana mc Ultralenta	Médio	Hipoglicemia, hiperglicemia ou hipertensão.
Ácido Acetilsalicílico	Insulina Humana mc Ultralenta	Médio	Hipoglicemia (depressão do SNC, convulsões). Orientações/sugestões: monitorar a glicose sanguínea e sinais clínicos de hipoglicemia no paciente. Substituir a aspirina por acetaminofeno se relevante clinicamente e/ou apropriado. Mecanismo provável: pode aumentar a resposta à insulina.
Ciprofloxacina	Insulina Humana mc Ultralenta	Alto	O uso concomitante de Fluorquinolona e agente antidiabéticos pode resultar em mudanças na glicose sanguínea e aumento do risco de hipoglicemia ou hiperglicemia. Orientações/sugestões: se for necessária terapia concomitante de uma Fluorquinolona e agente antidiabético, monitorar o nível de glicose sangüínea e ajustar a dose do agente antidiabético como indicado; ajuste da dose pode ser requerido após descontinuação de uma fluorquinolona. Se uma reação de hipoglicemia ocorrer, o paciente deve iniciar terapia apropriada imediatamente, descontinuar a fluorquinolona e contatar o médico. Mecanismo provável: desconhecido.
Carvedilol	Insulina Mista Lenta	Médio	Hipoglicemia, hiperglicemia ou hipertensão
Atenolol	Insulina Mista Lenta	Médio	Hipoglicemia, hiperglicemia ou hipertensão
Ácido Acetilsalicílico	Insulina Mista Lenta	Médio	Hipoglicemia (depressão do SNC, convulsões). Orientações/sugestões: monitorar a glicose sanguínea e sinais clínicos de hipoglicemia no paciente. Substituir a aspirina por acetaminofeno se relevante clinicamente e/ou apropriado. Mecanismo provável: pode aumentar a resposta à insulina.
Ciprofloxacina	Insulina Mista Lenta	Alto	O uso concomitante de Fluorquinolona e agente antidiabéticos pode resultar em mudanças na glicose sanguínea e aumento do risco de hipoglicemia ou hiperglicemia. Orientações/sugestões: se for necessária terapia concomitante de uma Fluorquinolona e agente antidiabético, monitorar o nível de glicose sanguínea e ajustar a dose do agente antidiabético como indicado; ajuste da dose pode ser requerido após descontinuação de uma fluorquinolona. Se uma reação de hipoglicemia ocorrer, o paciente deve iniciar terapia apropriada imediatamente, descontinuar a fluorquinolona e contatar o médico. Mecanismo provável: desconhecido.
Carvedilol	Insulina Mista Nph	Médio	Hipoglicemia, hiperglicemia ou hipertensão.
Atenolol	Insulina Mista Nph	Médio	Hipoglicemia, hiperglicemia ou hipertensão.
Ácido Acetilsalicílico	Insulina Mista Nph	Médio	Hipoglicemia (depressão do SNC, convulsões). Orientações/sugestões: monitorar a glicose sanguínea e sinais clínicos de hipoglicemia no paciente. Substituir a aspirina por acetaminofeno se relevante clinicamente e/ou apropriado. Mecanismo provável: pode aumentar a resposta à insulina.
Ciprofloxacina	Insulina Mista Nph	Alto	O uso concomitante de Fluorquinolona e agente antidiabéticos pode resultar em mudanças na glicose sanguínea e aumento do risco de hipoglicemia ou hiperglicemia. Orientações/sugestões: se for necessária terapia concomitante de uma Fluorquinolona e agente antidiabético, monitorar o nível de glicose sanguínea e ajustar a dose do agente antidiabético como indicado; ajuste da dose pode ser requerido após descontinuação de uma fluorquinolona. Se uma reação de hipoglicemia ocorrer, o paciente deve iniciar terapia apropriada imediatamente, descontinuar a fluorquinolona e contatar o médico. Mecanismo provável: desconhecido.
Carvedilol	Insulina Mista Regular	Médio	Hipoglicemia, hiperglicemia ou hipertensão.
Atenolol	Insulina Mista Regular	Médio	Hipoglicemia, hiperglicemia ou hipertensão.
Ácido Acetilsalicílico	Insulina Mista Regular	Médio	Hipoglicemia (depressão do SNC, convulsões). Orientações/sugestões: monitorar a glicose sanguínea e sinais clínicos de hipoglicemia no paciente. Substituir a aspirina por acetaminofeno se relevante clinicamente e/ou apropriado. Mecanismo provável: pode aumentar a resposta à insulina.

Continua...

Continuação...

Princípio ativo	Princípio ativo	Gravidade	Descrição
Ciprofloxacina	Insulina Mista Regular	Alto	O uso concomitante de Fluorquinolona e agente antidiabéticos pode resultar em mudanças na glicose sanguínea e aumento do risco de hipoglicemia ou hiperglicemia. Orientações/sugestões: se for necessária terapia concomitante de uma Fluorquinolona e agente antidiabético, monitorar o nível de glicose sanguínea e ajustar a dose do agente antidiabético como indicado; ajuste da dose pode ser requerido após descontinuação de uma fluorquinolona. Se uma reação de hipoglicemia ocorrer, o paciente deve iniciar terapia apropriada imediatamente, descontinuar a fluorquinolona e contatar o médico. Mecanismo provável: desconhecido.
Carvedilol	Insulina Suína mc Lenta	Médio	Hipoglicemia, hiperglicemia ou hipertensão.
Atenolol	Insulina Suína mc Lenta	Médio	Hipoglicemia, hiperglicemia ou hipertensão.
Ácido Acetilsalicílico	Insulina Suína mc Lenta	Médio	Hipoglicemia (depressão do SNC, convulsões). Orientações/sugestões: monitorar a glicose sanguínea e sinais clínicos de hipoglicemia no paciente. Substituir a aspirina por acetaminofeno se relevante clinicamente e/ou apropriado. Mecanismo provável: pode aumentar a resposta à insulina.
Ciprofloxacina	Insulina Suína mc Lenta	Alto	O uso concomitante de Fluorquinolona e agente antidiabéticos pode resultar em mudanças na glicose sanguínea e aumento do risco de hipoglicemia ou hiperglicemia. Orientações/sugestões: se for necessária terapia concomitante de uma Fluorquinolona e agente antidiabético, monitorar o nível de glicose sanguínea e ajustar a dose do agente antidiabético como indicado; ajuste da dose pode ser requerido após descontinuação de uma fluorquinolona. Se uma reação de hipoglicemia ocorrer, o paciente deve iniciar terapia apropriada imediatamente, descontinuar a fluorquinolona e contatar o médico. Mecanismo provável: desconhecido.
Carvedilol	Insulina Suína mc Regular	Médio	Hipoglicemia, hiperglicemia ou hipertensão.
Atenolol	Insulina Suína mc Regular	Médio	Hipoglicemia, hiperglicemia ou hipertensão.
Ácido Acetilsalicílico	Insulina Suína mc Regular	Médio	Hipoglicemia (Depressão do SNC, convulsões). Orientações/sugestões: monitorar a glicose sanguínea e sinais clínicos de hipoglicemia no paciente. Substituir a aspirina por acetaminofeno se relevante clinicamente e/ou apropriado. Mecanismo provável: pode aumentar a resposta à insulina.
Ciprofloxacina	Insulina Suína mc Regular	Alto	O uso concomitante de Fluorquinolona e agente antidiabéticos pode resultar em mudanças na glicose sanguínea e aumento do risco de hipoglicemia ou hiperglicemia. Orientações/sugestões: se for necessária terapia concomitante de uma Fluorquinolona e agente antidiabético, monitorar o nível de glicose sanguínea e ajustar a dose do agente antidiabético como indicado; ajuste da dose pode ser requerido após descontinuação de uma fluorquinolona. Se uma reação de hipoglicemia ocorrer, o paciente deve iniciar terapia apropriada imediatamente, descontinuar a fluorquinolona e contatar o médico. Mecanismo provável: desconhecido.
Clonidina	Insulina glargina	Médio	Hipoglicemia ou hiperglicemia.
Carvedilol	Insulina glargina	Médio	Hipoglicemia, hiperglicemia ou hipertensão.
Atenolol	Insulina glargina	Médio	Hipoglicemia, hiperglicemia ou hipertensão.
Ácido Acetilsalicílico	Insulina glargina	Médio	Hipoglicemia (depressão do SNC, convulsões). Orientações/sugestões: monitorar a glicose sanguínea e sinais clínicos de hipoglicemia no paciente. Substituir a aspirina por acetaminofeno se relevante clinicamente e/ou apropriado. Mecanismo provável: pode aumentar a resposta à insulina.
Ciprofloxacina	Insulina glargina	Alto	O uso concomitante de Fluorquinolona e agente antidiabéticos pode resultar em mudanças na glicose sanguínea e aumento do risco de hipoglicemia ou hiperglicemia. Orientações/sugestões: se for necessária terapia concomitante de uma Fluorquinolona e agente antidiabético, monitorar o nível de glicose sanguínea e ajustar a dose do agente antidiabético como indicado; ajuste da dose pode ser requerido após descontinuação de uma fluorquinolona. Se uma reação de hipoglicemia ocorrer, o paciente deve iniciar terapia apropriada imediatamente, descontinuar a fluorquinolona e contatar o médico. Mecanismo provável: desconhecido.
Carvedilol	Insulina humana lispro	Médio	Hipoglicemia, hiperglicemia ou hipertensão.
Atenolol	Insulina humana lispro	Médio	Hipoglicemia, hiperglicemia ou hipertensão.
Ácido Acetilsalicílico	Insulina humana lispro	Médio	Hipoglicemia (depressão do SNC, convulsões). Orientações/sugestões: monitorar a glicose sanguínea e sinais clínicos de hipoglicemia no paciente. Substituir a aspirina por acetaminofeno se relevante clinicamente e/ou apropriado. Mecanismo provável: pode aumentar a resposta à insulina.
Ciprofloxacina	Insulina humana lispro	Alto	O uso concomitante de Fluorquinolona e agente antidiabéticos pode resultar em mudanças na glicose sanguínea e aumento do risco de hipoglicemia ou hiperglicemia. Orientações/sugestões: se for necessária terapia concomitante de uma Fluorquinolona e agente antidiabético, monitorar o nível de glicose sanguínea e ajustar a dose do agente antidiabético como indicado; ajuste da dose pode ser requerido após descontinuação de uma fluorquinolona. Se uma reação de hipoglicemia ocorrer, o paciente deve iniciar terapia apropriada imediatamente, descontinuar a fluorquinolona e contatar o médico. Mecanismo provável: Desconhecido.
Colchicina	Interferon	Alto	Redução da eficácia de interferona alfa-2ª.
Captopril	Interferon	Alto	Abnormalidades hematológicas (granulocitopenia, trombocitopenia).
Aminofilina	Interferon	Médio	Toxicidade da teofilina (náusea, vômitos, palpitações, convulsões). Orientações/sugestões: concentrações séricas de teofilina devem ser atentamente monitoradas quando interferona alfa é adicionada, descontinuada, ou quando ocorrerem mudanças na dose. Ajustes de dose de teofilina podem ser necessárias. Mecanismo provável: desconhecido.
Dexametasona	Irinotecam	Médio	Risco aumentado de linfocitopenia e/ou hiperglicemia.
Citalopram	Irinotecam	Médio	Risco aumentado de miopatia ou rabdomiólise.

Continua...

Continuação...

Princípio ativo	Princípio ativo	Gravidade	Descrição
Carbamazepina	Irinotecam	Alto	Diminui substancialmente a exposição a irinotecano e seu metabólito SN-38 e pode diminuir a eficácia.
Aprepitante	Irinotecam	Alto	Níveis plasmáticos de irinotecano elevados.
Clorpromazina	Isoflurano	Alto	Risco aumentado de cardiotoxicidade (prolongação intervalo QT, torsade de pointes, parada cardíaca). Orientações/sugestões: a administração concomitante de isoflurano e agentes que prolongam o intervalo QT, como fenotiazinas não é recomendada. Mecanismo provável: additive efeito on QT interval.
Hidrato de Cloral	Isoflurano	Alto	Risco aumentado de cardiotoxicidade (prolongação intervalo QT, torsade de pointes, parada cardíaca). Orientações/sugestões: a administração concomitante de agentes que prolongam o intervalo QT, como isoflurano e hidrato de cloral, não é recomendada. Mecanismo provável: additive efeito na prolongação do intervalo QT.
Claritromicina	Isoflurano	Alto	Risco aumentado de cardiotoxicidade (prolongação intervalo QT, torsade de pointes, parada cardíaca).
Cisatracurio	Isoflurano	Alto	Prolongação excessiva do efeito bloqueador neuromuscular do cisatracúrio.
Amiodarona	Isoflurano	Alto	Risco aumentado de cardiotoxicidade (prolongação intervalo QT, torsade de pointes, parada cardíaca).
Amitriptilina	Isoflurano	Alto	Risco aumentado de cardiotoxicidade (prolongação intervalo QT, torsade de pointes, parada cardíaca).
Alfentanil	Isoflurano	Médio	Toxicidade da alfentanila (bradicardia, depressão respiratória). Orientações/sugestões: pacientes recebendo sedativos, hipnóticos ou analgésicos narcóticos devem ser monitorados atentamente se isoflurano for usado concomitantemente e pode ser necessária a redução na dosagem de uma ou ambas as drogas. Mecanismo provável: efeito aditivo.
Digoxina	Itraconazol	Alto	Risco aumentado de toxicidade da digoxina (náusea, vômitos, arritmias).
Docetaxel	Itraconazol	Médio	Risco aumentado de toxicidade do docetaxel.
Deflazacorte	Itraconazol	Médio	Aumento da concentração plasmática de corticosteroide e aumento do riso de efeitos adversos do corticosteroide (miopatia, intolerância a glicose, síndrome de Cushing).
Dexametasona	Itraconazol	Médio	Aumento da concentração plasmática de corticosteroide e aumento do riso de efeitos adversos do corticosteroide (miopatia, intolerância a glicose, síndrome de Cushing).
Diazepam	Itraconazol	Alto	Elevação das concentrações de diazepam e potencial toxicidade (sedação excessiva e efeitos hipnóticos prolongados).
Claritromicina	Itraconazol	Médio	Maiores concetrações de itraconazol e claritromicina.
Cimetidina	Itraconazol	Médio	Perda de eficácia do itraconazol.
Cilostazol	Itraconazol	Baixo	Risco aumentado de efeitos adversos do cilostazol (dor de cabeça, diarreia, fezes anormais).
Calcio	Itraconazol	Médio	Perda de eficácia do itraconazol. Orientações/sugestões: produtos contendo alumínio, cálcio ou magnésio devem ser tomados pelo menos uma hora antes ou duas horas depois de itraconazol. Mecanismo provável: reduzida absorção gastrintestinal devido à menor acidez gástrica.
Carbamazepina	Itraconazol	Médio	Perda de eficácia do itraconazol.
Ciclosporina	Itraconazol	Alto	Risco aumentado de toxicidade da ciclosporina (insuficiência renal, colestase, parestesias).
Busulfano	Itraconazol	Médio	Risco aumentado de toxicidade do busulfano (mielossupressão, cistite hemorrágica, neurotoxicidade, busulfano lung).
Aprepitante	Itraconazol	Alto	Concentrações plasmáticas elevadas de aprepitante.
Atorvastatina	Itraconazol	Alto	Risco aumentado de miopatia ou rabdomiólise.
Betametasona	Itraconazol	Médio	Aumento da concentração plasmática de corticosteroide e aumento do riso de efeitos adversos do corticosteroide (miopatia, intolerância a glicose, síndrome de Cushing).
Bicarbonato de Sodio	Itraconazol	Médio	Perda de eficácia do itraconazol. Orientações/sugestões: produtos contendo alumínio, cálcio ou magnésio devem ser tomados pelo menos uma hora antes ou duas horas depois de itraconazol. Mecanismo provável: reduzida absorção gastrintestinal devido à menor acidez gástrica.
Budesonida	Itraconazol	Médio	Concentrações plasmáticas de budesonida elevadas. Orientações/sugestões: itraconazol significantemente aumenta os níveis plasmáticos de budesonida quando administrado concomitantemente. Considerar evitar o uso de budesonida e inibidores potentes do CYP3A4, como itraconazol. Mecanismo provável: inibição do metabolismo da budesonida mediado pelo citocromo P450 3A4 pelo itraconazol.
Busulfano	Itraconazol	Médio	Risco aumentado de toxicidade do busulfano (mielossupressão, hemorrhagic cystitis, neurotoxicidade, busulfano lung).
Anlodipino	Itraconazol	Médio	Concentrações de a mLodipino aumentadas e toxicidade (tontura, hipotensão, vermelhidão, dor de cabeça, edema periférico).
Alfentanil	Itraconazol	Médio	Aumento da concentração de alfentanila e potencial toxicidade (Depressão do SNC, depressão respiratória). Orientações/sugestões: monitorar pacientes quanto a depressão respiratória e nervosa central excessivas. Pode ser necessário reduzir a dse de alfentanil durante a administração concomitante de itraconazol. Mecanismo provável: inibição do metabolismo de alfentanil mediado pelo citocromo P450.
Alprazolam	Itraconazol	Alto	Concentrações de alprazolam elevadas e potencial toxicidade (sedação excessiva e efeitos hipnóticos prolongados).
Aminofilina	Ketamina	Médio	Limiar convulsivo mais baixo. Orientações/sugestões: se a terapia concomitante for necessária, monitorar pacientes quanto a atividade convulsiva. Mecanismo provável: desconhecido.
Carbamazepina	Lamotrigina	Médio	Redução da eficácia da lamotrigina, perda do controle anticonvulsivante, e potencial risco de neurotoxicidade (náusea, vertigem, nistagmo, ataxia).
Ácido Valproico	Lamotrigina	Alto	Meia-vida da lamotrigina aumentada, levando a toxicidade (fatiga, sonolência, ataxia) e risco aumentado de erupção cutânea grave.
Clorpromazina	Levodopa	Médio	Perda de eficácia da levodopa.
Bupropiona	Levodopa	Médio	Risco aumentado de efeitos adversos (náusea, vômitos, excitation, sensação de cansaço, tremor postural).
Dipirona	Levofloxacina	Médio	Risco aumentado de convulsões.
Clorpropamida	Levofloxacina	Alto	Variação da glicose sanguínea e risco de hipoglicemia ou hiperglicemia.
Deflazacorte	Levofloxacina	Médio	Risco aumentado de ruptura de tendão.

Continua...

Continuação...

Princípio ativo	Princípio ativo	Gravidade	Descrição
Diclofenaco Potassico	Levofloxacina	Médio	Risco aumentado de convulsões.
Diclofenaco Sodico	Levofloxacina	Médio	Risco aumentado de convulsões.
Clorpromazina	Levofloxacina	Alto	Risco aumentado de cardiotoxicidade (prolongação intervalo QT, torsade de pointes, parada cardíaca).
Calcio	Levofloxacina	Médio	Eficácia da levofloxacina reduzida.
Cetoprofeno	Levofloxacina	Médio	Risco aumentado de convulsões.
Cetorolaco tometamina	Levofloxacina	Médio	Risco aumentado de convulsões.
Aminofilina	Levofloxacina	Alto	Toxicidade da teoflina (náusea, vômitos, palpitações, convulsões). Orientações/sugestões: monitorar atentamente os níveis de teofilina atentamente e fazer ajustes de dosagem apropriados quando levofloxacina é co-administrada. Mecanismo provável: redução do clearance da teofilina.
Betametasona	Levofloxacina	Médio	Risco aumentado de ruptura de tendão.
Amiodarona	Levofloxacina	Alto	O uso concomitante de levofloxacino e amiodarona pode resultar em aumento do risco de cardiotoxicidade (prolongamento do intervalo QT, "torsades de pointes", parada cardíaca). Orientações/sugestões: não é recomendada a associação de levofloxacina e amiodarona. Mecanismo provável: efeitos aditivos no prolongamentodo intervalo QT.
Insulina humana lispro	Levofloxacina	Alto	O uso concomitante de levofloxacina e insulina pode resultar em alteração da glicemia e aumentar o risco de hipoglicemia ou hiperglicemia. Orientações/sugestões: se a terapia com levofloxacina e insulina é necessária, monitorar a glicemia e ajustar a dose de insulina. Ajuste da dose de insulina pode ser necessário depois da descontinuação da levofloxacina. Se ocorrer hipoglicemia, deve-se imediatamente iniciar terapia adequada, suspender a levofloxacina e avisar o médico. Mecanismo provável: desconhecido.
Insulina glargina	Levofloxacina	Alto	O uso concomitante de levofloxacina e insulina pode resultar em alteração da glicemia e aumentar o risco de hipoglicemia ou hiperglicemia. Orientações/sugestões: se a terapia com levofloxacina e insulina é necessária, monitorar a glicemia e ajustar a dose de insulina. Ajuste da dose de insulina pode ser necessário depois da descontinuação da levofloxacina. Se ocorrer hipoglicemia, deve-se imediatamente iniciar terapia adequada, suspender a levofloxacina e avisar o médico. Mecanismo provável: desconhecido.
Insulina Suina mc Regular	Levofloxacina	Alto	O uso concomitante de levofloxacina e insulina pode resultar em alteração da glicemia e aumentar o risco de hipoglicemia ou hiperglicemia. Orientações/sugestões: se a terapia com levofloxacina e insulina é necessária, monitorar a glicemia e ajustar a dose de insulina. Ajuste da dose de insulina pode ser necessário depois da descontinuação da levofloxacina. Se ocorrer hipoglicemia, deve-se imediatamente iniciar terapia adequada, suspender a levofloxacina e avisar o médico. Mecanismo provável: desconhecido.
Insulina Suina mc Lenta	Levofloxacina	Alto	O uso concomitante de levofloxacina e insulina pode resultar em alteração da glicemia e aumentar o risco de hipoglicemia ou hiperglicemia. Orientações/sugestões: se a terapia com levofloxacina e insulina é necessária, monitorar a glicemia e ajustar a dose de insulina. Ajuste da dose de insulina pode ser necessário depois da descontinuação da levofloxacina. Se ocorrer hipoglicemia, deve-se imediatamente iniciar terapia adequada, suspender a levofloxacina e avisar o médico. Mecanismo provável: desconhecido.
Insulina Mista Regular	Levofloxacina	Alto	O uso concomitante de levofloxacina e insulina pode resultar em alteração da glicemia e aumentar o risco de hipoglicemia ou hiperglicemia. Orientações/sugestões: se a terapia com levofloxacina e insulina é necessária, monitorar a glicemia e ajustar a dose de insulina. Ajuste da dose de insulina pode ser necessário depois da descontinuação da levofloxacina. Se ocorrer hipoglicemia, deve-se imediatamente iniciar terapia adequada, suspender a levofloxacina e avisar o médico. Mecanismo provável: desconhecido.
Insulina Mista Nph	Levofloxacina	Alto	O uso concomitante de levofloxacina e insulina pode resultar em alteração da glicemia e aumentar o risco de hipoglicemia ou hiperglicemia. Orientações/sugestões: se a terapia com levofloxacina e insulina é necessária, monitorar a glicemia e ajustar a dose de insulina. Ajuste da dose de insulina pode ser necessário depois da descontinuação da levofloxacina. Se ocorrer hipoglicemia, deve-se imediatamente iniciar terapia adequada, suspender a levofloxacina e avisar o médico. Mecanismo provável: desconhecido.
Insulina Mista Lenta	Levofloxacina	Alto	O uso concomitante de levofloxacina e insulina pode resultar em alteração da glicemia e aumentar o risco de hipoglicemia ou hiperglicemia. Orientações/sugestões: se a terapia com levofloxacina e insulina é necessária, monitorar a glicemia e ajustar a dose de insulina. Ajuste da dose de insulina pode ser necessário depois da descontinuação da levofloxacina. Se ocorrer hipoglicemia, deve-se imediatamente iniciar terapia adequada, suspender a levofloxacina e avisar o médico. Mecanismo provável: desconhecido.
Insulina Humana mc Ultralenta	Levofloxacina	Alto	O uso concomitante de levofloxacina e insulina pode resultar em alteração da glicemia e aumentar o risco de hipoglicemia ou hiperglicemia. Orientações/sugestões: se a terapia com levofloxacina e insulina é necessária, monitorar a glicemia e ajustar a dose de insulina. Ajuste da dose de insulina pode ser necessário depois da descontinuação da levofloxacina. Se ocorrer hipoglicemia, deve-se imediatamente iniciar terapia adequada, suspender a levofloxacina e avisar o médico. Mecanismo provável: desconhecido.
Insulina Humana mc Regular	Levofloxacina	Alto	O uso concomitante de levofloxacina e insulina pode resultar em alteração da glicemia e aumentar o risco de hipoglicemia ou hiperglicemia. Orientações/sugestões: se a terapia com levofloxacina e insulina é necessária, monitorar a glicemia e ajustar a dose de insulina. Ajuste da dose de insulina pode ser necessário depois da descontinuação da levofloxacina. Se ocorrer hipoglicemia, deve-se imediatamente iniciar terapia adequada, suspender a levofloxacina e avisar o médico. Mecanismo provável: desconhecido.
Insulina Humana mc Nph	Levofloxacina	Alto	O uso concomitante de levofloxacina e insulina pode resultar em alteração da glicemia e aumentar o risco de hipoglicemia ou hiperglicemia. Orientações/sugestões: se a terapia com levofloxacina e insulina é necessária, monitorar a glicemia e ajustar a dose de insulina. Ajuste da dose de insulina pode ser necessário depois da descontinuação da levofloxacina. Se ocorrer hipoglicemia, deve-se imediatamente iniciar terapia adequada, suspender a levofloxacina e avisar o médico. Mecanismo provável: desconhecido.
Insulina Humana mc Lenta	Levofloxacina	Alto	O uso concomitante de levofloxacina e insulina pode resultar em alteração da glicemia e aumentar o risco de hipoglicemia ou hiperglicemia. Orientações/sugestões: se a terapia com levofloxacina e insulina é necessária, monitorar a glicemia e ajustar a dose de insulina. Ajuste da dose de insulina pode ser necessário depois da descontinuação da levofloxacina. Se ocorrer hipoglicemia, deve-se imediatamente iniciar terapia adequada, suspender a levofloxacina e avisar o médico. Mecanismo provável: desconhecido.
Insulina Humana Recombinante r	Levofloxacina	Alto	O uso concomitante de levofloxacina e insulina pode resultar em alteração da glicemia e aumentar o risco de hipoglicemia ou hiperglicemia. Orientações/sugestões: se a terapia com levofloxacina e insulina é necessária, monitorar a glicemia e ajustar a dose de insulina. Ajuste da dose de insulina pode ser necessário depois da descontinuação da levofloxacina. Se ocorrer hipoglicemia, deve-se imediatamente iniciar terapia adequada, suspender a levofloxacina e avisar o médico. Mecanismo provável: desconhecido.

Continua...

Continuação...

Princípio ativo	Princípio ativo	Gravidade	Descrição
Colestiramina	Levotiroxina	Médio	Redução da eficácia de levotiroxina.
Dexametasona	Levotiroxina	Médio	Risco aumentado de ruptura de tendão.
Cálcio	Levotiroxina	Médio	Absorção da levotiroxina reduzida.
Ciprofloxacina	Lidocaína	Alto	Risco aumentado de cardiotoxicidade (prolongação intervalo QT, torsade de pointes, parada cardíaca).
Cisatracurio	Lidocaína	Médio	Maior ação bloqueadora neuromuscular. Orientações/sugestões: a dose de cisatracúrio pode ter que ser reduzida em pacientes concomitantemente recebendo lidocaína. Mecanismo provável: desconhecido.
Cimetidina	Lidocaína	Médio	Toxicidade da lidocaína (neurotoxicidade, arritmias cardíacas, convulsões).
Amiodarona	Lidocaína	Alto	Toxicidade da lidocaína (arritmia cardíaca, convulsões, coma).
Ciprofloxacina	Lidocaína/Epinefrina	Alto	Risco aumentado de cardiotoxicidade (prolongação intervalo QT, torsade de pointes, parada cardíaca).
Cisatracurio	Lidocaína/Epinefrina	Médio	Maior ação bloqueadora neuromuscular. Orientações/sugestões: a dose de cisatracúrio pode ter que ser reduzida em pacientes concomitantemente recebendo lidocaína. Mecanismo provável: desconhecido.
Cimetidina	Lidocaína/Epinefrina	Médio	Toxicidade da lidocaína (neurotoxicidade, arritmias cardíacas, convulsões).
Cisatracurio	Lincomicina	Médio	Maior ação bloqueadora neuromuscular. Orientações/sugestões: a dose de cisatracúrio pode ter que ser reduzida em pacientes concomitantemente recebendo lincomicina. Mecanismo provável: desconhecido.
Dopamina	Linezolida	Alto	Efeitos hipertensivos aumentados.
Carbidopa/ Levodopa	Linezolida	Alto	Maior risco de síndrome da serotonina (hipertermia, hiperreflexia, mioclonia, mudanças do estado mental).
Dipirona	Lisinopril	Baixo	Efeitos anti-hipertensivos e natriuréticos reduzidos.
Clortalidona	Lisinopril	Médio	Hipotensão postural (primeira dose).
Diclofenaco Potassico	Lisinopril	Baixo	Efeitos anti-hipertensivos e natriuréticos reduzidos.
Diclofenaco Sodico	Lisinopril	Baixo	Efeitos anti-hipertensivos e natriuréticos reduzidos.
Cetoprofeno	Lisinopril	Baixo	Efeitos anti-hipertensivos e natriuréticos reduzidos.
Cetorolaco tometamina	Lisinopril	Baixo	Efeitos anti-hipertensivos e natriuréticos reduzidos.
Ciclosporina	Lisinopril	Médio	Insuficiência renal aguda.
Azatioprina	Lisinopril	Alto	Mielossupressão. Orientações/sugestões: evitar a terapia combinada com azatioprina e inibidores da ECA. Se estas drogas tiverem que ser administradas concomitantemente, monitorar a mielossupressão no paciente, especialmente anemia e leucopenia. Mecanismo provável: desconhecido.
Bupivacaína	Lisinopril	Médio	Bradicardia e hipotensão com perda de consciência. Orientações/sugestões: a supressão do sistema renina-angiotensina pode magnificar a bradicardia e hipotensão num paciente sob anestesia com bupivacaína e que está sob tratamento com inibidores da ECA. Terapia com inibidores da ECA pode ser continuada até o momento da cirurgia, entretanto, tais pacientes devem ser fortemente monitorados e a instabilidade hemodinâmica deve ser tratada apropriadamente. Mecanismo provável: supressão do sistema renina-angiotensina.
Bupivacaína/ Epinefrina	Lisinopril	Médio	Bradicardia e hipotensão com perda de consciência. Orientações/sugestões: a supressão do sistema renina-angiotensina pode magnificar a bradicardia e hipotensão num paciente sob anestesia com bupivacaína e que está sob tratamento com inibidores da ECA. Terapia com inibidores da ECA pode ser continuada até o momento da cirurgia, entretanto, tais pacientes devem ser fortemente monitorados e a instabilidade hemodinâmica deve ser tratada apropriadamente. Mecanismo provável: supressão do sistema renina-angiotensina.
Bupivacaína/ Glicose	Lisinopril	Médio	Bradicardia e hipotensão com perda de consciência. Orientações/sugestões: a supressão do sistema renina-angiotensina pode magnificar a bradicardia e hipotensão num paciente sob anestesia com bupivacaína e que está sob tratamento com inibidores da ECA. Terapia com inibidores da ECA pode ser continuada até o momento da cirurgia, entretanto, tais pacientes devem ser fortemente monitorados e a instabilidade hemodinâmica deve ser tratada apropriadamente. Mecanismo provável: supressão do sistema renina-angiotensina.
Amilorida	Lisinopril	Alto	Hipercalemia. Orientações/sugestões: apesar destas elevações serem usualmente transitórias, monitorar os níveis de potássio sérico em elevações de potássio persistentes com esta combinação, especialmente em pacientes com insuficiência renal ou diabetes e os idosos. Arritmias severas e morte foram relatados devido à hipercalemia com tais combinações. Mecanismo provável: maior retenção de potássio secundária à diminuição dos níveis de aldosterona.
Alopurinol	Lisinopril	Alto	Reações de hipersensibilidade (Síndrome de Stevens-Johnson, erupção cutâneas). Orientações/sugestões: se estas drogas forem usadas simultaneamente, monitorar quanto a reações de hipersensibilidade. Mecanismo provável: desconhecido.
Ácido Acetilsalicílico	Lisinopril	Médio	Eficácia do lisinopril reduzida. Orientações/sugestões: apesar de estudos terem sugerido uma interação entre inibidores da ECA e aspirina, o médico deve avaliar os riscos e benefícios da combinação destes dois agentes. Mecanismo provável: inibição da síntese de prostaglandinas.

Continua...

Continuação...

Princípio ativo	Princípio ativo	Gravidade	Descrição
Cloreto Potassio	Lisinopril	Alto	O uso concomitante de lisinopril e potássio pode resultar em hipercalemia. Orientações/sugestões: embora a hipercalemia seja transitória, o nível de potássio sérico deve ser monitorado, principalmente em pacientes com disfunção renal ou idosos. Pacientes em terapia com lisinopril devem ser alertados quanto ao perigo potencial de dietas com excesso de potássio, incluindo substitutos do sal contendo potássio e suplementos diets. Mecanismo provável: diminuição dos níveis de aldosterona.
Calcio	Litio	Médio	Menor concentração e perda de eficácia do cloreto de lítio.
Captopril	Litio	Médio	Toxicidade do cloreto de lítio (fraqueza, tremor, sede excessiva, confusão) e/ou nefrotoxicidade.
Carbamazepina	Litio	Médio	Neurotoxicidade aditiva (fraqueza, tremor, nistagmo, asterixia).
Clorpromazina	Litio	Alto	Efeitos extrapiramidais aumentados, fraqueza, discinesia, encefalopatia, e dano cerebral.
Clortalidona	Litio	Alto	Maior concentração de cloreto de lítio e toxicidade do cloreto de lítio (fraqueza, tremor, sede excessiva, confusão).
Cilazapril	Litio	Médio	Toxicidade do cloreto de lítio (fraqueza, tremor, sede excessiva, confusão) e/ou nefrotoxicidade.
Cisatracurio	Litio	Médio	Maior ação bloqueadora neuromuscular.
Citalopram	Litio	Médio	Maior concentração de cloreto de lítio é possível, e/ou risco aumentado de síndrome da serotonina (hipertensão, hipertermia, mioclonia, mudanças do estado mental).
Diclofenaco Potassico	Litio	Médio	Toxicidade do cloreto de lítio (fraqueza, tremor, sede excessiva, confusão).
Diclofenaco Sodico	Litio	Médio	Toxicidade do cloreto de lítio (fraqueza, tremor, sede excessiva, confusão).
Diltiazem	Litio	Médio	Neurotoxicidade, psicose.
Dipirona	Litio	Médio	Toxicidade do cloreto de lítio (fraqueza, tremor, sede excessiva, confusão).
Dipirona/Cafeina/ Isometepteno	Litio	Médio	Toxicidade do cloreto de lítio (fraqueza, tremor, sede excessiva, confusão).
Domperidona	Litio	Médio	Efeitos extrapiramidais aumentados, fraqueza, discinesia, encefalopatia, e dano cerebral.
Duloxetina	Litio	Alto	Risco aumentado de síndrome da serotonina
Enalapril	Litio	Médio	Toxicidade do cloreto de lítio (fraqueza, tremor, sede excessiva, confusão) e/ou nefrotoxicidade.
Filgrastima	Litio	Médio	Aumento na contagem de leucócitos maior do que o esperado.
Fluoxetina	Litio	Médio	Maior concentração de cloreto de lítio é possível, e/ou risco aumentado de síndrome da serotonina (hipertensão, hipertermia, mioclonia, mudanças do estado mental).
Furosemida	Litio	Alto	Maior concentração de cloreto de lítio e toxicidade do cloreto de lítio (fraqueza, tremor, sede excessiva, confusão).
Haloperidol	Litio	Alto	Efeitos extrapiramidais aumentados, fraqueza, discinesia, encefalopatia, e dano cerebral.
Hidroclorotiazida	Litio	Alto	Maior concentração de cloreto de lítio e toxicidade do cloreto de lítio (fraqueza, tremor, sede excessiva, confusão).
Hidroclorotiazida/ espironolactona	Litio	Alto	Maior concentração de cloreto de lítio e toxicidade do cloreto de lítio (fraqueza, tremor, sede excessiva, confusão).
Ibuprofeno	Litio	Médio	Risco aumentado de toxicidade do cloreto de lítio (fraqueza, tremor, sede excessiva, confusão).
Indometacina	Litio	Médio	Risco aumentado de toxicidade do cloreto de lítio (fraqueza, tremor, sede excessiva, confusão).
Insulina glargina	Litio	Médio	Hipoglicemia ou hiperglicemia.
Cetoprofeno	Litio	Médio	Toxicidade do cloreto de lítio (fraqueza, tremor, sede excessiva, confusão).
Cetorolaco tometamina	Litio	Médio	Toxicidade do cloreto de lítio (fraqueza, tremor, sede excessiva, confusão).
Linezolida	Litio	Alto	Maior risco de síndrome da serotonina (hipertermia, hiperreflexia, mioclonia, mudanças do estado mental).
Lisinopril	Litio	Médio	Toxicidade do cloreto de lítio (fraqueza, tremor, sede excessiva, confusão) e/ou nefrotoxicidade.
Espironolactona	Litio	Alto	Maior concentração de cloreto de lítio e toxicidade do cloreto de lítio (fraqueza, tremor, sede excessiva, confusão).
Bicarbonato de Sodio	Litio	Médio	Diminuição da eficácia do cloreto de lítio. Orientações/sugestões: monitorar a eficácia terapêutica de cloreto de lítio e concentrações séricas do clorato de lítio; maior dosagem de cloreto de lítio pode ser necessária com terapia concomitante com um alcalinizante da urina. Mecanismo provável: aumento da excreção do cloreto de lítio.
Amilorida	Litio	Médio	Concentrações plasmáticas elevadas de cloreto de lítio e toxicidade (fraqueza, tremor, sede excessiva, confusão).
Aminofilina	Litio	Médio	Diminuição da eficácia do cloreto de lítio. Orientações/sugestões: monitorar a eficácia terapêutica do cloreto de lítio e concentrações séricas do clorato de lítio; maior dosagem de cloreto de lítio pode ser necessária com terapia concomitante. Mecanismo provável: increased cloreto de lítio clearance.
Cimetidina	Loratadina	Baixo	Maior concentração plasmática de loratadina, possível toxicidade da loratadina.
Dantrolene	Lorazepam	Alto	Depressão respiratória aditiva. Orientações/sugestões: monitorar a depressão respiratória quando usando esta combinação. A redução da dose de uma das drogas pode ser necessária. Mecanismo provável: depressão do SNC.
Codeina	Lorazepam	Baixo	Depressão respiratória aditiva. Orientações/sugestões: monitorar a depressão respiratória quando usando esta combinação. A redução da dose de uma das drogas pode ser necessária. Mecanismo provável: depressão do SNC.
Dantrolene	Lorazepam	Alto	Depressão respiratória aditiva. Orientações/sugestões: monitorar a depressão respiratória quando usando esta combinação. A redução da dose de uma das drogas pode ser necessária. Mecanismo provável: depressão do SNC.

Continua...

Continuação...

Princípio ativo	Princípio ativo	Gravidade	Descrição
Hidrato de Cloral	Lorazepam	Alto	Depressão respiratória aditiva. Orientações/sugestões: monitorar a depressão respiratória quando usando esta combinação. A redução da dose de uma das drogas pode ser necessária. Mecanismo provável: depressão do SNC.
Aminofilina	Lorazepam	Médio	Redução da eficácia do benzodiazepínico. Orientações/sugestões: monitorar o paciente quanto à eficácia clínica do benzodiazepínico. Uma dose de benzodiazepínico maior que a usual pode ser necessária em um paciente tratado com teofilina. Toxicidade do benzodiazepínico (depressão respiratória, sedação, tontura, ataxia, fraqueza, problemas cognitivos ou de performance motora) pode ocorrer se teofilina é descontinuada sem uma subsequente redução na dose de benzodiazepínico. Mecanismo provável: bloqueio da teofilina sobre os receptores de adenosina.
Alfentanil	Lorazepam	Alto	Depressão respiratória aditiva. Orientações/sugestões: monitorar a depressão respiratória quando usando esta combinação. A redução da dose de uma das drogas pode ser necessária. Mecanismo provável: depressão do SNC.
Ácido Valproico	Lorazepam	Médio	Concentrações aumentadas de lorazepam.
Fenitoina	Lorazepam	Alto	O uso concomitante de barbituricos e benzodiazepínicos pode resultar em depressão respiratória aditiva. Orientações/sugestões: monitorar depressão respiratória quando estas drogas são utilizadas em combinação. Redução de dose de uma ou de ambas as drogas pode ser necessária. Mecanismo provável: depressão do sistema nervoso central.
Litio	Losartan	Alto	Risco aumentado de toxicidade do cloreto de lítio (fraqueza, tremor, sede excessiva, confusão).
Amicacina	Magnesio	Médio	Fraqueza neuromuscular.
Carbamazepina	Mebendazol	Médio	Redução da eficácia do mebendazol.
Carbamazepina	Mebendazol/ Tiabendazol	Médio	Redução da eficácia do mebendazol.
Cisplatina	Melfalan	Médio	Diminuição do clearance de melfalan.
Colestiramina	Meloxicam	Médio	Aumento do clearance de meloxicam.
Ácido Acetilsalicilico	Meloxicam	Médio	Maior ocorrência de ulceração gastrointestinal. Orientações/sugestões: administração concomitante de aspirina e meloxicam não é recomendada por causa do potencial aumento de efeitos adversos, como ulceração gastrointestinal. Mecanismo provável: inibição da prostaglandina sintetase (cicloxigenase).
Cimetidina	Memantine	Médio	Níveis plasmáticos alterados de memantina e cimetidina.
Bicarbonato de Sodio	Memantine	Médio	Menor clearance renal de memantina. Orientações/sugestões: drogas que alcalinizam a urina podem reduzir a excreção renal de memantina. Mecanismo provável: desconhecido.
Bromazepam	Meperidina	Alto	Depressão respiratória aditiva. Orientações/sugestões: monitorar a depressão respiratória quando usando esta combinação. A redução da dose de uma das drogas pode ser necessária. Mecanismo provável: depressão do SNC.
Azatioprina	Mercaptopurina	Alto	Mielossupressão, função renal prejudicada, e hepatotoxicidade. Orientações/sugestões: mercaptopurina é an metabólito ativo de azatioprina. A administração concomitante deve ser evitada. Mecanismo provável: efeitos adversos aditivos.
Alopurinol	Mercaptopurina	Alto	Toxicidade da mercaptopurina (supressão da medula óssea, náusea, vômitos).
Ácido Valproico	Meropenem	Alto	Concentrações plasmáticas de ácido valproico diminuídas e perda do efeito anticonvulsivante.
Clorpromazina	Metadona	Alto	Um aumento na depressão do SNC e respiratório. Orientações/sugestões: monitorar pacientes quanto a sinais de depressão respiratória, Depressão do SNC, e hipotensão. Mecanismo provável: efeitos aditivos.
Carbamazepina	Metadona	Baixo	Redução da eficácia da metadona.
Amiodarona	Metadona	Alto	Risco aumentado de prolongamento do intervalo QT.
Digoxina	Metformina	Médio	Aumento das concentrações plasmáticas de metformina.
Ciprofloxacina	Metformina	Alto	Variação da glicose sanguínea e risco de hipoglicemia ou hiperglicemia.
Cimetidina	Metformina	Alto	Aumento das concentrações plasmáticas de metformina.
Carvedilol	Metformina	Médio	Hipoglicemia, hiperglicemia ou hipertensão.
Cefalexina	Metformina	Médio	Aumento dos níveis plasmáticos de metformina e possível aumento do risco de efeitos adversos (náusea, vômitos, diarreia, astenia, dor de cabeça).
Atenolol	Metformina	Médio	Hipoglicemia, hiperglicemia ou hipertensão.
Amilorida	Metformina	Médio	Concentrações plasmáticas elevadas de metformina.
Carbidopa/ Levodopa	Metildopa	Baixo	Resposta alterada à levodopa e/ou maior efeito hipotensivo.
Litio	Metildopa	Médio	Risco aumentado de toxicidade do cloreto de lítio (tremor, fraqueza, sede excessiva, confusão).
Carvedilol	Metildopa	Médio	Resposta hipertensiva exagerada, taquicardia, ou arritmias durante exposição a estresse psicológico ou exógeno.
Atenolol	Metildopa	Médio	Resposta hipertensiva exagerada, taquicardia, ou arritmias durante exposição a estresse psicológico ou catecolaminas exóginas.
Benserazida/ Levodopa	Metildopa	Baixo	Resposta alterada à levodopa e/ou maior efeito hipotensivo.
Amitriptilina	Metildopa	Baixo	Elevação da pressão sanguínea.
Cisatracurio	Metilprednisolona	Médio	Eficácia do cisatracúrio reduzida; fraqueza muscular prolongada e miopatia.

Continua...

Continuação...

Princípio ativo	Princípio ativo	Gravidade	Descrição
Anfotericina b Lipossomal	Metilprednisolona	Médio	Risco aumentado de hipocalemia.
Aprepitante	Metilprednisolona	Médio	Exposição sistêmica à metilprednisolona aumentada.
Bupropiona	Metilprednisolona	Alto	Limiar convulsivo diminuído.
Carbamazepina	Metilprednisolona	Médio	Tem sido demonstrado que a carbamazepina aumenta o metabolismo dos corticoesteroides. Orientações/sugestões: monitorar a eficácia terapêutica dos corticoesteroides. Aumento na dose dos esteroides podem ser necessárias após três a cinco dias de terapia concomitante com a carbamazepina. Mecanismo provável: aumento do metabolismo do Citocromo P450 3A4 que media o metabolismo da metilprednisolona.
Ciclosporina	Metilprednisolona	Médio	O uso concomitante de ciclosporina e metilprednisolona pode resultar em toxicidade a ciclosporina e excesso de esteroide. Orientações/sugestões: monitorar nível sérico e ajustar a dose da ciclosporina. Monitorar pacientes para toxicidade a ciclosporina (disfunção renal, neurotoxicidade), monitorar os pacientes para excesso de corticosteroide e ajustar dose de metilprednisolona. Mecanismo provável: inibição mútua do metabolismo.
Diltiazem	Metilprednisolona	Médio	O uso concomitante de diltiazem e metilprednisolona pode resultar em aumento da concentração plasmática e aumento do efeito supressor adrenal. Orientações/sugestões: a dose da metilprednisolona deve ser reduzida em pacientes recebendo longo período de terapia com metilprednisolona e diltiazem se ocorrerem ou aumentarem os efeitos adversos. Mecanismo provável: inibição do metabolismo da metilprednisolona mediado pelo citocromo P450 3A4.
Ácido Acetilsalicílico	Metilprednisolona	Médio	O uso concomitante do ácido acetilsalicílico com os corticoides aumenta o risco de ulcera gastroentestinal e leva as concentrações séricas subterapêuticas da aspirina. O clearance do ácido acetilsalicílico pode aumentar com o uso concomitante de corticoides. Orientações/sugestões: monitorar o paciente quanto ao aumento dos efeitos colaterais: gastroentestinais (sangramentos e ulceras) e diminuição da ação terapêutica do ácido acetilsalicílico. Mecanismo provável: Aumento dos efeitos adversos e aumento do clearance de aspirina.
Ciprofloxacina	Metilprednisolona	Médio	O uso concomitante de Fluorquinolona e corticosteroide podem resultar em um aumento do risco de ruptura de tendão. Orientações/sugestões: Fluorquinolonas devem ser descontinuadas se o paciente apresentar experiências de dor, inflamação ou ruptura de um tendão. Pacientes devem se restringir de exercícios até o diagnóstico de tendinite ou ruptura de tendão ter sido excluído. Ruptura de tendão pode ocorrer durante ou após tratamento com quinolonas. Mecanismo provável: desconhecido.
Anfotericina b	Metilprednisolona	Médio	O uso concomitante de anfotericina e corticoesteroides, pode aumentar o risco de hipocalemia, o qual pode predispor o paciente a disfunção cardíaca. Orientações/sugestões: se a anfotericina e o corticoesteroide forem utilizados concomitantemente a função cardíaca e a concentração dos eletrólitos devem ser cuidadosamente monitorados. Mecanismo provável: desconhecido.
Claritromicina	Metilprednisolona	Médio	O uso concomitante de claritromicina e metilprednisolona pode resultar em aumento do risco de efeitos adversos induzidos por esteroides. Orientações/sugestões: a terapia de metilpredinisolona pode ser alterada para prednisona durante tratamentos prolongados com claritomicina para diminuir o aumento do risco de efeitos adversos induzidos por esteroides. Mecanismo provável: diminuição do clearance da metilpredinisolona.
Deslanosideo	Metimazol	Médio	Elevação dos níveis séricos do digitálico.
Carvedilol	Metimazol	Médio	Clearance aumentado do beta bloqueador.
Atenolol	Metimazol	Médio	Clearance aumentado do beta bloqueador.
Amiodarona	Metimazol	Baixo	T4/T3 diminuído.
Digoxina	Metoclopramida	Médio	Níveis de digoxina diminuídos.
Cimetidina	Metoclopramida	Baixo	Redução da eficácia de cimetidina.
Cabergolina	Metoclopramida	Médio	Redução do efeito terapêutico de ambas as drogas. Orientações/sugestões: cabergolina, um agonista dos receptores 2 da dopamina, não deve ser usado concomitantemente com um antagonista dopamina-2, como metoclopramida. Mecanismo provável: efeitos farmacológicos antagonistas.
Carbidopa/ Levodopa	Metoclopramida	Médio	Maior biodisponibilidade da levodopa e aumento da incidência de efeitos extrapiramidais.
Ciclosporina	Metoclopramida	Médio	Risco aumentado de toxicidade da ciclosporina (insuficiência renal, colestase, parestesias).
Benserazida/ Levodopa	Metoclopramida	Médio	Maior biodisponibilidade da levodopa e aumento da incidência de efeitos extrapiramidais.
Difenidramina	Metoprolol	Médio	Elevação da concentração plasmática de metoprolol. Gravidade moderada.
Digoxina	Metoprolol	Médio	Bloqueio atrioventricular e toxicidade da digoxina.
Diltiazem	Metoprolol	Alto	Risco aumentado de hipotensão, bradicardia, disturbâncias da condução AV.
Dipirona	Metoprolol	Baixo	Efeito anti-hipertensivo diminuído.
Dobutamina	Metoprolol	Baixo	Redução da eficácia de dobutamina.
Doxazocina	Metoprolol	Médio	Resposta exagerada à primeira dose do alfa bloqueador.
Clorpropamida	Metoprolol	Médio	Hipoglicemia, hiperglicemia ou hipertensão.
Diclofenaco Potassico	Metoprolol	Baixo	Efeito anti-hipertensivo diminuído.
Diclofenaco Sodico	Metoprolol	Baixo	Efeito anti-hipertensivo diminuído.
Clonidina	Metoprolol	Alto	Exacerbação da resposta à retirada da clonidina (hipertensão aguda).
Clorpromazina	Metoprolol	Médio	Hipotensão e/ou toxicidade da fenotiazina.

Continua...

Continuação...

Princípio ativo	Princípio ativo	Gravidade	Descrição
Citalopram	Metoprolol	Médio	Aumento da concentração plasmática de metoprolol e possível perda da cardioseletividade.
Ciprofloxacina	Metoprolol	Baixo	Bradicardia, hipotensão.
Cimetidina	Metoprolol	Médio	Bradicardia, hipotensão.
Cetoprofeno	Metoprolol	Baixo	Efeito anti-hipertensivo diminuído.
Cetorolaco tometamina	Metoprolol	Baixo	Efeito anti-hipertensivo diminuído.
Bupropiona	Metoprolol	Médio	Concentrações plasmáticas elevadas de metoprolol.
Amiodarona	Metoprolol	Alto	Hipotensão, bradicardia, ou parada cardíaca.
Dipirona	Metotrexato	Alto	Toxicidade do metotrexato (leucopenia, trombocitopenia, anemia, nefrotoxicidade, ulcerações de mucosas).
Doxiciclina	Metotrexato	Alto	Risco aumentado de toxicidade do metotrexato (leucopenia, trombocitopenia, anemia, nefrotoxicidade, ulcerações de mucosas.
Colestiramina	Metotrexato	Médio	Redução da eficácia de metotrexato.
Dantrolene	Metotrexato	Alto	Risco aumentado de toxicidade do metotrexato.
Diclofenaco Potassico	Metotrexato	Alto	Toxicidade do metotrexato (leucopenia, trombocitopenia, anemia, nefrotoxicidade, ulcerações de mucosas).
Diclofenaco Sodico	Metotrexato	Alto	Toxicidade do metotrexato (leucopenia, trombocitopenia, anemia, nefrotoxicidade, ulcerações de mucosas).
Clopidogrel	Metotrexato	Médio	Redução da eficácia de metotrexato
Ciprofloxacina	Metotrexato	Médio	Aumento da concentração plasmática de metotrexato.
Cetoprofeno	Metotrexato	Alto	Toxicidade do metotrexato (leucopenia, trombocitopenia, anemia, nefrotoxicidade, ulcerações de mucosas).
Cetorolaco tometamina	Metotrexato	Alto	Toxicidade do metotrexato (leucopenia, trombocitopenia, anemia, nefrotoxicidade, ulcerações de mucosas).
Galato Basico de Bismuto	Metotrexato	Alto	Toxicidade do metotrexato (hemorragia, anemia, septicemia).
Ciclosporina	Metotrexato	Médio	Potenciação da eficácia do metotrexato, toxicidade do metotrexato (leucopenia, trombocitopenia, anemia, nefrotoxicidade, ulceração de mucosas).
Asparaginase	Metotrexato	Alto	Redução da atividade antineoplásica do metotrexato. Orientações/sugestões: administrar asparaginase de nove a dez dias antes da terapia com metotrexato ou logo após a terapia com metotrexato. Mecanismo provável: asparaginase inibe a replicação celular necessária à atividade antineoplásica do metotrexato.
Azatioprina	Metotrexato	Médio	Risco aumentado de hepatotoxicidade.
Aminofilina	Metotrexato	Médio	Toxicidade da teofilina. Orientações/sugestões: concentrações séricas de teofilina devem ser atentamente monitoradas quando metotrexato é adicionado, descontinuado, ou quando ocorrerem mudanças na dose. Ajustes de dose de teofilina podem ser necessárias. Mecanismo provável: redução do metabolismo hepático.
Amiodarona	Metotrexato	Médio	Risco aumentado de toxicidade do metotrexato (leucopenia, trombocitopenia, anemia, nefrotoxicidade, ulcerações de mucosas).
Amoxicilina	Metotrexato	Alto	Toxicidade do metotrexato. Orientações/sugestões: evitar o uso concomitante de metotrexato e amoxicilina se possível. Se a terapia concomitante for inevitável, considerar a redução da dose de metotraxato e monitorar as concentrações de metotrexato. Monitorar o paciente para os efeitos adversos do metotrexato, incluindo leucopenia, trombocitopenia, e ulcerações da pele. Mecanismo provável: redução do clearance renal do metotraxato devido a competição para secreção tubular
Ácido Acetilsalicilico	Metotrexato	Alto	Toxicidade do metotrexato (leucopenia, trombocitopenia, anemia, nefrotoxicidade, ulcerações de mucosas). Orientações/sugestões: em geral, não se deve administrar salicilatos durante 10 dias em torno de uma dose alta de metotrexato (ex.: doses usadas no tratamento de câncer). Se a administração concomitante for necessária, monitorar atentamente quanto a toxicidade, especialmente mielossupressão e toxicidade gastrointestinal. Administração concomitante de baixas doses de metotrexato (ex.: dosagens usadas para artrite, 7.5-15 mg por semana) e AINES tem sido bem tolerada em vários pacientes; entretanto, recomenda-se cautela. Doses maiores de metotrexato, como aquelas usadas em psoríase não foram avaliadas em administração concomitante com salicilatos. Mecanismo provável: redução do clearance do metotrexato.
Ácido Clavulanico/ Amoxicilina	Metotrexato	Alto	Toxicidade do metotrexato. Orientações/sugestões: evitar o uso concomitante de metotrexato e amoxicilina se possível. Se a terapia concomitante for inevitável, considerar a redução da dose de metotraxato e monitorar as concentrações de metotrexato. Monitorar o paciente para os efeitos adversos do metotrexato, incluindo leucopenia, trombocitopenia, e ulcerações da pele. Mecanismo provável: redução do clearance renal do metotraxato devido a competição para secreção tubular.
Colestiramina	Metronidazol	Médio	Redução da eficácia de metronidazol.
Litio	Metronidazol	Médio	Concentrações plasmáticas elevadas de cloreto de lítio e toxicidade do cloreto de lítio (fraqueza, tremor, sede excessiva, confusão).
Busulfano	Metronidazol	Alto	Níveis significantemente aumentados de busulfano e risco aumentado de toxicidade do busulfano.
Amiodarona	Metronidazol	Alto	Risco aumentado de cardiotoxicidade (prolongação intervalo QT, torsade de pointes, parada cardíaca).
Fenitoina	Metronidazol	Médio	O uso concomitante de fenitoína e metronidazol pode resultar em aumento do risco de toxicidade de fenitoína ou diminuição do nível plasmático de metronidazol. Orientações/sugestões: monitorar os sinais de toxicidade de fenitoína como nistagmus, ataxia, sonolência e/ou eficácia de metronidazol quando os dois agentes forem co-administrados. Monitorização de rotina dos níveis séricos de fenitoína quando em terapia concomitante com metronidazol provavelmente não é necessária. Mecanismo provável: inibição do metabolismo da fenitoína ou indução microssomal do metabolismo do metronidazol.
Carbamazepina	Metronidazol	Médio	Significativo aumento dos níveis séricos de carbamezepina e toxicidade no sistema nervoso central, tem sido reportados em pacientes que receberam concomitantemente metronidazol. Orientações/sugestões: quando metronidazol e carbamazepina são administrados concomitantemente, as concentrações séricas de carbamazepina devem ser monitoradas e os pacientes devem ser observados em relação aos sinais e sintomas de toxicidade da carbamazepina (náuseas, diarreia, alterações na visão, efeitos no sistema nervoso central). As doses da carbamazepina podem precisar de ajuste quando o metronidazol é adicionado ou retirado da terapia. Mecanismo provável: desconhecido, porém pode envolver inibição do metabolismo da carbamazepina pelo metronidazol.

Continua...

Continuação...

Princípio ativo	Princípio ativo	Gravidade	Descrição
Ciclosporina	Metronidazol	Médio	Em casos reportados, o uso combinado de metronidazol 1.500 mg por dia e ciclosporina 800 mg por dia, resultou em aumento, maior que o dobro, dos níveis de ciclosporina (de 400-800 mcM/L). Orientações/sugestões: monitorar os níveis de ciclosporina circulante e ajustar as doses de ciclosporina conforme necessário; terapia usual dentro de níveis na faixa de 50 mcg/L a 150 mcg/L. Também deve monitorar os pacientes quanto ao aumento dos sinais de toxicidade da ciclosporine (nefrotoxicidade, colestases, imunossupressão). Mecanismo provável: inibição pelo metronidazol do Citocromo P4503A4 mediado pelo metabolismo da ciclosporina.
Fenitoína	Metronidazol	Médio	Aumento do risco de toxicidade de fenitoína e diminuição do nível plasmático de metronidazol. Orientações/sugestões: monitorar os sinais de toxicidade de fenitoína como nistagmus, ataxia, e/ou eficácia de metronidazol quando os dois agentes forem co-administrados metronidazole efficacy when these two agents are coadministered. Monitorização de rotina dos níveis séricos de fenitoína quando em terapia concomitante com metronidazol parece não ser necessária. Mecanismo provável: inibição do metabolismo da fenitoína ou indução microssomal do metabolismo do metronidazol.
Codeína	Midazolam	Alto	Depressão respiratória aditiva. Orientações/sugestões: monitorar a depressão respiratória quando usando esta combinação. A redução da dose de uma das drogas pode ser necessária. Mecanismo provável: depressão do SNC.
Dantrolene	Midazolam	Alto	Depressão respiratória aditiva. Orientações/sugestões: monitorar a depressão respiratória quando usando esta combinação. A redução da dose de uma das drogas pode ser necessária. Mecanismo provável: depressão do SNC.
Hidrato de Cloral	Midazolam	Alto	Depressão respiratória aditiva. Orientações/sugestões: monitorar a depressão respiratória quando usando esta combinação. A redução da dose de uma das drogas pode ser necessária. Mecanismo provável: depressão do SNC.
Cimetidina	Midazolam	Médio	Toxicidade do midazolam (depressão do SNC, sedação, tontura, ataxia, fraqueza, problemas cognitivos ou performance motora).
Aprepitante	Midazolam	Médio	Maior exposição sistêmica a benzodiazepínicos.
Atorvastatina	Midazolam	Baixo	Prolongamento da ação do midazolam.
Aminofilina	Midazolam	Médio	Redução da eficácia do benzodiazepínico. Orientações/sugestões: monitorar o paciente quanto à eficácia clínica do benzodiazepínico. Uma dose de benzodiazepínico maior que a usual pode ser necessária em um paciente tratado com teofilina. Toxicidade do benzodiazepínico (depressão respiratória, sedação, tontura, ataxia, fraqueza, problemas cognitivos ou de performance motora) pode ocorrer se teofilina é descontinuada sem uma subsequente redução na dose de benzodiazepínico. Mecanismo provável: bloqueio da teofilina sobre os receptores de adenosina.
Alfentanil	Midazolam	Alto	Depressão respiratória aditiva. Orientações/sugestões: monitorar a depressão respiratória quando usando esta combinação. A redução da dose de uma das drogas pode ser necessária. Mecanismo provável: depressão do SNC
Fentanil	Midazolam	Alto	O uso concomitante de midazolam e fentanil pode resultar em depressão respiratória. Orientações/sugestões: monitorar a depressão respiratória quando estas drogas forem associadas. A redução da dose de uma das drogas pode ser necessária. Mecanismo provável: depressão do SNC.
Fluconazol	Midazolam	Alto	O uso concomitante de midazolam e fluconazol pode resultar em aumento da concentração sérica de midazolam e consequentemente aumento potencial de toxicidade por midazolam (sedação, depressão SNC, alteração na fala) Orientações/sugestões: a associação de midazolam e fluconazol deve ser evitada. Se não for possível, pode ser necessária a redução de dose do midazolam. Monitorar sinais de toxicidade do midazolam (sedação) quando a terapia com fluconazol for iniciada, interrompida ou a dose alterada, além de ajustar a dose do midazolam. Mecanismo provável: inibição do metabolismo do midazolam mediado pelo citocromo P450 3A.
Fenobarbital	Midazolam	Alto	O uso concomitante de midazolam e fenobarbital pode resultar em depressão respiratória. Orientações/sugestões: monitorar a depressão respiratória quando estas drogas forem associadas. A redução da dose de uma das drogas pode ser necessária. Mecanismo provável: depressão do SNC.
Carbamazepina	Midazolam	Médio	O uso concomitante de carbamazepina com midazolan pode resultar em uma diminuição do efeito hipnótico do midazolan. Orientações/sugestões: considerar o aumento de dose do midazolan ou uso de outro hipnótico. Mecanismo provável: indução das enzimas do Citocromo P 450 3ª pela carbamazepina.
Diltiazem	Midazolam	Médio	O uso concomitante de diltiazem e midazolan pode resultar em um prolongamento da eficácia de midazolan. Orientações/sugestões: redução acima de 50% da dose de tem sido sugeridas quando o midazolam é usado concomitantemente com diltiazem ou verapamil. Monitorização dos sinais de toxicidade de midazolam (sedação, sonolência, diminuição dos reflexos, coma) e ajuste de dose conforme resposta do tratamento. Mecanismo provável: inibição do metabolismo de midazolam mediado pelo citocromo P450 3 A pelo diltiazem.
Claritromicina	Midazolam	Médio	O uso concomitante midazolan e claritromicina pode resultar em aumento da toxicidade ao benzodiazepínico (depressão do SNC, ataxia e letargia). Orientações/sugestões: observar o paciente quanto a aumento do efeito no sistema nervoso central. Pode ser necessária a redução da dose do benzodiazepínico (50-75%) após 2 ou 4 dias de tratamento com o antimicrobiano macrolídeo. Mecanismo provável: inibição do metabolismo do midazolan (citocromo P450 3A4) pela claritromicina.
Fenitoína	Midazolam	Médio	Redução da eficácia de midazolam. Orientações/sugestões: em pacientes tratados com fenitoína, aumento da dose de midazolam pode ser requerido. A utilização de outro agente hipnótico deve ser avaliado. Mecanismo provável: indução das enzimas do citocromo P450 3A pela fenitoína.
Diazepam	Mirtazapina	Médio	Piora das funções motoras.
Clonidina	Mirtazapina	Alto	Hipertensão, efeito anti-hipertensivo diminuído.
Codeína	Morfina	Alto	Depressão respiratória aditiva. Orientações/sugestões: monitorar a depressão respiratória quando usando esta combinação. A redução da dose de uma das drogas pode ser necessária. Mecanismo provável: depressão do SNC.
Dantrolene	Morfina	Alto	Depressão respiratória aditiva. Orientações/sugestões: monitorar a depressão respiratória quando usando esta combinação. A redução da dose de uma das drogas pode ser necessária. Mecanismo provável: depressão do SNC.

Continua...

Continuação...

Princípio ativo	Princípio ativo	Gravidade	Descrição
Diazepam	Morfina	Alto	Depressão respiratória aditiva. Orientações/sugestões: Monitorar a depressão respiratória quando usando esta combinação. A redução da dose de uma das drogas pode ser necessária. Mecanismo provável: depressão do SNC.
Clorpromazina	Morfina	Alto	Um aumento na depressão do SNC e respiratório
Hidrato de Cloral	Morfina	Alto	Depressão respiratória aditiva. Orientações/sugestões: monitorar a depressão respiratória quando usando esta combinação. A redução da dose de uma das drogas pode ser necessária. Mecanismo provável: depressão do SNC.
Clonazepam	Morfina	Alto	Depressão respiratória aditiva. Orientações/sugestões: monitorar a depressão respiratória quando usando esta combinação. A redução da dose de uma das drogas pode ser necessária. Mecanismo provável: depressão do SNC.
Clobazam	Morfina	Alto	Depressão respiratória aditiva. Orientações/sugestões: monitorar a depressão respiratória quando usando esta combinação. A redução da dose de uma das drogas pode ser necessária. Mecanismo provável: depressão do SNC.
Cimetidina	Morfina	Alto	Toxicidade da morfina (depressão do SNC, depressão respiratória).
Ciclosporina	Morfina	Médio	Maior risco de abnormalidades ou mal funcionamento do sistema nervoso.
Bromazepam	Morfina	Alto	Depressão respiratória aditiva. Orientações/sugestões: monitorar a depressão respiratória quando usando esta combinação. A redução da dose de uma das drogas pode ser necessária. Mecanismo provável: depressão do SNC.
Alfentanil	Morfina	Alto	Depressão respiratória aditiva. Orientações/sugestões: monitorar a depressão respiratória quando usando esta combinação. A redução da dose de uma das drogas pode ser necessária. Mecanismo provável: depressão do SNC.
Alprazolam	Morfina	Alto	Depressão respiratória aditiva. Orientações/sugestões: monitorar a depressão respiratória quando usando esta combinação. A redução da dose de uma das drogas pode ser necessária. Mecanismo provável: depressão do SNC.
Lorazepam	Morfina	Alto	O uso concomitante de morfina e lorazepam pode resultar em depressão respiratória. Orientações/sugestões: monitorar a depressão respiratória quando estas drogas forem associadas. A redução da dose de uma das drogas pode ser necessária. Mecanismo provável: depressão do SNC.
Clorpropamida	Moxifloxacina	Alto	Variação da glicose sanguínea e risco de hipoglicemia ou hiperglicemia.
Deflazacorte	Moxifloxacina	Médio	Risco aumentado de ruptura de tendão.
Dexametasona	Moxifloxacina	Médio	Risco aumentado de ruptura de tendão.
Clorpromazina	Moxifloxacina	Alto	Risco aumentado de cardiotoxicidade (prolongação intervalo QT, torsade de pointes, parada cardíaca).
Clomipramina	Moxifloxacina	Alto	Risco aumentado de cardiotoxicidade (prolongação intervalo QT, torsade de pointes, parada cardíaca).
Amiodarona	Moxifloxacina	Alto	Risco aumentado de prolongamento do intervalo QT.
Amitriptilina	Moxifloxacina	Alto	Risco aumentado de cardiotoxicidade (prolongação intervalo QT, torsade de pointes, parada cardíaca).
Digoxina	Nadolol	Médio	Bloqueio atrioventricular e toxicidade da digoxina.
Diltiazem	Nadolol	Alto	Risco aumentado de hipotensão, bradicardia, disturbâncias da condução AV.
Dipirona	Nadolol	Baixo	Efeito anti-hipertensivo diminuído.
Doxazocina	Nadolol	Médio	Resposta exagerada à primeira dose do alfa bloqueador.
Clorpropamida	Nadolol	Médio	Hipoglicemia, hiperglicemia ou hipertensão.
Diclofenaco Potassico	Nadolol	Baixo	Efeito anti-hipertensivo diminuído.
Diclofenaco Sodico	Nadolol	Baixo	Efeito anti-hipertensivo diminuído.
Clonidina	Nadolol	Alto	Exacerbação da resposta à retirada da clonidina (hipertensão aguda).
Cetoprofeno	Nadolol	Baixo	Efeito anti-hipertensivo diminuído.
Cetorolaco tometamina	Nadolol	Baixo	Efeito anti-hipertensivo diminuído.
Amiodarona	Nadolol	Alto	Hipotensão, bradicardia, ou parada cardíaca.
Anlodipino	Nadolol	Médio	Hipotensão e/ou bradicardia.
Codeína	Nalbufina	Alto	Precipitação de sintomas de abstinência (cólicas abdominais, náusea, vômitos, lacrimação, rinorréia, ansiedade, sensação de cansaço, elevação da temperatura ou piloereção).
Alfentanil	Nalbufina	Alto	Precipitação de sintomas de abstinência (cólicas abdominais, náusea, vômitos, lacrimação, rinorréia, ansiedade, sensação de cansaço, elevação da temperatura ou piloereção). Orientações/sugestões: Antagonistas opioides devem ser administrados com cautela a quando há suspeita de dependência física de qualquer agonista opioide. Se sinais ou sintomas de abstinência ocorrerem, o paciente deve ser tratado por reinstuição da terapia opioide seguida de uma redução gradual do opioide combinado com suporte sintomático. Se sintomas indesejados não ocorrerem, doses progressivamente maiores de opioide podem ser testadas até que se obtenha a analgesia desejada. Mecanismo provável: ligação competitiva aos receptores opioides.
Clonidina	Naloxona	Médio	Hipertensão. Orientações/sugestões: monitorar pressão sanguínea após administração de naloxona. Mecanismo provável: desconhecido.
Bupropiona	Nandrolona	Alto	Limiar convulsivo diminuído.
Diltiazem	Naproxeno	Baixo	Risco aumentado de hemorragia gastrointestinal e/ou antagonismo do efeito hipotensivo.

Continua...

Continuação...

Princípio ativo	Princípio ativo	Gravidade	Descrição
Clorpropamida	Naproxeno	Médio	Risco aumentado de hipoglicemia.
Clortalidona	Naproxeno	Médio	Eficácia diurética e anti-hipertensiva diminuída.
Colestiramina	Naproxeno	Baixo	Retardamento da absorção de naproxeno.
Citalopram	Naproxeno	Médio	Risco aumentado de sangramento. Orientações/sugestões: quando um ISRS e um AINE são usados concomitantemente, monitorar o paciente para sinais de aumento do sangramento. Mecanismo provável: desconhecido.
Captopril	Naproxeno	Baixo	Efeitos anti-hipertensivos e natriuréticos reduzidos.
Lítio	Naproxeno	Médio	Concentrações plasmáticas elevadas de cloreto de lítio e toxicidade do cloreto de lítio (fraqueza, tremor, sede excessiva, confusão).
Carvedilol	Naproxeno	Baixo	Efeito anti-hipertensivo diminuído.
Cetorolaco tometamina	Naproxeno	Alto	Efeitos adversos gastrointestinais exacerbados (úlceras pépticas, sangramento gastrointestinal e/ou perfuramento).
Ciclosporina	Naproxeno	Médio	Risco aumentado de toxicidade da ciclosporina (insuficiência renal, colestase, parestesias).
Atenolol	Naproxeno	Baixo	Efeito anti-hipertensivo diminuído.
Amilorida	Naproxeno	Médio	Redução da eficácia diurética, hipercalemia ou possível nefrotoxicidadee. Orientações/sugestões: quando administrando agentes anti-inflamatórios não esteroidais (AINEs) e diuréticos poupadores de potássio concomitantemente, monitorar o paciente quanto à diminuição da eficácia do diurético e hipercalemia. Monitorar pressão sanguínea, variações de peso, débito urinário, níveis de potássio, e níveis de creatinina. Mecanismo provável: síntese renal de prostaglandina reduzida.
Anlodipino	Naproxeno	Baixo	Risco aumentado de hemorragia gastrointestinal e/ou antagonismo do efeito hipotensivo.
Clopidogrel	Naproxeno Sodico	Médio	Risco aumentado de sangramento. Orientações/sugestões: pacientes recebendo clopidogrel e um AINE concomitantemente devem ser monitorados atentamente quanto a sangramentos. Sangramento gastrointestinal é de particular preocupação com esta combinação. Clopidogrel e AINEs devem ser administrados com cautela. Mecanismo provável: diminuição da função plaquetária, redução da coagulação.
Digoxina	Neomicina	Médio	Níveis de digoxina diminuídos.
Cisatracurio	Neomicina	Alto	Bloqueio neuromuscular exacerbado ou prolongado, o que pode levar a depressão respiratória e paralisia.
Cidofuvir	Neomicina	Alto	Nefrotoxicidade. Orientações/sugestões: o fabricante de cidofuvir recomenda que aminoglicosídeos não seja administrado concomitantemente com cidofuvir. Caso seja clinicamente necessário co-administrar neomicina com cidofuvir, monitorar a função renal cuidadosamente. Mecanismo provável: efeitos adversos aditivos.
Ciclosporina	Neomicina	Médio	Insuficiência renal ou nefrotoxicidade.
Amoxicilina	Neomicina	Baixo	Perda do efeito do aminoglicosídeo. Orientações/sugestões: a eficácia do aminoglicosídeo deve ser monitorada. Mecanismo provável: inativação química do aminoglicosídeo.
Ampicilina	Neomicina	Baixo	Perda do efeito do aminoglicosídeo. Orientações/sugestões: a eficácia do aminoglicosídeo deve ser monitorada. Mecanismo provável: inativação química do aminoglicosídeo.
Ácido Clavulanico/ Amoxicilina	Neomicina	Baixo	Perda do efeito do aminoglicosídeo. Orientações/sugestões: a eficácia do aminoglicosídeo deve ser monitorada. Mecanismo provável: inativação química do aminoglicosídeo.
Hidrocortisona	Neostigmina	Médio	O uso concomitante de hidrocortisona e neostigmine pode resultar em diminuição da efetividade de neostigmine. Orientações/sugestões: Iniciação de terapia concomitante deve ser estabelecido sob condições controladas. Caso seja necessário, antecipar o suporte respiratório. Se precisar de corticosteroide, alternar o dia da terapia pode causar menor interferência. Mecanismo provável: desconhecido.
Cimetidina	Nicotina	Baixo	Aumento dos níveis de nicotina.
Digoxina	Nifedipina	Médio	Toxicidade da digoxina (náusea, vômito, arritmias cardíacas).
Diltiazem	Nifedipina	Médio	Toxicidade do nifedipino (dor de cabeça, edema periférico, hipotensão, taquicardia).
Dipirona	Nifedipina	Baixo	Risco aumentado de hemorragia gastrointestinal e/ou antagonismo do efeito hipotensivo.
Doxazocina	Nifedipina	Médio	Concentrações plasmáticas de nifedipino aumentadas o que pode resultar em maior risco de hipotensão.
Diclofenaco Potassico	Nifedipina	Baixo	Risco aumentado de hemorragia gastrointestinal e/ou antagonismo do efeito hipotensivo.
Diclofenaco Sodico	Nifedipina	Baixo	Risco aumentado de hemorragia gastrointestinal e/ou antagonismo do efeito hipotensivo.
Claritromicina	Nifedipina	Alto	Inibição do metabolismo do nifedipino resultando em aumento das concentrações de nifedipino e maior risco de hipotensão e/ou bradicardia.
Cimetidina	Nifedipina	Médio	Aumento das concentrações séricas de nifedipino e toxicidade (dor de cabeça, edema periférico, hipotensão, taquicardia).
Carbamazepina	Nifedipina	Médio	Menor exposição sistêmica ao nifedipino e redução da eficácia do nifedipino.
Carvedilol	Nifedipina	Médio	Hipotensão e/ou bradicardia.
Cetoprofeno	Nifedipina	Baixo	Risco aumentado de hemorragia gastrointestinal e/ou antagonismo do efeito hipotensivo.
Cetorolaco tometamina	Nifedipina	Baixo	Risco aumentado de hemorragia gastrointestinal e/ou antagonismo do efeito hipotensivo.
Atenolol	Nifedipina	Médio	Hipotensão e/ou bradicardia.

Continua...

Continuação...

Princípio ativo	Princípio ativo	Gravidade	Descrição
Buflomedil	Nifedipina	Médio	Hipotensão. Orientações/sugestões: é necessário cautela se buflomedil e um bloqueador do canal de cálcio devem ser co-administrados. Caso o uso concomitante seja necessário, monitorar atentamente a pressão sanguínea e batimentos cardíacos e ajustar doses conforme necessário. Mecanismo provável: desconhecido.
Aminofilina	Nifedipina	Baixo	Concentrações de teofilina alteradas. Orientações/sugestões: concentrações séricas de teofilina devem ser atentamente monitoradas quando nifedipino é adicionado, descontinuado, ou quando ocorrerem mudanças na dose. Ajustes de dose de teofilina podem ser necessárias. Mecanismo provável: desconhecido.
Amiodarona	Nifedipina	Alto	Bradicardia, bloqueio atrioventricular e/ou bloqueio sinoatrial.
Alprazolam	Nifedipina	Médio	Maior biodisponibilidade e efeitos farmacodinâmicos de alprazolam.
Ácido Valproico	Nifedipina	Médio	Concentrações plasmáticas de nifedipino aumentadas.
Dipirona	Nimodipina	Baixo	Risco aumentado de hemorragia gastrointestinal e/ou antagonismo do efeito hipotensivo.
Diclofenaco Potassico	Nimodipina	Baixo	Risco aumentado de hemorragia gastrointestinal e/ou antagonismo do efeito hipotensivo.
Diclofenaco Sodico	Nimodipina	Baixo	Risco aumentado de hemorragia gastrointestinal e/ou antagonismo do efeito hipotensivo.
Carbamazepina	Nimodipina	Baixo	Redução da eficácia do nimodipino.
Carvedilol	Nimodipina	Médio	Hipotensão e/ou bradicardia.
Cetoprofeno	Nimodipina	Baixo	Risco aumentado de hemorragia gastrointestinal e/ou antagonismo do efeito hipotensivo.
Cetorolaco tometamina	Nimodipina	Baixo	Risco aumentado de hemorragia gastrointestinal e/ou antagonismo do efeito hipotensivo.
Atenolol	Nimodipina	Médio	Hipotensão e/ou bradicardia.
Buflomedil	Nimodipina	Médio	Hipotensão. Orientações/sugestões: é necessário cautela se buflomedil e um bloqueador do canal de cálcio devem ser co-administrados. Caso o uso concomitante seja necessário, monitorar atentamente a pressão sanguínea e batimentos cardíacos e ajustar doses conforme necessário. Mecanismo provável: desconhecido.
Amiodarona	Nimodipina	Alto	Bradicardia, bloqueio atrioventricular e/ou bloqueio sinoatrial.
Ácido Valproico	Nimodipina	Médio	Toxicidade do nimodipino (tontura, dor de cabeça, vermelhidão, edema peiférico).
Acetilcisteina	Nitroglicerina	Médio	Hipotensão aumentada e dor de cabeça induzida por nitroglicerina. Orientações/sugestões: se a terapida concomitante for necessária, monitorar os pacientes quanto a hipotensão, que pode ser severa, e avisá-los da possibilidade de ocorrerem dores de cabeça. Mecanismo provável: vasodilatação aditiva.
Ácido Acetilsalicilico	Nitroglicerina	Médio	Aumento na concentração de nitroglicerina e depressão aditiva da função plaquetária. Orientações/sugestões: esta interação pode ser terapeuticamente benéfica para pacientes com infarto agudo do miocárdio. Em outros pacientes, monitorar quanto a uma resposta exagerada à nitroglicerina, como dor de cabeça e síncope. Um analgésico alternativo pode ser considerado. Mecanismo provável: redução do clearance de nitroglicerina; efeitos aditivos.
Clorpromazina	Norepinefrina	Médio	Redução da eficácia de norepinefrina.
Clomipramina	Norepinefrina	Alto	Hipertensão, arritmias cardíacas e taquicardia.
Amitriptilina	Norepinefrina	Alto	Hipertensão, arritmias cardíacas e taquicardia.
Clorpropamida	Norfloxacina	Alto	Variação da glicose sanguínea e risco de hipoglicemia ou hiperglicemia.
Deflazacorte	Norfloxacina	Médio	Risco aumentado de ruptura de tendão.
Diclofenaco Potassico	Norfloxacina	Médio	Risco aumentado de convulsões.
Diclofenaco Sodico	Norfloxacina	Médio	Risco aumentado de convulsões.
Ciclosporina	Norfloxacina	Médio	Nefrotoxicidade (oligúria, taquicardia, dispneia).
Calcio	Norfloxacina	Médio	Eficácia da norfloxacina reduzida.
Cetoprofeno	Norfloxacina	Médio	Risco aumentado de convulsões.
Cetorolaco tometamina	Norfloxacina	Médio	Risco aumentado de convulsões.
Betametasona	Norfloxacina	Médio	Risco aumentado de ruptura de tendão.
Aminofilina	Norfloxacina	Médio	Toxicidade da teoflina (náusea, vômitos, palpitações, convulsões). Orientações/sugestões: concentrações séricas de teofilina devem ser atentamente monitoradas quando norfloxacina é adicionada, descontinuada, ou quando ocorrerem mudanças na dose. Ajustes de dose de teofilina podem ser necessárias. Mecanismo provável: redução do metabolismo da teofilina.
Clonidina	Nortriptilina	Alto	Efeito anti-hipertensivo diminuído.
Hidrato de Cloral	Nortriptilina	Alto	Risco aumentado de cardiotoxicidade (prolongação intervalo QT, torsade de pointes, parada cardíaca). Orientações/sugestões: a administração concomitante de hidrato de cloral e a antidepressivo tricíclico não é recomendada. Mecanismo provável: efeitos aditivos na prolongação do intervalo QT.
Claritromicina	Nortriptilina	Alto	Risco aumentado de cardiotoxicidade (prolongação intervalo QT, torsade de pointes, parada cardíaca). Orientações/sugestões: a administração concomitante de antidepressivos tricíclicos e agentes que prolongam o intervalo QT, como claritromicina, não é recomendada. Mecanismo provável: efeitos aditivos na prolongação do intervalo QT.

Continua...

Continuação...

Princípio ativo	Princípio ativo	Gravidade	Descrição
Cimetidina	Nortriptilina	Médio	Toxicidade da nortriptilina (boca seca, visão embaçada, retenção urinária).
Carbamazepina	Nortriptilina	Médio	Redução da eficácia da nortriptilina.
Bupropiona	Nortriptilina	Médio	Concentrações plasmáticas elevadas de nortriptilina.
Amiodarona	Nortriptilina	Alto	Risco aumentado de cardiotoxicidade (prolongação intervalo QT, torsade de pointes, parada cardíaca).
Dinoprostona	Ocitocina	Alto	Risco aumentado de toxicidade ocitócica (hiperestimulação uterina) Gravidade: contraindicado.
Clorpropamida	Octreotida	Médio	Variações na glicose sanguínea.
Clorpromazina	Octreotida	Alto	Risco aumentado de cardiotoxicidade (prolongação intervalo QT, torsade de pointes, parada cardíaca). Orientações/sugestões: a administração concomitante de octreotida e a fenotiazina não é recomendada pois pode precipitar prolongação do intervalo QT. Mecanismo provável: efeitos aditivos na prolongação do intervalo QT.
Hidrato de Cloral	Octreotida	Alto	Risco aumentado de cardiotoxicidade (prolongação intervalo QT, torsade de pointes, parada cardíaca). Orientações/sugestões: a administração concomitante de octreotida e hidrato de cloral não é recomendada. Mecanismo provável: efeitos aditivos na prolongação do intervalo QT.
Claritromicina	Octreotida	Alto	Risco aumentado de cardiotoxicidade (prolongação intervalo QT, torsade de pointes, parada cardíaca). Orientações/sugestões: a administração concomitante de octreotida e claritromicina não é recomendada. Mecanismo provável: efeitos aditivos na prolongação do intervalo QT.
Ciclosporina	Octreotida	Alto	Redução da eficácia de ciclosporina.
Bromocriptina	Octreotida	Médio	Concentrações plasmáticas elevadas de bromocriptina
Amiodarona	Octreotida	Alto	Risco aumentado de cardiotoxicidade (prolongação intervalo QT, torsade de pointes, parada cardíaca).
Amitriptilina	Octreotida	Alto	Risco aumentado de cardiotoxicidade (prolongação intervalo QT, torsade de pointes, parada cardíaca).
Clomipramina	Olanzapina	Alto	Risco aumentado de convulsões.
Carbamazepina	Olanzapina	Médio	Redução da eficácia da olanzapina.
Carbidopa/ Levodopa	Olanzapina	Médio	Menor eficácia da levodopa.
Litio	Olanzapina	Alto	Efeitos extrapiramidais aumentados, fraqueza, discinesia, encefalopatia, e dano cerebral.
Haloperidol	Olanzapina	Médio	O uso concomitante pode resultar em aumento do risco de parkinsonismo. Orientações/sugestões: o paciente deve ser monitorado par aos sinais e sintomas de efeitos de parkinsonismo quando a olanzapina é adicionada a terapia com haloperidol. Pode ser necessária diminuição da dose do haloperidol. Mecanismo provável: inibição competitiva do citocromo P450 2D6 mediador do metabolismo do haloperidol, aumento do bloqueio D2 dopaminérgico.
Ciprofloxacina	Olanzapina	Médio	O uso concomitante de olanzapina e ciprofloxacina pode resultar em um aumento do risco de toxicidade da olanzapina (aumento sedação e hipotensão ortostática). Orientações/sugestões: monitorar os pacientes quanto ao aumento dos efeitos adversos da olanzapina como sedação e hipotensão ortostática. Mecanismo provável: Inibição do metabolismo da olanzapina mediado pelo Citocromo P450 1A2 pela ciprofloxacina.
Docusato Sodico	Oleo Mineral	Médio	Inflamação da mucosa intestinal, fígado, baço e nodos linfáticos.
Diazepam	Omeprazol	Baixo	Efeitos do diazepam aumentados ou prolongados.
Cilostazol	Omeprazol	Médio	Risco aumentado de efeitos adversos do cilostazol (dor de cabeça, diarreia, fezes anormais).
Carbamazepina	Omeprazol	Médio	Risco aumentado de toxicidade da carbamazepina.
Ampicilina	Omeprazol	Médio	Biodisponibilidade da ampicilina reduzida. Orientações/sugestões: monitorar a eficácia da ampicilina no paciente se omeprazol estiver sendo usado concomitantemente. Mecanismo provável: pH gástrico reduzido, resultando em menor absorção de ampicilina.
Midazolam	Omeprazol	Médio	O uso concomitante midazolam e omeprazol pode resultar em toxicidade do benzodiazepínico (depressão do SNC, ataxia e letargia). Orientações/sugestões: observar o paciente quanto a depressão do sistema nervoso central (sedação, letargia, dificuldade de fala) e ajustar dose. Considerar a troca por benzodiazepínico eliminado por glucuronidação (ex.: lorazepam) ao invés de metabolização pelo citocromo P450. Mecanismo provável: diminuição da velocidade de metabolismo e clearance do benzodiazepínico.
Digoxina	Omeprazol	Médio	O uso concomitante de digoxina e omeprazol pode resultar em aumento do risco de intoxicação por digoxina (náuseas, vômitos, arritmias). Orientações/sugestões: monitorar os níveis de digoxina em pacientes que requerem a utilização concomitante de digoxina e omeprazol. Pode ser necessária uma redução da dosagem de digoxina. Mecanismo provável: aumento da absorção da digoxina.
Midazolam	Omeprazol	Médio	O uso concomitante midazolan e claritromicina pode resultar em aumento da toxicidade ao benzodiazepínico (depressão do SNC, ataxia e letargia). Orientações/sugestões: observar o paciente quanto a depressão do sistema nervoso central (sedação, letargia, dificuldade de fala) e ajustar dose. Mecanismo provável: diminuição da velocidade de metabolismo e clearance do benzodiazepínico.
Fenitoina	Omeprazol	Médio	O uso concomitante de fenitoína e omeprazol pode resultar em aumento do risco de toxicidade da fenitoína. Orientações/sugestões: monitorar os pacientes quanto à possibilidade de toxicidade da fenitoína, quando os dois medicamentos estiverem sendo administrados concomitantemente. O controle diário dos níveis plasmáticos de fenitoína devem ser considerado em pacientes com doses de omeprazol acima de 20 mg. A partir dos resultados obtidos o ajuste de dose da fenitoína deve ser realizado. Mecanismo provável: desconhecido.
Alprazolam	Omeprazol	Médio	O uso concomitante pode resultar em toxicidade ao benzodiazepínico (depressão do SNC, ataxia e letargia). Orientações/sugestões: observar o paciente quanto a depressão do sistema nervoso central (sedação, letargia, dificuldade de fala) e ajustar dose. Mecanismo provável: diminuição da velocidade de metabolismo e clearance do benzodiazepínico.
Ciclofosfamida	Ondansetron	Médio	Redução da exposição sistêmica à ciclofosfamida.
Amiodarona	Ondansetron	Alto	Risco aumentado de cardiotoxicidade (prolongação intervalo QT, torsade de pointes, parada cardíaca).

Continua...

Continuação...

Princípio ativo	Princípio ativo	Gravidade	Descrição
Amicacina	Oxacilina	Baixo	Perda do efeito do aminoglicosídeo. Orientações/sugestões: a eficácia do aminoglicosídeo deve ser monitorada. Mecanismo provável: inativação química do aminoglicosídeo.
Carbamazepina	Oxcarbazepina	Médio	Concentração plasmática diminuída do metabólito ativo da oxcarbazepina.
Ácido Valproico	Oxcarbazepina	Médio	Concentração plasmática diminuída do metabólito ativo da oxcarbazepina.
Clomipramina	Oxibutinina	Médio	Redução da eficácia de clomipramina.
Claritromicina	Oxibutinina	Médio	Maior exposição à oxibutinina ou concentrações plasmáticas.
Codeína	Oxicodona	Alto	Depressão respiratória aditiva. Orientações/sugestões: monitorar a depressão respiratória quando usando esta combinação. A redução da dose de uma das drogas pode ser necessária. Mecanismo provável: depressão do SNC.
Dantrolene	Oxicodona	Alto	Depressão respiratória aditiva. Orientações/sugestões: monitorar a depressão respiratória quando usando esta combinação. A redução da dose de uma das drogas pode ser necessária. Mecanismo provável: depressão do SNC.
Diazepam	Oxicodona	Alto	Depressão respiratória aditiva. Orientações/sugestões: monitorar a depressão respiratória quando usando esta combinação. A redução da dose de uma das drogas pode ser necessária. Mecanismo provável: depressão do SNC.
Clorpromazina	Oxicodona	Alto	Um aumento na depressão do SNC e respiratório. Orientações/sugestões: monitorar pacientes quanto a sinais de depressão respiratória, depressão do SNC, e hipotensão. Uma redução de 1/3-1/2 da dosagem de oxicodona deve ser feita. Mecanismo provável: efeitos aditivos.
Clonazepam	Oxicodona	Alto	Depressão respiratória aditiva. Orientações/sugestões: monitorar a depressão respiratória quando usando esta combinação. A redução da dose de uma das drogas pode ser necessária. Mecanismo provável: depressão do SNC.
Clobazam	Oxicodona	Alto	Depressão respiratória aditiva. Orientações/sugestões: monitorar a depressão respiratória quando usando esta combinação. A redução da dose de uma das drogas pode ser necessária. Mecanismo provável: depressão do SNC.
Alfentanil	Oxicodona	Alto	Depressão respiratória aditiva. Orientações/sugestões: monitorar a depressão respiratória quando usando esta combinação. A redução da dose de uma das drogas pode ser necessária. Mecanismo provável: depressão do SNC.
Alprazolam	Oxicodona	Alto	Depressão respiratória aditiva. Orientações/sugestões: monitorar a depressão respiratória quando usando esta combinação. A redução da dose de uma das drogas pode ser necessária. Mecanismo provável: depressão do SNC.
Cisplatina	Paclitaxel	Alto	Mielossupressão. Orientações/sugestões: monitorar quanto a mielossupressão, que é mais profunda quando paclitaxel é dado depois da cisplatina do que quando o paclitaxel é dado antes da cisplatina. Mecanismo provável: desconhecido.
Aprepitante	Paclitaxel	Alto	Concentrações plasmáticas elevadas de paclitaxel.
Digoxina	Pancuronio	Médio	Risco aumentado de arritmia cardíaca.
Dexametasona	Pancuronio	Médio	Redução da eficácia do pancurônio; fraqueza muscular prolongada e miopatia.
Clindamicina	Pancuronio	Médio	Toxicidade do pancurônio (depressão respiratória).
Carbamazepina	Pancuronio	Médio	Redução do tempo de ação do pancurônio.
Betametasona	Pancuronio	Médio	Redução da eficácia do pancurônio; fraqueza muscular prolongada e miopatia.
Amicacina	Pancuronio	Alto	Bloqueio neuromuscular exacerbado ou prolongado, o que pode levar a depressão respiratória e paralisia. Orientações/sugestões: evitar uso concomitante de aminoglicosídeos e agentes bloqueadores neuromusculares não despolarizantes se possível. Uso conjunto de aminoglicosídeos e agentes bloqueadores neuromusculares não despolarizantes requere monitoração atenta da condição clínica do paciente, especialmente o status respiratório e de oxigenação. Íons cálcio devem ser dados de alguma forma, particularmente se grandes quantidades de sangue foram transfundidas. Edrofônio, neostigmina ou atropina podem oferecer reversão parcial da hipoventilação. Como o bloqueio é reversível com o tempo, respiração artificial pode ser requerida e deve ser mantida até a respiração adequada retornar. Mecanismo provável: bloqueio neuromuscular aditivo ou sinergístico.
Aminofilina	Pancuronio	Médio	Redução da eficácia do pancurônio. Orientações/sugestões: monitorar o estado cardíaco do paciente e o grau de bloqueio neuromuscular. Doses maiores de pancurônio podem ser necessárias. Mecanismo provável: antagonismo.
Ampicilina	Pantoprazol	Médio	Perda da eficácia da ampicilina. Orientações/sugestões: absorção de ampicilina pode ser afetada devido profunda e duradoura inibição da secreção ácida gástrica. Monitorar a eficácia do antibiótico. Mecanismo provável: reduzida absorção gastrintestinal.
Ampicilina	Pantoprazol	Médio	Perda da eficácia da ampicilina Gravidade moderada. Orientações/sugestões: absorção de ampicilina pode ser afetada devido profunda e duradoura inibição da secreção ácida gástrica. Monitorar pacientes quanto a continued antimicrobial efficacy. Mecanismo provável: reduzida absorção gastrintestinal.
Carbidopa/ Levodopa	Papaverina	Médio	Menor eficácia da levodopa.
Dipirona	Paroxetina	Médio	Risco aumentado de sangramento. Orientações/sugestões: quando um ISRS e um AINE são usados concomitantemente, monitorar o paciente para sinais de aumento do sangramento. Mecanismo provável: desconhecido.

Continua...

Continuação...

Princípio ativo	Princípio ativo	Gravidade	Descrição
Diclofenaco Potassico	Paroxetina	Médio	Risco aumentado de sangramento.
Diclofenaco Sodico	Paroxetina	Médio	Risco aumentado de sangramento.
Clomipramina	Paroxetina	Médio	Toxicidade da clomipramina (boca seca, sedação, retenção urinária).
Cimetidina	Paroxetina	Médio	Aumento das concentrações séricas de paroxetina e possível toxicidade da paroxetina (tontura, sonolência, náusea, dor de cabeça).
Litio	Paroxetina	Médio	Maior concentração de cloreto de lítio é possível, e/ou risco aumentado de síndrome da serotonina (hipertensão, hipertermia, mioclonia, mudanças do estado mental).
Cetoprofeno	Paroxetina	Médio	Risco aumentado de sangramento. Orientações/sugestões: quando um ISRS e um AINE são usados concomitantemente, monitorar o paciente para sinais de aumento do sangramento. Mecanismo provável: desconhecido.
Cetorolaco tometamina	Paroxetina	Médio	Risco aumentado de sangramento. Orientações/sugestões: quando um ISRS e um AINE são usados concomitantemente, monitorar o paciente para sinais de aumento do sangramento. Mecanismo provável: desconhecido.
Aprepitante	Paroxetina	Médio	AUC e Cmax de aprepitante e paroxetina reduzidos.
Bupropiona	Paroxetina	Médio	Concentrações plasmáticas elevadas de paroxetina.
Aminofilina	Paroxetina	Médio	Risco aumentado de toxicidade da teoflina. Orientações/sugestões: monitorar os níveis de teofilina se paroxetina e teofilina forem co-administradas. Mecanismo provável: desconhecido.
Amitriptilina	Paroxetina	Médio	Toxicidade da amitriptilina (boca seca, sedação, retenção urinária).
Ácido Acetilsalicilico	Paroxetina	Médio	Risco aumentado de sangramento. Orientações/sugestões: quando um ISRS e um AINE são usados concomitantemente, monitorar o paciente para sinais de aumento do sangramento. Mecanismo provável: desconhecido.
Amicacina	Penicilina g	Baixo	Perda do efeito do aminoglicosídeo. Orientações/sugestões: a eficácia do aminoglicosídeo deve ser monitorada. Mecanismo provável: inativação química do aminoglicosídeo.
Amicacina	Penicilina g Benzatina	Baixo	Perda do efeito do aminoglicosídeo. Orientações/sugestões: a eficácia do aminoglicosídeo deve ser monitorada. Mecanismo provável: inativação química do aminoglicosídeo.
Amicacina	Penicilina g Procaina	Baixo	Perda do efeito do aminoglicosídeo. Orientações/sugestões: a eficácia do aminoglicosídeo deve ser monitorada. Mecanismo provável: inativação química do aminoglicosídeo.
Amicacina	Penicilina v	Baixo	Perda do efeito do aminoglicosídeo. Orientações/sugestões: a eficácia do aminoglicosídeo deve ser monitorada. Mecanismo provável: inativação química do aminoglicosídeo.
Cimetidina	Pentoxifilina	Médio	Toxicidade da pentoxifilina (vermelhidão, hipotensão, convulsões).
Digoxina	Pindolol	Médio	Bloqueio atrioventricular e toxicidade da digoxina.
Diltiazem	Pindolol	Alto	Risco aumentado de hipotensão, bradicardia, disturbâncias da condução AV.
Dipirona	Pindolol	Baixo	Efeito anti-hipertensivo diminuído.
Doxazocina	Pindolol	Médio	Resposta exagerada à primeira dose do alfa bloqueador.
Clorpropamida	Pindolol	Médio	Hipoglicemia, hiperglicemia ou hipertensão.
Diclofenaco Potassico	Pindolol	Baixo	Efeito anti-hipertensivo diminuído.
Diclofenaco Sodico	Pindolol	Baixo	Efeito anti-hipertensivo diminuído.
Clonidina	Pindolol	Alto	Exacerbação da resposta à retirada da clonidina (hipertensão aguda).
Cetoprofeno	Pindolol	Baixo	Efeito anti-hipertensivo diminuído.
Cetorolaco tometamina	Pindolol	Baixo	Efeito anti-hipertensivo diminuído.
Amiodarona	Pindolol	Alto	Hipotensão, bradicardia, ou parada cardíaca.
Anlodipino	Pindolol	Médio	Hipotensão e/ou bradicardia.
Amicacina	Piperacilina/ Tazobactama	Baixo	Perda do efeito do aminoglicosídeo. Orientações/sugestões: a eficácia do aminoglicosídeo deve ser monitorada. Mecanismo provável: inativação química do aminoglicosídeo.
Ácido Folico	Pirimetamina	Médio	Perda de eficácia da pirimetamina. Orientações/sugestões: ácido fólico não deve ser usado como suplemento de folato durante a terapia com pirimetamina, já que é ineficaz na prevenção de anemia megaloblástica. Leucovorin (ácido folínico) pode ser somado à terapia com pirimetamina para prevenir a toxicidade hematológica sem afetar a eficácia da pirimetamina. Entretanto, em pacientes com leucemia, o uso de leucovorin pode agravar a leucemia. Mecanismo provável: antagonismo farmacodinâmico.
Ciclosporina	Piroxicam	Médio	Risco aumentado de toxicidade da ciclosporina (insuficiência renal, colestase, parestesias).
Clorpropamida	Plantaginis Ovatae	Médio	Maior risco de hipoglicemia.
Carbamazepina	Plantaginis Ovatae	Médio	Redução da absorção e da eficácia da carbamazepina.

Continua...

Continuação...

Princípio ativo	Princípio ativo	Gravidade	Descrição
Lítio	Plantaginis Ovatae	Médio	Concentrações plasmáticas reduzidas e perda de eficácia do cloreto de lítio.
Cisatracurio	Polimixina b	Médio	Bloqueio neuromuscular aumentado ou prolongado.
Calcio	Potassio	Médio	Absorção do potássio reduzida.
Calcio	Potassio	Médio	Absorção do fosfato reduzida.
Amilorida	Potassio	Alto	Hipercalemia. Orientações/sugestões: se used concomitantemente, monitorar o potássio sérico atentamente. Mecanismo provável: redução do clearance do potássio.
Espironolactona	Potassio	Alto	O uso concomitante de espironolactona e cloreto de potássio pode resultar em hipercalemia. Orientações/sugestões: aconselha-se monitorar os níveis séricos de potássio. Mecanismo provável: diminuição do clearance renal do potássio.
Captopril	Potassio	Alto	O uso concomitante de captopril com potássio pode resultar em hipercalemia. Orientações/sugestões: embora os aumentos sejam usualmente transitórios, monitorar os níveis séricos de potássio para persistente elevação em pacientes com essa combinação, especialmente aqueles pacientes com disfunção renal e idoso. Pacientes em terapia com inibidor da enzima conversora de angiotensina devem ser alertados quanto ao risco potencial de excesso de potássio na dieta, incluindo substitutos de sal que contenham potássio ou dietas suplementares. Mecanismo provável: Diminuição dos níveis de aldosterona.
Lisinopril	Potassio	Alto	O uso concomitante de lisinopril e potássio pode resultar em hipercalemia. Orientações/sugestões: embora a hipercalemia seja transitória, o nível de potássio sérico deve ser monitorado, principalmente em pacientes com disfunção renal ou idosos. Pacientes em terapia com lisinopril devem ser alertados quanto ao perigo potencial de dietas com excesso de potássio, incluindo substitutos do sal contendo potássio e suplementos diets. Mecanismo provável: diminuição dos níveis de aldosterona.
Cimetidina	Pramipexol	Médio	Risco aumentado de efeitos adversos do pramipexol.
Ciprofloxacina	Prednisolona	Médio	Risco aumentado de ruptura de tendão.
Cisatracurio	Prednisolona	Médio	Eficácia do cisatracúrio reduzida; fraqueza muscular prolongada e miopatia.
Ciclosporina	Prednisolona	Médio	Risco aumentado de toxicidade da ciclosporina (insuficiência renal, colestase, parestesias) e sintomas de excesso de esteroides.
Carbamazepina	Prednisolona	Médio	Redução da eficácia da prednisolona.
Bupropiona	Prednisolona	Alto	Limiar convulsivo diminuído.
Asparaginase	Prednisolona	Alto	Risco aumentado de toxicidade da asparaginase. Orientações/sugestões: administrar asparaginase após prednisolona ao invés da anteriormente ou concomitantemente, para evitar um aumento do risco de toxicidade. Mecanismo provável: desconhecido.
Bupropiona	Prednisolona	Alto	Limiar convulsivo diminuído.
Ácido Acetilsalicilico	Prednisolona	Médio	Risco aumentado de ulceração gastrointestinal e concentrações subterapêuticas de aspirina. Orientações/sugestões: monitorar os pacientes quanto a efeitos colaterais gastrointestinais excessivos (estresse gastrointestinal, sangramento gastrointestinal, ulceração gástrica) e quanto à diminuição da eficácia da aspirina. Mecanismo provável: efeitos adversos aditivos; aumento do clearance de aspirina.
Claritromicina	Prednisona	Médio	Risco aumentado de sintomas psicóticos.
Ciprofloxacina	Prednisona	Médio	Risco aumentado de ruptura de tendão.
Cisatracurio	Prednisona	Médio	Eficácia do cisatracúrio reduzida; fraqueza muscular prolongada e miopatia.
Carbamazepina	Prednisona	Médio	Redução da eficácia da prednisona.
Anfotericina b Lipossomal	Prednisona	Médio	Risco aumentado de hipocalemia.
Asparaginase	Prednisona	Alto	Risco aumentado de toxicidade. Orientações/sugestões: administrar asparaginase após prednisona ao invés da anteriormente ou concomitantemente, para evitar um aumento do risco de toxicidade. Mecanismo provável: desconhecido.
Bupropiona	Prednisona	Alto	Limiar convulsivo diminuído.
Ácido Acetilsalicilico	Prednisona	Médio	Risco aumentado de ulceração gastrointestinal e concentrações subterapêuticas de aspirina. Orientações/sugestões: monitorar os pacientes quanto a efeitos colaterais gastrointestinais excessivos (Estresse gastrointestinal, Sangramento gastrointestinal, ulceração gástrica) e quanto à diminuição da eficácia da aspirina. Mecanismo provável: efeitos adversos aditivos; aumento do clearance de aspirina.
Fluconazol	Prednisona	Médio	O uso concomitante de fluconazol e prednisona pode resultar em uma diminuição da degradação metabólica da prednisona e um aumento da eficácia da mesma. Orientações/sugestões: os pacientes que recebem terapia de longo prazo com fluconazol e prednisona devem ser cuidadosamente monitorados para sinais de insuficiência adrenal se o fluconazol for retirado da terapia. Mecanismo provável: inibição pelo fluconazol do citocromo P450 3A4 mediador do metabolismo da prednisona..
Ciclosporina	Prednisona	Médio	O uso concomitante de ciclosporina e prednisona pode resultar em aumento do risco de toxicidade a ciclosporina (disfunção renal, colestase, parestesia) e sintomas de excesso de corticosteroide (hipertensão, edema, distúrbio eletrolítico e hiperglicemia). Orientações/sugestões: monitorar nível sérico e ajustar a dose da ciclosporina quando necessário. Monitorar paciente para excesso de corticosteroide e ajustar dose quando necessário. Mecanismo provável: diminuição do metabolismo da ciclosporina.
Cisatracurio	Prilocaina	Médio	Maior ação bloqueadora neuromuscular. Orientações/sugestões: a dose de cisatracúrio pode ter que ser reduzida em pacientes concomitantemente recebendo prilocaina. Mecanismo provável: desconhecido.
Clorpromazina	Procainamida	Alto	Risco aumentado de cardiotoxicidade (prolongação intervalo QT, torsade de pointes, parada cardíaca). Orientações/sugestões: a administração concomitante de um agente antiarrítmico classe IA e a fenotiazina não é recomendada. Mecanismo provável: efeitos aditivos na prolongação do intervalo QT.

Continua...

Continuação...

Princípio ativo	Princípio ativo	Gravidade	Descrição
Claritromicina	Procainamida	Alto	Risco aumentado de cardiotoxicidade (prolongação intervalo QT, torsade de pointes, parada cardíaca). Orientações/sugestões: a administração concomitante de agentes antiarrítmicos Classe IA e agentes que prolongam o intervalo QT, como claritromicina, não é recomendada. Mecanismo provável: efeitos aditivos na prolongação do intervalo QT.
Cisatracurio	Procainamida	Alto	Bloqueio neuromuscular excessivo. Orientações/sugestões: uma redução da dose de cisatracúrio dose pode ser necessária quando administrado com procainamida. Mecanismo provável: redução da liberação de acetilcolina pela procainamida.
Cimetidina	Procainamida	Médio	Toxicidade da procainamida (arritmias cardíacas, hipotensão, Depressão do SNC).
Amiodarona	Procainamida	Alto	Cardiotoxicidade (prolongação do intervalo QT, torsades de pointes, parada cardíaca).
Amitriptilina	Procainamida	Alto	Risco aumentado de cardiotoxicidade (prolongação intervalo QT, torsade de pointes, parada cardíaca).
Litio	Prometazina	Alto	Efeitos extrapiramidais aumentados, fraqueza, discinesia, encefalopatia, e dano cerebral.
Digoxina	Propafenona	Alto	Toxicidade da digoxina (náusea, vômito, arritmias cardíacas).
Clorpromazina	Propafenona	Alto	Risco aumentado de cardiotoxicidade (prolongação intervalo QT, torsade de pointes, parada cardíaca). Orientações/sugestões: a administração concomitante de fenotiazinas e agentes que prolongam o intervalo QT, como agentes antiarrítmicos classe IA não é recomendada. Mecanismo provável: efeitos cardíacos aditivos.
Hidrato de Cloral	Propafenona	Alto	Risco aumentado de cardiotoxicidade (prolongação intervalo QT, torsade de pointes, parada cardíaca). Orientações/sugestões: a administração concomitante de hidrato de cloral e agentes que prolongam o intervalo QT, como antiarrítmicos classe I, não é recomendada. Mecanismo provável: efeitos aditivos na prolongação do intervalo QT.
Claritromicina	Propafenona	Alto	Risco aumentado de cardiotoxicidade (prolongação intervalo QT, torsade de pointes, parada cardíaca). Orientações/sugestões: a administração concomitante de agentes antiarrítmicos Classe I e agentes que prolongam o intervalo QT, como claritromicina, não é recomendada. Mecanismo provável: efeitos aditivos na prolongação do intervalo QT.
Ciprofloxacina	Propafenona	Alto	Risco aumentado de cardiotoxicidade (prolongação intervalo QT, torsade de pointes, parada cardíaca).
Ciclosporina	Propafenona	Médio	Risco aumentado de toxicidade da ciclosporina (insuficiência renal, colestase, parestesias).
Azitromicina	Propafenona	Alto	Risco aumentado de cardiotoxicidade (prolongação intervalo QT, torsade de pointes, parada cardíaca).
Bupropiona	Propafenona	Médio	Concentrações plasmáticas elevadas de propafenona.
Amiodarona	Propafenona	Alto	Risco aumentado de cardiotoxicidade (prolongação intervalo QT, torsade de pointes, parada cardíaca).
Diazepam	Propofol	Baixo	Toxicidade do diazepam (depressão do SNC).
Bupivacaina	Propofol	Alto	Maior efeito hipnótico do propofol. Orientações/sugestões: em pacientes recebendo bupivacaína em tecidos moles antes da indução de anesthesia com propofol, ajustes negativos na dosagem de propofol são necessários. Mecanismo provável: desconhecido.
Bupivacaina/ Epinefrina	Propofol	Alto	Maior efeito hipnótico do propofol. Orientações/sugestões: em pacientes recebendo bupivacaína em tecidos moles antes da indução de anesthesia com propofol, ajustes negativos na dosagem de propofol são necessários. Mecanismo provável: desconhecido.
Bupivacaina/ Glicose	Propofol	Alto	Maior efeito hipnótico do propofol. Orientações/sugestões: em pacientes recebendo bupivacaína em tecidos moles antes da indução de anesthesia com propofol, ajustes negativos na dosagem de propofol são necessários. Mecanismo provável: desconhecido.
Alfentanil	Propofol	Baixo	Toxicidade da alfentanila (depressão respiratória, hipotensão, bradicardia). Orientações/sugestões: dosagens mais baixas de alfentanil devem ser usadas quando administrado com propofol. Monitorar o paciente quanto a efeitos hipertensivos e de depressão respiratória. Mecanismo provável: altered metabolismo.
Digoxina	Propranolol	Médio	Bloqueio atrioventricular e toxicidade da digoxina.
Diltiazem	Propranolol	Alto	Risco aumentado de hipotensão, bradicardia, disturbâncias da condução AV.
Dipirona	Propranolol	Baixo	Efeito anti-hipertensivo diminuído.
Doxazocina	Propranolol	Médio	Resposta exagerada à primeira dose do alfa bloqueador.
Clorpropamida	Propranolol	Médio	Hipoglicemia, hiperglicemia ou hipertensão.
Clorpromazina	Propranolol	Médio	Toxicidade da clorpromazina (sedação, efeitos extrapiramidais, delírio), convulsões.
Clonidina	Propranolol	Alto	Exacerbação da resposta à retirada da clonidina (hipertensão aguda).
Ciprofloxacina	Propranolol	Baixo	Bradicardia, hipotensão.
Cimetidina	Propranolol	Médio	Bradicardia, hipotensão.
Calcio	Propranolol	Médio	Biodisponibilidade do propanolol reduzida.
Cetoprofeno	Propranolol	Baixo	Efeito anti-hipertensivo diminuído.
Cetorolaco tometamina	Propranolol	Baixo	Efeito anti-hipertensivo diminuído.
Aminofilina	Propranolol	Médio	Clearance da teofilina reduzido e antagonismo farmacológico. Orientações/sugestões: concentrações séricas de teofilina devem ser monitorados quando propranolol é adicionado, descontinuado, ou quando ocorrerem mudanças na dose. Monitorar os efeitos adversos do propanolol no sistema respiratório. Ajustes de dose de teofilina podem ser necessárias. Em geral, pacientes não devem ser mantidos em terapia crônica combinada com teofilina e propranolol. Mecanismo provável: desconhecido, antagonistic pharmacological efeitos.

Continua...

Continuação...

Princípio ativo	Princípio ativo	Gravidade	Descrição
Amiodarona	Propranolol	Alto	Hipotensão, bradicardia, ou parada cardíaca.
Anlodipino	Propranolol	Médio	Hipotensão e/ou bradicardia.
Furosemida	Propranolol	Médio	O uso concomitante pode resultar em hipotensão e bradicardia. Orientações/sugestões: monitorar a possibilidade de aumento da incidência de hipotensão e ou bradicardia. Mecanismo provável: desconhecido.
Bicarbonato de Sodio	Pseudoefedrina	Médio	Toxicidade da pseudoefedrina (agitação, hipertensão, taquicardia). Orientações/sugestões: monitorar quanto a possível toxicidade da pseudoefedrina (eg, agitação, hipertensão ou taquicardia) e diminuir a dose se necessário. Pacientes em uso de pseudoefedrina que frequentemente requerem um alcalinizante urinário podem necessitar da redução das doses de ambas as drogas. Mecanismo provável: excreção renal reduzida.
Deflazacorte	Quetiapina	Alto	Concentrações reduzidas de quetiapina.
Dexametasona	Quetiapina	Alto	Concentrações reduzidas de quetiapina.
Clorpromazina	Quetiapina	Alto	Risco aumentado de cardiotoxicidade (prolongação intervalo QT, torsade de pointes, parada cardíaca). Orientações/sugestões: a administração concomitante de agentes que prolongam o intervalo QT, como fenotiazinas e antipsicóticos, não é recomendada. Mecanismo provável: additive prolongação do intervalo QT.
Hidrato de Cloral	Quetiapina	Alto	Risco aumentado de cardiotoxicidade (prolongação intervalo QT, torsade de pointes, parada cardíaca). Orientações/sugestões: a administração concomitante de hidrato de cloral e antipsicóticos não é recomendada. Mecanismo provável: efeitos aditivos na prolongação do intervalo QT.
Claritromicina	Quetiapina	Alto	Risco aumentado de cardiotoxicidade (prolongação intervalo QT, torsade de pointes, parada cardíaca). Orientações/sugestões: a administração concomitante de claritromicina e agentes que prolongam o intervalo QT, como antipsicóticos, não é recomendada. Mecanismo provável: efeitos aditivos na prolongação do intervalo QT.
Carbamazepina	Quetiapina	Médio	Concentrações reduzidas de quetiapina.
Betametasona	Quetiapina	Alto	Concentrações reduzidas de quetiapina.
Amiodarona	Quetiapina	Alto	Risco aumentado de cardiotoxicidade (prolongação intervalo QT, torsade de pointes, parada cardíaca).
Amitriptilina	Quetiapina	Alto	Risco aumentado de cardiotoxicidade (prolongação intervalo QT, torsade de pointes, parada cardíaca).
Fenobarbital	Quetiapina	Alto	O uso concomitante de quetiapina e barbitúricos pode resultar em diminuição das concentrações séricas de quetiapina. Orientações/sugestões: atenção quando quetiapina é administrada com barbitúricos ou outros indutores do citocromo P450 3A. Aumento de doses de quetiapina pode ser necessária para manter o controle dos sintomas psicóticos. Mecanismo provável: indução do citocromo P450 pelos barbitúricos.
Digoxina	Quinidina	Alto	Toxicidade da digoxina (náusea, vômito, arritmias cardíacas).
Diltiazem	Quinidina	Médio	Toxicidade da quinidina (arritmias ventriculares, hipotensão, exacerbação de falência cardíaca).
Dopenezil	Quinidina	Médio	Elevação da biodisponibilidade do donezepil.
Clorpromazina	Quinidina	Alto	Risco aumentado de cardiotoxicidade (prolongação intervalo QT, torsade de pointes, parada cardíaca). Orientações/sugestões: a administração concomitante de um agente antiarrítmico classe IA e a fenotiazina não é recomendada. Mecanismo provável: efeitos aditivos na prolongação do intervalo QT.
Codeina	Quinidina	Baixo	Analgesia reduzida.
Hidrato de Cloral	Quinidina	Alto	Risco aumentado de cardiotoxicidade (prolongação intervalo QT, torsade de pointes, parada cardíaca). Orientações/sugestões: a administração concomitante de agentes antiarrítmicos Classe IA e agentes que prolongam o intervalo QT, como hidrato de cloral, não é recomendada. Mecanismo provável: efeitos aditivos na prolongação do intervalo QT.
Clomipramina	Quinidina	Alto	Toxicidade da clomipramina (boca seca, sedação).
Claritromicina	Quinidina	Alto	Cardiotoxicidade (prolongação do intervalo QT, torsades de pointes, parada cardíaca).
Ciprofloxacina	Quinidina	Médio	Risco aumentado de cardiotoxicidade (prolongação intervalo QT, torsade de pointes, parada cardíaca).
Cisatracurio	Quinidina	Médio	Maior ação bloqueadora neuromuscular. Orientações/sugestões: a dose de cisatracúrio pode ter que ser reduzida em pacientes concomitantemente recebendo quinidina. Mecanismo provável: desconhecido.
Cimetidina	Quinidina	Médio	Toxicidade da quinidina (arritmias ventriculares, hipotensão, exacerbação de falência cardíaca).
Atenolol	Quinidina	Médio	Bradicardia, hipotensão.
Amilorida	Quinidina	Médio	Risco aumentado de arritmias em pacientes com taquicardia ventricular.
Amiodarona	Quinidina	Alto	Risco aumentado de cardiotoxicidade (prolongação intervalo QT, torsade de pointes, parada cardíaca); Concentrações elevadas de quinidina e risco aumentado de toxicidade (diplopia, vertigem, hipotensão; cardiotoxicidade incluindo prolongação do intervalo QT e torsades de pointes).
Amitriptilina	Quinidina	Alto	Toxicidade da amitriptilina (boca seca, retenção urinária, sedação) e risco aumentado de cardiotoxicidade (prolongação intervalo QT, torsade de pointes, parada cardíaca).
Acetazolamida	Quinidina	Alto	Toxicidade da quinidina (arritmias ventriculares, hipotensão, insuficiência cardíaca congestiva agravada). Orientações/sugestões: se iniciando, descontinuando, ou mudando a dosagem de acetazolamida em pacientes tomando quinidina, monitorar e ajustar a dosagem de quinidina conforme necessário. Mecanismo provável: clearance da quinidina diminuído.
Ácido Acetilsalicilico	Quinidina	Médio	Maior tempo de sangramento. Orientações/sugestões: monitorar o paciente quanto a sinais significativos de sangramento (petéquias, sangue oculto nas fezes). Considerar um agente antiarrítmico alternativo que não tenha efeitos antiplaquetários. Mecanismo provável: efeitos antiplaquetários aditivos.
Ciclosporina	Quinino	Médio	Redução da eficácia de ciclosporina.
Dipirona	Ramipril	Baixo	Efeitos anti-hipertensivos e natriuréticos reduzidos.

Continua...

Continuação...

Princípio ativo	Princípio ativo	Gravidade	Descrição
Clortalidona	Ramipril	Médio	Hipotensão postural (primeira dose).
Diclofenaco Potassico	Ramipril	Baixo	Efeitos anti-hipertensivos e natriuréticos reduzidos.
Diclofenaco Sodico	Ramipril	Baixo	Efeitos anti-hipertensivos e natriuréticos reduzidos.
Ciclosporina	Ramipril	Médio	Falência renal aguda.
Litio	Ramipril	Médio	Toxicidade do cloreto de lítio (fraqueza, tremor, sede excessiva, confusão) e/ou nefrotoxicidade.
Cetoprofeno	Ramipril	Baixo	Efeitos anti-hipertensivos e natriuréticos reduzidos.
Cetorolaco tometamina	Ramipril	Baixo	Efeitos anti-hipertensivos e natriuréticos reduzidos.
Azatioprina	Ramipril	Alto	Mielossupressão. Orientações/sugestões: evitar a terapia combinada com azatioprina e inibidores da ECA. Se estas drogas tiverem que ser administradas concomitantemente, monitorar a mielossupressão no paciente, especialmente anemia e leucopenia. Mecanismo provável: desconhecido.
Bupivacaina	Ramipril	Médio	Bradicardia e hipotensão com perda de consciência. Orientações/sugestões: a supressão do sistema renina-angiotensina pode magnificar a bradicardia e hipotensão num paciente sob anestesia com bupivacaína e que está sob tratamento com inibidores da ECA. Terapia com inibidores da ECA pode ser continuada até o momento da cirurgia, entretanto, tais pacientes devem ser fortemente monitorados e a instabilidade hemodinâmica deve ser tratada apropriadamente. Mecanismo provável: supressão do sistema renina-angiotensina.
Bupivacaina/ Epinefrina	Ramipril	Médio	Bradicardia e hipotensão com perda de consciência. Orientações/sugestões: a supressão do sistema renina-angiotensina pode magnificar a bradicardia e hipotensão num paciente sob anestesia com bupivacaína e que está sob tratamento com inibidores da ECA. Terapia com inibidores da ECA pode ser continuada até o momento da cirurgia, entretanto, tais pacientes devem ser fortemente monitorados e a instabilidade hemodinâmica deve ser tratada apropriadamente. Mecanismo provável: supressão do sistema renina-angiotensina.
Bupivacaina/ Glicose	Ramipril	Médio	Bradicardia e hipotensão com perda de consciência. Orientações/sugestões: a supressão do sistema renina-angiotensina pode magnificar a bradicardia e hipotensão num paciente sob anestesia com bupivacaína e que está sob tratamento com inibidores da ECA. Terapia com inibidores da ECA pode ser continuada até o momento da cirurgia, entretanto, tais pacientes devem ser fortemente monitorados e a instabilidade hemodinâmica deve ser tratada apropriadamente. Mecanismo provável: supressão do sistema renina-angiotensina.
Amilorida	Ramipril	Alto	Hipercalemia. Orientações/sugestões: apesar destas elevações serem usualmente transitórias, monitorar os níveis de potássio sérico em elevações de potássio persistentes com esta combinação, especialmente em pacientes com insuficiência renal ou diabetes e os idosos. Arritmias severas e morte foram relatados devido à hipercalemia com tais combinações. Mecanismo provável: maior retenção de potássio secundária à diminuição dos níveis de aldosterona.
Alopurinol	Ramipril	Alto	Reações de hipersensibilidade (Síndrome de Stevens-Johnson, erupção cutâneas). Orientações/sugestões: se estas drogas forem usadas simultaneamente, monitorar quanto a Reações de hipersensibilidade. Mecanismo provável: desconhecido.
Ácido Acetilsalicilico	Ramipril	Médio	Redução na eficácia do ramipril. Orientações/sugestões: apesar de estudos terem sugerido uma interação entre inibidores da ECA e aspirina, o médico deve avaliar os riscos e benefícios da combinação destes dois agentes. Mecanismo provável: inibição da síntese de prostaglandinas.
Diltiazem	Ranitidina	Baixo	Aumento da concentração de diltiazem e possível toxicidade cardiovascular.
Bisacodil	Ranitidina	Baixo	Eficácia reduzida do bisacodil. Orientações/sugestões: orientar o paciente a não tomar bisacodil durante uma hora antes ou após tomar um bloqueador H2. Mecanismo provável: desconhecido.
Bicarbonato de Sodio	Ranitidina	Baixo	Eficácia reduzida do bisacodil. Orientações/sugestões: orientar o paciente a não tomar bisacodil durante uma hora antes ou após tomar um bloqueador H2. Mecanismo provável: desconhecido.
Aminofilina	Ranitidina	Baixo	Toxicidade da teofilina (náusea, vômitos, palpitações, convulsões). Orientações/sugestões: concentrações séricas de teofilina devem ser atentamente monitoradas quando ranitidina é adicionada, descontinuada, ou quando ocorrerem mudanças na dose. Ajustes de dose de teofilina podem ser necessárias. Mecanismo provável: redução do metabolismo hepático.
Ácido Acetilsalicilico	Ranitidina	Baixo	Redução dos níveis plasmáticos de salicilato e redução do efeito antiplaquetário da aspirina. Orientações/sugestões: o uso combinado de aspirina e ranitidina pode causar redução dos níveis sanguíneos de salicilato e redução do efeito antiplaquetário da aspirina (Lev et al, 2007). Ter cautela quando houver co-administração de aspirina e ranitidina. Mecanismo provável: absorção reduzida de aspirina.
Codeina	Remifentanil	Alto	Depressão respiratória aditiva. Orientações/sugestões: monitorar a depressão respiratória quando usando esta combinação. A redução da dose de uma das drogas pode ser necessária. Mecanismo provável: Depressão do SNC.
Dantrolene	Remifentanil	Alto	Depressão respiratória aditiva. Orientações/sugestões: monitorar a depressão respiratória quando usando esta combinação. A redução da dose de uma das drogas pode ser necessária. Mecanismo provável: depressão do SNC.
Diazepam	Remifentanil	Alto	Depressão respiratória aditiva. Orientações/sugestões: monitorar a depressão respiratória quando usando esta combinação. A redução da dose de uma das drogas pode ser necessária. Mecanismo provável: depressão do SNC.

Continua...

Continuação...

Princípio ativo	Princípio ativo	Gravidade	Descrição
Hidrato de Cloral	Remifentanil	Alto	Depressão respiratória aditiva. Orientações/sugestões: monitorar a depressão respiratória quando usando esta combinação. A redução da dose de uma das drogas pode ser necessária. Mecanismo provável: depressão do SNC.
Clonazepam	Remifentanil	Alto	Depressão respiratória aditiva. Orientações/sugestões: monitorar a depressão respiratória quando usando esta combinação. A redução da dose de uma das drogas pode ser necessária. Mecanismo provável: depressão do SNC.
Clobazam	Remifentanil	Alto	Depressão respiratória aditiva. Orientações/sugestões: monitorar a depressão respiratória quando usando esta combinação. A redução da dose de uma das drogas pode ser necessária. Mecanismo provável: depressão do SNC.
Bromazepam	Remifentanil	Alto	Depressão respiratória aditiva. Orientações/sugestões: monitorar a depressão respiratória quando usando esta combinação. A redução da dose de uma das drogas pode ser necessária. Mecanismo provável: depressão do SNC.
Alfentanil	Remifentanil	Alto	Depressão respiratória aditiva. Orientações/sugestões: monitorar a depressão respiratória quando usando esta combinação. A redução da dose de uma das drogas pode ser necessária. Mecanismo provável: depressão do SNC.
Alprazolam	Remifentanil	Alto	Depressão respiratória aditiva. Orientações/sugestões: monitorar a depressão respiratória quando usando esta combinação. A redução da dose de uma das drogas pode ser necessária. Mecanismo provável: depressão do SNC.
Claritromicina	Repaglinida	Médio	Maior exposição à repaglinida ou concentrações plasmáticas aumentadas.
Ciclosporina	Repaglinida	Médio	Níveis séricos de repaglinida aumentados.
Carbamazepina	Repaglinida	Médio	Redução da concentração plasmática de repaglinida.
Carvedilol	Repaglinida	Médio	Hipoglicemia, hiperglicemia ou hipertensão.
Atenolol	Repaglinida	Médio	Hipoglicemia, hiperglicemia ou hipertensão.
Levofloxacina	Repaglinida	Alto	O uso concomitante de fluoroquinolona e agente antidiabético pode resultar em um aumento do risco de hipoglicemia ou hiperglicemia. Orientações/sugestões: se a terapia concomitante for necessária, monitorar os níveis séricos de glicose e ajustar a dose do agente antidiabético indicado; deve ser feito o ajuste da dose após a descontinuação de fluoroquinolona. Se ocorrer reações hipoglicêmicas, o paciente deve iniciar imediatamente terapia apropriada, descontinuar a fluoroquinolona e avisar o médico. Mecanismo provável: desconhecido.
Carbamazepina	Rifampicina	Médio	Clearance da risperidona aumentado.
Fenitoina	Rifampicina	Médio	O uso concomitante de fenitoína e rifampicina pode resultar em diminuição da efetividade da fenitoína. Orientações/sugestões: Monitorar níveis de fenitoína sérica com o uso concomitante e ajustar doses de acordo. Mecanismo provável: aumento clearance da fenitoína.
Haloperidol	Rifampicina	Médio	O uso concomitante de haloperidol e rifampicina pode resultar em diminuição da efetividade do haloperidol. Orientações/sugestões: monitorar o paciente para uma diminuição da resposta clínica ao haloperidol quando a rifampicina é adicionada à terapia medicamentosa. A dose do haloperidol pode precisar ser aumentada quando estiver recebendo rifampicina e diminuída quando a rifampicina for descontinuada. Mecanismo provável: aumento do metabolismo hepático.
Hidrazida	Rifampicina	Médio	O uso concomitante de rifampicina e isoniazida pode resultar em hepatotoxicidade. Orientações/sugestões: isoniazida e rifampicina são usadas comumente juntas para tratamento de tuberculose. Toxicidade hepática é possível com os dois agentes e o risco pode ser aumentado quando isoniazida e rifampicina são usadas concomitantemente. Para pacientes usando isoniazida e rifampicina, monitorar função hepática, especialmente em crianças e adultos com predisposição à fatores de risco. Monitorar pacientes para sintomas clínicos de toxicidade hepática. Mecanismo provável: aumento metabolismo da isoniazida.
Clorpromazina	Risperidona	Alto	Risco aumentado de cardiotoxicidade (prolongação intervalo QT, torsade de pointes, parada cardíaca). Orientações/sugestões: a administração concomitante de agentes que prolongam o intervalo QT, como fenotiazinas e antipsicóticos, não é recomendada.
Hidrato de Cloral	Risperidona	Alto	Risco aumentado de cardiotoxicidade (prolongação intervalo QT, torsade de pointes, parada cardíaca). Orientações/sugestões: a administração concomitante de hidrato de cloral e antipsicóticos não é recomendada. Mecanismo provável: efeitos aditivos na prolongação do intervalo QT.
Claritromicina	Risperidona	Alto	Risco aumentado de cardiotoxicidade (prolongação intervalo QT, torsade de pointes, parada cardíaca). Orientações/sugestões: a administração concomitante de claritromicina e agentes que prolongam o intervalo QT, como antipsicóticos, não é recomendada. Mecanismo provável: efeitos aditivos na prolongação do intervalo QT.
Cimetidina	Risperidona	Médio	Maior biodisponibilidade da risperidona.
Carbidopa/ Levodopa	Risperidona	Médio	Perda de eficácia da levodopa.
Litio	Risperidona	Alto	Efeitos extrapiramidais aumentados, fraqueza, discinesia, encefalopatia, e dano cerebral.
Benserazida/ Levodopa	Risperidona	Médio	Perda de eficácia da levodopa.
Bupropiona	Risperidona	Médio	Concentrações plasmáticas elevadas de risperidona.
Amiodarona	Risperidona	Alto	Risco aumentado de cardiotoxicidade (prolongação intervalo QT, torsade de pointes, parada cardíaca).
Amitriptilina	Risperidona	Alto	Risco aumentado de cardiotoxicidade (prolongação intervalo QT, torsade de pointes, parada cardíaca).
Ácido Valproico	Risperidona	Médio	Aumento das concentrações plasmáticas de ácido valproico.
Haloperidol	Risperidona	Alto	O uso concomitante de haloperidol e risperidona pode resultar em cardiotoxicidade (prolongamento do intervalo QT, torsades pointes, parada cardíaca). Orientações/sugestões: cautela no uso concomitante de haloperidol e risperidona. Verificar pacientes com predisposição a um prolongamento do intervalo QT e torsades pointes (ex.: cardiomiopatia, abuso de álcool, hipotireoidismo). Monitorar o ECG e eletrólitos durante a terapia. Mecanismo provável: efeitos aditivos no prolongamento do intervalo QT.

Continua...

Continuação...

Princípio ativo	Princípio ativo	Gravidade	Descrição
Quetiapina	Risperidona	Alto	O uso concomitante de quetiapina e risperidona pode resultar em aumento risco cardiotoxicidade (prolongamento QT, torsades de pointes, parada cardíaca). Orientações/sugestões: devido ao efeito aditivo potencial no intervalo QT, a administração concomitante da quetiapina e risperidona não é recomendada. Mecanismo provável: Efeitos aditivos cardíacos.
Fluconazol	Risperidona	Alto	O uso concomitante de fluconazol e antipscoticos pode resultar no aumento do risco de cardiotoxicidade (prolongamento QT, torsades de pointes, parada cardíaca). Orientações/sugestões: atenção é necessária quando fluconazol e antpsicoticos são utilizados concomitantemente. Mecanismo provável: efeitos aditivos no prolongamento do intervalo QT.
Cisplatina	Rituximab	Alto	Maior risco de desenvolvimento de falência renal.
Clindamicina	Rocuronio	Médio	Bloqueio neuromuscular exacerbado ou prolongado.
Carbamazepina	Rocuronio	Médio	Menor duração do bloqueio neuromuscular induzido pelo rocurônio.
Betametasona	Rocuronio	Médio	Eficácia do rocurônio reduzida; fraqueza muscular prolongada e miopatia.
Amicacina	Rocuronio	Alto	Bloqueio neuromuscular exacerbado ou prolongado, o que pode levar a depressão respiratória e paralisia. Orientações/sugestões: evitar uso concomitante de aminoglicosídeos e agentes bloqueadores neuromusculares não despolarizantes se possível. Uso conjunto de aminoglicosídeos e agentes bloqueadores neuromusculares não despolarizantes requere monitoração atenta da condição clínica do paciente, especialmente o status respiratório e de oxigenação. Íons cálcio devem ser dados de alguma forma, particularmente se grandes quantidades de sangue foram transfundidas. Edrofônio, neostigmina ou atropina podem oferecer reversão parcial da hipoventilação. Como o bloqueio é reversível com o tempo, respiração artificial pode ser requerida e deve ser mantida até a respiração adequada retornar. Mecanismo provável: bloqueio neuromuscular aditivo ou sinergístico
Ciprofloxacina	Ropivacaina	Médio	Níveis plasmáticos elevados de ropivacaína.
Bupivacaina	Ropivacaina	Alto	Efeito prolongado da bupivacaína intratecal.
Bupivacaina/ Epinefrina	Ropivacaina	Alto	Efeito prolongado da bupivacaína intratecal.
Bupivacaina/ Glicose	Ropivacaina	Médio	Efeito prolongado da bupivacaína intratecal.
Aminofilina	Ropivacaina	Médio	Concentrações plasmáticas elevadas de ropivacaína. Orientações/sugestões: deve-se tomar o cuidado de monitorar o paciente quanto a sinais de toxicidade de anestésico local com a coadministração de ropivacaína e outras drogas metabolizadas pelo citocromo P4501A2 via inibição competitiva, como teofilina. Mecanismo provável: inibição do metabolismo da ropivacaína.
Amiodarona	Ropivacaina	Médio	Efeitos cardíacos aditivos.
Ciclosporina	Rosuvastatina	Alto	Aumento da concentração plasmática de rosuvastatina e risco de miopatia.
Amiodarona	Rosuvastatina	Médio	Elevação dos níveis de transaminases.
Carvedilol	Salmeterol	Alto	Eficácia reduzida do bloqueador beta-adrenergico e/ou do beta-2 agonista.
Atenolol	Salmeterol	Alto	Eficácia reduzida do bloqueador beta-adrenergico e/ou do beta-2 agonista.
Amitriptilina	Salmeterol	Médio	Risco aumentado de excitação cardiovascular.
Dopamina	Selegilina	Médio	Efeitos hipertensivos aumentados.
Clorpropamida	Selegilina	Médio	Hipoglicemia excessiva, depressão do SNC, e convulsões.
Clomipramina	Selegilina	Alto	Neurotoxicidade, convulsões, ou síndrome da serotonina (hipertensão, hipertermia, mioclonia, mudanças do estado mental).
Citalopram	Selegilina	Alto	Toxicidade do SNC ou síndrome da serotonina (hipertensão, hipertermia, mioclonia, mudanças do estado mental).
Carbamazepina	Selegilina	Alto	Aumento da concentração de selegilina.
Carbidopa/ Levodopa	Selegilina	Alto	Hipertensão ou mortalidade elevada.
Ciclobenzaprina	Selegilina	Alto	Crises hipertensivas (dor de cabeça, hiperpirexia, hipertensão) ou convulsões severas.
Benserazida/ Levodopa	Selegilina	Alto	Hipertensão ou mortalidade elevada.
Bupropiona	Selegilina	Alto	Síndrome da serotonina (hipertensão, hipertermia, mioclonia, mudanças do estado mental).
Amitriptilina	Selegilina	Alto	Neurotoxicidade, convulsões, ou síndrome da serotonina (hipertensão, hipertermia, mioclonia, mudanças do estado mental).
Dipirona	Sertralina	Médio	Risco aumentado de sangramento.
Diclofenaco Potassico	Sertralina	Médio	Risco aumentado de sangramento. Orientações/sugestões: quando um ISRS e um AINE são usados concomitantemente, monitorar o paciente para sinais de aumento do sangramento. Mecanismo provável: desconhecido.
Diclofenaco Sodico	Sertralina	Médio	Risco aumentado de sangramento. Orientações/sugestões: quando um ISRS e um AINE são usados concomitantemente, monitorar o paciente para sinais de aumento do sangramento. Mecanismo provável: desconhecido.
Clomipramina	Sertralina	Alto	Modestas elevações dos níveis de clomipramina ou possível síndrome da serotonina (hipertensão, hipertermia, mioclonia, mudanças do estado mental).
Cimetidina	Sertralina	Médio	Concentrações plasmáticas elevadas de sertralina e maior risco de efeitos colaterais adversos.
Carbamazepina	Sertralina	Médio	Risco aumentado de toxicidade da carbamazepina (ataxia, nistagmo, diplopia, dor de cabeça, vômitos, apneia, convulsões, coma).
Litio	Sertralina	Médio	Maior concentração de cloreto de lítio é possível, e/ou risco aumentado de síndrome da serotonina (hipertensão, hipertermia, mioclonia, mudanças do estado mental).
Cetoprofeno	Sertralina	Médio	Risco aumentado de sangramento. Orientações/sugestões: quando um ISRS e um AINE são usados concomitantemente, monitorar o paciente para sinais de aumento do sangramento. Mecanismo provável: desconhecido.

Continua...

Continuação...

Princípio ativo	Princípio ativo	Gravidade	Descrição
Cetorolaco tometamina	Sertralina	Médio	Risco aumentado de sangramento. Orientações/sugestões: quando um ISRS e um AINE são usados concomitantemente, monitorar o paciente para sinais de aumento do sangramento. Mecanismo provável: desconhecido.
Bupropiona	Sertralina	Médio	Concentrações plasmáticas elevadas de sertralina.
Alprazolam	Sertralina	Médio	Risco aumentado de redução da atividade psicomotora e sedação.
Ácido Acetilsalicílico	Sertralina	Médio	Risco aumentado de sangramento. Orientações/sugestões: quando um ISRS e um AINE são usados concomitantemente, monitorar o paciente para sinais de aumento do sangramento. Mecanismo provável: desconhecido.
Amitriptilina	Sertralina	Alto	Causa um aumento dos níveis de amitriptilina no soro ou possível síndrome de serotonina (hipertensão, hipertermia, mioclonia, mudança do status mental). Orientações/sugestões: o uso combinado de antidepressivos tricíclicos (ATC) e os inibidores seletivos da recaptação de serotonina (ISRS) resultam na inibição do metabolismo de antidepressivos tricíclicos. Alguns casos de síndrome de serotonina têm sido relatados com o uso concomitante de ATC e ISRS. Deve-se observar cuidadosamente quando essas duas classes são usadas juntas. Mecanismo provável: inibição do metabolismo da amitriptilina.
Doxazocina	Sildenafil	Médio	Potenciação dos efeitos hipotensivos.
Claritromicina	Sildenafil	Médio	Risco aumentado de efeitos adversos do sildenafil (hipotensão, alterações visuais, priapismo.
Cimetidina	Sildenafil	Baixo	Concentrações plasmáticas elevadas de sildenafil.
Digoxina	Sinvastatina	Médio	Risco aumentado de toxicidade da digoxina (náusea, vômitos, arritmias).
Diltiazem	Sinvastatina	Médio	Elevação da concentração de sinvastatina.
Claritromicina	Sinvastatina	Alto	Risco aumentado de miopatia ou rabdomiólise.
Ciclosporina	Sinvastatina	Alto	Risco aumentado de miopatia ou rabdomiólise.
Carbamazepina	Sinvastatina	Médio	Exposição sistêmica à sinvastatina reduzida.
Amiodarona	Sinvastatina	Alto	Risco aumentado de miopatia ou rabdomiólise.
Digoxina	Sitagliptina	Baixo	Elevação da concentração plasmática e exposição à digoxina.
Clorpropamida	Sitagliptina	Médio	Risco aumentado de hipoglicemia.
Clorpropamida	Somatropina	Médio	Variações na glicose sanguínea.
Digoxina	Sotalol	Médio	Bloqueio atrioventricular e toxicidade da digoxina.
Diltiazem	Sotalol	Alto	Risco aumentado de hipotensão, bradicardia, disturbâncias da condução AV.
Dipirona	Sotalol	Baixo	Efeito anti-hipertensivo diminuído.
Doxazocina	Sotalol	Médio	Resposta exagerada à primeira dose do alfa bloqueador.
Clorpromazina	Sotalol	Baixo	Risco aumentado de cardiotoxicidade (prolongação intervalo QT, torsade de pointes, parada cardíaca).
Clorpropamida	Sotalol	Médio	Hipoglicemia, hiperglicemia ou hipertensão.
Clortalidona	Sotalol	Alto	Risco aumentado de cardiotoxicidade (prolongação intervalo QT, torsade de pointes, parada cardíaca).
Diclofenaco Potassico	Sotalol	Baixo	Efeito anti-hipertensivo diminuído.
Diclofenaco Sodico	Sotalol	Baixo	Efeito anti-hipertensivo diminuído.
Hidrato de Cloral	Sotalol	Alto	Cardiotoxicidade (Prolongamento do intervalo QT, torsades de pointes, parada cardíaca).
Clonazepam	Sotalol	Alto	Exacerbação da resposta à retirada da clonidina (hipertensão aguda).
Claritromicina	Sotalol	Alto	Cardiotoxicidade (Prolongamento do intervalo QT, torsades de pointes, parada cardíaca).
Ciprofloxacina	Sotalol	Alto	Risco aumentado de cardiotoxicidade (prolongação intervalo QT, torsade de pointes, parada cardíaca).
Cetoprofeno	Sotalol	Baixo	Efeito anti-hipertensivo diminuído.
Cetorolaco tometamina	Sotalol	Baixo	Efeito anti-hipertensivo diminuído.
Manitol	Sotalol	Alto	Risco aumentado de cardiotoxicidade (prolongação intervalo QT, torsade de pointes, parada cardíaca).
Amilorida	Sotalol	Alto	Risco aumentado de cardiotoxicidade (prolongação intervalo QT, torsade de pointes, parada cardíaca).
Amiodarona	Sotalol	Alto	Risco aumentado de cardiotoxicidade (Prolongamento do intervalo QT, torsades de pointes, parada cardíaca).
Amitriptilina	Sotalol	Alto	Risco aumentado de cardiotoxicidade (prolongação intervalo QT, torsade de pointes, parada cardíaca).
Anlodipino	Sotalol	Médio	Hipotensão e/ou bradicardia.
Acetazolamida	Sotalol	Alto	Risco aumentado de cardiotoxicidade (prolongação do intervalo QT, torsades de pointes, parada cardíaca). Orientações/sugestões: cuidado é recomendado quando sotalol é usado concomitantemente com um diurético. Monitorar o paciente quanto a sinais de toxicidade do sotalol, como intervalo QTc prolongado, fraqueza, tontura e taquicardia. Hipocalemia ou hipomagnesemia causada por diuréticos podem aumentar o risco de toxicidade do sotalol. Mecanismo provável: perda de potássio e magnésio causada por diuréticos.
Digoxina	Succinilcolina	Alto	Risco aumentado de arritmia cardíaca.
Dopenezil	Succinilcolina	Alto	Bloqueio neuromuscular prolongado.
Deslanosideo	Succinilcolina	Alto	Risco aumentado de arritmia cardíaca.
Cimetidina	Succinilcolina	Baixo	Efeito prolongado da succinilcolina.
Litio	Succinilcolina	Médio	Prolongamento do bloqueio neuromuscular induzido pela succinilcolina.

Continua...

Continuação...

Princípio ativo	Princípio ativo	Gravidade	Descrição
Ciclofosfamida	Succinilcolina	Médio	Risco aumentado de potenciação do efeito da succinilcolina.
Aprotinina	Succinilcolina	Médio	Prolongamento do bloqueio neuromuscular.
Amicacina	Succinilcolina	Alto	Toxicidade da succinilcolina (depressão respiratória).
Digoxina	Sucralfato	Médio	Redução da eficácia da digoxina.
Codeina	Sufentanil	Alto	Depressão respiratória aditiva. Orientações/sugestões: monitorar a depressão respiratória quando usando esta combinação. A redução da dose de uma das drogas pode ser necessária. Mecanismo provável: depressão do SNC.
Dantrolene	Sufentanil	Alto	Depressão respiratória aditiva. Orientações/sugestões: monitorar a depressão respiratória quando usando esta combinação. A redução da dose de uma das drogas pode ser necessária. Mecanismo provável: depressão do SNC.
Diazepam	Sufentanil	Alto	Depressão respiratória aditiva. Orientações/sugestões: monitorar a depressão respiratória quando usando esta combinação. A redução da dose de uma das drogas pode ser necessária. Mecanismo provável: depressão do SNC.
Hidrato de Cloral	Sufentanil	Alto	Depressão respiratória aditiva. Orientações/sugestões: monitorar a depressão respiratória quando usando esta combinação. A redução da dose de uma das drogas pode ser necessária. Mecanismo provável: depressão do SNC.
Clonazepam	Sufentanil	Alto	Depressão respiratória aditiva. Orientações/sugestões: monitorar a depressão respiratória quando usando esta combinação. A redução da dose de uma das drogas pode ser necessária. Mecanismo provável: depressão do SNC.
Clobazam	Sufentanil	Alto	Depressão respiratória aditiva. Orientações/sugestões: monitorar a depressão respiratória quando usando esta combinação. A redução da dose de uma das drogas pode ser necessária. Mecanismo provável: depressão do SNC.
Bromazepam	Sufentanil	Alto	Depressão respiratória aditiva. Orientações/sugestões: monitorar a depressão respiratória quando usando esta combinação. A redução da dose de uma das drogas pode ser necessária. Mecanismo provável: depressão do SNC.
Alfentanil	Sufentanil	Alto	Depressão respiratória aditiva. Orientações/sugestões: monitorar a depressão respiratória quando usando esta combinação. A redução da dose de uma das drogas pode ser necessária. Mecanismo provável: depressão do SNC.
Alprazolam	Sufentanil	Alto	Depressão respiratória aditiva. Orientações/sugestões: monitorar a depressão respiratória quando usando esta combinação. A redução da dose de uma das drogas pode ser necessária. Mecanismo provável: depressão do SNC.
Clorpropamida	Sulfadiazina	Médio	Efeitos hipoglilêmicos exacerbados.
Ciclosporina	Sulfadiazina	Médio	Redução da eficácia de ciclosporina.
Clorpromazina	Sulfametoxazol	Alto	Risco aumentado de cardiotoxicidade (prolongação intervalo QT, torsade de pointes, parada cardíaca). Orientações/sugestões: a administração concomitante de cotrimoxazole e a classe das fenotiazina não é recomendada. Mecanismo provável: efeitos aditivos na prolongação do intervalo QT.
Clorpropamida	Sulfametoxazol	Médio	Efeitos hipoglilêmicos exacerbados.
Hidrato de Cloral	Sulfametoxazol	Alto	Risco aumentado de cardiotoxicidade (prolongação intervalo QT, torsade de pointes, parada cardíaca). Orientações/sugestões: a administração concomitante de hidrato de cloral e sulfametoxazol não é recomendada. Mecanismo provável: efeitos aditivos na prolongação do intervalo QT.
Claritromicina	Sulfametoxazol	Alto	Risco aumentado de cardiotoxicidade (prolongação intervalo QT, torsade de pointes, parada cardíaca). Orientações/sugestões: a administração concomitante de sulfametoxazol e claritromicina não é recomendada. Mecanismo provável: efeitos aditivos na prolongação do intervalo QT.
Ciclosporina	Sulfametoxazol	Médio	Nefrotoxicidade aumentada ou níveis séricos de ciclosporina aumentados e maior risco potencial de rejeição de órgão.
Amiodarona	Sulfametoxazol	Alto	Risco aumentado de cardiotoxicidade (prolongação intervalo QT, torsade de pointes, parada cardíaca).
Amitriptilina	Sulfametoxazol	Alto	Risco aumentado de cardiotoxicidade (prolongação intervalo QT, torsade de pointes, parada cardíaca).
Digoxina	Sulfasalazina	Médio	Níveis de digoxina diminuídos.
Ciclosporina	Sulfasalazina	Médio	Perda de eficácia da ciclosporina.
Citalopram	Sumatriptano	Médio	Risco aumentado de síndrome da serotonina.
Diclofenaco Potassico	Tacrolimus	Alto	Falência renal aguda.
Diclofenaco Sodico	Tacrolimus	Alto	Falência renal aguda.
Cloranfenicol	Tacrolimus	Médio	Aumento na concentração de tacrolimus e risco aumentado de toxicidade do tacrolimus (nefrotoxicidade, hiperglicemia,Hipercalemia).
Claritromicina	Tacrolimus	Médio	Aumento na concentração de tacrolimus e risco aumentado de toxicidade do tacrolimus (nefrotoxicidade, hiperglicemia,hipercalemia).
Cisplatina	Tacrolimus	Alto	Redução aditiva ou sinérgica da função renal. Orientações/sugestões: se a administração concomitante for necessária, monitorar os testes de função renal. Mecanismo provável: desconhecido.
Cimetidina	Tacrolimus	Médio	Aumento na concentração de tacrolimus.
Ciclosporina	Tacrolimus	Alto	Risco aumentado de nefrotoxicidade.
Carbamazepina	Tacrolimus	Alto	Redução da eficácia do tacrolimus.

Continua...

Continuação...

Princípio ativo	Princípio ativo	Gravidade	Descrição
Caspofungina	Tacrolimus	Alto	Níveis plasmáticos de tacrolimus reduzidos.
Cetoprofeno	Tacrolimus	Alto	Falência renal aguda.
Cetorolaco tometamina	Tacrolimus	Alto	Falência renal aguda.
Bromocriptina	Tacrolimus	Médio	Concentrações plasmáticas de tacrolimus elevadas.
Amicacina	Tacrolimus	Alto	Redução aditiva ou sinérgica da função renal. Orientações/sugestões: se a administração concomitante for necessária, monitorar os testes de função renal. Mecanismo provável: desconhecido.
Amilorida	Tacrolimus	Alto	Hipercalemia. Orientações/sugestões: diuréticos poupadores do potássio, como amilorida, não devem ser usados em pacientes tratados com tacrolimus. Mecanismo provável: efeitos aditivos nos níveis séricos de potássio.
Aminofilina	Tacrolimus	Médio	Concentrações plasmáticas de tacrolimus elevadas. Orientações/sugestões: monitorar atentamente as concentrações de tacrolimus quando teofilina é usada concomitantemente em pacientes transplantados com eritrocitose. A teofilina interfere com o metabolismo hepático do tacrolimus por inibir a enzima citocromo P450 3A4 (CYP3A4). Mecanismo provável: inibição do metabolismo do tacrolimus mediado pelo citocromo P4503A4.
Anfotericina b	Tacrolimus	Médio	Função renal prejudicada. Orientações/sugestões: se a administração concomitante for necessária, monitorar os testes de função renal. Mecanismo provável: nefrotoxicidade aditiva ou sinergística.
Dipirona	Tacrolimus	Alto	O uso concomitante de dipirona e tacrolimus pode resultar em falência renal aguda. Orientações/sugestões: dipirona deve ser evitada em pacientes recebendo imunossupressão com tacrolimus, particularmente em pacientes com disfunção hepática. Se usado concomitantemente, monitorar creatinina sérica e diurese. Mecanismo provável: desconhecido.
Fluconazol	Tacrolimus	Médio	O uso concomitante de fluconazol e tacrolimus pode resultar em toxicidade do tacrolimus (nefrotoxicidade, hiperglicemia e hipercalemia). Orientações/sugestões: para pacientes que recebem fluconazol e tacrolimus concomitantemente, é recomendável que haja um controle das concentrações plasmáticas de tacrolimus. É importante observar se há sinais de toxicidade do tacrolimus (nefrotoxicidade, hiperglicemia e hipercalemia), caso haja as doses devem ser reduzidas. Mecanismo provável: Inibição do citocromo P450 3A4 mediador do metabolismo do tacrolimus.
Metilprednisolona	Tacrolimus	Médio	O uso concomitante de metilprednisolona e tacrolimus pode resultar em toxicidade ao tacrolimus (nefrotoxicidade, hiperglicemia, hipercalemia). Orientações/sugestões: a dose de tacrolimus deve ser reduzida se utilizada concomitantemente a metilprednisolona. Monitorar concentração plasmática de tacrolimus e verificar sinais de toxicidade. Mecanismo provável: redução do metabolismo do tacrolimus.
Omeprazol	Tacrolimus	Médio	O uso concomitante de omeprazol e tacrolimus pode resultar em aumento da biodisponibilidade de tacrolimus. Orientações/sugestões: monitorar concentração sanguínea e ajustar a dose de tacrolimus quando for usado em associação com omeprazol. Mecanismo provável: inibição do metabolismo de tacrolimus mediado por citocromo P450 3A.
Diltiazem	Tacrolimus	Médio	O uso concomitante de diltiazem e midazolan pode resultar em um prolongamento da eficácia de midazolan Orientações/sugestões: monitorar a concentração de tracolimus no sangue total para garantir a concentração apropriada no alvo, junto com exames laboratoriais de (electrolitos, creatinina) e monitorização dos sinais clínicos de toxicidade de tacrolimus. Ajustes de dose de tracolimus podem ser requeridas. Devido ao aumento das concentrações plasmáticas de tracolimus quando utilizado concomitantemente com o diltiazem, o diltiazem tem sido usado como agente poupador de tracolimus. Mecanismo provável: inibição do metabolismo de tacrolimus mediado pelo citocromo P450 3 A4 e P-glicoproteína pelo diltiazem.
Gentamicina	Tacrolimus	Médio	O uso concomitante de gentamicina e tacrolimus pode resultar dano renal aditivo ou sinergístico. Orientações/sugestões: monitorar a função renal se for necessária a administração concomitante de gentamicina e tacrolimus. Mecanismo provável: desconhecido.
Clopidogrel	Tamoxifeno	Médio	Risco aumentado de toxicidade do tamoxifeno (náusea, vômitos, tontura, hiperreflexia, prolongação do intervalo QT, aumentos nos testes de função hepática).
Ciclofosfamida	Tamoxifeno	Alto	Risco aumentado de tromboembolismo.
Carvedilol	Tamsulosina	Médio	Resposta exagerada à primeira dose do alfa bloqueador.
Ciprofloxacina	Teicoplanin	Médio	Risco aumentado de convulsões.
Dipiridamol	Tenecteplase	Médio	Risco aumentado de sangramento.
Clopidogrel	Tenecteplase	Alto	Risco aumentado de sangramento. Orientações/sugestões: monitorar tempo de protrombina ou utilizar outro teste de anticoagulação adequado em intervalos próximos caso um anticoagulante e um trombolítico sejam administrados concomitantemente. Mecanismo provável: anticoagulação aditiva.
Cilostazol	Tenecteplase	Alto	Risco aumentado de sangramento. Orientações/sugestões: monitorar tempo de protrombina ou utilizar outro teste de anticoagulação adequado em intervalos próximos caso um anticoagulante e um trombolítico sejam administrados concomitantemente. Mecanismo provável: anticoagulação aditiva.
Alteplase	Tenecteplase	Alto	Risco aumentado de sangramento. Orientações/sugestões: agentes trombolíticos só devem ser usados em combinação com outros trombolíticos se os potenciais benefícios superarem o risco de sangramento. Observar os pacientes quanto a sangramento externo e estar atento a sinais e sintomas de sangramento interno. Acompanhamento clínico e laboratorial é recomendado. Mecanismo provável: anticoagulação aditiva.
Ácido Acetilsalicílico	Tenecteplase	Médio	Risco aumentado de sangramento. Orientações/sugestões: em estudos do uso de tenecteplase em combinação com heparina e aspirina, há risco aumentado de sangramento quando tenecteplase é dado com drogas que afetam a hemostasia. Pacientes devem ser monitorados atentamente quanto a sinais e sintomas de sangramento ativo. Mecanismo provável: desconhecido.

Continua...

Continuação...

Princípio ativo	Princípio ativo	Gravidade	Descrição
Abciximab	Tenecteplase	Alto	Risco aumentado de sangramento. Orientações/sugestões: monitorar tempo de protrombina ou utilizar outro teste de anticoagulação adequado em intervalos próximos caso um anticoagulante e um trombolítico sejam administrados concomitantemente. Mecanismo provável: anticoagulação aditiva.
Clorpropamida	Tenoxicam	Médio	Risco aumentado de hipoglicemia.
Clortalidona	Tenoxicam	Médio	Eficácia diurética e anti-hipertensiva diminuída.
Colestiramina	Tenoxicam	Baixo	Redução da eficácia de tenoxicam.
Clopidogrel	Tenoxicam	Médio	Risco aumentado de sangramento. Orientações/sugestões: pacientes recebendo clopidogrel e um AINE concomitantemente devem ser monitorados atentamente quanto a sangramentos. Sangramento gastrointestinal é de particular preocupação com esta combinação. Clopidogrel e AINEs devem ser administrados com cautela. Mecanismo provável: diminuição da função plaquetária, redução da coagulação.
Citalopram	Tenoxicam	Médio	Risco aumentado de sangramento. Orientações/sugestões: quando um ISRS e um AINE são usados concomitantemente, monitorar o paciente para sinais de aumento do sangramento. Mecanismo provável: desconhecido.
Ciclosporina	Tenoxicam	Médio	Risco aumentado de toxicidade da ciclosporina (insuficiência renal, colestase, parestesias).
Captopril	Tenoxicam	Baixo	Efeitos anti-hipertensivos e natriuréticos reduzidos.
Litio	Tenoxicam	Médio	Toxicidade do cloreto de lítio (fraqueza, tremor, sede excessiva, confusão).
Carvedilol	Tenoxicam	Baixo	Efeito anti-hipertensivo diminuído.
Cetorolaco tometamina	Tenoxicam	Alto	Efeitos adversos gastrointestinais exacerbados (úlceras pépticas, sangramento gastrointestinal e/ou perfuramento). Orientações/sugestões: uso concomitante de cetorolaco e outros agentes anti-inflamatórios não esteroidais é contraindicado. Mecanismo provável: irritação gastrointestinal aditiva.
Atenolol	Tenoxicam	Baixo	Efeito anti-hipertensivo diminuído.
Amilorida	Tenoxicam	Médio	Redução da eficácia diurética, hipercalemia ou possível nefrotoxicidadee. Orientações/sugestões: quando administrando agentes anti-inflamatórios não esteroidais (AINEs) e diuréticos poupadores de potássio concomitantemente, monitorar o paciente quanto à diminuição da eficácia do diurético e hipercalemia. Monitorar pressão sanguínea, variações de peso, débito urinário, níveis de potássio, e níveis de creatinina. Mecanismo provável: síntese renal de prostaglandina reduzida.
Anlodipino	Tenoxicam	Baixo	Risco aumentado de hemorragia gastrointestinal e/ou antagonismo do efeito hipotensivo.
Diltiazem	Teofilina	Médio	Elevação dos níveis séricos de teofilina e risco de toxicidade (náusea, vômitos, palpitações, convulsões). Orientações/sugestões: concentrações séricas de teofilina devem ser monitorados quando diltiazem é adicionada, descontinuada, ou quando ocorrerem mudanças na dose. Ajustamento de doses de teofilina podem ser necessárias. Mecanismo provável: redução do metabolismo da teofilina.
Diazepam	Teofilina	Médio	Redução da eficácia do benzodiazepínico. Orientações/sugestões: monitorar o paciente quanto à eficácia clínica do benzodiazepínico. Uma dose de benzodiazepínico maior que a usual pode ser necessária em um paciente tratado com teofilina. Toxicidade do benzodiazepínico (depressão respiratória, sedação, tontura, ataxia, fraqueza, problemas cognitivos ou performance motora) pode ocorrer se teofilina é descontinuada sem uma subsequente redução na dose de benzodiazepínico. Mecanismo provável: bloqueio da teofilina sobre os receptores de adenosina.
Clonazepam	Teofilina	Médio	Redução da eficácia do benzodiazepínico. Orientações/sugestões: monitorar o paciente quanto à eficácia clínica do benzodiazepínico. Uma dose de benzodiazepínico maior que a usual pode ser necessária em um paciente tratado com teofilina. Toxicidade do benzodiazepínico (depressão respiratória, sedação, tontura, ataxia, fraqueza, problemas cognitivos ou performance motora) pode ocorrer se teofilina é descontinuada sem uma subsequente redução na dose de benzodiazepínico. Mecanismo provável: bloqueio da teofilina sobre os receptores de adenosina.
Claritromicina	Teofilina	Baixo	Toxicidade da teoflina (náusea, vômitos, palpitações, convulsões). Orientações/sugestões: concentrações séricas de teofilina devem ser atentamente monitoradas quando claritromicina é adicionada, descontinuada, ou quando ocorrerem mudanças na dose. Ajustes de dose de teofilina podem ser necessárias. Mecanismo provável: redução do metabolismo da teofilina.
Clobazam	Teofilina	Médio	Redução da eficácia do benzodiazepínico. Orientações/sugestões: monitorar o paciente quanto à eficácia clínica do benzodiazepínico. Uma dose de benzodiazepínico maior que a usual pode ser necessária em um paciente tratado com teofilina. Toxicidade do benzodiazepínico (depressão respiratória, sedação, tontura, ataxia, fraqueza, problemas cognitivos ou performance motora) pode ocorrer se teofilina é descontinuada sem uma subsequente redução na dose de benzodiazepínico. Mecanismo provável: bloqueio da teofilina sobre os receptores de adenosina.
Ciprofloxacina	Teofilina	Alto	Concentrações plasmáticas da teofilina elevadas, prolongação da meia-vida, e toxicidade da teoflina (náusea, vômitos, palpitações, convulsões).
Cimetidina	Teofilina	Alto	Toxicidade da teoflina (náusea, vômitos, palpitações, convulsões).
Cilastatina	Teofilina	Alto	Toxicidade da teoflina (náusea, vômitos, palpitações, convulsões). Orientações/sugestões: se a terapia concomitante for necessária, monitorar o paciente atentamente quanto a efeitos adversos no SNC. Mecanismo provável: aumento dos efeitos no SNC.
Cilastatina/ Imipenem	Teofilina	Alto	Toxicidade da teoflina (náusea, vômitos, palpitações, convulsões). Orientações/sugestões: se a terapia concomitante for necessária, monitorar o paciente atentamente quanto a efeitos adversos no SNC. Mecanismo provável: aumento dos efeitos no SNC.
Carbamazepina	Teofilina	Médio	Redução da eficácia da teofilina.
Litio	Teofilina	Médio	Diminuição da eficácia do cloreto de lítio.
Ketamina	Teofilina	Médio	Limiar convulsivo mais baixo. Orientações/sugestões: se a terapia concomitante for necessária, monitorar pacientes quanto a atividade convulsiva. Mecanismo provável: desconhecido.

Continua...

Continuação...

Princípio ativo	Princípio ativo	Gravidade	Descrição
Azitromicina	Teofilina	Médio	Aumento das concentrações da teoflina.
Bromazepam	Teofilina	Médio	Redução da eficácia do benzodiazepínico. Orientações/sugestões: monitorar o paciente quanto à eficácia clínica do benzodiazepínico.Uma dose de benzodiazepínico maior que a usual pode ser necessária em um paciente tratado com teofilina. Toxicidade do benzodiazepínico (depressão respiratória, sedação, tontura, ataxia, fraqueza, problemas cognitivos ou performance motora) pode ocorrer se teofilina é descontinuada sem uma subsequente redução na dose de benzodiazepínico. Mecanismo provável: bloqueio da teofilina sobre os receptores de adenosina.
Bupropiona	Teofilina	Alto	Concentrações plasmáticas elevadas plasma de teofilina.
Amiodarona	Teofilina	Médio	Toxicidade da teoflina (náusea, vômitos, palpitações, convulsões).
Alopurinol	Teofilina	Médio	Toxicidade da teofilina (náusea, vômitos, palpitações, convulsões).
Alprazolam	Teofilina	Médio	Redução da eficácia do benzodiazepínico.
Adenosina	Teofilina	Médio	Redução da eficácia da adenosine. Orientações/sugestões: monitorar a eficácia da adenosina, doses maiores podem ser requeridas. Mecanismo provável: diminuição do efeito antiarrítmico devido ao antagonismo do receptor de adenosina pela teofilina.
Albendazol	Teofilina	Baixo	Risco aumentado de toxicidade da teofilina (náusea, vômitos, palpitações, convulsões). Orientações/sugestões: monitorar as concentrações séricas de teofilina durante e após a terapia concomitante com albendazol. Pacientes devem ser instruídos a reportar qualquer sinal ou sintoma de toxicidade da teoflina (dor de cabeça, náusea, vômitos, palpitações). Mecanismo provável: inibição do metabolismo da teofilina pelo albendazol.
Carvedilol	Terbutalino	Alto	Eficácia reduzida do bloqueador beta-adrenergico e/ou do beta-2 agonista.
Atenolol	Terbutalino	Alto	Eficácia reduzida do bloqueador beta-adrenergico e/ou do beta-2 agonista.
Aminofilina	Terbutalino	Baixo	Concentrações plasmáticas de teofilina reduzidas. Orientações/sugestões: concentrações séricas de teofilina devem ser atentamente monitoradas quando terbutalina é adicionada, descontinuada, ou quando ocorrerem mudanças na dose. Ajustes de dose de teofilina podem ser necessárias. Mecanismo provável: aumento do metabolismo da teofilina.
Calcio	Tetraciclina	Médio	Eficácia da tetraciclina reduzida.
Galato Basico de Bismuto	Tetraciclina	Médio	Redução da eficácia da tetraciclina.
Ciclosporina	Ticlopidina	Médio	Redução da eficácia de ciclosporina.
Carbamazepina	Ticlopidina	Médio	Risco aumentado de toxicidade da carbamazepina (ataxia, nistagmo, diplopia, dor de cabeça, vômitos, apnéia, convulsões, coma).
Aminofilina	Ticlopidina	Médio	Toxicidade da teofilina (náusea, vômitos, palpitações, convulsões). Orientações/sugestões: concentrações séricas de teofilina devem ser atentamente monitoradas quando ticlopidina é adicionada, descontinuada, ou quando ocorrerem mudanças na dose. Ajustes de dose de teofilina podem ser necessárias. Mecanismo provável: redução do metabolismo da teofilina.
Abciximab	Ticlopidina	Alto	Sangramento excessivo. Orientações/sugestões: antes da infusão de abciximabe, countagem plaquetária, tempo de protrombina e TTPA devem ser mensurados para identificar abnormalidades hemostáticas pré-existentes. Durante e após a terapia com abciximabe a contagem plaquetáriaa e a extensão do efeito anticoagulante da ticlodipina (determinado pelo tempo de ativação plaquetária ou TTPA) devem ser monitorados. Mecanismo provável: anticoagulação aditiva.
Ácido Acetilsalicilico	Ticlopidina	Alto	Aumenta o risco de sangramento. Orientações/sugestões: o uso concomitante do ácido acetilsalicílico e da ticlopidina deve ser acompanhado por um monitoramento rígido através de exames de sangue. Mecanismo provável: aumenta a inibição da agregação plaquetária.
Cetoprofeno	Timolol	Baixo	Efeito anti-hipertensivo diminuído.
Cetorolaco tometamina	Timolol	Baixo	Efeito anti-hipertensivo diminuído.
Amiodarona	Timolol	Alto	Hipotensão, bradicardia, ou parada cardíaca.
Anlodipino	Timolol	Médio	Hipotensão e/ou bradicardia.
Codeina	Tiopental	Alto	Depressão respiratória aditiva. Orientações/sugestões: monitorar a depressão respiratória quando usando esta combinação. A redução da dose de uma das drogas pode ser necessária. Mecanismo provável: depressão do SNC.
Dantrolene	Tiopental	Alto	Depressão respiratória aditiva. Orientações/sugestões: monitorar a depressão respiratória quando usando esta combinação. A redução da dose de uma das drogas pode ser necessária. Mecanismo provável: depressão do SNC.
Diazepam	Tiopental	Alto	Depressão respiratória aditiva. Orientações/sugestões: monitorar a depressão respiratória quando usando esta combinação. A redução da dose de uma das drogas pode ser necessária. Mecanismo provável: depressão do SNC.
Hidrato de Cloral	Tiopental	Alto	Depressão respiratória aditiva. Orientações/sugestões: monitorar a depressão respiratória quando usando esta combinação. A redução da dose de uma das drogas pode ser necessária. Mecanismo provável: depressão do SNC.
Clomipramina	Tiopental	Baixo	Possível diminuição da concentração do antidepressivo tricíclico e possíveis efeitos adversos aditivos.
Clonazepam	Tiopental	Alto	Depressão respiratória aditiva. Orientações/sugestões: monitorar a depressão respiratória quando usando esta combinação. A redução da dose de uma das drogas pode ser necessária. Mecanismo provável: depressão do SNC.

Continua...

Continuação...

Princípio ativo	Princípio ativo	Gravidade	Descrição
Clobazam	Tiopental	Alto	Depressão respiratória aditiva. Orientações/sugestões: monitorar a depressão respiratória quando usando esta combinação. A redução da dose de uma das drogas pode ser necessária. Mecanismo provável: depressão do SNC.
Bromazepam	Tiopental	Alto	Depressão respiratória aditiva. Orientações/sugestões: monitorar a depressão respiratória quando usando esta combinação. A redução da dose de uma das drogas pode ser necessária. Mecanismo provável: depressão do SNC.
Amitriptilina	Tiopental	Baixo	Possível diminuição da concentração do antidepressivo tricíclico e possíveis efeitos adversos aditivos.
Alfentanil	Tiopental	Alto	Depressão respiratória aditiva. Orientações/sugestões: monitorar a depressão respiratória quando usando esta combinação. A redução da dose de uma das drogas pode ser necessária. Mecanismo provável: depressão do SNC.
Alprazolam	Tiopental	Alto	Depressão respiratória aditiva. Orientações/sugestões: monitorar a depressão respiratória quando usando esta combinação. A redução da dose de uma das drogas pode ser necessária. Mecanismo provável: depressão do SNC.
Clorpromazina	Tioridazina	Alto	Risco aumentado de cardiotoxicidade (prolongamento do intervalo QT, torsades de pointes, parada cardíaca). Orientações/sugestões: a administração concomitante de agentes que prolongam o intervalo QT, como tioridazina e outras fenotiazinas, é contraindicado.
Hidrato de Cloral	Tioridazina	Alto	Risco aumentado de cardiotoxicidade (prolongação intervalo QT, torsade de pointes, parada cardíaca). Orientações/sugestões: a administração concomitante de hidrato de cloral e tioridazina é contraindicado. Mecanismo provável: efeitos aditivos na prolongação do intervalo QT.
Claritromicina	Tioridazina	Alto	Risco aumentado de cardiotoxicidade (prolongação intervalo QT, torsade de pointes, parada cardíaca). Orientações/sugestões: a administração concomitante de agentes que prolongam o intervalo QT, como claritromicina e tioridazina, é contraindicado. Mecanismo provável: efeitos aditivos na prolongação do intervalo QT.
Cabergolina	Tioridazina	Médio	Redução do efeito terapêutico de ambas as drogas. Orientações/sugestões: cabergolina, um agonista dos receptores 2 da dopamina, não deve ser usado concomitantemente com um antagonista dopamina-2, como tioridazina. Mecanismo provável: efeitos farmacológicos antagonistas.
Carbidopa/ Levodopa	Tioridazina	Médio	Perda de eficácia da levodopa.
Litio	Tioridazina	Alto	Efeitos extrapiramidais aumentados, fraqueza, discinesia, encefalopatia, e dano cerebral.
Bromocriptina	Tioridazina	Médio	Eficácia da bromocriptina reduzida.
Bupropiona	Tioridazina	Médio	Concentrações plasmáticas elevadas de tioridazina.
Amiodarona	Tioridazina	Alto	Risco aumentado de cardiotoxicidade (prolongação intervalo QT, torsade de pointes, parada cardíaca).
Amitriptilina	Tioridazina	Alto	Risco aumentado de cardiotoxicidade (prolongação intervalo QT, torsade de pointes, parada cardíaca).
Clopidogrel	Tirofiban	Alto	Risco aumentado de sangramento. Orientações/sugestões: anticoagulantes não devem ser usados concomitantemente com outros a menos que os benefícios potenciais superem os riscos de sangramento. Observar os pacientes quanto a sangramento externo e estar atento a sinais e sintomas de sangramento interno. Acompanhamento clínico e laboratorial é recomendado. Mecanismo provável: anticoagulação aditiva.
Cilostazol	Tirofiban	Alto	Risco aumentado de sangramento. Orientações/sugestões: anticoagulantes não devem ser usados concomitantemente com outros a menos que os benefícios potenciais superem os riscos de sangramento. Observar os pacientes quanto a sangramento externo e estar atento a sinais e sintomas de sangramento interno. Acompanhamento clínico e laboratorial é recomendado. Mecanismo provável: anticoagulação aditiva.
Alteplase	Tirofiban	Alto	Risco aumentado de sangramento. Orientações/sugestões: monitorar tempo de protrombina ou utilizar outro teste de anticoagulação adequado em intervalos próximos caso um anticoagulante e um trombolítico sejam administrados concomitantemente. Mecanismo provável: anticoagulação aditiva.
Abciximab	Tirofiban	Alto	Risco aumentado de sangramento. Orientações/sugestões: anticoagulantes não devem ser usados concomitantemente com outros anticoagulantes, a menos que o benefício potencial exceda o risco de sangramento. Observar os paciente quanto a sangramento externo e estar alerta a sinais e sintomas de sangramento interno. Acompanhamento clínico e laboratorial é recomendado. Mecanismo provável: anticoagulação aditiva.
Ácido Acetilsalicílico	Tirofiban	Médio	O uso concomitante pode resultar em aumento do risco de sangramento. Orientações/sugestões: monitorar o paciente para sinais e sintomas de sangramento ativo. Mecanismo provável: efeito anticoagulante aditivo.
Amiodarona	Tizanidina	Alto	Concentração plasmática de tizanidina aumentada resultando em efeitos hipotensivos e sedativos elevados.
Aciclovir	Tizanidina	Alto	Concentração plasmática de tizanidina aumentada. Orientações/sugestões: uso concomitante de aciclovir e tizanidina deve geralmente ser evitado devido ao potencial aumento substancial nas concentrações sanguíneas de tizanidina, dessa forma aumentando o risco de hipotensão e sedação. Entretanto, se a terapida concomitante for necessária, ter cautela. Considerar uma medicação alternativa para o tratamento da espasticidade. Monitorar quanto a sinais e sintomas de hipotensão se usado tizanidina concomitantemente com aciclovir. Mecanismo provável: inibição do metabolismo da tizanidina mediado pelo CYP1A2.
Cisplatina	Tobramicina	Médio	Insuficiência renal. Orientações/sugestões: se clinicamente possível, não administrar cisplatina com aminoglicosídeos. Se a administração concomitante for necessária, monitorar as funções renal e auditiva. Mecanismo provável: desconhecido.
Cisatracurio	Tobramicina	Alto	Bloqueio neuromuscular exacerbado ou prolongado, o que pode levar a depressão respiratória e paralisia.
Ciclosporina	Tobramicina	Médio	Insuficiência renal ou nefrotoxicidade.

Continua...

Continuação...

Princípio ativo	Princípio ativo	Gravidade	Descrição
Cidofuvir	Tobramicina	Alto	Nefrotoxicidade. Orientações/sugestões: o fabricante de cidofuvir recomenda que aminoglicosídeos não sejam administrados concomitantemente com cidofuvir. Caso seja clinicamente necessário co-administrar tobramicina com cidofuvir, monitorar a função renal cuidadosamente. Mecanismo provável: efeitos adversos aditivos.
Carboplatina	Tobramicina	Médio	Ototoxicidade. Orientações/sugestões: se clinicamente aceitável, um antibiótico alternativo (não aminoglicosídeo) pode ser preferível. Mecanismo provável: efeitos ototóxicos aditivos.
Cefotaxima	Tobramicina	Baixo	Aumento do fósforo plasmático.
Amoxicilina	Tobramicina	Baixo	Perda do efeito do aminoglicosídeo. Orientações/sugestões: a eficácia do aminoglicosídeo deve ser monitorada. Mecanismo provável: inativação química do aminoglicosídeo.
Ampicilina	Tobramicina	Baixo	Perda do efeito do aminoglicosídeo. Orientações/sugestões: a eficácia do aminoglicosídeo deve ser monitorada. Mecanismo provável: inativação química do aminoglicosídeo.
Ácido Clavulanico/ Amoxicilina	Tobramicina	Baixo	Perda do efeito do aminoglicosídeo. Orientações/sugestões: a eficácia do aminoglicosídeo deve ser monitorada. Mecanismo provável: inativação química do aminoglicosídeo.
Cimetidina	Tolazolina	Alto	Redução da eficácia de tolazolina.
Carbamazepina	Topiramato	Médio	Redução das concentrações de topiramato.
Acetazolamida	Topiramato	Médio	Risco aumentado de nefrolitíase. Orientações/sugestões: coadministração de topiramato e inibidores da anidrase carbônica, como acetazolamida, podem aumentar o risco de formação de pedra nos rins. A combinação de topiramato e acetazolamida deve, portanto, ser evitada. Mecanismo provável: efeitos aditivos de inibidores da anidrase carbônica.
Ácido Valproico	Topiramato	Médio	Aumento das concentrações de topiramato ou ácido valproico, e aumento do risco de encefalopatia.
Ciclosporina	Topotecano	Alto	Maior exposição sistêmica ao topotecano.
Carboplatina	Topotecano	Alto	Mielossupressão severa.
Digoxina	Tramadol	Médio	Risco aumentado de toxicidade da digoxina (náusea, vômito, arritmias cardíacas).
Clorpromazina	Tramadol	Alto	Risco aumentado de convulsões.
Clomipramina	Tramadol	Alto	Risco aumentado de convulsões.
Citalopram	Tramadol	Alto	Risco aumentado de convulsões e síndrome da serotonina (hipertensão, hipertermia, mioclonia, mudanças do estado mental).
Carbamazepina	Tramadol	Alto	Redução da eficácia de tramadol e risco aumentado de convulsões.
Ketamina	Tramadol	Alto	Risco aumentado de depressão respiratória e depressão do SNC excessiva. Orientações/sugestões: deve-se ter cuidado quando medicações anestésicas são administradas a pacientes tratados com tramadol. Mecanismo provável: efeitos aditivos.
Ciclobenzaprina	Tramadol	Alto	Risco aumentado de convulsões.
Amitriptilina	Tramadol	Alto	Risco aumentado de convulsões; concentrações elevadas de tramadol e concentrações diminuídas do metabólito do tramadol, M1.
Digoxina	Trazodona	Médio	Elevação da concentração plasmática e risco aumentado de toxicidade da digoxina (náusea, vômitos, arritmias).
Clorpromazina	Trazodona	Médio	Hipotensão.
Carbamazepina	Trazodona	Médio	Concentrações plasmáticas de trazodona reduzidas.
Amiodarona	Trazodona	Alto	Risco elevado de prolongamento do intervalo QT e torsade de pointes.
Anfotericina b Lipossomal	Triancinolona	Médio	Risco aumentado de hipocalemia.
Digoxina	Trimetoprim	Médio	Risco aumentado de toxicidade da digoxina.
Clorpromazina	Trimetoprim	Alto	Risco aumentado de cardiotoxicidade (prolongação intervalo QT, torsade de pointes, parada cardíaca). Orientações/sugestões: a administração concomitante de cotrimoxazole e a fenotiazina não é recomendada. Mecanismo provável: efeitos aditivos na prolongação do intervalo QT.
Hidrato de Cloral	Trimetoprim	Alto	Risco aumentado de cardiotoxicidade (prolongação intervalo QT, torsade de pointes, parada cardíaca). Orientações/sugestões: a administração concomitante de hidrato de cloral e trimetoprim não é recomendada. Mecanismo provável: efeitos aditivos na prolongação do intervalo QT.
Claritromicina	Trimetoprim	Alto	Risco aumentado de cardiotoxicidade (prolongação intervalo QT, torsade de pointes, parada cardíaca). Orientações/sugestões: a administração concomitante de trimetoprima e claritromicina não é recomendada. Mecanismo provável: efeitos aditivos na prolongação do intervalo QT.
Ciclosporina	Trimetoprim	Médio	Nefrotoxicidade aumentada ou níveis séricos de ciclosporina aumentados e maior risco potencial de rejeição de órgão.
Amiodarona	Trimetoprim	Alto	Risco aumentado de cardiotoxicidade (prolongação intervalo QT, torsade de pointes, parada cardíaca).
Amitriptilina	Trimetoprim	Alto	Risco aumentado de cardiotoxicidade (prolongação intervalo QT, torsade de pointes, parada cardíaca).
Clomipramina	Valproato de Sodio	Médio	Risco aumentado de toxicidade da clomipramina (agitação, confusão, alucinações, retenção urinária, taquicardia, convulsões, coma).
Aciclovir	Valproato de Sodio	Médio	Concentração plasmática de ácido valproico diminuída e potencial aumento da atividade convulsiva. Orientações/sugestões: monitorar os pacientes quanto à redução dos níveis plasmáticos de antiepilético. Considerar alternativas para a terapia antiviral. Mecanismo provável: aumento do trânsito gastrointestinal ou mudança no pH do fluido gastrointestinal.

Continua...

Continuação...

Princípio ativo	Princípio ativo	Gravidade	Descrição
Ácido Acetilsalicilico	Valproato de Sodio	Médio	Aumento da concentração de ácido valproico livre. Orientações/sugestões: uma dose única ocasional de aspirina não deveria apresentar problemas; entretanto, com rdoses repetidas, monitoração das concentrações de ácido valproico deve ser considerada. Um analgésico alternativo como acetaminofeno deve ser considerado se apropriado. Mecanismo provável: metabolismo e ligação alterados.
Amitriptilina	Valproato de Sodio	Médio	Aumento da concentração plasmática de amitriptilina e seu metabólito nortriptilina.
Carbamazepina	Valproato de Sodio	Médio	Toxicidade da carbamazepina (ataxia, nistagmo, diplopia, dor de cabeça, vômitos, apneia, convulsões, coma) e/ou eficácia reduzida do ácido valproico.
Colestiramina	Valproato de Sodio	Médio	Concentrações séricas de ácido valproico reduzidas.
Claritromicina	Valproato de Sodio	Médio	Aumento nos níveis séricos de valproato.
Eritromicina	Valproato de Sodio	Médio	Toxicidade do ácido valproico (depressão do SNC, convulsões).
Lamotrigina	Valproato de Sodio	Alto	Meia-vida da lamotrigina aumentada, levando a toxicidade (fatiga, sonolência, ataxia) e risco aumentado de erupção cutânea grave.
Lorazepam	Valproato de Sodio	Médio	Concentrações aumentadas de lorazepam.
Meropenem	Valproato de Sodio	Alto	Concentrações plasmáticas de ácido valproico diminuídas e perda do efeito anticonvulsivante.
Nifedipina	Valproato de Sodio	Médio	Concentrações plasmáticas de nifedipino aumentadas.
Nimodipina	Valproato de Sodio	Médio	Toxicidade do nimodipino (tontura, dor de cabeça, vermelhidão, edema peiférico).
Oxcarbazepina	Valproato de Sodio	Médio	Concentração plasmática diminuída do metabólito ativo da oxcarbazepina.
Fenobarbital	Valproato de Sodio	Médio	Toxicidade do fenobarbital ou eficácia reduzida do ácido valproico.
Fenitoina	Valproato de Sodio	Médio	Alterações dos níveis de fenitoína ou de valproato.
Risperidona	Valproato de Sodio	Médio	Aumento das concentrações plasmáticas de ácido valproico.
Topiramato	Valproato de Sodio	Médio	Aumento das concentrações de topiramato ou ácido valproico, e aumento do risco de encefalopatia.
Ciclosporina	Valsartan	Médio	Maior exposição sistêmica ao valsartan.
Litio	Valsartan	Alto	Risco aumentado de toxicidade do cloreto de lítio (fraqueza, tremor, sede excessiva, confusão).
Amilorida	Valsartan	Médio	Hipercalemia. Orientações/sugestões: monitorar os níveis de potássio sérico durante terapia concomitante com valsartan e diuréticos poupadores do potássio, como amilorida. Mecanismo provável: retenção de potássio aditiva.
Gentamicina	Vancomicina	Alto	O uso concomitante de vancomicina e gentamicina pode resultar em nefrotoxicidade. Orientações/sugestões: testes função renal devem ser monitorados rigorosamente. Mecanismo provável: efeitos aditivos nefrotóxicos.
Dexametasona	Vecuronio	Médio	Eficácia do vecurônio reduzida; fraqueza muscular prolongada e miopatia.
Clindamicina	Vecuronio	Médio	Toxicidade do vecurônio (depressão respiratória).
Carbamazepina	Vecuronio	Médio	Menor duração de ação do vecurônio.
Diclofenaco Potassico	Venlafaxina	Médio	Risco aumentado de sangramento. Gravidade moderada. Orientações/sugestões: quando um ISRS e um AINE são usados concomitantemente, monitorar o paciente para sinais de aumento do sangramento. Mecanismo provável: desconhecido.
Diclofenaco Sodico	Venlafaxina	Médio	Risco aumentado de sangramento. Gravidade moderada. Orientações/sugestões: quando um ISRS e um AINE são usados concomitantemente, monitorar o paciente para sinais de aumento do sangramento. Mecanismo provável: desconhecido.
Betametasona	Vecuronio	Médio	Eficácia do vecurônio reduzida; fraqueza muscular prolongada e miopatia.
Amicacina	Vecuronio	Alto	Bloqueio neuromuscular exacerbado ou prolongado, o que pode levar a depressão respiratória e paralisia. Orientações/sugestões: evitar uso concomitante de aminoglicosídeos e agentes bloqueadores neuromusculares não despolarizantes se possível. Uso conjunto de aminoglicosídeos e agentes bloqueadores neuromusculares não despolarizantes requere monitoração atenta da condição clínica do paciente, especialmente o status respiratório e de oxigenação. Íons cálcio devem ser dados de alguma forma, particularmente se grandes quantidades de sangue foram transfundidas. Edrofônio, neostigmina ou atropina podem oferecer reversão parcial da hipoventilação. Como o bloqueio é reversível com o tempo, respiração artificial pode ser requerida e deve ser mantida até a respiração adequada retornar. Mecanismo provável: bloqueio neuromuscular aditivo ou sinergístico.
Clomipramina	Venlafaxina	Alto	Risco aumentado de cardiotoxicidade (prolongação intervalo QT, torsade de pointes, parada cardíaca) e efeitos adversos de ambas as drogas.
Cimetidina	Venlafaxina	Baixo	Risco aumentado de toxicidade da venlafaxina (náusea, sonolência, tontura, distúrbios ejaculatórios).
Cetoprofeno	Venlafaxina	Médio	Risco aumentado de sangramento. Orientações/sugestões: quando um ISRS e um AINE são usados concomitantemente, monitorar o paciente para sinais de aumento do sangramento. Mecanismo provável: desconhecido.
Cetorolaco tometamina	Venlafaxina	Médio	Risco aumentado de sangramento. Orientações/sugestões: quando um ISRS e um AINE são usados concomitantemente, monitorar o paciente para sinais de aumento do sangramento. Mecanismo provável: desconhecido.
Amitriptilina	Venlafaxina	Alto	Risco aumentado de cardiotoxicidade (prolongação intervalo QT, torsade de pointes, parada cardíaca) e efeitos adversos de ambas as drogas.
Amoxicilina	Venlafaxina	Alto	Risco aumentado de síndrome da serotonina.
Ácido Acetilsalicilico	Venlafaxina	Médio	Risco aumentado de sangramento. Orientações/sugestões: quando um ISRS e um AINE são usados concomitantemente, monitorar o paciente para sinais de aumento do sangramento. Mecanismo provável: desconhecido.

Continua...

Continuação...

Princípio ativo	Princípio ativo	Gravidade	Descrição
Ácido Clavulanico/ Amoxicilina	Venlafaxina	Alto	Risco aumentado de síndrome da serotonina. Orientações/sugestões: um caso de síndrome da serotonina foi relatado com a coadministração de amoxicilina/clavulanato e venlafaxina e portanto, terapia concomitante é desencorajada. Se amoxicilina/clavulanato e venlafaxina forem usados concomitantemente, monitorar atentamente para sintomas de síndrome da serotonina como abnormalidades neuromusculares (incluindo hiper-reflexia, tremor, rigidez muscular, clônus, hipertonicidade periférica e tremores), hiperatividade autonômica (incluindo taquicardia, midríase, diaforése e diarreia), e mudanças do estado mental (incluindo agitação e delírio). Síndrome da serotonina pode ser fatal. Se houver desenvolvimento de síndrome da serotonina, descontinuar os agentes causadores e oferecer terapia de suporte de vida e outros tratamentos que forem necessários. Mecanismo provável: desconhecido.
Fluconazol	Venlafaxina	Alto	O uso concomitante de fluconazol e venlafaxina pode resultar em aumento do risco de cardiotoxicidade (prolongamento QT, torsades de pointes, parada cardíaca). Orientações/sugestões: atenção é necessária quando fluconazol e venlafaxina são utilizados concomitantemente. Mecanismo provável: efeitos aditivos no prolongamento QT.
Linezolida	Venlafaxina	Alto	O uso concomitante de linesolida e venlafaxina pode resultar em toxicidade do sistema nervoso central ou síndrome da serotonina (hipertensão, hipertermia, mioclonia, alteração do status mental). Orientações/sugestões: a associação de linesolida e venlafaxina é contraindicada. Para iniciar a terapia com uma das medicações, aguardar no mínimo 14 dias da interrupção da outra. Mecanismo provável: inibição do metabolismo da serotonina pela MAO.
Dipirona	Venlafaxina	Médio	O uso concomitante de inibidores seletivos da recaptação de serotonina com agentes anti-inflamatórios não hormonais pode resultar em risco de sangramento. Orientações/sugestões: monitorar pacientes para sinais de aumento de risco de sangramento. Mecanismo provável: desconhecido.
Tramadol	Venlafaxina	Médio	Efexor® (venlafaxina) x Tramal® (tramadol): Interação de Gravidade Maior O uso concomitante de venlafaxina e tramadol pode resultar em aumento do risco de convulsão e síndrome serotoninérgica (hipertensão, hipertermia, mioclonias, mudança estado mental). Orientações/sugestões: descontinuar os medicamentos caso ocorra síndrome serotoninérgica. Mecanismo provável: aumento concentração da serotonina.
Digoxina	Verapamil	Alto	Elevação da concentração plasmática e toxicidade da digoxina (náusea, vômitos, arritmias).
Dipirona	Verapamil	Baixo	Risco aumentado de hemorragia gastrointestinal e/ou antagonismo do efeito hipotensivo
Dantrolene	Verapamil	Alto	Hipercalemia e depressão cardíaca.
Diclofenaco Potassico	Verapamil	Baixo	Risco aumentado de hemorragia gastrointestinal e/ou antagonismo do efeito hipotensivo.
Diclofenaco Sodico	Verapamil	Baixo	Risco aumentado de hemorragia gastrointestinal e/ou antagonismo do efeito hipotensivo.
Claritromicina	Verapamil	Médio	Aumento das concentrações plasmáticas de verapamil um aumento no risco de hipotensão e/ou bradicardia.
Cimetidina	Verapamil	Baixo	Aumento das concentrações de verapamil e possível toxicidade cardiovascular.
Ciclosporina	Verapamil	Médio	Risco aumentado de toxicidade da ciclosporina (insuficiência renal, colestase, parestesias).
Calcio	Verapamil	Médio	Reversão dos efeitos hipotensivos.
Carbamazepina	Verapamil	Médio	Maior concentração plasmática de carbamazepina e risco de toxicidade (ataxia, nistagmo, diplopia, dor de cabeça, vômitos, apneia, convulsões, coma).
Litio	Verapamil	Médio	Perda do controle da mania, neurotoxicidade, bradicardia.
Carvedilol	Verapamil	Alto	Hipotensão, bradicardia.
Cetoprofeno	Verapamil	Baixo	Risco aumentado de hemorragia gastrointestinal e/ou antagonismo do efeito hipotensivo.
Cetorolaco tometamina	Verapamil	Baixo	Risco aumentado de hemorragia gastrointestinal e/ou antagonismo do efeito hipotensivo
Atenolol	Verapamil	Alto	Hipotensão, bradicardia.
Atorvastatina	Verapamil	Alto	Risco aumentado de miopatia ou rabdomiólise.
Buflomedil	Verapamil	Médio	Hipotensão. Orientações/sugestões: é necessário cautela se buflomedil e um bloqueador do canal de cálcio devem ser co-administrados. Caso o uso concomitante seja necessário, monitorar atentamente a pressão sanguínea e batimentos cardíacos e ajustar doses conforme necessário. Mecanismo provável: efeitos hipotensivos aditivos.
Bupivacaina	Verapamil	Alto	Risco aumentado de bloqueio cardíaco.
Bupivacaina/ Epinefrina	Verapamil	Alto	Risco aumentado de bloqueio cardíaco.
Bupivacaina/ Glicose	Verapamil	Alto	Risco aumentado de bloqueio cardíaco.
Aminofilina	Verapamil	Médio	Toxicidade da teofilina (náusea, vômitos, palpitações, convulsões). Orientações/sugestões: verapamil pode inibir o clearance e aumentar os níveis plasmáticos de teofilina. Concentrações séricas de teofilina devem ser atentamente monitoradas quando verapamil é adicionado, descontinuado, ou quando ocorrerem mudanças na dose. Ajustes de dose de teofilina podem ser necessárias. Mecanismo provável: redução do metabolismo da teofilina.
Amiodarona	Verapamil	Alto	Bbradicardia, bloqueio atrioventricular e/ou bloqueio sinoatrial.
Ácido Acetilsalicilico	Verapamil	Médio	Risco aumentado de sangramento. Orientações/sugestões: pacientes devem ser monitorados quanto a sinais e sintomas de sangramento excessivo. Mecanismo provável: inibição da agregação plaquetária induzida por ADP.
Adenosina	Verapamil	Alto	Risco aumentado de fibrilação ventricular. Orientações/sugestões: adenosina deve ser usada com cautela em pacientes recebendo digoxina e verapamil em combinação. Mecanismo provável: desconhecido.
Aprepitante	Vimblastina	Alto	Concentrações plasmáticas elevadas de vimblastina.

Continua...

Continuação...

Princípio ativo	Princípio ativo	Gravidade	Descrição
Digoxina	Vincristina	Médio	Redução da eficácia da digoxina.
Aprepitante	Vincristina	Alto	Concentrações plasmáticas elevadas de vincristina.
Asparaginase	Vincristina	Alto	Risco aumentado de toxicidade. Orientações/sugestões: administrar asparaginase após vincristina ao invés da anteriormente ou concomitantemente, para evitar um aumento do risco de toxicidade. Mecanismo provável: redução do metabolismo da vincristina devido aos efeitos da asparaginase na função hepática.
Clopidogrel	Vitamina a	Médio	Maior risco de sangramento. Orientações/sugestões: recomenda-se cautela se vitamina Ae anticoagulantes são usados concomitantemente. Monitorar quanto a sinais e sintomas de sangramento excessivo. Mecanismo provável: desconhecido.
Abciximab	Vitamina a	Médio	Risco aumentado de sangramento. Orientações/sugestões: é recomendada cautela quando Vitamina A e anticoagulantes são usados concomitantemente. Monitorar sistomas de sangramento excessivo. Mecanismo provável: anticoagulação aditiva.
Carbidopa/ Levodopa	Vitamina b6	Médio	Menor eficácia da levodopa.
Benserazida/ Levodopa	Vitamina b6	Médio	Menor eficácia da levodopa.
Hidroxido de Aluminio	Vitamina c	Baixo	Toxicidade do alumínio (mudanças de personalidade, convulsões, coma). Orientações/sugestões: administração concomitante de antiácidos e altas doses de ácido ascórbico não é recomendada, especialmente em pacientes com insuficiência renal. Monitorar os pacientes quanto a possível toxicidade aguda do alumínio (ex.: encefalopatia, convulsões ou coma) e ajustar as doses conforme necessário. Mecanismo provável: aumento da absorção do alumínio.
Hidroxido Carbonato e Aluminio	Vitamina c	Baixo	Toxicidade do alumínio (mudanças de personalidade, convulsões, coma). Orientações/sugestões: administração concomitante de antiácidos e altas doses de ácido ascórbico não é recomendada, especialmente em pacientes com insuficiência renal. Monitorar os pacientes quanto a possível toxicidade aguda do alumínio (ex.: encefalopatia, convulsões ou coma) e ajustar as doses conforme necessário. Mecanismo provável: aumento da absorção do alumínio.
Hidroxido Aluminio e Magnesio/ Simeticone	Vitamina c	Baixo	Toxicidade do alumínio (mudanças de personalidade, convulsões, coma). Orientações/sugestões: administração concomitante de antiácidos e altas doses de ácido ascórbico não é recomendada, espcialmente em pacientes com insuficiência renal. Monitorar os pacientes quanto a possível toxicidade aguda do alumínio (ex.: encefalopatia, convulsões ou coma) e ajustar as doses conforme necessário. Mecanismo provável: aumento da absorção do alumínio.
Indinavir	Vitamina c	Médio	Concentrações plasmáticas de indinavir reduzidas. Orientações/sugestões: aconselhar o paciente a ter cautela quanto a dosagens de ácido ascórbico acima do permitido na recomendação diária. Concentrações plasmáticas de indinavir podem ser reduzidas, potencialmente tornando o indinavir menos efetivo. Mecanismo provável: indução do metabolismo do indinavir mediado pelo citocromo P450 3A4.
Vitamina B12	Vitamina c	Baixo	Concentrações reduzidas de cianocobalamina disponível e em reservas corporais Gravidade baixa. Orientações/sugestões: ácido ascórbico deve ser administrado duas horas ou mais após uma refeição ou ingestão de supplementos de vitamina B12. Mecanismo provável: desconhecido.
Hidroxido de Aluminio	Vitamina d	Baixo	Toxicidade do alumínio (mudanças de personalidade, convulsões, coma).
Colestiramina	Vitamina d	Baixo	Redução da concentração sistêmica de colecalciferol (vitamina D).
Oleo Mineral	Vitamina d	Baixo	Redução da concentração sistêmica de colecalciferol (vitamina D).
Cimetidina	Vitamina d	Baixo	Redução da concentração sistêmica de colecalciferol (vitamina D).
Diltiazem	Voriconazol	Médio	Aumento da concentração plasmática de bloqueador do canal de cálcio.
Claritromicina	Voriconazol	Alto	Aumento da concentração plasmática de claritromicina com maior risco de prolongação do intervalo QT.
Ciclosporina	Voriconazol	Alto	Níveis plasmáticos de ciclosporina aumentados devido à inibição do citocromo P450 3A4.
Carbamazepina	Voriconazol	Alto	Redução da exposição sistêmica ao voriconazol.
Atorvastatina	Voriconazol	Médio	Concentrações plasmáticas elevadas de atorvastatina.
Anlodipino	Voriconazol	Médio	Concentrações plasmáticas elevadas do bloqueador do canal de cálcio.
Alfentanil	Voriconazol	Médio	Maior concentrações, clearance reduzido e meia-vida mais longa de alfentanil. Orientações/sugestões: coadministração de alfentanil com oral voriconazol resultou em redução significativa do clearance do alfentanil e prolongamento da meia-vida. Ter cautela se esses 2 agentes foram coadminitrados, particularmente emdoses maiores de alfentanil administradas por bôlus repetido ou infusão contínua. pacientes recebendo voriconazol podem requerer reduções de até 70-90% na dosagem de alfentanil. Monitorar quanto a sintomas de efeitos adversos do alfentanil. (náusea, vômitos, depressão respiratória). Mecanismo provável: inibição do metabolismo de alfentanil mediado pelo CYP3A4.
Alprazolam	Voriconazol	Alto	Concentrações de alprazolam elevadas e potencial toxicidade (sedação excessiva e efeitos hipnóticos prolongados).
Dipirona	Warfarin	Médio	Risco aumentado de sangramento.
Clorpromazina	Warfarin	Médio	Redução da eficácia de varfarina. Orientações/sugestões: deve-se ter cuidado se clorpromazina e varfarina são usados concomitantemente.
Colestiramina	Warfarin	Médio	Redução da eficácia da varfarina.
Diclofenaco Potassico	Warfarin	Médio	Risco aumentado de sangramento.
Diclofenaco Sodico	Warfarin	Médio	Risco aumentado de sangramento.
Hidrato de Cloral	Warfarin	Médio	Risco aumentado de sangramento.

Continua...

Continuação...

Princípio ativo	Princípio ativo	Gravidade	Descrição
Clopidogrel	Warfarin	Alto	Maior risco de sangramento. Orientações/sugestões: anticoagulantes não deve ser usado concomitantemente com varfarina a menos que os benefícios potenciais superem os riscos de sangramento. Observar os pacientes quanto a sangramento externo e estar atento a sinais e sintomas de sangramento interno. Acompanhamento clínico e laboratorial é recomendado. Mecanismo provável: anticoagulação aditiva.
Cloranfenicol	Warfarin	Baixo	Risco aumentado de sangramento.
Clomipramina	Warfarin	Médio	Risco aumentado de sangramento.
Claritromicina	Warfarin	Médio	Risco aumentado de sangramento.
Ciprofloxacina	Warfarin	Médio	Risco aumentado de sangramento.
Cimetidina	Warfarin	Médio	Risco aumentado de sangramento.
Cilostazol	Warfarin	Alto	Maior risco de sangramento. Orientações/sugestões: anticoagulantes não deve ser usado concomitantemente com varfarina a menos que os benefícios potenciais superem os riscos de sangramento. Observar os pacientes quanto a sangramento externo e estar atento a sinais e sintomas de sangramento interno. Acompanhamento clínico e laboratorial é recomendado. Mecanismo provável: anticoagulação aditiva.
Ciclosporina	Warfarin	Médio	Redução da eficácia do anticoagulante e da ciclosporina.
Capecitabina	Warfarin	Alto	Maior risco de sangramento.
Carbamazepina	Warfarin	Médio	Menor eficácia anticoagulante.
Carboplatina	Warfarin	Alto	Maior risco de elevação do INR e subsequente sangramento.
Carmustina	Warfarin	Alto	Maior risco de elevação do INR e subsequente sangramento.
Cefazolina	Warfarin	Médio	Risco aumentado de sangramento.
Cetoprofeno	Warfarin	Alto	Risco aumentado de sangramento.
Cetorolaco tometamina	Warfarin	Médio	Risco aumentado de sangramento.
Galato Basico de Bismuto	Warfarin	Médio	Risco aumentado de sangramento.
Lactulose	Warfarin	Médio	Valores de INR elevados com potenciação dos efeitos anticoagulantes.
Mesna	Warfarin	Médio	Risco aumentado de sangramento.
Ciclofosfamida	Warfarin	Alto	Maior risco de elevação do INR e subsequente sangramento.
Aprepitante	Warfarin	Alto	Concentrações plasmáticas de varfarina reduzidas, o que reduz o INR ou tempo de protrombina.
Atenolol	Warfarin	Médio	Risco de aumento do tempo de protrombina ou INR.
Azatioprina	Warfarin	Médio	Menor eficácia anticoagulante.
Azitromicina	Warfarin	Médio	Risco aumentado de sangramento.
Bicalutamida	Warfarin	Médio	Risco aumentado de sangramento.
Alteplase	Warfarin	Alto	Risco aumentado de sangramento. Orientações/sugestões: monitorar tempo de protrombina ou utilizar outro teste de anticoagulação adequado em intervalos próximos caso um anticoagulante e um trombolítico sejam administrados concomitantemente. Mecanismo provável: anticoagulação aditiva.
Amitriptilina	Warfarin	Médio	Risco aumentado de sangramento.
Amoxicilina	Warfarin	Médio	Risco aumentado de sangramento. Orientações/sugestões: pacientes tomando varfarina que requeiram um tratamento com antibióticos devem ter seu INR de base determinado antes do início da medicação. Monitorar o INR é essencial para prevenir complicações de sangramentos. Um aumento do INR devido à interação da varfarina com vários agentes antibactericidas tem sido documentado. Mecanismo provável: desconhecido.
Alopurinol	Warfarin	Médio	Risco aumentado de sangramento.
Ácido Clavulanico/ Amoxicilina	Warfarin	Médio	Risco aumentado de sangramento. Orientações/sugestões: pacientes tomando varfarina que requeiram um tratamento com antibióticos devem ter seu INR de base determinado antes do início da medicação. Monitorar o INR é essencial para prevenir complicações de sangramentos. Mecanismo provável: desconhecido.
Abciximab	Warfarin	Alto	Risco aumentado de sangramento. Orientações/sugestões: anticoagulantes não devem ser usados concomitantemente com varfarina, a menos que o benefício potencial exceda o risco de sangramento. Observar os paciente quanto a sangramento externo e estar alerta a sinais e sintomas de sangramento interno. Acompanhamento clínico e laboratorial é recomendado. Mecanismo provável: anticoagulação aditiva.
Ácido Acetilsalicilico	Warfarin	Alto	O efeito da aspirina na atividade plaquetária e o efeito da warfarina na formação de fibrina causam aumento na suscetibilidade de episódios hemorrágicos. Orientações/sugestões: se aspirina e warfarina devem ser usadas juntas, monitorar cuidadosamente o tempo de protrombina ou RNI e observar os pacientes com risco de sangramento. Mecanismo provável: deslocamento da warfarina da albumina plasmática, inibição do metabolismo da warfarina, efeito hipoprotrombinêmico direto da aspirina, erosão gástrica.
Ginkgo Biloba	Warfarin	Alto	O uso concomitante de varfarina e ginko biloba pode resultar em aumento do risco de sangramento. Orientações/sugestões: evitar o uso concomitante de ginko e anticoagulantes. Mecanismo provável: Ginkolide B pode inibir o fator de inibição plaquetária induzido pela agregação plaquetária.

Continua...

Continuação...

Princípio ativo	Princípio ativo	Gravidade	Descrição
Heparina	Warfarin	Alto	O uso concomitante de anticoagulante e varfarina pode resultar em aumento do sangramento. Orientações/sugestões: anticoagulantes não devem ser utilizados concomitantemente com varfarina a menos que o benefício potencial seja maior que o risco de sangramento. Monitorar a resposta do paciente quanto a PT/INR. Observar nos pacientes, sangramento externo e alertar para sinais e sintomas de sangramentos internos. Mecanismo provável: efeito anticoagulante aditivo.
Amiodarona	Warfarin	Médio	O uso concomitante pode resultar em aumento do risco de sangramento. Orientações/sugestões: em pacientes crônicos com anticoagulação oral com varfarina é recomendado redução em 25% da dose quando iniciar terapia com amiodarona. O tempo de protrombina (INR) deve ser monitorado com a adição e retirada da amiodarona. Ajuste de dose de varfarina pode ser necessária para manter o nível de anticoagulação. Mecanismo provável: diminuição do metabolismo da varfarina.
Omeprazol	Warfarin	Médio	O uso concomitante de varfarina e omeprazol pode resultar em elevações nos valores da Relação Normatizada Internacional e potencializar os efeitos anticoagulantes. Orientações/sugestões: monitorar tempo de protrombina ou RNI (Relação Normatizada Internacional) quando omeprazol é adicionado, alterado, ou descontinuado do tratamento concomitante com varfarina. Ajustar a dose da varfarina quando necessário no sentido de manter o nível de anticoagulação desejado. Mecanismo provável: diminuição metabolismo varfarina.
Vancomicina	Warfarin	Médio	O uso concomitante pode resultar em aumento do risco de sangramento. Orientações/sugestões: o tempo de protrombina (INR) deve ser monitorado com a adição e retirada da vancomicina. Ajuste de dose de varfarina pode ser necessário para manter o nível de anticoagulação. Mecanismo provável: desconhecido.
Bupropiona	Zolpidem	Médio	Risco aumentado de alucinações.
Cimetidina	Escitalopram	Médio	Maior biodisponibilidade do escitalopram.
Litio	Escitalopram	Médio	Maior concentração de cloreto de lítio é possível, e/ou risco aumentado de síndrome da serotonina (hipertensão, hipertermia, mioclonia, mudanças do estado mental).
Deflazacorte	Tretionina	Médio	Eficácia da tretionina reduzida.
Aprotinina	Tretionina	Alto	Aumento do risco de trombose. Orientações/sugestões: pacientes devem ser monitorados atentamente quanto a sinais e sintomas de complicações tromboembólicas. Mecanismo provável: desconhecido.
Betametasona	Tretionina	Médio	Eficácia da tretionina reduzida.
Ácido Aminocaproico	Tretionina	Alto	Aumento do risco de trombose. Orientações/sugestões: pacientes devem ser monitorados atentamente quanto a sinais e sintomas de complicações tromboembólicas. Mecanismo provável: desconhecido.
Ácido Tranexamico	Tretionina	Alto	Aumento do risco de trombose. Orientações/sugestões: pacientes devem ser monitorados atentamente quanto a sinais e sintomas de complicações tromboembólicas. Mecanismo provável: desconhecido.

Tabela 25.8. Medicamentos que contêm látex no batoque ou tampas

Tabela de batoques/tampas de medicamentos com e sem látex (atualizada em set/2010)			
Abciximab	Reopro® 10 mg fap 5 mL	Contém látex	Eli Lilly do Brasil Ltda.
Aciclovir	Zovirax® 250 mg fap	Isento de látex	GlaxoSmithkline Ltda.
Ácido Aminocaproico	Ipsilon® 1 g fr 20 mL	Isento de látex	Química e Farmacêutica Nikkho do Brasil Ltda
Ácido Clavulânico + Amoxicilina	Clavulin® 500 mg	Isento de látex	GlaxoSmithkline Ltda.
Ácido Folínico	Prevax® 50 mg fap	Isento de látex	Laboratórios Biosintética Ltda.
Albumina Humana	Albumina Humana 20% solução (frasco 50 mL)	Isento de látex	Grifols Brasil, Ltda
Albumina humana (Blaubimax®)	Albumina humana 20% solução fap 50 mL	Isento de látex	Blausigel
alentuzumabe	Campath 30 mg ap	Isento de látex	Genzyme do Brasil
Alteplase	Actilyse® 50 mg	Isento de látex	Boehringer Ingelheim do Brasil Química e Farmacêutica Ltda.
Amicacina	Amicilon 500 mg ampola	Isento de látex	Blausiegel Medicamentos
Amifostina	Ethyol® 500 mg fr-ap 10 mL	Isento de látex	Schering Plough
Ampicilina	Amplacilina® 500 mg	Isento de látex	Eurofarma Laboratórios Ltda.
ampicilina	Uniampicilin 500 mg inj. Fap	Isento de látex	União Química Farmacêutica Nacional S/A
Anfotericina B	Anforicin®50 mg EV fap	Isento de látex	Cristália Produtos Químicos Farmacêuticos Ltda
Anfotericina B	Fungizon 50 mg EV	Isento de látex	Bristol-Myers Squibb Brasil S/A
Anfotericina B Lipossomal	Ambisome® 50 mg	Isento de látex	United Medical Ltda.
Anidulafungina IV	Ecalta 100 mg fap	Isento de látex	Laboratórios Pfizer Ltda.
Aprotinina	Trasylol® 5.000 UIC fap 50 mL	Isento de látex	Bayer
Asparaginase	Elspar® 1.000 UI fr 10 mL	Isento de látex	Prodome Química e Farmacêutica Ltda
Astreonam	Azactam®	Isento de Látex	Bristol Myers Squibb
Astreonam	Azactam®	Isento de Látex	Bristol Myers Squibb
Atosiban	Tractocile® 7,5 mg/mL fap	Isento de látex	Laboratório Ferring Ltda.
Bupivacaína	Neocaína® 0,5% com vasoconstritor fap	Contém látex	Cristália Produtos Químicos Farmacêuticos Ltda
Bupivacaína	Neocaína® 0,5% sem vasoconstritor fap	Contém látex	Cristália Produtos Químicos Farmacêuticos Ltda
Bupivacaína	Marcaína® 0,5% fap 20 mL s/ vasoconstrictor	Contém látex	AstraZeneca do Brasil Ltda
Buserelina	Suprefact® Depot 3,3 mg	Isento látex	Aventis Pharma Ltda
Calcitonina Sintétiva	Mialcacic® 100 UI 1 mL	Contém látex	Novartis Biociências S/A
Carbamazepina	Tegretol CR 200 mg	Isento de látex	Novartis Biociências S.A.
Carboplatina	Paraplatin® 50 mg fr 5 mL/450 mg fr 45 mL	Isento de látex	Bristol-Myers Squibb Brasil S/A
carboximetilcelulose sódica	Fresh Tears fr	Isento de látex	Allergan
Carmustin	Becenun® 100 mg fr-ap	Isento de látex	Bristol-Myers Squibb Brasil S/A
Cefalotina	Cefalotina®	Isento de látex	Eurofarma Laboratórios Ltda.
Cefalotina	Keflin® 1 g	Isento de látex	ABL
Cefazolina	Cefazolina® 1 g	Isento de látex	Eurofarma Laboratórios Ltda.
Cefazolina	Kefazol® 1 g	Isento de látex	ABL
Cefepime	Maxcef® 1 g	Isento de látex	Bristol-Myers Squibb Brasil S/A
Cefotaxima	Claforan® 1 g	Isento de látex	Aventis Pharma Ltda
Cefoxitina	Mefoxin® IM/IV 1 g	Isento de látex	Merck Sharp & Dohme
Ceftazidina	Fortaz® 1 g	Isento de látex	GlaxoSmithkline Ltda.
Ceftazidina	Kefadim® 1 g	Isento de látex	Eli Lilly do Brasil Ltda.
Ceftriaxona	Rocefin® 500 mg IM/IV, 1 g IM/IV	Isento de látex	Produtos Roche Químicos e Farmacêuticos
Cefuroxima	Cefuroxima® 750 mg	Isento de látex	Eurofarma Laboratórios Ltda.
Cefuroxima	Zinacef® 750 mg	Isento de látex	GlaxoSmithkline Ltda.
Cetamina	Ketamin®S 50 mg/mL fap 10 mL	Isento de látex	Cristália Produtos Químicos Farmacêuticos Ltda
Cetoprofeno	Profenid IV® 100 mg	Isento de látex	Aventis Pharma Ltda
Ciclosporina	Sandimmun® 50 mg ap 1 mL	Contém látex	Novartis Biociências S/A
Ciprofloxacina	Cipro® 200 mg	Isento de látex	Bayer S.A
Ciprofloxacino	Fresoflox 200 mg/100 mL bolsa	Isento de látex	Fresenius
Cisplatina	Fauldcispla® 1 mg/mL	Isento de látex	Libbs Farmacêutica Ltda.
Cisplatina	Platiran® 10 mg fr 20 mL fr-ap	Isento de látex	Bristol-Myers Squibb Brasil S/A
Cisplatina	Platistine® 10 mg fr 20 mL fr-ap	Contém látex	Parke Davis/Pfizer/Pharmacia
Cisplatina	Fauldcispla® 50 mg fap	Isento de látex	Libbs Farmacêutica

Continua...

Continuação...

Tabela de batoques/tampas de medicamentos com e sem látex (atualizada em set/2010)			
Citarabina	Aracytin® 100 mg fr 5 mL/500 mg ap 10 mL	Contém látex	Parke Davis/Pfizer/Pharmacia
Citarabina	Fauldcita® 100 mg 500 mg, 1 g e 2 g	Isento de látex	Libbs Farmacêutica Ltda.
Cladribina	Leustatin® 10 mg fr 10 mL	Isento de látex	Janssen-Cilag Farmacêutica Ltda
Claritromicina	Klaricid® IV 500 mg	Isento de látex	Abbott Laboratórios do Brasil Ltda
Claritromicina	Claritromicina 500 mg IV fap	Isento de Látex	Eurofarma Laboratórios Ltda.
Cloranfenicol	Vixmicina® 1 g fap	Isento de látex	União Química Farmacêutica Nacional S/A
Cloreto de Cálcio + Cloreto de Potássio + Cloreto de Sódio	Ringer fisiológico® 500 mL	Contém látex	Fresenius
Cloreto de Cálcio + Cloreto de Potássio + Cloreto de Sódio + Lactato de Sódio	Ringer lactato® 500 mL	Contém látex	Fresenius
Dacarbazina	Dacarb® 100 mg	Contém látex	Eurofarma Laboratórios Ltda.
Daclizumabe	Zenapax® 25 mg 5 mL fap	Isento de látex	Roche
Dantrolene	Dantrolen® 20 mg FAP	Contém látex	Cristália Produtos Químicos Farmacêuticos Ltda
Darcabazina	Fauldcar® 100 mg	Isento de látex	Libbs Farmacêutica Ltda
Daunorrubicina	Daunoblastina® 20 mg	Contém látex	Parke Davis/Pfizer/Pharmacia
Dexametasona	Decadron® 2 mg/mL ap 1 mL, 4 mg/mL fap 2,5 mL	Isento de látex	Aché Laboratórios Farmacêuticos Ltda
Dobutamina	Dobutabbott® 250 mg ap 20 mL	Contém látex	Abbott Laboratórios do Brasil Ltda
Docetaxel	Taxotere® 20 mg fr 0,5 mL, 80 mg fr 2 mL	Isento de látex	Aventis Pharma Ltda
Doxorrubicina	Adriblastina® RD 10 mg, 50 mg	Contém látex	Parke Davis/Pfizer/Pharmacia
Doxorrubicina	Fauldoxo® 100 mg /5 mL e 50 mg/ 50 mL	Isento de látex	Libbs Farmacêutica Ltda
Doxorrubicina	Biorrub® 50 mg inj fap	Isento de Látex	Aché Laboratórios Farmacêuticos S.A
Enoxaparina sódica	Clexane® - apresentações em seringa	Isento de látex	Sanofi Aventis
Epirrubicina	Farmorubicina® 10 mg, 50 mg	Contém látex	Parke Davis/Pfizer/Pharmacia
Eritromicina	Tromaxil® 1.000 mg/mL fap	Isento de látex	Opem Pharmaceuticals Ltda.
Eritropoetina Beta	Recormon 10.000 UI FAP	Isento de látex	Produtos Roche Químicos e Farmacêuticos S.A
Eritropoetina Humana	Eprex® 4.000 UI e 10.000 UI	Isento de látex	Janssen Cilag
Eritropoetina Humana Recombinante	Hemax® 4.000 UI fap	Isento de látex	Aché Laboratórios Farmacêuticos S.A
Ertapenem	Invanz®	Isento de látex	Merck Sharp & Dohme
Escitalopram	Lexapro 10 mg mL fr 15 mL gotas	Isento de látex	Lundbeck Brasil Ltda
Esmolol	Brevibloc® 10 mg/mL	Isento de látex	Cristália Produtos Químicos Farmacêuticos Ltda
Esomeprazol Sódico	Nexium® 40 mg IV	Isento de látex	AstraZeneca do Brasil Ltda
Estreptoquinase	Streptase® 250.000 UI, 750.000 UI	Isento de látex	Aventis Behring Ltda
Estrógenos Conjugados	Premarin® 20 mg	Contém látex	Wyeth
Etoposido	Etoposido® 100 mg fap 5 mL	Isento de látex	Baxter /Asta divisão oncologica Ltda.
Etoposido	Vepesid® 100 mg fap 5 mL	Isento de látex	Bristol Myers Squibb
Etoposido	Eposido	Isento de látex	Blausiégel
Fator II + Fator VII + Fator IX e Fator X	Prothromplex® T 600 UI	Isento de látex	Immuno Produtos Biológicos e Químicos Ltda.
Fator II, VII, IX e X	Beriplex® fap	Isento de látex	CSL Behring
Fator IX	Haemate P®	Isento de látex	CSL Behring
Fator recombinante de coagulação VII	Novo Seven®	Isento de látex	Novo Nordisk Farmacêutica do Brasil Ltda
Fator VIII	Immunate® 250 UI	Isento de látex	Immuno Produtos Biológicos e Químicos Ltda.
Fentolamina	Regitine® 10 mg fap 1 mL	Contém látex	Novartis Biociências S/A
Filgrastima	Granulokine® 300 mcg fap 1 mL	Isento de látex	Produtos Roche Químicos e Farmacêuticos
Filgrastima	Filgrastim® 300 mcg fap	Isento de látex	Aché Laboratórios Farmacêuticos S.A
Fluconazol	Zoltec® 200 mg	Contém látex	Parke Davis/Pfizer/Pharmacia
Fludarabina	Fludara® 50 mg	Isento de látex	Schering do Brasil, Química Farmacêutica Ltda.
Flumazenil	Lanexat® 0,5 mg ap. 5 mL	Isento de látex	Produtos Roche Químicos e Farmacêuticos
Fluoruracil	Fluor-uracil® 250 mg fap	Isento de látex	Valeant Pharmaceuticals International
Fluoruracil	Fauldfluor® 2,5 mg; 500 mg	Isento de látex	Libbs Farmacêutica Ltda
Fosfolípide de Pulmão Bovino	Survanta® 25 mg/mL fr-ap 8 mL	Isento de látex	Abbott Laboratórios do Brasil Ltda
Fotemustina	Muphoran FAP	Isento de látex	AstraZeneca do Brasil Ltda
Ganciclovir	Cymevene® 500 mg	Isento de látex	Produtos Roche Químicos e Farmacêuticos
Ganciclovir	Cymevir®	Isento de látex	Halex Istar

Continua...

Continuação...

Tabela de batoques/tampas de medicamentos com e sem látex (atualizada em set/2010)			
Gencitabina	Gemzar® 1 g, 200 mg	Isento de látex	Eli Lilly do Brasil Ltda.
Glucagon	Glucagen® 1 mg	Isento de látex	Novo Nordisk Farmacêutica Ltda.
Goserelina	Zoladex® 10,6 mg SG a	Contém látex	AstraZeneca do Brasil Ltda
Heparina	Heparina Hep-Lock® 100 UI/mL	Isento de látex	Index Farmacêutica
Heparina	Heparin® FAP 5 mL	Contém látex	Cristália Produtos Químicos Farmacêuticos Ltda
Heparina	Heptar® 5.000 UI/mL	Isento de látex	Eurofarma Laboratórios Ltda.
Heparina	Actiparin® 5.000 UI fap	Isento de látex	Laboratório Bérgamo
Heparina	Hemofol 5.000 UI fap 5 mL	Contém látex	Cristália Produtos Químicos Farmacêuticos Ltda.
Heparina	Liquemine® 5.000 UI/mL fap 5 mL	Isento de látex	Produtos Roche Químicos e Farmacêuticos
Hialuronato de Sódio	Provisc® seringa 0,85 mL	Contém látex	Alcon Laboratórios do Brasil Ltda.
Hialuronidase	Hyalozima® 2.000 UTR	Isento de látex	Apsen Farmacêutica S/A
Hidrocortisona	Cortisonal® 100 mg e 500 mg fap	Isento de látex	União Farmacêutica Nacional S/A
Hidrocortisona	Hidrocortisona 100 mg e 500 mg fap	Isento de látex	EMS Indústria Farmacêutica Nacional S/A
Hidrocortisona	Flebocortid® 100 mg, 500 mg	Contém látex	Parke Davis/Pfizer/Pharmacia
Hidrocortisona	Solu-Cortef® 100 mg, 500 mg	Contém látex	Parke Davis/Pfizer/Pharmacia
Idarrubicina	Zavedos® 5 mg	Contém látex	Parke Davis/Pfizer/Pharmacia
Ifosfamida	Holoxane 1 g fap	Isento de látex	Baxter Hospitalar Ltda
Imipenem/Cilastatina	Tienam® Monovial 500 mg EV	Contém látex	Merck Sharp & Dohme
Imunoglobulina	Sandoglobulina® 1 g, 6 g fap	Isento de látex	Meizler Comércio Internacional S/A
Imunoglobulina Anti Timócito	Thimoglobulina®	Isento de látex	Genzyme do Brasil
imunoglobulina anti-Rho	Partogama® 300 mcg	Isento de látex	Immuno Produtos Biológicos e Químicos Ltda.
imunoglobulina anti-Rho (D)	Rophylac®	Isento de látex	Meizler Biopharma S.A
Imunoglobulina Humana	Hepatect® 1 g, 5 g	Clorobutil	Marcos-Pedrilson Produtos Hospitalares
Imunoglobulina Humana	Endobulin Kiovig 5 g	Isento de látex	Baxter
Insulina	Levemir® caneta	Isento de látex	Novo Nordisk Farmacêutica Ltda.
Insulina Humana Lispro	Humalog® 100 UI fr-ap 10 mL	Contém látex	Eli Lilly do Brasil Ltda.
Insulina Humana Monocompetente Lenta	Humulin® L 100 UI fr-ap. 10 mL	Contém látex	Eli Lilly do Brasil Ltda.
Insulina Humana Monocompetente Lenta	Novolin® L 100 UI fr-ap. 10 mL	Isento de látex	Novo Nordisk Farmacêutica Ltda.
Insulina Humana Monocompetente NPH	Humulin® N 100 UI fr-ap. 10 mL	Contém látex	Eli Lilly do Brasil Ltda.
Insulina Humana Monocompetente NPH	Novolin® N 100 UI fr-ap. 10 mL	Isento de látex	Novo Nordisk Farmacêutica Ltda.
Insulina Humana Monocompetente Regular	Humulin® R 100 UI fr-ap 10 mL	Contém látex	Eli Lilly do Brasil Ltda.
Insulina Humana Monocompetente Regular	Novolin® R 100 UI fr-ap 10 mL	Isento de látex	Novo Nordisk Farmacêutica Ltda.
Interferon	Interferona-A® 3 milhões UI	Contém látex	Laboratórios Biosintética Ltda.
Interferon	Interferona® 10 milhões UI	Contém látex	Laboratórios Biosintética Ltda.
Interferon	Roferon-A® 3 milhões UI	Isento de látex	Produtos Roche Químicos e Farmacêuticos
Interferon	Roferon-A® 9 milhões UI	Isento de látex	Produtos Roche Químicos e Farmacêuticos
Interleucina	Proleukin® 1 mg	Contém látex	Zodiac Produtos Farmacêuticos S/A
Inuoglobulina Anti Timócito	Thymoglobulina® 25 mg fap	Isento de látex	Genzyme do Brasil
Irinotecam	Camtosar® 20 mg/mL fr 5 mL	Contém látex	Parke Davis/Pfizer/Pharmacia
Ironotecana	Camptosar 40 mg fap	Isento de látex	Laboratórios Pfizer Ltda.
Ironotecana	Camptosar 40 mg fap	Isento de látex	Laboratórios Pfizer Ltda.
Ketamina	Ketalar® 50 mg fr 10 mL	Contém látex	Parke Davis/Pfizer/ Pharmacia
Lenograstima	Granocyte 33,6 MUI 263 mcg	Isento de látex	Aventis Pharma Ltda
Leuprolida	Lupron® Depot 3,75 mg fr 2 mL	Isento de látex	Abbott Laboratórios do Brasil Ltda
Levofloxacina	Levaquin® 500 mg	Isento de látex	Janssen-Cilag Farmacêutica Ltda
Levofloxacina	Tavanic® 500 mg	Isento de látex	Aventis Pharma Ltda
Levosimendan	Simdax® 2,5 mg/mL fap	Isento de látex	Abbott Laboratórios do Brasil Ltda.
Lidocaína	Lidoabbott® 2% c/ vasoconstrictor fap 20 mL	Contém látex	Abbott Laboratórios do Brasil Ltda
Lidocaína	Xylocaína® 2% s/ vasoconstrictor fap 20 mL	Contém látex	AstraZeneca do Brasil Ltda
Lidocaína	Xylestesin® 2% c/ vasoconstrictor fap 20 mL	Contém látex	Cristália Produtos Químicos Farmacêuticos Ltda
Lidocaína	Xylestesin® 2% s/ vasoconstrictor fap 20 mL	Contém látex	Cristália Produtos Químicos Farmacêuticos Ltda
Medroxiprogesterona	Farlutal® AD 500 mg fr 2,5 mL	Contém látex	Parke Davis/Pfizer/Pharmacia

Continua...

Continuação...

Tabela de batoques/tampas de medicamentos com e sem látex (atualizada em set/2010)			
Melfalano	Alkeran® 50 mg	Isento de látex	GlaxoSmithkline Ltda.
Meropenem	Meronem® IV 1 g	Contém látex	AstraZeneca do Brasil Ltda
Mesilato de Deferoxamina	Desferal® 500 mg	Contém látex	Novartis Biociências S/A
Metilprednisolona (Acetato)	Depo-Medrol® 40 mg fap 2 mL	Contém látex	Parke Davis/Pfizer/Pharmacia
Metilprednisolona (succinato sódico)	Solu-Medrol® 125 mg, 500 mg	Contém látex	Parke Davis/Pfizer/Pharmacia
Metotrexato	Metotrexato® 500 mg fr 20 mL, 50 mg fr 2 mL	Isento de látex	Baxter / Asta divisão oncológica Ltda.
Metotrexato	Metrotex® 500 mg fr 20 mL, 50 mg fr 2 mL	Isento de látex	Aventis Pharma Ltda
Metotrexato	Miantrex®	Isento de látex	Laboratórios Pfizer
Metronidazol	Flagyl® 500 mg	Isento de látex	Aventis Pharma Ltda
Mitomicina	Mitocin® 5 mg	Isento de látex	Bristol-Myers Squibb Brasil S/A
Mitoxantrona	Mitoxantrona® 20 mg fr 10 mL	Isento de látex	Baxter/Asta divisão oncológica Ltda.
Mitoxantrona	Evomixan 20 mg Fap	Isento de látex	Evolabis
Multivitamínico	MVI® 1,5 mL, 3,3 mL, 5 mL	Isento de látex	ICN
Multivitamínico	Cerne 12® fap	Contém látex	Baxter Hospitalar Ltda
Nimodipina	Nimotop® 0,2 mg/mL fr 50 mL	Isento de látex	Bayer S.A
Nimodipina	Oxigen® 0,2 mg/mL fr 50 mL	Isento de látex	Laboratórios Biosintética Ltda.
Ocreotina	Sandostatin LAR 30 mg fap	Isento de látex	Novartis Biociências S.A.
Óleo de Silicone	Óleo de Silicone 1.000 CTS fr 8 mL	Isento de látex	Ophtalmus
Olopatadina	Patanol 0,1% col. Fr	Isento de látex	Alcon Laboratórios do Brasil Ltda
Omalizumabe	Xolair 150 mg	Isento de látex	Novartis Biociências S.A.
Omeprazol	Victrix® 40 mg	Isento de látex	Farmasa - Laboratório Americano de Farmacoterapia
Omeprazol	Losec® 40 mg	Contém látex	AstraZeneca do Brasil Ltda
Oseltamivir	Tamiflu ss 12 mg/mL	Isento de látex	Roche
Oxacilina	Staficilin® N 500 mg	Isento de látex	Bristol-Myers Squibb Brasil S/A
Oxacilina	Oxacilina 500 mg fap	Isento de Látex	Eurofarma Laboratórios Ltda.
Oxaliplatin	Eloxatin® 50 mg, 100 mg	Isento de látex	Sanofi-Synthelabo Ltda.
Paclitaxel	Taxol® 30 mg/5 mL fr 5 mL	Isento de látex	Bristol-Myers Squibb Brasil S/A
Paclitaxel	Taxol 100 mg fap	Isento de látex	Bristol-Myers Squibb Farmacêutica S.A.
Pantoprazol	Pantozol® 40 mg	Isento de látex	Altana Pharma Byk Química e Farmacêutica - ALTANA Pharma
Penicilina Benzatina	Benzetacil® 1.200.000 UI, 600.000 UI fr-ap 4 mL	Isento de látex	Eurofarma Laboratórios Ltda.
Penicilina G	Pen-syn® 5.000.000 UI	Contém látex	Wyeth
Penicilina G	Cristalpen 5.000.000 UI fap	Isento de látex	Biolab Sanus Farmacêutica Ltda
Penicilina G	Benzilpenicilina potássica 5.000.000 UI inj	Isento de látex	Eurofarma Laboratórios Ltda.
Penicilina G Potássica Cristalina + Penicilina G Procaína	Wycillin® 400.000 UI	Isento de látex	Eurofarma Laboratórios Ltda.
Penicilina G Potássica Cristalina + Penicilina G Procaína1	Despacilina® 400.000 UI	Isento de látex	Bristol-Myers Squibb Brasil S/A
Perfluoroctano	Perfluoroctano® fr 5 mL	Isento de látex	Ophtalmus
Piperacilina Sódica + Tazobactam	Tazocin® 4,5 g	Contém látex	Wyeth
Pralidoxima	Contrathion® 200 mg	Isento de látex	Aventis Pharma Ltda
Propofol	Diprivan® PFS 10 mg/mL seringa	Isento de látex	AstraZeneca do Brasil Ltda
Propofol	Fresofol® 10 mg/mL fap	Isento de látex	Fresenius
Raltitrexato	Tomudex® 2 mg fap	Contém látex	AstraZeneca do Brasil Ltda
Ranibizumabe	Lucentis 0,3 mL sol SG a	Isento de látex	Novartis Biociências S.A.
Rituximabe	Mabthera® 100 mg, 500 mg	Isento de látex	Produtos Roche Químicos e Farmacêuticos
Rocurônio	Esmeron® 50 mg fap 5 mL	Isento de látex	Organon do Brasil Indústria e Comércio Ltda.
Ropivacaína	Naropin® 2 mg/mL fap 100 mL	Contém látex	AstraZeneca do Brasil Ltda
Simulect	Simulect®	Isento de látex	Novartis
Solução de aminoácidos	Aminoplasmal®L fr 500 mL	Isento de látex	Fresenius
Solução de aminoácidos	Aminosteril 10% FAP 500 mL	Isento de látex	Fresenius
Solução de aminoácidos com glutamina	Dipeptiven® 20% fr	Isento de látex	Fresenius
Somatropina	Genotropin®	Contém látex	Parke Davis/Pfizer/Pharmacia
Somatropina	Humatrope® 4 UI	Isento de látex	Eli Lilly do Brasil Ltda.

Continua...

Continuação...

Tabela de batoques/tampas de medicamentos com e sem látex (atualizada em set/2010)			
Somatropina	Saizen® 4 UI	Isento de látex	Serono Produtos Farmacêuticos Ltda
Subactam + Ampicilina	Unasyn® 1,5 mg fap	Contém látex	Laboratórios Pfizer
Succinilcolina	Quelicin® 100 mg	Contém látex	Abbott Laboratórios do Brasil Ltda
Succinilcolina	Succitrat® 100 mg fap	Isento de látex	Ariston
Sumatriptano	Sumax® 6 mg	Isento de látex	Libbs Farmacêutica Ltda.
Suxametônio	Succinil colin® fap	Isento de látex	União Química Farmacêutica Nacional
Teicoplamina	Targocid® 200 mg fap	Isento de látex	Aventis Pharma Ltda
Tenoxicam	Tenoxen® 20 mg	Isento de látex	Laboratórios Biosintética Ltda.
Tenoxicam	Tilatil® 20 mg	Isento de látex	Produtos Roche Químicos e Farmacêuticos
Ticarcilina + Ácido Clavulânico	Timentin® 3,1 g	Isento de látex	GlaxoSmithkline Ltda.
Tiopental	Thionembutal® 0,5 g	Contém látex	Abbott Laboratórios do Brasil Ltda
Tirofiban	Agrastat® 12,5 mg injetável	Isento de látex	Merck Sharp & Dohme
Tirotrofina alfa	Thyrogen 1,1 mg fap	Isento de látex	Genzyme do Brasil
Tocilizumab	Actemra Fap	Isento de látex	Roche
Topotecano	Hycamtin® 4 mg	Isento de látex	GlaxoSmithkline Ltda.
Topotecano	Evotecan 4 mg Fap	Isento de látex	Evolabis
Trastuzumab	Herceptin® 440 mg fap	Isento de látex	Produtos Roche Químicos e Farmacêuticos S.A
Vancomicina	Vancocina® 500 mg fa	Isento de látex	ABL
Vecurônio	Vecuron® 10 mg fap	Isento de látex	Cristália Produtos Farmacêuticos
Vimblastina	Velban® 10 mg	Isento de látex	ABL
Vimblastina	Fauldblastina 10 mg fap	Isento de látex	Libbs Farmacêutica Ltda.
Vincristina	Fauldvincri® 1 mg fap	Isento de látex	Libbs Farmacêutica Ltda.
Vincristina	Vincizina® 1 mg fap	Contém látex	Laboratório Pfizer
Vinorelbina	Eunades® 50 mg	Contém látex	Laboratórios Pfizer Ltda.
Vinorelbina	Evotabina®	Isento de látex	Evolabis Produtos Farmacêuticos Ltda.
Voriconazol	Vfend® 200 mg fap	Isento de látex	Laboratórios Pfizer
Zolendronato sódico	Zometa® 4 mg fap	Contém látex	Novartis Biociências S/A

Índice Remissivo

A

B

C

D

E

F

G

H

I

L

M

N

O

P

Q

R

S

T

U

V